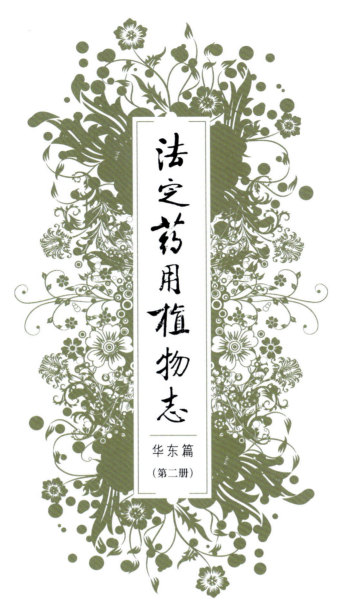

法定药用植物志

华东篇
(第二册)

Legal Medicinal Flora
The Eastern Part of China
Volume II

赵维良 / 主编

科学出版社
北京

内 容 简 介

《法定药用植物志》华东篇共收载我国历版国家标准、各省（自治区、直辖市）地方标准及其附录收载药材饮片的基源植物，即法定药用植物在华东地区有分布或栽培的共1230种（含种下分类群）。科属按植物分类系统排列。内容有科形态特征、科属特征成分和主要活性成分、属形态特征、分属分种检索表。每种法定药用植物记载中文名、拉丁学名、别名、形态、分布与生境、原植物彩照、药名与部位、采集加工、药材性状、质量要求、药材炮制、化学成分、药理作用、性味与归经、功能与主治、用法与用量、药用标准、临床参考、附注及参考文献等内容。

本书适用于中药鉴定分析、药用植物、植物分类、植物化学、中药药理、中医等专业从事研究、教学、生产、检验、临床等有关人员及中医药、植物爱好者。

Brief Introduction

There are 1230 species of legal medicinal plants in the collection of the Chinese Legal Medicinal Flora in Eastern China, that have met the national and provincial as well as local municipal standards of Chinese medicinal materials. Families and genera are arranged taxonomically. This includes morphology, characteristic chemical constituents of the families and genera, as well as the indexes of genera and species. The description of the species are followed by Chinese names, Latin names, synonymy, morphology, distribution and habitat, the original color photos of the plants, name of the crude drug which the medicinal plant used as, the medicinal part of the plant, collection and processing, description, quality control, chemistry, pharmacology, meridian tropism, functions and indications, dosing and route of administration, clinical references, other items and literature, etc.

It provides the guidance for those who are in the fields of research, teaching, industrial production, laboratory and clinical application, as well as enthusiasts, with regard to the identification and analysis of the traditional Chinese medicines, medicinal plants, phytotaxonomy, phytochemistry and pharmacology.

图书在版编目（CIP）数据

法定药用植物志. 华东篇. 第二册 / 赵维良主编. —北京：科学出版社，2018.11
ISBN 978-7-03-059600-0

Ⅰ. ①法… Ⅱ. ①赵… Ⅲ. ①药用植物-介绍-华东地区 Ⅳ. ①R282.71

中国版本图书馆CIP数据核字(2018)第262471号

责任编辑：刘　亚 / 责任校对：王晓茜
责任印制：肖　兴 / 封面设计：黄华斌

科学出版社 出版
北京东黄城根北街16号
邮政编码：100717
http://www.sciencep.com

北京汇瑞嘉合文化发展有限公司 印刷
科学出版社发行　各地新华书店经销

*

2018年12月第 一 版　　开本：889×1194　1/16
2018年12月第一次印刷　印张：43 1/2
字数：1 293 000

定价：428.00 元
（如有印装质量问题，我社负责调换）

法定药用植物志 华东篇 第二册 编委会

主　　编　赵维良

顾　　问　陈时飞　洪利娅

副 主 编　闫道良　马临科　沈钦荣　祝　明　郭增喜
　　　　　　戚雁飞

编　　委（按姓氏笔画排序）

马临科　王　钰　王娟娟　方翠芬　史煜华
闫道良　严爱娟　杨　欢　沈钦荣　张文婷
张立将　张如松　张芬耀　陆静娴　陈　浩
陈时飞　陈琦军　范志英　依　泽　周建良
郑　成　赵维良　祝　明　徐　敏　郭增喜
黄文康　黄盼盼　黄琴伟　戚雁飞　褚晓芳
谭春梅

审　　稿　来复根　汪　琼　宣尧仙　徐增莱

序 一

中医药是中华民族的瑰宝，我国各族人民在长期的生产、生活实践和与疾病的抗争中积累并发展了中医药的经验和理论，为我们民族的繁衍生息和富强昌盛做出了重要贡献，也在世界传统医药学的发展中起到了不可或缺的作用。

华东地区人杰地灵，既涌现出华佗、朱丹溪等医学大家，亦诞生了陈藏器、赵学敏等本草学界的翘楚，又孕育了陆游、徐渭、章太炎等亦医亦文的大师。该地区自然条件优越，气候温暖，雨水充沛，自然植被繁茂，中药资源丰富，中药材种植历史悠久，为全国药材重要产地之一。"浙八味"、金银花、瓜蒌、天然冰片、沙参、丹参、太子参等著名的药材就主产于这片大地。

已出版的《中国法定药用植物》一书把国家标准和各省、自治区、直辖市中药材（民族药）标准收载的中药材饮片的基源植物，定义为法定药用植物，这一概念，清晰地划定了植物和法定药用植物、药用植物和法定药用植物之间的界限。

为继承和发扬中药传统经验和理论，并充分挖掘法定药用植物资源，浙江省食品药品检验研究院组织有关专家，参考历版《中国药典》等国家标准，以及各省、自治区、直辖市中药材（民族药）标准，根据华东地区地方植物志，查找华东地区有野生分布或较大量栽培的法定药用植物种类，参照《中国植物志》和《中国法定药用植物》等著作，对基源植物种类和植物名、拉丁学名进行考订校对归纳，共整理出法定药用植物1230种（含种以下分类单位），再查阅了大量的学术文献资料，编著成《法定药用植物志》华东篇一书。

该书收录华东地区有分布的法定药用植物有关植物分类学、中药学、化学、药理学、中医临床等内容，每种都有收载标准和原植物彩照，整体按植物分类系统排列。这是我国第一部法定药用植物志，是把中药标准、中药和药用植物三者融为一体的综合性著作。该书内容丰富、科学性强，是一本供中医药学和植物学临床、科研、生产、管理各界使用的有价值的参考书。相信该书的出版，将更好地助力我国中医药事业的传承与发展。

对浙江省食品药品检验研究院取得的这项成果深感欣慰，故乐为之序！

第十一届全国人大常委会副委员长
中国药学会名誉理事长　桑国卫
中国工程院院士

2017年12月

序　二

我国有药用植物12000余种，而国家标准及各省、自治区、直辖市标准收载药材饮片的基源植物仅有2965种，这些标准收载的药用植物为法定药用植物，为药用植物中的精华，系我国中医药及各民族医药经验和理论的结晶。

华东地区的地质地貌变化较大，湖泊密布，河流众多，平原横亘，山脉纵横，丘陵起伏，海洋东临，是药用植物生长的理想环境，出产中药种类众多，仅各种标准收载的药材饮片的基源植物即法定药用植物就多达1230种，分布于175科，占我国法定药用植物的三分之一强，且类别齐全，菌藻类、真菌类、地衣类、苔藓类、蕨类、裸子植物和被子植物中的双子叶植物、单子叶植物均有分布，囊括了植物分类系统中的所有重要类群。

法定药用植物比之一般的药用植物，其研究和应用的价值更大，经历了更多的临床应用和化学、药理的实验研究，故临床疗效更确切。药品注册管理的有关法规规定，中药新药研究中，有标准收载的药用植物，可以免做药材临床研究等资料。《法定药用植物志·华东篇》一书收集的药用植物皆为我国国家标准和各省、自治区、直辖市标准收载的药材基源植物，并在华东地区有野生分布或较大量栽培，其中很多植物种类在华东地区以外的更大地域范围广泛存在。

植物和中药一样，同名异物或同物异名现象广泛存在，不但在中文名中，在拉丁学名中也同样如此。该书对此进行了考证归纳。编写人员认真严谨、一丝不苟，无论是文字的编写，还是植物彩照的拍摄，都是精益求精。所有文字和彩照的原植物，均经二位相关专业的专家审核鉴定，以确保内容的正确无误。

该书收载内容丰富，包含法定药用植物的科属特征、科属特征成分、种属检索、植物形态、生境分布、原植物彩照、收载标准、化学成分、药理作用、临床参考，以及用作药材的名称、性状、药用部位、性味归经、功能主治及用法用量等，部分种的本草考证、近似种、混淆品等内容，列于附注中，学术专业涉及植物分类、化学、中药鉴定、中药分析、中药药理、中医临床等。

这部《法定药用植物志·华东篇》，既有学术价值，也有科普应用价值，相信该丛书的出版，将为我国中医药和药用植物的研究应用作出贡献。

欣然为序！

中国工程院院士　王永炎

2018年1月

前　言

人类在数千年与疾病的斗争中，凭借着智慧和勤奋，积累了丰富而有效的传统药和天然药物知识，这对人类的发展和民族的昌盛起到了非常重要的作用。尤其是我国，在远古时期，就积累了丰富的中医中药治病防病经验，并逐渐总结出系统的理论，为中华民族的繁荣昌盛做出了不可磨灭的贡献。

我国古代与中药有关的本草著作，可分两类，一为政府颁布的类似于现代药典和药材标准的官修本草，二为学者所著民间本草，而后者又可分以药性疗效为主的中药本草和以药用植物形态为主的植物本草。但无论是官修本草、中药本草，还是植物本草，其记载的药用植物，在古代皆可用于临床，其区别在于官修本草更多的为官方御用，而民间本草更多的应用于下层平民，中药本草偏重于功能主治，而植物本草更多注重形态。当然，三类著作间内容和功能亦有重复，不如现代三类著作间的界限清晰而明确。

官修本草在我国始于唐代，唐李勣等于公元659年编著刊行《新修本草》，实际载药844种，在《本草经集注》的基础上新增114种，为我国以国家名义编著的首部药典，亦为全球第一部药典。官修本草在宋代发展到了高峰，宋开宝六年（公元973年）刘翰、马志等奉诏编纂《开宝本草》，宋嘉祐五年（公元1060年）校正医书局编纂《嘉祐补注神农本草》（《嘉祐本草》）、嘉祐六年（公元1061年）校正医书局苏颂编纂《本草图经》，另南宋绍兴年间校订《绍兴校定经史证类备急本草》，这四版均为宋朝官方编纂、校订刊行的药典，且每版均有药物新增，《开宝本草》并有宋太祖为之序，宋代的官修本草为中国医药学的发展起了极大的促进作用。明弘治十八年（公元1505年）太医院刘文泰、王磐等修编《本草品汇精要》（《品汇精要》），收载药物1815种，并增绘彩图。清宫廷编《本草品汇精要续集》，此书为综合性的本草拾遗补充，其在规模和质量上均无大的建树。

民国年间，政府颁布了《中华药典》，其收载内容很大程度上汲取了西方的用药，与古代官方本草相比，更侧重于西药，其中植物药部分虽有我国古代本草使用的少量中药，但亦出现了部分我国并无分布和栽培的植物药，类似现在的进口药材，总体《中华药典》洋为中用的味道更为浓厚。

1949年中华人民共和国成立后，制定了较为完备的中药、民族药标准体系。这些标准，尽管内容和体例与古代本草有了很大的变化和发展，但性质还是与古代的官修本草类似。总体的分为国家标准和地方标准两大类，前者为全国范围普遍应用，主要有1953年到2015年共10版《中华人民共和国药典》（简称《中国药典》），1953年版中西药合为一部，从1963年版至2015年版，中药均独立收载于一部。另有原国家卫生部和国家食品药品监督管理总局颁布的中药材标准、中药成方制剂（附录中药材目录）、藏药、维药、蒙药成册标准及个别零星颁布的标准。后者为各省、自治区、直辖市根据本地区（特区）及各民族特点制定颁布的历版成册中药材和民族药地方标准，如北京市中药材标准、四川省中药材标准，以及西藏、新疆、云南、广西等省（自治区）的藏药、维药、蒙药、壮药、瑶药、傣药、彝药、苗药、畲药标准。截至目前，我国各类中药材成册标准共有130余册，另有个别零星颁布的标准；此外尚有国家和各省、自治区、直辖市颁布的中药饮片炮制规范，一般而言，炮制规范收载的为已有药材标准的植物种类。这些标准收载的中药材约85%来源于植物，即法定药用植物，其种类丰富，包含了藻菌类、地衣、苔藓、蕨类、裸子和被子类等所有的植物种类，共计2965种。

中药本草在数量上占绝对多数。著名的如东汉末年（约公元200年）的《神农本草经》，共收录药物365种，其中植物药252种；另有南北朝陶弘景约公元490年编纂的《本草经集注》、唐陈藏器公元739年编纂的《本草拾遗》、宋苏颂公元1062年编纂的《图经本草》及唐慎微公元1082年编纂的《经史证类备急本草》；明李时珍1578年编纂的《本草纲目》，共52卷，200余万字，载药1892种，新增药物374种，是一部集大成的药学巨著；清代赵学敏《本草纲目拾遗》对《本草纲目》所载种类进行补充。

民国年间出版的本草书籍有《现代本草生药学》、《中国新本草图志》、《祁州药志》、《本草药品实地的观察》及《中国药学大辞典》等。

中华人民共和国成立后，中药著作大量编著出版。重要的有中国医学科学院药物研究所等于1959~1961年出版的《中药志》四册，收载常用中药500余种，还于1979~1998年陆续出版了第二版共六册，并于2002~2007年编著了《新编中药志》；南京药学院药材学教研组于1960年出版的《药材学》，收载中药材700余种，并附图1300余幅，全国中草药汇编编写组于1975年和1978年出版的《全国中草药汇编》上、下册，记载中草药2300种，并出版了有1152幅彩图的专册，王国强、黄璐琦等于2014年编辑出版了第三版，增补了大量内容；江苏新医学院于1977年出版的《中药大辞典》收载药物5767种，其中植物性药物4773种；还有吴征镒等于1988~1990年出版的《新华本草纲要》共三册，共收载包括低等、高等植物药达6000种；此外，楼之岑、徐国钧、徐珞珊等于1994~2003年出版的《常用中药材品种整理和质量研究》北方编和南方编，亦为重要的著作。图谱类著作有原色中国本草图鉴编辑委员会于1982~1984年编的《原色中国本草图鉴》。民族药著作有周海钧、曾育麟于1984年编著的《中国民族药志》和刘勇民于1999年编著的《维吾尔药志》。值得一提的是1999年由国家中医药管理局《中华本草》编辑委员会编著的《中华本草》，共34卷，其中中药30卷，藏药、蒙药、维药、傣药各1卷。收载药物8980味，内容有正名、异名、释名、品种考证、来源、原植物（动物、矿物）、采收加工、药材产销、药材鉴别、化学成分、药理、炮制、药性、功能与主治、应用与配伍、用法用量、使用注意、现代临床研究、集解、附方及参考文献，该著作系迄今中药和民族药著作的集大成者。

植物本草在古代相对较少。这类著作涉及对原植物形态的描述、药物（植物）采集及植物图谱。例如，梁代《七录》收载的《桐君采药录》，唐代《隋书·经籍志》著录的《入林采药法》、《太常采药时月》等，而宋王介编绘的《履巉岩本草》，是我国现存最早的彩绘地方本草类植物图谱。明朱橚的《救荒本草》记载可供食用的植物400多种，明代另有王磐的《野菜谱》和周履靖的《茹草编》，后者收载浙江的野生植物102种，并附精美图谱。清吴其濬刊行于1848年的《植物名实图考》收载植物1714种，新增519种，加上《植物名实图考长编》，两书共载植物2552种，介绍各种植物的产地生境、形态及性味功用等，所附之图亦极精准，并考证澄清了许多混乱种，学术价值极高，为我国古代植物本草之集大成者。其他尚有《群芳谱》、《花镜》等多种植物本草类书籍。

植物本草相当于最早出现于民国时期的"药用植物"，著作有1939年裴鉴的《中国药用植物志》（第二册）、王道声的《药用植物图考》、李承祜的《药用植物学》、第二军医大学生药教研室《中国药用植物图志》等，均为颇有学术价值的药用植物学著作。

中华人民共和国成立后，曾组织过多次全国各地中草药普查。1961年完成的首部《中国经济植物志》（上、下册），其中药用植物章收载植物药466种；于1955~1956年和1985年出版齐全的《中国药用植物志》共9册，收载药用植物450种，并有图版，新版的《中国药用植物志》目前正在陆续编辑出版。

"药用植物"一词应用广泛，但植物和药用植物间的界限却无清晰的界定。不同的著作以及不同的中医药学者，对何者是药用植物、何者是不供药用的普通植物的回答并不一致；况且某些植物虽被定义为药用植物，但因其不属法定标准收载中药材的植物基源，根据有关医药法规，其采集加工炮制后不能正规的作为中药使用，导致了药用植物不能供药用的情况。为此，《中国法定药用植物》一书首先提出了"法定药用植物"（Legal Medicinal Plants）的概念，其狭义的定义为我国历版国家标准和各省、自治区、直辖市历版地方标准及其附录收载的药材饮片的基源植物，即"中国法定药用植物"的概念。而广义的法定药用植物为世界各国药品标准收载的来源于植物的传统药、植物药、天然药物的基源植物，包含世界各国各民族传统医学和现代医学使用药物的基源植物。例如，美国药典（USP）收载了植物药100余种，英国药典（BP）收载了植物药共300余种，欧洲药典（EP）共收载植物药约300种，日本药局方（JP）共收载植物药200余种，其基源植物可分别定义为美国法定药用植物、英国法定药用植物等。另外，法国药典、印度药典、非洲等国的药典均收载传统药物、植物药或天然药物，其收载的基源植物，均可按每个国家和地区的名称命名。全球各国药典或标准收载的传统药、植物药和天然药物的所有基源植物，可总称为"国际法定药用植物"（The International Legal Medicinal Plants）。相应地，对法定药用植物分类鉴定、基源考证、道地性、栽培、化学成分、药理作用、中医临床及各国法定药用植物种类等各方面进行研究的学科，可定义为"法定药用植物学"（Legal Medicinal Botany）。

法定药用植物为官方认可的药用植物，为药用植物中的精华。全球法定药用植物的数量尚无精确统计，初步估计约5000种，而全球植物种数达10余万种。我国法定药用植物数量属全球之冠，达2965种，药用植物约有12 000种，而普通的仅维管植物种数就约达35 000种。法定药用植物在标准的有效期内和有效辖地范围内，可采集加工炮制或提取成各类传统药物、植物药或天然药物，并合法正规的供临床使用，并在新药研究注册方面享有优惠条件，如在中国，如果某一植物为法定药材标准收载，则在把其用于中药新药研究时，该植物加工炮制成的药材，可直接作为原料使用。一般而言，如某一植物为非标准收载的药用植物，则仅能采集加工成为民间经验使用的草药，可进行学术研究，但不能正规的应用于医院的临床治疗，其使用不受法律法规的保护。

随着近现代科学技术的日益发展，学科间的分工愈加精细，官方的药典（标准）、学者的中药著作和药用植物学著作三者区分清晰。但近代以来，尚无一部把三者的内容相结合的学术著作，随着《中国法定药用植物》一书的出版，开始了三者有机结合的开端，为进一步把药典（标准）、中药学和药用植物学的著作文献做有机结合，并把现代的研究成果反映在学术著作中，浙江省食品药品检验研究院酝酿编著《法定药用植物志》一书，并率先出版华东篇。希望本书能为法定药用植物的研究起到引导作用并奠定一定的基础。

承蒙桑国卫院士和王广基院士为本书撰写序言，徐增莱、褚晓芳、张芬耀、叶喜阳、浦锦宝、张水利、李华东等植物分类专家对彩照原植物进行鉴定，还得到了浙江省食品药品检验研究院相关部门的大力协助，在此谨表示衷心的感谢！

由于水平所限，疏漏之处，敬请指正。

赵维良
2017年10月于西子湖畔

编写说明

一、《法定药用植物志·华东篇》共收载我国历版国家标准、各省、自治区、直辖市地方标准及其附录收载药材饮片的基源植物，即法定药用植物，在华东地区有自然分布或大量栽培的共1230种（含种下分类群）。共分6册，每册收载约200种，第一册收载蕨类、裸子植物、被子植物木麻黄科~毛茛科，第二册木通科~豆科，第三册酢浆草科~柳叶菜科，第四册五加科~茄科，第五册玄参科~泽泻科，第六册禾本科~兰科、藻类、真菌类、地衣类和苔藓类。每册附有该册收录的法定药用植物中文名与拉丁名索引，第六册并附所有六册收载种的中文名与拉丁名索引。

二、收载的法定药用植物排列顺序为蕨类植物按秦仁昌分类系统（1978），裸子植物按郑万钧分类系统（1978），被子植物按恩格勒分类系统（1964），真菌类按《中国真菌志》，藻类按《中国海藻志》，苔藓类按陈邦杰（1972）系统。

三、各科内容有科形态特征，该科植物国外和我国的属种数及分布，我国和华东地区法定药用植物的属种数，该科及有关属的特征化学成分和主要活性成分，含3个属以上的并编制分属检索表。

四、科下各属内容有属形态特征，该属植物国外和我国的种数及分布，该属法定药用植物的种数，含3个种以上的并编制分种检索表。

五、植物种的确定基本参照《中国植物志》，如果《中国植物志》与 Flora of China（FOC）或《中国药典》不同的，则根据植物种和药材基源考证结果确定。例如，《中国植物志》楝 Melia azedarach L. 和川楝 Melia toosendan Sieb. et Zucc. 各为两个独立种，而FOC将其合并为一种，《中国药典》中该两种亦独立，川楝为药材川楝子的基源植物，楝却不作为该药材的基源植物，故本书按《中国植物志》和《中国药典》，把二者作为独立的种。

六、每种法定药用植物记载的内容有中文名、拉丁学名、原植物彩照、别名、形态、生境与分布、药名与部位、采集加工、药材性状、质量要求、药材炮制、化学成分、药理作用、性味与归经、功能与主治、用法与用量、药用标准、临床参考、附注及参考文献。未见文献记载的项目阙如。

七、中文名一般同《中国植物志》，如果《中国植物志》与《中国药典》（2015年版）不同，则根据考证结果确定。例如，Alisma orientale（Samuel.）Juz. 的中文名，《中国植物志》为东方泽泻，《中国药典》为泽泻，根据 orientale 的意义为东方，且FOC及其他地方植物志均称该种为东方泽泻，故本书使用东方泽泻为该种的中文名，如此亦避免与另一植物泽泻 Alisma plantago-aquatica Linn. 相混淆。

八、拉丁学名按照国际植物命名法规，一般采用《中国植物志》的拉丁学名，《中国植物志》与FOC或《中国药典》（2015年版）不同的，则根据考证结果确定。例如，FOC及《中国药典》绵萆薢的拉丁学名为 Dioscorea spongiosa J. Q. Xi, M. Mizuno et W. L. Zhao，《中国植物志》为 Dioscorea septemlobn Thunb.，据考证，Dioscorea septemlobn Thunb. 为误定，故本书采用前者。另外标准采用或文献常用的拉丁学名，且为《中国植物志》或FOC异名的，本书亦作为异名加括号列于正名后。

九、别名项收载中文通用别名、地方习用名或民族药名。药用标准或地方植物志作为正名收载，但与《中国植物志》或《中国药典》名称不同的，亦列入此项，标准误用的名称不采用。

十、形态项描述该植物的形态特征，并尽量对涉及药用部位的植物形态特征进行重点描述。

十一、生境与分布项叙述该植物分布的生态环境，在华东地区、我国及国外的分布。

十二、药名与部位指药用标准收载该植物用作药材的名称及药用部位，《中国药典》和其他国家标准收载的名称及药用部位在前，华东地区各省市标准其次，其余各省、自治区、直辖市按区域位置排列。

十三、采集加工项叙述该植物用作药材的采集季节、方法及产地加工方法。

十四、药材性状项描述该植物用作药材的形态、大小、表面、断面、质地、气味等。

十五、质量要求项对部分常用法定药用植物用作药材的传统经验质量要求进行简要叙述。

十六、药材炮制项简要叙述该植物用作药材的加工炮制方法，全国各地炮制方法有别的，一般选用华东地区的方法。

十七、化学成分项叙述该植物所含的至目前已研究鉴定的化学成分。按药用部位叙述成分类型及单一成分的中英文名称。

对仅有英文通用名而无中文名的，则根据词根含义翻译中文通用名，一般按该成分首次被发现的原植物拉丁属名和种加词，结合成分结构类型意译，尽量少用音译。对有英文化学名而无中文名的，则根据基团和母核的名称，按化学命名原则翻译中文化学名。

对个别仅有中文名的，则根据上述相同的原则翻译英文名。

新译名在该成分名称右上角以"*"标注。

十八、药理作用项叙述该植物或其药材饮片、提取物、提纯化学成分的药理作用。相关毒理学研究的记述不单独立项，另起一段记录于该项下。未指明新鲜者，均指干燥品。

十九、性味与归经、功能与主治、用法与用量各项是根据中医理论及临床经验对标准收载药材拟定的内容，主要内容源自收载该药材的标准，用法未说明者，一般指水煎口服。

二〇、药用部位和药材未指明新鲜或鲜用者，均指干燥品。

二一、药用标准项列出收载该植物的药材标准简称，药材标准全称见书中所附标准简称及全称对照。

二二、临床参考项汇集文献报道及书籍记载的该植物及其药材饮片、提取物、成分或复方的临床试验或应用的经验，仅供专业中医工作者参考，其他人员切勿照方试用。古代医藉中的剂量，仍按原度量单位两或斤。

二三、附注项主要记述本草考证、近似种、种的分类鉴定变化、地区习用品、混淆品、毒性及使用注意等。

二四、参考文献项分别列出化学成分、药理作用、临床参考和个别附注项所引用的参考文献。参考文献报道的该植物和或药材的基源均经仔细查考，确保引用文献的可靠性。

二五、所有植物种均附野外生长状态拍摄的全株、枝叶及花果（孢子）原植物彩照，原植物均经两位分类专家鉴定。另标注整幅照片的拍摄者，加"等"字者表示枝叶及花果（孢子）的特写与整幅照片为不同人员所拍摄。

二六、上述项目内容因引自不同的参考文献及著作，互不匹配之处在所难免，很多内容有待进一步研究完善。

**临床参考内容仅供中医师参考
其他人员切勿照方试用**

华东地区自然环境及植物分布概况*

我国疆域广阔，陆地面积约960万 km^2，位于欧亚大陆东南部，太平洋西岸，海岸线漫长，西北深入亚洲腹地，西南与南亚次大陆接壤，内陆纵深。漫长复杂的地壳构造运动，奠定了我国地形和地貌的基本轮廓，构成了全国地形的"三大阶梯"。最高级阶梯是从新生代以来即开始强烈隆起的海拔4000～5000m的青藏高原，由极高山、高山组成的第一级阶梯。青藏高原外缘至大兴安岭、太行山、巫山和雪峰山之间为第二级阶梯，主要由海拔1000～2000m的广阔的高原和大盆地所组成，包括阿拉善高原、内蒙古高原、黄土高原、四川盆地和云贵高原以及天山、阿尔泰山及塔里木盆地和准噶尔盆地。我国东部宽阔的平原和丘陵是最低的第三级阶梯，自北向南有低海拔的东北平原、黄淮海平原、长江中下游平原，东面沿海一带有海拔2000m以下的低山丘陵。由于"三大阶梯"的存在，特别是西南部拥有世界上最高大的青藏高原，其突起所形成的大陆块，对中国植被地理分布的规律性起着明显的作用。所以出现一系列的亚热带、温带的高寒类型的草甸、草原、灌丛和荒漠，高原东南的横断山脉还残留有古地中海的硬叶常绿阔叶林。

我国纬度和经度跨越范围广阔，东半部从北到南有寒温带（亚寒带）、温带、亚热带和热带，植被明显地反映着纬向地带性，因而相应地依次出现落叶针叶林带、落叶阔叶林带、常绿阔叶林带和季雨林、雨林带。我国的降水主要来自太平洋东南季风和印度洋的西南季风，总体上东部和南部湿润，西北干旱，两者之间为半干旱过渡地带；从东南到西北的植被分布的经向地带明显，依次出现森林带、草原带和荒漠带。由于我国东部大面积属湿润亚热带气候，且第四纪冰期的冰川作用远未如欧洲同纬度地区强烈而广泛，故出现了亚热带的常绿阔叶林、落叶阔叶—常绿阔叶混交林及一些第三纪残遗的针叶林，如杉木林、银杉林、水杉林等。

此外，全国地势变化巨大，从东面的海平面，到青藏高原，其间高山众多，海拔从数百米到8000m以上不等，所以呈现了层次不一的山地植被垂直带现象。另全国各地地质构造各异、地表物质组成和地形变化又造成了局部气候、水文状况和土壤性质等自然条件丰富多样。再由于中国人口众多，历史悠久，人类活动频繁，故次生植被和农业植被也是多种多样。

上述因素为植物的生长创造了各种良好环境，决定了在中国境内分布了欧洲大陆其他地区所没有的植被类型，几乎可以见到北半球所有的自然植被类型。故我国的植物种类繁多，高等植物种类达3.5万种之多，仅次于印度尼西亚和巴西，居全球第三。药用植物约达1.2万种，各类药材标准收载的基源植物即法定药用植物达2965种，居全球首位。

一、华东地区概述

华东地区在行政区划上由江苏、浙江、安徽、福建、江西、山东和上海六省一市组成，面积约77万 km^2，位于我国东部，东亚大陆边缘，太平洋西岸，陆地最东面为山东荣成，东经122.7°，最南端为福建东山，北纬23.5°，最西边为江西萍乡，东经113.7°，最北侧为山东无棣，北纬38.2°，属低纬度地区。东北接渤海，东临黄海和东海，我国最长的两大河流长江和黄河穿越该区入海。总体地形为平原和丘陵，为我国最低的第三级阶梯，自北向南主要有华东平原、黄淮平原、长江中下游平原及海拔2000m以下的

---

*华东地区自然地理概念上包含台湾，但本概况暂未述及。

低山丘陵。本区属吴征镒植物区系（吴征镒等，中国种子植物区系地理，2010）华东地区、黄淮平原亚地区和闽北山地亚地区的全部，赣南—湘东丘陵亚地区、辽东—山东半岛亚地区、华北平原亚地区及南岭东段亚地区的一部分。

华东各地理小区自北向南气候带可细分为暖温带，年均温 8～14℃；北亚热带，年均温 15～20℃；中亚热带，年均温 18～21℃；半热带，年均温 20～24℃。年降水量北侧较少，向东南雨量渐高。山东及淮河—苏北灌溉总渠以北地区年降水量一般 600mm 左右或稍高，年雨日 60～70 天，连续无雨日可达 100 天或稍多，属旱季显著的湿润区。长江中下游平原、江南丘陵、浙闽丘陵地区年降水量一般为 1000～1700mm，东南沿海可达 2000mm，年雨日 100～150 天，属旱季较不显著的湿润区。

由于大气环流的变化，季风及气团进退所引起的主要雨带的进退，导致各地区在一年内各季节的降水量很不均匀。绝大部分地区的降水集中在夏季风盛行期，随着夏季风由南往北，再由北往南的循序进退，主要降雨带的位置也作相应的变化。一般来说，最大雨带 4～5 月出现在长江以南地区，6～7 月在江淮流域，8 月可达到山东北部，9 月起又逐步往南移。例如，长江中下游及以南地区春季降水较多，约占全年的 30% 或稍多；秋冬两季降水量也不少。山东一带夏季的降水量大，一般占全年降水量的 50% 以上，冬季最少，不到 5%，所以春旱严重。

山地的降水量一般较平原为多，由山麓向山坡循序增加到一定高度后又降低，如江西九江的年降水量为 1400mm，而相近的庐山则达 2500mm；山东泰安的年降水量为 720mm，而同地的泰山则为 1160mm。同一山地的降水量也与坡向有关，一般是迎风坡多于背风坡，如福建武夷山的迎风坡年降水量达 2000mm，而附近背风坡为 1500mm。

华东地区土壤种类复杂，北部平原地区为原生和次生黄土，河谷和较干燥地区为冲积性褐土，山地和丘陵区为棕色森林土。中亚热带地区为红褐土、黄褐土及沿海地区的盐碱土等。南部亚热带地区主要是黄棕壤、黄壤和红壤，以及碳酸盐风化壳形成的黑色石灰岩土、紫色土，闽浙丘陵南部以红壤和砖红壤为主。

本地区自然分布或栽培的主要法定药用植物有忍冬（*Lonicera japonica* Thunb.）、紫珠（*Callicarpa bodinieri* Lévl.）、酸枣［*Ziziphus jujuba* Mill. var. *spinosa*（Bunge）Hu ex H. F. Chow］、枸杞（*Lycium chinense* Mill.）、中华栝楼（*Trichosanthes rosthornii* Harms）、防风［*Saposhnikovia divaricata*（Trucz.）Schischk.］、地黄［*Rehmannia glutinosa*（Gaetn.）Libosch.ex Fisch. et Mey.］、丹参（*Salvia miltiorrhiza* Bunge）、槐（*Sophora japonica* Linn.）、沙参（*Adenophora stricta* Miq.）、山茱萸（*Cornus officinalis* Siebold et Zucc.）、党参［*Codonopsis pilosula*（Franch.）Nannf.］、侧柏［*Platycladus orientalis*（Linn.）Franco］、乌药［*Lindera aggregata*（Sims）Kosterm］、前胡（*Peucedanum praeruptorum* Dunn）、浙贝母（*Fritillaria thunbergii* Miq.）、菊花［*Dendranthema morifolium*（Ramat.）Tzvel.］、麦冬［*Ophiopogon japonicus*（Linn. f.）Ker-Gawl.］、铁皮石斛（*Dendrobium officinale* Kimura et Migo）、白术（*Atractylodes macrocephala* Koidz.）、延胡索（*Corydalis yanhusuo* W.T.Wang ex Z.Y.Su et C.Y.Wu）、芍药（*Paeonia lactiflora* Pall.）、光叶菝葜（*Smilax glabra* Roxb.）、水烛（*Typha angustifolia* Linn.）、菖蒲（*Acorus calamus* Linn.）、满江红［*Azolla imbricata*（Roxb.）Nakai］、凹叶厚朴［*Magnolia officinalis* Rehd.et Wils. subsp. *biloba*（Rehd.et Wils.）Law］、吴茱萸［*Evodia rutaecarpa*（Juss.）Benth.］、木通［*Akebia quinata*（Houtt.）Decne.］、樟［*Cinnamomum camphora*（Linn.）Presl］、银杏（*Ginkgo biloba* Linn.）、柑橘（*Citrus reticulata* Blanco）、酸橙（*Citrus aurantium* Linn.）、淡竹叶（*Lophatherum gracile* Brongn.）、八角（*Illicium verum* Hook.f.）、狗脊［*Woodwardia japonica*（Linn. f.）Sm.］、龙眼（*Dimocarpus longan* Lour.）等。

二、华东各地理小区概述

华东地区大致可分为暖温带落叶阔叶林、亚热带的落叶阔叶—常绿阔叶混交林、亚热带常绿阔叶林、半热带的雨林性常绿阔叶林及海边红树林四个地带。结合地貌，划分为下述四个地理小区。在华东地区，针叶林多为次生林，故仅在具体分布中述及。

1. 山东丘陵及华北黄淮平原区

本区包含山东和安徽淮河至江苏苏北灌溉总渠以北部分，北部属吴征镒植物区系辽东—山东半岛亚地区及华北平原亚地区的一部分，南部平原地区为黄淮平原亚地区。东北濒渤海，东临黄海，南界淮河，黄河穿越山东入海。山东丘陵呈东北—西南走向，其中胶东丘陵，有昆嵛山、崂山等，鲁中为泰山、沂蒙山山地丘陵，中夹胶莱平原，鲁西有东平湖、微山湖等湖泊。该地区大部分海拔200～500m，仅泰山、鲁山、崂山等个别山峰海拔超过1000m，鲁西北为华北平原一部分。华北黄淮平原区是海河、黄河、淮河等河流共同堆积的大平原，地势低平，是我国最大的平原区的一部分，海拔50～100m，堆积的黄土沉积物深厚，黄河冲积扇保存着黄河决口改道所遗留下的沙岗、洼地等冲积、淤积地形，淮河平原水网稠密、湖泊星布。

淮河以北到山东半岛、鲁中南山地和平原一带，夏热多雨，温暖，冬季晴朗干燥，春季多风沙。年均温为11～14℃，最冷月均温为-5～1℃，绝对最低温达-28～-15℃，最热月均温24～28℃，全年无霜期为180～240天，日均温≥5℃的有210～270天，≥10℃的有150～220天，年积温3500～4600℃。降水量一般在600～900mm，沿海个别地区达1000mm以上，属暖温带半湿润季风区。

土壤为原生和次生黄土，沿海、河谷和较干燥的地区多为冲积性褐土和盐碱土，山地和丘陵区为棕色森林土。

本区属暖温带落叶阔叶林植被分布区，并分布有次生的常绿针叶林。山东一带的植物起源于北极第三纪植物区系，由于没受到大规模冰川的直接影响，残留种类较多，本区植物与日本中北部、朝鲜半岛植物区系有密切联系。建群树种有喜酸的油松（*Pinus tabuliformis* Carr.）、赤松（*Pinus densiflora* Siebold et Zucc.）和喜钙的侧柏等。这些针叶林现多为阔叶林破坏后的半天然林或人工栽培林，但它们都有一定的分布规律。赤松林只见于较湿润的山东半岛近海丘陵的棕壤上，而油松和侧柏分布于半湿润、半干旱区的内陆山地。

在石灰性或中性褐土上分布有榆科植物、黄连木（*Pistacia chinensis* Bunge）、天女木兰（*Magnolia sieboldii* K.Koch）、山胡椒［*Lindera glauca*（Siebold et Zucc.）Blume］、三桠乌药（*Lindera obtusiloba* Blume）等落叶阔叶杂木林，其间夹杂黄栌（*Cotinus coggygria* Scop.）、鼠李（*Rhamnus davurica* Pall.）等灌木；这些树种破坏后阳坡上则见有侧柏疏林。另有次生的荆条［*Vitex negundo* Linn.var.*heterophylla*（Franch.）Rehd.］、鼠李、酸枣、胡枝子（*Lespedeza bicolor* Turcz.）、河北木蓝（*Indigofera bungeana* Walp.）、细叶小檗（*Berberis poiretii* Schneid.）、枸杞等灌丛，而草本植物以黄背草［*Themeda japonica*（Willd.）Tanaka］、白羊草［*Bothriochloa ischaemum*（Linn.）Keng］为优势群落，在阴坡还有黄栌灌丛矮林。

另在微酸性或中酸性棕壤上分布地带性植被类型为多种栎属（*Quercus* Linn.）落叶林，有辽东栎（*Quercus wutaishanica* Mayr）林、槲栎（*Quercus aliena* Blume）林及槲树（*Quercus dentata* Thunb.）林。海边或南向山麓为栓皮栎（*Quercus variabilis* Blume）林、麻栎（*Quercus acutissima* Carruth.）林。上述多种组成暖温性针阔叶混交林或落叶阔叶林。

山东半岛有辽东—山东半岛亚地区特有类群，如山东柳（*Salix koreensis* Anderss.var.*shandongensis* C.F.Fang）、胶东椴（*Tilia jiaodongensis* S. B. Liang）、胶东桦（*Betula jiaodogensis* S. B. Liang）等。南部丘陵和山地残存落叶和常绿阔叶混交林，常绿阔叶树种分布较少，仅在低海拔局部避风向阳温暖的谷地有较耐旱的青冈［*Cyclobalanopsis glauca*（Thunb.）Oerst.］、苦槠［*Castanopsis sclerophylla*（Lindl.）Schott.］、冬青（*Ilex chinensis* Sims）等；落叶阔叶树种有麻栎、茅栗（*Castanea seguinii* Dode）、化香树（*Platycarya strobilacea* Sieb. et Zucc.）、山槐［*Albizia kalkora*（Roxb.）Prain］等。

平原地区由于人口密度大，农业历史悠久，长期开发，多垦为农田，原生性森林植被保存很少，大多为荒丘上次生疏林和灌木丛呈零星状分布，海滩沙地亦有部分植物分布。

本区为我国地道药材"北药"的产区之一，除自然分布外，还有大面积栽培的法定药用植物，主要有文冠果（*Xanthoceras sorbifolium* Bunge）、臭椿［*Ailanthus altissima*（Mill.）Swingle］、构树［*Broussonetia papyrifera*（Linn.）L' Hér. ex Vent.］、旱柳（*Salix matsudana* Koidz.）、垂柳（*Salix babylonica* Linn.）、毛白杨（*Populus tomentosa* Carr.）、槐、忍冬、蔓荆（*Vitex trifolia* Linn.）、紫珠、栝楼、防风、地黄、香附（*Cyperus rotundus* Linn.）、荆条、柽柳（*Tamarix chinensis* Lour.）、锦鸡儿［*Caragana sinica*（Buc' hoz）Rehd.］、酸枣、黄芩（*Scutellaria baicalensis* Georgi）、知母（*Anemarrhena asphodeloides* Bunge）、牛膝（*Achyranthes bidentata* Blume）、连翘［*Forsythia suspensa*（Thunb.）Vahl］、薯蓣（*Dioscorea opposita* Thunb.）、中华栝楼、芍药、沙参、菊花、丹参、苹果（*Malus pumila* Mill.）、白梨（*Pyrus bretschneideri* Rehd.）、桃（*Amygdalus persica* Linn.）、葡萄（*Vitis vinifera* Linn.）、胡桃（*Juglans regia* Linn.）、枣、柿（*Diospyros kaki* Thunb.）、山楂（*Crataegus pinnatifida* Bunge）、樱桃［*Cerasus pseudocerasus*（Lindl.）G.Don］、栗（*Castanea mollissima* Blume）、珊瑚菜（*Glehnia littoralis* Fr.Schmidt ex Miq.）等。

2. 长江沿岸平原丘陵区

本区包含上海、江苏靠南大部、浙江北部、安徽中部和江西北部，包括鄱阳湖平原、苏皖沿江平原、里下河平原、长江三角洲及长江沿岸低山丘陵等。本区属吴征镒植物区系的华东地区的大部。本区地势低平，水网交织，湖泊星布，是我国主要的淡水湖分布区，有鄱阳湖、太湖、高邮湖、巢湖等。本区平原海拔多在50m以下，山地丘陵海拔一般数百米，气候温暖而湿润，四季分明，夏热冬冷，但无严寒。年均温14～18℃，最冷月均温为2.2～4.8℃，最热月均温为27～29℃，全年无霜期230～260天，日均温≥5℃的有240～270天，≥10℃的有220～240天，年积温4500～5000℃。年均降水量在800～1600mm。

土壤主要是黄棕壤和红壤。黄棕壤分布于苏皖二省沿长江两岸的低山丘陵，淮河与长江之间为黄棕壤、黄褐土，长江以南为红壤、黄壤、紫色土、黑色石灰岩土，低山丘陵多属红壤和山地红壤。

本区北部属南暖温带，南部为北亚热带，植被区系组成比较丰富，兼有我国南北植物种类，长江以北，既有亚热带的常绿阔叶树，又有北方的落叶阔叶树，亦有次生的常绿针叶树，植被类型主要为落叶阔叶—常绿阔叶混交林，靠南地区为亚热带区旱季较不显著的常绿阔叶林小区。且可能是银杏属 *Ginkgo* Linn.、金钱松属 *Pseudolarix* Gord. 和白豆杉属 *Pseudotaxus* Cheng 的故乡，银杏在浙江天目山仍处于野生和半野生状态。

在平原边缘低山丘陵岗酸性黄棕壤上主要分布有落叶阔叶树，以壳斗科栎属最多，如小叶栎、麻栎、栓皮栎等。此外还混生有枫香（*Liquidambar formasana* Hance）、黄连木、化香树（*Platycarya strobilacea* Siebold et Zucc.）、山槐［*Albizia kalkora*（Roxb.）Prain］、盐肤木（*Rhus chinensis* Mill.）、灯台树［*Bothrocaryum controversum*（Hemsl.）Pojark.］等落叶树；林中夹杂分布的常绿阔叶树有女贞（*Ligustrum lucidum* Ait.）、青冈［*Cyclobalanopsis glauca*（Thunb.）Oerst.］、柞木［*Xylosma racemosum*（Siebold et Zucc.）Miq.］、冬青（*Ilex chinensis* Sims）等。原生林破坏后次生或栽培为马尾松林和引进的黑松林，另湿地松（*Pinus elliottii* Engelm.）生长良好；次生灌木有白鹃梅［*Exochorda racemosa*（Lindl.）Rehd.］、连翘、栓皮栎、化香树等。偏北部有耐旱的半常绿的槲栎林和华山松林。

在石灰岩上生长有榆属（*Ulmus* Linn.）、化香树、枫香及黄连木落叶阔叶林和次生的侧柏疏林，其间分布有箬竹［*Indocalamus tessellatus*（Munro）Keng f.］、南天竹（*Nandina domestica* Thunb.）、小叶女贞（*Ligustrum quihoui* Carr.）等常绿灌木。森林破坏后次生为荆条、马桑（*Coriaria nepalensis* Wall.）、黄檀（*Dalbergia hupeana* Hance）、黄栌灌丛或矮林。另外亚热带的马尾松（*Pinus massoniana* Lamb.）、杉木［*Cunninghamia lanceolata*（Lamb.）Hook.］、毛竹（*Phyllostachys pubescens* Mazel ex Lehaie）分布相当普遍。上述植被分布的过渡性十分明显。

典型的亚热带常绿阔叶树主要分布在长江以南。最主要的是锥属［*Castanopsis*（D.Don）Spach］、青冈属（*Cyclobalanopsis* Oerst.）、柯属（*Lithocarpus* Blume）等三属植物，杂生的落叶阔叶树有木荷（*Schima superba* Gardn. et Champ.）、马蹄荷［*Exbucklandia populnea*（R.Br.）R.W.Brown］等，并有杉木、马尾松

等针叶树种。林间还有藤本植物和附生植物。另有第三纪残余植物，如连香树（*Cercidiphyllum japonicum* Siebold et Zucc.）和鹅掌楸［*Liriodendron chinense*（Hemsl.）Sargent.］等的分布。

落叶果树如石榴（*Punica granatum* Linn.）、桃、无花果（*Ficus carica* Linn.）均生长良好。另亦栽培油桐［*Vernicia fordii*（Hemsl.）Airy Shaw］、漆［*Toxicodendron vernicifluum*（Stokes）F.A.Barkl.］、乌桕［*Sapium sebiferum*（Linn.）Roxb.］、油茶（*Camellia oleifera* Abel.）、茶［*Camellia sinensis*（Linn.）O.Ktze.］、棕榈［*Trachycarpus fortunei*（Hook.）H.Wendl.］等，本区为这些植物在我国分布的北界。

本区主要是冲积平原的耕作区，气候适宜、土质优良，适用于很多种类药材的栽种，且湖泊星罗棋布，水生植物十分丰富，另有部分丘陵地貌，故分布着许多水生、草本和藤本法定药用植物，是我国地道药材"浙药"等的产区。自然分布和栽培的法定药用植物有莲（*Nelumbo nucifera* Gaertn.）、芡实（*Euryale ferox* Salisb. ex Konig et Sims）、睡莲（*Nymphaea tetragona* Georgi）、眼子菜（*Potamogeton distinctus* A.Benn.）、水烛、黑三棱［*Sparganium stoloniferum*（Graebn.）Buch.-Ham.ex Juz.］、蘋（*Marsilea quadrifolia* Linn.）、菖蒲、满江红、地黄、番薯［*Ipomoea batatas*（Linn.）Lam.］、独角莲（*Typhonium giganteum* Engl.）、温郁金（*Curcuma wenyujin* Y. H. Chen et C. Ling）、芍药、牡丹（*Paeonia suffruticosa* Andr.）、白术、薄荷（*Mentha canadensis* Linn.）、延胡索、百合（*Lilium brownii* F.E.Br.var.*viridulum* Baker）、天门冬［*Asparagus cochinchinensis*（Lour.）Merr.］、菊花、红花（*Carthamus tinctorius* Linn.）、白芷［*Angelica dahurica*（Fisch. ex Hoffm.）Benth.et Hook.f.ex Franch.et Sav.］、藿香［*Agastache rugosa*（Fisch.et Mey.）O.Ktze.］、丹参、玄参（*Scrophularia ningpoensis* Hemsl.）、牛膝、三叶木通［*Akebia trifoliata*（Thunb.）Koidz.］、百部［*Stemona japonica*（Blume）Miq.］、海金沙［*Lygodium japonicum*（Thunb.）Sw.］、何首乌（*Polygonum multiflorum* Thunb.）等。

3.江南丘陵和闽浙丘陵区

本区包含浙江南部、福建靠北大部、安徽南部、江西南面大部，地貌包括闽浙丘陵和南岭以北、长江中下游平原以南的低山丘陵，本区包含吴征镒植物区系赣南—湘东丘陵亚地区一部分和闽北山地亚地区的全部。区内河流众多，且多独流入海，如闽江、瓯江、飞云江等。江南名山多含其中，如浙江天目山、雁荡山，福建武夷山、戴云山，安徽黄山、大别山，江西庐山、武功山等。该区的山峰不少海拔超过1500m，其中武夷山最高峰黄岗山达2161m。

这一带年均温18～21℃，最冷月均温5～12℃，最热月均温28～30℃，年较差约17～23℃，全年无霜期为270～300天，日均温≥5℃的有240～300天，≥10℃的有250～280天，年积温5000～6500℃。雨量较多，年平均降水量1200～1900mm。旱季较不显著，属东部典型湿润的亚热带（中亚热带）山地丘陵，夏季高温，冬季不甚寒冷，闽浙丘陵依山濒海，气候受海洋影响甚大。

土壤为红壤和黄壤。

本区典型植被为湿性常绿阔叶林、马尾松林、杉木林和毛竹林等。

在酸性黄壤上生长的植物以壳斗科常绿的栎类林为主，有青冈栎林、甜槠［*Castanopsis eyrei*（Champ.）Tutch.］林、苦槠［*Castanopsis sclerophylla*（Lindl.）Schott.］林、柯林或它们的混交林；偏南地区为常绿栎类、樟科、山茶科、金缕梅科所组成的常绿阔叶杂木林，树种有米槠［*Castanopsis carlesii*（Hemsl.）Hay.］、甜槠、紫楠［*Phoebe sheareri*（Hemsl.）Gamble］、木荷、红楠（*Machilus thunbergii* Siebold et Zucc.）、栲（*Castanopsis fargesii* Franch.）等。阔叶林破坏后，在排水良好、阳光充足处，次生着大量马尾松林和杜鹃（*Rhododendron simsii* Planch.）、檵木［*Loropetalum chinense*（R.Br.）Oliver］、江南越橘（*Vaccinium mandarinorum* Diels）、柃木（*Eurya japonica* Thunb.）、白栎（*Quercus fabri* Hance）等灌丛；地被植物主要为铁芒萁［*Dicranopteris linearis*（Burm.）Underw.］。偏南区域尚分布桃金娘［*Rhodomyrtus tomentosa*（Ait.）Hassk.］和野牡丹（*Melastoma candidum* D.Don）等。在土层深厚、阴湿处则分布着杉木及古老的南方红豆杉［*Taxus chinensis*（Pilger）Rchd.var. *mairei*（Lemée et H.Lév.）Cheng et L.K.Fu］、三尖杉（*Cephalotaxus fortunei* Hook.f.）等针叶树；另分布种类丰富的竹林。

在石灰岩上分布着落叶阔叶树—常绿阔叶树混交林。落叶阔叶树多属榆科、胡桃科、漆树科、山茱萸科、桑科、槭树科、豆科、无患子科等，以榆科种类最多，另有枫香树（*Liquidambar formosana* Hance）、青钱柳［*Cyclocarya paliurus*（Batal.）Iljinsk.］等，常绿阔叶树以壳斗科的青冈最有代表性，另有化香树、黄连木、元宝槭（*Acer truncatum* Bunge）、鹅耳枥（*Carpinus turczaninowii* Hance）等。偏南的混交林出现许多喜暖的树种，落叶阔叶树种有大戟科的圆叶乌桕（*Sapium rotundifolium* Hemsl.）、漆树科的南酸枣［*Choerospondias axillaris*（Roxb.）Burtt et Hill.］，常绿阔叶树种有桑科的榕属（*Ficus* Linn.）、芸香科的假黄皮（*Clausena excavata* Burm.f.）等。石灰岩地带混交林破坏后次生或栽培为柏木疏林及南天竹、檵木、野蔷薇（*Rosa multiflora* Thunb.）、荚蒾（*Viburnum dilatatum* Thunb.）等灌丛；沿海丘陵平原上还有多种榕树分布。

本区普遍栽培农、药两用的甘薯［*Dioscorea esculenta*（Lour.）Burkill］、陆地棉（*Gossypium hirsutum* Linn.）、苎麻［*Boehmeria nivea*（Linn.）Gaudich.］、栗、柿、胡桃、油桐、油茶、杨梅［*Myrica rubra*（Lour.）Siebold et Zucc.］、枇杷［*Eriobotrya japonica*（Thunb.）Lindl.］和柑橘类等。

本区野生及栽培的主要法定药用植物有凹叶厚朴、吴茱萸、樟、柑橘、皱皮木瓜［*Chaenomeles speciosa*（Sweet）Nakai］、钩藤［*Uncaria rhynchophylla*（Miq.）Miq. ex Havil.］、杜仲（*Eucommia ulmoides* Oliver）、银杏、大血藤［*Sargentodoxa cuneata*（Oliv.）Rehd. et Wils.］、木通、越橘（*Vaccinium bracteatum* Thunb.）、淡竹叶、前胡、翠云草［*Selaginella uncinata*（Desv.）Spring］、桔梗［*Platycodon grandiflorus*（Jacq.）A.DC.］、阔叶麦冬（*Ophiopogon platyphyllus* Merr.et Chun）、浙贝母、东方泽泻［*Alisma orientale*（Samuel.）Juz.］、忍冬、明党参（*Changium smyrnioides* Wolff）、杭白芷［*Angelica dahurica*（Fisch.ex Hoffm.）Benth.et Hook.f.ex Franch.et Sav.cv.*Hangbaizhi*］、党参、川芎（*Ligusticum chuanxiong* Hort.）、防风、牛膝、补骨脂（*Psoralea corylifolia* Linn.）、云木香［*Saussurea costus*（Falc.）Lipech.］、宁夏枸杞（*Lycium barbarum* Linn.）、茯苓［*Poria cocos*（Schw.）Wolf］、天麻（*Gastrodia elata* Blume）、青羊参（*Cynanchum otophyllum* C.K.Schneid.）、丹参、白术、石斛（*Dendrobium nobile* Lindl.）、黄连（*Coptis chinensis* Franch.）、半夏［*Pinellia ternata*（Thunb.）Breit.］等。

4. 闽浙丘陵南部区

本区位于福建省东南沿海，闽江口以南沿戴云山脉东南坡到平和的九峰以南部分，为吴征镒植物区系南岭东段亚地区的一部分。有晋江、九龙江等众多独流入海的河流，地形西部为多山丘陵，东部沿海有泉州、漳州等小平原。

本区是亚热带与热带之间的过渡地带，由于武夷山和戴云山两大山脉的屏障及台湾海峡暖流的作用，气候更加暖热，使本区既有亚热带的特色，又显露出热带的某些植被，故又称半热带。年均温 20～24℃，最冷月均温 12～14℃，最热月均温 28～30℃，年较差 16～12℃，日均温全年 ≥5℃ 和 ≥10℃ 的均有 300 天以上，年积温 6500～8000℃ 或 8500℃，无霜期 260～325 天。年平均降水量 1400～2000mm，东部可达 2000～3000mm。本区属旱季较不显著的热带季雨林、雨林气候小区。

土壤以红壤、砖红壤、黄壤为主，盆地为水稻土。

从植被地理的角度而言，这一带已属热带范围。山谷中的雨林性常绿阔叶林（常绿季雨林）、海边的红树林，次生灌丛的优势种和典型的热带植物几无差别。

半热带的酸性砖红壤性土壤上，生长着大戟科、罗汉松科等热带树种，雨林性常绿阔叶林中，小乔木层和灌木层几全属热带树木。如热带种类的青冈属植物毛果青冈［*Cyclobalanopsis pachyloma*（Seem.）Schott.］、栎子青冈［*Cyclobalanopsis blakei*（Skan）Schott.］等，樟科植物也渐增多，山茶科、金缕梅科亦较多。阔叶林破坏后，次生为马尾松疏林及桃金娘、岗松（*Baeckea frutescens* Linn.）、野牡丹、大沙叶（*Pavetta arenosa* Lour.）灌丛。

石灰岩上为半常绿季雨林，主要由榆科、椴树科、楝科、藤黄科、无患子科、大戟科、梧桐科、漆树科、桑科等一些喜热好钙的树种组成，如蚬木［*Excentrodendron hsienmu*（Chun et How）H.T.Chang et R.H.Miau］、闭花木［*Cleistanthus sumatranus*（Miq.）Muell.Arg.］、金丝李（*Garcinia paucinervis* Chun et How）、肥牛树［*Cephalomappa sinensis*（Chun et How）Kosterm.］等。木质藤本植物很多，并有相当数量的热带成分，如鹰爪花［*Artabotrys hexapetalus*（Linn.f.）Bhandari］、紫玉盘（*Uvaria microcarpa* Champ.ex Benth.）等。

海边的盐性沼泽土上，分布着硬叶常绿阔叶稀疏灌丛（红树林），高 0.5～2.0m，多属较为耐寒的种类，如老鼠簕（*Acanthus ilicifolius* Linn.）、蜡烛果［*Aegiceras corniculatum*（Linn.）Blanco］，间有秋茄树［*Kandelia candel*（Linn.）Druce］等。

本区广泛栽培热带果树如荔枝（*Litchi chinensis* Sonn.）、龙眼、黄皮［*Clausena lansium*（Lour.）Skeels］、芒果（*Mangifera indica* Linn.）、橄榄［*Canarium album*（Lour.）Raeusch.］、乌榄（*Canarium pimela* Leenh.）、阳桃（*Averrhoa carambola* Linn.）、木瓜［*Chaenomeles sinensis*（Thouin）Koehne］、番荔枝（*Annona squamosa* Linn.）、香蕉（*Musa nana* Lour.）、番木瓜（*Carica papaya* Linn.）、菠萝［*Ananas comosus*（Linn.）Merr.］、芭蕉（*Musa basjoo* Siebold et Zucc.）等，另普遍栽培木棉（*Bombax malabaricum* DC.），亦能栽培经济作物如剑麻（*Agave sisalana* Perr.ex Engelm.）等。在亚热带作为一年生草本植物的辣椒（*Capsicum annuum* Linn.）在本区可越冬长成多年生灌木，蓖麻（*Ricinus communis* Linn.）长成小乔木。

本区是我国地道药材"南药"的部分产区。法定药用植物有肉桂（*Cinnamomum cassia* Presl）、八角、山姜［*Alpinia japonica*（Thunb.）Miq.］、红豆蔻［*Alpinia galangal*（Linn.）Willd.］、狗脊、淡竹叶、龙眼、巴戟天（*Morinda officinalis* How）、广防己（*Aristolochia fangchi* Y.C.Wu ex L.D.Chow et S.M.Hwang）、蒲葵［*Livistona chinensis*（Jacq.）R.Br.］等。

三、山地植被的垂直分布

1. 安徽大别山

约位于北纬 31°、东经 116°，是秦岭向东的延伸部分。主峰白马尖海拔 1777m。从海拔 100m 的山麓到山顶可分为下列植被垂直带：海拔 100～1400m 为落叶阔叶树—常绿阔叶树混交林和针叶林带，在海拔 100～700m 地段，有含青冈、苦槠、樟的栓皮栎林和麻栎林以及含榉木、乌饭树、山矾（*Symplocos sumuntia* Buch.-Ham.ex D.Don）等的马尾松林和杉木林。在海拔 700～1400m 地段，山脊上有茅栗（*Castanea seguinii* Dode）、化香树林和黄山松林，山谷中有槲栎林。海拔 1400～1750m 的山顶除有黄山松林外，还有含落叶—常绿灌丛和大油芒（*Spodiopogon sibiricus* Trin.）、芒（*Miscanthus sinensis* Anderss.）及草甸。

2. 安徽黄山

约位于北纬 30°、东经 118°，最高峰莲花峰海拔 1860m，可分为下列植被垂直带：海拔 600m 以下的低山、切割阶地与丘陵、山间盆地及小冲积平原，以马尾松和栽培植物为多，自然分布有三毛草［*Trisetum bifidum*（Thunb.）Ohwi］、鼠尾粟［*Sporobolus fertilis*（Steud.）W.D.Clayt.］等，草本植物有白茅［*Imperata cylindrica*（Linn.）Beauv.］等。海拔 600～1300m 为常绿阔叶林与落叶阔叶林带，有少量常绿阔叶林占绝对优势的群落地段，以甜槠、青冈、细叶青冈（*Cyclobalanopsis gracilis*）为主，林中偶见乌药等；常绿林与落叶阔叶林混交林中，以枫香树、糙叶树［*Aphananthe aspera*（Thunb.）Planch.］、甜槠、青冈为主，其中夹杂着南天竹、八角枫［*Alangium chinense*（Lour.）Harms］、醉鱼草（*Buddleja lindleyana* Fortune）等灌木。海拔 1300～1700m 为落叶阔叶林带，主要为黄山栎（*Quercus stewardii* Rehd.）等，也有昆明山海棠［*Tripterygium hypoglaucum*（Lévl.）Hutch］、黄连、三枝九叶草［*Epimedium sagittatum*（Siebold et Zucc.）Maxim.］、黄精（*Polygonatum sibiricum* Delar. ex Redoute）等。海拔 1700～1800m 为灌丛带，灌木及带有灌木习性的主要有黄山松（*Pinus taiwanensis* Hayata）、黄山栎、白檀［*Symplocos paniculata*（Thunb.）Miq.］等群落。海拔 1800～1850m 为山地灌木草地带，有野古草（*Arundinella anomala* Steud.）、龙胆（*Gentiana scabra* Bunge）等。

3. 浙江天目山

位于北纬30°、东经119°，主峰西天目山海拔为1497m。海拔300m以下，低山河谷地段散生的乔木有垂柳、枫杨（*Pterocarya stenoptera* C. DC.）、乌桕、楝（*Melia azedarach* Linn.）等；灌木有山胡椒、白檀、算盘子［*Glochidion puberum*（Linn.）Hutch.］、枸骨（*Ilex cornuta* Lindl. et Paxt.）等；山脚常见香附、鸭跖草（*Commelina communis* Linn.）、萹蓄（*Polygonum aviculare* Linn.）、石蒜［*Lycoris radiata*（L' Her.）Herb.］、葎草［*Humulus scandens*（Lour.）Merr.］、益母草（*Leonurus japonicus* Houtt.）等草本。海拔300～800m，为低山常绿—落叶阔叶林，主体为人工营造的毛竹林、柳杉林、杉木林，其他主要有青冈、樟、猴樟（*Cinnamomum bodinieri* H.Lévl.）、木荷、银杏、响叶杨（*Populus adenopoda* Maxim.）、金钱松［*Pseudolarix amabilis*（Nelson）Rehd.］、檵木、石楠、南天竹、三叶木通等；地被植物主要有吉祥草［*Reineckia carnea*（Andr.）Kunth］、麦冬、前胡、蓬蘽（*Rubus hirsutus* Thunb.）、地榆（*Sanguisorba officinalis* Linn.）等。海拔800～1200m植物为常绿—落叶针阔叶混交林，乔木主要有青钱柳、柳杉（*Cryptomeria fortunei* Hooibrenk ex Otto et Dietr.）、金钱松、银杏、杉木、黄山松、青冈、天目木兰［*Yulania amoena*（W.C.Cheng）D.L.Fu］、紫荆（*Cercis chinensis* Bunge）、马尾松、云锦杜鹃（*Rhododendron fortunei* Lindl.）等；灌木有野鸦椿［*Euscaphis japonica*（Thunb.）Dippel］、马银花［*Rhododendron ovatum*（Lindl.）Planch.ex Maxim.］、南天竹、金缕梅（*Hamamelis mollis* Oliver）等；地被植物有忍冬、石菖蒲（*Acorus tatarinowii* Schott）、紫萼（*Teucrium tsinlingense* C.Y.Wu et S.Chow var. *porphyreum* C.Y.Wu et S.Chow）、蕺菜（*Houttuynia cordata* Thunb）、及己［*Chloranthus serratus*（Thunb.）Roem et Schult］、孩儿参［*Pseudostellaria heterophylla*（Miq.）Pax］、麦冬、七叶一枝花（*Paris polyphylla* Sm.）等。海拔1200m以上，木本植物主要为暖温带落叶灌木及乔木。主要有四照花［*Cornus kousa* F. Buerger ex Hance Subsp.*chinensis*（Osborn）Q.Y.Xiang］、川榛（*Corylus heterophylla* Fisch.var.*sutchuenensis* Franch.）、大叶胡枝子（*Lespedeza davidii* Franch.）等；另有大血藤、华中五味子（*Schisandra sphenanthera* Rehd.et Wils.）、穿龙薯蓣（*Dioscorea nipponica* Makino）、草芍药（*Paeonia obovata* Maxim.）、玄参、孩儿参、野菊（*Chrysanthemum indicum* Linn.）等。

4. 福建武夷山

约位于北纬27°～28°、东经118°，最高峰黄岗山海拔2161m，可分为下列山地植被垂直带。海拔800m以下为常绿阔叶林，以甜槠、苦槠、钩锥（*Castanopsis tibetana* Hance）、木荷等杂木林为主。海拔800～1400m以较耐寒的青冈等常绿栎林为主；阔叶林破坏后次生马尾松林、杉木林、柳杉林和毛竹林。海拔1400～1800m为针叶林、常绿阔叶树—落叶阔叶林混交林、针叶林带，有铁杉［*Tsuga chinensis*（Franch.）Pritz.］、木荷、水青冈混交林和黄山松林。海拔1800～2161m为山顶落叶灌丛草甸带，有茅栗灌丛和野古草、芒等。

5. 江西武功山

约位于北纬27°、东经114°，主峰武功山海拔1918m。海拔200～800m（南坡），200～1100m（北坡）为常绿阔叶林、针叶林带；常绿阔叶林以稍耐寒的青冈、甜槠、苦槠等常绿栎类林为主，林中混生有喜湿气落叶的水青冈（*Fagus longipetiolata* Seem.），针叶林有马尾松林和杉木林，还有毛竹林。海拔800（南坡）～1600m，或1100（北坡）～1600m为中山常绿阔叶树—落叶阔叶树混交林、针叶林带，下段混交林中的常绿阔叶树有较耐寒的蚊母树（*Distylium racemosum* Sieb.）等，落叶树种有椴树（*Tilia tuan* Szyszyl.）、水青冈等。海拔1400～1600m排水良好的浅层土上分布有常绿—落叶混交矮林和黄山松林。海拔1600～1918m为山顶灌丛草甸带；有落叶—常绿混交的杜鹃灌丛和野古草、芒等禾草。

赵维良
2017年12月于西子湖畔

标准简称及全称对照

药典 1953　　中华人民共和国药典.1953 年版.中央人民政府卫生部编.上海：商务印书馆.1953
药典 1963　　中华人民共和国药典.1963 年版一部.中华人民共和国卫生部药典委员会编.北京：人民卫生出版社.1964
药典 1977　　中华人民共和国药典.1977 年版一部.中华人民共和国卫生部药典委员会编.北京：人民卫生出版社.1978
药典 1985　　中华人民共和国药典.1985 年版一部.中华人民共和国卫生部药典委员会编.北京：人民卫生出版社、化学工业出版社.1985
药典 1990　　中华人民共和国药典.1990 年版一部.中华人民共和国卫生部药典委员会编.北京：人民卫生出版社、化学工业出版社.1990
药典 1995　　中华人民共和国药典.1995 年版一部.中华人民共和国卫生部药典委员会编.广州：广东科技出版社、化学工业出版社.1995
药典 2000　　中华人民共和国药典.2000 年版一部.国家药典委员会编.北京：化学工业出版社.2000
药典 2005　　中华人民共和国药典.2005 年版一部.国家药典委员会编.北京：化学工业出版社.2005
药典 2010　　中华人民共和国药典.2010 年版一部.国家药典委员会编.北京：中国医药科技出版社.2010
药典 2015　　中华人民共和国药典.2015 年版一部.国家药典委员会编.北京：中国医药科技出版社
部标蒙药 1998　　中华人民共和国卫生部药品标准·蒙药分册.中华人民共和国卫生部药典委员会编.1998
部标维药 1999　　中华人民共和国卫生部药品标准·维吾尔药分册.中华人民共和国卫生部药典委员会编.乌鲁木齐：新疆科技卫生出版社.1999
部标维药 1999 附录　　中华人民共和国卫生部药品标准·维吾尔药分册.附录
部标藏药 1995　　中华人民共和国卫生部药品标准·藏药·第一册.中华人民共和国卫生部药典委员会编.1995
部标藏药 1995 附录　　中华人民共和国卫生部药品标准·藏药·第一册.附录
部标进药 1986　　中华人民共和国卫生部进口药材标准.中华人民共和国卫生部药典委员会编.1986
局标进药 2004　　儿茶等 43 种进口药材质量标准.国家药品监督管理局注册标准.2004
部标成方二册 1990　　附录中华人民共和国卫生部药品标准中药成方制剂·第二册·附录.中华人民共和国卫生部药典委员会编.1990
北京药材 1998　　北京市中药材标准.1998 年版.北京市卫生局.北京：首都师范大学出版社.1998
山西药材 1987　　山西省中药材标准.1987 年版.山西省卫生厅编
内蒙古蒙药 1986　　内蒙古蒙药材标准.1986 年版.内蒙古自治区卫生厅编.赤峰：内蒙古科学技术出版社.1987
内蒙古药材 1988　　内蒙古中药材标准.1988 年版.内蒙古自治区卫生厅编
辽宁药材 2009　　辽宁省中药材标准·第一册.2009 年版.辽宁省食品药品监督管理局编.沈阳：辽宁科学技术出版社.2009
吉林药品 1977　　吉林省药品标准.1977 年版.吉林省卫生局编
黑龙江药材 2001　　黑龙江省中药材标准.2001 年版.黑龙江省药品监督管理局编
上海药材 1994　　上海市中药材标准.1994 年版.上海市卫生局编.1993
上海药材 1994 附录　　上海市中药材标准.1994 年版.附录
江苏药材 1986 二　　江苏省中药材标准（试行稿）第二批.1986 年版.江苏省卫生厅编
江苏药材 1989　　江苏省中药材标准.1989 年版.江苏省卫生厅编.南京：江苏省科学技术出版社
浙江药材 2000　　浙江省中药材标准.浙江省卫生厅文件.浙卫发〔2000〕228 号.2000
浙江炮规 2005　　浙江省中药炮制规范.2005 年版.浙江省食品药品监督管理局编.杭州：浙江科学技术出版社.2006
浙江炮规 2015　　浙江省中药炮制规范.2015 年版.浙江省食品药品监督管理局编.北京：中国医药科技出版社.2016

标准简称及全称对照

山东药材 1995　　山东省中药材标准.1995 年版.山东省卫生厅编.济南：山东友谊出版社.1995
山东药材 2002　　山东省中药材标准.2002 年版.山东省药品监督管理局编.济南：山东友谊出版社.2002
山东药材 2012　　山东省中药材标准.2012 版.山东省食品药品监督管理局编.山东科学技术出版社.2012
江西药材 1996　　江西省中药材标准.1996 年版.江西省卫生厅编.南昌：江西科学技术出版社.1997
江西药材 2014　　江西省中药材标准.江西省食品药品监督管理局编.上海：上海科学技术出版社.2014
福建药材 2006　　福建省中药材标准.2006 年版.福建省食品药品监督管理局.福州：海风出版社.2006
河南药材 1991　　河南省中药材标准.1991 年版.河南省卫生厅编.郑州：中原农民出版社.1992
河南药材 1993　　河南省中药材标准.1993 年版.河南省卫生厅编.郑州：中原农民出版社.1994
湖北药材 2009　　湖北省中药材质量标准.2009 年版.湖北省食品药品监督管理局编.武汉：湖北科学技术出版社.2009
湖南药材 1993　　湖南省中药材标准.1993 年版.湖南省卫生厅编.长沙：湖南科学技术出版社.1993
湖南药材 2009　　湖南省中药材标准.2009 年版.湖南省食品药品监督管理局编.长沙：湖南科学技术出版社.2010
广东药材 2004　　广东省中药材标准·第一册.广东省食品药品监督管理局编.广州：广东科技出版社.2004
广东药材 2011　　广东省中药材标准·第二册.广东省食品药品监督管理局编.广州：广东科技出版社.2011
广西药材 1990　　广西中药材标准.1990 年版.广西壮族自治区卫生厅编.南宁：广西科学技术出版社.1992
广西药材 1996　　广西中药材标准·第二册.1996 年版.广西壮族自治区卫生厅编
广西壮药 2008　　广西壮族自治区壮药质量标准·第一卷.2008 年版.广西壮族自治区食品药品监督管理局编.南宁：广西科学技术出版社.2008
广西壮药 2011 二卷　　广西壮族自治区壮药质量标准.第二卷.2011 年版.广西壮族自治区食品药品监督管理局编.南宁：广西科学技术出版社.2011
广西瑶药 2014 一卷　　广西壮族自治区瑶药材质量标准.第一卷.2014 年版.广西壮族自治区食品药品监督管理局编.南宁：广西科学技术出版社.2014
海南药材 2011　　海南省中药材标准·第一册.海南省食品药品监督管理局编·海口：南海出版公司.2011
四川药材 1977　　四川省中草药标准（试行稿）第一批.1977 年版.四川省卫生局编.1977
四川药材 1979　　四川省中草药标准（试行稿）第二批.1979 年版.四川省卫生局编.1979
四川药材 1984　　四川省中草药标准（试行稿）第四批.1984 年版.四川省卫生厅编
四川药材 1987　　四川省中药材标准.1987 年版.四川省卫生厅编
四川药材 1987 增补　　四川省中药材标准.1987 年版增补本.四川省卫生厅编.成都：成都科技大学出版社.1991
四川药材 2010　　四川省中药材标准.2010 年版.四川省食品药品监督管理局编.成都：四川科学技术出版社.2011
四川藏药 2014　　四川省藏药材标准.四川省食品药品监督管理局编.成都：四川科学技术出版社.2014
贵州药材 1965　　贵州省中药材标准规格·上集.1965 年版.贵州省卫生厅编
贵州药材 1988　　贵州省中药材质量标准.1988 年版.贵州省卫生厅编.贵阳：贵州人民出版社.1990
贵州药材 2003　　贵州省中药材、民族药材质量标准.2003 年版.贵州省药品监督管理局编.贵阳：贵州科技出版社.2003
云南药品 1974　　云南省药品标准.1974 年版.云南省卫生局编
云南药品 1996　　云南省药品标准.1996 年版.云南省卫生厅编.昆明：云南大学出版社.1998
云南药材 2005 一册　　云南省中药材标准·2005 年版.第一册.云南省食品药品监督管理局.昆明：云南美术出版社.2005
云南彝药 2005 二册　　云南省中药材标准·2005 年版·第二册·彝族药.云南省食品药品监督管理局编.昆明：云南科技出版社.2007
云南傣药 2005 三册　　云南省中药材标准·2005 年版·第三册·傣族药.云南省食品药品监督管理局编.昆明：云南科技出版社.2007
云南彝药 Ⅱ 2005 四册　　云南省中药材标准·2005 年版·第四册·彝族药（Ⅱ）.云南省食品药品监督管理局编.昆明：云南科技出版社.2008
云南傣药 Ⅱ 2005 五册　　云南省中药材标准·2005 年版·第五册·傣族药（Ⅱ）.云南省食品药品监督管理局编.昆明：云南

科技出版社.2005

云南彝药Ⅲ 2005 六册　云南省中药材标准·2005 年版.第六册.彝族药（Ⅲ）.云南省食品药品监督管理局编.昆明：云南
　　科技出版社.2005

云南药材 2005 七册　云南省中药材标准·2005 年版.第七册.云南省食品药品监督管理局编.昆明.云南科技出版社.2013

西藏藏药 2012 一册　西藏自治区藏药材标准·第一册.西藏自治区食品药品监督管理局编.拉萨：西藏人民出版社.2012

西藏藏药 2012 二册　西藏自治区藏药材标准·第二册.西藏自治区食品药品监督管理局编.拉萨：西藏人民出版社.2012

藏药 1979·西藏、青海、四川、甘肃、云南、新疆.第一版第一、二分册合编本.1979

宁夏药材 1993　宁夏中药材标准.1993 年版.宁夏回族自治区卫生厅编.银川：宁夏人民出版社.1993

甘肃药材 2009　甘肃省中药材标准.2009 年版.甘肃省食品药品监督管理局编.兰州：甘肃文化出版社.2009

青海藏药 1992　青海省藏药标准.1992 年版.青海省卫生厅编

青海藏药 1992 附录　青海省藏药标准.1992 年版.附录

新疆维药 1993　维吾尔药材标准·上册.新疆维吾尔自治区卫生厅编.新疆科技卫生出版社 (K).1993

新疆药品 1980 二册　新疆维吾尔自治区药品标准·第二册.1980 年版.新疆维吾尔自治区卫生局编

新疆药品 1987　新疆维吾尔自治区药品标准.1987 年版.新疆维吾尔自治区卫生厅编

新疆药材 2010　新疆维吾尔自治区维吾尔药材标准·第一册.2010 年版.新疆维吾尔自治区食品药品监督管理局编.新疆
　　人民卫生出版社.2010

中华药典 1930　中华药典.卫生部编印.上海：中华书局印刷所.1930(中华民国十九年)

香港药材二册　香港中药材标准·第二册.香港特别行政区政府卫生署中医药事务部编制.2008

香港药材三册　香港中药材标准·第三册.香港特别行政区政府卫生署中医药事务部编制.2010

香港药材四册　香港中药材标准·第四册.香港特别行政区政府卫生署中医药事务部编制.2012

香港药材五册　香港中药材标准·第五册.香港特别行政区政府卫生署中医药事务部编制.2012

香港药材六册　香港中药材标准·第五册.香港特别行政区政府卫生署中医药事务部编制.2013

香港药材七册　香港中药材标准·第五册.香港特别行政区政府卫生署中医药事务部编制.2015

台湾 1985 一册　中华民国中药典范（第一辑全四册）·第一册."行政院卫生署"中医药委员会、中药典编辑委员会编.台
　　北：达昌印刷有限公司.1985

台湾 1985 二册　中华民国中药典范（第一辑全四册）·第二册."行政院卫生署"中医药委员会、中药典编辑委员会编.台
　　北：达昌印刷有限公司.1985

台湾 2004　中华中药典."行政院卫生署"中华药典中药集编修小组编.台北："行政院卫生署".2004

台湾 2006　中华中药典."行政院卫生署"中华药典编修委员会编.台北："行政院卫生署".2006

台湾 2013　中华中药典."行政院卫生署"中华药典编修小组编.台北："行政院卫生署".2013

目 录

序一
序二
前言
编写说明
华东地区自然环境及植物分布概况
标准简称及全称对照

被子植物门

双子叶植物纲 ……………………… 610
原始花被亚纲 ……………………… 610
  二六　木通科 …………………… 610
    木通属 ………………………… 611
      222. 木通 …………………… 611
      223. 三叶木通 ……………… 614
      224. 白木通 ………………… 617
    野木瓜属 ……………………… 620
      225. 钝药野木瓜 …………… 620
      226. 尾叶那藤 ……………… 621
    大血藤属 ……………………… 623
      227. 大血藤 ………………… 623
  二七　小檗科 …………………… 627
    小檗属 ………………………… 628
      228. 天台小檗 ……………… 628
      229. 假豪猪刺 ……………… 629
      230. 庐山小檗 ……………… 631
    十大功劳属 …………………… 632
      231. 十大功劳 ……………… 632
      232. 安坪十大功劳 ………… 634
      233. 阔叶十大功劳 ………… 635
      234. 小果十大功劳 ………… 638
    南天竹属 ……………………… 640
      235. 南天竹 ………………… 640
    八角莲属 ……………………… 643
      236. 六角莲 ………………… 644
      237. 八角莲 ………………… 645
    淫羊藿属 ……………………… 648
      238. 朝鲜淫羊藿 …………… 649
      239. 三枝九叶草 …………… 653
    红毛七属 ……………………… 655
      240. 红毛七 ………………… 655
  二八　防己科 …………………… 659
    秤钩风属 ……………………… 660
      241. 秤钩风 ………………… 660
    木防己属 ……………………… 661
      242. 木防己 ………………… 662
    风龙属 ………………………… 664
      243. 风龙 …………………… 664
    蝙蝠葛属 ……………………… 668
      244. 蝙蝠葛 ………………… 669
    千金藤属 ……………………… 673
      245. 千金藤 ………………… 673
      246. 金线吊乌龟 …………… 676
      247. 粉防己 ………………… 678
    轮环藤属 ……………………… 680
      248. 轮环藤 ………………… 681
  二九　木兰科 …………………… 683
    木莲属 ………………………… 684
      249. 木莲 …………………… 684
      250. 乳源木莲 ……………… 685
    含笑属 ………………………… 687
      251. 白兰 …………………… 687
    木兰属 ………………………… 689
      252. 厚朴 …………………… 689
      253. 凹叶厚朴 ……………… 692

254. 玉兰 ································· 694
255. 紫玉兰 ······························ 696
三〇 八角科 ································ 698
八角属 ···································· 698
256. 红毒茴 ······························ 698
257. 红茴香 ······························ 701
三一 五味子科 ······························ 705
南五味子属 ······························ 705
258. 南五味子 ·························· 705
五味子属 ·································· 709
259. 翼梗五味子 ······················· 709
260. 华中五味子 ······················· 711
261. 绿叶五味子 ······················· 714
三二 蜡梅科 ································ 717
蜡梅属 ···································· 717
262. 柳叶蜡梅 ·························· 717
263. 蜡梅 ································· 720
264. 浙江蜡梅 ·························· 722
265. 山蜡梅 ······························ 723
三三 番荔枝科 ······························ 726
瓜馥木属 ·································· 726
266. 瓜馥木 ······························ 726
三四 樟科 ······································ 730
润楠属 ······································ 731
267. 绒毛润楠 ·························· 731
樟属 ·· 732
268. 肉桂 ································· 732
269. 华南桂 ······························ 738
270. 毛桂 ································· 739
271. 香桂 ································· 740
272. 云南樟 ······························ 742
273. 锡兰肉桂 ·························· 743
274. 樟 ···································· 744
275. 川桂 ································· 748
木姜子属 ·································· 750
276. 山鸡椒 ······························ 750
277. 木姜子 ······························ 753
278. 豺皮樟 ······························ 755
山胡椒属 ·································· 757
279. 乌药 ································· 757
280. 黑壳楠 ······························ 761
281. 香叶树 ······························ 762

282. 山橿 ································· 764
283. 山胡椒 ······························ 765
月桂属 ······································ 768
284. 月桂 ································· 769
无根藤属 ·································· 770
285. 无根藤 ······························ 771
三五 罂粟科 ································ 774
罂粟属 ······································ 774
286. 罂粟 ································· 775
荷青花属 ·································· 778
287. 荷青花 ······························ 778
白屈菜属 ·································· 780
288. 白屈菜 ······························ 780
博落回属 ·································· 785
289. 博落回 ······························ 785
紫堇属 ······································ 788
290. 夏天无 ······························ 789
291. 土元胡 ······························ 791
292. 延胡索 ······························ 792
三六 山柑科 ································ 798
山柑属 ······································ 798
293. 独行千里 ·························· 798
羊角菜属 ·································· 800
294. 白花菜 ······························ 800
三七 十字花科 ······························ 803
萝卜属 ······································ 804
295. 萝卜 ································· 804
菘蓝属 ······································ 809
296. 菘蓝 ································· 809
297. 欧洲菘蓝 ·························· 816
播娘蒿属 ·································· 819
298. 播娘蒿 ······························ 819
碎米荠属 ·································· 822
299. 弯曲碎米荠 ······················· 822
芸苔属 ······································ 823
300. 芥菜 ································· 824
301. 欧洲油菜 ·························· 827
302. 芜菁 ································· 829
303. 芸苔 ································· 832
蔊菜属 ······································ 835
304. 无瓣蔊菜 ·························· 835
305. 蔊菜 ································· 836

菥蓂属 …… 838	绣线菊属 …… 904
306. 菥蓂 …… 838	327. 粉花绣线菊 …… 904
独行菜属 …… 841	328. 光叶粉花绣线菊 …… 906
307. 独行菜 …… 841	火棘属 …… 907
荠属 …… 845	329. 窄叶火棘 …… 907
308. 荠菜 …… 845	山楂属 …… 908
三八 景天科 …… 849	330. 山楂 …… 909
瓦松属 …… 849	331. 山里红 …… 914
309. 瓦松 …… 849	332. 野山楂 …… 917
310. 晚红瓦松 …… 852	333. 湖北山楂 …… 919
景天属 …… 853	334. 华中山楂 …… 920
311. 凹叶景天 …… 854	石楠属 …… 922
312. 佛甲草 …… 855	335. 石楠 …… 922
313. 垂盆草 …… 858	枇杷属 …… 924
314. 狭叶垂盆草 …… 862	336. 枇杷 …… 924
315. 费菜 …… 863	木瓜属 …… 929
三九 虎耳草科 …… 866	337. 木瓜 …… 930
落新妇属 …… 866	338. 毛叶木瓜 …… 933
316. 落新妇 …… 867	339. 皱皮木瓜 …… 935
317. 大落新妇 …… 869	梨属 …… 938
扯根菜属 …… 871	340. 沙梨 …… 939
318. 扯根菜 …… 871	341. 秋子梨 …… 940
虎耳草属 …… 874	苹果属 …… 942
319. 虎耳草 …… 875	342. 台湾林檎 …… 943
钻地风属 …… 878	343. 光萼林檎 …… 945
320. 钻地风 …… 878	344. 湖北海棠 …… 946
常山属 …… 879	345. 苹果 …… 949
321. 常山 …… 879	346. 三叶海棠 …… 952
绣球属 …… 883	蔷薇属 …… 954
322. 中国绣球 …… 883	347. 金樱子 …… 954
四〇 海桐花科 …… 885	348. 缫丝花 …… 959
海桐花属 …… 885	349. 小果蔷薇 …… 963
323. 海金子 …… 885	350. 野蔷薇 …… 965
四一 金缕梅科 …… 888	351. 粉团蔷薇 …… 968
枫香树属 …… 888	352. 悬钩子蔷薇 …… 970
324. 枫香树 …… 888	353. 月季花 …… 971
檵木属 …… 892	354. 玫瑰 …… 974
325. 檵木 …… 892	龙芽草属 …… 978
四二 杜仲科 …… 895	355. 龙芽草 …… 979
杜仲属 …… 895	356. 黄龙尾 …… 984
326. 杜仲 …… 895	地榆属 …… 985
四三 蔷薇科 …… 902	357. 地榆 …… 986

358. 长叶地榆 …… 990
棣棠花属 …… 992
　359. 棣棠花 …… 992
悬钩子属 …… 994
　360. 掌叶复盆子 …… 995
　361. 山莓 …… 997
　362. 灰毛泡 …… 1000
　363. 茅莓 …… 1001
路边青属 …… 1005
　364. 柔毛路边青 …… 1005
蛇莓属 …… 1008
　365. 蛇莓 …… 1008
委陵菜属 …… 1011
　366. 翻白草 …… 1012
　367. 莓叶委陵菜 …… 1016
　368. 三叶委陵菜 …… 1017
　369. 蛇含委陵菜 …… 1019
桃属 …… 1021
　370. 桃 …… 1022
杏属 …… 1025
　371. 梅 …… 1026
　372. 杏 …… 1030
　373. 野杏 …… 1033
李属 …… 1035
　374. 李 …… 1036
樱属 …… 1038
　375. 欧李 …… 1039
　376. 郁李 …… 1041
　377. 樱桃 …… 1043
　378. 毛樱桃 …… 1046

四四　豆科 …… 1049
金合欢属 …… 1054
　379. 儿茶 …… 1054
合欢属 …… 1056
　380. 合欢 …… 1057
　381. 山槐 …… 1061
肥皂荚属 …… 1063
　382. 肥皂荚 …… 1063
皂荚属 …… 1066
　383. 皂荚 …… 1066
云实属 …… 1070
　384. 云实 …… 1071

385. 喙荚云实 …… 1074
决明属 …… 1077
　386. 望江南 …… 1078
　387. 槐叶决明 …… 1082
　388. 钝叶决明 …… 1084
　389. 决明 …… 1089
紫荆属 …… 1094
　390. 紫荆 …… 1094
羊蹄甲属 …… 1096
　391. 龙须藤 …… 1097
　392. 粉叶羊蹄甲 …… 1099
槐属 …… 1100
　393. 白刺花 …… 1101
　394. 苦参 …… 1104
　395. 槐 …… 1100
丁癸草属 …… 1117
　396. 丁癸草 …… 1118
合萌属 …… 1119
　397. 合萌 …… 1119
葫芦茶属 …… 1122
　398. 葫芦茶 …… 1122
山蚂蝗属 …… 1125
　399. 小槐花 …… 1125
　400. 小叶三点金 …… 1128
黄檀属 …… 1130
　401. 藤黄檀 …… 1131
　402. 降香 …… 1132
锦鸡儿属 …… 1137
　403. 锦鸡儿 …… 1137
落花生属 …… 1140
　404. 落花生 …… 1140
野豌豆属 …… 1143
　405. 广布野豌豆 …… 1143
　406. 蚕豆 …… 1145
豌豆属 …… 1147
　407. 豌豆 …… 1148
木蓝属 …… 1149
　408. 宜昌木蓝 …… 1150
　409. 野青树 …… 1151
黄芪属 …… 1152
　410. 紫云英 …… 1153
土圞儿属 …… 1154

411. 土圞儿 ……………………… 1154
紫藤属 ……………………………… 1156
　412. 紫藤 …………………………… 1156
崖豆藤属 …………………………… 1158
　413. 厚果崖豆藤 …………………… 1159
鸡血藤属 …………………………… 1161
　414. 香花鸡血藤 …………………… 1162
　415. 丰城鸡血藤 …………………… 1164
　416. 网络鸡血藤 …………………… 1166
　417. 美丽鸡血藤 …………………… 1168
补骨脂属 …………………………… 1172
　418. 补骨脂 ………………………… 1172
猪屎豆属 …………………………… 1177
　419. 大猪屎豆 ……………………… 1178
　420. 假地蓝 ………………………… 1179
　421. 野百合 ………………………… 1182
木豆属 ……………………………… 1184
　422. 木豆 …………………………… 1184
千斤拔属 …………………………… 1188
　423. 大叶千斤拔 …………………… 1188
　424. 千斤拔 ………………………… 1190
刺桐属 ……………………………… 1194
　425. 刺桐 …………………………… 1194
胡枝子属 …………………………… 1197
　426. 绿叶胡枝子 …………………… 1198
　427. 大叶胡枝子 …………………… 1199
　428. 美丽胡枝子 …………………… 1200
　429. 白花美丽胡枝子 ……………… 1202
　430. 截叶铁扫帚 …………………… 1203
　431. 细梗胡枝子 …………………… 1207

432. 铁马鞭 ……………………… 1209
油麻藤属 …………………………… 1210
　433. 白花油麻藤 …………………… 1210
　434. 常春油麻藤 …………………… 1212
葛属 ………………………………… 1214
　435. 葛 ……………………………… 1214
苜蓿属 ……………………………… 1218
　436. 紫苜蓿 ………………………… 1219
车轴草属 …………………………… 1225
　437. 红车轴草 ……………………… 1225
草木樨属 …………………………… 1229
　438. 草木樨 ………………………… 1230
胡卢巴属 …………………………… 1232
　439. 胡卢巴 ………………………… 1233
鸡眼草属 …………………………… 1237
　440. 长萼鸡眼草 …………………… 1237
　441. 鸡眼草 ………………………… 1238
刀豆属 ……………………………… 1241
　442. 刀豆 …………………………… 1241
扁豆属 ……………………………… 1244
　443. 扁豆 …………………………… 1244
豇豆属 ……………………………… 1247
　444. 绿豆 …………………………… 1247
　445. 赤豆 …………………………… 1250
　446. 赤小豆 ………………………… 1252
菜豆属 ……………………………… 1255
　447. 菜豆 …………………………… 1255
大豆属 ……………………………… 1257
　448. 大豆 …………………………… 1258
　449. 野大豆 ………………………… 1263

参考书籍 ……………………………………………………………………………………… 1266

中文索引 ……………………………………………………………………………………… 1268

拉丁文索引 …………………………………………………………………………………… 1272

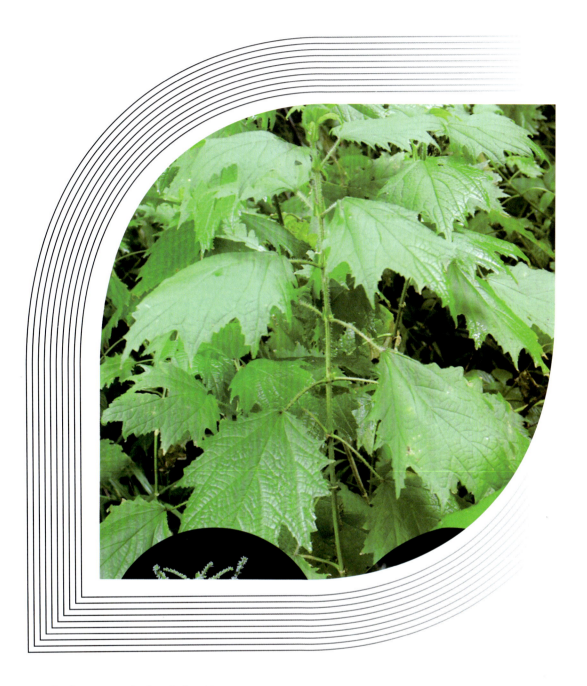

被子植物门 ANGIOSPERMAE

双子叶植物纲 DICOTYLEDONEAE

原始花被亚纲 ARCHICHLAMYDEAE

二六 木通科 Lardizabalaceae

木质藤本,稀直立灌木。叶互生,掌状或三出复叶,少见羽状复叶(猫儿屎属),无托叶。花单性,稀两性,雌雄同株或异株,很少杂性,辐射对称,通常组成总状花序或伞房花序,少为圆锥花序或单生;萼片花瓣状,6枚,很少为3枚,排成两轮,覆瓦状或外轮为镊合状排列;花瓣6枚,蜜腺状,远较萼片小,有时无花瓣;雄花具雄蕊6枚,离生或基部合生,花药2室,外向,纵裂,药隔常突出于药室顶端而呈角状或凸头状的附属物,退化心皮3枚;雌花具6枚退化雄蕊,子房上位,心皮3枚,很少为6枚或9枚,轮生在扁平花托上,或心皮多数并螺旋状着生于膨大的花托上,离生,近无花柱,柱头显著,胚珠多数,倒生或直生,纵行排列,稀1枚。果为肉质的蓇葖果或浆果,开裂或不开裂。种子多数,稀单生,卵形或肾形,种皮脆壳质,胚乳丰富,胚小而直。

9属,约50种,大部分产于亚洲东部。中国7属,42种,多数分布于长江以南,法定药用植物3属,9种。华东地区法定药用植物3属,4种2亚种。

木通科法定药用植物主要含皂苷类、木脂素类、黄酮类、酚类等成分。皂苷类为特征性成分,多为齐墩果烷型五环三萜皂苷,其苷元在齐墩果酸(oleanolic acid)的基础上进一步氧化为常春藤皂苷元(hederagenin)、阿江榄仁酸(arjunolic acid)、去甲阿江榄仁酸(norarjunolic acid)等,少数也含羽扇豆烷型的三萜皂苷,如乙酸羽扇豆醇酯(lupeol acetate)等。

木通属含皂苷类、香豆素类、木脂素类等成分。皂苷类苷元为五环三萜类,母核包括齐墩果烷、羽扇豆烷、熊果烷等,如常春藤皂苷元-3-O-α-L-吡喃阿拉伯糖-(1→2)-α-L-吡喃阿拉伯糖苷[hederagenin 3-O-α-L-arabinopyranosyl-(1→2)-α-L-arabinopyranoside]、齐墩果酸 3-O-α-L-吡喃阿拉伯糖-(1→2)-β-D-吡喃葡萄糖苷[oleanolic acid 3-O-α-L-arabinopyranosyl-(1→2)-β-D-glucopyranoside]、阿江榄仁酸-28-O-β-D-吡喃木糖-(1→3)-α-L-吡喃鼠李糖-(1→4)-β-D-吡喃葡萄糖-(1→6)-β-D-吡喃葡萄糖酯苷[arjunolic acid-28-O-β-D-xylopyranosyl-(1→3)-α-L-rhamnopyranosyl-(1→4)-β-D-glucopyranosyl-(1→6)-β-D-glucopyranosyl ester]等;香豆素类如秦皮乙素(esculetin)、东莨菪苷(scopolin)等。

野木瓜属含皂苷类、木脂素类、黄酮类、酚类、甾醇类等成分。皂苷类母核多为齐墩果烷型、羽扇豆烷型,如古柯二醇(erythrodiol)、常春藤皂苷元(hederagenin)、白桦脂酸(betulinic acid)等;酚类如野木瓜酚苷 A(stauntophenoside A)、野木瓜酚苷 B(stauntophenoside B)等;黄酮类如牡荆素(vitexin)、山柰酚(kaempferol)、野漆树苷(rhoifolin)等。

分属检索表

1. 掌状复叶,小叶等形且具明显的叶柄。
    2. 小叶先端微凹;萼片3枚;雄蕊近无花丝,心皮3~9枚··············1. 木通属 Akebia
    2. 小叶先端尖;萼片6枚;雄蕊具花丝,心皮3枚··············2. 野木瓜属 Stauntonia
1. 三出复叶,中央小叶与两侧小叶不等形,小叶无柄或具不明显柄··············3. 大血藤属 Sargentodoxa

1. 木通属 *Akebia* Decne.

木质缠绕藤本。三至五出掌状复叶互生或在短枝上簇生，具长柄；小叶全缘或边缘波状。花单性，雌雄同株，紫色，总状花序腋生或生于短枝顶部，有时花序伞房状；雄花较小而数多，生于花序上部；雌花远较雄花大，1至数朵生于花序基部；萼片3枚（偶有4～6枚），花瓣状，紫红色，有时为绿白色，卵圆形，近镊合状排列，开花时向外反折；无花瓣；雄蕊6枚，离生，花丝极短或近无；花药外向，纵裂，开花时内弯；心皮3～9（12）枚，圆柱形，柱头盾状，胚珠多数，着生于侧膜胎座上，胚珠间有毛状体。肉质浆果椭圆状，成熟时沿腹缝开裂。种子多数，卵形，略扁平，排成多行藏于果肉中，黑色。

4种，分布于亚洲东部。中国3种2亚种，法定药用植物2种1亚种。华东地区法定药用植物2种1亚种。

分种检索表

1. 小叶5枚；花较疏，雄花4～10朵 ··· 木通 *A. quinata*
1. 小叶3枚；花较密，雄花15～30朵。
   2. 小叶叶缘具波状齿，果实成熟时淡红色 ·· 三叶木通 *A. trifoliata*
   2. 小叶全缘，果实成熟时黄褐色 ·· 白木通 *A. trifoliata* subsp. *australis*

222. 木通（图222）• *Akebia quinata*（Houtt.）Decne.

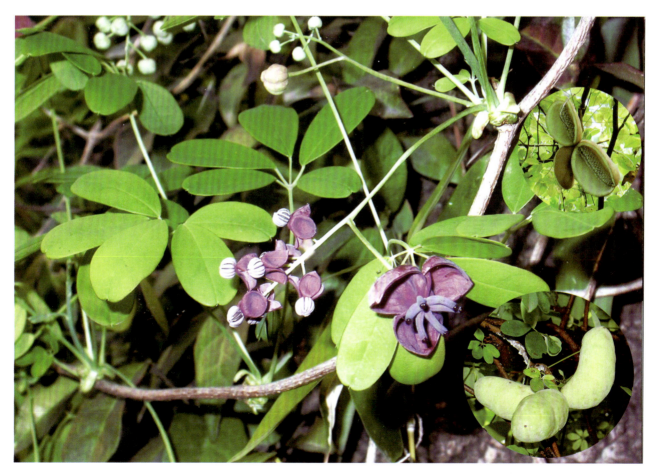

图 222　木通

摄影　徐克学等

【别名】山黄瓜（山东），野香蕉、五拿绳（浙江），五叶木通（浙江温州），刀阔藤（浙江台州），山通草。

【形态】落叶木质藤本。茎纤细，圆柱形，茎皮灰褐色，无毛，有圆形、小而凸起的皮孔。掌状复叶互生或簇生于短枝上；小叶5枚，稀3枚，小叶片草质，倒卵形或椭圆形，长2～5cm，宽1.5～2.5cm，先端圆钝或微凹入，具细短尖，基部圆或阔楔形，上面深绿色，下面淡绿色，无毛。总状花序腋生，花稀疏，基部有雌花1～2朵，中上部雄花4～10朵；总梗长2～5cm；雄花：花梗纤细，长7～10mm；萼片3～5枚，淡紫色，偶有淡绿色或白色，兜状阔卵形；雄蕊6，离生，花丝极短；退化心皮3～6枚；雌花：花梗细长，长2～5cm；萼片暗紫色，偶有绿色或白色，阔椭圆形至近圆形；心皮3～6（～9）枚，离生，圆柱形，柱头盾状，顶生；退化雄蕊6～9枚。果孪生或单生，长圆形或椭圆形，长5～8cm，直径2～4cm，成熟时紫色，腹缝开裂。种子多数，卵状长圆形，略扁平，不规则地多行排列，种皮褐色或黑色，有光泽。花期4～5月，果期6～8月。

【生境与分布】多生于山坡路旁、溪边疏林中。分布于华东各省区，及长江流域其他省区；日本和朝鲜也有分布。

【药名与部位】木通，藤茎。预知子（八月札），果实。

【采集加工】木通：秋季采收，截取茎部，除去细枝，阴干。预知子：夏、秋二季果实绿黄时采收，置沸水中略烫后干燥；或直接干燥。

【药材性状】木通：呈圆柱形，常稍扭曲，长30～70cm，直径0.5～2cm。表面灰棕色至灰褐色，外皮粗糙而有许多不规则的裂纹或纵沟纹，具突起的皮孔。节部膨大或不明显，具侧枝断痕。体轻，质坚实，不易折断，断面不整齐，韧皮部较厚，黄棕色，可见淡黄色颗粒状小点，木质部黄白色，射线呈放射状排列，髓小或有时中空，黄白色或黄棕色。气微，味微苦而涩。

预知子：呈肾形或长椭圆形，稍弯曲，长3～9cm，直径1.5～3.5cm。表面黄棕色或黑褐色，有不规则的深皱纹，顶端钝圆，基部有果梗痕。质硬，破开后，果瓤淡黄色或黄棕色；种子多数，扁长卵形，黄棕色或紫褐色，具光泽，有条状纹理。气微香，味苦。

【质量要求】预知子：结实皮皱，个匀，无空泡和发霉。

【药材炮制】木通：除去杂质，洗净，润软，切厚片，干燥。

预知子：除去杂质，洗净、润软，切厚片，干燥；或洗净，晒干。用时打碎。

【化学成分】藤茎含木脂素类：愈创木基甘油-9-O-β-D-吡喃葡萄糖苷（guaiacylglycerol-9-O-β-D-glucopyranoside）[1]；酚苷类：3-甲氧基-4-羟基苯酚-1-O-β-D-吡喃葡萄糖苷（3-methoxy-4-hydroxyphenol-1-O-β-D-glucopyranoside）、2-甲氧基-4-羟基苯酚-1-O-β-D-吡喃葡萄糖苷（2-methoxy-4-hydroxyphenol-1-O-β-D-glucopyranoside）、2,6-二甲氧基-4-羟基苯酚-1-O-β-D-吡喃葡萄糖苷（2,6-dimethoxy-4-hydroxyphenol-1-O-β-D-glucopyranoside）和松柏苷（coniferin）[1]；皂苷类：常春藤皂苷元-3-O-α-L-吡喃阿拉伯糖-（1→2）-α-L-吡喃阿拉伯糖苷［hederagenin 3-O-α-L-arabinopyranosyl-（1→2）-α-L-arabinopyranoside］、齐墩果酸-3-O-α-L-吡喃阿拉伯糖-（1→2）-β-D-吡喃葡萄糖苷［oleanolic acid-3-O-α-L-arabinopyranosyl-（1→2）-β-D-glucopyranoside］、齐墩果酸-3-O-α-L-吡喃鼠李糖-（1→2）-α-L-吡喃阿拉伯糖苷［oleanolic acid-3-O-α-L-rhamnopyranosyl-（1→2）-α-L-arabinopyranoside］、常春藤皂苷元-3-O-α-L-吡喃鼠李糖-（1→2）-α-L-吡喃阿拉伯糖苷［hederagenin-3-O-α-L-rhamnopyranosyl-（1→2）-α-L-arabinopyranoside］、齐墩果酸-3-O-β-D-吡喃木糖-（1→3）-α-L-吡喃鼠李糖-（1→2）-α-L-吡喃阿拉伯糖苷［oleanolic acid-3-O-β-D-xylopyranosyl-（1→3）-α-L-rhamnopyranosyl-（1→2）-α-L-arabinopyranoside］和3-O-α-L-吡喃鼠李糖-（1→2）-α-L-吡喃阿拉伯糖-齐墩果酸-28-O-α-L-吡喃鼠李糖-（1→4）-α-D-吡喃葡萄糖-（1→6）-β-D-吡喃葡萄糖苷［3-O-α-L-rhamnopyranosyl-（1→2）-α-L-arabinopyranosyl oleanolic acid-28-O-α-L-rhamnopyranosyl-（1→4）-α-D-glucopyranosyl-（1→6）-β-D-glucopyranoside］[2]。

种子含皂苷类：3-O-α-L-吡喃阿拉伯糖-常春藤皂苷元-28-O-β-D-吡喃葡萄糖-（1→6）-β-D-吡喃

葡萄糖苷［3-O-α-L-arabinopyranosyl hederagenin-28-O-β-D-glucopyranosyl-（1→6）-β-D-glucopyranoside］、3-O-β-D- 吡喃木糖 -（1→2）-α-L- 吡喃阿拉伯糖 - 常春藤皂苷元 -28-O-β-D- 吡喃葡萄糖 -（1→6）-β-D- 吡喃葡萄糖苷［3-O-β-D-xylopyranosyl-（1→2）-α-L-arabinopyranosyl-hederagenin-28-O-β-D-glucopyranosyl-（1→6）-β-D-glucopyranoside］、3-O-β-D- 吡喃葡萄糖 -（1→2）-α-L- 吡喃阿拉伯糖－常春藤皂苷元 -28-O-β-D- 吡喃葡萄糖 -（1→6）-β-D- 吡喃葡萄糖苷［3-O-β-D-glucopyranosyl-（1→2）-α-L-arabinopyranosyl hederagenin-28-O-β-D-glucopyranosyl-（1→6）-β-D-glucopyranoside］和 3-O-β-D- 吡喃葡萄糖 -（1→2）-［α-L- 吡喃鼠李糖 -（1→4）］-α-L- 吡喃阿拉伯糖 - 常春藤皂苷元 -28-O-α-L- 吡喃鼠李糖 -（1→4）-β-D- 吡喃葡萄糖 -（1→6）-β-D- 吡喃葡萄糖苷 {3-O-β-D-glucopyranosyl-（1→2）-［α-L-rhamnopyranosyl-（1→4）］-α-L-arabinopyranosyl-hederagenin-28-O-α-L-rhamnopyranosyl-（1→4）-β-D-glucopyranosyl-（1→6）-β-D-glucopyranoside}[3]。挥发油类：柠檬精（limonene）、丁香油酚（eugenol）[4]、辛醛（octanal）和异丙基甲苯（p-cymene）[4]等。

【药理作用】1.抗炎镇痛　茎水提取物能明显抑制小鼠腹腔毛细血管炎性渗出和二甲苯所致小鼠的耳廓肿胀[1]；茎中的皂苷和皂苷元具有抗炎镇痛的作用；齐墩果酸（oleanolic acid）和常春藤皂苷元（hederagenin）等成分可清除卡拉胶诱导的脂质过氧化和羟基自由基[2]。2.利尿　茎水提取物（104.7mg/kg）能显著增加水负荷大鼠的尿量[1]；茎醇浸物对充血性水肿大鼠有抗水肿和利尿作用[3]。3.抗菌　醇浸物在体外对痢疾杆菌、伤寒杆菌等革兰氏阳性菌、阴性菌的生长均具有抑制作用[4]。4.减肥　果实提取物对高脂小鼠有减肥和降血脂作用，其机制是通过激活磷酸腺苷活化蛋白激酶（AMPK）调节脂肪的合成和脂肪酸氧化[5]。5.抗氧化　花和叶水提物有较强的自由基清除能力和抗氧化DNA损伤的作用[6]。6.抗抑郁　果实乙醇提取物可显著缩短小鼠悬尾及强迫游泳不动时间，能显著增加多巴胺（DA）致小鼠的死亡和阿朴吗啡致小鼠的刻板运动[7]。

【性味与归经】木通：苦，微寒。归心、小肠、膀胱经。预知子：苦，寒。归肝、胆、胃、膀胱经。

【功能与主治】木通：利尿通淋，清心除烦，通经下乳。用于淋证，水肿，心烦尿赤，口舌生疮，经闭乳少，湿热痹痛。预知子：疏肝理气，活血止痛，散结，利尿。用于脘胁胀痛，痛经经闭，痰核痞块，小便不利。

【用法与用量】木通：3～6g。预知子：3～9g。

【药用标准】木通：药典1963、药典2005～2015、浙江炮规2005、广西瑶药2014一卷和台湾2013。预知子：药典1977～2015、浙江炮规2005、甘肃（试行）1991和新疆药品1980二册。

【临床参考】1.子宫脱垂：鲜果实30g或鲜根60g，加升麻9g，益母草、棕树根各30g，水煎服。(《浙江药用植物志》)

2.嗅觉障碍：根茎6g，加葛根、生地、麦冬各15g等，水煎，分早晚2次温服[1]。

3.复发性阿弗它性口腔溃疡：木通丸（主要药物木通、淡竹叶、生地、麦芽、甘草）口服，每日3次[2]。

4.慢性前列腺炎：根茎12g，加仙灵脾15g、白花蛇舌草15g、鱼腥草15g、穿山甲10g等，水煎，每日1剂，分3次温服[3]。

【附注】木通原名通草，始载于《神农本草经》列为中品。《图经本草》载：木通"藤生，蔓大如指，其茎干大者径三寸，一枝五叶，颇类石韦，又似芍药，二叶相对。夏秋开紫花，亦有白花的。结实如小木瓜，核黑瓤白，食之甘美。"按上所述，似与本种相仿。

【化学参考文献】

[1] 金洪光，徐玲玲，江慎华，等.木通藤茎中亲水性化学成分的分离与鉴定[J].中国医药工业杂志，2016，47（1）：31-34.

[2] Liu G Y，Ma S C，Zheng J，et al. Two new triterpenoid saponins from *Akebia quinata*（Thunb.）Decne[J].植物学报（英文版），2007，49（2）：196-201.

[3] Higuchi R，Kawasaki T. Seed saponins of *Akebia quinata* Decne. II. Hederagenin 3，28-O-bisglycosides[J].Chem Pharm

Bull, 1972, 20 (10): 2143-2149.

[4] Kawata J, Kameda M, Miyazawa M. Constituents of essential oil from the dried fruits and stems of *Akebia quinata* (THUNB.) DECNE [J]. J Oleo Sci, 2007, 56 (2): 59-63.

【药理参考文献】

[1] 白梅荣, 张冰, 刘小青, 等. 三叶五叶木通提取物药效及对药酶影响的比较研究 [J]. 中华中医药学刊, 2008, 26 (4): 732-735.

[2] Choi J, Jung H J, Lee K T, et al. Antinociceptive and anti-inflammatory effects of the saponin and sapogenins obtained from the stem of *Akebia quinata* [J]. Journal of Medicinal Food, 2005, 8 (1): 78-85.

[3] Yamahara J, Takagi Y, Sawada T, et al. Effects of crude drugs on congestive edema [J]. Chemical & Pharmaceutical Bulletin, 1979, 27 (6): 1464-1468.

[4] 王岳, 郭荣汉, 陈文定. 102 种药用植物抗菌效能的初步试验 [J]. 植物学报, 1953, 2 (2): 312-325.

[5] Sung Y Y, Kim D S, Kim H K. *Akebia quinata*, extract exerts anti-obesity and hypolipidemic effects in high-fat diet-fed mice and 3T3-L1 adipocytes [J]. Journal of Ethnopharmacology, 2015, 168 (1): 17-24.

[6] Rim A, Kim S J, Jeon K I, et al. Antioxidant Activity of Extracts from *Akebia quinate* Decne [J]. Trees, 2006, 15 (2): 123-130.

[7] 毛峻琴, 伊佳, 李铁军, 等. 中药预知子乙醇提取物抗抑郁作用的实验研究 [J]. 药学实践杂志, 2009, 27 (2): 126-128.

【临床参考文献】

[1] 田永远, 刘宏建, 张博, 等. 加味升麻葛根汤加减治疗嗅觉障碍临床研究 [J]. 中医学报, 2013, 28 (8): 1243-1244.

[2] 王永生, 陈兵. 竹叶散、木通丸联合应用治疗复发性阿弗它性口腔溃疡的临床观察 [J]. 中国医学创新, 2008, 5 (30): 113.

[3] 陈志君. 中西医结合治疗慢性前列腺炎的临床效果观察 [J]. 中国现代医生, 2010, 48 (26): 133, 135.

223. 三叶木通 (图 223) • *Akebia trifoliata* (Thunb.) Koidz.

【别名】大叶青藤 (浙江杭州), 三叶拿藤 (浙江), 活血藤、甜果木通、八月楂、拿藤、爆肚拿 (江西), 八月瓜 (山东、江西)。

【形态】落叶木质藤本。茎皮灰褐色, 有稀疏的皮孔及小疣点。掌状复叶互生或在短枝上的簇生; 叶柄长 7～10cm; 小叶 3 枚, 小叶片薄革质, 卵形至阔卵形, 长 4～6cm, 宽 2～5cm, 先端通常圆钝或略凹入, 具小尖, 基部截形或圆形, 边缘具波状齿, 上面深绿色, 下面淡绿色。总状花序生于短枝上簇生的叶腋中, 基部有雌花 1～2 朵, 中上部具雄花 15～30 朵; 总梗长约 5cm; 雄花: 花梗长 2～5mm; 萼片 3 枚, 淡紫色, 阔椭圆形或椭圆形; 雄蕊 6 枚, 离生, 排列为杯状, 花丝极短; 退化心皮 3 枚, 长圆锥形。雌花: 花梗长 1.5～3cm; 萼片 3 枚, 紫褐色, 近圆形, 花瓣状, 先端圆而略凹入, 开花时反折; 退化雄蕊 6 枚或更多, 长圆形, 无花丝; 心皮 3～9 枚, 离生, 圆柱形, 长 (3) 4～6mm, 柱头具乳凸, 橙黄色。果椭圆形, 长 6～8cm, 直径 2～4cm, 直或稍弯, 成熟时淡红色。种子多数, 扁卵形, 种皮红褐色或黑褐色, 稍有光泽。花期 4～5 月, 果期 7～8 月。

【生境与分布】生于荒野山坡疏林中。分布于浙江、江西、安徽、福建、山东, 另山西、河南、河北、陕西、甘肃等长江流域各省亦有分布; 日本也有分布。

【药名与部位】木通, 藤茎。预知子 (八月札), 果实。

【采集加工】木通: 秋季采收, 截取茎部, 除去细枝, 阴干。预知子: 夏、秋二季果实绿黄时采收, 置沸水中略烫后干燥; 或直接干燥。

【药材性状】木通: 呈圆柱形, 常稍扭曲, 长 30～70cm, 直径 0.5～2cm。表面灰棕色至灰褐色,

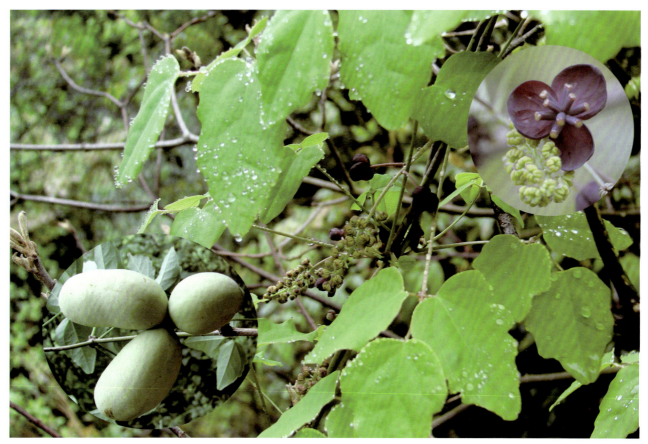

图223 三叶木通　　　　摄影　李华东等

外皮粗糙而有许多不规则的裂纹或纵沟纹，具突起的皮孔。节部膨大或不明显，具侧枝断痕。体轻，质坚实，不易折断，断面不整齐，韧皮部较厚，黄棕色，可见淡黄色颗粒状小点，木质部黄白色，射线呈放射状排列，髓小或有时中空，黄白色或黄棕色。气微，味微苦而涩。

预知子：呈肾形或长椭圆形，稍弯曲，长3～9cm，直径1.5～3.5cm。表面黄棕色或黑褐色，具多数细小的龟裂纹及不规则的深皱纹，顶端钝圆，基部有果梗痕。质硬，破开后，果瓤淡黄色或黄棕色；种子多数，扁长卵形，黄棕色或紫褐色，具光泽，有条状纹理。气微香，味苦。

【药材炮制】木通：除去杂质，洗净，润软，切厚片，干燥。

预知子：除去杂质，洗净，润软，切厚片，干燥；或洗净，晒干。用时打碎。

【化学成分】藤茎含酚酸及其衍生物类：咖啡酸（caffeic acid）、木犀苷 E*（osmanthuside E）、木通苯乙醇苷 B（calceolarioside B）、2-（4-羟基苯基）乙基-（6-O-阿魏酸）-β-D-吡喃葡萄糖苷［2-（4-hydroxyphenyl）ethyl-（6-O-feruloyl）-β-D-glucopyranoside］、长尾苷*C、D（dunalianoside C、D）[1]，隐绿原酸甲酯（methyl cryptochlorogenate）、新绿原酸甲酯（methyl neochlorogenate）、绿原酸甲酯（methyl chlorogenate）、3,5-二咖啡酰奎尼酸甲酯（methyl 3,5-di-O-caffeoyl quinate）、3,4-二咖啡酰奎尼酸甲酯（methyl 3,4-di-O-caffeoyl quinate）、4,5-二咖啡酰奎尼酸甲酯（methyl 4,5-di-O-caffeoyl quinate）[2]，香草酸（vanillic acid）[3]，丁香酸-4-O-α-L-吡喃鼠李糖苷（syringic acid-4-O-α-L-rhamnopyranoside）、香草酸-β-葡萄糖苷（vanillic acid-β-glucoside）和丁香酸葡萄糖苷（syringic acid-glucoside）[4]；香豆素类：秦皮乙素（aesculetin）[1]；酚醇及苷类：4-羟基-3,5-二甲氧基苯甲醇（4-hydroxy-3,5-dimethoxybenzenemethanol）、赤式-1-苯-（4'-羟基-3'-甲氧基）-2-苯（4'-羟基-3'-甲氧基）-1,3-丙二醇［erythro-1-phenyl-（4'-hydroxy-3'-methoxy）-2-phenyl-（4'-hydroxy-3'-methoxy）-1,3-propanediol］、苏式-1-苯-（4'-羟基-3'-甲氧基）-2-苯-（4'-羟基-3'-甲氧基）-1,3-丙二醇［threo-

1-phenyl-（4′-hydroxy-3′-methoxy）-2-phenyl-（4′-hydroxy-3′-methoxy）-1, 3-propanediol］、（7S, 8S）-1-（4-羟基-3, 5-二甲氧基苯基）-1, 2, 3-丙三醇［（7S, 8S）-1-（4-hydroxy-3, 5-dimethoxyphenyl）-1, 2, 3-propanetriol］、2-（4-羟基-3-甲氧基苯基）-乙醇-1-O-β-D-葡萄糖苷［2-（4-hydroxy-3-methoxyphenyl）-ethanol-1-O-β-D-glucopyranoside］和（7S, 8S）-1-（4-羟基-3, 5-二甲氧基苯基）-1, 2, 3-丙三醇-2-O-β-D-吡喃葡萄糖苷［（7S, 8S）-1-（4-hydroxy-3, 5-dimethoxyphenyl）-1, 2, 3-propanetriol-2-O-β-D-glucopyranoside］[5]；皂苷类：齐墩果酸-3-O-α-L-吡喃鼠李糖-（1→2）-α-L-吡喃阿拉伯糖苷［oleanolic acid-3-O-α-L-rhamnopyranosyl-（1→2）-α-L-arabinopyranoside］、齐墩果酸-3-O-α-L-吡喃鼠李糖-（1→4）-β-D-吡喃葡萄糖-（1→2）-α-L-吡喃阿拉伯糖苷［oleanolic acid 3-O-α-L-rhamnopyranosyl-（1→4）-β-D-glucopyranosyl-（1→2）-α-L-arabinopyranoside］、常春藤皂苷元-3-O-α-L-吡喃鼠李糖-（1→4）-β-D-吡喃葡萄糖-（1→2）-α-L-吡喃阿拉伯糖苷［hederagenin 3-O-α-L-rhamnopyranosyl-（1→4）-β-D-glucopyranosyl-（1→2）-α-L-arabinopyranoside］、3-O-α-L-吡喃鼠李糖-（1→2）-α-L-吡喃阿拉伯糖-齐墩果酸-28-O-α-L-吡喃鼠李糖-（1→4）-β-D-吡喃葡萄糖-（1→6）-β-D-吡喃葡萄糖苷［3-O-α-L-rhamnopyranosyl-（1→2）-α-L-arabinopyranosyl-oleanolic acid-28-O-α-L-rhamnopyranosyl-（1→4）-β-D-glucopyranosyl-（1→6）-β-D-glucopyranoside］、3-O-β-D-吡喃葡萄糖-（1→2）-α-L-吡喃鼠李糖-（1→4）-α-L-吡喃阿拉伯糖-常春藤皂苷元-28-O-α-L-吡喃鼠李糖-（1→4）-β-D-吡喃葡萄糖-（1→6）-β-D-吡喃葡萄糖苷［3-O-β-D-glucopyranosyl-（1→2）-α-L-rhamnopyranosyl-（1→4）-α-L-arabinopyranosyl-hederagenin-28-O-α-L-rhamnopyranosyl-（1→4）-β-D-glucopyranosyl-（1→6）-β-D-glucopyranoside］、3-O-α-L-吡喃鼠李糖-（1→2）-α-L-吡喃阿拉伯糖-常春藤皂苷元-28-O-α-L-吡喃鼠李糖-（1→4）-β-D-吡喃葡萄糖苷［3-O-α-L-rhamnopyranosyl-（1→2）-α-L-arabinopyranosyl-hederagenin-28-O-α-L-rhamnopyranosyl-（1→4）-β-D-glucopyranoside］、3-O-β-D-吡喃葡萄糖-（1→2）-α-L-吡喃阿拉伯糖-齐墩果酸-28-O-α-L-吡喃鼠李糖-（1→4）-β-D-吡喃葡萄糖-（1→6）-β-D-吡喃葡萄糖苷［3-O-β-D-glucopyranosyl-（1→2）-α-L-arabinopyranosyl-oleanolic acid-28-O-α-L-rhamnopyranosyl-（1→4）-β-D-glucopyranosyl-（1→6）-β-D-glucopyranoside］和3-O-α-L-吡喃鼠李糖-（1→6）-β-D-吡喃葡萄糖-（1→2）-α-L-吡喃阿拉伯糖-常春藤皂苷元-28-O-α-L-吡喃鼠李糖-（1→4）-β-D-吡喃葡萄糖-（1→6）-β-D-吡喃葡萄糖苷［3-O-α-L-rhamnopyranosyl-（1→6）-β-D-glucopyranosyl-（1→2）-α-L-arabinopyranosyl-hederagenin-28-O-α-L-rhamnopyranosyl-（1→4）-β-D-glucopyranosyl-（1→6）-β-D-glucopyranoside］[6]；苯醌类：2, 6-二甲氧基-1, 4-苯醌（2, 6-dimethoxy-1, 4-benzoquinone）[3]；烷烃类：正三十四烷（n-tetratriacontane）[3]等。

【药理作用】1.抗炎　茎水提取物能明显抑制小鼠腹腔毛细血管炎性渗出和二甲苯所致小鼠的耳廓肿胀[1]。2.利尿　茎水提取物能显著增加水负荷大鼠的尿量[1]。3.抑制酪氨酸酶活性　果皮、果肉、种子乙醇提取物对酪氨酸酶活性均有一定的抑制作用，其中果肉对酪氨酸酶活性的抑制作用最佳[2]。4.抗菌　茎水提物原液对大肠杆菌、金黄色葡萄球菌的生长有一定抑制作用[1]。5.抗肿瘤　种子提取物（ATSE）能抑制肝癌HepG2、HuH7、SMMC-7721细胞的增殖，并诱导细胞凋亡[3]。

急性毒性　果皮水浸液灌胃给药对小鼠的最大耐受量≥100g/kg；种子与蒸馏水1∶1的混悬液灌胃给药，绝大多数小鼠在给药后5～10min内自发活动减少并呈嗜睡状态，给药后1～2h出现轻度惊厥和死亡，其半数致死量（LD_{50}）为12.83g/kg[4]。

【性味与归经】木通：苦，微寒。归心、小肠、膀胱经。预知子：苦，寒。归肝、胆、胃、膀胱经。

【功能与主治】木通：利尿通淋，清心除烦，通经下乳。用于淋证，水肿，心烦尿赤，口舌生疮，经闭乳少，湿热痹痛。预知子：疏肝理气，活血止痛，散结，利尿。用于脘胁胀痛，痛经经闭，痰核痞块，小便不利。

【用法与用量】木通：3～6g。预知子：3～9g。

【药用标准】木通：药典2005～2015、浙江炮规2005、广西瑶药2014一卷和台湾2013。预知子：

药典 1977～2015、浙江炮规 2005、甘肃（试行）1991 和新疆药品 1980 二册。

【临床参考】1. 腰痛：根 30g，浸酒服。

2. 疝：根 60g，加猪瘦肉 250g，水煨，服汤食肉，每日 1 剂。（1 方、2 方引自《江西草药》）

3. 睾丸炎：根 30g，加荔枝核 30g，小茴香 6g，水煎服[1]。

【附注】果实称预知子，始载于宋《开宝本草》，为不常用中药。《图经本草》载："旧不著所出州土，今淮、蜀、汉、黔、壁诸州皆有之。作蔓生，依大木上，叶绿，有三角，面深背浅。七月，八月有实作房，生青，熟深红色。"《本草纲目》蔓草类引预知子有皮壳，其实如皂荚子。《饮片新参》载预知子俗称八月札。即指本种为正品之一。

野木瓜 *Stauntonia chinensis* DC. 成熟果实在湖南作预知子入药。

【化学参考文献】

［1］王晶，周忠玉，徐巧林，等. 三叶木通茎中的苯丙素类化学成分［J］. 热带亚热带植物学报，2014，22（5）：511-515.

［2］王晶，徐巧林，周忠玉，等. 三叶木通藤茎的咖啡酰奎尼酸类化学成分研究［J］. 中药材，2014，37（7）：1190-1193.

［3］郭林新，马养民，乔珂，等. 三叶木通化学成分及其抗氧化活性［J］. 中成药，2017，39（2）：338-342.

［4］郭林新，马养民，李梦云，等. 三叶木通利尿活性部位筛选及其化学成分［J］. 中国实验方剂学杂志，2017，23（3）：66-70.

［5］关树光，於文博，关树宏. 三叶木通中酚醇及酚醇苷类化学成分的研究［J］. 时珍国医国药杂志，2010，21（4）：905-906.

［6］王晔，鲁静，林瑞超. 三叶木通藤茎的化学成分研究［J］. 中草药杂志，2004，35（5）：495-498.

【药理参考文献】

［1］白梅荣，张冰，刘小青，等. 三叶五叶木通提取物药效及对药酶影响的比较研究［J］. 中华中医药学刊，2008，26（4）：732-735.

［2］彭涤非，钟彩虹，周海燕，等. 三叶木通（*Akebia trifoliata*）果实乙醇提取物对酪氨酸酶体外活性的影响［J］. 武汉植物学研究，2008，26（2）：183-185.

［3］Lu W L, Ren H Y, Liang C, et al. *Akebia trifoliate* (Thunb.) koidz seed extract inhibits the proliferation of human hepatocellular carcinoma cell Lines via inducing endoplasmic reticulum stress［J］. Evidence-Based Complementray and Alternative Medicine，2014，(4)：192749.

［4］钟彩虹，黄宏文，韦玉先，等. 三叶木通果实对小鼠急性毒性的初步研究［J］. 植物科学学报，2009，27（6）：688-691.

【临床参考文献】

［1］黄建海. 治睾丸炎草药方三则［J］. 农村百事通，2006，（22）：67.

224. 白木通（图 224）• *Akebia trifoliata* (Thunb.) Koidz. subsp. *australis* (Diels) T. Shimizu ［*Akebia trifoliata* (Thunb.) Koidz. var. *australis* (Diels) Rehd.］

【别名】活血藤，甜果木通，拿藤。

【形态】落叶木质藤本。茎皮灰褐色，有稀疏的皮孔及小疣点。掌状复叶互生或在短枝上的簇生；叶柄长 7～10cm；小叶 3 枚，小叶片厚革质，卵形至阔卵形，长 4～6cm，宽 2～5cm，先端通常圆钝或略凹入，具小尖，基部截形或圆形，全缘，上面深绿色，下面淡绿色。总状花序生于短枝上簇生的叶腋中，基部有雌花 1～2 朵，中上部具雄花 15～30 朵；总梗长约 5cm；雄花：花梗长 2～5mm；萼片 3 枚，淡紫色，阔椭圆形或椭圆形；雄蕊 6 枚，离生，排列为杯状，花丝极短；退化心皮 3 枚，长圆锥形。雌花：花梗长 1.5～3cm；萼片 3 枚，紫褐色，近圆形，花瓣状，先端圆而略凹入，开花时反折；退化雄蕊 6 枚或更多，长圆形，无花丝；心皮 3～9 枚，离生，圆柱形，长（3）4～6mm，柱头具乳凸，橙黄色。果

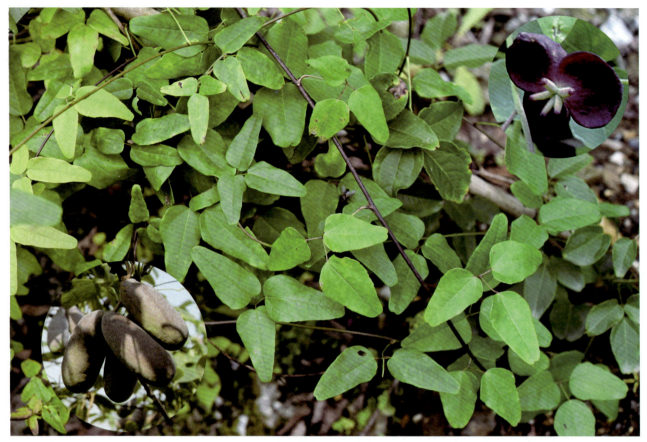

图 224　白木通　　　　　摄影　李华东等

椭圆形，长 6～8cm，直径 2～4cm，直或稍弯，成熟时黄褐色。种子多数，扁卵形，种皮红褐色或黑褐色，稍有光泽。花期 4～5 月，果期 7～8 月。

【生境与分布】生于海拔 700m 以下的山坡、溪边灌丛或山谷疏林内。分布于浙江、福建、安徽、江苏，另长江流域北至河南、山西、陕西亦有分布。

【药名与部位】木通（山木通），藤茎。预知子（八月札），果实。

【采集加工】木通：秋季采收，截取茎部，除去细枝，阴干。预知子：夏、秋二季果实绿黄时采收，置沸水中略烫后干燥；或直接干燥。

【药材性状】木通：呈圆柱形，常稍扭曲，长 30～70cm，直径 0.5～2cm。表面灰棕色至灰褐色，外皮粗糙而有许多不规则的裂纹或纵沟纹，具突起的皮孔。节部膨大或不明显，具侧枝断痕。体轻，质坚实，不易折断，断面不整齐，韧皮部较厚，黄棕色，可见淡黄色颗粒状小点，木质部黄白色，射线呈放射状排列，髓小或有时中空，黄白色或黄棕色。气微，味微苦而涩。

预知子：呈肾形或长椭圆形，稍弯曲，长 3～9cm，直径 1.5～3.5cm。表面黄棕色或黑褐色，较光滑，顶端钝圆，基部有果梗痕。质硬，破开后，果瓤淡黄色或黄棕色；种子多数，扁长卵形，黄棕色或紫褐色，具光泽，有条状纹理。气微香，味苦。

【药材炮制】木通：除去杂质，洗净，润软，切厚片，干燥。

预知子：除去杂质，洗净、润软，切厚片，干燥；或洗净，晒干。用时打碎。

【化学成分】藤茎含皂苷类：2α, 3β- 二羟基齐墩果烷 -12- 烯 -28- 酸（2α, 3β-dihydroxyolean-12-en-28-oic acid）[1]，2α, 3β, 23, 29- 四羟基齐墩果烷 -12- 烯 -28- 酸（2α, 3β, 23, 29-tetrahydroxyolean-12-en-28-oic acid）、齐墩果酸 -3-O-β-D- 吡喃葡萄糖 -（1→3）-α-L- 吡喃阿拉伯糖苷［oleanolic acid-3-O-β-D-glucopyranosyl-（1→3）-α-L-arabinopyranoside］、齐墩果酸 -3-β-D- 吡喃葡萄糖 -（1→2）-α-L- 吡喃

阿拉伯糖苷 [oleanolic acid-3-β-D-glucopyranosyl-（1→2）-α-L-arabinopyranoside]、3-β-D- 吡喃葡萄糖-（1→2）-α-L- 吡喃阿拉伯糖 -30- 去甲齐墩果烷 -12- 烯 -28- 酸 [3-β-D-glucopyranosyl-（1→2）-α-L-arabinopyranosyl-30-norolean-12-en-28-oic acid]、常春藤皂苷元 -3-O-β-D- 吡喃葡萄糖 -（1→3）-α-L- 吡喃阿拉伯糖苷 [hederagen-3-O-β-D-glucopyranosyl-（1→3）-α-L-arabinopyranoside] [2]、2α, 3β, 23- 三羟基齐墩果烷 -12- 烯 -28- 酸 -O-β-D- 吡喃木糖 -（1→3）-O-α-L- 吡喃鼠李糖 -（1→4）-O-β-D- 吡喃葡萄糖 -（1→6）-β-D- 吡喃葡萄糖酯苷 [2α, 3β, 23-trihydroxyolean-12-en-28-oic acid-O-β-D-xylopyranosyl-（1→3）-O-α-L-rhamnopyranosyl-（1→4）-O-β-D-glucopyranosyl-（1→6）-β-D-glucopyranosyl ester]、2α, 3β, 23- 三羟基熊果 -12- 烯 -28- 酸 -O-β-D- 吡喃木糖 -（1→3）-O-α-L- 吡喃鼠李糖 -（1→4）-O-β-D- 吡喃葡萄糖 -（1→6）-β-D- 吡喃葡萄糖酯苷 [2α, 3β, 23-trihydroxyurs-12-en-28-oic acid-O-β-D-xylopyranosyl-（1→3）-O-α-L-rhamnopyranosyl-（1→4）-O-β-D-glucopyranosyl-（1→6）-β-D-glucopyranosyl ester]、2α, 3β, 23- 三羟基齐墩果烷 -12- 烯 -28- 酸 -O-α-L- 吡喃木糖 -（1→4）-O-β-D- 吡喃葡萄糖 -（1→6）-β-D- 吡喃葡萄糖酯苷 [2α, 3β, 23-trihydroxyolean-12-en-28-oic acid O-α-L-xylopyranosyl-（1→4）-O-β-D-glucopyranosyl-（1→6）-β-D-glucopyranosyl ester]、2α, 3β, 23- 三羟基熊果 -12- 烯 -28- 酸 O-α-L- 吡喃鼠李糖 -（1→4）-O-β-D- 吡喃葡萄糖 -（1→6）-β-D- 吡喃葡萄糖酯苷 [2α, 3β, 23-trihydroxyurs-12-en-28-oic acid-O-α-L-rhamnopyranosyl-（1→4）-O-β-D-glucopyranosyl-（1→6）-β-D-glucopyranosyl ester]、2α, 3β, 23- 三羟基齐墩果烷 -12- 烯 -28- 酸 -O-β-D- 吡喃葡萄糖酯苷（2α, 3β, 23-trihydroxyolean-12-en-28-oic acid-O-β-D-glucopyranosyl ester）和 2α, 3β, 23- 三羟基熊果 -12- 烯 -28- 酸 -O-β-D- 吡喃葡萄糖酯苷（2α, 3β, 23-trihydroxyurs-12-en-28-oic acid-O-β-D-glucopyranosyl ester）[3]；酚酸及其苷类：木通苯乙醇苷 B（calceolarioside B）、1-O-β-D-（3, 4- 二羟苯基）- 乙基 -6-O- 反式 - 阿魏酸 - 吡喃葡萄糖苷 [1-O-β-D-（3, 4-dihydroxyphenyl）-ethyl-6-O-trans-feruloyl-glucopyranoside] 和 1-O-β-D-（4- 羟基苯基）- 乙基 -6-O- 反式 - 咖啡酸 - 吡喃葡萄糖苷 [1-O-β-D-（4-hydroxyphenyl）-ethyl-6-O-trans-caffeoyl-glucopyranoside] [1]；甾体类：胡萝卜苷（daucosterol）和 β- 谷甾醇（sitosterol）等 [1]。

果皮含皂苷类：3-O-α-L- 吡喃阿拉伯糖常春藤皂苷元 -28-O-β-D- 吡喃葡萄糖 -（1→6）-β-D- 吡喃葡萄糖酯苷 [3-O-α-L-arabinopyranosyl-hederagenin-28-O-β-D-glucopyranosyl-（1→6）-β-D-glucopyranosyl ester] 和阿江榄仁酸 -28-O-β-D- 吡喃木糖 -（1→3）-α-L- 吡喃鼠李糖 -（1→4）-β-D- 吡喃葡萄糖 -（1→6）-β-D- 吡喃葡萄糖酯苷 [arjunolic acid-28-O-β-D-xylopyranosyl-（1→3）-α-L-rhamnopyranosyl-（1→4）-β-D-glucopyranosyl-（1→6）-β-D-glucopyranosyl ester] [4]。

种子含皂苷类：3-O-β-D- 吡喃葡萄糖 -（1→2）-α-L- 吡喃阿拉伯糖 - 常春藤皂苷元 -28-O-β-D- 吡喃葡萄糖 -（1→6）- 吡喃葡萄糖酯苷 [3-O-β-D-glucopyranosyl-（1→2）-α-L-arabinopyranosyl-hederagenin-28-O-β-D-glucopyranosyl-（1→6）-glucopyranosyl ester] 和 3-O-β-D- 吡喃葡萄糖 -（1→2）-（α-L- 吡喃鼠李糖 -（1→4）-α-L- 吡喃阿拉伯糖 - 常春藤皂苷元 -28-O-α-D- 吡喃葡萄糖 -（1→4）-β-D- 吡喃葡萄糖 -（1→6）-β-D- 吡喃葡萄糖酯苷 [3-O-β-D-glucopyranosyl-（1→2）-（α-L-rhamnopyranosyl-（1→4）-α-L-arabinopyranosyl-hederagenin-28-O-α-D-glucopyranosyl-（1→4）-β-D-glucopyranosyl-（1→6）-β-D-glucopyranosyl ester] [5]。

【药理作用】1. 抗肿瘤 藤茎醇提物在体外对人肝癌 SMMC-7721、BEL-7404 细胞、人鼻咽癌 CNE-1 细胞的增殖有抑制作用 [1]。2. 免疫增强 茎藤水提液能明显提高小鼠的脾脏系数，效果显著优于果实中的多糖和皂苷；茎藤多糖能显著提高小鼠肝、脑组织中的超氧化物歧化酶（SOD）活性；茎藤和果实水提取物对小鼠白细胞计数没有影响，但果实中的皂苷能极显著地提高小鼠淋巴细胞百分比 [2]。

【性味与归经】木通：苦，微寒。归心、小肠、膀胱经。预知子：苦，寒。归肝、胆、胃、膀胱经。

【功能与主治】木通：利尿通淋，清心除烦，通经下乳。用于淋证，水肿，心烦尿赤，口舌生疮，经闭乳少，湿热痹痛。预知子：疏肝理气，活血止痛，散结，利尿。用于脘胁胀痛，痛经经闭，痰核痞块，小便不利。

【用法与用量】木通：3～6g。预知子：3～9g。

【药用标准】木通：药典 2005～2015、浙江炮规 2005、广西瑶药 2014 一卷、湖南药材 1993 和台湾 2013。预知子：药典 1977～2015、浙江炮规 2005、甘肃（试行）1991 和新疆药品 1980 二册。

【化学参考文献】

[1] 高慧敏，王智民，王家明. 白木通化学成分研究（Ⅰ）[J]. 中国药学杂志，2006，41（5）：333-335.

[2] 高慧敏，王智民. 白木通化学成分研究（Ⅱ）[J]. 中国药学杂志，2006，41（6）：418-420.

[3] 高慧敏，王智民. 白木通中一个新的三萜皂苷类化合物 [J]. 药学学报，2006，41（9）：835-839.

[4] 马双成，陈德昌. 中药八月扎（白木通）果皮的化学成分研究 [J]. 中草药，1993，25（11）：563-566.

[5] 马双成，陈德昌，赵淑杰. 蒴知子的化学成分研究 Ⅱ ——白木通种子中的 3, 28 位双糖链皂贰化合物 [J]. 中草药，1994，24（11）：613，616.

【药理参考文献】

[1] 唐燕霞，孙悦文，梁钢. 白木通醇提取物体外抗肿瘤活性研究 [J]. 中国民族民间医药，2014，10：17-18.

[2] 夏维福，郭冬生，汪华珍，等. 白木通提取物活血通脉的药理学效果研究 [J]. 湖北农业科学，2012，51（13）：2745-2749.

2. 野木瓜属 *Stauntonia* DC.

常绿木质藤本；冬芽具芽鳞片多枚，芽鳞片排成数层。叶互生，掌状复叶，具长柄；小叶3～9枚，全缘，具柄。花单性，雌雄同株，稀异株，通常数朵至十余朵排成腋生的伞房式的总状花序；雄花萼片6枚，花瓣状，排成2轮，无花瓣或仅有6枚小而不显著的蜜腺状花瓣；雄蕊6枚，花丝多少合生成管状，花药顶部具药隔延伸成三角状或凸头状附属体；退化心皮3枚，藏于花丝管中；雌花萼片与雄花同数，退化雄蕊6枚，鳞片状，着生于心皮基部，与蜜腺状花瓣（如存在）对生；心皮3枚，离生，每心皮胚珠多数，排成多列。果实成熟时浆果状，不开裂或沿腹缝线开裂。种子多数，排成多列藏于果肉中，种皮脆壳质。

25种以上，分布于东亚。中国22种，分布于长江以南各省，法定药用植物3种2亚种。华东地区法定药用植物1种1亚种。

225. 钝药野木瓜（图225） • *Stauntonia leucantha* Diels ex Y. C. Wu

【别名】短药野木瓜、绕绕藤、五叶木通，艾口藤。

【形态】常绿木质藤本，植株无毛。小枝灰褐色，有线纹。掌状复叶，叶柄长4～10cm；小叶5～7枚，小叶片近革质，嫩时膜质，椭圆状倒卵形、近椭圆形或长圆形，长5～9cm，宽2～3cm；基部近圆或宽楔形，上面深绿色，下面灰绿色。伞房花序长3.5～7cm，与叶同自芽鳞片中抽出；小苞片线状披针形，长约4mm。雄花：萼片近肉质，外轮3枚狭披针形或卵状披针形，长7～12mm，宽3～4mm；内轮3枚狭线形，长7～9mm，宽约1mm；雄蕊6枚，花丝下部合生，花药不等长，分离，花药2室，顶端钝；退化心皮3。雌花：萼片与雄花相似；退化雄蕊6枚，鳞片状；雌蕊3枚，离生心皮长约4mm，柱头头状。果圆柱形，长可达7cm，直径约2.5cm，果皮熟时黄色，干后变黑色，平滑或有不明显的小疣点。花期4～5月，果期8～10月。

【生境与分布】生于海拔300～940m的山地疏林或密林中、山谷溪边或丘陵林缘。分布于江苏、安徽、江西、福建、浙江，另广东、广西、四川亦有分布。

【药名与部位】野木瓜藤，藤茎。

【采集加工】秋末夏初采割，扎把或切长段，干燥。

【药材性状】呈长圆柱形，微弯曲，长20～80cm或更长，老藤直径1cm或更粗；表面灰棕色或棕褐色，有粗纵纹，节处膨大；外皮脱落处呈红棕色；质硬，不易折断，断面韧皮部窄，深棕色，木质部淡黄白色，

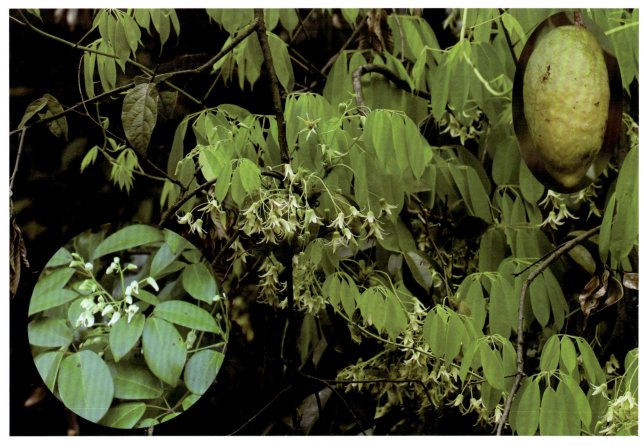

图 225　钝药野木瓜　　　　摄影　张芬耀

射线致密，呈放射状排列；髓部小。细藤直径 0.3～1cm，表面较光滑，具光泽，可见叶痕及小枝痕；断面髓部明显。气微，味淡，微苦、涩。

【性味与归经】甘，温。归肝、肾、脾经。

【功能与主治】祛风活络，利水消肿。用于风湿痹痛，小便不利，水肿。

【用法与用量】10～15g。

【药用标准】贵州药材 2003。

226. 尾叶那藤（图 226）• *Stauntonia obovatifoliola* Hayata subsp. *urophylla*（Hand.-Mazz.）H. N. Qin ［*Stauntonia hexaphylla*（Thunb.）Decne.f.*urophylla*（Hand.-Mazz.）Wu］

【形态】常绿木质藤本。茎、枝和叶柄具细线纹。掌状复叶，叶柄 3～5cm。小叶 5～7 枚，小叶片革质，倒卵形或长椭圆形，长 4～10cm，宽 1.5～4.5cm，先端具长而弯的尾尖，尾尖长可达小叶长的 1/4，基部狭圆或阔楔形；上面主脉与羽状次级脉微微突起，背面主脉与羽状次级脉有明显突起。伞房状总状花序，总苞片多数，密集，螺旋状排列；总梗长约 1.3cm，每个花序有 3～5 朵淡黄绿色的花。雄花：花梗长 1～2cm，萼片 6 枚，外轮 3 枚，卵状披针形，长 10～12mm，内轮 3 枚宽线形，与外轮等长，无花瓣；雄蕊花丝合生呈管状，药室顶端具长约 1mm 的角状附属物；雌花：萼片与雄花相似但稍大；心皮 3 枚，瓶状圆柱形，内弯；退化雄蕊长圆形。果长圆形或椭圆形，长 4～6cm，直径 3～3.5cm；种子三角形，扁，基部稍呈心形，长约 1cm，宽约 7mm，种皮深褐色，有光泽。花期 4 月，果期 6～7 月。

【生境与分布】分布于浙江、江西、福建、江苏，另湖南、广东、广西亦有分布。

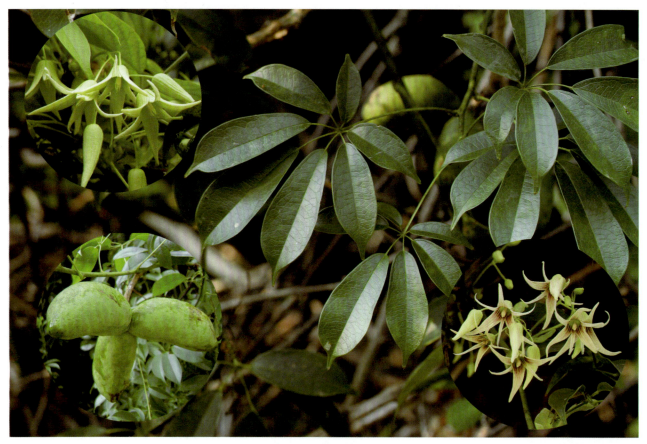

图 226　尾叶那藤　　　　摄影　张芬耀

尾叶那藤与钝药野木瓜的区别点：尾叶那藤叶背网脉显著隆起呈网格状，花药顶端具长约 1mm 的角状附属物；钝药野木瓜叶背网脉微凸起，花药顶端钝，无角状附属物。

【药名与部位】 木通七叶莲（五指那藤），带叶藤茎。

【采集加工】 夏秋两季采收，干燥。

【药材性状】 茎呈长圆柱形，直径 0.5～1.5cm。老茎表面灰棕色，粗糙，多纵向裂纹，栓皮常脱落；嫩茎直径较小，绿色，表面具纵纹；断面韧皮部厚 0.1～0.2cm，内侧灰棕色，外侧有一条类白色环带，木质部发达，黄白色，导管孔明显，放射状排列，髓部细小，白色。掌状复叶互生；叶柄长 5～9cm；小叶 5～7 枚；小叶片倒卵形或长椭圆状倒卵形，长 5～6cm，宽 1.8～2.5cm，暗绿色，先端尾尖，全缘，下面叶脉隆起呈网格状，网间隙有白色斑点；小叶柄长 0.7～2.0cm，有凹槽，两端具关节。气微，味微苦、涩。

【药材炮制】 除去杂质，润软，切厚片，干燥。

【化学成分】 地上部分含甾体类：豆甾醇（stigmasterol）和胡萝卜苷（daucosterol）[1]；皂苷类：3β-O-乙酰基齐墩果酸（3β-O-acetyloleanolic acid）、羟基羽扇烯酮（resinone）、羽扇豆酮（lupeone）和羽扇豆醇（lupeol）[1]。

【性味与归经】 甘、温，归肝、脾经。

【功能与主治】 散瘀止痛，利尿消肿。用于风湿性关节炎，跌打损伤，各种神经性疼痛、水肿、小便不利、月经不调等。

【用法与用量】 15～30g。

【药用标准】 浙江炮规 2015 和广西瑶药 2014 一卷。

【化学参考文献】

[1] 彭小冰，高伟略，胡冬群，等. 尾叶那藤地上部分化学成分研究[J]. 中药材，2013，36（11）：1795-1798.

3. 大血藤属 *Sargentodoxa* Rehd.et Wils.

攀缘木质藤本，落叶。叶互生，三出复叶，具长柄；无托叶。花单性，雌雄同株或异株，总状花序腋生，下垂。雄花萼片6枚，两轮，覆瓦状排列，花瓣状；花瓣6枚，很小，鳞片状；雄蕊6枚，与花瓣对生，花丝短，花药长椭圆形，宽药隔延伸成一短的顶生附属物，退化雌蕊4～5枚；雌花萼片及瓣片与雄花相似，具6枚退化雄蕊；心皮多数，离生，螺旋状排列在膨大的花托上，每心皮具有1枚下垂胚珠，花托在果期膨大，肉质。聚合果由多个近球形、肉质、具柄的小浆果组成，生于球状花托上。种子卵形，种皮光亮；胚小而直，胚乳丰富。

1种，分布于我国华中、华东、华南及西南等地区，法定药用植物1种。华东地区法定药用植物1种。

227. 大血藤（图227）• *Sargentodoxa cuneata*（Oliv.）Rehd. et Wils.

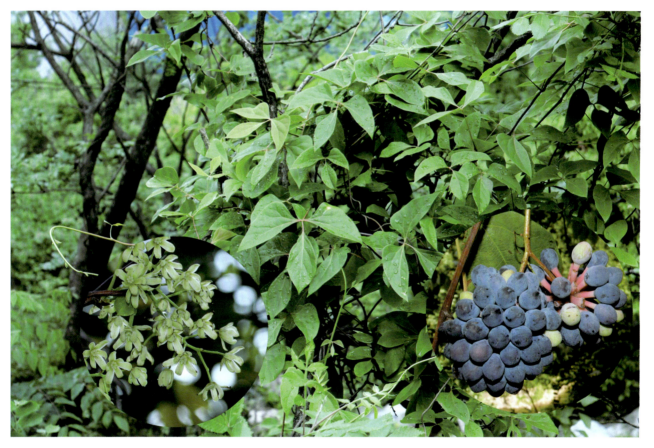

图 227　大血藤　　　　　　　摄影　李华东等

【别名】黄省藤、八卦藤、黄菊花心（浙江），大活血（江西），红藤（江西景德镇），活血藤（福建漳州）。

【形态】落叶木质藤本，长可达10余米。茎藤粗达9cm，全株无毛；当年生枝条红褐色，老茎有时纵裂。三出复叶或3全裂；叶柄长3～12cm；小叶片无毛，薄革质，中间小叶近棱状倒卵圆形，长4～13cm，宽4～9cm，先端急尖，基部渐狭成短柄，全缘；侧生小叶斜卵形，先端急尖，不对称，基部楔形，无小叶柄；上面绿色，下面淡绿色，干时常变为红褐色。总状花序腋生，下垂，雄花与雌花同序或异序，同序时，雄花生于基部；总梗长2～5cm；总梗基部有木质苞片1枚，中部有2枚微小的小苞片；雄花萼片6枚，花瓣状，长圆形，长0.5～1cm，宽2～4mm；花瓣6枚，小，圆形，长约1mm，蜜腺性；雄蕊长3～4mm，花丝短；雌花退化雄蕊长约2mm；雌蕊多数，螺旋状生于卵状突起的花托上；子房瓶状，长约2mm，花柱线形，柱头斜。聚合果卵圆形，暗蓝色，果柄肉质。种子卵球形，长约5mm，黑色，光亮，平滑。花期5月，果期9～10月。

【生境与分布】生于山坡或山沟疏林中。分布于浙江、江苏、安徽、江西，另湖北、广东、云南、四川等地亦有分布；中南半岛北部也有分布。

【药名与部位】大血藤（红藤），藤茎。

【采集加工】秋、冬二季采收，斫取茎，除去侧枝，截段，干燥。

【药材性状】呈圆柱形，略弯曲，长30～60cm，直径1～3cm。表面灰棕色，粗糙，外皮常呈鳞片状剥落，剥落处显暗红棕色，有的可见膨大的节和略凹陷的枝痕或叶痕。质硬，断面韧皮部红棕色，有数处向内嵌入木质部，木质部黄白色，有多数细孔状导管，射线呈放射状排列。气微，味微涩。

【药材炮制】除去杂质，洗净，润软，切厚片，干燥。

【化学成分】藤茎含挥发油类：α-蒎烯（α-pinene）、莰烯（camphene）、2-甲基-1-庚-6-酮（2-methyl-1-hepten-6-one）、β-蒎烯（β-pinene）、β-月桂烯（β-myrcene）、柠檬烯（limomene）、1, 8-桉叶素（1, 8-cineole）、γ-萜品烯（γ-terpinene）、L-芳樟醇（L-linalool）、L-龙脑（L-borneol）、萜品烯-4-醇（tepinen-4-ol）、α-萜品醇（α-terpineol）、乙酸龙脑酯（bornyl acetate）、α-毕澄茄油烯（α-cubebene）、α-枯杷烯（α-copaene）、β-榄香烯（β-elemene）、刺柏烯（junipene）、β-石竹烯（β-caryophyllene）、罗汉柏烯（thujopsene）、α-雪松烯（α-himachalene）、香橙烯（aromadendrene）、α-蛇麻烯（α-humulene）、菖蒲二烯（acoradiene）、表圆线藻烯（epizonarene）、β-广藿香烯（β-patchoulene）、吉马烯-D（germacrene-D）、芳姜黄烯（arcurcumene）、β-蛇床烯（β-selinene）、表二环倍半水芹烯（epi-bicyclosesquiphellandrene）、α-蛇床烯（α-selinene）、α-姜烯（α-zingiberene）、α-紫穗槐烯（α-muurolene）、花侧柏烯（cuparene）、β-红没药烯（β-bisabolene）、δ-荜澄茄烯（δ-cadinen）、荜澄茄-1, 4-二烯（cadine-1, 4-diene）、α-白菖（α-calacorene）、榄香醇（elemol）、吉马烯-B（germacrene-B）、斯杷土烯，即匙叶桉油烯醇（spathulenol）、石竹烯氧化物（caryophyllene oxide）、长叶龙脑（longiborneol）、δ-杜松醇（δ-cadinol）、α-杜松醇（α-cadinol）、T-紫穗槐醇（T-muurolol）[1]和紫罗兰酮苷A、B、C、D（cuneatasides A、B、C、D）[2]；酚酸及其衍生物类：香草酸（vanillic acid）、原儿茶酸（protocatechuic acid）、丁香酸（syringic acid）、1-O-（香草酸）-6-（3″, 5″-二-O-甲基-没食子酰基）-β-D-葡萄糖苷［1-O-（vanillic acid）-6-（3″, 5″-di-O-methyl-galloyl）-β-D-glucoside］、阿魏酰酪胺（feruloyl tyramine）、阿魏酸-对羟基苯乙醇酯（ferulic acid-p-phenethylalcohate）、3-O-咖啡酰奎宁酸（3-O-caffeoyl quinic acid）、3-O-咖啡酰奎宁酸甲酯（methyl-3-O-caffeate）、绿原酸（chlorogenic acid）、绿原酸甲酯（methyl chlorogenate）、N-（对-羟基苯乙基）阿魏酸酰胺［N-（p-hydroxyl phenethyl）ferulamide］、对香豆酸-对羟基苯乙醇酯（p-hydroxyphenylethanol p-coumarate）[2]、绿原酸乙酯（ethyl chlorogenate）、4-羟苯基-乙基-6-O-（E）-咖啡酰基-β-D-葡萄糖苷［4-hydroxyphenyl-ethyl-6-O-（E）-caffeic-β-D-glucoside］和丁香酸葡萄糖苷（glucosyringic acid）[3]；酚及其苷类：罗布麻宁（apocynin）、红景天苷（salidroside）、红藤苷（sargent gloryvine glycoside）、3, 4-二羟基苯乙醇（3, 4-dihydroxy phenylethanol）、4-羟基-苯乙醇（4-hydroxy phenylethanol）、对-羟基苯乙醇（p-hydroxy phenylethanol）、3, 4-二羟基苯乙醇葡萄糖苷（3, 4-dihydroxy phenylethanol glucoside）、木犀苷H（osmanthuside H）、大血藤醇（sargentol）[2]、2-（3′, 4′-二羟苯基）-1, 3-胡椒环-5-醛［2-（3′, 4′-dihydroxyphenyl）-1, 3-benzodioxole-5-aldehyde］和8, 8′-双-二氢松柏-二阿魏酸酯［8, 8′-bis-（dihydroconiferyl）-diferuloylate］[3]；木脂素类：（+）-3α-O-（β-D-吡喃葡萄糖）-南烛木树脂酚［（+）-3α-O-（β-D-glucopyranosyl）-lyoniresinol］、五加苷E1（eleutheroside E1）、鹅掌楸苦素，即鹅掌楸苷（liriodendrin）、无梗五加苷D（acanthoside D）、（+）二氢愈创木脂酸［（+）-dihydroguaiaretic acid］、大血藤苷F（cuneataside F）[2, 4]、珍珠花脂素-4′-β-吡喃葡萄糖苷*（lyoniresin-4′-yl-β-glucopyranoside）

和野菇苷（wild mushroom glycoside）[3]；皂苷类：野蔷薇苷（rosamultin）、刺梨苷 F1（kajichigoside F1）和崩大碗酸（madasiatic acid）[2]；黄酮类：（-）-表儿茶素［（-）-epicatechin］[3]；原花青素类：原花青素 B2（procyanidin B2）[5]。

【药理作用】1. 抗炎镇痛　藤茎水煎物能延长醋酸致疼痛模型小鼠的痛阈潜伏期，减少扭体次数，抑制二甲苯引起小鼠的耳廓肿胀，减轻肿胀度和减少肿胀率，抑制小鼠肉芽组织的增生[1]；藤茎水煎物各剂量组均能不同程度降低苯酚胶浆法所致慢性盆腔炎模型大鼠血清中的白细胞介素-6（IL-6）、肿瘤坏死因子-α（TNF-α），改善子宫内膜病理组织形态学，减轻子宫肿胀趋势[2]；分离得到的化合物鹅掌楸苦素（liriodendrin）能有效降低盲肠结扎穿孔（CLP）诱导的肺炎及肺部损伤模型小鼠死亡率，明显改善肺组织病理学，减少肺泡出血和中性粒细胞浸润，降低肿瘤坏死因子-α（TNF-α）、白细胞介素-1β（IL-1β）、单核细胞趋化蛋白-1（MCP-1）和白细胞介素-6 等炎症介质在肺组织中的表达，降低血管通透性并减少髓过氧化物酶的累积，明显抑制内皮细胞生长因子（VEGF）的表达，降低核转录因子（NF-kB）的活性[3]。2. 抗菌　叶 70% 乙醇提取物的石油醚萃取物与四氯化碳萃取物对大肠杆菌及金黄色葡萄球菌的生长有明显的抑制作用，而乙醚萃取物只对大肠杆菌有明显的抑制作用[4]；藤茎 80% 乙醇提取物的石油醚、二氯甲烷和乙酸乙酯萃取部位有中等强度的抑制革兰氏阴性菌的作用[5]；藤茎 70% 乙醇提取物对大肠埃希菌、肺炎克雷伯杆菌、粪肠球菌、铜绿假单胞菌、金黄色葡萄球菌的生长均有抑制作用，对粪肠球菌和金黄色葡萄球菌的抑制作用最强[6]。3. 抗肿瘤　茎中分离得到的绿原酸（chlorogenic acid）对人慢性髓性白血病 K562 细胞的半数抑制浓度（IC_{50}）为 97.2μg/mL；N-（对-羟基苯乙基）阿魏酸酰胺［N-(p-hydroxyl phenethyl) ferulamide］在 100μg/mL 浓度下对 K562 细胞的增殖抑制率为 46.6%；原花青素 B2（procyanidin B2）抑制小鼠乳腺癌 tsFT210 细胞和 K562 细胞的 G_2/M 期[7]；藤茎水提物对小鼠移植性肝癌 22 细胞的生长具有明显的抑制作用，能明显上调肿瘤组织中 caspase-3、caspase-9 和 Bax 蛋白的表达，下调 Bcl-2 蛋白的表达[8]。4. 抗氧化　藤茎 80% 乙醇提取物依次用石油醚、二氯甲烷和乙酸乙酯萃取后的水部位对 1，1-二苯基-2-三硝基苯肼自由基（DPPH）有很强的清除作用[5]；藤茎 60% 乙醇提取物以及藤茎水煎物的正丁醇萃取部位、水部位在体外对 1，1-二苯基-2-三硝基苯肼自由基均有较好的清除作用[9，10]。5. 保护骨细胞　藤茎 75% 乙醇提取物和水煎物低、中、高剂量组对破骨细胞分化及骨吸收功能具有抑制作用，并具有剂量依赖性，低、中剂量组具有促进 MC3T3-E1Subclone 14 细胞增殖分化的作用，说明大血藤对骨质疏松有一定的防治作用，这种作用与抑制破骨细胞活性和促进成骨细胞增殖分化有关[11]；藤茎 80% 乙醇提取物的石油醚、乙酸乙酯、正丁醇萃取部位对氧化应激损伤成骨细胞具有保护作用，其机理可能与增强超氧化物歧化酶（SOD）、过氧化氢酶（CAT）和谷胱甘肽过氧化物酶（GSH-Px）等酶的活性有关[12]。

【性味与归经】苦，平。归大肠、肝经。

【功能与主治】清热解毒，活血，祛风。用于肠痈腹痛，热毒疮疡，经闭痛经，风湿痹痛，跌扑肿痛。

【用法与用量】9～15g。

【药用标准】药典 1977～2015、浙江炮规 2005、广西壮药 2008 和新疆药品 1980 二册。

【临床参考】1. 风湿性关节炎：藤茎 30g，加五加皮、威灵仙各 15g，水煎服。

2. 痛经：藤茎 9～15g，加益母草、龙芽草各 9～15g，水煎温服。

3. 急性阑尾炎、阑尾脓肿：藤茎 30g，加紫地丁 30g，水酒各半煎服。（1 方至 3 方引自《浙江药用植物志》）

4. 子宫内膜异位症：藤茎 20g，加忍冬藤 20g、半枝莲 12g、紫草 12g 等，水煎，取 100ml 药液待温后灌肠[1]。

5. 烧伤瘢痕：藤茎 250g，加丹参 50g、红花 50g、当归 50g，水煎，浸泡或湿敷患处[2]。

6. 痰瘀阻滞型慢性脑供血不足：藤茎 15g，加半夏 12g、白术 12g、绞股蓝 18g 等，水煎，分 3 次服[3]。

【附注】大血藤之名始见于《简易草药》。《图经本草》云："血藤生信州，叶如蓑荷叶，根如大拇指，其色黄，五月采。"《植物名实图考》云："今江西庐山多有之，土名大活血。蔓生，茎紫，一枝三叶，宛如一叶擘分，或半边圆，或有角而方，无定形，光滑厚韧。根长数尺，外紫内白，有菊花心。掘出曝之，紫液津润。浸酒一宿,红艳如血,市医常用之。"结合其附图即指本种。

民间称大血藤的同名异物药材较多,其来源主要集中在木兰科南五味子属 *Kadsura* Kaempf.ex Juss. 及五味子属 *Schisandra* Michx.、豆科崖豆藤属 *Millettia* Wight et ARN.、葡萄科葡萄属 *Vitis* Linn. 及崖爬藤属 *Tetrastigma* Planch. 等,但各省中药材标准中均未见有收载。

【化学参考文献】

[1] 高玉琼,赵德刚,刘建华,等.大血藤挥发性成分研究[J].中成药,2004,(10):71-73.

[2] 马瑞丽,于小凤,徐秀泉,等.大血藤的化学成分及药理作用研究进展[J].中国野生植物资源,2012,(6):1-5.

[3] 陈智仙,高文远,刘岱琳,等.大血藤的化学成分研究(Ⅱ)[J].中草药,2010,(6):867-870.

[4] Yang L,Li D,Zhuo Y,et al.Protective role of liriodendrin in sepsis-induced acute lung injury[J].Inflammation,2016,39(5):1805-1812.

[5] 毛水春,顾谦群,崔承彬,等.中药大血藤中酚类化学成分及其抗肿瘤活性[J].中国药物化学杂志,2004,14(6):326-330.

【药理参考文献】

[1] 李华,黄淑凤,邓翀,等.大血藤镇痛作用和抗炎作用研究[J].陕西中医,2013,34(10):1427-1428.

[2] 刘清,邓翀,黄淑凤,等.大血藤对慢性盆腔炎模型大鼠血清 IL-6、TNF-α 及子宫病理组织形态学的影响[J].西部中医药,2016,29(7):11-14.

[3] Yang L,Li D H,Zhuo Y H,et al.Protective role of liriodendrin in sepsis-induced acute lung injury[J].Inflammation,2016,39(5):1805-1812.

[4] 李钧敏,虞优优,柯喜丹,等.大血藤叶片不同有机溶剂萃取物的抑菌作用[J].台州学院学报,2002,24(6):59-61.

[5] 孙惠芳,马瑞丽,徐秀泉,等.大血藤抗氧化及抗菌活性研究[J].中国野生植物资源,2015,34(3):16-19.

[6] 王宇歆,李惠芬,周静,等.大血藤有效部位含量测定及对腹腔感染细菌的抑制活性的研究[J].中成药,2008,30(8):1230-1232.

[7] 毛水春,顾谦群,崔承彬,等.中药大血藤中酚类化学成分及其抗肿瘤活性[J].中国药物化学杂志,2004,14(6):326-330.

[8] Chen H,Wan X M,Zhou X L.Anti-thrombotic and anti-tumor effect of water extract ofcaulis of *Sargentodoxa cuneata*(Oliv)Rehd et Wils(Lardizabalaceae)in animal models[J].Tropical Journal of Pharmaceutical Research,2016,15(11):2391-2397.

[9] 冯改利,宋小妹,邓翀,等.DPPH 法筛选大血藤抗氧化活性有效部位[J].陕西中医,2011,32(9):1233-1235.

[10] 王伟,邹金美,黄冰晴,等.比色法测定大血藤中总黄酮含量及其清除 DPPH 自由基研究[J].江苏农业科学,2014,42(11):356-358.

[11] 陈丽珍,周英,黄俊飞,等.大血藤对破骨细胞活性及成骨细胞增殖分化作用的研究[J].中国中药杂志,2015,40(22):4463-4468.

[12] 陈香君,俸婷婷,杨周洁,等.大血藤不同极性部位对 H_2O_2 损伤成骨细胞的保护作用研究[J].中国骨质疏松杂志,2017,23(3):291-297.

【临床参考文献】

[1] 何苗.散结镇痛胶囊联合复方大血藤灌肠剂治疗子宫内膜异位症的疗效分析[J].中国妇幼保健,2017,32(7):1431-1434.

[2] 王玲,王琪.大血藤洗剂治疗烧伤瘢痕的临床观察[J].湖北中医杂志,2006,28(2):36.

[3] 王林文,潘晓蓉.定眩益脑汤治疗痰瘀阻滞型慢性脑供血不足随机平行对照研究[J].实用中医内科杂志,2014,28(2):27-29.

二七 小檗科 Berberidaceae

灌木或多年生草本，稀为小乔木。单叶、羽状复叶或三出复叶，互生，稀对生或基生。茎节部有刺或无。花两性，辐射对称；单生、簇生或排列成总状、穗状、聚伞状或圆锥状花序；花被常为3基数，偶为2基数或无花被，离生，覆瓦状排列，2至数轮；萼片常花瓣状，花瓣有或无蜜腺，或呈蜜腺状，有时有距或囊；雄蕊常为6枚，与花瓣对生，花药通常2瓣裂，稀纵裂；雌蕊常由1枚心皮构成，花柱短或不显著，柱头常盾状；子房上位，1室，胚珠多数或单生，边缘胎座或基底胎座。果实为浆果、蒴果、菁荚果或瘦果。

17属，约650种，分布于北温带、北亚热带高山和南美洲。中国11属，约300种，法定药用植物9属，42种2变种1亚种。华东地区法定药用植物6属，12种1亚种。

小檗科法定药用植物主要含生物碱类、木脂素类、黄酮类、皂苷类等成分。生物碱类多为异喹啉类，如小檗碱（berberine）、药根碱（jatrorrhizine）等，多分布于木本类植物；木脂素类衍生物也是该科较重要的一类化合物，如鬼臼毒素（podophyllotixin）、（+）环橄榄树脂素［（+）-cycloolivil］等；黄酮类如山奈酚-3-O-吡喃葡萄糖苷（kaempferol-3-O-glucopyranoside）和金合欢素（acacetin）、胀果甘草查耳酮B（licochalcone B）等。

小檗属含生物碱类成分，以原小檗碱型和双苄基异喹啉型最为常见，此外尚有阿朴菲、阿朴菲-异喹啉、异喹啉等类型，如小檗碱（berberine）、黄柏内酯（obaculactone）、石虎柠檬素A（shihulimonin A）、黄柏碱（phellodendrine）、木兰碱（magnoflorine）、药根碱（jatrorrhizine）、非洲防己碱（columbamine）、黄柏酮（obacunone）等。

十大功劳属含生物碱类成分，其结构类型主要为原小檗碱型、双苄异喹啉型、阿朴菲型等，如小檗碱（berberine）、药根碱（jatrorrhizine）、小檗胺（berbamine）、尖刺碱（oxyacanthine）、木兰碱（magnoflorine）等。

南天竹属含生物碱类、黄酮类、木脂素类等成分。生物碱类多以小檗碱为母核的衍生物，如南天竹种碱甲醚（O-methyl domesticine）、南天竹碱（nandinine）、小檗碱（berberine）、原阿片碱（protopine）、异南天竹种碱（isodomesticine）和木兰碱（magnoflorine）等；黄酮类如穗花杉双黄酮（amentoflavone）、蹄纹天竺素-3-木糖基葡萄糖苷（pelargonidin-3-xylosyl glucoside）、翠菊苷（callistephin）等；木脂素类多以骈双四氢呋喃类为母核；如表丁香树脂酚（episyringaresinol）等；果实中含氢氰酸，常以氰苷的形式存在。

淫羊藿属含黄酮类、木脂素类等成分。黄酮类多为黄酮、黄酮醇、双黄酮等，如芹菜素（apigenin）、槲皮素-3-O-β-D-半乳糖-7-O-β-D-吡喃葡萄糖苷（quercetin-3-O-β-D-galactose-7-O-β-D-glucopyranoside）、金丝桃苷（hyperoside）、双藿苷A、B（dipylloside A、B）、胀果甘草查耳酮B（licochalcone B）、淫羊藿苷A、B、C（epimedin A、B、C）、银杏双黄酮（ginkgetin）、异银杏双黄酮（isoginkgetin）等；木脂素类如（+）环橄榄树脂素［（+）-cycloolivil］等。

分属检索表

1. 灌木，稀小乔木。
  2. 单叶；枝条节部常有分叉或不分叉的叶刺··1. 小檗属 Berberis
  2. 复叶；枝条节部无叶刺。
    3. 一回羽状复叶，小叶片边缘有刺齿；花药瓣裂···2. 十大功劳属 Mahonia
    3. 二至三回羽状复叶，小叶片全缘；花药纵裂···3. 南天竹属 Nandina

1. 多年生草本。
　　4. 单叶，掌状分裂；花无蜜腺 ·· 4. 八角莲属 Dysosma
　　4. 三出复叶或三出复叶状深裂；花具蜜腺。
　　　　5. 花瓣4；胚珠6～15；蒴果背裂 ·· 5. 淫羊藿属 Epimedium
　　　　5. 花瓣6；胚珠2；子房花后开裂，后停止发育，胚珠发育成浆果状种子 ···································
　　　　　　··· 6. 红毛七属 Caulophyllum

1. 小檗属 *Berberis* Linn.

常绿或落叶灌木，稀为小乔木。枝条节部常有叶变态形成的针刺，刺单一或分叉；木质部和皮层黄色。单叶，互生或在短枝上通常呈簇生状；叶片与叶柄处常有关节。花单生、簇生或排列成总状、亚总状、伞形或圆锥花序；小苞片常3枚，早落；花3基数；萼片与花瓣几同型，黄色，覆瓦状排列，2轮至数轮，每轮3枚，内部2轮花瓣内侧近基部具腺体；雄蕊6枚，与花瓣对生，花药瓣裂；子房有1至多数胚珠，花柱短或不显著，柱头盾状。浆果，红色至紫黑色。种子1个至数个。

约500种，分布于亚洲、美洲、欧洲和非洲。中国200多种，法定药用植物20种1变种。华东地区法定药用植物3种。

分种检索表

1. 常绿灌木；茎刺常三分叉，叶革质；花常簇生。
　　2. 叶缘锯齿沿叶缘向前，夹角小；花3～10朵簇生；浆果紫黑色 ·································· 天台小檗 *B. lempergiana*
　　2. 叶缘锯齿沿叶缘稍向外展，夹角稍大；花8～20朵簇生；浆果蓝黑色 ························· 假豪猪刺 *B. soulieana*
1. 落叶灌木；茎刺常单一，稀三分叉，叶纸质；花序总状 ·· 庐山小檗 *B. virgetorum*

228. 天台小檗（图228） • *Berberis lempergiana* Ahrendt

【别名】长柱小檗。

【形态】常绿灌木，高约2m。老枝土灰色，幼枝和髓部淡灰黄色；茎节有刺，刺三分叉，长1～3cm。叶通常于茎节处簇生，叶片革质，长椭圆形至披针形，长3.5～8cm，宽1～2.5cm，先端渐尖，常有芒刺状小尖头，基部楔形，叶面亮深绿色，叶背淡绿色，稍具光泽；叶缘有锯齿，每边5～12枚，齿端针刺状，沿叶缘向前；叶柄长1～5mm。花簇生于茎节处，通常每簇具花3～10朵；苞片小，卵形；花梗长7～15mm；花黄色；萼片3轮，卵状椭圆形至倒卵形，外轮萼片较小，内轮萼片较大；花瓣长圆状倒卵形，长约6mm，先端缺裂，基部具2枚邻接腺体；雄蕊长约5mm，花药黄色；雌蕊长约5mm，柱头圆盘状；子房含2～3枚胚珠。浆果长圆状椭圆形或椭圆形，长7～10mm，顶端具宿存花柱，熟时紫黑色，果皮微被蜡粉。花期4～5月，果期7～10月。

【生境与分布】生于山坡林下灌丛中。分布于浙江，省内多地均产，杭州有栽培。

【药名与部位】小檗根，根。三颗针，带根的茎。

【药材炮制】小檗根：除去杂质，洗净，润软，切厚片，干燥；已切厚片者，筛去灰屑。

三颗针：除去杂质，洗净，切厚片，干燥。

【功能与主治】小檗根：清热解毒。三颗针：清热，泻火，解毒。

【药用标准】小檗根：浙江炮规2005。三颗针：浙江炮规2005。

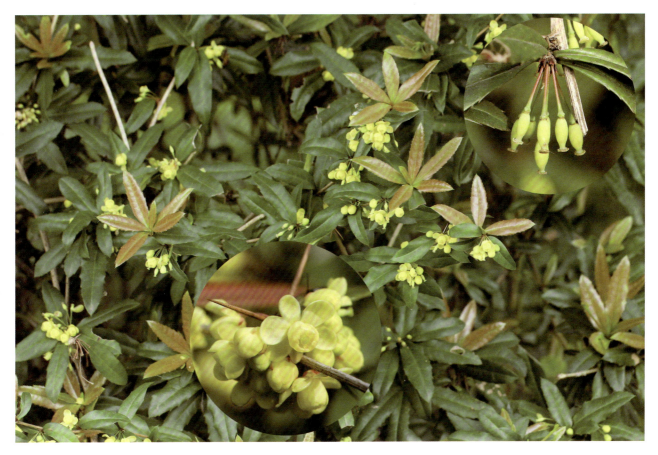

图 228　天台小檗　　　　　　　摄影　张芬耀

229. 假豪猪刺（图 229）· *Berberis soulieana* Schneid.

【别名】拟蚝猪刺，拟豪猪刺，拟獴猪刺，猫刺小檗。

【形态】常绿灌木，高 0.8～2（～3）m。老枝有时具棱槽，暗灰色，幼枝灰黄色；茎刺三分叉，长 1～3cm。叶在茎节处簇生，叶片革质，坚硬，长圆状椭圆形或长圆状倒卵形，长 3.5～10cm，宽 1～2.5cm，先端急尖，具硬刺尖，基部楔形，叶面暗绿色，叶背黄绿色，不被白粉，叶缘有锯齿，每边 5～18，齿端针刺状，稍向外展；叶柄极短，仅 1～2mm。花 8～20 朵簇生；花梗长 5～11mm；小苞片 2 枚，卵状三角形，长约 2.2mm，带红色；花黄色；萼片 3 轮，外萼片卵形，长约 3mm，中萼片和内萼片稍大；花瓣倒卵形，较内萼片小，先端缺裂，基部具 2 枚分离腺体；雄蕊长约 3mm，先端圆形；胚珠 2～3 枚。浆果倒卵状长圆形，长 7～8mm，顶端具宿存花柱，熟时蓝黑色，果皮被厚白粉。花期 3～4 月，果期 6～9 月。

【生境与分布】生于山沟边、山坡林下和林缘。分布于浙江开化、遂昌，湖北、四川、陕西、甘肃也有分布。

【药名与部位】三颗针，根。

【采集加工】春、秋二季采挖，除去泥沙和须根，晒干或切片晒干。

【药材性状】呈类圆柱形，稍扭曲，有少数分枝，长 10～15cm，直径 1～3cm。根头粗大，向下渐细。外皮灰棕色，有细皱纹，易剥落。质坚硬，不易折断，切面不平坦，鲜黄色，切片近圆形或长圆形，稍显放射状纹理，髓部棕黄色。气微，味苦。

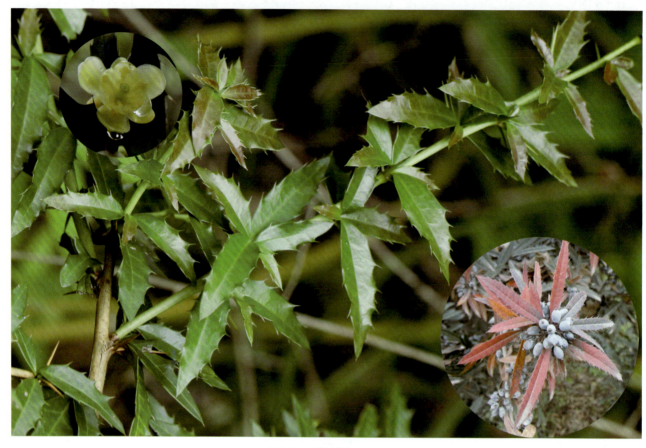

图229 假豪猪刺　　　　　　　　　摄影　陈征海等

【药材炮制】除去杂质，未切片者，喷淋清水，润透，切片，干燥。

【化学成分】根含生物碱：巴马亭（palmatine）、药根碱（jatrorrhizine）和小檗碱（berberine）[1]。

【药理作用】抗菌　根甲醇提取物对革兰氏阳性菌金黄色葡萄球菌及表皮葡萄球菌的生长有较好的抑制作用[1]。

【性味与归经】苦，寒；有毒。归肝、胃、大肠经。

【功能与主治】清热燥湿，泻火解毒。用于湿热泻痢，黄疸，湿疹，咽痛目赤，聤耳流脓，痈肿疮毒。

【用法与用量】9～15g。

【药用标准】药典1977、药典2010、药典2015、贵州药材1988、山东药材2002和甘肃药材2009。

【临床参考】皮肤霉菌病：根茎提取物小檗碱磷酸盐加凡士林调成浓度3%软膏，外涂患处[1]。

【化学参考文献】

[1] 张承忠, 石建功, 张兆琳, 等. 拟豪猪刺中的季铵生物碱[J]. 兰州医学院学报, 1986, (4): 36-38.

【药理参考文献】

[1] 徐婵, 吴潇潇, 万定荣, 等. 三颗针抗菌活性成分研究[J]. 华中科技大学学报（医学版）, 2015, 44(5): 556-562.

【临床参考文献】

[1] 李章全, 陈登和. 三颗针提取物治疗皮肤霉菌病[J]. 四川中医, 1985, (7): 46.

230. 庐山小檗（图230）• *Berberis virgetorum* Schneid.

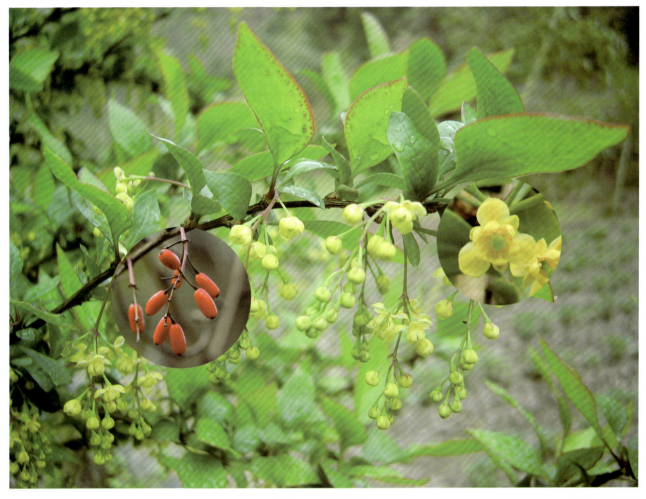

图230 庐山小檗　　　　摄影　张芬耀

【别名】长叶小檗。

【形态】落叶灌木，高约2m。老枝灰黄色，幼枝紫褐色，具条棱，髓部及内皮层黄色；刺常单一，稀三分叉，腹面具槽。叶常在茎节处簇生，叶片薄纸质，长圆状菱形，长3.5～10cm，宽1.5～4cm，先端短渐尖或微钝，基部渐狭，叶面黄绿色，叶背灰白色，中脉和侧脉均明显隆起，叶缘全缘或有时略呈波状；叶柄长1～2cm。花序总状，长可达5cm，每个花序具花3～15朵花；苞片披针形，先端渐尖，长1～1.5mm；花黄色。萼片2轮，外萼片较内萼片小；花瓣椭圆状倒卵形，基部具2腺体；雄蕊长约3mm，花柱短于雄蕊，柱头圆盘状。浆果长椭圆形，长9～12mm，直径3～4.5mm，顶端圆钝，宿存花柱不显，熟时红色，无白粉。花期4～5月，果期7～9月。

【生境与分布】生于山谷溪边和山坡路边灌丛。分布于安徽、浙江、江西，华东地区多地有栽培，另福建、湖北、湖南、广西、广东、陕西、贵州等地也有分布。

【药名与部位】小檗根，根。三颗针，带根的茎。

【药材性状】小檗根：色黄，味苦。

【药材炮制】小檗根：除去杂质，洗净，润软，切厚片，干燥；已切厚片者，筛去灰屑。

三颗针：除去杂质，洗净，切厚片，干燥。

【功能与主治】小檗根：清热解毒。三颗针：清热，泻火，解毒。

【药用标准】小檗根：浙江炮规 2005；三颗针：浙江炮规 2005。
【临床参考】1. 急性肝炎、胆囊炎：根、茎 15～30g，水煎服。
2. 咽喉炎、尿道炎：根、茎 15～30g，水煎服。
3. 急性结膜炎、疮疡溃烂：根、茎 15～30g，水煎外洗患处。（1 方至 3 方引自《浙江药用植物志》）

2. 十大功劳属 *Mahonia* Nutt.

常绿灌木，稀小乔木。木材黄色，枝无刺。一回奇数羽状复叶，互生，小叶对生，叶片边缘常有刺状细齿或牙齿，常无柄或具叶柄，托叶细小，钻形。花排列成总状花序或圆锥花序，在茎顶部呈簇生状，每簇（1～）3～18 个，基部具芽鳞；花黄色，具苞片和花柄；萼片 9 枚，排成 3 轮；花瓣 6 枚，排成 2 轮，花瓣内侧近基部有时具 2 腺体；雄蕊 6 枚，分离，花药瓣裂；子房上位，花柱极短或缺，柱头盾形，胚珠数枚。浆果球形，通常深蓝色，稀为红色或白色。种子 1 至数枚。

约 60 种，分布于亚洲和美洲。中国约 35 种，法定药用植物 6 种 1 亚种。华东地区法定药用植物 3 种 1 亚种。

分种检索表

1. 小叶狭椭圆形至狭披针形，通常长为宽的 3 倍以上。
  2. 侧生小叶 2～5 对，叶片稍宽；花瓣基部腺体显著···十大功劳 *M. fortunei*
  2. 侧生小叶 5～9 对，叶片较狭；花瓣基部腺体不明显···安坪十大功劳 *M. eurybracteata* subsp. *ganpinensis*
1. 小叶卵形或宽卵形，通常长不逾宽的 3 倍。
  3. 小叶卵形，叶背被白粉；总状花序直立，浆果大··阔叶十大功劳 *M. bealei*
  3. 小叶椭圆卵形或阔披针形，叶背不被白粉；总状花序下垂，浆果小······小果十大功劳 *M. bodinieri*

231. 十大功劳（图 231） · *Mahonia fortunei*（Lindl.）Fedde

【别名】细叶十大功劳，狭叶十大功劳，黄天竹（福建厦门）。
【形态】常绿灌木，高 1～2（～4）m。叶互生，一回奇数羽状复叶，长 15～30cm，宽 8～18cm；侧生小叶 2～5 对，无柄或近无柄，叶片革质，狭椭圆形至披针形，长 5～12cm，宽 1～2.5cm，叶面暗绿至深绿色，叶背淡黄色，顶端尖，基部狭楔形，叶缘有锐齿，针刺状，每边具齿 6～15 个，顶生小叶稍大。总状花序直立，4～8 个簇生茎顶，长 3～7cm，基部有芽鳞；花黄色；花梗长 1～4mm，苞片卵形，萼片 3 轮，花瓣状，外轮萼片较小，卵形，略带红色，中轮和内轮萼片卵状椭圆形；花瓣长圆形，较内轮萼片小，先端常微内卷，基部有腺体；雄蕊长 2～2.5mm。浆果卵圆形或长圆形，长 4～5mm，成熟时蓝紫色，外被白粉。花期 7～8 月，果期 9～11 月。
【生境与分布】生于山坡林下、路边和沟边。产于浙江、江西、湖北、广西、四川、贵州、台湾，该种在国内广泛栽培。
【药名与部位】十大功劳叶，叶。功劳木，茎。
【采集加工】十大功劳叶：秋季采收，除去杂质，干燥。功劳木：秋、冬二季采收，切块片，干燥。
【药材性状】十大功劳叶：叶片披针形至狭椭圆形，长 4.5～14cm，宽 0.9～2.5cm；上面暗绿色至绿色，背面淡黄绿色。顶端急尖或渐尖，基部楔形，边缘每边具 5～10 个刺齿。薄革质。气微，味苦。
功劳木：为不规则的块片，大小不等。外表面灰黄色至棕褐色，有明显的纵沟纹和横向细裂纹，有

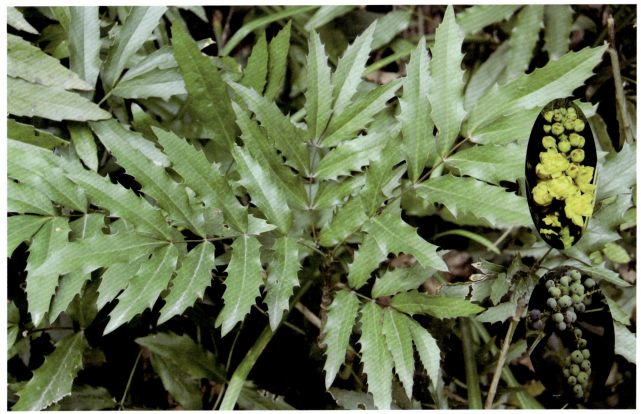

图 231　十大功劳　　　　　　　　　摄影　张芬耀等

的外皮较光滑，有光泽，或有叶柄残基。质硬，切面韧皮部薄，棕褐色，木质部黄色，可见数个同心性环纹及排列紧密的放射状纹理，髓部色较深。气微，味苦。

【药材炮制】十大功劳叶：除去杂质，洗净，切丝，干燥。

功劳木：除去杂质，水浸，洗净，润软，切厚片，干燥。

【化学成分】茎叶含生物碱类：小檗碱（berberine）、药根碱（jatrorrhizine）[1]，尖刺碱（oxyacanthine）、木兰花碱（magnoflorine）和木兰胺（magnolamine）[2]；黄酮类：木犀草素（luteolin）[1]；甾体类：β-谷甾醇（β-sitosterol）[1]；其他尚含：5′-甲氧基大风子品D（5′-methoxyhydnocarpin D）[1]。

【性味与归经】十大功劳叶：苦，寒。归肺、肝、肾经。功劳木：苦，寒。归肝、胃、大肠经。

【功能与主治】十大功劳叶：滋阴，清热，止咳化痰。用于肺痨咳嗽，骨蒸潮热。功劳木：清热燥湿，泻火解毒。用于湿热泻痢，黄疸，目赤肿痛，胃火牙痛，疮疖，痈肿，痢疾；黄疸型肝炎。

【用法与用量】功劳叶：9～15g。功劳木：9～15g；外用适量。

【药用标准】十大功劳叶：贵州药材2003。功劳木：药典1977～2015、浙江炮规2015和香港药材七册。

【临床参考】1.小儿支原体肺炎：叶5g，加生甘草2g，6岁及以上每次加开水100ml，每日2次，口服；小于6岁每次加开水50ml，每日2次，口服[1]。

2.结核病：根茎，加白鸡屎藤、穿破石、百部、黄精，共研细末，炼蜜为丸，每丸重6g和3g两种规格，成人服大丸，每日3次，每次1丸；5～10岁服小丸，每日3次，每次1丸，连服3个月为1疗程[2]。

3.男性少精症：根茎20g（鲜根茎30g），慢火炖半小时，分3次口服，连服5天为1疗程[3]。

4.痤疮：根茎，加白蔹、穿心莲、白及等，及新霉素、甲硝唑粉剂适量配制面霜，外涂患处[4]。

【附注】《植物名实图考》卷三十八木类其二："叶细长，齿短无刺，开花成簇，亦如鱼子兰。"即为此种。

同属植物长柱十大功劳 Mahonia duclouxiana Gagnep. 及宽苞十大功劳 Mahonia eurybracteata Fedde 在

湖南、贵州等地，茎作功劳木、叶作功劳叶入药。

【化学参考文献】

[1] 樊丽博，张晓会，刘兴金，等.狭叶十大功劳化学成分分析[J].中国兽药杂志，2011，45（10）：34-36.

[2] 顾关云，蒋昱.十大功劳属植物化学成分与生物活性[J].国外医药（植物药分册），2005，20（5）：185-190.

【临床参考文献】

[1] 姚凤莉，尹晓丹，安育林.十大功劳叶、生甘草联合阿奇霉素治疗小儿支原体肺炎的疗效观察[J].现代中西医结合杂志，2010，19（20）：2479-2480，2483.

[2] 蓝世隆，蓝钢.抗痨丸治疗结核病124例疗效观察[J].新中医，1999，31（1）：33-34.

[3] 王盛丰.十大功劳治疗男性少精症97例临床观察[J].四川中医，1995，13（2）：22.

[4] 吴淑华.中西药面膜倒模治疗痤疮115例[J].中国美容医学，1996，5（2）：106.

232. 安坪十大功劳（图232）• *Mahonia eurybracteata* Fedde subsp. *ganpinensis* (Lévl.) Ying et Burff. [*Mahonia ganpinensie* (Lévl.) Fedde]

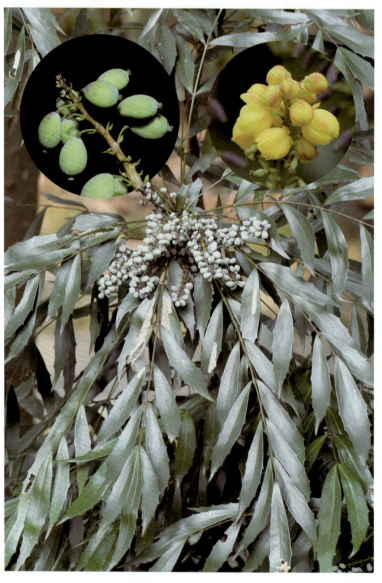

图232 安坪十大功劳　　摄影　张芬耀等

【别名】安平十大功劳，刺黄柏（浙江）。

【形态】常绿灌木，高 1～1.5m。茎皮灰褐色，木质部鲜黄色。奇数羽状复叶；侧生小叶 5～9 对，小叶近无柄，叶片狭卵形至卵状披针形，长 6～10cm，宽 0.8～1.5cm，叶面深绿色，叶背淡绿色，先端长渐尖，基部楔形，叶缘有锯齿，细针刺状，通常每边近中部以上具齿 2～6 个，顶生小叶较大。花序总状，常 3～7 个簇生，长 6～10cm；花黄色；花梗短，通常长不足 2mm；外轮萼片卵形，中轮与内轮萼片长椭圆形，稍大；花瓣 6 枚，倒卵状长圆形，基部腺体不明显；雄蕊 6 枚；雌蕊 1 枚，子房具胚珠 2 枚。浆果倒卵形或长圆形，长约 7mm，顶端宿存花柱短，熟时蓝黑色，被白粉。花期 7～10 月，果期 11 月至翌年 5 月。

【生境与分布】生于林下、林缘或溪边。浙江杭州、临安等地有栽培，分布于湖北、四川、贵州。

【药名与部位】十大功劳木，茎。

【采集加工】全年均可采收，切块片，干燥。

【药材性状】呈长短及粗细不一的段条或块片。表面灰棕色至灰黄色，有纵沟纹及横裂纹；嫩枝较平滑，节明显，有叶柄残基。外皮易剥落，剥去外皮后内部鲜黄色。质坚硬，不易折断，折断面纤维性，韧皮部棕黄色，木质部鲜黄色。横切面可见数个同心性环纹及排列紧密的放射状纹理，髓部黄色。气微，味苦。

【性味与归经】苦，寒。归肝、胃、大肠经。

【功能与主治】清热燥湿，泻火解毒。用于湿热泻痢，黄疸，黄疸型肝炎，目赤肿痛，胃火牙痛，疮疖。

【用法与用量】5～15g。外用适量。

【药用标准】贵州药材 2003。

233. 阔叶十大功劳（图 233）• *Mahonia bealei*（Fort.）Carr.

【别名】土黄柏（福建、浙江），黄柏（福建漳州）。

【形态】常绿灌木或小乔木，高 1～4（～8）m。树皮黄褐色。叶互生，一回羽状复叶，长 25～40cm；侧生小叶 4～10 对，无柄，厚革质，卵形，基部阔楔形或近圆形，偏斜，叶面深绿色，叶背浅黄绿色，被白霜，边缘略反卷，叶缘有锐锯齿，针刺状，每边有齿 2～6 枚，斜展，最下面一对小叶长 1.2～3.5cm，往上渐次增大，顶生小叶长 7～13cm，有柄。总状花序直立，常 3～9 个簇生茎顶，长 6～15cm；苞片阔卵形或卵状披针形，花黄色，萼片 3 轮，外萼片较内萼片小，花瓣倒卵状椭圆形，长 6～7mm，基部腺体明显，先端微缺；雄蕊长 3.2～4.5mm，顶端圆形至截形。浆果卵形或卵圆形，长 1～1.5cm，直径约 1cm，成熟时暗蓝色，表面被白粉。花期 10 月至翌年 3 月，果期 4～6 月。

【生境与分布】生于山坡林下和河沟边。产于安徽、江西、福建、江苏、江西，华东地区栽培广泛，另湖南、湖北、陕西、河南、广东、广西、四川亦有分布。

【药名与部位】功劳叶（十大功劳叶），小叶。功劳木（十大功劳木），茎。

【采集加工】功劳叶：全年均可采摘，干燥。功劳木：秋、冬二季采收，干燥。

【药材性状】功劳叶：叶片阔卵形至近圆形，长 2.5～11cm，宽 2.5～8cm；上面绿色，背面淡黄绿色或苍白色；顶端渐尖，基部宽楔形至近圆形，边缘略反卷，每边具 2～6 个刺齿。厚革质。气微，味苦。

功劳木：为不规则的块片，大小不等。外表面灰黄色至棕褐色，有明显的纵沟纹和横向细裂纹，有的外皮较光滑，有光泽，或有叶柄残基。质硬，切面韧皮部薄，棕褐色，木质部黄色，可见数个同心性环纹及排列紧密的放射状纹理，髓部色较深。气微，味苦。

【质量要求】功劳叶：色绿，无柄。功劳木：条匀，内色黄，无老根。

【药材炮制】功劳叶：除去叶轴、叶柄等杂质，切丝，筛去灰屑。

功劳木：除去杂质，水浸，洗净，润软，切厚片，干燥。

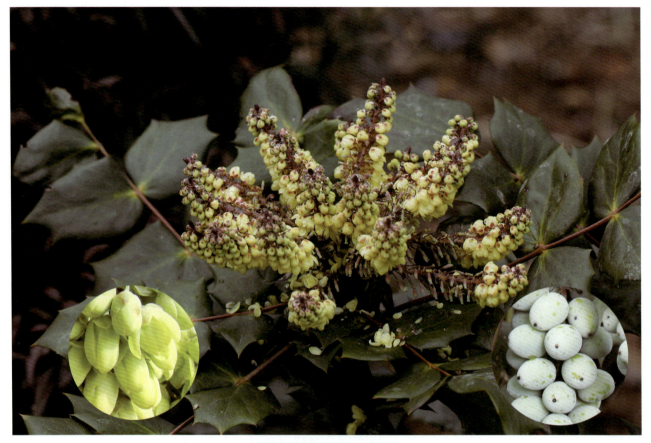

图 233　阔叶十大功劳　　　　　　　　摄影　张芬耀等

【化学成分】 茎含挥发油类：罗丁醇（rhodinol）、1-甲基-1-（5-甲基-5-乙烯基）四氢呋喃-2-乙醇［1-methyl-1-（5-methyl-5-vinyl）tetrahydrofuran-2-ethanol］、2, 2, 3-三甲基-3-环己烯-1-乙醛（2, 2, 3-trimethyl-3-cyclohexene-1-acetaldehyde）、沉香醇（coriandrol）、樟脑（camphor）、异龙脑（isoborneol）、5-甲基-2-（1-甲基）乙基环己醇［5-methyl-2-（1-methyl）ethyl cyclohexanol］、1-甲基-1-（4-甲基-3-环己烯-1-乙醇［1-methyl-1-（4-methyl-3-cyclohexene-1-ethanol）］、（E, E）-2, 4-十二碳二烯醛［（E, E）-2, 4-dodecadienal］、（E, E）-2, 4-癸二烯醛［（E, E）-2, 4-decedienal］、1-（2-呋喃基）-2-己酮［1-（2-furyl）-2-propanone］、顺式-香叶基丙酮（*cis*-geranylacetone）、三甲基-2-十五烷酮（trimethyl-2-pentadecanone）、戊二酸（1-甲基）丙酯［propyl（1-methyl）pentanoate］、石竹烯氧化物（caryophyllene oxide）、正十六烷酸（*n*-hexadecanoic acid）和（Z, Z）-9, 12-十八碳二烯酸［（Z, Z）-9, 12-octadecadienoic acid］[1]。

叶含挥发油类：2-庚烯醛（2-heptenal）、6-甲基-6-己烯-2-酮（6-methyl-6-hexen-2-one）、罗丁醇（rhodinol）、桉油醇（cajeputol）、2-甲烯基环庚醇（2-methylene-cycloheptanol）、（E, E）-2, 4-十二碳二烯醛［（E, E）-2, 4-dodecadienal］、1, 1-二乙氧基己烷（1, 1-diethoxyhexane）、沉香醇（coriandrol）、樟脑（camphor）、异龙脑（isoborneol）、顺式-13-十八烯酮（*cis*-13-octadecylene）、β-环柠檬醛（β-cyclocitral）、异环柠檬醛（isocyclocitral）、1-（2-呋喃基）己酮［1-（2-furanyl）hexanone］、孟烯醇（menthenol）、（-）-斯巴醇［（-）-spathulenol］、3, 7-二甲基辛-7-烯醛（3, 7-dimethyloct-7-enal）、1-（2, 6, 6-三甲基-1, 3-环己二烯-1-基）-2-丁烯-1-酮［1-（2, 6, 6-trimethyl-1, 3-cyclohexadien-1-yl）-2-butylene-1-one］、13-甲基十五烷酸甲酯（13-methyl-pentadecanoate methyl ester）、石竹烯氧化物（caryophyllene oxide）、4-（2, 6, 6-三甲基-2-环己烯-1-基）-3-丁烯-2-酮［4-（2, 6, 6-trimethyl-2-cyclohexen-1-yl）-3-butylene-2-one］、反-香叶基丙酮（*trans*-geranylacetone）、6, 10, 14-三甲基-2-十五烷酮（6, 10, 14-trimethyl-2-pentadecanone）

和十六烷酸乙酯（ethyl hexadecanoate）[2]。

全株含生物碱类：小檗碱（berberine）、巴马亭（palmatine）、药根碱（jatrorrhizine）、非洲防己碱（columbamine）、小檗胺（berbamine）、尖刺碱（oxyacanthine）和异汉防己甲素（isotetrandrine）[3]等。

【药理作用】1. 调节胃肠道　茎中的总生物碱能显著降低幽门结扎所致胃溃疡大鼠的胃溃疡面积，抑制 H^+/K^+-ATP 酶的释放，减少胃酸和胃泌素的释放，但对胃黏液分泌与胃蛋白酶活性无明显影响[1]；茎醇提物、水提物以及所含的总生物碱对番泻叶所致小鼠的腹泻具有一定止泻作用[2~4]。2. 抗氧化　叶水提物对1,1-二苯基-2-三硝基苯肼自由基（DPPH）、超氧阴离子自由基（O_2^-·）有较强的清除作用，对羟基自由基（OH·）氧化蛋白损伤具有较强的保护作用[5]；茎中的总生物碱和单体成分小檗碱（berberine）、药根碱（jatrorrhizine）、巴马汀（palmatine）、非洲防己碱（columbamine）和千金藤宁碱（stepharanine）对1,1-二苯基-2-三硝基苯肼自由基均有明显的清除作用，且随生物碱浓度的升高而增强，总生物碱抗氧化作用强于单体成分[6]。3. 抗肿瘤　叶水提物能显著抑制人结肠癌 HT-29 细胞的增殖，逐步增强凋亡细胞的比例，减少生存基因的表达，且作用呈浓度依赖性[5]。4. 抗炎镇痛　叶二氯甲烷提取部位能抑制脂多糖（LPS）诱导小鼠的巨噬细胞（RAW264.7）一氧化氮、前列腺素 E2、肿瘤坏死因子-α（TNF-α）的释放，并能缓解脂多糖（LPS）诱导小鼠的肺部炎症反应[7]。茎醇提物、水提物及所含的生物碱能明显减少醋酸所致小鼠的扭体次数[2~4]。5. 抗病毒　根中的生物碱成分在体外对甲型流感病毒有较强的抑制作用[8]。6. 护肝　茎醇提物、水提物及所含的生物碱能降低异硫氰酸萘酯所致黄疸小鼠血清中的总胆红素含量和谷丙转氨酶[2~4]，能降低四氯化碳所致肝损伤小鼠的谷丙转氨酶、天冬氨酸氨基转移酶[3]。

【性味与归经】功劳叶：苦，寒。归肺、肝、肾经。功劳木：苦，寒。归肝、胃、大肠经。

【功能与主治】功劳叶：滋阴清热，止咳化痰。用于肺结核潮热，口干津少，咳嗽，支气管炎。功劳木：清热燥湿，泻火解毒。用于湿热泻痢，黄疸，目赤肿痛，胃火牙痛，疮疖，痈肿，痢疾；黄疸型肝炎。

【用法与用量】功劳叶：9～15g。功劳木：9～15g；外用适量。

【药用标准】功劳叶：浙江炮规 2015、贵州药材 2003、广西药材 1996 和香港药材七册。功劳木：药典 1977～2015、浙江炮规 2015 和贵州药材 1988。

【附注】《植物名实图考》卷三十八木类其一："生广信，丛生，硬茎直黑，对叶排比，光泽而劲，锯齿如刺，梢端生长须数茎，结小实似鱼子兰。"《清稗类钞》："十大功劳为常绿灌木，植于园圃，……高四五尺，……叶革质无柄，叶缘有锯齿如针，春日于顶叶丛之间，生数花轴，开黄花，结小实，长三分许，熟则絮黑，可入药。"对照即为本种。

十大功劳一名，自古就有同名异物的情况，《本经逢原》及《本草纲目》均指为冬青科植物枸骨 Ilex cornuta Lindl. 为十大功劳，至今仍有混淆。枸骨的叶片为类长方形，主脉凹陷，叶缘常反卷，革质，厚而硬，有硬刺 5～11 枚，先端的 3 大刺等长。可资区别。

【临床参考】1. 肠炎、痢疾：鲜根 30g，加陈茶叶 6g，水煎服；或根、茎 15g，加桃金娘 30g、石榴叶 15g，水煎服。

2. 湿疹、烫伤：鲜根 60g，加苦参 60g，水煎洗患处。（1方、2方引自《浙江药用植物志》）

【化学参考文献】

[1] 董雷，杨晓虹，王勇，等. 阔叶十大功劳茎中挥发油成分 GC/MS 分析 [J]. 长春中医药大学学报，2006，22（3）：43-44.

[2] 董雷，牟凤辉，杨晓虹，等. 阔叶十大功劳叶挥发油成分 GC-MS 分析 [J]. 特产研究，2008，（1）：50-52.

[3] 顾关云，蒋昱. 十大功劳属植物化学成分与生物活性 [J]. 国外医药（植物药分册），2005，20（5）：185-190.

【药理参考文献】

[1] Zhang S L, Li H, He X, et al. Alkaloids from *Mahonia bealei*, posses anti-H^+/K^+-ATPase and anti-gastrin effects on pyloric ligation-induced gastric ulcer in rats [J]. Phytomedicine International Journal of Phytotherapy & Phytopharmacology, 2014, 21 (11): 1356-1363.

[2] 李燕婧, 钟正贤, 陈学芬, 等. 长柱十大功劳与阔叶十大功劳水提物药理作用比较 [J]. 中医药导报, 2010, 16 (9): 92-93.

[3] 李燕婧, 钟正贤, 陈学芬, 等. 长柱十大功劳与阔叶十大功劳生物碱药理作用比较 [J]. 中国药师, 2010, 13 (9): 1241-1244.

[4] 李燕婧, 钟正贤, 陈学芬, 等. 长柱十大功劳与阔叶十大功劳醇提物药理作用比较 [J]. 云南中医中药杂志, 2010, 31 (8): 61-63.

[5] Hu W C, Yu L L, Wang M H. Antioxidant and antiproliferative properties of water extract from *Mahonia bealei* (Fort.) Carr. leaves [J]. Food & Chemical Toxicology An International Journal Published for the British Industrial Biological Research Association, 2011, 49 (4): 799-806.

[6] 朱姮, 文蕾, 耿岩玲, 等. 功劳木中生物碱类成分抗氧化活性研究 [J]. 山东科学, 2016, 29 (5): 24-28.

[7] Hu W C, Wu L, Qiang Q, et al. The dichloromethane fraction from *Mahonia bealei*, (Fort.) Carr. leaves exerts an anti-inflammatory effect both in vitro, and in vivo [J]. Journal of Ethnopharmacology, 2016, 188: 134-143.

[8] 曾祥英, 劳邦盛, 董熙昌, 等. 阔叶十大功劳根中生物碱组分体外抗流感病毒试验研究 [J]. 中药材, 2003, 26 (1): 29-30.

234. 小果十大功劳（图234）• *Mahonia bodinieri* Gagnep.

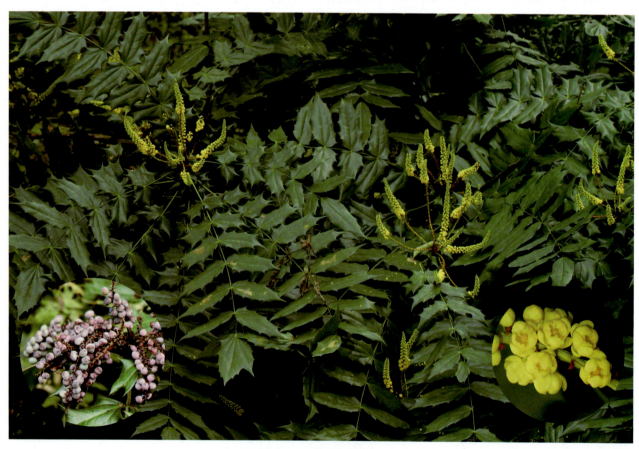

图 234 小果十大功劳

摄影 张芬耀等

【形态】灌木或小乔木，高 0.5～4m。叶倒卵状长圆形，长 20～50cm；侧生小叶 8～13 对，排列疏离，小叶长圆形至阔披针形，基部偏斜、平截至楔形，上面深绿色，有光泽，背面黄绿色，无白粉，叶缘每边具 3～10 粗大刺锯齿；侧生小叶无柄，长 5～17cm，顶生小叶与侧生小叶近等大，具柄。总状花序，常 5～11 个簇生，长 10～20（～25）cm；芽鳞披针形，苞片狭卵形；花黄色，花梗长 1.5～5mm；外萼片卵形，中萼片椭圆形，内萼片狭椭圆形，花瓣长圆形，长 4.5～5mm，宽 2～2.4mm，基部腺体不明显，先端缺裂或微凹；雄蕊长 2.2～3mm，顶端平截，偶具 3 细牙齿；子房长约 2mm，花柱不明显，胚珠 2 枚。浆果球形，有时梨形，直径 4～6mm，紫黑色，被白霜。花期 6～9 月，果期 8～12 月。

【生境与分布】生于山地灌丛中。分布于江西、浙江，另湖南、广东、广西、贵州、四川亦有分布。

【药名与部位】功劳叶（十大功劳叶），小叶。浙功劳木（十大功劳木），茎。

【采集加工】功劳叶：全年均可采摘，干燥。浙功劳木：秋、冬二季采收，干燥。

【药材性状】功劳叶：叶片长圆形至阔披针形，长 5～17cm，宽 2.5～5.5cm；革质，上面绿色，背面黄绿色；顶端渐尖，基部偏斜或平截，边缘每边具 3～10 个牙齿。上表面可见明显叶脉，微有光泽，下表面主脉隆起。质脆。气微，味苦。

浙功劳木：为不规则形或类圆形的厚片，大小不等。表面粗糙，灰黄色至棕褐色，有明显的纵沟纹及横向细裂纹，有的栓皮剥落，而使表面较光滑，有光泽。切面栓皮厚 1～3mm，棕黄色；韧皮部较薄，棕褐色；木质部黄色，具数个同心性年轮及排列紧密的放射状纹理；髓部色较深。质硬。气微，味苦。

【药材炮制】功劳叶：除去杂质，洗净，切丝，干燥。

浙功劳木：除去杂质，水浸，洗净，润软，切厚片，干燥。

【化学成分】茎叶含挥发油类：正己醛（n-hexanal）、糠醛（furfural）、己-2-烯醛（2-hexenal）、罗勒烯（ocimene）、芳樟醇（linalool）、4, 8-二甲基-1, 3, 7-壬三烯（4, 8-dimethyl-1, 3, 7-nonyltriene）、樟脑（camphor）、水杨酸甲酯（menthyl salicylate）、藏红花醛（safranal）、α-环柠檬醛（α-cyclocitral）、2, 6, 6-三甲基-1-环己烯-1-乙醛（2, 6, 6-trimethyl-1-cyclohexene-1-acetaldehyde）、1, 2-二氢-1, 1, 6-三甲基-萘（1, 2-dihydro-1, 1, 6-trimethyl-naphthalene）、α-荜澄茄烯（α-cubebene）、α-紫罗兰酮（α-ionone）、香叶基丙酮（geranyl acetone）、6-六氢合金欢丙酮（6-hexahydroalloy acetone）、1-（2, 6, 6-三甲-1, 3-环己二烯-1-基）-2-丁烯-1-酮[1-（2, 6, 6-trimethyl-1, 3-cyclohexadien-1-yl）-2-buten-1-one]、（3E, 5E, 7E）-6-甲基-8-（2, 6, 6-三甲基-1-环己烯）-3, 5, 7-辛三烯-2-酮[（3E, 5E, 7E）-6-methyl-8-（2, 6, 6-trimethyl-1-cyclohexene）-3, 5, 7-cyclooctriene-2-one]、α-衣兰油烯（α-muurolene）、α-金合欢烯（α-farnesene）、油酸酰胺（oleamide）、邻苯二甲酸二丁酯（n-butyl phthalate）、顺式橙叔醇（cis-nerolidol）、反式橙花叔醇（trans-nerolidol）、三十二烷（dicetyl）和二十九烷-10-醇（nonacosan-10-ol）[1]；脂肪酸及其酯类：肉豆蔻酸（tetradecanoic acid）、甲基（2E, 6E）-法呢烯酸酯[methyl（2E, 6E）-farnesyl ester]、棕榈酸甲酯（methyl palmitate）、棕榈酸（palmitic acid）、棕榈酸乙酯（ethyl palmitate）、亚油酸（linoleic acid）、亚油酸甲酯（methyl linoleate）、亚麻酸甲酯（methyl linolenate）、亚麻酸乙酯（ethyl linolenate）、亚麻酸甲酯（methyl linolenate）和 l-棕榈酸单甘油酯（l-monoplamitin）[1]；生物碱类：小檗碱（berberine）、巴马亭（palmatine）、药根碱（jatrorrhizine）、非洲防己碱（columbamine）、小檗胺（berbamine）、尖刺碱（oxyacanthine）、异汉防己碱（isotetrandrine）[2]、四氢小檗碱（tetrahydroberberine）和白蓬皱褶碱（thalrugosine）[3]；甾体类：β-谷甾醇（β-sitosterol）[3]。

【性味与归经】功劳叶：苦，凉。浙功劳木：苦，寒。归肝、胃、大肠经。

【功能与主治】功劳叶：滋阴清热，止咳化痰。用于肺结核潮热，口干津少，咳嗽，支气管炎。浙功劳木：清热燥湿，泻火解毒。用于湿热泻痢，黄疸，目赤肿痛，胃火牙痛，疮疖，痈肿，痢疾；黄疸型肝炎。

【用法与用量】功劳叶：9～15g。浙功劳木：9～15g；外用适量。

【药用标准】功劳叶：浙江炮规 2015 和贵州药材 2003。浙功劳木：浙江炮规 2015 和贵州药材 2003。
【临床参考】1. 肠炎、痢疾：根 15g，水煎服[1]。
2. 跌打损伤：根 15g，水煎服[1]。
【化学参考文献】
[1] 刘偲翔, 刘布鸣, 董晓敏, 等. 小果十大功劳挥发油的化学成分分析[J]. 广西科学院学报, 2010, 26（3）: 216-217, 220.
[2] 顾关云, 蒋昱. 十大功劳属植物化学成分与生物活性[J]. 国外医药（植物药分册）, 2005, 20（5）: 185-190.
[3] 张文芳, 李涛, 娄华勇, 等. 小果十大功劳化学成分的研究[J]. 广西植物, 2014, 34（4）: 500-504.
【临床参考文献】
[1] 刘安莉, 何顺志. 中国十大功劳属药用植物资源种类与地理分布的研究[J]. 现代中药研究与实践, 2010, 24（4）: 20-24.

3. 南天竹属 *Nandina* Thunb.

常绿灌木。枝无刺。叶互生；二至三回羽状复叶，叶轴具关节，小叶片全缘；无托叶。圆锥花序顶生；花两性，白色，具小苞片；萼片从外向内逐渐增大，螺旋状排列；花瓣 6 枚，较萼片大；雄蕊 6 枚，1 轮，与花瓣对生，花药纵裂；子房斜状椭圆形，花柱短。浆果，球形，内含种子 2 枚。

1 种 1 变种，分布于中国和日本。中国法定药用植物 1 种。华东地区法定药用植物 1 种。

235. 南天竹（图 235）• *Nandina domestica* Thunb.

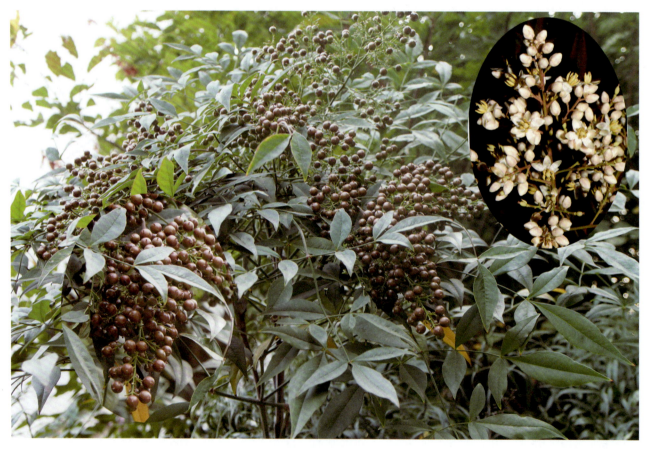

图 235　南天竹　　　　　　摄影　赵维良等

【别名】天竹（通称），观音竹、白天竹（福建福州、三明），天竹仔（福建厦门）。

【形态】常绿灌木。茎直立，常丛生，高1～3m，幼枝常为红色，老后呈灰色，无毛。叶互生，集生于茎的上部，三回奇数羽状复叶，长30～50cm；小叶薄革质，近无柄，椭圆状披针形，长3～10cm，宽1～2cm，顶端渐尖，基部楔形，全缘，深绿色，冬季变红色，无毛。圆锥花序顶生，直立，长20～35cm；花小，白色，具芳香；萼片多轮，花蕾期略带粉红色，外轮萼片卵状三角形，内轮萼片卵状长圆形，较外轮大，花瓣长圆形，先端圆钝，常反折；雄蕊6枚，长约3.5mm，花丝短，花药大，黄色，纵裂，药隔延伸；子房1室，具1～3枚胚珠。果柄长4～8mm；浆果球形，直径5～8mm，熟时鲜红色，稀橙红色。种子扁圆形。花期4～7月，果期8～11月。

【生境与分布】生于山坡林下。我国分布于华东、华中、华南、西南、西北；日本亦有分布。

【药名与部位】天竹子（天竺子、南天竹子），果实。

【采集加工】秋季果实成熟时至次年春采收，干燥。

【药材性状】呈球形，直径7～9mm。表面黄红色或红紫色，光滑，微具光泽，有时稍凹陷。顶端宿存微突起的花柱基，基部具果梗或果梗痕。果皮质脆易碎。种子两粒，略呈半球形，内面凹陷，黄棕色。气微，味酸、涩。

【药材炮制】除去杂质，筛去灰屑。

【化学成分】花含挥发油类：3-呋喃甲醛（3-furaldehyde）、2-乙基吡咯（2-ethylpyrrole）、糠醛（furfural）、3-呋喃甲醇（3-furanmethanol）、正己醇（n-hexanol）、2-乙酰基呋喃（2-acetylfuran）、5-甲基呋喃醛（5-methyl furfural）、2-正戊基呋喃（2-pentylfuran）、反式-2,4-庚二烯醛（$trans$-2,4-heptadienal）、甲酸辛酯（octyl formate）、橙花醚（nerol oxide）、α-松油醇（α-terpineol）、水杨酸甲酯（methyl salicylate）、波斯菊萜（cosmene）、顺式-α,α-5-三甲基-5-乙烯基四氢呋喃-2-甲醇（cis-5-ethenyltetrahydro-α,α-5-trimethyl-2-furanmethanol）、苯甲酸甲酯（methyl benzoate）、芳樟醇（linalool）、3,7-二甲基-1,5,7-辛三烯-3-醇（3,7-dimethyl-1,5,7-octatriene-3-ol）、苯乙醇（phenylethanol）、1,5,8-对-薄荷三烯（1,5,8-p-menthatriene）、2,3-二氢苯并呋喃（2,3-dihydrobenzofuran）、莰烯（bornylene）、吲哚（indole）、壬醛（1-nonanal）、4-乙烯基-2-甲氧基苯酚（4-vinyl-2-methoxyphenol）、1,1,6-三甲基-1,2-二氢萘（1,1,6-trimethyl-1,2-dihydro-naphthalene）、α-库毕烯（α-cubebene）、肉桂酸甲酯（methyl cinnamate）、丙基苯（propyl-benzene）、β-库毕烯（β-cubebene）、α-衣兰油烯（α-muurolene）、α-白菖考烯（α-calacorene）、2,6-二叔丁基对甲酚（2,6-ditertbutyl-4-methylphenol）、大根香叶烯D（germacrene D）、d-杜松烯（d-cadinene）、斯巴醇（espatulenol）、g-古芸烯（g-gurjunene）、(+)-花侧柏烯[(+)-cuparene]、α-可巴烯（α-copaene）、4-异丙基-1,6-二甲萘（4-isopropyl-1,6-dimethylnaphthalene）、即卡达烯（cadalin）、环十六烷（cyclohexadecane）、十八烷醛（octadecanal）、1,2,3,5,6,8,8α-八氢-1-甲基-6-亚甲基-4-(1-甲基乙基)-萘[1,2,3,5,6,8,8α-octahydro-1-methyl-6-methylene-4-(1-methylethyl)-naphthalene]、棕榈醛（hexadecanal）、1-十六烯（1-hexadecene）、E-15-十七碳烯醛（E-15-heptadecenal）、二十一烷（heneicosane）、E-2-十四碳烯-1-醇（E-2-tetradecen-1-ol）、1-十八烷烯（1-octadecene）和二十烷（eicosane）[1]；脂肪酸及酯类：异戊酸（isovaleric acid）、9,12,15-十八碳三烯酸乙酯（ethyl 9,12,15-octadecatrienoate）、肉豆蔻酸（myristic acid）、棕榈酸（palmitic acid）、棕榈酸甲酯（methyl palmitate）、棕榈酸乙酯（ethyl palmitate）、亚油酸甲酯（methyl linoleate）、亚麻酸甲酯（methyl linolenate）、硬脂酸甲酯（methyl stearate）和亚麻酸（linolenic acid）[1]。

全株含挥发油：糠醇（furfuryl alcohol）、4-氧化-5-甲氧基-2-戊烯-5-内酯（4-oxo-5-methoxy-2-amylene-5-lactone）、戊二酸酐（glutaric anhydride）、苯乙醛（phenyl acetaldehyde）、E-氧化芳樟醇（E-linalool oxide）、Z-氧化芳樟醇（Z-linalool oxide）、苯甲酸乙酯（ethyl benzoate）、十二烷（dodecane）、苯并噻唑（benzothiazole）、2,6,6-三甲基-10-亚甲基-1-氧杂螺-[4.5]-8-癸烯{2,6,6-trimethyl-10-methylene-1-oxaspiro-[4,5]-8-decene}、4-甲基-2,6-二叔丁基苯酚（4-methyl-2,6-ditertbutyl phenol）、二氢猕猴桃内酯（dihydroactinidiolide）、2,4-二叔戊基苯酚（2,4-ditertamylphenol）、对异丙苯基苯酚

（*p*-isopropyl phenol）、7,9-二叔丁基-1-氧杂螺-[4.5]-6,9-癸二烯-2,8-二酮{7,9-ditertbutyl-1-oxaspiro-[4.5]-6,9-decadienoic-2,8-diketone}、植醇（phytol）和芥酸酰胺（erucyl amide）[2]；烷烃类：十四烷（tetradecane）、十六烷（hexadecane）、十七烷（dioctylmethane）、十八烷（octodecane）、二十四烷（tetracosane）、二十五烷（pentacosane）和二十六烷（hexacosane）[2]；脂肪酸类：亚油酸（linoleic acid）、油酸（oleic acid）和硬脂酸（stearic acid）[2]；生物碱类：南天竹宁碱（nantenine）[3]、南天宁碱（nandinine）、南天表碱（nandazurine）、去氢南天宁碱（dehydronandinine）、*N*-甲基南天宁碱（*N*-methyl strychnine）、去甲乌头碱（higenamine）、小檗碱（berberine）和原阿片碱（fumarine）[4]；黄酮类：翠菊苷（callistephin）、天竺葵色素苷（geranium pigment）、蹄纹天竺素-3-木糖葡萄糖苷（vitamin-3-xylosylglucoside）和黄芩素（baicalein）[4]；木脂素类：（-）表丁香脂素[（-）episyringaresinol]和（-）表丁香脂素-4-葡萄糖苷[（-）episyringaresinol-4-glucoside][4]等。

果实含酚酸及衍生物：4-甲酰苯基 6-*O*-[3-（3,4-二羟基苯基）丙烯酰]-β-D-吡喃葡萄糖苷，即南天竹苷 A{4-formylphenyl 6-*O*-[3-（3,4-dihydroxyphenyl）propenoyl]-β-D glucopyranoside i.e. nandinaside A}和 4-甲酰苯基-4-*O*-[3-（3,4-二羟基苯基）丙烯酰]-β-D-吡喃葡萄糖苷{4-formylphenyl-4-*O*-[3-（3,4-dihydroxyphenyl）propenoyl]-β-D-glucopyranoside}[5]。

【药理作用】1.止咳平喘　果实水提取物在剂量为 0.1～1g/L 时对离体豚鼠气管平滑肌有松弛作用，其机制通过竞争及非竞争两种方式抑制组胺，并竞争性地抑制 5-羟色胺而起作用，而南天竹宁碱（nantenine）在剂量为 2～20mmol/L 时未观察到抑制组胺诱导气管收缩的作用，对抑制 5-羟色胺诱导气管收缩作用亦不明显[1]。从果实中分离得到的去甲乌头碱（higenamine）能快速激活 β-肾上腺素能受体，抑制组胺诱导气管收缩，而南天竹宁碱可以缓慢拮抗 Ca^{2+}，从而形成了南天竹提取物松弛平滑肌有短暂之抑制现象的作用特点[2]；在人肺上皮 A549 细胞中，果实水提取物能抑制脂多糖诱导的环氧合酶-2 的表达及前列腺素 E2 的产生，并呈剂量依赖性[3]。2.抗菌　花中提取的挥发油及正己烷、三氯甲烷、乙酸乙酯和甲醇提取物均具有抗菌作用，并对真菌的抑制作用更为明显[4,5]。3.调节血压　南天竹宁碱在小鼠体内采用 0.03～3mg/kg 剂量对多种物质引起的血压升高均有降低作用，且呈剂量依赖关系，并能竞争性抑制肾上腺素能 α、β 受体及 5-羟色胺受体，但对心率无影响[6]。4.护肝　种子水提取物能明显减轻三氧化二砷所致的急性肝损伤模型小鼠的肝细胞损伤，明显降低急性肝损伤大鼠血清中的谷丙转氨酶（ALT）和天冬氨酸氨基转移酶（AST）[7]。5.抗炎和抗氧化　花中提取的挥发油对 2,2'-联氮-二（3-乙基-苯并噻唑-6-磺酸）二铵盐自由基（ABTS）和金属离子具有较好的清除作用和螯合作用，且呈量效关系[8]；果实中分离得到的咖啡酰苷类成分 4-甲酰苯基 6-*O*-[3-（3,4-二羟基苯基）丙烯酰]-β-D-吡喃葡萄糖苷（南天竹苷 A）{4-formylphenyl 6-*O*-[3-（3,4-dihydroxyphenyl）propenoyl]-β-D glucopyranoside}（nandinaside A）和 4-甲酰苯基-4-*O*-[3-（3,4-二羟基苯基）丙烯酰]-β-D-吡喃葡萄糖苷{4-formylphenyl-4-*O*-[3-（3,4-dihydroxyphenyl）propenoyl]-β-D-glucopyranoside}能有效抑制脂多糖诱导的内皮细胞膜通透性、白细胞黏附和迁移，并呈剂量依赖性[9]。

【性味与归经】苦、涩、微甘，平；有小毒。

【功能与主治】止咳化痰，用于咳嗽，痰多气喘，百日咳。

【用法与用量】3～6g。

【药用标准】浙江炮规 2015、上海药材 1994、贵州药材 2003、北京药材 1998 和江苏药材 1989。

【临床参考】1.急慢性肾炎：叶、根 30g，加丝瓜 15g、陈葫芦壳 30g，水煎服[1]。

2.腰肌劳损：根 15g，黄酒浸服。

3.尿血：叶 9～15g，水煎服。

4.咳喘气急、百日咳：果实 6～9g，水煎服。（2 方至 4 方引自《浙江药用植物志》）

【附注】南天竹原称南天烛，始载于《图经本草》附于'南烛'条下。云："江东州郡有之。株高三、五尺，叶类苦楝而小，凌冬不凋，冬生红子作穗。人家多植庭除间。"并附有江州南烛图。所述形态特征本种相符。

本种果实有毒，过量服用，能使中枢神经系统兴奋，产生痉挛。严重时可导致呼吸中枢麻痹，心力衰竭而死亡。

本种果实常与杜鹃花科植物乌饭树 *Vaccinium bracteatum* Thunb. 的果实（药材南烛子）相混淆，区别点为天竹子果皮薄，中空；南烛子果肉厚，实心。

【化学参考文献】

[1] 章甫，申子好，尤倩倩，等. 南天竹花挥发油化学成分的 GC-MS 分析及体外抗氧化活性 [J]. 化学研究与应用，2014，26（7）：1084-1088.

[2] 张素英. 野生南天竹挥发油化学成分的研究 [J]. 遵义师范学院学报，2009，35（6）：77-78，90.

[3] Tsukiyama M, Akaishi T, Ueki T, et al. The Extract from *Nandina domestica* Thunberg inhibits histamine and serotonin-induced contraction in isolated guinea pig trachea [J]. Biol Pharm Bull, 2007, 30 (11): 2063-2068.

[4] 舒积成，彭财英，刘建群，等. 南天竹化学成分及药理研究进展 [J]. 中成药，2013，11（2）：372-375.

[5] Kulkarni R R, Lee W, Jang T S, et al. Caffeoyl glucosides from *Nandina domestica* inhibit LPS-induced endothelial inflammatory responses [J]. Bioorg Med Chem Lett, 2015, 25 (22): 5367-5371.

【药理参考文献】

[1] Muneo TSUKIYAMA, Tatsuhiro AKAISHI, Takuro UEKI, et al. The extract from *Nandina domestica* Thunberg inhibits histamine and serotonin-induced contraction in isolated guinea pig trachea [J]. Biol. Pharm. Bull., 2007, 30 (11): 2063-2068.

[2] Takuro Ueki1, Tatsuhiro Akaishi, Hidenobu Okumura, et al. Biphasic tracheal relaxation induced by higenamine and nantenine from *Nandina domestica* Thunberg [J]. Journal of Pharmacological Sciences, 2011, (115): 254-257.

[3] Takuro Ueki, Tatsuhiro Akaishi, Hidenobu Okumura, et al. Extract from *Nandina domestica* inhibits lipopolysaccharide-induced cyclooxygenase-2 expression in human pulmonary epithelial A549 cells [J]. Biological & Pharmaceutical Bulletin, 2012, 35 (7): 1041-1047.

[4] Vivek K B, Atiqur R, Sun C K. Chemical composition and inhibitory parameters of essential oil and extracts of *Nandina domestica* Thunb. to control food-borne pathogenic and spoilage bacteria. [J]. International Journal of Food Microbiology, 2008, 125 (2): 117-122.

[5] Vivek K B, Jung I Y, Sun C K. Antifungal potential of essential oil and various organic extracts of *Nandina domestica* Thunb. against skin infectious fungal pathogens. [J]. Applied Microbiology and Biotechnology, 2009, 83 (6): 1127-33.

[6] Hisatoshi Tsuchida, Yasushi Ohizumi. (+)-Nantenine isolated from *Nandina domestica* Thunb. inhibits adrenergic pressor responses in pithed rats. [J]. European Journal of Pharmacology, 2003, 477 (1): 53-58.

[7] 刘建群，彭财英，舒积成，等. 南天竹提取物对三氧化二砷致肝毒性的保护作用 [J]. 时珍国医国药，2015，26（4）：772-773.

[8] 章甫，申子好，尤倩倩，等. 南天竹花挥发油化学成分的 GC-MS 分析及体外抗氧化活性 [J]. 化学研究与应用，2014，26（7）：1084-1088.

[9] Roshan R K, Wonhwa L, Tae S J, et al. Caffeoyl glucosides from *Nandina domestica* inhibit LPS-induced endothelial inflammatory responses. [J]. Bioorganic & Medicinal Chemistry Letters, 2015, 25 (22): 5367-5371.

【临床参考文献】

[1] 董汉良. 南天竹为主治疗急慢性肾炎有效 [J]. 中国社区医师，1991，（9）：26.

4. 八角莲属 *Dysosma* Woods.

多年生草本。根状茎粗短，须根多。茎单生，直立，基部被鳞片，较大。单叶，叶片盾状，常掌状分裂，叶缘有时有不明显的细刺齿；具柄。花数朵排成伞形花序或簇生，着生于叶柄上部或下部；花下垂，两性，萼片6枚，膜质，早落；花瓣6枚，暗紫红色；雄蕊6枚，花药内向开裂。雌蕊单生，花柱显著，柱头膨大，子房1室。浆果，红色。种子多数，无肉质假种皮。

约7种，主要分布于我国，越南北部也有分布。中国7种，法定药用植物3种。华东地区法定药用植物2种。

236. 六角莲（图236）• *Dysosma pleiantha*（Hance）Woods.

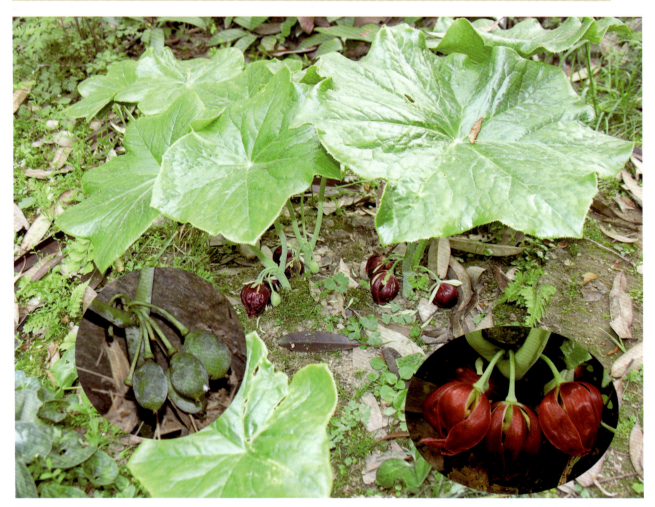

图236　六角莲　　　　　　　　　　摄影　郭增喜等

【别名】八角金盘，山荷叶。

【形态】多年生草本。植株高20～60cm，有时可达80cm。根状茎呈圆形结节状，外皮棕黄色，多须根。茎直立，无毛。茎生叶对生，盾状，近圆形，直径16～33cm，5～9浅裂，裂片宽三角状卵形，先端急尖，叶面暗绿色，常有光泽，叶背淡黄绿色，两面无毛，边缘具细刺齿；叶柄长10～20cm，具纵棱，无毛。花通常5～8朵生于2个茎生叶叶柄交叉处，呈簇生状；花梗长2～4cm，常下弯，无毛；萼片椭圆状长圆形或卵状披针形，黄绿色，早落；花瓣紫红色，倒卵状长圆形，长3～4cm；雄蕊6枚，常镰状弯曲，花丝短于花药，花药长约15mm，药隔先端延伸；子房长圆形，柱头头状，胚珠多数。浆果倒卵状长圆形或近球形，长约3cm，直径约2cm，熟时紫黑色。花期3～6月，果期7～9月。

【生境与分布】生于山谷林下阴湿处。分布于浙江、安徽、江西、福建等省内山区和半山区，另广东、广西、四川、湖北、湖南、河南、台湾亦有分布。

【药名与部位】八角莲，根及根茎。

【采集加工】春、秋二季采挖，洗净，干燥。

【药材性状】根茎呈结节状扁长圆柱形，略弯曲，长 6～10cm，直径 0.7～1.5cm；表面黄棕色或棕褐色，外皮脱落处显黄白色，密生层状凸起的粗环纹，上面有数个类圆形凹陷茎痕，有的内壁具环状排列的维管束痕；下面凹凸不平，疏生细根或细根痕；质坚实，断面不平坦，黄白色或淡黄色，粉性。根呈细圆柱形，长 3～5cm，直径 1～2mm；表面棕色或棕红色；质韧，不易折断，韧皮部断后，木质部易抽出。气微，味苦。

【药材炮制】除去杂质，大小分开，洗净，润透，切厚片，干燥。

【化学成分】根茎含木脂素类：鬼臼酮（podophyllotoxone）、脱氢鬼臼毒素（dehydropodophyllotoxin）、鬼臼毒素（podophyllotoxin）、4′-去甲基鬼臼毒素（4′-demethylpodophyllotoxin）、4′-去甲基脱氢鬼臼毒素（4′-demethyl dehydropodophyllotoxin）[1]、4′-去甲氧基鬼臼毒素（4′-demethyldeoxy podophyllotoxin）、4′-去甲基鬼臼毒素苷（4′-demethyl podophyllotoxin glucoside）、西藏鬼臼脂醇-β-D-葡萄糖苷（podorhizol-β-D-glucoside）、鬼臼脂素苷（podophyllotoxin glucoside）、八角莲醇（dysosmarol）和山荷叶素（diphyllin）[2]；黄酮类：山柰酚（kaempferol）、槲皮素（quercetin）[1]、槲皮素-3-O-吡喃葡萄糖苷（quercetin 3-O-glucopyranoside）、山柰酚-3-O-吡喃葡萄糖苷（kaempferol-3-O-glucopyranoside）和金合欢素（acacetin）[2]；甾体类：胡萝卜苷（daucosterol）和 β-谷甾醇（β-sitosterol）[1]；脂肪酸类：正十六烷酸（n-hexadecanoic acid）[1]。

【性味与归经】苦、辛，平；有小毒。

【功能与主治】清热解毒，活血祛瘀。用于咽喉肿痛，毒蛇咬伤，痈肿疔疮，跌打损伤，风湿痹痛。

【用法与用量】3～9g。

【药用标准】江西药材 1996。

【附注】本种以鬼臼之名始载于《神农本草经》。《图经本草》谓：鬼臼江宁府、滁、舒、商、齐、杭、襄、峡州、荆门军皆有之。《本草纲目》引苏颂曰："花红紫如荔枝，正在叶下，常为叶所蔽。"综上所述，古木草记载的鬼臼应是六角莲或八角莲 *Dysosma versipellis*（Hance）M.Cheng ex Ying。

本种有毒，内服宜慎，孕妇禁服。

同属植物川八角莲 *Dysosma veitchii*（Hemsl.et Wils）Fu ex Ying 的根茎在贵州等地作八角莲入药。

【化学参考文献】

[1] 时岩鹏，韦兴光，姚庆强．六角莲化学成分的研究［J］．中草药，2005，36（4）：484-486.

[2] Karuppaiya P，Tsay H S.Therapeutic values，chemical constituents and toxicity of Taiwanese *Dysosma pleiantha*-a review［J］.Toxicol Lett，2015，236（2）：90-97.

237. 八角莲（图 237） • *Dysosma versipellis*（Hance）M.Cheng ex Ying

【别名】独脚莲（江西），独角莲（江西南昌），八角金盘（江西景德镇），八卦莲、千斤锤（福建南平），一粒珠。

【形态】多年生草本，植株高 40～100cm，有时可达 150cm。根状茎粗壮，多须根；茎直立，无毛。茎生叶 2 枚，薄纸质，互生，盾状，近圆形，直径达 30cm，4～9 掌状浅裂，裂片阔三角形、卵形或卵状长圆形，先端锐尖，叶面无毛，叶背被柔毛，叶脉明显隆起，边缘具细齿；下部叶叶柄长 12～25cm，上部叶叶柄长 1～3cm。花常数朵排成伞形花序，生于离叶基部不远处，花梗纤细，长可达 5cm，下弯，被长柔毛；萼片长圆状椭圆形，黄绿色，有时略带红色，长 0.6～1.8cm，外面被短柔毛；花瓣绛红色，勺状倒卵形，长约 2.5cm，无毛；雄蕊 6 枚，长约 1.8cm，花丝短于花药，药隔先端急尖，无毛；子房椭圆形，无毛，花柱短，柱头盾状。浆果椭圆形，长约 4cm，直径约 3.5cm。种子多数。花期 3～6 月，果期 5～9 月。

【生境与分布】生于山坡林下阴湿处或溪旁。分布于浙江、安徽、江西等地，杭州有栽培，湖南、湖北、

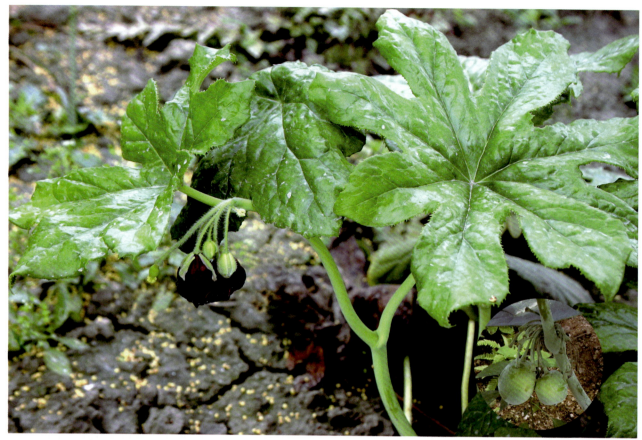

图 237　八角莲　　　　　　摄影　邬家林等

广东、广西、云南、贵州、四川、河南、陕西亦有分布。

八角莲和六角莲的区别点：八角莲叶互生，叶背有柔毛，花着生于近叶基处，花梗有毛，花瓣勺状倒卵形。六角莲叶对生，两面无毛，花着生于2个茎生叶叶柄交叉处，花梗无毛，花瓣倒卵状椭圆形。

【药名与部位】八角莲，根状茎。

【采集加工】秋、冬季采挖。洗净，晒干。

【药材性状】根状茎呈横生的结节状，长6～15cm，直径2～4cm。表面黄棕色至棕褐色，上面有凹陷的茎基痕，下面残留有须根痕。质硬而脆，易从结节处折断，断面红棕色。气微，味苦。

【药材炮制】除去杂质，大小分开，洗净，润透，切厚片，干燥。

【化学成分】根茎含木脂素类：苦鬼臼毒素（picropodophyllin）、鬼臼毒素（podophyllotoxin）、异鬼臼苦酮（isopicropodophyllone）、鬼臼苦酮（picropodophyllone）、去氧鬼臼毒素（deoxypodophyllotoxin）[1]、去氢鬼臼毒素（dehydropodophyllotoxin）、4'-去甲基鬼臼毒素（4'-demethylpodophyllotoxin）、4'-去甲基脱氢鬼臼毒素（4'-demethyldehydropodophyllotoxin）、L-苦鬼臼毒素-4-O-β-D-吡喃葡萄糖-(1→6)-β-D-吡喃葡萄糖苷［L-picropodophillotoxin-4-O-β-D-glucopyranosyl-(1→6)-β-D-glucopyranoside］、L-苦鬼臼毒素-4-O-β-D-吡喃葡萄糖苷（L-picropodophillotoxin 4-O-β-D-glucopyranoside）、异山荷叶素（isodiphyllin）[2]、山荷叶素（diphyllin）、山荷叶素-4-O-β-D-葡萄糖苷（diphyllin-4-O-β-D-glucoside）、4',5'-二去甲基鬼臼毒素（4',5'-didemethylpodophyllotoxin）、鬼臼毒酮（podophyllotoxone）、苦鬼臼毒素-4-O-β-D-葡萄糖苷（picropodophyllotoxin-4-O-β-D-glucoside）、4'-去甲基鬼臼毒素-4-O-β-D-葡萄糖苷（4'-demethylpodophyllotoxin-4-O-β-D-glucoside）、鬼臼毒素-4-O-β-D-葡萄糖苷（podophyllotoxin-4-O-β-D-glucoside）、八角莲醇（dysosmarol）[3]、4'-去甲基鬼臼毒酮（4'-demethylpodophyllotoxone）、4'-去甲基异鬼臼苦酮（4'-demethylisopicropodophyllone）、β-足叶草脂素（β-peltatin）、α-足叶草脂素（α-peltatin）、(+)-松脂酚［(+)-pinoresinol］[4]、八角莲去甲木脂素*A、B（dysosmanorlignan A、

B)[5]，地菲林葡萄糖苷（cleistanthin-B）[6]，α-盾叶苦鬼臼素葡萄糖苷（α-peltatin glucoside）和β-盾叶苦鬼臼素葡萄糖苷（β-peltatin glucoside）[7]；黄酮类：山奈酚（kaempferol）、槲皮素（quercetin）、山奈酚-3-O-β-D-吡喃葡萄糖苷（kaempferol-3-O-β-D-glucopyranoside）[3]，八角莲黄酮*A、B、C、D、E、F（dysosmaflavone A、B、C、D、E、F）[5]，槲皮素-3-O-β-D-吡喃葡萄糖苷（quercetin-3-O-β-D-glucopyranoside）[6]，八角莲素 A、D、E、F（podoverine A、D、E、F）[7]，(S)-橘酮*[(S)-citflavanone]，5,7,4′-三羟基-3′-异戊二烯-3-甲氧基黄酮（5,7,4′-trihydroxy-3′-isoprenyl-3-methoxy-flavone）、3-O-甲基槲皮素（3-O-methyl-quercetin）[8]和芦丁（rutin）[9]；甾体类：β-谷甾醇（β-sitosterol）[3]和胡萝卜苷（daucosterol）[10]；挥发油类：3,7-二甲基-1,6-辛二烯-3-醇（3,7-dimethyl-1,6-octadiene-3-ol）、2-（4-甲基-3-环己烯-1）丙-2-醇[2-(4-methyl-3-cyclohexene-1)propan-2-ol]、(E)-3,7-二甲基-2,6-辛二烯-1-醇[(E)-3,7-dimethyl-2,6-octadiene-1-ol]、4-(2,6,6-三甲基-2-环己烯-1-基)-3-丁烯-2-酮[4-(2,6,6-trimethyl-2-cyclohexen-1-yl)-3-butylene-2-one]、(R)-5,6,7,7α-四氢-4,4,7α-三甲基-2(4H)-苯并呋喃酮[(R)-5,6,7,7α-tetrahydro-4,4,7α-trimethyl-2(4H)-coumaranone]、丙基柏木醚（cedrol propyl ether）、2,6-甲氧基苯甲醛-氨基甲酰腙（2,6-methoxybenzaldehyde-amincarbonylhydrazone）、三十二烷（dotriacontane）和(Z)-2-(9-十八烯基氧化)乙醇[(Z)-2-(9-octadecenyloxo)ethanol]等[11]；酚酸类：香草酸（vanillic acid）、对羟基苯甲酸乙酯（ethyl-4-hydroxybenzoate）和4-羟基苯甲酸（4-hydroxybenzoic acid）[8]；氨基酸类：精氨酸（Arg）、谷氨酸（Glu）、缬氨酸（Val）、半胱氨酸（Cys）、瓜氨酸（Cit）、天冬氨酸（Asp）、甘氨酸（Gly）、异亮氨酸（Ile）、苏氨酸（Thr）、丝氨酸（Ser）、苯丙氨酸（Phe）、亮氨酸（Leu）、酪氨酸（Tyr）、甲硫氨酸（Met）、丙氨酸（Ala）、赖氨酸（Lys）、组氨酸（His）、鸟氨酸（Orn）、γ-氨基丁酸（γ-aminobutyric acid）和α-氨基异丁酸（α-aminoisobutyric acid）[12]；元素：铁（Fe）、锌（Zn）、铜（Cu）、锰（Mn）、铬（Gr）、钼（Mo）、钴（Co）、硒（Se）、镍（Ni）、锶（Sr）和碘（I）[12]；糖类：果糖（sucrose）[10]。

叶含挥发油类：桉油烯醇（espatulenol）、α-荜澄茄油烯（α-cubebene）、γ-榄香烯（γ-elemene）和γ-依兰油烯（γ-muurolene）[13]；烷烃类：二十烷（eicosane）、二十一烷（heneicosane）、二十二烷（docosane）和二十三烷（tricosane）等[13]。

【药理作用】1. 抗病毒　根茎中分离得到的山奈酚（kaempferol）和苦鬼臼毒素（pieropodophllin）对柯萨奇B组病毒（CBV）和单纯疱疹病毒Ⅰ型（HSV-1）具有显著的抑制作用[1]。2. 抗肿瘤　根及根茎中提取分离得到的鬼臼毒素（podophyllotoxin）能抑制人胃癌 SGC-7901 细胞的增殖[2]；根中分离得到的鬼臼脂毒酮（podophyllotoxone）和 4′-去甲去氧鬼臼毒素（4′-demethyldeoxypodo-phyllotoxin）可诱导人前列腺癌 PC3 细胞和人乳腺癌 Bcap-37 细胞的凋亡[3]。

毒性　大鼠灌胃给予八角莲后，可对肝脏产生明显的毒性，其机制可能与影响自由基及炎症因子有关[4]。

【性味与归经】苦、辛、平。有小毒。

【功能与主治】清热解毒，化痰散结，祛瘀消肿。用于痈肿疔疮，瘰疬，咽喉肿痛，跌打损伤，毒蛇咬伤。

【用法与用量】6～12g。外用适量，研末调敷或与酒研敷。

【药用标准】浙江药材 2000、上海药材 1994、广西药材 1990、湖北药材 2009、江西药材 1996、湖南药材 2009、贵州药材 2003、广西壮药 2008 和云南药材 2005。

【临床参考】1. 毒蛇咬伤：根茎 15～30g，加半边莲 30～60g，半枝莲 30～60g 等，每日 1 剂水煎，冲入适量蜂蜜口服[1]。

2. 带状疱疹、单纯性疱疹：根茎研末，醋调涂患处。（《广西中草药》）

3. 疔疮：鲜根茎适量，洗净捣烂，加少量雄黄混合敷患处[2]。

【附注】清《本草纲目拾遗》称本种为草八角，云"能解蛇毒，治痈毒，……此药性热力猛，有毒，嚼之味麻，虽壮实人宜少用，服药后，忌鱼腥、猪、羊、牛、马等肉，犯之令人癫狂，惟白莱菔可解"。

本种药材与五加科植物竹节人参 Panax japonicus C.A.Mey. 的根茎（药材称竹节参）相似，应注意鉴别。

本种有毒，内服宜慎，孕妇禁服。

【化学参考文献】

[1] 张丽芳. 高效液相色谱法测定桃儿七与八角莲中5种木脂素类成分含量 [C]. 中华中医药学会中药制剂分会2009全国中药创新与研究论坛学术论文集, 2009: 5.

[2] 朱培芳, 汪云松, 赵静峰, 等. 2种八角莲中鬼臼毒素类化合物的研究 [J]. 云南大学学报（自然科学版）, 2006, 28（6）: 521-525.

[3] 姜飞, 田海妍, 张建龙, 等. 八角莲的化学成分研究 [J]. 中草药, 2011, 42（2）: 634-639.

[4] 段瑞刚, 李军伟, 邹建华, 等. 八角莲愈伤组织中木脂素类化学成分研究 [J]. 中国药学杂志, 2014, 49（15）: 1306-1309.

[5] Zheng Y, Xie Y G, Zhang Y, et al. New norlignans and flavonoids of *Dysosma versipellis* [J]. Phytochem Lett, 2016, 16: 75-78.

[6] 高秀红, 刘明川, 金林红, 等. 黔产八角莲化学成分的研究 [J]. 时珍国医国药, 2011, 22（4）: 871-873.

[7] Yang Z, Wu Y Q, Wu S H. A combination strategy for extraction and isolation of multi-component natural products by systematic two-phase solvent extraction-13C nuclear magnetic resonance pattern recognition and following conical counter-current chromatography separation: Podophyllotoxins and flavonoids from *Dysosma versipellis* (Hance) as examples [J]. J Chromatogr A, 2016, 1431: 184-196.

[8] Chen R, Duan R G, Wei Y N, et al. Flavonol dimers from callus cultures of *Dysosma versipellis* and their in vitro neuraminidase inhibitory activities [J]. Fitoterapia, 2015, 107: 77-84.

[9] 彭玲芳, 陆礼和, 杨立国, 等. 八角莲中一个新双黄酮 [J]. 药学学报, 2016, 51（8）: 1281-1284.

[10] Xu X Q, Gao X H, Jin L H, et al. Antiproliferation and cell apoptosis inducing bioactivities of constituents from *Dysosma versipellis* in PC3 and Bcap-37 cell lines [J]. Cell Div, 2011, 6: 14.

[11] 倪士峰, 傅承新, 吴平, 等. 八角莲挥发油化学成分的GC-MS研究 [J]. 中草药, 2004, 35（2）: 29-30.

[12] 王丽平, 方含秋, 姚莉韵, 等. 八角莲注射液中氨基酸与微量元素的研究 [J]. 上海第二医科大学学报, 1995, 15（1）: 36-38.

[13] 李锦辉. 贵州产地八角莲叶挥发性成分分析 [J]. 食品科学, 2015, 36（12）: 138-141.

【药理参考文献】

[1] 姚莉韵, 王丽平. 八角莲水溶性有效成分的分离与抗病毒活性的测定 [J]. 上海第二医科大学学报, 1999, 19（3）: 234-237.

[2] 张艳君, 冯川. 八角莲活性成分鉴别及其抗癌活性研究 [J]. 吉林医药学院学报, 2013, 34（4）: 241-244.

[3] Xu X, Gao X, Jin L, et al. Antiproliferation and cell apoptosis inducing bioactivities of constituents from *Dysosma versipellis*, in PC3 and Bcap-37 cell lines [J]. Cell Division, 2011, 6（1）: 14.

[4] 杨光义, 王刚, 叶方. 八角莲致大鼠肝毒性机制研究 [J]. 中国药师, 2011, 14（12）: 1719-1721.

【临床参考文献】

[1] 韦麟. 自拟三莲汤治疗毒蛇咬伤68例 [J]. 中国民间疗法, 2001, 9（5）: 43-44.

[2] 杨文进. 八角莲治疗疖疮25例体会 [A]. 中国民族医药学会、广西区卫生厅、广西中医学院 //2005全国首届壮医药学术会议暨全国民族医药经验交流会论文汇编 [C]. 中国民族医药学会、广西区卫生厅、广西中医学院: 2005, 2.

5. 淫羊藿属 *Epimedium* Linn.

多年生草本。根状茎质硬，通常横走，多须根，褐色；茎单生或丛生，无毛，基部被褐色鳞片。叶通常为一至三回三出复叶，基生叶具长柄；小叶卵形、卵状披针形或近圆形，基部心形，两侧通常不对称，叶缘有刺毛状齿。花茎具1～4叶，对生，偶互生。花序常顶生，呈总状或圆锥状，无毛或被腺毛；花两性；萼片8枚，2轮排列，内轮花瓣状；花瓣4枚，通常有距或囊；雄蕊4枚，与花瓣对生，花药瓣裂，外卷；子房上位，1室，胚珠6～15枚。蒴果背裂。种子具肉质假种皮。

约50种，分布于中国、印度、东亚及远东地区、欧洲南部和北非。中国41种，法定药用植物8种1变种。华东地区法定药用植物2种。

238. 朝鲜淫羊藿（图238）• *Epimedium koreanum* Nakai（*Epimedium grandiflorum* Morr.）

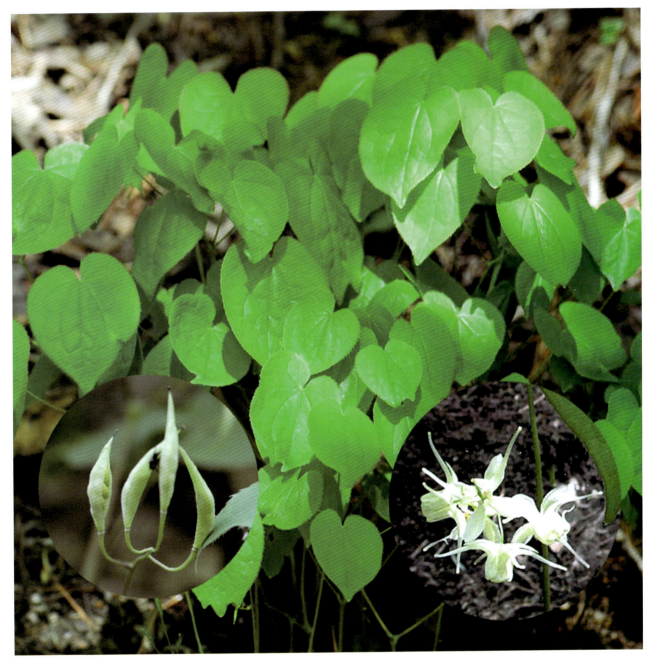

图 238　朝鲜淫羊藿　　　　摄影　周繇等

【别名】大花淫羊藿。

【形态】多年生草本，高15～40cm。根状茎横走，红棕色，质硬，须根多，黄棕色，茎基部被鳞片。二回三出复叶基生和茎生，叶片纸质；小叶卵形，长3～13cm，宽2～8cm，先端急尖或渐尖，基部斜心形，侧生小叶基部裂片不等大，叶面暗绿色，叶背苍白色，有时疏被短柔毛，叶缘具细刺齿；花茎具叶1枚。总状花序顶生，具4～16朵花，长10～15cm，无毛或被疏柔毛；花梗长1～2cm。花白色、淡黄色、深红色或紫蓝色，直径2～4.5cm；萼片2轮，外萼片带红色，长圆形，长4～5mm，内萼片狭卵形至披针形，急尖，扁平，长 8～18mm；花瓣有长距，距呈钻状，长 1～2cm，基部具花瓣状瓣片。蒴果狭纺锤形，长约 6mm，宿存花柱长约 2mm。花期 4～5 月，果期 5 月。

【生境与分布】生于林下或灌丛中。分布于浙江和安徽，另吉林、辽宁也有分布；朝鲜北部及日本有分布。

【药名与部位】淫羊藿，地上部分。

【采集加工】夏、秋季茎叶茂盛时采收，除去粗梗及杂质，晒干或阴干。

【药材性状】茎圆柱形。三出复叶；小叶片卵圆形，长 4～10cm，宽 3.5～7cm，先端长尖，顶生小叶，基部心形，两侧小叶较小，偏心形，外侧较大，呈耳状，边缘具黄色刺毛状细锯齿；上表面黄绿色，下表面灰绿色，主脉 7～9 条，基部有稀疏细长毛，细脉两面突起，网脉明显；小叶柄长 1～5cm；叶片近革质，较薄。气微，味微苦。

【药材炮制】除去杂质，切段，筛去灰屑。

【化学成分】全草含黄酮类：柯伊利素 -7-O-β-D- 葡萄糖醛酸 -6″- 甲酯（chrysoeriol-7-O-β-D-glucuronic acid-6″-methyl ester）、芹菜素 -7-O-β-D- 葡萄糖醛酸 -6″- 甲酯（apigenin-7-O-β-D-glucuronide-6″-methyl ester）、3′, 5, 7- 三羟基 -4′- 甲氧基黄酮 -3-O-α-L- 吡喃鼠李糖（1→6）-β-D- 吡喃葡萄糖苷 [3′, 5, 7-trihydroxy-4′-methoxy flavone-3-O-α-L-rhamnopyranosyl（1→6）-β-D-glucopyranoside]、山奈酚 -3-O-α-L- 吡喃鼠李糖（1→6）-β-D- 吡喃葡萄糖苷 [kaempferol-3-O-α-L-pranrhamnosyl（1→6）-β-D-glucopyranoside]、芦丁（rutin）、槲皮素 -3-O-β-D- 半乳糖 -7-O-β-D- 吡喃葡萄糖苷（quercetin-3-O-β-D-galactose-7-O-β-D-glucopyranoside）[1]，淫羊藿苷（icariin）、淫羊藿属苷 A（epimedoside A）、朝藿定 A、B、C（epimedin A、B、C）、大花淫羊藿苷 F（ikarisoside F）、淫羊藿次苷Ⅰ、Ⅱ（icariside Ⅰ、Ⅱ）[2]，2-（对 - 羟基苯氧基）-5, 7- 二羟基 -6- 异戊烯基色酮 [2-（p-hydroxyphenoxy）-5, 7-dihydroxy-6-prenylchromone][3]、淫羊藿素 -3-O-α-L- 吡喃鼠李糖苷（icaritin-3-O-α-L-rhamnopyranoside）、箭藿苷 A、B（sagittatoside A、B）、二叶淫羊藿苷 A（diphylloside A）、3, 5, 7- 三羟基 -4′- 甲氧基 -8- 异戊二烯基黄酮 -3-O-α-L- 吡喃鼠李糖（1→2）-α-L- 吡喃鼠李糖苷 [3, 5, 7-trihydroxyl-4′-methoxyl-8-prenyl-flavone-3-O-α-L-rhamnopyranosyl-（1→2）-α-L-rhamnopyranoside]、紫云英苷（astragalin）[4]，朝藿苷甲、丙（korepimedoside A、C）[2,5]、槲皮素（quercetin）、2″-O-L- 吡喃鼠李糖淫羊藿次苷Ⅰ（2″-O-L-rhamnopyranosyl icariside Ⅰ）[5]、脱水淫羊藿素（anhydroicaritin）、8- 异戊二烯基山奈酚（8-prenyl kaempferol）、银杏双黄酮（ginkgetin）、异银杏双黄酮（isoginkgetin）、去甲银杏双黄酮（bilobetin）[6]、金丝桃苷（hyperoside）、朝藿苷 B（caohuoside B）[7]、宝藿苷Ⅰ、Ⅵ（baohuoside Ⅰ、Ⅵ）[2,7]，朝鲜淫羊藿苷Ⅰ、Ⅱ（epimedokoreanoside Ⅰ、Ⅱ）[8]、淫羊藿次苷 B、C（icariside B、C）[9]、5- 羟基 -4′- 甲氧基 -8-（2- 羟基 -3- 甲基 -3- 丁烯基）黄酮 -3-O-α-L- 吡喃鼠李糖 -7-O-β-D- 吡喃葡萄糖苷 [5-hydroxy-4′-methoxy-8-（2-hydroxy-3-methyl-3-butenyl）flavone-3-O-α-L-rhamnopyranosyl-7-O-β-D-glucopyranoside]、山奈苷（kaempferitrin）[10]、乙酰基淫羊藿素（acetylicariin）[11]、淫羊藿素（icaritin）[12]、苜蓿素（tricin）、甘草素（liquiritigenin）[13] 和粗毛淫羊藿苷（acuminatin）[14]；蒽醌类：大黄素（emodin）[13]；萜类：淫羊藿苷 F（icariside F）和淫羊藿苷 C_1（icariside C_1）[15]；菲类：淫羊藿苷 A_7（icariside A_7）[3]、淫羊藿苷 A_5（icariside A_5）、淫羊藿次苷 A_1（icariside A_1）和朝藿菲苷 A（epimedoicarisoside A）[15]；酚酸类：麦芽酚（maltol）[5]、咖啡酰基己糖二酸（caffeoyl hexaric acid）、顺式 -3-O- 咖啡酰奎宁酸（cis-3-O-caffeoylquinic acid）、反式 -3-O- 咖啡酰奎宁酸（trans-3-O-caffeoylquinic acid）、顺式 -3-O- 对 - 香豆酰奎宁酸（cis-3-O-p-coumaroylquinic acid）、顺式 -4-O- 咖啡酰奎宁酸（cis-4-O-caffeoylquinic acid）、反式 -3-O- 对 - 香豆酰奎宁酸（trans-3-O-p-coumaroylquinic acid）、5-O- 咖啡酰奎宁酸（5-O-caffeoylquinic acid）、反式 -4-O- 咖啡酰奎宁酸（trans-4-O-caffeoylquinic acid）、反式 -5-O- 咖啡酰奎宁酸（trans-5-O-caffeoylquinic acid）、顺式 -5-O- 咖啡酰奎宁酸（cis-5-O-caffeoylquinic acid）、反式 -4-O- 对 - 香豆酰奎宁酸（trans-4-O-p-coumaroylquinic acid）、反式 -5-O- 对 - 香豆酰奎宁酸（trans-5-O-p-coumaroylquinic acid）、顺式 -5-O- 对 - 香豆酰奎宁酸（cis-5-O-p-coumaroylquinic acid）和 5-O- 阿魏酰奎宁酸（5-O-feruloylquinic acid）[16]；木脂素类：9'-（α-吡喃鼠李糖）-3, 5'-二甲氧基-3'；7, 4'：8-二环氧新木脂素-4, 9-二醇［9'-（α-rhamnopyranosyl）-3, 5'-dimethoxy-3'；7, 4'：8-diepoxyneolignan-4, 9-diol］、柏木苷 A（cupressoside A）、（+）-环合橄榄树脂素［（+）-cyclooliyil］、（+）-南烛木树脂酚［（+）-lyoniresinol］和（+）-异落叶松树脂醇［（+）-isolariciresinol］[17]；生物碱类：朝鲜淫羊藿碱*（epimediphine）[18]；挥发油类：4, 4α, 5, 6, 7, 8-2（3H）-萘酮［4, 4α, 5, 6, 7, 8-2（3H）-naphthalene-one］、1, 2-苯二羧酸（1, 2-benzene dicarboxylic acid）、十氢-4α-甲基-1-萘（decahydro-4α-methyl-1-naphthalene）、N, N'-二（1-甲基）-1, 4-苯二胺［N, N'-2（1-methyl）-1, 4-phenylenediamine］、丁基-1, 2-苯基双环二羧酸（butyl-1, 2-phenyl bicyclo dicarboxylic acid）和硼酸乙基二癸酯（ethyl didecyl borate）等[19]；元素：硅（Si）、锰（Mn）、锌（Zn）、镁（Mg）、铁（Fe）、铝（Al）、磷（P）和硫（S）等[20]；甾体类：胡萝卜苷（daucosterol）[12]；萘类：1, 2, 3, 4-四氢-3, 7-二羟基-1-（4-羟基-3-甲氧基苯基）-6-甲氧基-2, 3-萘二甲醇［1, 2, 3, 4-tetrahydro-3, 7-dihydroxy-1-（4-hydroxy-3-methoxyphenyl）-6-methoxy-2, 3-naphthalenedimethanol］[21]；其他尚含：沙立苷（salidroside）[5]和肌醇（insistol）[22]。

【药理作用】1. 抗骨质疏松　叶中提取的总黄酮可提高维甲酸所致骨质疏松大鼠的骨密度，增加骨强度及韧性，减少骨吸收[1]。2. 抗心肌缺血　叶的碱提取物可明显改善异丙肾上腺素所致急性心肌缺血大鼠的异常心电图并减慢心率[2]。3. 增强免疫　茎叶水提液可提高环磷酰胺所致免疫缺陷小鼠的外周血 T 淋巴细胞酸性 α-醋酸酯酶阳性率和脾脏、胸腺与小鼠体重的比值[3]。4. 抗肿瘤　茎叶中提取的多糖能抑制 Lewis 肺癌细胞荷瘤小鼠肿瘤细胞的生长，提高脾脏系数并维持胸腺系数平稳，提高免疫细胞因子白细胞介素-2 和 γ-干扰素的水平，提升外周血 T 淋巴细胞 CD_4^+ 水平，恢复 CD_4^+/CD_8^+ 比例，抑制吲哚胺-2, 3-二氧化酶在肿瘤组织中的表达，在维持机体免疫功能的同时提高机体杀伤肿瘤细胞的能力[4]；分离得到的淫羊藿次苷 II（icariside II）可降低人成骨肉瘤细胞中的低氧诱导因子-1α，下调人成骨肉瘤细胞中的血管生成、新陈代谢和葡萄糖代谢中如内皮生长因子、尿激酶型纤溶酶原激活物受体、肾上腺髓质素、基质金属蛋白酶-2、醛缩酶 A 和烯醇酶 1 的表达，同时抑制人成骨肉瘤细胞迁移率、人脐静脉内皮细胞血管形成率[5]。5. 抗疲劳　叶中提取得到的黄酮衍生物具有显著的抗疲劳作用，能显著延长大鼠的负重游泳时间，降低尿素氮，提高肝糖原，减少乳酸堆积[6]。6. 抗氧化　叶中提取得到的黄酮衍生物能显著提高大鼠血清中的超氧化物歧化酶的活力，加快丙二醛的清除速率[6]，其抗氧化的主要有效部位为正丁醇萃取部位，主要有效成分为淫羊藿苷（icariin）[7]。

【性味与归经】辛、甘、温，归肝、肾经。

【功能与主治】补肾阳，强筋骨，祛风湿。用于阳痿遗精，筋骨痿软，风湿痹痛，麻木拘挛；更年期高血压。

【用法与用量】3～9g。

【药用标准】药典 1977～2015、浙江炮规 2015、新疆药品 1980 二册和台湾 2013。

【附注】淫羊藿始载于《神农本草经》。《名医别录》云：生上郡阳山（即今陕西西北及内蒙古乌审旗一带）。《本草纲目》记载："一茎三丫，一丫三叶，叶长二三寸，如杏叶及豆藿，面光背淡，甚薄，而细齿有微刺。"据本草记述的形态及分布应即本种。

除《中国药典》收载的 4 种植物来源外，尚有粗毛淫羊藿 Epimedium acuminatum Franch.、毡毛淫羊藿 Epimedium coactum H.R.Liang et W.M.Yan、黔岭淫羊藿 Epimedium leptorrhizum Stearn、天平山淫羊藿 Epimedium myrianthum Stearn、光叶淫羊藿 Epimedium sagittatum（Sieb.etZucc.）Maxim var.glabratum Ying 及巫山淫羊藿 Epimedium wushanense T.S.Ying 的茎叶在贵州等地作淫羊藿或黔淫羊藿药用。

【化学参考文献】
[1] 李金玉, 李洪梅, 李蓉涛. 朝鲜淫羊藿叶的黄酮苷类成分研究[J]. 云南中医中药杂志, 2014, 35（7）: 67-69.
[2] 童玉玺, 徐德然, 孔令义. HPLC-MS^3 法分析朝鲜淫羊藿有效部位化学成分[J]. 中国天然药物, 2006, 4（1）: 58-61, 87.

[3] 孙朋悦，文晔，徐颖，等．朝鲜淫羊藿的化学成分［J］．药学学报，1998，33（12）：40-43．
[4] 李文魁，肖培根，张如意．朝鲜淫羊藿的化学成分（Ⅱ）［J］．天然产物研究与开发，1994，6（4）：12-18．
[5] 孙朋悦，陈英杰，王志学．朝鲜淫羊藿化学成分研究［J］．沈阳药科大学学报，1995，12（3）：234．
[6] 孙朋悦，徐颖，文晔，等．朝鲜淫羊藿的化学成分（Ⅰ）［J］．中国药物化学杂志，1998，8（2）：122-126．
[7] 李丽，窦建鹏，吴巍，等．朝鲜淫羊藿中黄酮类化合物的高效液相色谱与电喷雾质谱联用研究［J］．分析化学，2005，33（3）：317-320．
[8] Pachaly P, Schönherr-Weißbarth C, Sin K S. New Prenylflavonoid Glycosides from *Epimedium koreanum*［J］．Planta Med，1990，56（3）：277-280．
[9] Jiang F, Wang X L, Wang N L, et al. Two new flavonol glycosides from *Epimedium koreanum* Nakai［J］．J Asian Nat Prod Res，2009，11（5）：401-409．
[10] Han F, Lee I S. A new flavonol glycoside from the aerial parts of *Epimedium koreanum* Nakai［J］．Nat Prod Res，2017，31（3）：320-325．
[11] Dou J P, Liu Z Q, Liu S Y. Structure identification of a prenylflavonol glycoside from *Epimedium koreanum* by electrospray ionization tandem mass spectrometry［J］．Anal Sci，2006，22：449-452．
[12] 李文魁，张如意，肖培根．朝鲜淫羊藿化学成分的研究［J］．中草药，1995，26（9）：453-455，503．
[13] 李文魁，肖培根，潘景歧，等．朝鲜淫羊藿的化学成分（Ⅲ）［J］．中国药学杂志，1995，30（8）：455-457．
[14] 孙朋悦，徐颖，文晔，等．朝鲜淫羊藿的化学成分Ⅱ［J］．中国药物化学杂志，1998，8（4）：50-53．
[15] 程岩，王新峦，张大威，等．朝鲜淫羊藿中的非黄酮类化合物［J］．中草药，2007，38（8）：1135-1138．
[16] Wang Y Q, Guo Z M, Jin Y, et al. Identification of prenyl flavonoid glycosides and phenolic acids in *Epimedium koreanum* Nakai by Q-TOF-MS combined with selective enrichment on "click oligo（ethylene glycol）" column［J］．J Pharm Biomed Anal，2010，51：606-616．
[17] 江芳，王新峦，王乃利，等．朝鲜淫羊藿中的木脂素类化合物及其对大鼠骨肉瘤细胞UMR106增殖及分化的影响［J］．中草药，2008，39（9）：1281-1285．
[18] Zhang X, Oh M, Kim S, et al. Epimediphine, a novel alkaloid from *Epimedium koreanum* inhibits acetylcholinesterase［J］．Nat Prod Res，2013，27（12）：1067-1074．
[19] 陆钊，高凯，潘淑霞，等．加速溶剂萃取/气相色谱-质谱法分析朝鲜淫羊藿挥发油成分［J］．哈尔滨工业大学学报，2011，43（8）：145-148．
[20] 刘春明，李丽，刘志强，等．炮制前后朝鲜淫羊藿化学成分的变化规律研究［J］．分析测试报，2004，23（1）：67-69．
[21] 程岩，王乃利，王新峦，等．朝鲜淫羊藿的化学成分［J］．沈阳药科大学学报，2006，23（10）：644-647，657．
[22] 郑训海，孔令义．朝鲜淫羊藿化学成分研究［J］．中草药，2002，33（11）：7-10．

【药理参考文献】
[1] 宋丽晶，刘建璇，张晓宇，等．淫羊藿总黄酮提取物对维甲酸致大鼠骨质疏松模型的影响［J］．特产研究，2002，4：37-39．
[2] 郭英，谢建平，莫正纪．淫羊藿提取物对急性心肌缺血大鼠血流动力学的影响［J］．中国医药工业杂志，2005，36（5）：286-287．
[3] 刘佳，吴克枫．淫羊囊煎汁对小鼠免疫功能的影响［J］．贵阳医学院学报，1996，21（1）：17-18．
[4] 王程成，苏嘉炎，蔡继炎，等．响应面优化朝鲜淫羊藿多糖提取条件及其肿瘤免疫活性研究［J］．药学学报，2016，51（9）：1464-1471．
[5] Choi H J, Eun J S, Kim D K, et al. Icariside Ⅱ from *Epimedium koreanum*, inhibits hypoxia-inducible factor-1α in human osteosarcoma cells［J］．European Journal of Pharmacology，2008，579（1-3）：58-65．
[6] 郭丽娜，刘忠英．淫羊藿黄酮衍生物Ⅰ的分离纯化及抗氧化、抗疲劳活性评价［D］．长春：吉林大学硕士学位论文，2014．
[7] Zhang W, Chen H, Wang Z, et al. Comparative studies on antioxidant activities of extracts and fractions from the leaves and stem of *Epimedium koreanum*, Nakai［J］．Journal of Food Science & Technology，2013，50（6）：1122．

239. 三枝九叶草（图239）• *Epimedium sagittatum*（Sieb.et Zucc.）Maxim.

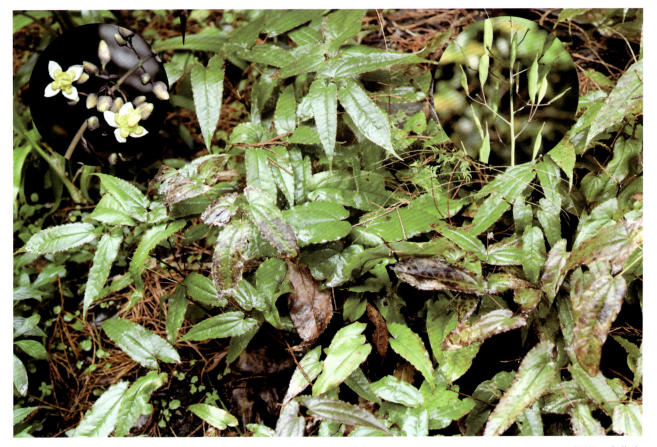

图239　三枝九叶草　　　　　　　　摄影　李华东

【别名】箭叶淫羊藿（通称），三角耙、乏力草（闽北），铁箭头（浙江金华、丽水）。

【形态】多年生草本，高30～50cm。根状茎粗短，节结状，质硬，须根多。一回三出复叶基生和茎生；叶片革质，小叶卵形至卵状披针形，长5～19cm，宽3～8cm，先端急尖或渐尖，顶生小叶基部两侧裂片近相等，圆形，侧生小叶基部高度偏斜，外裂片远较内裂片大，三角形，急尖，内裂片圆形，叶面无毛，叶背疏被粗短伏毛或无毛，叶缘具刺齿；花茎具叶2枚，对生。圆锥花序顶生，具20～60朵花，长10～20（30）cm，通常无毛，偶被少数腺毛；花梗长约1cm，无毛；花小，直径约8mm；萼片2轮，外萼片4枚，具紫色斑点，内萼片白色，卵状三角形，长约4mm；花瓣囊状，淡黄色，先端钝圆，长1.5～2mm。蒴果卵圆形，长约1cm，宿存花柱长约6mm。花期4～5月，果期5～7月。

【生境与分布】生于山坡林下灌丛中和水沟边。分布于浙江、安徽、福建、江西省内山区，湖北、湖南、广东、广西、四川、陕西、甘肃有分布。

三枝九叶草和朝鲜淫羊藿的区别点：三枝九叶草的叶为一回三出复叶，侧生小叶三角形，基部高度偏斜，外裂片先端急尖，花茎具2枚对生叶；圆锥花序，具花20～60朵，花较小，花瓣无距。朝鲜淫羊藿叶为二回三出复叶，侧生小叶卵形，基部略偏斜，花茎具1叶；总状花序，具花4～16朵，花大，花瓣有距。

【药名与部位】淫羊藿根（仙灵脾），根。淫羊藿，地上部分。

【采集加工】淫羊藿根：夏、秋二季采收，洗净，晒干。淫羊藿：夏、秋季茎叶茂盛时采收，除去粗梗及杂质，晒干或阴干。

【药材性状】淫羊藿根：呈不规则结节块状或圆柱形，多具分枝；长 2～8cm，直径 0.3～1.5cm。表面棕褐色或黑褐色；多具瘤状突起，有须根、须根痕及残留茎基。质坚硬，不易折断，断面黄白色至黄棕色。气微，味微苦。

淫羊藿：茎圆柱形。三出复叶；小叶片长卵形至卵状披针形，长 4～12cm，宽 2.5～5cm；先端渐尖，顶生小叶基部心形，两侧小叶较小，基部明显偏斜，外侧呈箭形，边缘具黄色刺毛状细锯齿；上表面黄绿色，下表面灰绿色，主脉 7～9 条，疏被粗短伏毛或近无毛，细脉两面突起，网脉明显；小叶柄长 1～5cm；叶片革质，较薄。气微，味微苦。

【药材炮制】淫羊藿：除去杂质，切段，筛去灰屑。

【化学成分】地上部分含黄酮类：温哥华苷 F（hexandraside F）、朝藿定 A、B、C（epimedin A、B、C）、淫羊藿苷（icariin）[1]，宝藿苷Ⅰ（baohuoside Ⅰ）、去甲淫羊藿素（desmethylicaritin）、苜蓿素（tricin）、淫羊藿次苷Ⅰ（icariside Ⅰ）、朝藿定 C（epimedin C）[2]、箭藿苷 A、B（sagittatoside A、B）、2″-O- 鼠李糖淫羊藿次苷Ⅱ（2″-O-rhamnosylicariside Ⅱ）、淫羊藿新苷 A（epimedoside A）、茂藿苷 B（maohuoside B）[3]、槲皮素 -3-O-β-D- 葡萄糖苷（quercetin-3-O-β-D-glucoside）、槲皮素（quercetin）[4]、箭叶素（sagittin）[5]、箭叶藿苷*A、B、C（sagittasine A、B、C）、山奈酚 -3-O-（2″-E- 对香豆酰 -4″-Z- 对香豆酰）-α-L- 吡喃鼠李糖苷［kaempferol-3-O-（2″-E-p-coumaroyl-4″-Z-p-coumaroyl）-α-L-rhamnopyranoside］、山奈酚 -3-O-（3″-Z- 对香豆酰 -4″-E- 对香豆酰）-α-L- 吡喃鼠李糖苷［kaempferol-3-O-（3″-Z-p-coumaroyl-4″-E-p-coumaroyl）-α-L-rhamnopyranoside］、山奈酚 -3-O-α-L- 吡喃鼠李糖苷（kaempferol-3-O-α-L-rhamnopyranoside）、次大风子素（hydnocarpin）、5″- 甲氧基大风子品（5″-methoxyhydnocarpin）、次大风子素 D（hydnocarpin D）、5′- 甲氧基大风子品 D（5′-methoxyhydnocarpin D）、5′, 5″- 二甲氧基大风子品 D（5′, 5″-dimethoxyhydnocarpin D）和 6- 去甲氧基茵陈色原酮（6-demethoxycapillarisin）[6]；木脂素类：淫羊藿醇 A_1、A_2（icariol A_1、A_2）和淫羊藿次苷 B_9、D_3、E_6、E_7（icariside B_9、D_3、E_6、E_7）[7]。

【药理作用】1. 抗骨质疏松　根茎水提物可降低去卵巢大鼠血清中的碱性磷酸酶和尿脱氧吡啶酚与肌酐的比值，减少尿中钙，增加骨小梁且长期服用对子宫无刺激作用[1]。2. 保护性器官　叶水提液与醇提液均能增加小鼠副性器的重量，且不使胸腺、肾上腺萎缩，其生品与经羊脂油炮制的炮制品的作用强度无明显差异[2]。3. 抗肿瘤　叶中分离得到的淫羊藿素（icaritin）、宝藿苷Ⅰ（baohuoside Ⅰ）、去甲淫羊藿素（desmethylicaritin）、淫羊藿次苷Ⅰ（icariside Ⅰ）可明显抑制人乳腺癌 MDA-MB-231 细胞的增殖[3]。4. 保护血管　地上部分提取得到的总黄酮可降低四氧嘧啶所致糖尿病小鼠的空腹血糖和丙二醛的含量，提高超氧化物歧化酶的活性，使糖尿病小鼠胸主动脉的内皮依赖性舒张得到明显改善[4]。5. 抗痴呆　叶中提取得到的总黄酮可改善 D- 半乳糖所致脑老化小鼠的行为学，改善东莨菪碱所致记忆障碍小鼠的学习记忆及延长结扎双侧颈动脉所致脑缺血小鼠的潜伏期并降低乙酰胆碱酯酶的活力[5]。

【性味与归经】淫羊藿根：辛、甘，温。归肝、肾经。淫羊藿：辛、甘，温。归肝、肾经。

【功能与主治】淫羊藿根：补肾壮阳，祛风除湿。用于肾虚阳痿，小便淋漓，咳喘，风湿痹痛。淫羊藿：补肾阳，强筋骨，祛风湿。用于阳痿遗精，筋骨痿软，风湿痹痛，麻木拘挛；更年期高血压。

【用法与用量】淫羊藿根：9～15g。淫羊藿：3～9g。

【药用标准】淫羊藿根：贵州药材 2003。淫羊藿：药典 1977～2015、浙江炮规 2015、新疆药品 1980 二册和台湾 2013。

【临床参考】1. 小儿麻痹症急性期及后遗症：地上部分 3g，加桑寄生、钩藤各 6g，水煎服。

2. 夜尿：根茎 30g，加精肉 60g，水炖，食肉喝汤。

3. 更年期综合征、高血压病：地上部分 9～15g，加仙茅 9～15g，水煎服。（1 方至 3 方引自《浙江药用植物志》）

【化学参考文献】

[1] 王超展，耿信笃. 箭叶淫羊藿中 5 种黄酮类化合物的反相色谱分离制备［J］. 分析化学，2005，33（1）：106-108.

［2］韩惠，单淇，周福军，等.箭叶淫羊藿中化学成分及其体外抗肿瘤活性研究［J］.现代药物与临床，2013，28（3）：269-273.
［3］崔祥龙，黄胜阳.箭叶淫羊藿黄酮类化学成分研究［J］.哈尔滨商业大学学报（自然科学版），2011，27（1）：17-20.
［4］易杨华，王著禄，张文星.箭叶淫羊藿黄酮类成分的研究［J］.中国药学杂志，1986，21（7）：436.
［5］吴勤丽，赵炎青，李珠莲.箭叶淫羊藿化学成分研究［J］.中草药，1995，26（9）：451-452，503.
［6］Wang G J，Tsai T H，Lin L C. Prenylflavonol, acylated flavonol glycosides and related compounds from *Epimedium sagittatum*［J］. Phytochemistry, 2007, 68: 2455-2464.
［7］Matsushita H，Miyase T，Ueno A. Lignan and terpene glycosides from *Epimedium sagittatum*［J］. Phytochemistry, 1991, 30（6）: 2025-2027.

【药理参考文献】
［1］解芳，张岩，吴春福，等.淫羊藿提取物对去卵巢大鼠骨转换率增强的抑制作用［J］.中草药，2005，36（11）：1667-1670.
［2］王身艳，秦明珠，李飞，等.箭叶淫羊藿炮制前后对小鼠副性器官的影响［J］.中成药，2005，27（2）：179-180.
［3］韩惠，单淇，周福军，等.箭叶淫羊藿中化学成分及其体外抗肿瘤活性研究［J］.现代药物与临床，2013，28（3）：269-273.
［4］韩爱萍，张洁，丁选胜.淫羊藿总黄酮对糖尿病小鼠血管功能的影响［J］.南京中医药大学学报，2011，27（3）：243-246.
［5］宋剑，王超，李知遥，等.淫羊藿总黄酮抗老年痴呆化学成分研究［J］.中国现代中药，2009，11（8）：23-26.

6. 红毛七属 *Caulophyllum* Michx.

多年生草本。根茎粗壮，横走，有节，具多数须根。茎直立，基部被鳞片。叶互生，二至三回三出复叶；小叶片具柄或无柄，卵形、倒卵形或宽披针形，全缘或分裂，叶缘无锯齿，叶脉掌状或羽状。复聚伞花序顶生，花3数；小苞片萼片状，早落；萼片6枚，花瓣状，黄色、红色、紫色或绿色；花瓣6枚，蜜腺状，小；雄蕊6枚，离生，花药瓣裂；花粉具3孔沟，外壁网状；心皮单一，子房含2枚基生胚珠，花后开裂，露出2枚球形种子。

3种，分布于东亚和北美。中国1种，法定药用植物1种。华东地区法定药用植物1种。

240. 红毛七（图240）• *Caulophyllum robustum* Maxim.［*Leontice robustum*（Maxim.）Diels］

【别名】雌升麻（浙江杭州），类叶牡丹、海椒七、红毛三七。

【形态】多年生草本，高40～80cm。根茎粗短，须根多，红褐色。二至三回三出复叶，互生，下部叶具长柄；小叶卵形至宽披针形，长4～8cm，宽1.5～5cm，先端渐尖，基部宽楔形，全缘，有时2～3裂，两侧常不对称，叶面绿色，叶背淡绿色，有时呈灰白色，两面均无毛。圆锥花序顶生；花淡黄色，较小；萼片6枚，淡黄色，花瓣状，长5～6mm，宽2.5～3mm，先端圆形，有时微凹；花瓣6枚，远小于萼片，扇形；雄蕊6枚，花药先端2瓣裂；雌蕊1枚，子房1室，具2枚基生胚珠，花后子房开裂，露出2枚球形种子，子房壁停止发育，珠柄增粗，长7～8mm。种子浆果状，直径6～8mm，微被白粉，熟后蓝黑色，外被肉质假种皮。花期5～6月，果期7～9月。

【生境与分布】生于山坡林下阴湿处。分布于安徽、浙江和江西，另黑龙江、吉林、辽宁、山西、陕西、甘肃、河北、河南、湖南、湖北、四川、云南、贵州、西藏亦有分布；朝鲜、日本、俄罗斯（远东）亦产。

【药名与部位】红毛七，根及根茎。

【采集加工】秋季采挖，除去杂质，晒干。

【药材性状】根茎呈结节状，横生，多扭曲，长2～10cm，直径0.5～1.8cm，表面棕褐色或红褐色，

656 | 二七 小檗科 Berberidaceae

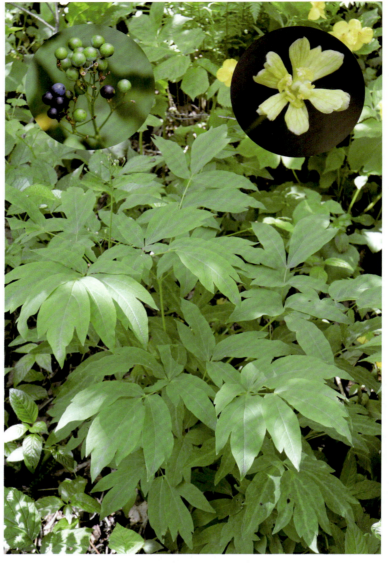

图 240 红毛七 　　　　　摄影 张芬耀等

有环纹；上有大而凹陷的茎痕，茎痕处稍膨大，常有残留的茎基；质坚硬。须根丛生，细长圆柱形，下部有分枝，长 5～20cm，直径约 1mm，棕褐色或红棕色；质韧，折断时可抽出黄色木心。气微，味苦辛、微涩。

【药材炮制】除去杂质，洗净，润透，切段，干燥。

【化学成分】根及根茎含皂苷类：16-α- 羟基 -12- 烯 -28- 齐墩果酸 -3-O-α-L- 吡喃阿拉伯糖苷（16α-hydroxy- olean-12-en-28-oic acid-3-O-α-L-arabinopyranoside）、葳严仙皂苷元 -3-O-α-L- 吡喃阿拉伯糖苷（caulophyllogenin- 3-O-α-L-arabinopyranoside）、常春藤皂苷元 -3-O-α-L- 吡喃阿拉伯糖苷（hederagenin-3-O-α-L-arabinopyranoside）、常春藤皂苷元 -3-O-β-D- 吡喃葡萄糖 -（1→2）-α-L- 吡喃阿拉伯糖苷［hederagenin-3-O-β-D-glucopyranosyl-（1→2）-α-L-arabinopyranoside］[1]，羽扇豆醇（lupeol）、刺囊酸 -3-O-α-L- 吡喃阿拉伯糖苷（echinocystic acid-3-O-α-L-arabinopyranoside）[2]，葳严仙皂苷 C（cauloside C）、3-O-β-D- 吡喃葡萄糖（1→2）-α-L- 吡喃阿拉伯糖 - 常春藤皂苷元 -28-O-β-D- 吡喃葡萄糖酯［3-O-β-D-glucopyranosyl（1→2）-α-L-arabinopyranosyl-hederagenin-28-O-β-D-glucopyranosyl ester］、3-O-α-L- 吡喃阿拉伯糖 - 常春藤皂苷元 -28-O-β-D- 吡喃葡萄糖（1→6）-β-D- 吡喃葡萄糖酯［3-O-αarabinopyranosyl-hederagenin-28-O-β-D-glucopyranosyl（1→6）-β-D-glucopyranosyl ester］、3-O-β-D- 吡喃葡萄糖 - 常春藤皂苷元 -28-O-α-L- 吡喃鼠李糖 -（1→2）［β-D- 吡喃木糖（1→6）］-β-D- 吡喃葡萄糖酯 {3-O-β-D-glucopyranosyl-hederagenin-28-O-α-L-rhamnopyranosyl-（1→2）［β-D-xylopyranosyl（1→6）］-β-D-glucopyranosyl ester}、3-O-α-L- 吡喃阿拉伯糖 - 丝石竹皂苷元 -28-O-α-L- 吡喃鼠李糖 -（1→4）-β-D- 吡喃葡萄糖 -（1→6）-β-D- 吡喃葡萄糖酯［3-O-α-L-arabinopyranosyl-gypsogenin-28-O-α-L-rhamnopyranosyl-（1→4）-β-D-glucopyranosyl-（1→6）-β-D-glucopyranosyl ester］[3]，常春藤皂苷元(hederagenin)、齐墩果酸(oleanolic acid)、刺囊酸(echinocystic acid)、11- 氧化齐墩果酸(11-oxooleanolic acid)、11- 氧化常春藤皂苷元（11-oxohederagenin）、葳严仙皂苷元（caulophyllogenin）、11- 氧化红葳严仙皂苷元（11-oxocaulophyllogenin）[4]，类叶牡丹苷 A、B、C（leiyemudanoside A、B、C）[5]，16α, 23, 28- 三羟基 - 齐墩果 -12- 烯 -3-O-α-L- 吡喃阿拉伯糖苷（16α, 23, 28-trihydroxy-olean-12-en-3-O-α-L-arabinopyranoside）[6]，3-O-β-D- 吡喃葡萄糖 -（1→3）［β-D- 吡喃葡萄糖 -（1→2）］-α-L- 吡喃阿拉伯糖 - 刺囊酸 -28-O-α-L- 吡喃鼠李糖 -（1→4）-β-D- 吡喃葡萄糖 -（1→6）-β-D- 吡喃葡萄糖苷 {3-O-β-D-glucopyranosyl-（1→3）［β-D-glucopyranosyl-（1→2）］-α-L-arabinopyranosyl-echinocystic acid-28-O-α-L-rhamnopyranosyl-（1→4）-β-D-glucopyranosyl-（1→6）-β-D-glucopyranoside}、刺五加皂苷 A_1（ciwujianosides A_1）、囊果草苷 A*（leonticin A）和囊果草苷 F*（leonticin F）[7]；甾体类：β- 豆甾醇（β-sitgmasterol）、胆甾醇（cholesterol）[2]，α- 菠菜甾醇（α-spinasterol）和 α- 菠甾醇 -β-D- 葡萄糖苷（α-spinasteryl-β-D-glucoside）[6]；生物碱类：N- 甲基金雀花碱 A、B、C、D、E（N-caulophylline A、B、C、D、E）[8]，红毛七碱*（caulophine）[9]，臭豆碱（anagyrine）、（−）- 表穿叶膺靛叶碱*［（−）-epibaptifoline］、穿叶赝靛碱（baptifoline）、朝鲜淫羊藿碱*（epimediphine）、（＋）- 瑞枯灵［（＋）-reticuline］[10]，塔斯品碱（thaspine）[11]和日本扁柏氨基甲酸酯 A（obtucarbamate A）[12]；挥发油类：2- 正戊基呋喃（2-pentylfuran）、正己醇（1-hexanol）和 Z, E-7, 11- 十六碳二烯基 -1- 乙酸酯（Z, E-7, 11-hexadecadien-1-yl acetate）等[13]；脂肪酸类：棕榈酸（palmitic acid）[13]；酚酸类：对羟基苯甲酸（p-hydroxybenzoic acid）、对羟基苯乙醇（tyrosol）、香兰素（vanillin）、阿魏酸（ferulic acid）和异阿魏酸（isoferulic acid）[12]；色原酮类：升麻素（cimifugin）[12]；其他尚含：莫诺苷，即莫罗忍冬苷（morroniside）[7]。

【药理作用】1. 调节免疫　根及根茎醇提物可降低佐剂性关节炎大鼠的足肿胀程度、脾脏系数和大鼠血清中白细胞介素 -1β（IL-1β）、白细胞介素 -4（IL-4）、白细胞介素 -10（IL-10）、肿瘤坏死因子 -α（TNF-α）、白细胞介素 -17（IL-17）、干扰素、粒细胞集落刺激因子及转化生长因子的水平，明显减少碳粒廓清指数和吞噬系数，亦能抑制 2, 4- 二硝基氟苯诱导小鼠的迟发型超敏反应，且淋巴细胞各亚群中 CD_3、CD_4 在一定程度上减少，CD_8 明显增加，CD_4/CD_8 比值显著降低，同时可降低血清溶血素含量[1]。2. 保护血管内皮细胞　根及根茎中提取的活性部位可减少被过氧化氢（H_2O_2）损伤的内皮细胞死亡，抑制核转录因子 -Kβ 的表达，促进一氧化氮及一氧化氮合酶的释放[2]。3. 收敛　根及根茎中提取得到的塔斯品碱（taspine）可加速修复大鼠的皮肤损伤并可明显增加 L_{929} 成纤维细胞对细胞分泌转化生长因子 -β1 和表皮生长因子的表达[3]。4. 抗炎镇痛　根茎乙醇和氯仿提取物对蛋清所致大鼠的足趾肿胀有明显的抑制作用；乙醇、正丁醇提取物对二甲苯所致的耳廓肿胀有明显的抑制作用；乙醇、氯仿和正丁醇提取物能减少醋酸所致小鼠的扭体次数并能提高热板所致小鼠的痛阈值，且乙醇提取物的作用强于其他提取物[4]。5. 抗菌　根及根茎乙醇提取物对金黄色葡萄球菌、枯草芽孢杆菌的生长均有较强的抑制作用，其中乙酸乙酯和正丁醇部位的抗菌作用最强[5]。6. 抗氧化　根及根茎乙醇提取物及其不同极性部位对 1, 1- 二苯基 -2- 三硝基苯肼自由基、超氧阴离子自由基、羟基自由基和亚硝酸盐均具有清除作用，其中乙醇提取物、正丁醇与乙酸乙酯中等极性萃取部位的抗氧化作用较强，而极性较小的石油醚萃取部位和极性较大的水部位的抗氧化作用较弱[6]。

【性味与归经】苦、辛，温；有小毒。归肝、胃经。

【功能与主治】散瘀止血，祛风止痛。用于跌扑损伤，风湿痹痛，胃痛，月经不调，产后瘀血腹痛，脘腹疼痛。

【用法与用量】3～9g。

【药用标准】药典1977、湖北药材2009和四川药材2010。

【临床参考】1. 月经不调：根茎9g，加白芍、川芎、茯苓各9g，水加黄酒煎服。（《陕甘宁青中草药选》）

2. 周身肢节疼痛麻木：根茎30g，加三百棒30g、鸡血藤20g、竹叶椒20g等，研粗末，50度苞谷酒浸泡7天后服，日服2次，每次服30～60g，10天为1疗程[1]。

3. 急性软组织损伤：根茎10g，加三七6g、竹根七10g、骨碎补10g，水煎服[2]。

4. 关节韧带扭伤：根茎2g，加龙藤须黄2g、珍珠七2g等，研末，每次1.2g，温开水冲服，日服2～3次[3]。

【化学参考文献】

[1] 杨秀芳，马养民，邢华，等. 红毛七中三萜皂苷类化学成分生物活性研究[J]. 陕西科技大学学报（自然科学版），2013，31（2）：62-65，69.

[2] 但飞君，蔡正军，田瑛，等. 红毛七化学成分的研究[J]. 中成药，2011，33（6）：1011-1014.

[3] 王玉梅，王倩，张倩，等. 红毛七的皂苷成分研究[J]. 中南药学，2016，14（1）：12-15.

[4] Xia Y G，Li G Y，Liang J，et al. A strategy for characterization of triterpene saponins in *Caulophyllum robustum* hairy roots by liquid chromatography with electrospray ionization quadrupole time-of-flight mass spectrometry[J]. J Pharm Biomed Anal，2014，100：109-122.

[5] Li G Y，Zhang Y H，Yang B Y，et al. Leiyemudanosides A-C，three new bidesmosidic triterpenoid saponins from the roots of *Caulophyllum robustum*[J]. Fitoterapia，2010，81：200-204.

[6] 马养民，邢华，刘建军，等. 太白七药红毛七化学成分研究[J]. 安徽农业科学，2012，40（2）：745-747.

[7] 李国玉，徐娜，刘晓燕，等. 类叶牡丹化学成分的研究[J]. 中草药，2015，46（10）：1431-1436.

[8] Wang X L，Liu B R，Chen C K，et al. Four new fluorenone alkaloids and one new dihydroazafluoranthene alkaloid from *Caulophyllum robustum* Maxim[J]. Fitoterapia，2011，82：793-797.

[9] Wang S，Wen B Y，Wang N，et al. A fluorenone alkaloid from *Caulophyllum robustum* Maxim. with anti-myocardial ischemia activity[J]. Arch Pharm Res，2009，32（4）：521-526.

[10] 王倩，陆云阳，邱瑞桂，等. 太白产红毛七生物碱成分的研究[J]. 中南药学，2016，14（2）：134-137.

[11] 周家驹，谢桂荣，严建新. 中药原植物化学成分手册[M]. 北京：化学工业出版社，2004：898.

[12] 刘新桥，覃彬华，原文珂，等. 红毛七化学成分研究[J]. 中南民族大学学报（自然科学版），2017，36（1）：61-63.

[13] 米盈盈，薛娟，孙宜春，等. 类叶牡丹挥发油成分GC-MS分析[J]. 化学工程师，2015，239（8）：19-21.

【药理参考文献】

[1] 吕邵娃，苏红，于风明，等. 类叶牡丹提取物对大鼠佐剂性关节炎治疗作用及机制研究[J]. 中药新药与临床药理，2017，28（2）：164-171.

[2] 林蓉，刘俊田，贺浪冲，等. 红毛七提取物对H2O2损伤内皮细胞核转录因子-Kβ的表达和NO生成的影响[J]. 中国药学杂志，2004，39（11）：826-828.

[3] 董亚琳，贺浪冲，陈方. 塔斯品碱对大鼠皮肤创伤和对成纤维细胞增殖及分泌的影响[J]. 中药材，2005，28（7）：579-582.

[4] 杨苹，陈森州，杨红要，等. 三种红毛七提取物的抗炎镇痛作用实验研究[J]. 中国实用医药，2007，2（32）：1-3.

[5] 蔡正军，但飞君，陈国华，等. 红毛七的体外抑菌试验[J]. 安徽农业科学，2008，36（35）：15541-15543.

[6] 但飞君，鄢文芳，褚立军，等. 红毛七乙醇提取物和不同极性部位抗氧化活性的研究[J]. 食品工业科技，2011，32（1）：68-74.

【临床参考文献】

[1] 邓孝军，廖平寿. 民族药梳瘠药酒治疗痹症200例[J]. 中国民族医药杂志，2007，13（11）：19.

[2] 王昌金，李尚平. 中草药内服外用治疗急性软组织损伤418例[J]. 陕西中医，1995，16（11）：491.

[3] 谢继兰，李兴民，吴周强. 中草药治疗运动性关节韧带扭伤[J]. 中国中医骨伤科杂志，1990，6（3）：47.

二八　防己科 Menispermaceae

攀缘或缠绕藤本，稀直立灌木或小乔木。单叶互生，稀复叶；叶片基脉常掌状，稀羽状；叶柄两端肿胀，无托叶。聚伞花序，或由聚伞花序再排列成圆锥状或总状，极少退化为单花。花小，单性，雌雄异株，具花萼及花冠，稀单被花；萼片常为6枚，有时为1～4枚或9～12枚，2～4轮，有时螺旋状着生，分离，稀合生，覆瓦状或镊合状排列；花瓣6枚，稀1～5枚或缺，通常2轮，常较花萼小，分离，稀合生。雄花具雄蕊2枚至多数，通常6～8枚，花丝分离，稀合生，花药纵裂或横裂；退化雌蕊小或无。雌花具退花雄蕊或无，心皮3～6枚，稀1～2枚或多数，分离，子房上位，1室，常一侧肿胀，胚珠2枚，其中1枚早期退化，柱头分裂或条裂，较少全缘。核果，外果皮革质或膜质，中果皮常肉质，内果皮常骨质，有皱纹、肋状或疣状突起，呈马蹄形或肾形。种子通常弯，种皮薄；胚通常弯。

约65属，350余种，分布于热带和亚热带地区，温带很少。中国有19属，70余种，主产长江流域及其以南各省（区），以南部和西南部地区最多，法定药用植物12属，29种1变种。华东地区法定药用植物6属，8种。

防己科法定药用植物主要含生物碱类成分，多为异喹啉类。L-苄基异喹啉型存在于木防己属和千金藤属；双苄基异喹啉型存在于锡生藤属、木防己属、轮环藤属、蝙蝠葛属、防己属、千金藤属、青牛胆属等近10个属，如粉防己碱（tetrandrine）、山豆根碱（dauricine）等；阿朴啡型在防己属等5个属中含有，如青藤碱（sinomenine）等；吗啡烷型主要分布于防己属及千金藤属；原小檗碱型在锡生藤属、黄藤属、蝙蝠葛属、防己属、千金藤属、青牛胆属中均有存在，如四氢掌叶防己碱（tetrahydropalmatine）等；原阿片碱型存在于防己属。

秤钩风属含生物碱类成分，多为异喹啉类，主要为苄基异喹啉型、阿朴啡型，如瑞枯灵（reticuline）、巴婆碱（asimilobine）等，此外部分植物尚含甾体类，如20-羟基蜕皮素（20-hydroxyecdysone）、罗汉松甾酮（makisterone）、豆甾醇（stigmasterol）等。

木防己属含生物碱类成分，主要有吗啡烷型、阿朴啡型、苯甲基异喹啉碱型、双苯甲基异喹啉型、异喹啉酮型、原小檗碱型、刺桐碱烷型等，如木兰碱（magnoflorine）、木防己碱（trilobine）、粉防己碱（tetrandrine）、光千金藤碱（stepharine）、樟叶木防己碱（laurifoline）、衡州乌药灵（cocculine）等。

蝙蝠葛属含生物碱类成分，主要为双苄基异喹啉型，如去甲山豆根碱（dauricinoline）、青藤碱（sinomenine）、粉防己碱（tetrandrine）、荷包牡丹碱（dicentrine）、紫堇定（corydine）等。

千金藤属含生物碱类成分，多为异喹啉类，如粉防己碱（tetrandrine）、原间千金藤碱（prometaphanine）、莲花宁碱（hasubanonine）等。

轮环藤属含生物碱类成分，以双苄基异喹啉类生物碱为主，如小檗碱（berberine）、高阿罗莫灵（homoaromoline）、轮环藤碱（cycleanine）、异粉防己碱（isotetrandrine）、轮环藤酚碱（cyclanoline）等。

分属检索表

1. 叶不为盾状着生。
    2. 雄蕊药室横裂。
        3. 叶长宽相等或长度稍小于宽度；萼片干时具黑色条状斑纹，内外轮近等长···1. 秤钩风属 *Diploclisia*
        3. 叶长度大于宽度；萼片无黑色条状斑纹，外轮萼片较内轮小··················2. 木防己属 *Cocculus*
    2. 雄蕊药室纵裂···3. 风龙属 *Sinomenium*

660 | 二八 防己科 Menispermaceae

1. 叶盾状着生。
　　4. 萼片离生。
　　　5. 叶片常浅裂；雄蕊分离，心皮 2～4 枚·················4. 蝙蝠葛属 Menispermum
　　　5. 叶片全缘；雄蕊合生，心皮 1 枚···························5. 千金藤属 Stephania
　　4. 萼片合生成坛状···6. 轮环藤属 Cyclea

1. 秤钩风属 Diploclisia Miers

木质藤本。枝长下垂。叶片革质，具掌状脉。聚伞花序腋生，或由聚伞花序组成的圆锥花序生于老枝或茎上；雄花萼片 6 枚，2 轮，干时具黑色条状斑纹，内轮常较外轮宽，覆瓦状排列；花瓣 6 枚，两侧具内折小耳包花丝；雄蕊 6 枚，分离，花丝上部肥厚，花药近球形，药室横裂。雌花萼片与雄花相似，花瓣先端 2 裂；退化雄蕊 6 枚，花药小；心皮 3 枚，花柱短，柱头外弯，边缘皱折状分裂。核果倒卵形或狭倒卵形而弯，花柱残迹近基生；果核骨质，基部狭，背部有棱脊，二侧具小横肋状雕纹，胎座迹隔膜状；种子马蹄形，具少量胚乳，胚狭窄，胚根比叶状子叶短很多。

2 种，我国均产，分布于亚洲各热带地区，法定药用植物 1 种。华东地区法定药用植物 1 种。

241. 秤钩风（图 241）• *Diploclisia affinis*（Oliv.）Diels（*Diploclisia chinensis* Merr.）

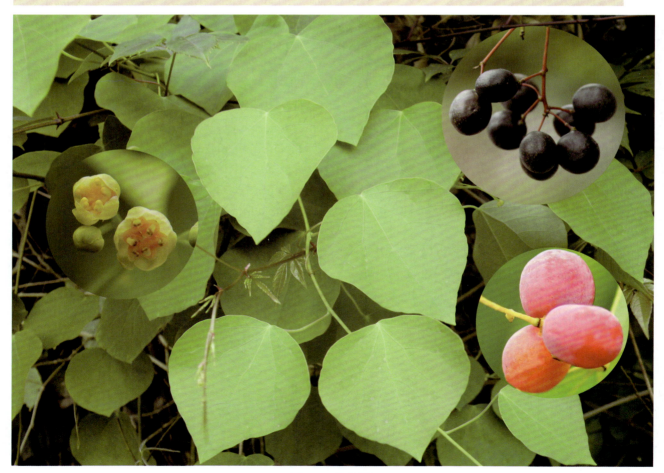

图 241　秤钩风　　　　　　　　　　　　　摄影　张芬耀等

【别名】中华秤钩风，青风藤。

【形态】木质藤本，长可达8m或更长。根呈不规则圆柱形，表面灰棕色至深棕色，具不规则沟纹和横裂纹，皮孔明显；干后质硬，不易折断，断面散布多数小孔，有2～7轮偏心性环纹和放射状纹理。枝无毛，当年生小枝黄绿色，老枝红褐色或黑褐色，皮孔多，纵向开裂；腋芽2枚，叠生。叶非盾状或稍盾状着生，革质，三角状扁圆形或菱状扁圆形，有时近菱形或阔卵形，长3.5～9cm或稍过之，宽常稍大于长，顶端短钝尖，基部近截平至浅心形，边缘具明显或不明显的波状圆齿；掌状脉5条，两面凸起；叶柄与叶片近等长。聚伞花序腋生，具3至多花，花序梗直，长2～4cm；雄花萼片椭圆形至阔卵圆形，内轮较外轮宽；花瓣卵状菱形，基部二侧反折呈耳状包花丝；雄蕊长2～2.5mm；雌花萼片和花瓣与雄花相似，心皮3枚，子房半圆形，无毛，退花雄蕊6枚。核果红色，倒卵圆形，长8～10mm，宽约7mm，稍被白粉，内果皮坚硬，背面具龙骨状突起，两侧压扁，有平行小横纹。花期4～5月，果期7～9月。

【生境与分布】生于山坡林缘或疏林中。分布于安徽、福建（永安）、江西和浙江东南部，此外湖北西部、四川东部和东南部、贵州北部、云南、广西北部、广东北部和东部、湖南西北部也有分布。

【药名与部位】秤钩风，根、根茎及老茎。

【采集加工】秋季采挖，除去嫩茎及枝叶，干燥。

【药材性状】呈不规则圆柱形或集结成疙瘩状，长10～30cm，直径1.5～6cm。表面灰棕色至暗棕色，粗糙，有不规则的沟纹、裂隙和疤痕。外皮脱落后呈黄白色，具明显纵沟，凹陷处可见多数纵向排列的小孔洞。质坚硬，不易折断，切断面有多数小孔及2～7层偏心性环纹。茎与根茎断面有髓。气微，味微苦。

【药材炮制】除去杂质，洗净，稍泡，润透，切片，干燥。

【化学成分】藤茎含生物碱类：瑞枯灵（reticuline）、N-降荷叶碱，即巴婆碱（asimilobine）、尖防己碱（acutumine）、2,3-二羟基-9,10-二甲氧基四氢原小檗碱（2,3-dihydroxy-9,10-dimethoxytetrahydroprotoberberine）和千金藤啶碱（stepholidine）[1]。

【性味与归经】苦，凉。归肝、膀胱经。

【功能与主治】祛风除湿，活血止痛，利尿解毒。用于风湿痹痛，跌扑损伤，小便淋涩，毒蛇咬伤。

【用法与用量】9～15g。

【药用标准】药典1977和湖南药材2009。

【临床参考】1. 急性风湿关节痛：根茎30g，水煎服。

2. 毒蛇咬伤：鲜根、叶捣烂外敷。（1方、2方引自《湖南药物志》）

【附注】本种始载于《植物名实图考》，云："秤钩风，江西有之。蔓延墙垣，绿茎柔韧，叶有尖而秃涩糙，有直纹数缕，土人未知所用。"据形态及其附图，即为本种。

本种藤茎在浙江、湖北及陕西等地曾是药材青风藤的混淆品，其茎断面具2～7个偏心性环纹，可资区别。

【化学参考文献】

[1] 王恩军，马云保，张雪梅，等. 秤钩风中的生物碱成分[J]. 中国中药杂志，2008，33（21）：2503-2505.

2. 木防己属 Cocculus DC.

木质藤本或攀缘灌木或小乔木。叶柄非盾状着生，叶全缘或分裂，掌状脉。花单性，聚伞花序，1～2个簇生于叶腋或组成总状圆锥花序顶生；萼片6枚，2轮，外轮小，内轮大而凹；花瓣6枚，基部内折呈耳状，先端2裂。雄花具雄蕊6或9枚，花丝分离，花药横裂；雌花具退化雄蕊6枚或无，子房3～6室，花柱圆柱形，柱头着生于花柱腹侧的上部，柱头外弯。核果，倒卵圆形或近球形，花柱残迹近基生；内果皮骨质，扁，背有脊，两侧具小横肋状雕纹。种子马蹄形；胚乳少，子叶线形，扁平。

约10种，产于亚洲、非洲和北美洲温带。中国2种，法定药用植物1种。华东地区法定药用植物1种。

242. 木防己（图242）· *Cocculus orbiculatus*（Linn.）DC.

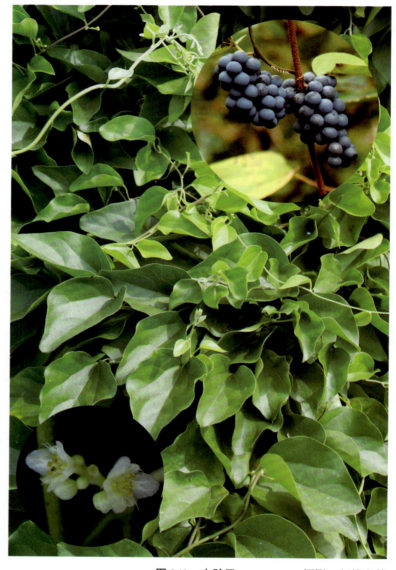

图 242　木防己　　摄影　赵维良等

【别名】青藤、土木香、苦藤、黑木香（浙江），土防己、老鼠藤、千斤坠（福建福州）。

【形态】木质缠绕藤本。根圆柱形或扭曲，稍呈连珠状凸起，粗长，棕色，有纵沟；干后质硬，断面黄白色，有放射状纹理和小孔。全株有柔毛，老枝近无毛。小枝有条纹。叶纸质至近革质，形状多变，线状披针形、卵形或卵状长圆形、近圆形、倒心形至卵状心形，长3～10cm，全缘或微波状，有时3(5)裂，基部圆形或近截形，顶端短尖或钝而有小凸尖，有时微缺；叶柄长1～3cm。聚伞状或总状圆锥花序腋生或顶生，长可达10cm；花被黄色。雄花具小苞片1或2枚；萼片6枚，无毛，外轮卵形或椭圆状卵形，内轮阔椭圆形至近圆形；花瓣6枚，长1～2mm，基部边缘内折包花丝，先端2裂，裂片叉开。雌花萼片和花瓣与雄花相同；退化雄蕊6枚；心皮6枚。核果近球形，紫红色至蓝黑色，被白粉；果核骨质，两侧扁，背部具小横肋状雕纹。花期5～6月，果期7～9月。

【生境与分布】生于山坡路旁、灌丛、疏林中，缠绕于灌木上或草丛中。分布于安徽、福建、江苏、江西和浙江，除西北地区和西藏外，大部分地区均有分布，以长江中下游及其以南各省（区）常见。

242. 木防己

【药名与部位】大风藤（木防己），根及茎。

【采集加工】全年均可采挖，晒干。

【药材性状】根呈圆柱形或近扁圆柱形，弯曲。直径 1～2.5cm，表面灰褐色或黑褐色，具深陷而扭曲的纵沟，可见横长的皮孔及支根痕。质坚硬，不易折断，断面黄白色，呈放射状纹理。茎呈圆柱形，表面黄绿色至黑褐色，具纵棱及点状或横长的皮孔，断面韧皮部薄，木质部呈放射状纹理，中心有髓。气微，味苦。

【药材炮制】洗净，切厚片，干燥。

【化学成分】根含生物碱类：木防己亭碱（orbiculatinine）、（+）1,2-去氢艾帕特啉碱［（+）1,2-dehydroapa-teline］、木防己碱（trilobine）和异木防己碱（isotrilobine）[1]。

茎含生物碱：（+）-木防己碱 A*［（+）-coccuorbiculatine A］、（-）-4-甲氧基-13,14-二氢氧化巴马亭［（-）-4-methoxy-13,14-dihydrooxypalmatine］、（-）-中国木防己碱［（-）-sinococuline］、（+）-异木防己碱［（+）-isotrilobine］、（+）-1,2-去氢艾帕特啉碱［（+）-1,2-dehydroapateline］、（-）-4-甲氧基巴马亭［（-）-4-methoxypalmatine］、氧化巴马亭（oxypalmatine）、（+）-10-羟基异木防己碱［（+）-10-hydroxyisotrilobine］、去甲波尔定（norboldine）和（+）-劳瑞亭十八烷-1-酮*［（+）-laurelliptinoctadecan-1-one］[2]。

【药理作用】1. 解热镇痛　根中分离得到的木防己碱（trilobine）在 80mg/kg 剂量时对酵母所致发热大鼠有明显的退热作用，能提高热板法、扭体法致痛小鼠和光热甩尾法致痛大鼠的痛阈值，连续应用不产生耐药性；对吗啡成瘾动物停吗啡后的戒断症状无替代取消作用，为非麻醉性镇痛药[1]。2. 降压　所含的木防己碱能使麻醉猫血压下降，其血压下降的幅度随剂量增加而加大，降压效应可能与直接扩张血管平滑肌有关[2]。3. 抗心律失常　盐酸木防己碱（trilobine hydrochloride）能降低氯仿诱发小鼠的室颤发生率，对抗氯化钡（$BaCl_2$）诱发大鼠的心律失常，推迟氯仿-肾上腺素诱发家兔心律失常的发作和缩短心律失常的持续时间，降低氯化钙（$CaCl_2$）-乙酰胆碱性房颤的发生率，对侧脑室注射（icv）或静脉注射盐酸木防己碱均能对抗侧脑室注射印防己毒素性心律失常[3]。4. 抗肿瘤　茎甲醇提取物对人肝癌 HepG2 细胞有细胞毒作用[4]。

急性毒性　根 70% 乙醇提取物对小鼠灌胃给药的 LD_{50} 为 79.2g/kg，致死小鼠的死亡时间为 6～283min，解剖观察可见肝脏、消化道脏器有明显的损害[5]。

【性味与归经】苦、辛，寒。归膀胱、肾、脾经。

【功能与主治】祛风止痛，利水消肿。用于风湿痹痛，神经痛，肾炎水肿，毒蛇咬伤，跌扑损伤。

【用法与用量】3～6g。

【药用标准】湖南药材 2009、贵州药材 2003 和台湾 1985 一册。

【临床参考】1. 慢性肺源性心脏病急性发作期：根 20g，加石膏 20g、人参 20g、黄芩 15g 等，加水 1000ml，煎至 200ml，早晚顿服[1]。

2. 恶性胸腔积液：根 15g，加石膏 20g、桂枝 10g、人参 10g、葶苈子 15g、大枣 15 枚等，水煎服[2]。

3. 顽固性水肿：根 3 份，加桂枝 2 份、人参 4 份，水煎服[3]。

4. 慢性心力衰竭：根 20g，加石膏 20g、桂枝 15g、人参 15g，水煎服[4]。

5. 单纯性收缩压升高：根 12g，加茯苓 12g、石膏 30g、桂枝 10g、党参 10g 等，水煎服[5]。

【附注】木防己始载于《伤寒论》，《本草拾遗》引陶隐居云："出宜都建平、大而青白色、虚软者好。"《本草经集注》载："防己本出汉中者，作车辐解，黄实而香，其青白虚软者名木防己。"《图经本草》载："防己生汉中川谷，今黔中亦有之，但汉中出者，破之纹作车辐解，黄实……叶小类牵牛。……二月、八月采，阴干用。"与今木防己似相同。

【化学参考文献】

［1］王建忠，雷宇，廖静，等. 毛木防己根生物碱成分研究［J］. 中草药，2013，44（17）：2350-2353.

［2］Chang F R，Wu Y C.New bisbenzylisoquinolines, fatty acid amidic aporphines, and a protoberberine from Formosan *Cocculus orbiculatus*［J］.J Nat Prod，2005，68（7）：1056-1060.

【药理参考文献】

［1］郑林忠，谭建权，唐希灿.盐酸木防己碱的镇痛解热作用和无成瘾性［J］.中国药理学报，1984，5（1）：11-14.

［2］谭建权，楚正绪，邱成之，等.盐酸木防己碱对猫血压的影响［J］.第二军医大学学报，1983，4（3）：171-177.

［3］周俊杰，赵更生.盐酸木防己碱的抗心律失常作用［J］.国药理学与毒理学杂志，1988，2（2）：89-92.

［4］Chang F R，Wu Y C.New Bisbenzylisoquinolines, fatty acid amidic aporphines, and a protoberberine from formosan *Cocculus orbiculatu*s［J］.Journal of Natural Products，2005，68（7）：1056-1060.

［5］胡世林，彭俊生，苏惠英，等.四种防己的急性毒性比较［J］.中国医药学报，2003，18（10）：601-602，639.

【临床参考文献】

［1］王国臣，王传博.木防己汤加减联合丹红注射液治疗慢性肺源性心脏病急性发作期疗效探讨［J］.中国实验方剂学杂志，2016，22（6）：145-148.

［2］刘华，张轩绮，郭忠聪.木防己汤合葶苈大枣泻肺汤联合博来霉素治疗恶性胸腔积液的临床观察［J］.中医药导报，2015，21（11）：39-41.

［3］钟小雪，赵桂芳，何庆勇.何庆勇副主任医师应用木防己汤治疗顽固性水肿的经验［J］.中国中医急症，2015，24（3）：447-449.

［4］刘向萍，马垂宪.木防己汤治疗慢性心力衰竭临床观察［J］.中国中医急症，2012，21（9）：1511.

［5］朱西杰.木防己汤加减治疗单纯性收缩压升高50例临床分析［J］.四川中医，2004，22（12）：43-44.

3. 风龙属 Sinomenium Diels

木质大藤本。叶圆心形或宽卵形，掌状脉。花单性；圆锥花序，腋生。雄花具萼片6枚，2轮，外轮较狭窄，内轮近卵形；花瓣6枚，基部边缘内折包花丝；雄蕊9（12）枚，花药大，四方状球形，药室近顶部开裂。雌花萼片和花瓣与雄花相似；退化雄蕊9枚，丝状；心皮3枚，囊状半卵形，花柱外弯，柱头扩大，分裂。核果，扁球形，稍歪斜，花柱迹近基部；果核很扁，两侧凹入部分平坦，背部沿中肋有2行刺状凸起，两侧各有1行小横肋状雕纹，胎座迹片状。种子半月形；胚乳丰富，缘倚子叶比胚根短。

仅1种，分布于中国和日本，法定药用植物1种。华东地区法定药用植物1种。

243. 风龙（图243）• *Sinomenium acutum*（Thunb.）Rehd. et Wils. [*Sinomenium acutum*（Thunb.）Rehd. et Wils. var. *cinereum* Rehd.et Wils.]

【别名】青风藤、汉防己（通称），青藤、苦藤、土藤、毛青藤（浙江）。

【形态】木质藤本。茎长可达20m，灰褐色，有不规则纵裂纹。叶片革质至纸质，心形、阔卵形或长卵形，长6～15cm，顶端渐尖或短尖，基部常心形，有时近截平或近圆，边缘全缘、有角，或至5～9裂，裂片尖或钝圆，掌状脉5（7）条；幼叶被茸毛，老叶无毛；叶柄顶部和基部均肿大。圆锥花序长可达30cm，花序轴纤细，被柔毛或茸毛；苞片线状披针形。雄花具小苞片2枚，紧贴花萼；萼片6枚，2轮，背面中肋被柔毛，外轮长圆形，内轮近卵形，与外轮近等长；花瓣6枚，稍肉质，长0.7～1mm；雄蕊9（12）枚，长1.6～2mm。雌花具退化雄蕊9枚，丝状；心皮3枚，无毛。核果成熟时蓝黑色，扁球形。种子半月形，胚乳丰富。花期6～7月，果期9～10月。

【生境与分布】生于林下、路旁及沟边。分布于安徽、江苏、江西和浙江，主要分布于我国长江中下游流域。

【药名与部位】青风藤，藤茎。

【采集加工】秋末冬初采收，除去杂质，扎成把或切段、片，干燥。

【药材性状】呈长圆柱形，常微弯曲，长20～70cm或更长，直径0.5～2cm。表面绿褐色至棕褐色，

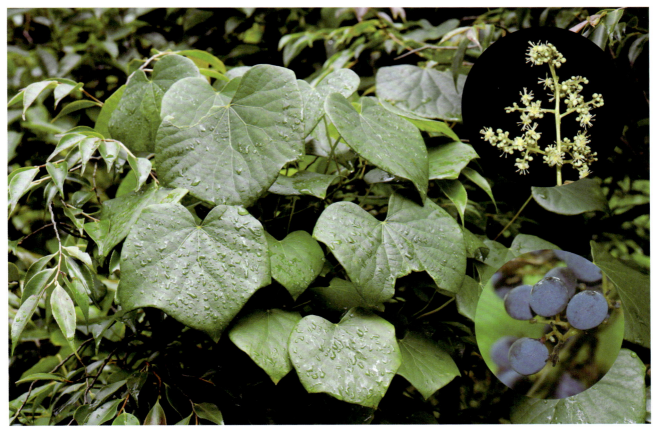

图 243　风龙　　　　　　　　　　　　　　　　　摄影　李华东等

有的灰褐色，有细纵纹和皮孔。节部稍膨大，有分枝。体轻，质硬而脆，易折断，断面不平坦，灰黄色或淡灰棕色，韧皮部窄，木质部射线呈放射状排列，髓部淡黄白色或黄棕色。气微，味苦。

【药材炮制】除去叶等杂质，筛去灰屑；或洗净，切厚片，干燥。

【化学成分】根茎含生物碱类：青藤碱（sinomenine）、3-甲氧基-6-羟基-17-甲基吗啡（3-methoxy-6-hydroxy-17-methylmorphinane）、N-反式穆坪马兜铃酰胺（N-trans-feruloyl tyramine）[1]，尖防己碱（acutumine）、蝙蝠葛波酚碱（menisporphine）、四氢表小檗碱（tetrahydroepiberberine）、蝙蝠葛宁（bianfugenine）、去羟尖防己碱（acutuminine）、四氢巴马亭（tetrahydropalmatine）、蝙蝠葛宁酚碱（dauriporphinoline）、6-O-去甲基蝙蝠葛波酚碱［6-O-demethyl-menisporphine］、（-）-8-氧化四氢唐松草吩啶*［（-）-8-oxotetrahydrothalifendine］、（-）-氧化异延胡索单酚碱*［（-）-oxoisocorypalmine］[2]，N-反式阿魏酰甲氧基酪胺（N-trans-feruloyl methoxytyramine）、古山龙碱C*（gusanlung C）、青风藤碱（sinoacutine）[3]，木兰碱（magnoflorine）[4]，紫堇碱（cheilanthifoline）、8-氧化四氢小檗碱（8-oxocanadine）、8-氧化四氢巴马亭（8-oxotetrahydropalmatine）[5]，3-（N-乙酰基-N-甲氨基）-20-氨基-孕甾烷［3-（N-acetyl-N-methylamino）-20-amino-pregnane］、千金藤灵（stepharine）、安贝灵（ambelline）、（-）-6'-甲基-N-降瑞枯灵*［（-）-6'-methyl-N-norreticuline］、D,L-3-甲氧基-N-甲基吗啡烷（D,L-3-methoxy-N-methylmorphinan）、3-甲氧基-6,17-二甲基-（6α）-吗啡烷-6-醇［3-methoxy-6,17-dimethyl-（6α）-morphinan-6-ol］、7,8-二去氢-3,7-二甲氧基-N-甲基-吗啡烷-4-醇-6-酮（7,8-didehydro-3,7-dimethoxy-N-methyl-morphinan-4-ol-6-one）、4-（6-甲基-3-环己烯羧基）吗啉［4-（6-methyl-3-cyclohexenecarboxyl）morpholine］、L-四氢表小檗碱（L-tetrahydroepiberberine），即L-风龙碱（L-sinactine）、5-苯基-2,3-二（4-甲氧基苯基）-1,4-二甲基哌嗪［5-benzyl-2,3-bis（4-methoxyphenyl）-1,4-dimethyl piperazine］、3,10-二甲氧基-（±）-小檗碱-2,9-二醇［3,10-dimethoxy-（±）-berbine-2,9-diol］[6]，1-羟基-10-氧化青藤碱（1-hydroxy-10-oxosinomenine）、

4,5-环氧-14-羟基青藤碱氮氧化物（4,5-epoxy-14-hydroxysinomenine *N*-oxide）[7]、8-去甲氧基汝南碱（8-demethoxyrunanine）[8]、风龙碱A、B、C、D、E*（sinomacutine A、B、C、D、E）、三尖杉碱-2-*O*-β-D-吡喃葡萄糖苷（cephalonine-2-*O*-β-D-glucopyranoside）、（-）-*N*-甲基乌药碱［（-）-*N*-methylcoclaurine］[9]、2,2′-双青藤碱（2,2′-disinomenine）、1,1′-双青藤碱（1,1′-disinomenine）[10]和风龙环碱*（sinoracutine）[11]；甾体类：胡萝卜苷（daucosterol）[12]、β-谷甾醇（β-sitosterol）、耧斗菜苷（aquilegiolide）和豆甾醇（stigmasterol）[13]；木脂素类：丁香脂素-β-D-单葡萄糖苷（syringaresinol-β-D-monoglucoside）[1]、（-）-DL-丁香脂素［（-）-DL-syringaresinol］、丁香脂素-4′,4′-*O*-二-β-D-葡萄糖苷（syringaresinol-4′,4′-*O*-bis-β-D-glucoside）、（+）-丁香脂素-4′-*O*-β-D-单葡萄糖苷［（+）-syringaresinol-4′-*O*-β-D-monoglucoside］[12]、（-）-丁香脂素［（-）-syringaresinol］、（+）-丁香脂素-*O*-β-D-吡喃葡萄糖苷［（+）-syringaresinol-*O*-β-D-glucopyranoside］、鹅掌楸苷（liriodendrin）、（7*S*,8*R*）-去氢双松柏醇-4-*O*-β-D-吡喃葡萄糖苷［（7*S*,8*R*）-dehydroconiferyl alcohol-4-*O*-β-D-glucopyranoside］、风龙苷*（acutumoside）和（1*R*）-（4-羟基-3-甲氧基苯基）-（2*R*）-4-［（1*E*）-3-羟基-1-丙烯-1-基］-2,6-二甲氧基苯氧基-1,3-丙二醇｛（1*R*）-（4-hydroxy-3-methoxyphenyl）-（2*R*）-4-［（1*E*）-3-hydroxy-1-propen-1-yl］-2,6-dimethoxyphenoxy-1,3-propanediol｝[14]；皂苷类：羽扇烯酮（lupenone）、3-表羽扇豆醇（3-*epi*-lupeol）和羽扇豆醇（lupeol）[14]，苯丙醇苷类：紫丁香苷（syringin）[12]；环烷醇类：1,2,4/3,5-环己五醇（1,2,4/3,5-cyclohexanepentol）[1]；蒽类：蒽-9-乙酸癸酯（decyl anthracene-9-carboxylate）[6]。

【药理作用】1.抗炎镇痛　藤茎中分离得到的青藤碱（sinomenine）能明显提高热板法所致小鼠的痛阈值，显著减少醋酸所致小鼠的扭体次数，提高小鼠尾部电刺激的痛阈值，抑制角叉菜胶所致大鼠的足肿胀，并明显降低大鼠足趾炎症渗出物中的前列腺素E_2（PGE_2）含量[1]；青藤碱对环氧化酶（COX-2）所致前列腺素E_2合成表现出较强的抑制作用，且有良好的量效关系，推测其抗炎机制可能是通过对环氧化酶活性的选择性抑制，以抑制前列腺素E_2合成[2]。2.免疫抑制　藤茎水提物能降低小鼠的单核-腹腔巨噬细胞吞噬和碳廓清作用，提示其具有降低小鼠非特异性免疫功能的作用[3]；青藤碱在体内外均能抑制丝裂原诱导的淋巴细胞增殖，降低佐剂性关节炎大鼠CD_4^+/CD_8^+的升高，还可促进淋巴细胞凋亡[4]；青藤碱能通过下调人外周血单核细胞白细胞介素-1β（IL-1β）、白细胞介素-8（IL-8）mRNA的表达而发挥对类风湿性关节炎的治疗作用[5]，并抑制小鼠骨髓树突状细胞的发育成熟和免疫应答作用[6]，通过阻断核转录因子（NF-kB）的激活来抑制单核细胞衍生的树突状细胞的成熟[7]。3.神经保护　青风藤碱（sinoacutine）对海人酸所致神经毒性有减轻作用[8]；青藤碱对脂多糖和1-甲基-4-苯基吡啶诱导的帕金森症大鼠有抗炎和神经保护作用，其神经保护作用机制与抑制小胶质细胞中肿瘤坏死因子-α（TNF-α）、前列腺素E_2细胞活素类释放有关，但主要还是抑制小胶质细胞中还原型辅酶Ⅱ氧化酶活性来调节细胞外细胞活素类浓度[9]。4.视网膜保护　青藤碱抑制晚期糖基化终末化产物诱导大鼠的视网膜小胶质细胞的活化，抑制糖尿病性视网膜病变的炎症应答，其作用机制主要是抑制小胶质细胞中的肿瘤坏死因子-α、白细胞介素-1β和白细胞介素-6的释放[10]。5.抑制吗啡依赖戒断　藤茎醇提物及青藤碱均能不同程度地抑制吗啡依赖豚鼠回肠的戒断性收缩反应，作用呈剂量依赖性，能显著抑制吗啡依赖小鼠的戒断反应，降低吗啡依赖大鼠戒断后骤增的单胺类神经递质，能使神经细胞内Ca^{2+}浓度显著升高，抑制纳洛酮催促戒断引起的吗啡依赖神经细胞内Ca^{2+}降低[11]；藤茎的80%乙醇提取物对吗啡戒断小鼠的分辨学习及记忆保持能力有极大提高，对吗啡戒断致小鼠海马CA1区神经元的损伤有一定的治疗作用[12]；藤茎80%乙醇提取物及青藤碱能消除吗啡诱导小鼠的条件性位置偏爱的形成，对脑内组胺水平的改变具有调节作用[13]。6.抗肿瘤　藤茎中分离得到的木脂素葡萄糖苷类（lignan glucosides）化合物对人肺癌A549细胞、人卵巢癌SK-OV-3细胞、人恶性黑色素瘤SK-MEL-2细胞和人结直肠腺癌HCT-15细胞的增殖具有抑制作用[14]；藤茎中分离得到的2,2′-双青藤碱（2,2′-disinomenine）和1,1′-双青藤碱（1,1′-disinomenine）对A549细胞和人宫颈癌HeLa细胞的增殖有抑制作用，但作用较弱[15]。7.降血压　青藤碱能明显降低麻醉狗、大鼠和兔的血压，其降压作用可能是抗肾上腺素、阻断神经节和中枢作用的结果[16]。8.心肌调节青藤碱能延长豚鼠乳头肌有效不应期（FRP）和动作电位时程（APD），降低等长收缩张力、0相上升最大速率（dv/dt_{max}）和动作电位幅度（APA），亦具有对抗乙酰胆碱缩短豚鼠左房肌APD的作用[17]。9.抗氧化　藤茎中分离得到的化合物风龙环碱（sinoracutine）在体外能增强细胞对抗过氧化氢所致的氧化损伤[18]。

急性毒性　青藤碱静脉注射给药对小鼠的半数致死量（LD_{50}）为156.7mg/kg[1]。

【性味与归经】苦、辛，平。归肝、脾经。

【功能与主治】祛风湿，通经络，利小便。用于风湿痹痛，关节肿胀，麻痹瘙痒。

【用法与用量】6～12g。

【药用标准】药典1977～2015、浙江炮规2005和新疆药品1980二册。

【临床参考】1.类风湿关节炎：生药每日78g或总碱180mg为常规剂量，分2～3次口服，剂型有浓煎、片剂等[1]。

2.活动性类风湿关节炎：青藤碱制剂正清风痛宁缓释片每次40mg，每天3次，口服[2]。

【附注】清风藤始载于《图经本草》，据载："清风藤生天台山中，其苗蔓延木上，四时常有，被土人采其叶入药，治风有效。"从上所述，并观其图，与本种不符，似为清风藤 Sabia japonica Maxim.，而《植物名实图考》载的滇防己，"蔓细须，一叶五歧，黑根粗硬，切之作车辐纹"，经考证，应指本种。

藤茎服用过量可出现瘙痒、皮疹、头昏头痛、皮肤发红、腹痛、畏寒发热、过敏性紫癜、血小板减少、白细胞减少等不良反应。

【化学参考文献】

[1] 宋永彬，程维明，曲戈霞，等.青风藤化学成分的分离与鉴定[J].沈阳药科大学学报，2007，24（2）：79-81.

[2] 黄筑艳，张援虎，周岚，等.青风藤化学成分的研究（Ⅱ）[J].时珍国医国药，2008，40（8）：193-196.

[3] 金慧子，毛雨生，周天锡，等.青藤茎中的生物碱[J].中国天然药物，2007，5（1）：35-37.

[4] 李海滨.青藤生物碱成分的研究[J].贵阳医学院学报，2006，31（4）：344-345.

[5] 寇立群，王晓玲.清风藤化学成分的研究[J].中国药物化学杂志，2008，18（4）：294-297.

[6] Zhu Y，Chen Q，Zeng A，et al. Identification of sinomenine from *Sinomenium acutum*, and its simultaneous quantitation by GC-MS and non-aqueous CE[J]. Chromatographia，2010，71（5）：447-454.

[7] Wang X L，Liu B R，Wang J R，et al. Two new morphinane alkaloids from *Sinomenium acutum*.[J]. J Asian Nat Prod Res，2011，13（6）：523-528.

[8] Wang X，Jin H，Li Z，et al. 8-demethoxyrunanine from *Sinomenium acutum*[J]. Fitoterapia，2008，78（7-8）：593-595.

[9] Li Y H，Li H M，Li Y，et al. New alkaloids sinomacutines A-E, and cephalonine-2-O-β-D-glucopyranoside from rhizomes of *Sinomenium acutum*[J]. Tetrahedron，2014，70（2014）：8893-8899.

[10] Jin H Z，Wang X L，Wang H B，et al. Morphinane alkaloid dimers from *Sinomenium acutum*[J]. J Nat Prod，2008，71（1）：127-129.

[11] Bao G H，Wang X L，Tang X C，et al. Sinoracutine, a novel skeletal alkaloid with cell-protective effects from *Sinomenium acutum*[J]. Tetrahedron Lett，2009，50（30）：4375-4377.

[12] 班小红，黄筑艳，李焱，等.青风藤化学成分的研究[J].时珍国医国药，2008，19（8）：1831-1832.

[13] 李海滨.青藤非生物碱化学成分的研究[J].贵阳医学院学报，2006，31（2）：154-155.

[14] K H K，S R M，C S K，et al. Lignan glucosides from *Sinomenium acutum* rhizomes[J]. Biosci Biotech Biochem，2013，77（10）：2144-2147.

【药理参考文献】

[1] 霍海如，车锡平.青藤碱镇痛和抗炎作用机理的研究[J].西安交通大学学报（医学版），1989，10（4）：346-349.

[2] 王文君，王培训，李晓娟.青藤碱抗炎机理——青藤碱对人外周血单个核细胞环氧化酶活性及其基因表达的影响[J].中国中药杂志，2003，28（4）：352-355.

[3] 董永和，邱敏，庞海，等.青风藤提取物对小鼠非特异性免疫功能的影响[J].中国实用医药，2011，6（33）：248-249.

［4］刘继红，李卫东，滕慧玲，等.青藤碱治疗类风湿性关节炎免疫作用和机制［J］.药学学报，2005，40（2）：127-131.
［5］刘良，李晓娟，王培训，等.青藤碱对人外周血单个核细胞IL-1β和IL-8细胞因子-基因表达的影响［J］.中国免疫学杂志，2002，18（4）：241-244.
［6］高永翔，龚立，田艳勋，等.青藤碱对小鼠骨髓树突状细胞免疫功能的影响［J］.成都中医药大学学报，2005，28（3）：13-14，23.
［7］Zhao Y，Li J，Yu K，et al. Sinomenine inhibits maturation of monocyte-derived dendritic cells through blocking activation of N F-kappa B［J］. International Immunopharmacology，2007，7（5）：637-645.
［8］晏浩，韩喻美.青风藤碱对海人酸所致神经毒性的抑制效应［J］.南昌大学学报（医学版），2006，46（4）：166-168.
［9］Qian L，Xu Z L，Zhang W，et al. Sinomenine, a natural dextrorotatory morphinan analog, is anti-inflammatory and neuroprotective through inhibition of microglial NADPH oxidase［J］. Journal of Neuroinflammation，2007，4（1）：1-14.
［10］Wang A L，Li Z B，Yuan M，et al. Sinomenine inhibits activation of rat retinal microglia induced by advanced glycation end products［J］. International Immunopharmacology，2007，7（12）：1552-1558.
［11］张国梅，莫志贤，王彩云.青风藤醇提液及其有效成分防治吗啡戒断症状的实验研究［J］.中药材，2009，32（9）：1414-1418.
［12］朱秋双，刘明远，刘蕾，等.青风藤对吗啡成瘾小鼠学习与记忆能力的影响［J］.黑龙江医药科学，2009，32（4）：9-10.
［13］莫志贤，周吉银.青风藤及青藤碱对吗啡依赖小鼠位置偏爱效应及脑内组胺水平的影响［J］.中药药理与临床，2006，22（1）：20-22.
［14］Kim K Y，Moon S R，Kim C S，et al. Lignan Glucosides from *Sinomenium acutum* Rhizomes［J］. Bioscience Biotechnology and Biochemistry，2013，77（10）：2144-2147.
［15］Jin H Z，Wang X L，Wang H B，et al. Morphinane Alkaloid Dimers from *Sinomenium acutum*［J］. Journal of Natural Products，2008，71（1）：127-129.
［16］王耐勤，李蕴山.青藤碱的药理作用Ⅳ.青藤碱降压机制的研究［J］.药学学报，1965，12（2）：86-91.
［17］李朝兴，赵更生.青藤碱对豚鼠心肌电及机械活动的影响［J］.西北药学杂志，1986，1（3）：9-10.
［18］Bao G H，Wang X L，Tang X C，et al. Sinoracutine, a novel skeletal alkaloid with cell-protective effects from *Sinomenium acutum*［J］. Tetrahedron Letters，2009，50（30）：4375-4377.

【临床参考文献】
［1］张欣.毛青藤治疗类风湿关节炎1524例临床分析［J］.甘肃中医，1996，9（3）：23-24.
［2］顾菲，孙玥，陈思文，等.青藤碱联合甲氨蝶呤治疗活动性类风湿关节炎临床研究［J］.上海中医药杂志，2014，48（6）：58-60.

4. 蝙蝠葛属 *Menispermum* Linn.

草质或木质落叶藤本。具块根。叶盾状，常浅裂，掌状脉。圆锥花序腋生。雄花具萼片4～10枚，近螺旋状着生，常内凹；花瓣6～8枚或更多，短于萼片，近肉质，肾状心形或近圆形，边缘内卷；雄蕊12～24枚或更多，花丝柱状，花药4室。雌花萼片和花瓣与雄花的相似；不育雄蕊6～12枚或更多，棒状；心皮2～4枚，具心皮柄，子房囊状半卵形，花柱短，柱头大而分裂，外弯。核果，近扁球形，花柱迹近基生；果核肾状圆形或宽半月形，甚扁，背脊隆起呈鸡冠状，上有2列小瘤体，背脊两侧也各有1列小瘤体。种子胚乳丰富，胚环状弯曲。

3～4种，分布于东亚和北美。中国产1种，分布于西北部、中部至北部，法定药用植物1种。华东地区法定药用植物1种。

244. 蝙蝠葛（图244） • *Menispermum dauricum* DC.

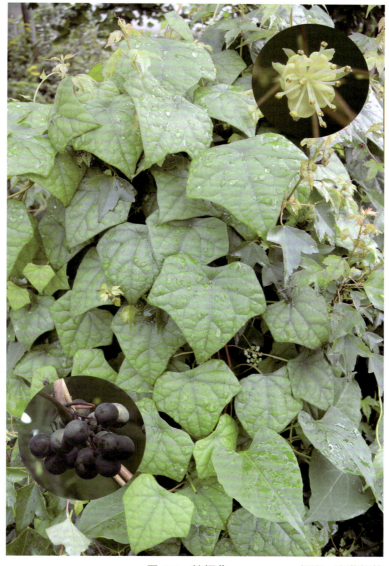

图244 蝙蝠葛　　　　摄影　张芬耀等

【别名】粉防己（通称），小青藤、黄根藤、汉防己、金百脚（浙江），防己藤（福建）。

【形态】落叶草质藤本。根状茎细长圆柱形有分枝，皮棕褐色，常层状脱落；干后质硬，不易折断，折断面不整齐，纤维性，木质部淡黄色，中心有髓。茎自根状茎近顶部的侧芽生出，一年生茎纤细，有条纹，无毛。叶纸质或近膜质，圆肾形至卵圆形，长宽近相等，3～12cm，边缘3～9浅裂，稀近全缘，两面无毛，叶背被白粉，掌状脉（7）9～12条；叶柄长3～12cm，盾状着生于叶片中下部。圆锥花序腋生，花序梗长2～3cm，花数朵至20余朵。雄花具萼片4～8枚，膜质，绿黄色，倒披针形至倒卵状椭圆形，自外轮至内轮渐大；花瓣6～8枚或更多，肉质，兜状，具短爪，较萼片小；雄蕊12枚或更多，花药球形。雌花：退化雄蕊6～12枚；雌蕊群具柄。核果紫黑色；果核肾形。花期6～7月，果期8～9月。

【生境与分布】生于山坡丛林中或攀缘于岩石上。分布于安徽、江苏、江西、山东和浙江，另东北、华北和华东亦有分布。

【药名与部位】北豆根（山豆根），根茎。清风藤，藤茎。

【采集加工】北豆根：春、秋二季采挖，除去须根和泥沙，干燥。清风藤：8～11月采割，扎把，晒干。

【药材性状】北豆根：呈细长圆柱形，弯曲，有分枝，长可达 50cm，直径 0.3～0.8cm。表面黄棕色至暗棕色，多有弯曲的细根，并可见突起的根痕和纵皱纹，外皮易剥落。质韧，不易折断，断面不整齐，纤维细，木部淡黄色，呈放射状排列，中心有髓。气微，味苦。

清风藤：呈圆柱形，常数枝盘曲卷成束状，直径 0.2～1.0cm，嫩枝表面黄绿色至青棕色；老枝黑棕色，具明显细纵沟，有的可见纵向皮孔。节上有叶痕、侧枝痕或芽痕。质硬而脆，易折断；断面不平坦，灰白色或灰棕色，皮部窄，木部射线呈放射状排列，导管孔洞状，中央有类白色或黄棕色髓。气微，味微苦。

【药材炮制】北豆根：除去杂质，洗净，润透，切厚片，干燥。清风藤：除去杂质，洗净，润透，切中片，干燥。

【化学成分】根茎含生物碱类：蝙蝠葛新诺林碱（dauricinoline）、青藤碱（sinomenine）、粉防己碱（tetrandrine）、荷苞牡丹碱（dicentrine）、紫堇定碱（corydine）[1]，蝙蝠葛苏林碱（daurisoline）、黄萤碱（corypalline）[2]，蝙蝠葛苷*（meniscoside）、蝙蝠葛兴安苷*（dauricoside）、蝙蝠葛宁碱（dauriporphine）、2,3-二氢蝙蝠葛波酚碱（2,3-dihydromenisporphine）[3]，蝙蝠葛定碱*（dauricumidine）、去羟尖防己碱（acutuminine）、N-反式阿魏酰酪胺（N-trans feruloyltyramine）[4]，蝙蝠葛碱（dauricine）、RR,N-去甲基蝙蝠葛碱（RR,N-desmethyldauricine）[5]，蝙蝠葛新苛林碱（dauricicoline）[6]，蝙蝠葛新诺林碱（dauricinoline）、蝙蝠葛诺林碱（daurinoline）[7]，去氯尖防己碱（dechloroacutumidine）、1-表去氯尖防己碱（1-epidechloroacutumine）[8]，去甲唐松福林碱（northalifoline）、唐松福林碱（thalifoline）、延胡索碱甲（corydaldine）、N-甲基延胡索碱甲（N-methylcorydaldine）和多乐风碱*（doryphornine）[9]；甾体类：β-谷甾酮（β-sitostenone）、β-谷甾醇（β-sitosterol）和胡萝卜苷（daucosterol）[4]；木脂素类：丁香脂素（syringaresinol）和丁香脂素-4,4′-O-二葡萄糖苷（syringaresinol-4,4′-O-bis-glucoside）[3]；酚酸类：香草酸（vanillic acid）[1]和香兰素（vanillin）[4]；蒽醌类：大黄素甲醚（physcion）[4]；萜类：布卢门醇 A、C（blumenol A、C）[3,4]。

果实含脂肪酸类：棕榈油酸（palmitoleic acid）、棕榈酸（palmitic acid）、正珠光脂酸（n-heptadecanoic acid）、亚油酸（ricinoleic acid）、亚麻酸（linolenic acid）、油酸（oleic acid）、硬脂酸（stearic acid）、二十二碳四烯酸（dicosanoic acid）、蓖麻油酸（ricinoleic acid）、顺-11-二十烯酸（cis-11-eicosenoic acid）、花生酸（arachidic acid）和山嵛酸（behenic acid）[10]；氨基酸类：天冬氨酸（Asp）、异亮氨酸（Ile）、苏氨酸（Thr）、亮氨酸（Leu）、丝氨酸（Ser）、酪氨酸（Tyr）、谷氨酸（Glu）、苯丙氨酸（Phe）、脯氨酸（Pro）、赖氨酸（Lys）、甘氨酸（Gly）、组氨酸（His）、丙氨酸（Ala）、精氨酸（Arg）、胱氨酸（Cys）、甲硫氨酸（Met）和缬氨酸（Val）[10]。

茎叶含生物碱类：尖防己碱（acutumine）[11]；黄酮类：槲皮素-3-O-β-D-吡喃葡萄糖苷（quercetin-3-O-β-D-glucopyranoside）、山奈酚-3-O-β-D-吡喃葡萄糖苷（kaempferol-3-O-β-D-glucopyranoside）[11]，异槲皮素苷（isoquercitrin）[12]和槲皮素-3-O-鼠李糖苷（quercetin-3-O-rhamnoside）[13]；甾体类：β-胡萝卜苷（β-daucosterol）[11]。

全草含生物碱：蝙蝠葛定（bianfugedine）、蝙蝠葛波酚碱（menisporphine）、6-O-去甲基蝙蝠葛波酚碱（6-O-demethyl menisporphine）、蝙蝠葛辛（bianfugecine）、蝙蝠葛宁碱（dauriporphine）和蝙蝠葛宁酚碱（dauriporphinoline）[14]。

【药理作用】1. 抗心律失常　根茎中提取的酚性生物碱（phenolic alkaloids）对哇巴因所致豚鼠的心律失常、乌头碱（aconitine）所致大鼠的心律失常、电刺激所致兔的室颤、冠脉结扎所致大鼠的复灌性心律失常模型均具有剂量依赖性抗室性心律失常作用，对氯化钙-乙酰胆碱所致房颤模型小鼠具有抗房性心律失常的作用，在体外具有浓度依赖性延长豚鼠心室乳头肌动作电位 O 相至复极 50% 和 90% 时程（APD_{50}、APD_{90}）和有效不应期（ERP）以及降低动作电位幅值（APA）、减慢动作电位 O 相最大除极速率（V_{max}）的作用[1]；蝙蝠葛碱（dauricine）使猫冠状动脉结扎和复灌后室颤的发生率和死亡率明显降低[2]，能显著延长麻醉犬的 PR 间期、QRS 间期，并随剂量增大而作用加强[3]；蝙蝠葛苏林碱（daurisoline）对豚鼠心室乳头肌迟后除极和触发活动有良好的抑制作用[4]，对大鼠冠状动脉左前降支结扎复灌注引起的室性心律失常有明显的保护作用，对氯化钙-乙酰胆碱诱发小鼠房性心律失常有明显的对抗作用[5]。2. 降血压　蝙蝠葛碱对麻醉猫和大鼠有迅速而明显的降血压作用，其机制主要是直接扩张血管平滑肌降低外周阻力[6]。3. 抗凝血　蝙蝠葛碱对大鼠和家兔的血小板聚集在体内外均有明显的抑制作用，且存在剂量依赖性，其机制可能与抑制花生四烯酸（AA）代谢、减少血栓烷 A_2（TXA_2）产生有关，由于蝙蝠葛碱对多种促聚集剂的抑制作用无明显选择性，提示其作用机制也与 Ca^{2+} 拮抗作用有关，即抑制聚集剂诱导的血小板胞浆内游离 Ca^{2+} 浓度升高，从而阻抑血小板激活[7~10]；山豆根碱（蝙蝠葛碱）能明显抑制大鼠血小板血栓和电刺激诱发动脉血栓的形成，而对静脉血栓形成无影响，在体外能明显抑制大鼠血小板黏附于胶原，并存在剂量依赖关系[11]。4. 护脑　蝙蝠葛碱对脑缺血再灌注损伤、实验性心肌缺血和梗死具有保护作用，其能增强腺苷三磷酸（ATP）、超氧化物歧化酶（SOD）、谷胱甘肽过氧化物酶（GSH-Px）等活性，并能降低丙二醛（MDA）含量，此外其能明显减轻脑缺血再灌注后大鼠脑皮质半暗带区细胞凋亡程度，抑制皮质半暗带区 Cyt-C 的释放，以及 caspase-3、caspase-9 的表达，其抗氧化特性、减轻脑缺血再灌注组织的细胞凋亡可能是其脑保护作用的机制之一[12~14]。5. 抗炎　根中提取的粗总碱、多酚羟基碱和非酚性总碱对小鼠巴豆油性耳廓水肿及大鼠角叉菜胶性足趾水肿均有明显的抑制作用，粗总碱和多酚羟基碱对炎性渗出、囊壁增生均有抑制作用，其强度与蝙蝠葛碱相似，非酚性总碱仅对急性炎症渗出有抑制作用，而对慢性炎症增生无作用[15]；根茎75%乙醇提取物对三硝基苯磺酸诱导的鼠溃疡性结肠炎具有治疗作用[16]。6. 抗菌　根中提取的脂溶性总碱、多酚羟基碱和蝙蝠葛碱对各种呼吸道细菌（54株）均有抑制作用，其中以蝙蝠葛碱作用最强，并肺炎链球菌最为敏感，稀释到0.09mg/ml浓度时仍有抗菌作用，而对肠道细菌（9株）的抑菌率仅11.11%[17]。7. 抗肿瘤　蝙蝠葛酚性碱对胃癌（SGC-7901、MGC-803）、人胰腺癌（BxPC-3）细胞的增殖均有抑制和杀伤作用[18~21]；蝙蝠葛碱能显著抑制B细胞淋巴瘤daudi细胞的生长与增殖[22]；根中的多糖对人宫颈癌HeLa细胞的增殖有抑制作用[23]。

急性毒性　酚性生物碱静脉注射给药对小鼠的半数致死量（LD_{50}）为36.0mg/kg；灌胃给药对小鼠的半数致死量（LD_{50}）为596.0mg/kg[1]。

【性味与归经】北豆根：苦，寒；有小毒。归肺、胃、大肠经。清风藤：辛、苦，温。

【功能与主治】北豆根：清热解毒，祛风止痛。用于咽喉肿痛，热毒泻痢，风湿痹痛。清风藤：祛风湿，蠲痹痛。用于风湿性和类风湿性关节炎，关节肿大，肢体疼痛，麻木。

【用法与用量】北豆根：3~9g。清风藤：10~15g。

【药用标准】北豆根：药典1977~2015、内蒙古蒙药1986和台湾1985一册。清风藤：江苏药材1989。

【临床参考】1. 心律失常：蝙蝠葛碱片，每片含原药50mg，每日900mg，分3次口服，症状控制后逐渐减量，维持量为150~600mg/天，分3次口服[1]。

2. 肺热咳嗽：根9g，加枇杷叶、前胡、牛蒡子各9g，水煎服。（《陕甘宁青中草药选》）

3. 痢疾、肠炎：根9g，加徐长卿9g，水煎服。（《浙江药用植物志》）

【附注】蝙蝠葛于本草无记载。日本学者松村任三曾考证认为蝙蝠葛为《本草纲目》之汉防己，过去亦有文献记载蝙蝠葛为防己或汉防己。按此植物叶虽有浅裂，但根状茎细长，直径仅2~8mm。以此为防己或汉防己，与实际情况不符。

蝙蝠葛浙江民间作粉防己用之。北京郊区称黄带子、黄根等，山东称山花子根和小葛香。

脾虚便溏者禁服。

【化学参考文献】

[1] 丛国艳，闫永波，高珣，等. 蝙蝠葛的化学成分研究[J]. 现代生物医学进展，2013，13（18）：3567-3569.

[2] 潘锡平，李学军，陈业文，等. 蝙蝠葛生物碱综合利用研究：Ⅱ. 蝙蝠葛副碱的成分分离与鉴定[J]. 天然产物研究与开发，1993，9（2）：30-33.

[3] 于丙午，陈建勇，和友，等. 蝙蝠葛中的多巴胺能生物碱（英文）[J]. Chin J Nat Med, 2011, 9（4）：249-252.
[4] 陈建勇，谢郁峰，周天锡，等. 蝙蝠葛中的化学成分（英文）[J]. Chin J Nat Med, 2012, 10（4）：292-294.
[5] 潘锡平. 蝙蝠葛中的新生物碱——N-去甲基蝙蝠葛碱[J]. 药学学报, 1992, 27（10）：788-792.
[6] 潘锡平，胡崇家，曾繁典. 蝙蝠葛中一新双苄基异喹啉生物碱[J]. 中国药物化学杂志, 1999, 9（2）：123-124.
[7] 潘锡平，胡崇家，曾繁典，等. 咸宁产蝙蝠葛生物碱成分的分离与鉴定[J]. 中药材, 1998, 21（9）：456-458.
[8] Yu B, Chen J, Wang Y, et al. Alkaloids from *Menispermum dauricum*[J]. Phytochemistry, 2002, 61（4）：439-442.
[9] 张晓琦，叶文才，赵守训. 蝙蝠葛中异喹啉酮的分离与鉴定[J]. 中国药科大学学报, 2001, 32（2）：96-97.
[10] 龚宁，李玉平，刘拉平，等. 蝙蝠葛果实脂肪酸和氨基酸成分分析[J]. 西北农业学报, 2006, 15（4）：167-169.
[11] 刘瑞，马养民，张弘弛. 蝙蝠葛茎叶化学成分的初步研究[J]. 西北林学院学报, 2010, 25（5）：176-178.
[12] 孔阳，马养民，余博，等. 蝙蝠葛茎叶抗菌活性成分的研究[J]. 西北农林科技大学学报自然科学版, 2005, 33（4）：151-153.
[13] Kang Y X, Zhang H C, Liu J J, et al. Chemical constituents of the leaves of *Menispermum dauricum*[J]. Chem Nat Comp, 2013, 49（2）：338-339.
[14] Wei J, Chen J, Liang X, et al. Microwave-assisted extraction in combination with HPLC-UV for quantitative analysis of six bioactive oxoisoaporphine alkaloids in *Menispermum dauricum* DC[J]. Biomed Chromatogr, 2016, 30（2）：241-248.

【药理参考文献】

[1] 龚培力，杜佐华，曾繁典，等. 蝙蝠葛酚性碱的抗心律失常作用[J]. 中药新药与临床药理, 1995, 6（3）：13-16, 63.
[2] 朱接全，曾繁典，胡崇家. 蝙蝠葛碱对猫冠脉结扎和复灌性心律失常的影响及电生理作用[J]. 中国药理学通报, 1991, 7（1）：23-26.
[3] 曾万成，曾繁典，冷大毛，等. 蝙蝠葛碱的心脏电生理作用研究[J]. 中国临床药理学杂志, 1990, 6（3）：178-182.
[4] 王镇辛，朱接全，曾繁典，等. 蝙蝠葛苏林碱的抗致心律失常性迟后除极[J]. 药学学报, 1994, 29（9）：647-651.
[5] 杜佐华，曾晚成，龚培力，等. 蝙蝠葛苏林碱抗实验性心律失常作用[J]. 中药药理与临床, 1996, 4：21-23.
[6] 陈淑华，胡崇家. 山豆根碱的降压作用及其机理的初步分析[J]. 武汉医学院学报, 1982, 3：75-79.
[7] 刘俊田，邱培伦. 山豆根碱对家兔血小板聚集性的影响[J]. 西安医科大学学报, 1986, 7（1）：17, 31-34.
[8] 刘俊田，邱培伦. 山豆根碱体外对大鼠血小板聚集性的影响[J]. 西北药学杂志, 1988, 3（3）：6-7.
[9] 刘俊田，邱培伦. 山豆根碱体外对血小板内 TXA_2 和 cAMP 水平的影响[J]. 中国药理学通报, 1988, 4（1）：47-49.
[10] 佟丽，岳天立. 蝙蝠葛碱对血小板聚集及花生四烯酸代谢的影响[J]. 药学学报, 1989, 24（2）：85-88.
[11] 刘俊田，邱培伦，高小利. 山豆根碱对实验性血栓形成的影响[J]. 西安医科大学学报, 1991, 12（1）：33-35.
[12] 何丽娅，黄崇新. 山豆根碱对大鼠脑缺血再灌注损伤 ATP 酶和自由基代谢的影响[J]. 公共卫生与预防医学, 2003, 14（1）：1-3.
[13] 杨晓燕，张力，蒋诗琴，等. 蝙蝠葛碱对大鼠脑缺血再灌注损伤后神经元细胞凋亡及凋亡相关蛋白表达的影响[J]. 中国中药杂志, 2009, 34（1）：78-83.
[14] 朱接全，胡崇家. 蝙蝠葛碱对动物耐缺氧及实验性心肌缺血和梗塞的影响[J]. 中国药理学通报, 1986, 2（6）：21-24.
[15] 杜佐华，刘汉官，蔡从咏，等. 北豆根粗总碱、北豆根多酚羟基碱和北豆根非酚性总碱的抗炎作用[J]. 中药通报, 1987, 12（8）：43-45.
[16] Su Q, He J, Wang Z Y, et al. Intestinal anti-inflammatory effect of the rhizome extracts of *Menispermum dauricum* DC. on trinitrobenzene sulfonic acid induced ulcerative colitis in mice[J]. Journal of Ethnopharmacology, 2016, 193：12-20.
[17] 苏飞. 山豆根脂溶性总碱、山豆根多酚羟基碱和蝙蝠葛碱抑菌效果的研究[J]. 中药通报, 1986, 11（11）：52-54.
[18] 魏冬梅，陈宏，尹钢，等. 蝙蝠葛酚性碱（PAMD）调控 Gli1 基因抗胰腺癌的机制研究[J]. 云南中医中药杂志, 2015, 36（3）：64-65.
[19] 章艳，苏慧，苏云明. 蝙蝠葛酚性碱对胃癌细胞 SGC-7901 COX-2 表达的影响[J]. 哈尔滨商业大学学报（自然科学版）, 2014, 30（6）：653-654, 674.
[20] 张淼，李默，苏云明. 蝙蝠葛酚性碱抗胃癌作用及机制研究[J]. 中医药学报, 2016, 44（5）：48-50.

[21] 刘海艳, 穆永旭, 闫瑞强, 等. 蝙蝠葛酚性碱抑制人胃癌细胞株MGC-803增殖及对EGFR和HER-2表达的影响[J]. 中药材, 2014, 37(9): 1654-1657.

[22] 陈伟, 王穗湘, 胡小毛, 等. AFM研究蝙蝠葛碱对daudi细胞毒性的影响[J]. 分析测试学报, 2012, 31(3): 247-254.

[23] 王志宏, 薛建斌, 姜文艳, 等. 蝙蝠葛碱提多糖对HeLa细胞增殖的影响[J]. 东北师大学报(自然科学版), 2011, 43(4): 132-136.

【临床参考文献】

[1] 蝙蝠葛碱研究协作组. 蝙蝠葛碱治疗心律失常402例临床总结[J]. 临床心血管病杂志, 1989, 5(4): 205-207.

5. 千金藤属 *Stephania* Lour.

草质或木质藤本。有或无块根。枝具条纹，稍扭曲。叶柄长，盾状着生于叶片近中部；叶片全缘，掌状脉。花成小聚伞花序，再排列为伞形花序，很少为圆锥花序或总状花序，腋生或生于短枝。雄花花被辐射对称，萼片4～10枚，2轮，稀1轮，分离，稀基部合生；花瓣3～5枚，与内轮萼片互生，常肉质，很少缺；雄蕊合生成盾状聚药雄蕊，花药2～6室，生于盾盘的边缘，横裂。雌花具萼片3～5枚，与花瓣同数，左右对称，或具萼片1枚和花瓣2枚（稀萼片2枚花瓣3枚），生于花的一侧；无退化雄蕊；心皮1枚，近卵圆形，花柱3～6裂，花柱迹近基生。核果近球形，红色或橙红色；果核倒卵圆形，背部中肋两侧各具1行或2行小横肋状或柱状雕纹。种子马蹄形；胚乳肉质，胚弯曲，子叶背倚。

约60种，分布于亚洲和非洲的热带和亚热带地区。中国40种，产于长江流域及其以南各省（区），以云南和广西种类最多，法定药用植物13种。华东地区法定药用植物3种。

分种检索表

1. 木质藤本，老茎木质化；雄花序为复伞形聚伞花序·····················千金藤 *S. japonica*
1. 草质藤本，雄花序为小头状花序组成的总状花序。
   2. 叶片三角状阔卵形至近圆形，两面无毛；主根团块状，有时不规则········金线吊乌龟 *S. cephalantha*
   2. 叶宽三角形，两面被短伏毛；主根粗壮，圆柱状·····················粉防己 *S. tetrandra*

245. 千金藤（图245）• *Stephania japonica* (Thunb.) Miers.

【别名】天膏药（浙江），合钹草、金丝荷叶（浙江宁波），金瓜子（浙江舟山），小青藤（江西景德镇），金线吊乌龟。

【形态】木质藤本。全株无毛。根圆柱形，皮暗褐色，断面黄白色。小枝纤细，有条纹，老茎木质化。叶片纸质，三角状近圆形或三角状阔卵形，长与宽近相等或略小，长4～8cm，宽4～7cm，先端钝，具小凸尖，基部常微圆，叶背粉白色，掌状脉7～9条；叶柄长5～10cm，盾状着生。复伞形聚伞花序腋生，通常有伞梗4～8条，总花梗长2～3cm；小聚伞花序近无柄，密集呈头状；花黄绿色，近无梗。雄花萼片6或8枚，膜质，倒卵状椭圆形或匙形，无毛；花瓣3或5枚，稍肉质，宽倒卵形，较萼片小；雄蕊6枚，花药合生。雌花萼片和花瓣3～5枚；花柱3～6裂，外弯。核果近球形，直径约6mm，熟时红色；果核背部具2行小横肋状雕纹，每行8～10条，小横肋常断裂，胎座迹不穿孔。花期6～7月，果期8～9月。

【生境与分布】生于路旁、沟边及山坡林下。分布于安徽、江苏、江西和浙江，另长江流域及其以南各省亦有分布。

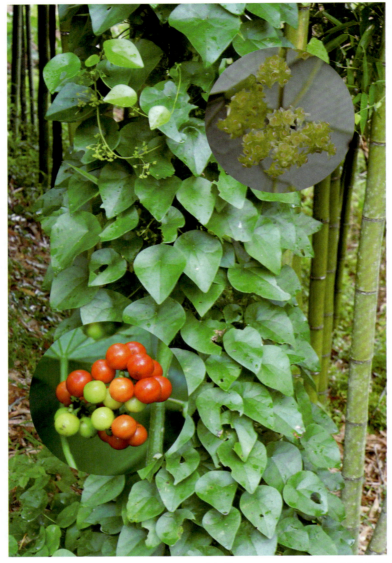

图 245　千金藤　　　摄影　赵维良等

【药名与部位】千金藤，根。

【化学成分】根茎含生物碱：间千金藤碱（metaphanine）[1]，原间千金藤碱（prometaphanine）[2]，氧化千金藤苏诺林碱（oxostephasunoline）[3]，氧化表千金藤苏诺林碱（oxoepistephamiersine）[4]，千金藤默星碱（stephamiersine）、表千金藤默星碱（epistephamiersine）、氧化千金藤默星碱（oxostephamiersine）、千金藤松诺灵（stephasunoline）[5]，千金藤新碱（stepinonine）[6]，莲花宁碱（hasubanonine）[7]和千金藤碱（cepharanthine）[8]。

果实含生物碱：千金藤本碱*（stephabenine）[9]。

叶含生物碱：16-氧化原间千金藤碱（16-oxoprometaphanine）和千金藤比斯碱（stebisimine）[10]。

【药理作用】1.抗炎　乙醇提取物能抑制角叉菜胶诱导的炎症[1]。2.止泻　乙醇提取物能减少蓖麻油引起的腹泻大鼠的粪和尿湿总量[1]。3.抗氧化　叶甲醇提取物对1,1-二苯基-2-三硝基苯肼自由基（DPPH）、一氧化氮有清除作用，并具有还原能力[2]。4.镇痛　叶甲醇提取物能减轻由乙酸诱导的小鼠疼痛扭体反应[2]。5.免疫调节　提取物在小鼠体内具有促进胸腺细胞增殖和腹腔巨噬细胞产生白细胞介素-1（IL-1）的作用，增强T细胞、巨噬细胞的免疫功能[3]。6.抗病毒　提取得到的千金藤碱（cepharanthine）能明显抑制单纯疱疹病毒Ⅰ型（HSV-1）对Vero细胞的致病作用，使细胞存活率升高[4]。7.抗肿瘤　千金藤碱能抑制肺癌 A549 细胞的增殖，细胞活力随着浓度的增加和时间的延长而明显降低[5]；不同浓度的盐酸千金藤碱（cephanrathine hydrochloride）对 3 种鼻咽癌（CNE-1、CNE-2 和 5-8F）细胞的增殖有量效相关的抑制作用，并诱导细胞凋亡，抑制 DNA 的合成，改变细胞周期[6]。8. 护肝 盐酸千金藤碱可明显降低四氯化碳（CCl_4）和 D- 氨基半乳糖（D-GalN）所致肝损伤小鼠的谷丙转氨酶，增强肝脏超氧化物歧化酶（SOD），减少丙二醛（MDA）和一氧化氮（NO），降低一氧化氮合酶（NOS），并缩小肝脏坏死范围[7]；盐酸千金藤碱高剂量组能显著降低急性脂肪肝小鼠血清甘油三酯（TG）、总胆固醇（TC）、丙氨酸转氨酶（ALT）、天冬氨酸转氨酶（AST）及肝组织甘油三酯（TG）、总胆固醇（TC）及丙二醛（MDA）浓度，显著升高肝组织中的超氧化物歧化酶（SOD）和谷胱甘肽过氧化物酶（GSH-Px）活性，不同剂量盐酸千金藤碱均能改善肝细胞脂肪变性程度[8]。9. 逆转多药耐药 盐酸千金藤碱在体外能明显逆转艾氏腹水癌耐药 EAC/ADR 细胞的耐药性；在体内能延长荷瘤小鼠的生存时间，生命延长率为 75.37%，并能降低 EAC/ADR 细胞中肿瘤坏死因子（NF-κB）的持续性活性及化疗药物对其的激活[9]。

【药用标准】山东药材 2002 附录。

【临床参考】1. 胃痛：根 1.5～3g，研细末，温水送服。（《湖北中草药志》）

2. 湿热淋浊：鲜根 30g，水煎服。

3. 子宫脱垂：根适量，煎汤熏洗，每天 1 次；另取金樱子根 60g，水煎服。（2 方、3 方引自《浙江药用植物志》）

【附注】千金藤始载于《开宝本草》；《本草纲目》收载于草部，蔓草类。江西吉安称千金藤为土广木香，江西景德镇等地称其为小青藤或青藤。

【化学参考文献】

[1] Tomite M，Ibuka T，Inubuahi Y，et al. Structure of metaphanine[J]. Tetrahedron Lett，1964，48：3605-3616.

[2] Tomite M，Ibuka T，Inubuahi Y. Structure of prometaphanine[J]. Tetrahedron Lett，1964，48：3617-3622.

[3] Matsui M，Watanabe Y. Structure of oxostephasunoline，a new hasubanalactam alkaloid from *Stephania japonica*[J]. J Nat Prod，1984，47（3）：465-469.

[4] Matsui M，Yamamura Y，Takebayashi T，et al. Oxoepistephamiersine，a new hasubanalactam alkaloid from *Stephania japonica*[J]. J Nat Prod，1984，47（5）：858-861.

[5] Matsui M，Watanabe Y，Ibuka T，et al. Constitution of four new hasubanan alkaloids from *Stephania japonica* Miers[J]. Chem Pharm Bull，1975，23（6）：1323-1335.

[6] Ibuka T，Konoshima T，Inubushi Y. Structure of stepinonine，a new dimeric benzylisoquinoline-2-phenyl-s-homotetrahydroisoquinoline alkaloid[J]. Chem Pharm Bull，1975，23（1）：114-124.

[7] Watanabe Y，Matsumura H. Studies on the alkaloids of Menispermaceous Plants. CCII. alkaloids of *Stephania japonica* MIERS.（Supplement. 8）. Structure of hasubanonine（1）. Hasubanol[J]. Yakugaku Zasshi，1963，83（11）：991-996.

[8] 周家驹，谢桂荣，严建新. 中药原植物化学成分手册[M]. 北京：化学工业出版社，2004：844.

[9] Kondo S，Matsui M，Watanabe Y. Alkaloids from the fruits of *Stephania japonica* Miers. I. Structure of stephabenine：A new hasubanan ester-ketal alkaloid[J]. Chem Pharm Bull，1983，31（8）：2574-2577.

[10] Matsui M，Takebayashi T，Ishida K，et al. Alkaloids of the leaves of *Stephania japonica*[J]. J Nat Prod，1982，45（4）：497-500.

【药理参考文献】

[1] Ahmed N U，Akter R，Satter M A，et al. Anti-inflammatory，antioxidant and anti-diarrheal effects of ethanol extract of *stephania japonica*[J]. Bangladesh Journal of Scientific & Industrial Research，2011，46（4）：437-442.

[2] Rahman M H，M Alam B，Chowdhury N S，et al. Antioxidant，analgesic and toxic potentiality of *Stephania japonica*（Thunb.）Miers. Leaf[J]. International Journal of Pharmacology，2011，7（2）：257-262.

[3] 李金陵，程爱明，荆宇红，等. 千金藤对免疫功能的作用[J]. 中国冶金工业医学杂志，2002，19（1）：6-7.

[4] 刘新建，王一飞，张美英，等. 千金藤素抗单纯疱疹病毒Ⅰ型（HSV-1）初探[J]. 中药材，2004，27（2）：107-110.

[5] 马克龙，汪远金，周会，等. 千金藤碱抑制非小细胞肺癌 A549 细胞生长和转移以及对血红素加氧酶 -1 和表皮生长因

子受体基因表达的影响[J].安徽中医学院学报,2013,32(2):57-63.
[6] 李炜,周详,钱萍,等.不同浓度的盐酸千金藤碱对人鼻咽癌细胞的抑制作用实验研究[J].中华全科医学,2015,13(4):562-564,689.
[7] 王晓丽,郑立运,张艳,等.盐酸千金藤碱对急性肝损伤小鼠保护作用的研究[J].中华中医药杂志,2009,24(10):1384-1387.
[8] 马方,张艳,王宁,等.盐酸千金藤碱对急性脂肪肝小鼠脂代谢及过氧化的影响[J].中华中医药杂志,2011,26(6):1429-1432.
[9] 宋玉成,夏薇,江金花,等.盐酸千金藤素逆转 EAC/ADR 细胞多药耐药性的作用及其机制[J].药学学报,2005,40(3):204-207.

246. 金线吊乌龟（图 246） · *Stephania cepharantha* Hayata

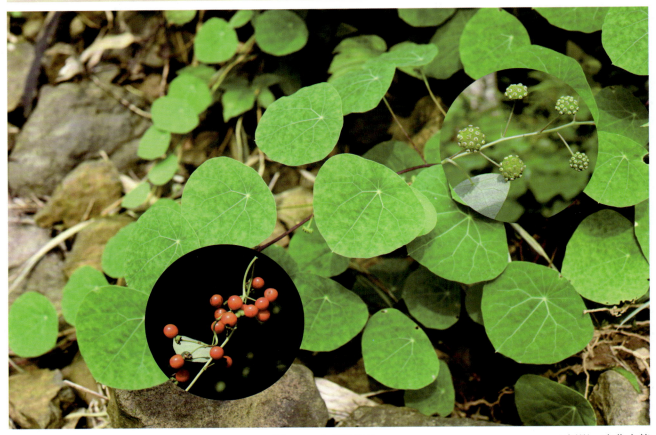

图 246　金线吊乌龟　　　　　摄影　李华东等

【别名】金线吊蛤蟆、金线吊鳖、白首乌（浙江），铁秤砣、白药（江西），金线吊葫芦（福建泉州），头花千金藤。

【形态】草质藤本，长可达 2m。全株无毛。块根肥厚，短圆柱形或呈不规则块状，褐色；干后质硬脆，易折断，断面粉性。茎上多皮孔，小枝紫红色，纤细。叶片纸质，三角状阔卵形至近圆形，顶端具小凸尖，基部圆或近截平，全缘或浅波状，叶面深绿色，叶背粉白色，掌状脉 7～9 条，向下的纤细。雌雄花序均为头状花序，具盘状花托。雄花序总梗丝状，常腋生于具小型叶的小枝上作总状花序式排列。雄花：具萼片 6 枚，稀 4 或 8 枚，匙形或近楔形；花瓣 3 或 5 枚，稀 6 枚，近圆形或阔倒卵形，聚药雄蕊很短。雌花序总梗粗壮，腋生。雌花具萼片 1 枚，偶有 2～5 枚，花瓣 2（～4）枚，肉质，较萼片小。核果阔倒卵圆形，成熟后紫红色；果核背部两侧各具 10～12 条小横肋状雕纹，胎座迹常不穿孔。花期 6～7 月，果期8～9月。

【生境与分布】生于村边、旷野、林缘等土层肥沃深厚处或石缝中。分布于安徽、福建、江苏、江西和浙江；我国秦岭、淮河以南、四川以东地区均有分布。

【药名与部位】白药子（白药脂），块根。

【采集加工】秋末采挖，洗净，切块片，干燥。

【药材性状】为不规则形的块状，直径2～7cm，厚0.2～1.5cm。表面棕色至暗褐色，有皱纹及须根痕。切面类白色或黄白色，粉性，维管束色较深，在横切片上排列呈稀疏的放射状，纵切片上呈不规则的筋脉状。质硬而脆。气微，味苦。

【药材炮制】除去杂质，洗净，润软，切厚片，干燥。

【化学成分】茎叶含生物碱类：观音莲明（lysicamine）、巴马亭（palmatine）、四氢巴马亭（tetrahydropalmatine）、异紫堇定碱（isocorydione）、紫堇单酚碱（corydalmine）、紫堇根碱（corypalmine）、青风藤亭*（sinoracutine）、青风藤碱（sinoacutine）、顶花防己胺（cepharamine）、异紫堇定（isocorydine）、紫堇定（corydine）[1]，千金藤苏醇灵（stephasunoline）、汝兰酮碱（aknadinine）、离生木瓣树胺，即离木明（discretamine）、尖防己碱（acutumine）和青藤碱（sinomenine）[2]。

根含生物碱类：阿罗马灵（aromaline）[3]和千金藤素（cepharanthine）[4]等。

【药理作用】1. 抗炎　分离得到的生物碱类成分千金藤素（cepharanthine）能抑制脂多糖（LPS）诱导的RAW264.7细胞释放肿瘤坏死因子-α（TNF-α）、白细胞介素-6（IL-6）和白细胞介素-1β（IL-1β），能显著抑制核转录因子（NF-κB）的活性，以及ERK、JNK和p38蛋白激酶的磷酸化，并能缓解脂多糖（LPS）诱导肺损伤模型小鼠的肺组织病理学改变，降低炎症因子肿瘤坏死因子-α、白细胞介素-6和白细胞介素-1β的水平[1]。2. 升白　块根提取物能升高环磷酰胺所致白细胞减少症小鼠的白细胞计数，而且可对抗环磷酰胺所致的骨髓损伤[2]。

【性味与归经】苦，寒。归脾、肺、肾经。

【功能与主治】散瘀消肿，止痛。用于痈疽肿毒，腮腺炎，毒蛇咬伤，跌扑肿痛。

【用法与用量】9～15g；酒泡治跌扑肿痛；外用适量，研末涂敷患处。

【药用标准】药典1977、部颁中药材1992、浙江炮规2015、贵州药材2003、内蒙古药材1988、四川药材1987和新疆药品1980二册。

【临床参考】1. 尘肺：千金藤素片每日服240mg，分3次口服，每周用药6天，3个月为一个疗程[1]。

2. 肝硬化腹水：根9g（老糠炒制），加车前15g、过路黄、白花蛇舌草、瓜子金、丹参各30g，水煎服。（《江西草药》）

3. 胃及十二指肠溃疡：根1000g，加甘草500g，研末，每日3次，每次3g，开水送服。

4. 鹤膝风：鲜根120g，加大蒜1个、葱30根，捣烂敷患处。（3方、4方引自《湖南药物志》）

【附注】白药始载于《新修本草》，云："出原州，三月苗生，叶似苦苣，四月抽赤茎，花白，根皮黄，八月叶落，九月枝折，采根日干。"《本草拾遗》载："蔓及根并似土瓜，紧小者良，叶如钱，根似防己，出明山（陈家白药）。"《图经本草》云："今夔、施、合州、江西、岭南亦有之……江西出者，叶似乌桕，子如绿豆，至八月其子变成赤色。"并附有临江军白药、洪州白药、兴元府白药和施州白药图，其中临江军白药的叶形似荷叶，叶柄盾状着生，根肥厚，酷似金线吊乌龟。《植物名实图考》卷二十一蔓草类载有金线吊乌龟，云："江西、湖南皆有之，一名山乌龟。蔓生，细藤微赤，叶如小荷叶而后半不圆，末有微尖，长梗在叶中，似金莲花叶。附茎开细红白花，结长圆实，如豆成簇，生青，熟红黄色，根大如拳"。根据上述形态描述及附图对照，即为本种。

脾虚及泄泻者禁服。

【化学参考文献】

[1] 何丽, 张援虎, 唐丽佳, 等. 金线吊乌龟茎叶中生物碱的研究[J]. 中国中药杂志, 2010, 35（10）：1272-1275.

[2] 何丽，张援虎，唐丽佳，等.金线吊乌龟茎叶中生物碱的研究（Ⅱ）[J].中药材，2010，33（10）：1568-1570.

[3] 从金线吊乌龟根中提取分离的舒张血管和抗过敏的阿罗马灵[J].国外医药（植物药分册），1992，7（3）：139-140.

[4] Huang H, Hu G, Wang C, et al. Cepharanthine, an alkaloid from *Stephania cepharantha* Hayata, inhibits the inflammatory response in the RAW264.7 cell and mouse models [J]. Inflammation, 2014, 37（1）: 235-246.

【药理参考文献】

[1] Huang H, Hu G, Wang C, et al. Cepharanthine, an alkaloid from *Stephania cepharantha* Hayata, inhibits the inflammatory response in the RAW264.7 cell and mouse models [J]. Inflammation, 2014, 37（1）: 235-246.

[2] 陈红.白药子提取物成分鉴定及升白细胞实验研究[D].重庆：西南大学硕士学位论文，2016.

【临床参考文献】

[1] 杨叔乐，岳杰，张辉，等.千金藤素治疗尘肺临床疗效观察[J].中国工业医学杂志，2006，19（5）：276-277.

247. 粉防己（图247）• *Stephania tetrandra* S. Moore

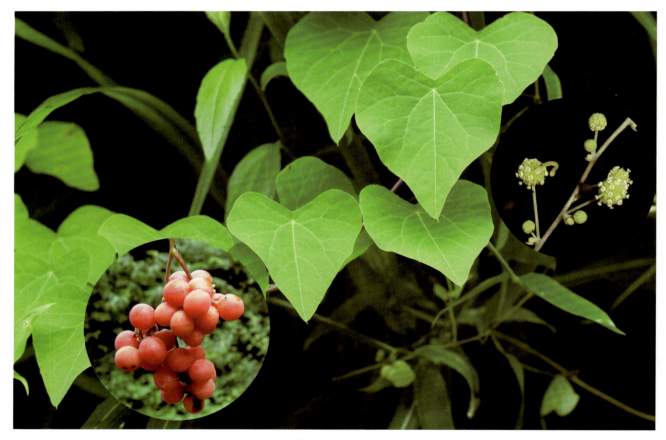

图247 粉防己　　　　　　　　　　　　摄影　张芬耀等

【别名】倒地拱、四蕊千金藤、石蟾蜍、防己（浙江）。

【形态】草质藤本，长可达3m。主根肉质，粗壮，柱状，多弯曲，表面灰棕色，在弯曲处常有深陷横沟而呈结节状的瘤块样；炮制后去栓皮的表面淡灰黄色，密度大，质坚实，断面平坦，富粉性，有排列稀疏的放射状纹理。小枝有直条纹。叶纸质，宽三角形，长4～7cm，宽5～8.5cm或更长，先端具凸尖，基部心形或近平截，两面或叶背被平伏短柔毛，掌状脉9～10条，较纤细，网脉密；叶柄长3～7cm。头状花序腋生，长而下垂，组成总状；苞片小。雄花具萼片4（5）枚，1轮，倒卵状椭圆形，具缘毛；

花瓣5枚，肉质，长0.6mm，边缘内折，聚药雄蕊长约0.8mm。雌花萼片及花瓣与雄花相似。核果近球形，红色；果核径约5.5mm，背部鸡冠状隆起，两侧各具约15条小横肋状雕纹，胎座迹常不穿孔。花期夏季，果期秋季。

【生境与分布】生于村边、旷野、山坡及路边灌丛中。分布于安徽、福建、江西和浙江，另亦分布于湖北、湖南、广东、海南及广西。

【药名与部位】防己（汉防己），根。

【采集加工】秋季采挖，洗净，除去粗皮，晒至半干，切段，个大者再纵切，干燥。

【药材性状】呈不规则圆柱形、半圆柱形或块状，多弯曲，长5～10cm，直径1～5cm。表面淡灰黄色，在弯曲处常有深陷横沟而成结节状的瘤块样。体重，质坚实，断面平坦，灰白色，富粉性，有排列较稀疏的放射状纹理。气微，味苦。

【质量要求】内色白有粉质，无筋块，枯块。

【药材炮制】除去杂质，大小分档，水浸，洗净，置非积水容器内，不时淋水，翻动，至润软时，切厚片，干燥。

【化学成分】根含生物碱类：粉防己碱（tetrandrine）、防己诺林碱（fangchinoline）、2′-N-氯代甲基粉防己碱（2′-N-chloromethyltetrandrine）、氧化防己碱（oxofangchirine）、粉防己碱-D-盐酸盐（fenfangjine-D-hydrochloride）、（+）-荷苞牡丹碱[（+）-dicentrine]、泰吒新碱*（tazopsine）[1]、轮环藤酚碱（cyclanoline）、防己菲碱（stephanthrine）[2]、黄柏碱（phellodendrine）[3]、轮环藤诺林碱*（cycleanorine）和N-羟基二乙胺（N-hydroxy diethylamine）[4]；甾体类：β-谷甾醇（β-sitosterol）和β-豆甾醇（β-stigmasterol）[4]；脂肪酸类：棕榈酸（palmitic acid）[4]。

地上部分含黄酮类：千金藤黄酮A、B*（stephaflavone A、B）[5]；生物碱类：千金藤定*（stephadione）、紫堇二酮（corydione）、氧化南天竹菲碱（oxonantenine）、无根藤米里丁（cassameridine）、南天竹宁（nantenine）和无根藤辛（cassythicine）[6]。

【药理作用】1.抗炎镇痛　根水煎液中的总生物碱可减轻二甲苯所致小鼠的耳廓肿胀度、角叉菜胶所致大鼠的足趾肿胀度，可减少醋酸所致小鼠的扭体次数，提高热板所致小鼠的痛阈值，降低脂多糖（LPS）诱导小鼠巨噬细胞R AW264.7细胞释放炎症因子一氧化氮（NO）、肿瘤坏死因子-α（TNF-α）、白细胞介素-6（IL-6）[1]，可降低牛Ⅱ型胶原诱导关节炎模型大鼠的关节炎指数和足跖肿胀度，明显降低白细胞介素-1（IL-1）、白细胞介素-1β（IL-1β）、白细胞介素-6和肿瘤坏死因子-α的水平，并能减轻滑膜组织的病理损伤，对类风湿关节炎有一定的治疗作用[2]。2.抗肿瘤　块根提取的粉防己碱（tetrandrine）对人结肠癌HT-29细胞的增殖有抑制作用，具有剂量依赖性，并可诱导细胞凋亡[3]。3.降血压　粉防己碱能显著降低肾血管性高血压大鼠的尾动脉血压，且作用持久[4]。4.抗氧化　粉防己碱显著降低肾血管性高血压大鼠血清中的丙二醛（MDA）含量、内皮素-1（ET-1）表达值、总抗氧化能力（T-AOC），显著增高一氧化氮与超氧化物歧化酶的活性[4]。5.逆转多药耐药　粉防己碱可明显抑制细胞内罗丹明-123的外排，可逆转耐受糖蛋白（P-glycoprotein，P-gp）介导的膀胱癌细胞的多药耐药[5]。6.保护心肌　粉防己碱可降低糖尿病大鼠心肌组织血管紧张素Ⅱ含量和抑制结缔组织生长因子mRNA的表达，从而减轻糖尿病性心肌病的病理变化[6]。

毒性　大鼠灌胃给予根水煎液数周后可引起肝、肾损害，损害程度随给药时间延长而加重[7]。

【性味与归经】苦，寒。归膀胱、肺经。

【功能与主治】利水消肿，祛风止痛。用于水肿脚气，小便不利，湿疹疮毒，风湿痹痛，高血压症。

【用法与用量】4.5～9g。

【药用标准】药典1963～2015、浙江炮规2005、贵州药材1965、新疆药品1980二册和台湾1985一册。

【临床参考】1.慢性心衰（心气阳虚证）：块根9g，加黄芪、桂枝各9g，茯苓18g，甘草6g，每次浓煎50ml，每日2次，口服[1]。

2. 原发性肾病综合征：块根 15g，加黄芪、大枣、杞子、白术等，水煎服[2]。

【附注】 该种用作防己或汉防己。用作防己者，以往尚有马兜铃科广防己 *Aristolochia fangchi* Y.C.Wu ex Chow et Hwang、川南马兜铃 *Aristolochia austroszechuanica* Chien et C.Y.Cheng、宝兴马兜铃（木香马兜铃、穆坪马兜铃）*Aristolochia moupinensis* Franch. 及异叶马兜铃（汉中防己）*Aristolochia kaempferi* Willd. f.*heterophylla*（Hemsl.）S.M.Hwang（*Aristolochia heterophylla* Hemsl.），后者尚用作汉防己，由于含马兜铃酸的原因，上述种类现已基本不供药用。

恶细辛，畏萆薢。

【化学参考文献】

[1] 李行诺，闫海霞，沙娜，等．粉防己生物碱化学成分的分离与鉴定[J]．沈阳药科大学学报，2009，26（6）：430-433.

[2] 胡廷默，赵守训．粉防己化学成分氧化防己碱和防己菲碱的化学结构[J]．药学学报，1986，21（1）：29-34.

[3] 柳仁民，何风云，孙爱玲．毛细管电泳-电喷雾-质谱-质谱分离鉴定粉防己生物碱[J]．药学学报，2004，39（5）：363-366.

[4] 田雪芹．天然产物鸦胆子和粉防己的化学成分研究[D]．上海：东华大学硕士学位论文，2014.

[5] Si D, Zhong D, Sha Y, et al. Biflavonoids from the aerial part of *Stephania tetrandra* [J]. Phytochemistry, 2001, 58（4）: 563.

[6] Duan Y S, Shou X Z, Jing Z D. A 4, 5-dioxoaporphine from the aerial parts of *Stephania tetrandra* [J]. J Nat Prod, 1992, 55（6）: 828-829.

【药理参考文献】

[1] 王蒙，李静，魏晴，等．防己水煎液总生物碱的镇痛抗炎作用及其机制研究[J]．时珍国医国药，2016，27（2）：335-338.

[2] 李静，王蒙，郭辰，等．防己水煎液总生物碱对Ⅱ型胶原诱导的大鼠关节炎及其血清中炎性因子的影响[J]．中国实验方剂学杂志，2015，21（16）：97-100.

[3] 邓文英，罗素霞，周孟强，等．粉防己碱对人结肠癌细胞株 HT-29 增殖与凋亡的影响[J]．实用医学杂志，2008，24（19）：3288-3290.

[4] 朱祖成．粉防己碱对肾性高血压大鼠血压及抗氧化作用影响研究[J]．辽宁中医药大学学报，2013，15（4）：44-46.

[5] 李永生，张炎，杨罗艳．粉防己碱逆转 P-gp 介导的膀胱肿瘤多药耐药的实验研究[J]．中国现代医学杂志，2003，13（20）：82-83，90.

[6] 董志恒，曲萌，李才，等．粉防己碱对糖尿病大鼠心肌保护作用及机制的研究[J]．中国老年学杂志，2006，26（12）：1646-1649.

[7] 梁琦，倪诚，颜贤忠，等．广防己、粉防己的肝肾毒性及代谢组学比较研究[J]．中国中药杂志，2010，35（21）：2882-2888.

【临床参考文献】

[1] 王妙，陆曙．防己茯苓汤对慢性心衰（心气阳虚证）患者干预的临床观察[J]．中国中医急症，2015，24（2）：355-357.

[2] 徐燕舞．防己黄芪汤治疗原发性肾病综合征的临床疗效研究[J]．中国医药指南，2012，10（22）：286-288.

6. 轮环藤属 *Cyclea* Arn.ex Wight

藤本。叶具掌状脉，叶柄长，盾状着生。聚伞圆锥花序通常狭窄，腋生、顶生或生老茎上；苞片小。雄花具萼片 4～5 枚，很少 6 枚，合生成坛状，裂片 4～5 枚，稀分离；花瓣 4～5 枚，常合生，全缘或具裂片 4～8 枚，稀分离，有时无花瓣；聚药雄蕊盾状，花药 4～5 室，着生于盾盘边缘，药室横裂；雌花萼片和花瓣均 1～2 枚，相互对生，稀无花瓣；心皮 1 枚，花柱短，柱头 3 裂或较多裂。核果倒卵状球形或近球形，常稍扁，花柱迹近基生；果核骨质，背肋二侧各具 2～3 列小瘤体，腔室马蹄形，胎座迹具 1～2 空腔，花柱迹与果梗着生处之间穿一小孔；种子具胚乳；胚马蹄形，背倚子叶半柱状。

约 29 种，分布于亚洲南部和东南部；我国 12 种 1 亚种 1 变型，分布于长江流域及其以南各省区，法定药用植物 2 种。华东地区法定药用植物 1 种。

248. 轮环藤（图 248） • *Cyclea racemosa* Oliv.

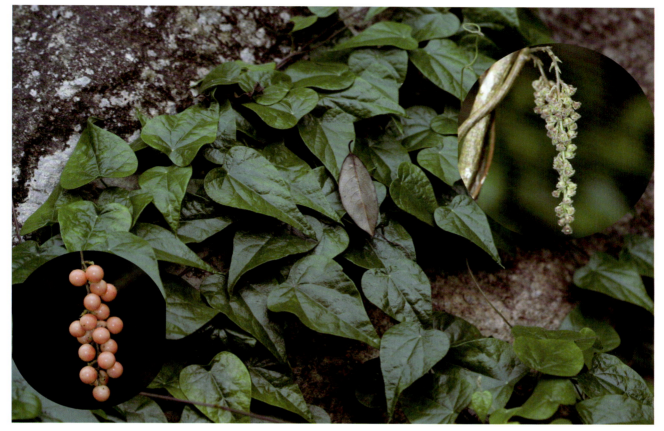

图 248　轮环藤　　　　　摄影　浦锦宝等

【**形态**】藤本。根粗壮，圆柱形，稍扭曲，褐色。老茎木质化，有扭曲沟纹，皮孔明显，呈乳头状突起。枝稍纤细，有条纹，被柔毛或近无毛。叶盾状或近盾状，纸质，卵状三角形或三角状近圆形，长 4～9cm 或稍过之，宽 3.5～8cm，先端短尖至尾状渐尖，基部近截平至心形，全缘，叶面疏被柔毛或近无毛，叶背被柔毛，掌状脉 9～11 条；叶柄较叶片短或与之近等长，被柔毛。聚伞圆锥花序窄长，花序轴较纤细，密被柔毛；苞片卵状披针形，具尾尖，被柔毛；雄花花萼钟形，4 深裂近基部，2 片宽卵形，2 片近长圆形，均顶部反折；花冠碟状或浅杯状，全缘或 2～6 深裂近基部；聚药雄蕊长约 1.5mm，花药 4；雌花具萼片 2 枚，基部囊状，中部缢缩，上部稍扩大而反折；花瓣 2 或 1 枚，近圆形；子房密被刚毛，柱头 3 裂。核果扁球形，疏被刚毛；果核径 3.5～4mm，背部中肋两侧各具 3 行圆锥状小凸体，胎座迹球形。花期 4～5 月，果期 8 月。

【**生境与分布**】生于林中或灌丛中。分布于福建、江西、浙江南部；此外也分布于陕西南部，四川东部、东南部至中部，湖北西部，贵州中部和北部，湖南和广东北部。

【**药名与部位**】轮环藤根（乌皮龙），根。

【**采集加工**】全年均可采挖，洗净，晒干。

【**药材性状**】呈圆柱形，细长而弯曲，直径 0.5～1.5cm，表面灰棕色或灰褐色，有纵向沟纹及支根痕，缢缩处有横向裂纹。质坚硬，横切面可见维管束与射线呈放射状排列。气微，味苦。

【**化学成分**】根含生物碱类：轮环藤碱（cycleanine）、海岛轮环藤碱（insularine）、异粒枝碱（isochondodndrine）[1]，轮环藤新碱（cycleaneonine）[2,3]，海岛轮环藤酚碱（insulanoline）、轮环藤宁碱*（racemosinine B）、木兰碱（magnoflorine）、α-轮环藤酚碱（α-cyclanoline）和异千金藤碱

（steponine）[3]；黄酮类：槲皮素（quercetin）[4]；甾体类：胡萝卜苷（daucosterol）[4]；核苷类：9-（β-D-呋喃核糖）-嘌呤［9-(β-D-ribofuranosyl)-purine］，即水粉蕈素（nebularine）[4]。

【药理作用】1. 抗菌　根中分离得到的轮环藤新碱（cycleaneonine）具有广谱抗菌作用[1]。2. 细胞毒　轮环藤新碱对人胃腺癌 Sca-7901 细胞的增殖有显著的抑制作用[1]。

【性味与归经】辛、苦，平；小毒。归肺、大肠、肝经。

【功能与主治】清热解毒，理气止痛。用于急性胃肠炎，肺热咳嗽。

【用法与用量】6～15g。

【药用标准】贵州药材 2003。

【临床参考】1. 胃痛：根 6g，加青木香、木姜子、茴香各 3g，共研末，每次 4.5g，温酒冲服。

2. 妇女心气痛：根 3g，加地瓜根 3g、山慈菇 1.5g，蒸烧酒 15g 服。（1方、2方引自《贵州民间药物》）

3. 外伤出血：根，加草血竭等量，研细末，敷患处。（《万县中草药》）

【附注】四川以其根作"川防己"入药，四川个别地区尚称其根为泡豆根，或良藤。贵州部分地区以轮环藤为青藤或小青藤香。

【化学参考文献】

[1] 赖盛，赵同芳，王宪楷. 轮环藤根中双苄基异喹啉类生物碱的研究[J]. 华西药学杂志，1988，3（1）：6-11.

[2] 赖盛，赵同芳，王宪楷. 轮环藤根中新双苄基异喹啉类生物碱轮环藤新碱的分离鉴定[J]. 药学学报，1988，23（5）：356-360.

[3] 王建忠，廖静，雷宇，等. 轮环藤中生物碱成分的研究[J]. 华西药学杂志，2013，28（1）：6-9.

[4] 张蓓蓓. 小青藤香正丁醇部位化学成分研究[J]. 江西中医药，2016，47（406）：72-73.

【药理参考文献】

[1] 赖盛，赵同芳，王宪楷. 轮环藤根中新双苄基异喹啉生物碱轮环藤新碱的分离鉴定[J]. 药学学报，1988，23（5）：356-360.

二九　木兰科 Magnoliaceae

常绿或落叶，乔木或灌木。单叶，互生，有时集生于小枝近顶端，全缘，稀分裂，羽状脉，具叶柄；托叶盔帽状，包被幼芽，脱落后在小枝上留有环状托叶痕，若贴生于叶柄，则叶柄上留有托叶痕。花常两性，稀杂性（雄花、两性花异株）或单性异株，单生枝顶或叶腋；花被下具 1 至数枚佛焰苞状苞片；花被片通常 6～9 片，每轮 3 片，常带肉质，有时外轮近革质，或退化为萼片状；雄蕊多数，离生，螺旋状排列于伸长的花托上，花丝短，花药 2 室，纵裂；子房上位，雌蕊群无柄或有柄；心皮多数，离生，稀基部或全部合生；每室有胚珠 2～14 枚。聚合蓇葖果，果皮木质、骨质或革质，背缝、腹缝开裂或背腹缝同时开裂；稀联合呈厚木质或肉质不规则开裂，脱离中轴。种子成熟时由珠柄内抽出有弹性丝状木质部螺纹导管悬垂于蓇葖之外，外种皮成熟时红色肉质和油质，内种皮硬骨质；稀成熟心皮翅果状。种子富含胚乳，含油质，胚极小。

约 15 属，330 余种，主要分布于亚洲东部及东南部、北美洲东南部、中美洲及南美洲。中国 14 属，160 余种，法定药用植物 3 属，16 种。华东地区法定药用植物 3 属，6 种 1 变种。

木兰科法定药用植物主要含挥发油类、生物碱类、倍半萜内酯类、木脂素类等成分。挥发油类是其化学特征之一，油中主要成分为芳香族衍生物或倍半萜类，是区别于毛茛科的化学特征之一，如厚朴酚（magnolol）、茴香脑（anethole）等；另一个化学特征是普遍含异喹啉类生物碱，属阿朴啡型或苄基异喹啉型，如木兰箭毒碱（magnocurarine）、木兰碱（magnoflorine）等，主要分布于木兰属和含笑属；倍半萜内酯类如莽草毒素（anisatin），有毒性；木脂素类如五味子素（schisandrin）等联苯环辛烯类是五味子属和南五味子属的特征性成分。

含笑属含挥发油类、生物碱类、木脂素类等成分。挥发油多为单萜、倍半萜以及吉马烷型、愈创木烷型、桉叶烷型倍半萜内酯成分，如樟烯（camphene）、β- 蒎烯（β-pinene）、二氢小白菊内酯（dihydroparthenolide）、含笑内酯 A（sphaelactone A）、乌心石环氧内酯（michelenolide）、珊塔玛内酯素（santamarin）等；生物碱类多为异喹啉类，属阿朴啡型或苄基异喹啉型，如鹅掌楸碱（liriodenine）、巴婆碱（asimilobine）、N- 乙酰基番荔枝碱（N-axetylanonaine）等。

木兰属含挥发油类、木脂素类、生物碱类等成分。挥发油多为单萜和倍半萜，单萜如桉叶素（cineole）、芳樟醇（linalool）、α- 松油醇（α-terpineol）、柠檬烯（limonene）、乙酸松油醇酯（terpinyl acetate）等，倍半萜如橙花醇（nerol）、β—毕澄茄烯（β-cubebene）、金合欢醇（farnesol）、橙花叔醇（nerolidol）等；木脂素类包括苯并呋喃、四氢呋喃、联苯丙烯、聚木脂素等类型，苯并呋喃类如发氏玉兰素（fargesin）、南五味子素（kadsurin）等，四氢呋喃类如外拉樟桂脂素（veraguensin）、甘密树脂素（nectandrin）等，联苯丙烯类如厚朴酚（magnolol）、和厚朴酚（honokiol）、厚朴三酚 B（magnatriol B）等，聚木脂素如芝麻素（sesamin）、双辣薄荷基厚朴酚（dipiperitylmagnolol）等；生物碱类多为异喹啉类，如斑点亚洲罂粟碱（roemerine）、番荔枝碱（anonaine）、观音莲明碱（lysicamine）等。此外尚含黄酮类、甾醇类等成分。

分属检索表

1. 常绿；聚合果卵圆形。
　2. 花顶生；雌蕊群无柄···1. 木莲属 *Manglietia*
　2. 花腋生；雌蕊群有柄···2. 含笑属 *Michelia*
1. 落叶；聚合果长圆柱形···3. 木兰属 *Magnolia*

1. 木莲属 Manglietia Blume

常绿，稀落叶乔木。叶片革质，全缘；托叶贴生于叶柄，叶柄具托叶痕迹。花两性，单生于枝顶；花被片通常9片，3片一轮，外轮3片较小，近革质；花药线形，内向开裂，花丝短，药隔伸出具短尖头；雌蕊群无柄；心皮多数，离生，螺旋状排列，腹面几全部与花托愈合，背面具1条或近基部具数条纵沟纹，每心皮具胚珠4枚或更多，蓇葖果紧密，成熟蓇葖近木质，宿存，沿背缝线开裂，或沿背腹缝线同时开裂，顶端具喙。种子1粒至多数，成熟时红色。

约55种，分布于亚洲热带或亚热带。中国约47种，法定药用植物3种。华东地区法定药用植物2种。

249. 木莲（图249）• *Manglietia fordiana* Oliv.

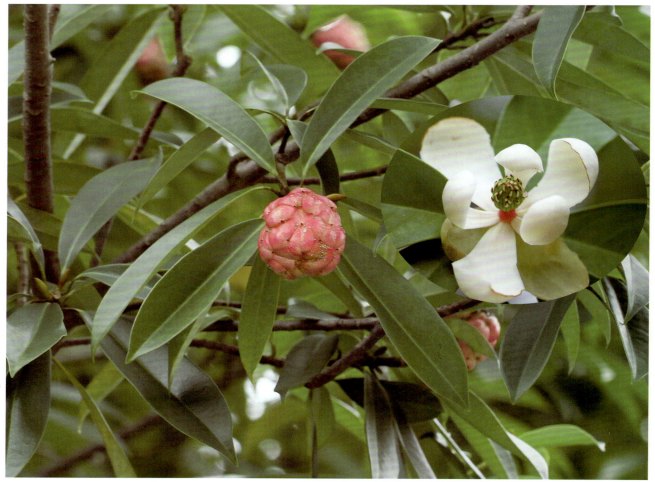

图249 木莲　　　　　　　　　　　　　　　摄影　张芬耀等

【形态】常绿乔木或小乔木，高达20m。树皮灰色，平滑；幼枝及芽被红褐色短毛，后脱落无毛。叶片革质，具半透明骨质边缘，狭倒卵形、狭椭圆状倒卵形或倒披针形，长8～17cm，宽2.5～5.5cm，先端渐尖或短渐尖，基部楔形，幼叶片背面疏被红褐色短毛；托叶痕为叶柄长的1/4或1/5。花蕾卵圆形；花柄长达12mm，具1环状苞片脱落痕，被红褐色短柔毛；花被片9片，纯白色，凹入，外轮3片较薄，长圆状椭圆形，长6～7cm，中轮和内轮稍小，肉质，倒卵形；雄蕊长约1cm，紫红色。聚合果卵圆形，长2～5cm，成熟时褐色或紫红色；蓇葖有瘤点状突起。种子成熟时鲜红色。花期5月，果期10月。

【生境与分布】常生于花岗岩、砂岩山地丘陵林中。分布于浙江、福建、江西及安徽，另湖南、广东、广西、贵州及云南也有分布。

【药名与部位】木莲皮，树皮。

【采集加工】秋、冬季采收，除去杂质，切片，干燥。

【药材性状】为块片或条块状，略弯曲，厚 0.3～0.7cm。外表面灰褐色至棕褐色，略粗糙，可见灰白色地衣斑；内表面棕褐色，具细纵纹；质硬。切面浅棕色至棕褐色，外侧略显颗粒性，内侧强纤维性。气微香，味苦、微涩。

【药理作用】抗菌　茎、叶乙醇提取物对部分革兰氏阴性菌如痢疾杆菌、大肠杆菌和绿脓杆菌的生长有抑制作用，且茎提取物的抗菌作用强于叶提取物，但对真菌无抑制作用[1]。

【性味与归经】苦、微涩，凉。归肺、脾、胃经。

【功能与主治】清火解毒，通气止痛。用于胸腹胀痛，恶心呕吐；心烦意乱，心悸不安，咽干口渴，小便短赤，舌红、苔黄或黄厚腻，脉行快。

【用法与用量】15～30g。

【药用标准】云南傣药Ⅱ2005 五册。

【临床参考】1. 实火便秘：果实 30g，煎汁，冲白糖服，早晚饭前各 1 次。

2. 老人干咳：果实 12～15g，煎汁代茶饮。（1 方、2 方引自《浙江天目山药用植物志》）

【附注】木莲，唐《酉阳杂俎》曾载其名，即白居易《木莲诗序》所云之物。《本草纲目》列附于木兰项下，谓是真木兰。自古多供观赏，今唯民间药用之。

另有桑科木莲 Ficus pumila Linn. 与本种为同名异物。

【药理参考文献】

[1] 李晓娜，朱文清，陈展慧，等. 三种木兰科植物茎和叶提取物的抑菌活性研究[J]. 南京大学学报（自然科学），2010，46（2）：197-202.

250. 乳源木莲（图 250）• Manglietia yuyunensis Law

【别名】狭叶木莲。

【形态】常绿乔木或小乔木，高达 10m，胸径达 25cm；芽被锈色平伏柔毛。叶片薄革质，窄倒卵形、窄椭圆状倒卵形或倒披针形，长 8～17cm，宽 2.5～4cm，先端短渐尖，稀短尾状，基部楔形、宽楔形，两面无毛，侧脉 8～12 对；叶柄长 1～3cm，上面具沟。花梗长 1.5～2cm，具环状苞片痕；花被片 9 片，外轮 3 片淡绿色，薄革质，倒卵状长圆形，长约 4cm，中轮和内轮较小，肉质，白色；雄蕊长 4～7mm；雌蕊群椭圆状卵圆形，长达 1.8cm。聚合果卵圆形，长 2.5～3.5cm。花期 5 月，果期 9～10 月。

【生境与分布】生于山地阔叶林中或溪谷。分布于安徽（南部）、浙江、福建、江西，另湖南（南部）及广东（北部）也有分布。

乳源木莲与木莲的区别点：乳源木莲幼枝无毛，叶片两面无毛，外轮花被片倒卵状长圆形。木莲幼枝及芽被红褐色短毛，幼叶背面疏被红褐色短毛、外轮花被片长圆状椭圆形。

【药名与部位】木莲果，果实。

【药材炮制】除去杂质，洗净，润软，切厚片，干燥。

【化学成分】树皮含挥发油类：β-桉叶醇（β-eudesmol）、柠檬醛（citral）和芳樟醇（linalool）[1]；木脂素类：厚朴酚（magnolol）和和厚朴酚（honokiol）[1]；生物碱类：厚朴碱（magnocurarine）[1]。

【药理作用】1. 抗氧化　所含精油具有抗脂质氧化作用，其作用的半数抑制浓度为 9.8g/L[1]；叶提取物有较强清除氧自由基的作用，在稀释 100 倍时，清除超氧阴离子的作用最强，稀释 20 倍时，清除羟自由基的作用最大[2]。2. 抗菌　所含的挥发油对红酵母有一定的抑制作用，对大肠杆菌和金黄色葡萄

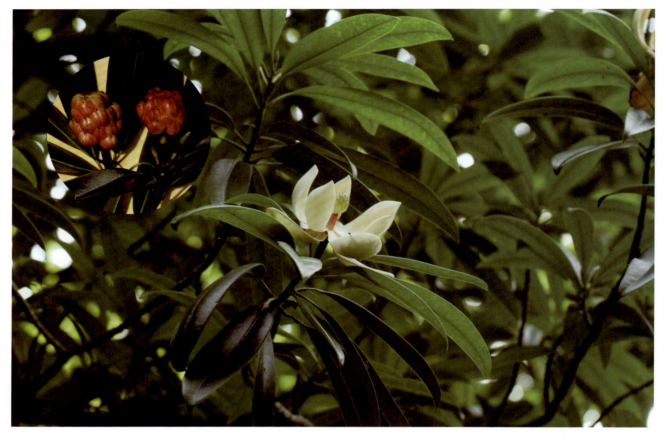

图 250　乳源木莲　　　　　　　　　摄影　张芬耀等

球菌无作用[3]。3.抗肿瘤　叶挥发油对人非小细胞肺癌 NCI-H460 细胞增殖有明显的抑制作用，浓度为 100μg/ml 时，抑制率达 100%[3]。

【功能与主治】通便，止咳。

【药用标准】浙江炮规 2005。

【临床参考】1.肝胃气痛：果实 12g，加无花果 12g、白芍 9g、甘草 6g，水煎服。

2.实火便秘：果实 30g，水煎，加白糖适量，早晚分服。

3.老年干咳：果实 12～15g，煎水代茶饮。（1 方至 3 方引自《浙江药用植物志》）

【附注】浙江杭州一带民间以桑科薜荔的干燥成熟果实用作木莲果。薜荔果与木莲果主要区别点在薜荔果为梨形膨大的花托，表面黑褐色，顶端截形，中央有 1 稍突出的小孔，质坚硬而轻，内有多数细小朱红色圆球状的果实；而木莲果为聚合蓇葖果，圆球状似松球，表面密布淡棕色圆点状突起，蓇葖果裂开后，可见内藏种子 2 粒或多数，黑褐色，鲜时为红色。

【化学参考文献】

［1］苏竞驰，李景田.乳源木莲树皮化学成分的研究［J］.植物学报，1984，26（3）：337-339.

【药理参考文献】

［1］钟瑞敏，张振明，肖仔君，等.华南五种木兰科植物精油成分和抗氧化活性［J］.云南植物研究，2006，28（2）：208-214.

［2］He K Y, Zhang S Q, Li X C, et al. Chemical composition and free radicals restraining activity of extracts from three *Manglietia* species leaves［J］. Journal of Forestry Research, 2007, 18（3）：193-198.

［3］曹奇龙，杨守晖，张艳平，等.乳源木莲挥发油的化学成分及生物活性［J］.森林健康，2008，6（3）：60-62.

2. 含笑属 Michelia Linn.

常绿乔木、小乔木或灌木。叶片革质，全缘；托叶盔帽状，两瓣裂，与叶柄贴生或离生，脱落，小枝具环状托叶痕，若与叶柄贴生，则叶柄上亦具托叶痕；幼叶在芽内直立、对折。花单生叶腋；花柄具佛焰苞状苞片 2～4 枚，早落，脱离后留有环状痕；花被片 6～21 片，2 至数轮排列；雄蕊多数，药室侧向或近侧向开裂，药隔伸出呈长尖或短尖；雌蕊群具柄，心皮多数或少数，腹面着生于花托，上部分离，常有部分心皮不发育，每心皮具胚珠 2 枚至多数。聚合果为离心皮果，常因部分心皮不发育而形成疏散扭曲的聚合果；成熟蓇葖革质或木质，宿存于果轴，无柄或具短柄，沿背缝开裂或腹背缝 2 瓣裂。种子 2 枚至多数，具红色或褐色假种皮。

约 50 余种，分布于亚热带以及温带的中国及日本南部。中国约 40 种，法定药用植物 3 种。华东地区法定药用植物 1 种。

251. 白兰（图 251）• *Michelia alba* DC.

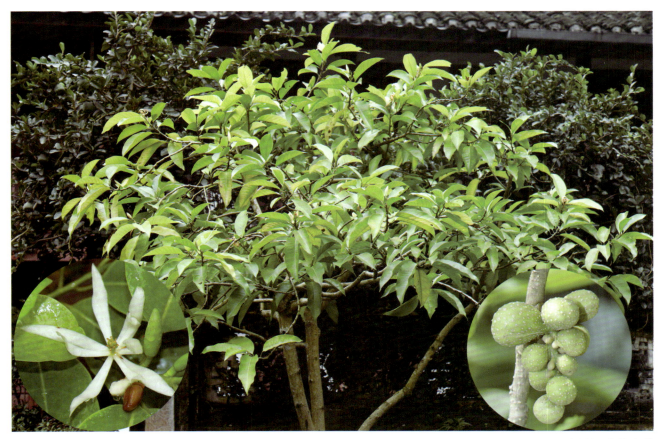

图 251　白兰　　　　　　　　　　　　　　　摄影　李华东等

【别名】白兰花，白玉兰。

【形态】乔木或灌木，高达 17m。树皮灰色，平滑；芽和幼枝密被淡黄白色微柔毛，后渐脱落无毛。叶片薄革质，长椭圆形或披针状椭圆形，长 10～27cm，宽 4～10cm，先端长渐尖或尾状渐尖，基部楔形，叶上面无毛，叶背疏被微柔毛；叶柄长达 2cm，疏被微柔毛；托叶痕几达叶柄中部，有时达中部以上。花白色，芳香，花被片 10 片，披针形；雄蕊药隔伸出呈长尖头；雌蕊群被微柔毛，具短柄，心皮多数，常有部分心皮不发育，形成蓇葖疏散的聚合果；蓇葖成熟时鲜红色。花期4～9月，常不结实。

【生境与分布】原产于印度尼西亚（爪哇）。华东地区常有栽培，广东、广西、云南等地有栽培，长江流域各地多为盆栽，需温室越冬。

【药名与部位】白兰花，花。

【采集加工】夏末秋初花开时采收，及时干燥。

【药材性状】呈笔头状或已散瓣，长4～5cm。花柄长约1cm，具一环节，被以灰白茸毛。花瓣9～13枚，分3～4轮排列，呈条线状，稍皱缩，顶端尖锐，宽约0.5cm，长3～4cm，红棕色；雄蕊多数，花丝扁平，长约1cm；心皮多数，螺旋状排列于延长有柄的花托上，子房被灰白色茸毛。质脆，易碎。气香，味微辛苦。

【药材炮制】除去杂质，筛去灰屑。

【化学成分】花含挥发油类：芳樟醇（linalool）、α-小茴香烯（α-fenchene）、石竹烯（caryophyllene）、丁香油酚甲醚（eugenolmethylether）、反式罗勒烯［(E)-ocimene］、2,4-二异丙烯基-1-甲基-1-乙烯基环己烷［2,4-diisopropenyl-1-methyl-1-vinyl cyclohexane］和大根叶烯D（germacrene D）等[1]。

叶含挥发油类：异香树烯环氧化物（isoaromadendrene epoxide）、(+)-2-茨酮［(+)-2-bornanone］、顺式橙花醛（cis-citral）、反式橙花醛（trans-citral）、β-荜澄茄烯（β-cubebene）、石竹烯（caryophyllene）、α-葎草烯（α-humulene）[2]、橙花叔醇（nerolidol）和芳樟醇（linalool）[2,3]等；生物碱类：(-)-N-甲酰番荔枝碱［(-)-N-formylanonaine］[4]。

茎含挥发油类：芳樟醇（linalool）、反式罗勒烯［(E)-ocimene］、大根叶烯D（germacrene D）和α-细辛醚（α-asarone）等[2]。

【药理作用】1. 镇咳祛痰平喘　白兰花蒸馏液对氨水引咳小鼠、气管酚红排泌小鼠和组胺致喘豚鼠均具有轻微的镇咳祛痰与平喘作用[1]。2. 抗氧化　叶中分离得到的化合物(-)-N-甲酰番荔枝碱［(-)-N-formylanonaine］具有清除1,1-二苯基-2-三硝基苯肼自由基（DPPH）及还原Fe^{3+}的作用[2]。3. 调节肌肤　(-)-N-甲酰番荔枝碱［(-)-N-formylanonaine］作为酪氨酸酶抑制剂可减少人类表皮黑色素细胞的黑色素合成[2]；叶甲醇提取物可对抗紫外线引起的皮肤损伤[3]。

【性味与归经】苦、辛，温。归肺、胃经。

【功能与主治】化湿，行气，止咳。用于胸闷腹胀，中暑，咳嗽，前列腺炎，白带。

【用法与用量】6～15g。

【药用标准】湖南药材2009。

【临床参考】1. 湿阻中焦、气滞腹胀：花5g，加厚朴10g、陈皮5g，水煎服。

2. 脾虚湿盛的白带：花10g，加薏苡仁、白扁豆各30g，车前子5g，水煎服。（1方、2方引自《四川中药志》）

3. 中暑头晕胸闷：花5～7朵，茶叶少许，开水泡服。

4. 咳嗽：花5～7朵，水煎调蜂蜜服，每日1剂。（3方、4方引自《福建药物志》）

【化学参考文献】

[1] 黄相中, 尹燕, 刘晓芳. 云南产白兰花和叶挥发油的化学成分研究［J］. 林产化学与工业, 2009, 29（2）: 241-244.

[2] 黄相中, 尹燕, 黄荣. 白兰叶和茎挥发油化学成分研究［J］. 食品科学, 2009, 30（8）: 119-123.

[3] 钦传光, 陆忠娥, 陈克潜. 气相色谱-质谱联用分析白兰叶油成分［J］. 色谱, 1999, 17（1）: 40-42.

[4] Wang H M, Chen C Y, Chen C Y, et al. (-)-N-Formylanonaine from *Michelia alba* as a human tyrosinase inhibitor and antioxidant［J］. Bioorg Med Chem, 2010, 18（14）: 5241-5247.

【药理参考文献】

[1] 王国强. 全国中草药汇编（卷二）［M］. 北京: 人民卫生出版社, 2014: 367.

[2] Wang H M, Chen C Y, Chen C Y, et al. (-)-N-Formylanonaine from as a human tyrosinase inhibitor and antioxidant［J］. Bioorganic & Medicinal Chemistry, 2010, 18（14）: 5241-5247.

[3] Chiang H M, Chen H C, Lin T J, et al. *Michelia alba* extract attenuates UVB-induced expression of matrix metalloproteinases via MAP kinase pathway in human dermal fibroblasts[J]. Food and Chemical Toxicology, 2012, 50(12): 4260-4269.

3. 木兰属 *Magnolia* Linn.

落叶或稀常绿，乔木或灌木。小枝具环状托叶痕。叶片纸质、厚纸质或革质，全缘，稀先端凹缺；托叶膜质，常贴生于叶柄，早落，叶柄上留有托叶痕，稀与叶柄离生。花单生于枝顶，两性，先叶开放、与叶同放或后叶开放；花柄常具2至多个环状苞片痕；花被片通常9~21片，每轮3~5片，大小近相等，有时外轮花被片呈萼片状；雄蕊早落，药隔延伸，呈短尖或长尖，稀不延伸；雌蕊群无柄；心皮离生，每心皮常具胚珠2枚，花柱向外弯曲。聚合果长圆形或圆柱形，常因部分心皮不育而偏斜弯曲；成熟蓇葖革质或木质，分离，稀紧密连合不弯曲，沿背缝线开裂，全部宿存于果轴，顶端具喙。种子1~2粒，外种皮橙红色或鲜红色。

约90种，产亚洲东南部的温带及热带、印度东北部、马来群岛、日本、北美洲东南部、美洲中部及大、小安的列斯群岛。中国30余种，法定药用植物10种。华东地区法定药用植物3种1变种。

分种检索表

1. 叶片长达20cm以上；叶柄长达2.5cm以上。
　2. 叶片先端钝圆或短急尖 ··· 厚朴 *M.officinalis*
　2. 叶片先端凹缺，具2钝圆浅裂片 ····························· 凹叶厚朴 *M.officinalis* var.*biloba*
1. 叶片长不超过20cm；叶柄长不超过2.5cm。
　3. 叶片倒卵形、宽倒卵形或倒卵状长圆形；花被片白色，大小近相等 ············ 玉兰 *M.denudata*
　3. 叶片倒卵形或椭圆状倒卵形；花被片紫色或紫红色，外轮3片极小，萼片状 ······ 紫玉兰 *M.liliflora*

252. 厚朴（图252）· *Magnolia officinalis* Rehd.et Wils.

【别名】八角莲（福建）。

【形态】落叶乔木，高达20m。树皮灰色，平滑，有辛辣味；小枝粗壮，幼枝黄褐色，有绢状毛，后脱落无毛；顶芽大，窄卵状圆锥形。叶大，近革质，常集生于枝顶，长圆状倒卵形或倒卵状椭圆形，长22~45cm，宽10~24cm，先端钝圆或短急尖，基部楔形，全缘微波状，叶上面绿色，无毛，叶背面灰绿色，被平伏状灰色柔毛及白粉；叶柄粗壮，长达5cm；托叶痕长为叶柄的2/3。花白色，后叶开放；花柄粗短，被长柔毛；花被9~12片，稀17片，肉质，外轮3片白色带淡绿色，长圆状倒卵形，盛开时常向外反卷，中内2轮直立，倒卵状匙形，长约8cm；花药内向开裂。聚合果长圆状卵圆形，长9~15cm；蓇葖木质，顶端具向外弯曲的喙。花期4~5月，果期9~10月。

【生境与分布】生于山林中。分布于浙江，甘肃（东南部）、陕西（南部）、河南（东南部）、湖北、湖南（西北部）、广西，另贵州及四川也有分布。

【药名与部位】厚朴（油朴），干皮、根皮及枝皮。厚朴花，花蕾。

【采集加工】厚朴：4~6月剥取，根皮和枝皮直接阴干；干皮置沸水中微煮后，堆置阴湿处，"发汗"至内表面变紫褐色或棕褐色时，蒸软，取出，卷成筒状，干燥。厚朴花：春季花未开放时采摘，稍蒸后，晒干或低温干燥。

【药材性状】厚朴：干皮：呈卷筒状或双卷筒状，长30~35cm，厚0.2~0.7cm，习称"筒朴"；近根部的干皮一端展开如喇叭口，长13~25cm，厚0.3~0.8cm，习称"靴筒朴"。外表面灰棕色或灰褐色，

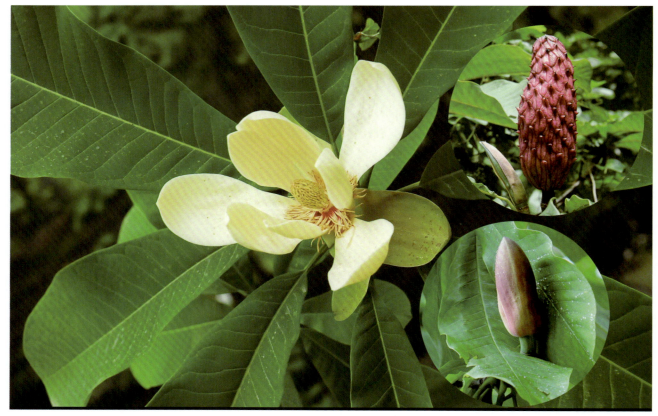

图 252 厚朴　　　　　　　　　　　摄影　徐克学等

粗糙，有时呈鳞片状，较易剥落，有明显椭圆形皮孔和纵皱纹，刮去粗皮者显黄棕色。内表面紫棕色或深紫褐色，较平滑，具细密纵纹，划之显油痕。质坚硬，不易折断，断面颗粒性，外层灰棕色，内层紫褐色或棕色，有油性，有的可见多数小亮星。气香，味辛辣、微苦。

根皮（根朴）：呈单筒状或不规则块片；有的弯曲似鸡肠，习称"鸡肠朴"。质硬，较易折断，断面纤维性。

枝皮（枝朴）：呈单筒状，长 10～20cm，厚 0.1～0.2cm。质脆，易折断，断面纤维性。

厚朴花：呈长圆锥形，长 4～7cm，基部直径 1.5～2.5cm。红棕色至棕褐色。花被多为 12 片，肉质，外层的呈长方倒卵形，内层的呈匙形。雄蕊多数，花药条形，淡黄棕色，花丝宽而短。心皮多数，分离，螺旋状排列于圆锥形的花托上。花梗长 0.5～2cm，密被灰黄色茸毛，偶无毛。质脆，易破碎。气香，味淡。

【质量要求】厚朴：皮厚肉细，有油性，香气浓。"筒朴"无枝无青苔，"靴筒朴"呈喇叭状，无青苔，"根朴"无木芯。厚朴花：色紫红，无碎瓣。

【药材炮制】厚朴：刮去粗皮，洗净，润透，切丝，干燥。姜厚朴：取厚朴丝，加姜汁拌匀，置锅内，用文火炒至姜汁吸尽。姜厚朴（煮）：刮去粗皮，洗净，润软，先切成宽约 3cm 的条，再横切成丝，低温干燥。与姜汁拌匀，煮至姜汁被吸尽时，再低温干燥。

厚朴花：除去较长的花梗及杂质。筛去灰屑。

【化学成分】皮含木脂素类：厚朴酚（magnolol）、和厚朴酚（honokiol）[1]，丁香脂素双葡萄糖苷（syringaresinol diglucoside）、4-O-甲基和厚朴酚（4-O-methylhonokiol）[2]，6′-O-甲基和厚朴酚（6′-O-methylhonokiol）、洋丁香酚苷 E*（acteoside E）、厚朴木脂体 D（magnolignan D）、厚朴三酚（randaiol）、台湾檫木醛（randainol）、四氢厚朴酚（tetrahydromagnolol）和 3-甲氧基厚朴酚（3-methoxy-magnolol）[3]；挥发油类：咕吧烯（copaene）、石竹烯（caryophyllene）、桉叶二烯（eucalyptus diene）、α-依兰油烯（α-muurolene）、1, 2, 3, 5, 6, 8a-六氢-4, 7-二甲基-1-异丙基萘烷（1, 2, 3, 5, 6, 8a-hexahydro-4, 7-dimethyl-1-isopropyl naphtalene）、十氢-α, α,4a-三甲基-8-亚甲基-2-萘甲醇（decahydro-α,α,4a-trimethyl-8-methylene-2-naphthalenemethanol）、1,2,3,4,4A,5,6,8a-八氢-8-四甲基-2-萘甲醇（1,2,3,4,4A,5,6,8a-octahydro-8-tetramethyl-2-naphthalene methanol）、α-白檀油烯醇（α-aristasone）、4-亚甲基-1-甲基-2-（2-甲基-1-丙烯）-1-乙烯基-环庚烷［4-methylene-1-methyl-2-（2-methyl-1-propylene）-1-vinyl-cycloheptane］、4,5,6,6a-四氢-2（1H）-并环戊二烯酮（4,5,6,6a-tetrahydro-2（1H）-cyclopentadiene-one）、十氢-α,α,4a-三甲基-8-亚甲基-2-萘甲醇（decahydro-α,α,4a-trimethyl-8-methylene-2-naphthalene methanol）、β-人参烯（β-panacen）和苍术醇（atractylodin）等[1]；苯苷类：3,4-二羟基-烯丙基苯-3-O-α-L-吡喃鼠李糖（1→2）β-D-吡喃葡萄糖苷（3,4-dihydroxy-allylbenzene-3-O-α-L-rhamnopyranosyl（1→2）β-D-glucopyranoside）、3,4-二羟基-烯丙基苯-3-O-α-L-吡喃鼠李糖（1→6）β-D-吡喃葡萄糖苷（3,4-dihydroxy-allylbenzene-3-O-α-L-rhamnopyranosyl（1→6）β-D-glucopyranoside）、3,4,5-三甲氧基苯基-β-D-葡萄糖苷（3,4,5-trimethoxyphenyl-β-D-glucoside）[2]；其他尚含：（7S,8R）-丁香酚基丙三醇［（7S,8R）-syringylglycerol］[2]。

【药理作用】1.抗氧化 叶中提取的多糖对羟基自由基（OH·）有较明显的清除作用[1]。2.调节胃肠 树皮水煎液能不同程度缓解左旋精氨酸和硫酸阿托品诱导大鼠的胃肠动力障碍，降低胃内残留率、促进小肠推进率、增加血清D-木糖含量及血清胃动素和胃泌素水平[2]。3.抗菌 叶挥发油对枯草芽孢杆菌和金黄色葡萄球菌的生长具有显著的抑制和杀灭作用[3]。4.舒张血管 叶70%乙醇提取物的正丁醇萃取部位在一定剂量内对去甲肾上腺素预收缩的内皮完整和去除内皮的家兔离体血管环张力呈现浓度依赖性舒张作用[4]。5.抗抑郁 叶醇提物在一定程度上减少强迫游泳小鼠和悬尾小鼠的不动时间[5]。6.抗肿瘤 树皮中提取得到的厚朴酚（magnolol）能抑制人结肠癌HCT-8细胞的增殖，而联合5-FU的抑制作用更强，并增加G_0/G_1期细胞所占比例，其机制可能与调节HCT-8细胞中SFRP-4和β-catenin蛋白的表达水平有关[6]；茎甲醇提取物对基质金属蛋白酶-2具有较明显的抑制作用[7]。

【性味与归经】厚朴：苦、辛，温。归脾、胃、肺、大肠经。厚朴花：苦，微温。归脾、胃经。

【功能与主治】厚朴：燥湿消痰，下气除满。用于湿滞伤中，脘痞吐泻，食积气滞，腹胀便秘，痰饮喘咳。厚朴花：芳香化湿，理气宽中。用于脾胃湿阻气滞，胸脘痞闷胀满，纳谷不香。

【用法与用量】厚朴：3～10g。厚朴花：3～9g。

【药用标准】厚朴：药典1963～2015、浙江炮规2015、云南药品1974、新疆药品1980二册、香港药材二册、台湾2013和贵州药材1965；厚朴花：药典1963～2015、浙江炮规2005、新疆药品1980二册和香港药材七册。

【临床参考】1.中风急性期便秘：根皮20g，加党参30g、炙黄芪36g、枳实15g、大黄（后下）10g，水煎，每日1剂，早晚分服，每次150～200ml，3天1疗程[1]。

2.支气管哮喘：厚朴麻黄口服液（主要药物厚朴、麻黄、干姜等，每支含生药10g）口服，每次2支，每日3次，10天1疗程[2]。

3.婴幼儿腹泻：止泻合剂（主要药物厚朴、藿香、黄连等），每日1剂，水煎两次，浓缩至100ml，分3～4次服[3]。

【附注】Flora of China把凹叶厚朴并入本种。

【化学参考文献】

[1] 曾志，赵富春，蒙绍金. 厚朴水蒸气蒸馏和超临界CO_2提取物化学成分的比较研究［J］. 林产化学与工业，2006，26（3）：81-84.

[2] 卓越，王建农，邹本良，等. 厚朴水溶性成分分离［J］. 中国实验方剂学杂志，2015，21（9）：39-41.

[3] 韩亮，石忠峰，林华庆. UPLC/Q-TOF-MS/MS法分析厚朴化学成分［J］. 中成药，2013，35（4）：766-769.

【药理参考文献】

[1] 邓芬，张芳芹，王烨，等. 厚朴叶子中多糖的超声法提取及抗氧化活性研究［J］. 食品科技，2011，36（8）：173-175.

[2] 彭博，贺蓉，杨滨，等.厚朴和凹叶厚朴对实验性胃肠动力障碍的药效作用差异研究[J].中国中药杂志，2010，35（19）：2624-2627.

[3] 李星彩.厚朴叶挥发油化学成分分析及其抗菌活性研究[J].食品科技，2013，38（1）：271-275.

[4] 杨竹雅，卫莹芳，周志宏，等.厚朴叶中具血管舒张作用的化学成分研究[J].天然产物研究与开发，2012，24（3）：298-302.

[5] 龙飞，韩小勤，龙绍疆，等.厚朴叶抗抑郁作用的初步研究[J].成都中医药大学学报，2014，37（1）：39-41.

[6] 何胜利，沈婕，徐选福，等.厚朴酚联合5-FU对人结肠癌HCT-8细胞增殖和SFRP-4表达的影响[J].肿瘤，2014，34（12）：1097-1101.

[7] Lee D Y, Kim C H, Kim D S. Inhibitory effect of methanol extract of *Magnolia officinalis* on matrix metalloproteinase-2 [J]. Journal of Food Science & Nutrition，2006，11（3）：191-197.

【临床参考文献】

[1] 郑丽.参芪承气汤加味治疗中风急性期便秘临床研究[J].中医学报，2016，31（7）：1066-1068.

[2] 袁效涵，宁选，徐立然.厚朴麻黄口服液治疗支气管哮喘临床研究[J].中国中医急症，1998，7（5）：202-203.

[3] 李宝珍，王崇仁.止泻合剂治疗婴幼儿腹泻的临床研究[J].中国医药学报，1999，14（3）：42-44.

253. 凹叶厚朴（图253）• *Magnolia officinalis* Rehd. et Wils. var. *biloba* Rehd. et Wils. [*Magnolia biloba*（Rehd.et Wils.）Cheng]

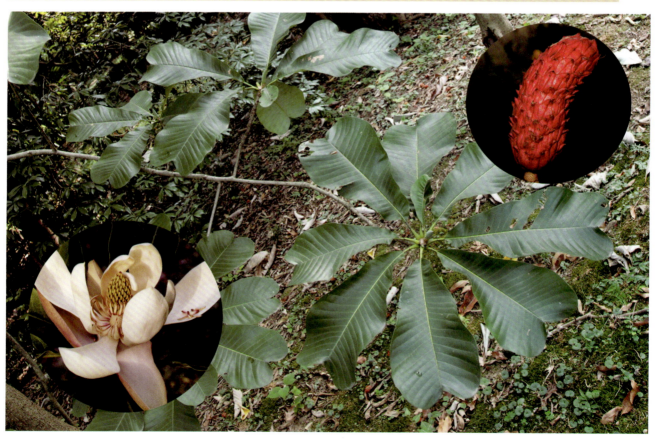

图253　凹叶厚朴　　　　摄影　赵维良等

【别名】 厚朴（通称）。

【形态】 本变种与原变种的区别为叶片先端凹缺，具2钝圆浅裂片，唯有幼苗期先端钝圆，花期4～5月，果期10月。

【生境与分布】常生于山地疏林及沟谷。分布于浙江（南部）、安徽（南部）、江西及福建，另湖南、广东（北部）、广西（北部及东北部）也有分布。

凹叶厚朴与厚朴的区别点：凹叶厚朴叶片先端凹缺成2钝圆浅裂。厚朴叶片先端钝圆或具短急尖。

【药名与部位】厚朴（油朴），干皮、根皮及枝皮。厚朴花，花蕾。

【采集加工】厚朴：4～6月剥取，根皮和枝皮直接阴干；干皮置沸水中微煮后，堆置阴湿处，"发汗"至内表面变紫褐色或棕褐色时，蒸软，取出，卷成筒状，干燥。厚朴花：春季花未开放时采摘，稍蒸后，晒干或低温干燥。

【药材性状】厚朴：干皮：呈卷筒状或双卷筒状，长30～35cm，厚0.2～0.7cm，习称"筒朴"；近根部的干皮一端展开如喇叭口，长13～25cm，厚0.3～0.8cm，习称"靴筒朴"。外表面灰棕色或灰褐色，粗糙，有时呈鳞片状，较易剥落，有明显椭圆形皮孔和纵皱纹，刮去粗皮者显黄棕色。内表面紫棕色或深紫褐色，较平滑，具细密纵纹，划之显油痕。质坚硬，不易折断，断面颗粒性，外层灰棕色，内层紫褐色或棕色，有油性，有的可见多数小亮星。气香，味辛辣、微苦。

根皮（根朴）：呈单筒状或不规则块片；有的弯曲似鸡肠，习称"鸡肠朴"。质硬，较易折断，断面纤维性。

枝皮（枝朴）：呈单筒状，长10～20cm，厚0.1～0.2cm。质脆，易折断，断面纤维性。

厚朴花：呈长圆锥形，长4～7cm，基部直径1.5～2.5cm。红棕色至棕褐色。花被多为12片，肉质，外层的呈长方倒卵形，内层的呈匙形。雄蕊多数，花药条形，淡黄棕色，花丝宽而短。心皮多数，分离，螺旋状排列于圆锥形的花托上。花梗长0.5～2cm，密被灰黄色茸毛，偶无毛。质脆，易破碎。气香，味淡。

【质量要求】厚朴：皮厚肉细，有油性，香气浓。"筒朴"无枝无青苗，"靴筒朴"呈喇叭状，无青苔，"根朴"无木芯。厚朴花：色紫红，无碎瓣。

【药材炮制】厚朴：刮去粗皮，洗净，润透，切丝，干燥。姜厚朴：取厚朴丝，加姜汁拌匀，置锅内，用文火炒至姜汁吸尽。姜厚朴（煮）：刮去粗皮，洗净，润软，先切成宽约3cm的条，再横切成丝，低温干燥。与姜汁拌匀，煮至姜汁被吸尽时，再低温干燥。

厚朴花：除去较长的花梗及杂质。筛去灰屑。

【化学成分】叶含苯丙素类：厚朴酚（magnolol）、和厚朴酚（honokiol）、鹅掌楸树脂醇A（liriresinol A）、6,7-二甲氧基香豆素（6,7-dimethoxycoumarin）和紫丁香苷（syringin）[1]；萜类：S-（+）去氢催吐萝芙叶醇[S-(+)-dehydrovomifoliol]、黑麦草内酯（loliolide）和蚱蜢酮（grasshopper ketone）[1]；挥发油类：1-石竹烯（1-caryophyllene）和α-桉叶油醇（α-eudesmol）[2]等；苯酚类：反式对羟基桂皮醛（trans-p-coumaryl aldehyde）和对烯丙基苯酚（4-allylphenol）[1]；吲哚类：吲哚-3-甲醛（indole-3-aldehyde）[1]；脂肪酸类：正二十九烷酸（n-onacosanoic acid）[1]。

皮含挥发油类：α-桉叶油醇（α-eudesmol）、愈创醇（guaiol）和四十四烷（tetratetracontane）[2,3]等。

花含挥发油类：4-羟基-4-甲基-2-戊酮（4-hydroxyl-4-methyl-2-pentanone）和莰烯（comphene）等[2]。

果实含挥发油类：1-石竹烯（1-caryophyllene）和α-蒎烯（α-pinene）等[2]。

【药理作用】调节胃肠　树皮生品及炮制品对胃肠动力方面均表现出较好的促进作用，经姜制后其作用有增强的趋势[1]；树皮水煎液能不同程度地缓解左旋精氨酸和硫酸阿托品诱导大鼠的胃肠动力障碍，降低胃内残留率，促进小肠推进率，增加血清D-木糖含量及血清胃动素和胃泌素水平[2]。

【性味与归经】厚朴：苦、辛，温。归脾、胃、肺、大肠经。厚朴花：苦，微温。归脾、胃经。

【功能与主治】厚朴：燥湿消痰，下气除满。用于湿滞伤中，脘痞吐泻，食积气滞，腹胀便秘，痰饮喘咳。厚朴花：芳香化湿，理气宽中。用于脾胃湿阻气滞，胸脘痞闷胀满，纳谷不香。

【用法与用量】厚朴：3～10g。厚朴花：3～9g。

【药用标准】厚朴：药典1965～2015、浙江炮规2015、贵州药材1965、新疆药品1980二册、香港药材二册和台湾2013。厚朴花：药典1963～2015、浙江炮规2005和新疆药品1980二册。

【临床参考】1. 胸腹胀满作痛、呕吐泻痢：皮3～6g，水煎服。

2. 感冒咳嗽：花3～6g，加芫荽菜、前胡各12～15g，艾叶6～9g，水煎，早晚空腹服，忌食生冷、油腻、辣椒、芥菜。（1方、2方引自《浙江天目山药用植物志》）

【附注】厚朴《神农本草经》列入中品，《本草纲目》收载于木部乔木类。厚朴品种自古极不一致，据石户谷氏报道，其原植物除木兰属 *Magnolia* Linn. 外，尚有润楠属 *Machilus* Nees、糙叶树属 *Aphananthe* Planch.、朴树属 *Celtis* Linn. 诸种。原浙江商品厚朴为凹叶厚朴的树皮，称温朴，目前厚朴 *Magnolia officinalis* Rehd.et Wils. 的树皮和根皮也供厚朴药用，称川朴。

曾发现以厚朴的叶芽混作厚朴花使用，应予注意。厚朴花芽与叶芽主要区别为花芽全体肥胖，形似毛笔头或已开瓣，每层3片，层层相互抱合，剥离后可见雄蕊多数；而叶芽全体狭尖，略似塔形，每层1片，成套叠状，剥离后无雄蕊。

【化学参考文献】

[1] 吴锦玉，吴岩斌，易骏，等. 凹叶厚朴叶的化学成分研究［J］. 中草药，2013，44（21）：2965-2968.

[2] 曾红，邓先清，黄玉珊. 井冈山产凹叶厚朴挥发油中化学成分分析［J］. 中草药，2015，46（24）：3649-3654.

[3] 李宗，林晓，张明. 凹叶厚朴挥发油成分的研究［J］. 中草药，1999，30（7）：493.

【药理参考文献】

[1] 张淑洁，钟凌云. 厚朴不同炮制品对胃肠运动功能的影响［J］. 中药材，2014，37（10）：1762-1765.

[2] 彭博，贺蓉，杨滨，等. 厚朴和凹叶厚朴对实验性胃肠动力障碍的药效作用差异研究［J］. 中国中药杂志，2010，35（19）：2624-2627.

254. 玉兰（图254）• *Magnolia denudata* Desr.

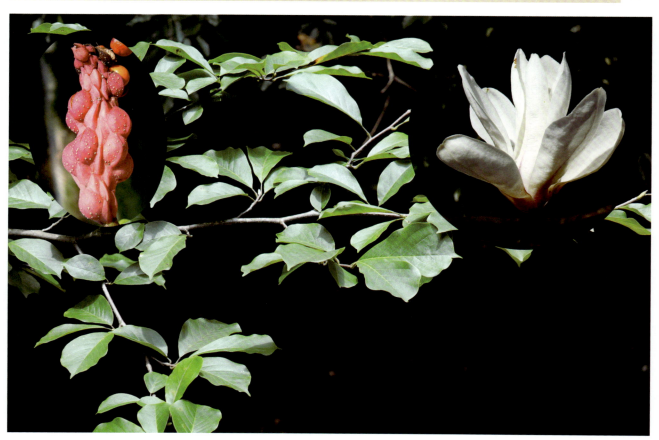

图254 玉兰　　　　摄影 李华东

【别名】 木兰、望春花（通称），迎春花。

【形态】 落叶乔木，高 8～25m。树皮深灰色；小枝较粗壮；冬芽密被淡灰黄色长绢毛。叶片纸质，倒卵形、宽倒卵形或倒卵状长圆形，长 10～18cm，宽 6～10cm，先端宽圆、平截或微凹，具短骤尖，基部楔形，幼时叶面疏被柔毛，后仅在中脉及侧脉留有短柔毛，叶背淡绿色，沿脉被柔毛；叶柄长 1～2.5cm，被柔毛；托叶痕为叶柄长的 1/4～1/3。花先叶开放；花柄密被淡黄色长绢毛；花被片 9 片，长圆状倒卵形，白色，或近基部带淡紫色；花药侧向开裂，药隔伸出呈短尖头。聚合果长圆柱形，长 10～20cm，偏斜扭曲，成熟时褐色或暗红色，具灰白色皮孔。种子心形，侧扁。花期 2～3 月，果期 8～9 月。

【生境与分布】 常生于山地林中。分布于浙江、安徽、江西，另湖南、陕西、湖北、贵州及云南也有分布。

【药名与部位】 辛夷，花蕾。

【采集加工】 冬末春初花未开放时采收，除去枝梗，阴干。

【药材性状】 呈长卵形，似毛笔头，长 1.5～3cm，直径 1～1.5cm。有的基部残留短梗，长不逾 5mm，基部枝梗较粗壮，皮孔浅棕色。苞片 2～3 层，每层 1 片，苞片外表面贴生灰绿色柔毛，内表面棕褐色，无毛，腋内各有 1 小叶芽。花被片 9 片，棕褐色，内外轮同型；雄蕊和雌蕊多数，螺旋状排列。体轻，质脆。气芳香，味辛凉而微苦。

【质量要求】 梗短含苞未放，表面有毛，形似笔头。

【药材炮制】 除去花梗等杂质。

【化学成分】 花含挥发油：甲氧基乙酸甲酯（methyl methoxyacetate）、乙酸正丁酯（butyl acetate）、己烯醛（hexenal）、莰烯（comphene）、1-己醇（1-hexanol）、β-月桂烯（β-myrcene）、（1S）-2,2-二甲基-3-亚甲基二环[3.1.1]庚烷{（1S）-2,2-dimethyl-3-methylene-bicyclo[3.1.1]heptane}、α-崖柏烯（α-thujene）、α-蒎烯（α-pinene）、β-香叶烯（β-geranene）、α-水芹烯（α-phellandrene）、（+）-4-蒈烯[（+）-4-carene]和桉油精（cineole）等[1]；木脂素类：丁香脂素（syringaresinol）、考布素*（kobusin）、皮树脂醇（medioresinol）、松脂醇二甲醚（pinoresinoldimethy ether）、木兰脂素（magnolin）、里立脂素 B-O,O-二甲醚（O,O-dimethyl lirioresinol B）、辛夷脂素（fargesin）和表木兰脂素（epimagnolin）[2]。

【性味与归经】 辛，温。归肺、胃经。

【功能与主治】 散风寒，通鼻窍。用于风寒头痛，鼻塞，鼻渊，鼻流浊涕。

【用法与用量】 3～9g；外用适量。

【药用标准】 药典 1977～2015、浙江炮规 2005、新疆药品 1980 二册和台湾 2013。

【临床参考】 1. 鼻炎、副鼻窦炎：花 9g，加红藤 30g，水煎服。

2. 急、慢性过敏性鼻炎：花 15g，加苍耳子、千里光、鱼腥草各 15g，加水煮沸 2 小时，过滤去渣，浓缩至 50ml，冷后加薄荷精 1～2 滴，滴鼻用。（1 方、2 方引自《浙江药用植物志》）

【附注】 玉兰又名望春花、辛夷，《神农本草经》列入上品；《本草纲目》收载于木部，香木类；宋《图经本草》所载及《植物名实图考》辛夷附图，与本种相吻。

商品望春花主要为玉兰的花蕾，但也有少数为紫玉兰（木兰）的花蕾。个别地区曾发现将华东楠 *Machilus leptophylla* Hand.-Mazz. 的冬芽混充望春花入药，应予区别。

玉兰、紫玉兰花蕾与华东楠冬芽的主要区别为玉兰与紫玉兰芽鳞 1 片，前者芽鳞表面的毛中上部开展，而后者芽鳞表面的毛几乎完全贴伏；而华东楠芽鳞多片，覆瓦状。

【化学参考文献】

[1] 孙印石，王建华，程秀珍，等. 静态顶空进样气质联用法测定白玉兰花和紫玉兰花的头香成分[J]. 时珍国医国药，2010，21（6）：1386-1387.

[2] 梅枝意，罗会畏，邹大江，等. 玉兰花蕾骈双四氢呋喃型木脂素成分研究[J]. 华中师范大学学报（自然科学版），2014，48（4）：525-527，543.

255. 紫玉兰（图 255）• *Magnolia liliflora* Desr.

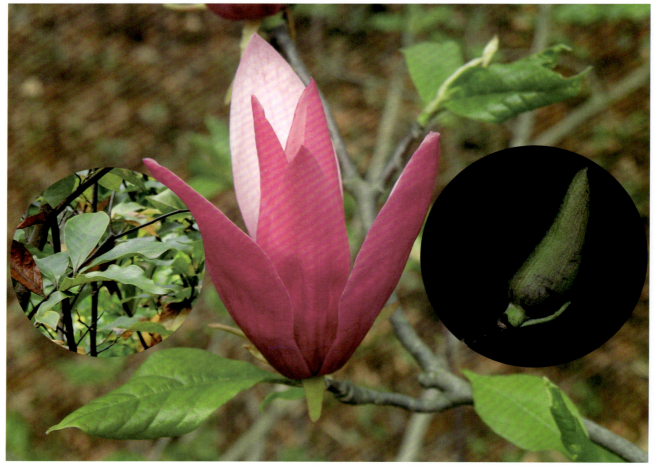

图 255　紫玉兰　　　　　　　　　　摄影　张芬耀等

【别名】木兰、辛夷（通称）。

【形态】落叶灌木，常呈丛生状，高 3～4m。冬芽及花蕾密被淡黄色绢毛；小枝绿紫色或褐紫色，无毛。叶片纸质，倒卵形或椭圆状倒卵形，长 8～18cm，宽 3～10cm，先端急尖或渐尖，基部渐狭下延至托叶痕先端。花叶同放或稍后叶开放，稀先叶开放；花被片 9 片，外轮 3 片萼片状，披针形，常早落，中内 2 轮花瓣状，椭圆状倒卵形，外面紫色或紫红色，内面粉白色；雄蕊紫红色，花药侧向开裂；雌蕊群淡紫色。聚合果圆柱形，长 7～10cm，成熟时深紫褐色。花期 3～4 月，果期 8～9 月。

【生境与分布】常生于海拔 300～1600m 的山坡林缘。华东地区各地常见栽培。湖北、四川、云南（西北部）有分布，全国各地园林常见栽培。

【药名与部位】辛夷，花蕾。

【采集加工】冬末春初花未开放时采收，除去枝梗，阴干。

【药材性状】呈长卵形，似毛笔头，有的基部具短梗。花蕾长 1.5～3cm，直径 1～1.5cm。苞片 2～3 层，每层 2 片，两层苞片之间有小鳞芽。苞片外表面密被灰白色或淡黄白色茸毛，内表面棕紫色或棕褐色，无毛。剥去苞片后，可见小形萼片 3 片与花瓣 6 片，或萼片与花瓣大小相似，轮状排列，每轮 3 片。除去花被，内有多数棕黄色或黄绿色的雄蕊和雌蕊呈螺旋状排列。体轻，质脆。有特异的香气，味辛而稍苦。

【化学成分】花含挥发油：甲氧基乙酸甲酯（methyl methoxyacetate）、3- 甲基 -4- 氧代戊酸（3-methyl-4-oxopentanoic acid）、乙酸正丁酯（*n*-butyl acetate）、莰烯（camphene）、β- 月桂烯（β-myrcene）、β-

松油烯（β-terpinene）、α-崖柏烯（α-thujene）、α-蒎烯（α-pinene）、β-侧柏烯（β-thujene）、β-蒎烯（β-pinene）、2-甲基-5-（1-甲乙基）-1,3-环己二烯［2-methyl-5-（1-methylethenyl）-cyclohexa-1,3-diene］、3,3,5,5-四甲基环戊烯（3,3,5,5-tetramethylcyclopentene）、β-香叶烯（β-geranene）、α-水芹烯（α-phellandrene）、3-蒈烯（3-carene）、4-异丙基-2-甲苯（4-isopropyl-2-toluene）、1,8-桉油精（1,8-eucalyptol）、1-亚甲基-1-氢茚（1-methylene-1-hydrindene）、石竹烯（caryophyllene）、萘（naphthalene）、十五烷（pentadecane）、1-甲基-萘（1-methyl-naphthalene）、大根香叶烯（germacrene）[1]、α-松油醇（α-terpineol）、丁香烯（caryophyllene）、γ-衣兰油烯（γ-muurolene）、α-金合欢烯（α-famesene）、杜松-1-（10）-4-二烯（cadina-l-（10）-4-diene）和β-芹子醇（β-selinenol）[2]；黄酮类：山奈酚-3-O-（6″-反式-对-香豆酰基）-α-D-甘露吡喃糖苷［kaempferol-3-O-（6″-trans-p-coumaroyl）-α-D-mannopyranoside］[3]；木脂素类：3′,4-O-二甲基雪松脂素（3′,4-O-dimethylcedrusin）、4-O-甲基雪松脂素（4-O-methylcedrusin）和3′,4-O-二甲基雪松素（3′,4-O-dimethylcedrusin）[3]；甾体类：β-胡萝卜苷（β-daucosterol）和β-谷甾醇（β-sitosterol）[3]；其他尚含：（1S,3R）-1-（3,4-二甲氧基-苯基）-2-［4-（3-羟基-丙基）-2-甲氧基-苯氧基］-丙烷-1,3-二醇｛（1S,3R）-1-（3,4-dimethoxy-phenyl）-2-［4-（3-hydroxy-propyl）-2-methoxy-phenoxy］-propane-1,3-diol｝和单木质醇葡萄糖苷（monolignol glucosides）[3]。

【药理作用】1.抗氧化　所含的挥发油以及乙酸乙酯提取物对1,1-二苯基-2-三硝基苯肼自由基（DPPH）具有显著的清除作用[1]。2.抗真菌　所含的挥发油对犬小孢子菌的孢子萌发具有明显的抑制作用，并且对犬小孢子 KCTC 6348 菌的抑制作用呈剂量和时间依赖性[1]。

【性味与归经】辛，温。

【功能与主治】散风寒，通鼻。用于鼻塞，头痛，鼻炎，鼻窦炎。

【用法与用量】3～9g；外用适量。

【药用标准】药典1963、药典1977、新疆药品1980二册和台湾1985一册。

【化学参考文献】

[1] 孙印石，王建华，程秀珍，等．静态顶空进样气质联用法测定白玉兰花和紫玉兰花的头香成分［J］．时珍国医国药，2010，21（6）：1386-1387.

[2] 刘艳清．紫玉兰花挥发油化学成分的气相色谱-质谱分析［J］．时珍国医国药，2008，19（8）：1911-1912.

[3] 刘婷婷，武海波，王文蜀，等．畲药紫玉兰花蕾化学成分研究［J］．中草药，2013，44（11）：1397-1399.

【药理参考文献】

[1] Bajpai V K, Yoon J I, Kang S C. Antioxidant and antidermatophytic activities of essential oil and extracts of *Magnolia liliflora* Desr［J］. Food and Chemical Toxicology, 2009, 47（10）: 2606-2612.

三〇 八角科 Illiciaceae

常绿乔木或灌木。全株光滑无毛。单叶，互生，有时假轮生状或近对生，常簇生于小枝顶部；叶片革质，全缘，羽状脉；叶有柄；无托叶。花两性，常单生，或2～5朵簇生于叶腋或小枝近顶端，有时着生于无叶的老枝上；花被片7～55片，扁平或内凹，肉质，常有腺点，离生，数轮呈覆瓦状排列，外轮有时呈小苞片状；雄蕊4枚至多数，离生，1至数轮排列；心皮5～21枚，离生，单轮排列；子房1室，具1胚珠。聚合蓇葖果，单轮放射状排列；每蓇葖果侧向压扁，沿腹缝线开裂，具种子1粒。种子椭圆形或卵形，有光泽；胚微小，胚乳丰富，含油质。

1属，约40种，主要分布于亚洲东部和东南部。中国，27种，法定药用植物4种。华东地区法定药用植物，2种。

八角科仅八角属1属，法定药用植物主要含倍半萜内酯类、黄酮类、木脂素类、酚酸类、挥发油类等成分。倍半萜内酯类为特征性成分，如6-去氧-1-羟基新莽草素（6-deoxy-1-hydroxy neoanisatin）、伪日本莽草素（pseudoanisatin）等，八角属中的倍半萜内酯常有毒性，如莽草毒素（anisatin）等；黄酮类包括黄酮醇、黄烷、花色素等，如槲皮苷（quercitrin）、（+）-儿茶素［（+）-catechin］、原矢车菊素A（procyanidin A）等；木脂素类如淫羊藿次苷E3（icariside E3）、（7S，8R）-乌若脂苷［（7S，8R）-urolignoside］等；酚酸类如对羟基苯甲酸（4-hydroxyacid benzoic acid）、莽草酸（shikimic acid）等。

1. 八角属 *Illicium* Linn.

属的特征与科同。

256. 红毒茴（图256） • *Illicium lanceolatum* A.C.Smith

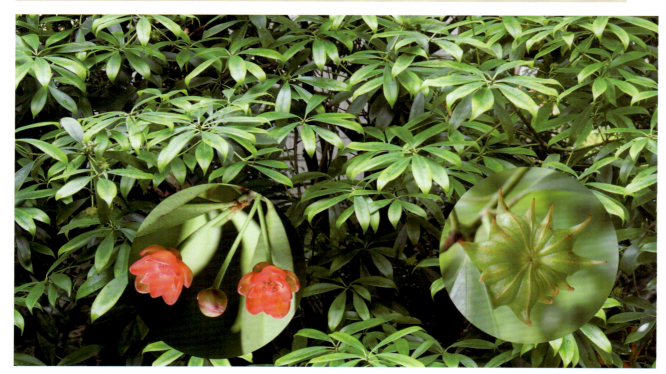

图 256 红毒茴 　　摄影　赵维良等

【别名】山木蟹、山大茴（浙江），莽草，狭叶茴香，披针叶茴香，披针叶八角。

【形态】乔木或灌木，高3～15m。叶互生或簇生于小枝近顶端，有时呈假轮生状；叶片披针形或倒披针形，长5～15cm，宽1.5～4.5cm，先端渐尖或尾尖，基部狭楔形，侧脉5～8对，网脉不明显；叶柄长达1.8cm。花腋生或近顶生，有时着生于无叶的老枝上，单朵或2～3朵簇生；花蕾圆球形；花被片10～15片，内凹，肉质，数轮排列，外轮3片较小，淡绿色，内数轮红色或深红色；雄蕊6～11枚，轮状着生，花药内向开裂；心皮10～14枚，成熟时辐射状开展。聚合蓇葖果，直径3.5～4cm；果柄长达2.5～5.5cm，稀达8cm；蓇葖10～14枚，稀8枚，顶端具长达0.7cm的内弯喙尖。成熟种子褐色，有光泽。花期4～5月，果期9～10月。

【生境与分布】常生于阴湿的溪谷两旁杂木林中。分布于安徽、浙江、江西、福建，另河南、湖南、湖北和广东等省也有分布。

【药名与部位】红茴香根，根或根皮。红茴香（山木蟹），根皮及茎皮。

【采集加工】红茴香根：秋季采挖，除去泥沙，干燥。红茴香：全年均可采剥，干燥。

【药材性状】红茴香根：根呈圆柱形，常不规则弯曲，直径通常1～5cm，表面粗糙，棕褐色至暗褐色，具有明显的横向裂纹，或因干缩所致的纵皱，少数栓皮易剥落现出棕色韧皮部。质坚硬，不易折断。断面淡棕色，皮层较薄，红棕色，木质部占根的大部分，并可见同心环。气香，味辛涩。

根皮呈不规则的块片，大小不一，内表面红棕色，光滑，有纵向纹理。质坚脆，断面略整齐。气香，味辛涩。

红茴香：呈不规则片块状或槽状小段，厚2～5mm。外表面棕褐色，有的可见皮孔及裂纹，内表面棕黄色，可见纵向小裂隙。质坚，断面红棕色或紫红色，纤维性，可见白色的晶状物。气香，味苦、涩。

【药材炮制】红茴香根：洗净，稍浸，润透，切片，干燥。

红茴香：除去杂质，洗净，略润，切段，低温干燥。

【化学成分】果实含黄酮类：槲皮素-3-O-β-L-吡喃鼠李糖苷（quercetin-3-O-β-L-rhamnopyranoside）、芦丁（rutin）、异鼠李素-3-O-β-D-芸香糖苷（isorhamnetin-3-O-β-D-rutinoside）[1]，芹菜素-6-O-β-D-芦丁糖苷（apigenin-6-O-β-D-lutinoside）和（+）-儿茶素［(+)-catechin］[2]；萜类：6-去氧-1-羟基新莽草素（6-deoxy-1-hydroxy neoanisatin）、莽草毒素（anisatin）[1,2]，2,4-二羟基烯丙基苯-2-O-β-D-吡喃葡萄糖苷（2,4-dihydroxy-allylbenzene-2-O-β-D-glucopyranoside）[1,2]，对薄荷-1（7），8-二烯-2-O-β-D-葡萄糖苷*［*p*-mentha-1（7），8-dien-2-O-β-D-glucoside］、（1*S*, 2*S*, 4*R*）-对薄荷烷-1,2,8-三醇［（1*S*, 2*S*, 4*R*）-*p*-menthane-1,2,8-triol］、1*S*, 2*S*, 4*R*-柠檬烯-1,2-二醇（1*S*, 2*S*, 4*R*-limonene-1,2-diol）和（1*R*, 3*R*, 5*S*）-2-亚甲基-5-（丙烷-1-烯-2-基）环己烷-1,3-二醇［（1*R*, 3*R*, 5*S*）-2-methylene-5-（prop-1-en-2-yl）cyclohexane-1,3-diol］[2]；木脂素类：淫羊藿次苷E3（icariside E3）、（7*S*, 8*R*）-乌若脂苷*［（7*S*, 8*R*）-urolignoside］[1,2]和2,4-二羟基-烯丙苯-2-O-β-D-吡喃葡萄糖苷（2,4-dihydroxy-allylbenzene-2-O-β-D-glucopyranoside）[2]；酚酸类：对羟基苯甲酸（4-hydroxyacid benzoic acid）和莽草酸（shikimic acid）[1,2]；甾体类：β-谷甾醇（β-sitosterol）[1,2]；内酯类：4-二甲基-反式-1-乙酸-内酯（4-dimethyl-*trans*-1-acetic acid-lactone）和4-二甲基-顺式-1-乙酸-内酯（4-dimethyl-*cis*-1-acetic acid-lactone）[2]等。

叶含萜类：（1*R*, 2*R*, 4*R*）-三羟基-对薄荷烷［（1*R*, 2*R*, 4*R*）-trihydroxy-*p*-menthane］[2]；黄酮类：槲皮素-3-O-β-L-吡喃鼠李糖苷（quercetin-3-O-β-L-rhamnopyranoside）和（+）-儿茶素［(+)-catechin］[2]；甾体类：β-谷甾醇（β-sitosterol）和胡萝卜苷（daucosterol）[2]。

茎叶含苯丙素类：5,5′-二烯丙基-2,2′,3′-三甲氧基联苯醚（5,5′-diallyl-2,2′,3′-trimethoxydiphenyl ether）、洋芹醚（apiol）、肉豆蔻醚（myristicine）、黄樟脑（safrole）、反甲基异丁香酚（*trans*-methyl isoeugenol）、反式细辛脑（*trans*-asarone）、4′,5-二烯丙基-2-羟基-3-甲氧基联苯醚（4′,5-diallyl-2-hydroxy-3-methoxybiphenyl ether）、地枫皮素（difengpin）、4-烯丙基-2,6-二甲氧基苯酚-3′,4′-二甲氧基肉桂酸酯（4-allyl-2,6-dimethoxyphenyl-3′,4′-dimethoxy cinnamate）、二-O-甲基去氢二丁香酚（di-O-methyl dehydrodieugenol)、新地枫皮素（neodifengpin）、1-烯丙基-2-（3-甲基丁基-2-烯氧基）-4, 5-亚甲二氧基苯［1-allyl-2-（3-methylbut-2-enyloxy）-4, 5-methylene dioxybenzene］、1-烯丙基-5-（3-甲基丁基-2-烯基）-6-甲氧基-2, 3-亚甲二氧基苯（1-allyl-5-（3-methylbut-2-enyl)-6-methoxy-2, 3-methylene dioxybenzene），即台湾八角素（illicaborin C）、1-烯丙基-3, 5-二甲氧基-4-（3-甲基丁基-2-烯氧基）苯［1-allyl-3, 5-dimethoxy-4-（3-methylbut-2-enyloxy）benzene］、红花八角醇（duinnianol）、厚朴酚（magnolol）、2, 2′-二羟基-3-甲氧基-1, 1′-新木脂素（2, 2′-dihydroxy-3-methoxy-1, 1′-neolignan）、2, 2′-二羟基-3, 3′-二甲氧基-1, 1′-新木脂素（2, 2′-dihydroxy-3, 3′-dimethoxy-1, 1′-neolignan）和异红花八角醇（isoduinnianol）[3]；酚酸及酯类：对羟基反式肉桂酸乙酯（p-hydroxyl ethyl cinnamate）和咖啡酸乙酯（ethcaffeate）[3]；萜类：东亚八角素（tashironin）、东亚八角素 A（tashironin A）和 11-O-去苯甲酰东亚八角素（11-O-debenzoyl tashironin）[3]；黄酮类：（+）-儿茶素［（+）-catechin］、圣草酚（eriodictyol）、异鼠李素（isorhamnetin）、山奈酚（kaempferol）、木犀草素（luteolin）、槲皮苷（quercitrin）、槲皮素（quercetin）、4′, 7-二甲氧基二氢山奈酚（4′, 7-dimethoxydihydrokaempferol）和槲皮素-4′-O-β-D-葡萄糖苷（quercetin-4′-O-β-D-glucoside）[3]；甾体类：β-谷甾醇（β-sitosterol）和胡萝卜苷（daucosterol）[3]；皂苷类：白桦脂酸（betulinic acid）[3]；脂肪酸及酯类：9, 16-二羰基-10, 12, 14-三烯-十八碳酸（9, 16-dioxo-10, 12, 14-octadeca-trienoic acid）和棕榈酸单甘油酯（glyceryl monopalmitate）[3]；其他尚含：香叶醇苯甲酰酯（geraniol benzoyl ester）[3]。

果皮含萜类：（1R, 5S, 7R）-1, 5-二羟基大根香叶-4（15），10（14），11（12）-三烯［（1R, 5S, 7R）-1, 5-dihydroxygermacra-4（15），10（14），11（12）-triene］、（1R, 5R, 7R）-1, 5-二羟基大根香叶-4（15），10（14），11（12）-三烯［（1R, 5R, 7R）-1, 5-dihydroxygermacra-4（15），10（14），11（12）-triene］、（1S, 3R, 5S）-1, 3-二羟基-m-薄荷-8-烯［（1S, 3R, 5S）-1, 3-dihydroxy-m-menth-8-ene］、3-羟基辛基-1, 5E-二烯-7-酮［3-hydroxyocta-1, 5E-dien-7-one］、2-（4-甲苯基）-1, 2-丙二醇［2-（4-methylphenyl）-1, 2-propanediol］和反式-3, 4, 5-三甲氧基桂皮醇［trans-3, 4, 5-trimethoxycinnamic alcohol］[4]。

【药理作用】1. 抗炎镇痛　根皮中提取的挥发油和除去挥发油的水提物均能显著减轻二甲苯所致小鼠的耳廓肿胀；水提物能提高小鼠尾压的痛阈值；挥发油对角叉菜胶所致大鼠的足跖肿胀有显著的抑制作用[1]；根皮75%乙醇提取物加工制成的红茴香注射液能显著减轻角叉菜胶所致大鼠的足肿胀，显著抑制二甲苯所致小鼠的耳肿胀，显著提高醋酸所致小鼠的痛阈值[2]；叶和茎乙酸乙酯提取部位对二甲苯所致小鼠的耳肿胀有很好的抑制作用；分离的苯丙素类化合物对脂多糖（LPS）诱导 RAW264.7 巨噬细胞产生一氧化氮（NO）有一定的抑制作用[3]。2. 抗菌　叶甲醇提取物中分离得到的倍半萜类化合物具有对抗口腔病原菌牙龈卟啉单胞菌的作用[4]。3. 神经营养　果皮中分离得到的吉玛烷倍半萜类化合物能促使 SH-SY5Y 细胞的增殖，具有潜在的神经营养作用[5]。

急性毒性　10% 根皮制剂腹腔注射给药对小鼠的半数致死量（LD_{50}）为 70ml/kg[6]。

【性味与归经】红茴香根：苦，温。有大毒。归肝经。红茴香：辛、苦，温；有毒。

【功能与主治】红茴香根：祛风通络，散瘀止痛。用于风湿痹痛，跌打损伤，痈疽肿毒。红茴香：通经活血，散瘀止痛。用于跌打损伤，风湿痹痛。

【用法与用量】红茴香根：3～6g，煎汤；0.3～1.0g，研粉。红茴香：0.9～1.5g。

【药用标准】红茴香根：湖北药材 2009。红茴香：浙江药材标准 2000、浙江炮规 2015 和江西药材 1996。

【附注】红毒茴果实与八角 Illicium verum Hook.f. 的果实八角茴香相似，主要区别为红毒茴果实之蓇葖细瘦，通常为 10～13 枚，先端尖，向下弯曲呈钩状，皮光滑；无香气，味辛微酸；八角茴香果实之蓇葖粗壮，通常为 7～9 枚，先端较钝而平直，皮粗糙；有香气，味辛微甜。

曾有将本品混入八角茴香中者，极需注意。红毒茴根、果均有毒，其中毒症状的轻重常与服量、体质有关。据报道，1 例服根 60g 中毒，1 例则于配方中放 6g 而中毒。其中毒的主要症状为头昏、眩晕、咽喉灼辣、流涎、恶心、呕吐、出汗、烦躁不安，严重者出现磨牙、发绀、呼吸困难、抽搐以至角弓反张，休克甚至死亡。可按一般中毒急救处理，如洗胃，口服10%小苏打液100ml（碱性液体可减少其毒性），给以巴比妥类药物作为生理性解毒剂；以甘草和六月雪，水煎服；灌服浓茶（红、绿茶均可）、糖水、饭汤，并配合注射葡萄糖盐水等；生绿豆粉1食匙，加冷粥1碗，混和吃下。（《浙江药用植物志》）

【化学参考文献】

［1］李慧娟，王丽霞，刘孟奇，等.披针叶茴香果实的化学成分研究［J］.中国药学杂志，2014，49（8）：636-639.
［2］李慧娟.披针叶茴香的化学成分研究［D］.郑州：郑州大学硕士学位论文，2014：3-14.
［3］王国伟.披针叶茴香茎、叶化学成分及抗炎活性研究［D］.上海：第二军医大学硕士学位论文，2012：17-31.
［4］Zhao M, Zhang X M, Wang Y, et al. Germacranes and m-Menthane from *Illicium lanceolatum*［J］. Molecules. 2014，9（4）：4326-4337.

【药理参考文献】

［1］王曙东，刘文雅，王争，等.红茴香挥发油和水提物镇痛抗炎作用比较的实验研究［J］.江苏中医药，2014，46（7）：77-78.
［2］赵氚，张沂，季辉，等.新老工艺红茴香注射液抗炎镇痛作用的比较［J］.南京中医药大学学报，2011，27（4）：393-395.
［3］Gui X, Wang G W, Zhang N D, et al. New phenylpropanoid and other compounds from *Illicium lanceolatum* with inhibitory activities against LPS-induced NO production in RAW 264. 7 macrophages［J］. Fitoterapia，2014，95：51-57.
［4］Kubo M, Nishikawa Y, Harada K, et al. Tetranorsesquiterpenoids and santalane-type sesquiterpenoids from *Illicium lanceolatum* and their antimicrobial activity against the oral pathogen porphyromonas gingivalis［J］. Journal of Natural Products，2015，78（6）：1466-1469.
［5］Zhao M, Zhang X M, Wang Y, et al. Germacranes and m-menthane from *Illicium lanceolatum*［J］. Molecules，2014，19（4）：4326-4337.
［6］浦天仇，陈志康，施赛荷，等.红茴香注射液的毒性研究（第五报）［J］.温州医学院学报，1980，7：32-35.

257. 红茴香（图257） • *Illicium henryi* Diels（*Illicium silvestrii* Pavolini）

【形态】灌木或小乔木，高3～7m。叶互生或2～5片簇生于小枝近顶端；叶片狭披针形、倒披针形或倒卵状椭圆形，长6～15cm，宽2～5cm，先端长渐尖，基部楔形，叶上面深绿色，有光泽，叶背面浅绿色，侧脉5～7对；叶柄长达2cm。花腋生、腋上生或近顶生，有时着生于无叶的老枝上，单生或2～3朵簇生；花蕾球形；花柄长达5cm；花被片10～18片，肉质，内凹，红色或深红色；雄蕊9～20枚，稀达28枚，1～2轮排列；心皮7～9枚。聚合蓇葖果，直径2～2.5cm；果柄长达1.5～5.5cm；蓇葖7～9枚，先端喙尖长0.5cm。成熟种子浅褐色或浅灰色。花期4～6月，果期8～10月。

【生境与分布】常生于山地沟谷、溪边湿润的常绿阔叶林中或林缘。分布于安徽、浙江、江西及福建，另陕西、甘肃、河南、湖北、湖南、广东、广西、四川、贵州及云南等省亦有分布。

红茴香与红毒茴的区别点：红茴香叶片狭披针形、倒披针形或倒卵状椭圆形，蓇葖7～9枚。红毒茴叶片披针形或倒披针形，蓇葖通常10～14枚。

【药名与部位】红茴香根，根或根皮。红茴香，根皮及茎皮。

【采集加工】红茴香根：全年均可采挖，洗净，晒干；或剥取根皮，晒干。红茴香：全年均可采剥，干燥。

【药材性状】红茴香根：根呈圆柱形，常不规则弯曲，直径2～3cm。表面粗糙，棕褐色，具明显的横向裂纹和因干缩所致的纵皱，少数栓皮易剥落，韧皮部棕色。质坚硬，不易折断。断面淡棕色，外圈红棕色，木质部占根的大部分，并可见同心环（年轮）。气香，味辛涩。

根皮呈不规则的块片，略卷曲，厚1～2mm。外表面棕褐色，具纵皱及少数横向裂纹。内表面红棕色，光滑，有纵向纹理。质坚而脆，断面稍整齐。气香，味辛涩。

三〇 八角科 Illiciaceae

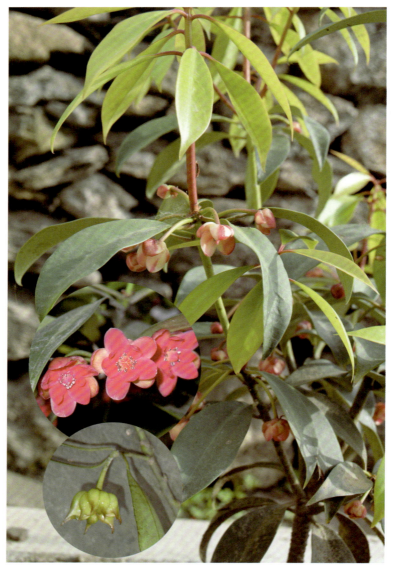

图 257　红茴香　　　摄影　郭增喜等

红茴香：为不规则的片块状或槽状小段，厚 2～5mm。外表面棕褐色，有的可见皮孔及裂纹，内表面棕黄色，可见纵向小裂隙。质坚，断面红棕色或紫红色，纤维性，可见白色的晶状物。气香，味苦、涩。

【药材炮制】红茴香根：除去杂质，洗净，润透，根斜切成片，根皮斜切成丝，晒干，或蒸晒 3 次后用。

红茴香：除去杂质，洗净，略润，切段，低温干燥。

【化学成分】叶含挥发油类：糠醛（furaldehyde）、桃金娘烯醇（myrtenol）、黄樟油素（safrole）、α- 蒎烯（α-pinene）、β- 蒎烯（β-pinene）、乙酸龙脑酯（bornyl acetate）、莰烯（camphene）、β- 石竹烯（β-caryophyllene）、香树素烯（limonene）、α- 金合欢烯（α-farnesene）、β- 月桂烯（β-myrcene）、β- 古芸烯（β-gurjunene）、α- 水芹烯（α-phellandrene）、α- 广藿香烯（α-patchoulene）、α- 松油烯（α-terpinolene）、α- 杜松烯（α-cadinene）、m-伞花烃（m-camphogen）、2- 杜松烯（2-cadinene）、β- 杜松烯（β-cadinene）、1,8- 桉叶油素（cineole）、Δ^2- 蒈烯（Δ^2-carene）、Δ^4- 蒈烯（Δ^4-carene）、1,8- 卡达烯（1,8-cadalene）、金合欢醇（E,E）[farnesol（E,E）]、芳樟醇（linalool）、β- 愈创木烯（β-guaiene）、樟脑（camphor）、α- 榄香烯（α-elemene）、4- 香芹烯醇（4-carvenol）、α- 杜松醇（α-cadinol）、桃金娘烯醛（myrtenal）、s- 愈创木烯（s-guaiene）、α- 松油醇（α-terpineol）和橙花叔醇（nerolidol）[1]。

根皮含黄酮类：花旗松素（taxifolin）[2,3]、花旗松素-3-O-β-吡喃木糖苷（taxifolin-3-O-β-xylopyranoside）、花旗松素-3′-O-β-吡喃葡萄糖苷（taxifolin-3′-O-β-glucopyranoside）和木犀草素-7-O-β-半乳糖苷（luteolin-7-O-β-D-galactoside）[3]；酚酸及其衍生物类：莽草酸（shikimic acid）、莽草酸甲酯（methyl shikimate）、香草酸（vanillic acid）、对羟基苯甲醛（p-hydroxybenzaldehyde）、芥子醛（sinapaldehyde）和松柏醛（coniferyl aldehyde）[3]；脂肪酸类：4-羰基十七烷酸（4-carbonyl heptadecanoic acid）[3]；木脂素类：芝麻素（sesamin）[3]；萜类：莽草毒素（anisatin）[3]；甾体类：α-菠甾醇（α-spinasterol）[3]。

根茎含黄酮类：山柰酚（kaempferol）、槲皮素（quercetin）和（2R, 3R）-3, 5, 7, 3′, 5′-五羟基黄烷［（2R, 3R）-3, 5, 7, 3′, 5′-pentahydroxyflavan］[4]；木脂素类：蛇菰脂醛素（balanophonin）、鲁布利弗洛苷*A（rubriflosides A）和萹蓄脂素*（aviculin）[4]；酚及其衍生物类：松柏醛（coniferylaldehyde）和芥子醛（sinapaldehyde）[4]；其他尚含：节射素*（jasopyran）、3, 4, 5-三甲氧基苯基-1-O-β-D-吡喃葡糖苷（3, 4, 5-trimethoxyphenyl-1-O-β-D-glucopyranoside）、3, 4-二甲氧基苯-1-O-β-D-吡喃葡糖苷（3, 4-dimethoxyphenyl-1-O-β-D-glucopyranoside）和1, 2-双（4-羟基-3-苯甲氧基）-1, 3-丙二醇［1, 2-bis（4-hydroxy-3-methoxyphenyl）-1, 3-propanediol］。

茎含苯基醇苷类：苯甲醇-O-β-D-吡喃葡萄糖苷（benzyloxy-1-O-β-D-glucopyranoside）、4-羟基-苯乙醇-O-β-D-吡喃葡萄糖苷（4-hydroxy-phenethyl alcohol-O-β-D-glucopyranoside）和3-甲氧基-4-羟基-苯丙醇-O-β-D-吡喃葡萄糖苷（3-methoxyl-4-hydroxyl-phenpropanol-O-β-D-glucopyranoside）[4]；酚酸及其酯类：3-甲氧基-4-O-β-D-吡喃葡萄糖基-苯甲酸甲酯（3-methoxyl-4-O-β-D-glucopyranosyl-methyl benzoate）和4-O-β-D-吡喃葡萄糖基-苯甲酸甲酯（4-O-β-D-glucopyranosyl-methyl benzoate）[5]。

果实含萜类：莽草毒素（anisatin）、伪莽草毒素（pseudoanisatin）和6-去氧伪莽草毒素（6-deoxypseudoanisatin）[6]。

【药理作用】抗炎镇痛　根75%乙醇提取物能明显提高热板法所致小鼠的痛阈值，减少醋酸所致小鼠的扭体次数，明显抑制二甲苯所致小鼠的耳廓肿胀，与中药徐长卿合用并可增强镇痛、抗炎的效果，降低两药的使用剂量[1]。

毒性　果实中分离得到的化合物日本莽草素（anisatin）给小鼠腹腔注射1.5mg/kg剂量即可引起小鼠惊厥而死亡[2]。

【性味与归经】红茴香根：辛、甘，温。有毒。归肝经。红茴香：辛、苦，温；有毒。

【功能与主治】红茴香根：活血止痛，祛风除湿。用于跌打损伤，风寒湿痹，腰腿痛。红茴香：通经活血，散瘀止痛。用于跌打损伤，风湿痹痛。

【用法与用量】红茴香根：煎汤，根3～6g，根皮1.5～4.5g；或研末0.6～0.9g。外用研末调敷。红茴香：0.9～1.5g。

【药用标准】红茴香根：湖南药材2009。红茴香：浙江炮规2015。

【临床参考】风湿关节痛：根皮1.5～2g，研粉内服[1]。

【附注】不可过量服用，以防中毒。鲜品毒性更大，不宜服用。孕妇禁服；阴虚无瘀滞者慎服。中毒表现：轻者头痛，眩晕，恶心，呕吐，腹痛；重者抽搐，角弓反张，神志昏迷，休克，惊厥，终因循环、呼吸中枢衰竭而死亡。亦有报道因肝、肾损害而死亡者。本种植物除根皮有大毒外，枝、叶、果均有毒，尤以果实（蓇葖果）毒性大，切忌与八角茴香混用。

红毒茴 Illicium lanceolatum A.C.Smith 在浙江、江西亦作红茴香药用。其毒性同红茴香。

【化学参考文献】
［1］靳凤云，武孔云，张连富，等．红茴香叶精油化学成分的研究［J］．中草药，2002，33（5）：22.
［2］谢德隆，王苏，程志伟，等．红茴香根皮中黄酮类化合物的分析［J］．中草药，1990，21（10）：15.
［3］桂璇．红茴香根皮的化学成分及抗痛风性关节炎的活性研究［D］．福州：福建中医药大学硕士学位论文，2014.
［4］柳继锋，张雪梅，施瑶，等．红茴香根茎的化学成分研究［J］．中国中药杂志，2010，35（17）：2281-2284.

［5］贺兰云，黄海疆.红茴香甲醇部位化学成分研究［J］.中国中药杂志，2014，39（5）：857-859.
［6］刘嘉森，周倩如.红茴香毒性成分和6-Deoxypseudoanisatin的结构研究［J］.药学学报，1988，23（3）：221-223.

【药理参考文献】

［1］王曙东，刘文雅，江再茂，等.红茴香与徐长卿的协同镇痛抗炎作用研究［J］.解放军药学学报，2013，29（3）：256-258.
［2］刘嘉森，周倩如.红茴香毒性成分和6-Deoxypesudoanisatin的结构研究［J］.药学学报，1988，23（3）：221-223.

【临床参考文献】

［1］浙江省衢州化工厂建德石矿革委会医务所.靠毛主席光辉哲学思想用红茴香治好风湿伤痛［J］.新医学，1971，（4）：17-19.

三一　五味子科 Schisandraceae

落叶或常绿木质藤本。单叶互生，常具透明油腺点；叶有柄，无托叶。花单性，雌雄异株或同株，单生或数朵簇生于叶腋或短枝先端。花无花瓣与花萼之分；花被6～24枚，2至多轮排列，外轮较小，中轮较大，内轮渐小；雄花具多数雄蕊，稀4～5枚，离生，部分或全部合生成肉质雄蕊群，花丝短或无，花药小，2室，纵裂；雌花具单雌蕊12～300枚，离生，螺旋状排列于肉质花托上；每心皮有倒生胚珠2～5枚，稀11枚。聚合果近球形或长穗状。种子1～5粒；胚小，胚乳丰富，油质。

2属，约40余种，分布于亚洲东部和东南部以及北美东南部。中国2属，约27种，法定药用植物2属，10种4亚种，华东地区法定药用植物2属，3种1亚种。

五味子科法定药用植物主要含木脂素类、萜类、皂苷类、挥发油类等成分。木脂素类按结构分为联苯环辛烯、螺苯并呋喃联苯环辛烯、芳基四氢萘、二苄基丁烷、四氢呋喃共5类，联苯环辛烯木脂素是五味子科植物的特征成分之一，如五味子素（schisandrin）、戈米辛（gomisin）等，螺苯并呋喃联苯环辛烯木脂素是南五味子属植物区别于五味子属植物的特征性化学成分，如南五味子木脂素A、B（kadsulignan A、B）等；萜类有单萜、倍半萜等，如柠檬烯（limonene）、金合欢烯（farnesene）、石竹烯（caryophyllene）等；皂苷类的基本骨架包括环木菠萝烷型、羊毛甾烷型、熊果烷型、齐墩果烷型、羽扇豆烷型等，五味子科中的皂苷大多以三萜酸和三萜内酯形式存在，如南五味子酸（kadsuric acid）、胭脂虫酸（coccinic acid）、长梗五味子内酯A、B（kadlongilactones A、B）、长梗南五味子内酯*A、B、C、D、E、F、G、H、I（longipedlactones A、B、C、D、E、F、G、H、I）等。

南五味子属含木脂素类、皂苷类等成分。木脂素类根据骨架可分为联苯环辛烯、螺苯并呋喃联苯环辛烯、芳基四氢萘、二苄基丁烷、四氢呋喃等类别，如南五味子素（kadsurin）、五味子酯L、M、N、O（schisantherin L、M、N、O）等；皂苷类母核主要为羊毛甾烷型和环木菠萝烷型，少数为齐墩果烷型、熊果烷型和羽扇豆烷型，如南五味子内酯A（kadsulactone A）、五味子内酯A、B、E、F（schisanlactone A、B、E、F）等。此外尚含少量倍半萜类成分。

五味子属含萜类、皂苷类、木脂素类等成分。萜类有单萜、倍半萜，如柠檬烯（limonene）、金合欢烯（farnesene）、石竹烯（caryophyllene）等；皂苷类多为环木菠萝烷型、羊毛甾烷型、熊果烷型，如五味子二内酯A（schisanbilactone A）、2α, 24-二羟基乌苏酸（2α, 24-dihydroxyursolic acid）、异五味子酸（isoschizandrlic acid）等；木脂素类多为联苯环辛烯类木脂素，如五味子素（schisandrin）、甘五味子素（ganschisandrine）、翼梗五味子木脂素甲（henricine A）、五味子丙素（wuweizisu C）等。

1. 南五味子属 *Kadsura* Kaempf.et Juss.

常绿木质藤本。叶纸质或革质，全缘或有锯齿，有透明或不透明油腺点。花单性，雌雄异株，稀同株，单生或稀2～4朵聚生于叶腋；花柄常具小苞片1至多数；雄花花被片7～24枚，具雄蕊12枚至多数，离生，花丝细长，与药隔连成棍棒状；雌花花被片与雄花相似，单雌蕊20～300枚，离生，螺旋状排列于倒卵形或椭圆形花托上，胚珠2～5枚，稀11枚，叠生于腹缝或悬垂于子房顶端；果时花托不伸长；小浆果肉质，顶端宽厚，外果皮革质，聚合果近球形或椭圆形。种子2～5粒，两侧扁，椭圆形、肾形或卵圆形，光滑。

约16种，分布于亚洲东部和东南部。中国8种，法定药用植物4种，华东地区法定药用植物1种。

258. 南五味子（图258）• *Kadsura longipedunculata* Finet et Gagnep.

【别名】长梗南五味子、盘柱南五味子（浙江），紫金藤（福建、江西），内红消（江西吉安），

三一　五味子科 Schisandraceae

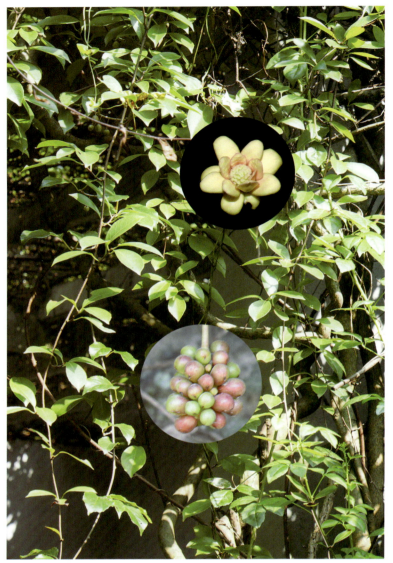

图 258　南五味子　　　摄影　赵维良等

红木香（江西上饶），土木香（福建）。

【形态】常绿藤本，全株无毛。枝条细长，圆柱形。叶片革质或厚纸质，长圆状披针形、倒卵状椭圆形或卵状长圆形，长 5～13cm，宽 2～6cm，先端渐尖或短渐尖，基部楔形，边缘具疏齿，侧脉 5～7 对，具透明油腺点；叶柄长达 3cm。花单性，雌雄异株，单朵生于叶腋，芳香；花被片 8～17 片，白色或淡黄色；雄花花柄长达 4.5cm，雄蕊 30～70 枚；雌花花柄长达 15cm，下垂，雌蕊群球形或椭圆形，具雌蕊 40～60 枚。聚合果近球形，直径达 4cm，成熟时深红色或暗紫色；小浆果倒卵圆形，具种子 2～3 粒，稀 4～5 粒。花期 6～7 月，果期 9～10 月。

【生境与分布】常生于山坡、溪谷两岸杂灌木林中。分布于安徽、浙江、福建、江西，另河南、湖北、湖南、台湾、广东、广西、云南、贵州及四川等省区亦有分布。

【药名与部位】南五味子根（红木香、钻骨风），根。大活血（五香血藤、内风消），茎。紫金皮（紫荆皮、川槿皮），根皮。

【采集加工】南五味子根：全年均可采挖，除去泥沙，晒干。大活血：冬季采收，干燥。紫金皮：全年均可采剥，干燥。

【药材性状】南五味子根：呈圆柱形，常弯曲，长短不一，直径 1～2.5cm。表面淡灰棕色至紫褐色，有纵皱纹及深陷的横裂纹,有的韧皮部断裂露出木质部,形成长短不等的节。断面韧皮部淡紫褐色,纤维性,木部淡棕黄色,可见明显的小孔。气香,味微苦,有辛凉感。

大活血:为类圆柱形的段,直径 3mm 以上,表面粗糙,具不规则裂纹,灰白色至灰黑色或棕褐色。切面皮部狭窄,红棕色;木部宽广,黄白色至浅棕色,导管孔明显,具年轮;髓部棕褐色或中空。质坚韧。气微香,味微苦、辛。

紫金皮:呈槽状或卷筒状,厚 2~6mm,外表面紫色,粗糙,有隆起的纵皱纹;内表面暗棕色至灰棕色。质坚而脆,断面灰棕色,内侧有呈睫毛状伸出的纤维。气香,味微苦、辛。

【质量要求】 南五味子根:色红,无茎基。大活血:条匀,无细枝。紫金皮:紫红色,气香,无碎屑。

【药材炮制】 南五味子根:除去杂质,洗净,润透,切片,干燥。

大活血:除去杂质,洗净,润软,切厚片,干燥。

紫金皮:除去杂质,洗净,润软,切段,干燥。

【化学成分】 根含木脂素类:松欧伯醇*(pinobatol)、日本落叶松脂 B*(leptolepisol B)、(7S,8R)- 赤式 -4,7,9,9'- 四羟基 -3,3'- 二甲氧基 -8-O-4'- 新木脂素[(7S,8R)-erythro-4,7,9,9'-tetrahydroxy-3,3'-dimethoxy-8-O-4'-neolignan]、2,3- 二 -(3- 甲氧基 -4,7- 二羟基 - 苯基)- 丁基 -1,4- 二醇[2,3-bis-(4,7-dihydroxy-3-methoxybenzyl)-butane-1,4-diol]、(7'S,8R,8'S)-4,4',9- 三羟基 -3,3',5- 三甲氧基 -9'-O-β-D- 吡喃木糖 -2,7'- 环木脂素[(7'S,8R,8'S)-4,4',9-trihydroxy-3,3',5-trimethoxy-9'-O-β-D-xylopyranosyl-2,7'-cyclolignan]、萹蓄素*(aviculin)、异落叶松脂素(isolariciresinol)、指甲花脂*(lawsorosemarinol)、(+)-安五脂素[(+)-anwulignan]和异落叶松脂素 -2α-O-β-D- 木糖苷(isolariciresinol-2α-O-β-D-xyloside)[1];黄酮类:原花青素 B3(procyanidin B3)、原飞燕草素 B3(prodelphinidin B3)、(-)- 棓儿茶素[(-)-gallocatechin]和(+)- 儿茶素[(+)-catechin][1];萜类:落叶酸 -β-D- 吡喃葡萄糖酯(abscisic acid-β-D-glucopyranosyl ester)[1]。

藤茎含木脂素类:长梗南五味子脂 D*(longipedunin D)[2],异落叶松脂素 -9-O-β-D- 木糖苷(isolariciresinol-9-O-β-D-xyloside)、仁昌南五味子甲素(renchangianin A)、仁昌南五味子乙素(renchangianin B)和中二氢愈创木酸(meso-dihydroguaiaretic acid)[2];黄酮类:(-)- 棓儿茶素[(-)-gallocatechin]和(+)- 儿茶素[(+)-catechin][2]。

茎叶含皂苷类:长梗五味子内酯*A、B(kadlongilactones A、B)[3]和长梗南五味子内酯*A~I(longipedlactones A~I)[4];木脂素类:长梗五味子素*A、B(kadlongirins A、B)[5]。

根和茎含木脂素类:长梗南五味子素*A、B、C(longipedunins A、B、C)和五内酯 A(schisanlactone A)[6]。

根皮含木脂素类:(+)- 安五脂素[(+)-anwulignan][7],内消旋二氢愈创木脂酸(meso-dihydoguaiaretic acid)[8];皂苷类:五内酯 B(schisanlactone B)、五内酯 E(schisanlactone E)和长南酸(changnanic acid)[8];甾体类:β- 谷甾醇(β-sitosterol)[8]。

种子含木脂素类:五味子酯 J(schisantherin J)、二甲基去当归酰五味子酯 F(dimethyl deangeloyl schisantherin F)和五味子酸(schizandronic acid)[9];皂苷类:五内酯 A、F(schisanlactone A、F)和表安五酸(epianwuweizic acid)[9]。

【药理作用】 1.抗炎镇痛 根皮提取物能延长热板法所致小鼠的舔足时间,显著减少醋酸所致小鼠的扭体次数,显著提高热辐射法所致大鼠的痛阈值[1];茎中提取的挥发油具有良好的抗炎活性[2]。2.抗肿瘤 茎中的挥发油对 3 种人肿瘤细胞 MIA PaCa-2、HepG-2 和 SW-480 具有细胞毒作用[2];叶和茎中分离得到的三萜类化合物长梗五味子内酯 A 和 B(kadlongilactones A 和 B)在体外对人白血病 K562 细胞的增殖有明显的抑制作用[3],而化合物长梗南五味子内酯 A、B、C、F 和 H(longipedlactones A、B、C、F 和 H)对 3 种人肿瘤细胞 A549、HT-29 和 K562 具有明显的细胞毒作用[4]。3.抗菌 茎中的挥发油对革兰氏阳性菌的生长具有明显的抑制作用,对酵母菌也具有一定的抑制作用,但对革兰氏阴性菌的生长无抑制作用[2];果实具有较强的抗菌作用,其中果皮脂溶性提取物的抗菌作用最好,对金黄色葡萄球菌、枯草芽孢杆菌最为敏感,而种子中脂溶性物质敏感度相对比较弱或几乎不敏感,乙醚提取的脂溶性物质对革兰氏阳性细菌的生长有抑制作用，但对革兰氏阴性菌、真菌无抑制作用[5]。4.抗氧化　果实中的多糖、果肉脂溶性物质和种子脂溶性物质均具有清除羟自由基的作用，其中多糖的清除作用最强[5]。5.抗病毒　根和茎中分离得到的长梗南五味子素A（longipedunin A）和五内酯A（schisanlactone A）对艾滋病病毒（HIV-1）蛋白酶具有明显的抑制作用[6]；叶和茎中分得的木脂素类化合物长梗五味子素B（kadlongirin B）具有一定的抗艾滋病病毒作用[7]；藤茎水提物能抑制HepG2.2.15细胞分泌乙肝表面抗原（HBsAg）和乙肝e抗原（HBeAg）[8]。6.护肝　藤茎水提物对D-氨基半乳糖所致急性肝损伤小鼠有明显的保护作用[8]。

【性味与归经】南五味子根：辛，温。大活血：微辛，温。紫金皮：辛，温。归脾、胃、肝经。

【功能与主治】南五味子根：祛风活血，理气止痛。用于胃、十二指肠溃疡，痛经，腹痛，风湿性关节痛，跌扑损伤。大活血：行气，活血。用于风寒湿痹，关节酸痛，跌扑损伤。紫金皮：行气，活血，止痛。用于气滞腹胀痛，胃痛，筋骨疼痛，月经痛，跌打损伤，无名肿毒。

【用法与用量】南五味子根：9～15g。大活血：4.5～9g。紫金皮：4.5～9g；或浸酒，入丸、散用；外用适量，研末调敷患处。

【药用标准】南五味子根：药典1977、浙江炮规2015、上海药材1994、广西瑶药2014一卷和福建药材2006。大活血：浙江炮规2015、云南彝药Ⅱ2005和江西药材1996。紫金皮：浙江炮规2015、北京药材1998、内蒙古药材1988、山东药材2012、黑龙江药材2001、四川药材2010和新疆药品1980二册。

【临床参考】肝郁化火型原发性失眠：南五味子软胶囊（每粒300mg，含南五味子木脂素提取物132mg，相当于生药材3.375g）口服，每次3粒，每日1次，睡前半小时服，连服4周[1]。

【附注】《本草纲目》的南五味子即本品的果实。紫金皮之名，亦见于《本草纲目拾遗》藤部"红木香"项下，该红木香即指此而言。

《植物名实图考》所载之紫金皮及其附图，亦指本品，此与现时浙江、安徽把其根皮用作紫金皮、江西叫紫金皮或紫金藤的情况相吻合。

另浙江、安徽、湖南亦均以其根称红木香；浙江并把本品的茎用作大活血，而大活血之名，据云来自兰溪民间。贵州和湖北利川民间则以南五味子的根和藤为大血藤，广东翁源别称红藤子。

该种与其近缘的五味子属翼梗五味子 Schisandra henryi Clarke ex Schneid.、华中五味子 Schisandra sphenanthera Rehd.et Wils. 的区别为该种花后花托不延伸，聚合果球形，而翼梗五味子和华中五味子花后花托延伸，致使聚合果成穗状。

【化学参考文献】

[1] 陈佳宝，刘佳宝，崔保松，等.南五味子根的化学成分研究［J］.中草药，2015，46（2）：178-184.

[2] 郭耀杰，高石曼，张本刚，等.长梗南五味子藤茎的化学成分研究［J］.中药材，2016，39（6）：1287-1290.

[3] Pu J X, Xiao W L, Lu Y, et al. Kadlongilactones A and B, two novel triterpene dilactones from *Kadsura longipedunculata* possessing a unique skeleton［J］. Org Lett, 2005, 7（22）: 5079-5082.

[4] Pu J X, Li R T, Xiao W L, et al. Longipedlactones A-I, nine novel triterpene dilactones possessing a unique skeleton from *Kadsura longipedunculata*［J］. Tetrahedron, 2006, 62（25）: 6073-6081.

[5] Pu J X, Gao X M, Lei C, et al. Three new compounds from *Kadsura longipedunculata*［J］. Chem Pharm Bull, 2008, 56（8）: 1143-1146.

[6] Sun Q Z, Chen D F, Ding P L, et al. Three new lignans, longipedunins A-C, from *Kadsura longipedunculata* and their inhibitory activity against HIV-1 protease［J］. Chem Pharm Bull, 2006, 54（1）: 129-132.

[7] 刘嘉森，黄梅芬，等.（+）-安五脂素的分离与结构［J］.有机化学，1988，8：227-228.

[8] 刘嘉森，黄梅芬，等.五内酯E和长南酸的分离与结构［J］.化学学报，1991，49：502-506.

[9] 刘嘉森，黄梅芬，等.五味子酯J和五内酯F的分离与结构［J］.化学学报，1991，49：308-312.

【药理参考文献】

[1] 卢珑，沈丽，王雪妮，等.紫荆皮、紫金皮、昆明山海棠镇痛作用比较研究［J］.天津中医药大学学报，2012，31（3）：163-165.

［2］Mulyaningsih S，Youns M，El-Readi MZ，et al. Biological activity of the essential oil of *Kadsura longipedunculata*（Schisandraceae）and its major components［J］. Journal of Pharmacy and Pharmacology，2010，62（8）：1037-1044.

［3］Pu JX，Xiao WL，Lu Y，et al. Kadlongilactones A and B，two novel triterpene dilactones from *Kadsura longipedunculata* possessing a unique skeleton［J］. Organic Letters，2005，7（22）：5079-5082.

［4］Pu JX，Li RT，Xiao WL，et al. Longipedlactones A-I，nine novel triterpene dilactones possessing a unique skeleton from *Kadsura longipedunculata*［J］. Tetrahedron，2006，62（25）：6073-6081.

［5］林雄平，林彬彬，卓雄标，等. 南五味子果实多糖和脂溶性物质抗菌抗氧化作用研究［J］. 安徽农业科学，2017，45（4）：119-121，168.

［6］Sun Q Z，Chen D F，Ding P L，et al. Three new lignans，longipedunins A-C，from *Kadsura longipedunculata* and their inhibitory activity against HIV-1 protease［J］. Chemical and Pharmaceutical Bulletin，2006，54（1）：129-132.

［7］Pu J X，Gao X M，Lei C，et al. Three new compounds from *Kadsura longipedunculata*［J］. Chemical and Pharmaceutical Bulletin，2008，56（8）：1143-1146.

［8］刘瑛，刘元，王丽，等. 长梗南五味子抗HBV活性及对急性肝损伤保护作用的研究［J］. 中医药导报，2016，22（1）：40-45.

【临床参考文献】

［1］张洁玉，邹伟，于学平，等. 南五味子软胶囊治疗失眠症（肝郁化火证）有效性和安全性Ⅱb期临床研究［J］. 中医药学报，2015，43（5）：60-63.

2. 五味子属 *Schisandra* Michx.

落叶木质藤本，稀常绿。芽鳞较大，外芽鳞常宿存，内芽鳞常早落。叶在长枝上互生，在短枝上密集着生；叶纸质或膜质，边缘常具小齿，常具透明油腺点。花单性，雌雄异株，稀同株，单朵或数朵簇生于短枝叶腋或苞片腋；花被片5～12枚，稀20枚，2～3轮排列；雄蕊5～60枚，离生或聚生于肉质花托上，呈球形或扁球形；心皮12～120枚，离生，螺旋状排列于圆柱形或圆锥形花托上，每心皮具胚珠2～3枚，叠生腹缝，柱头基部下延成附属体。果时花托伸长，小浆果排列于肉质下垂的果托上。聚合果呈长穗状，果皮肉质，有种子2粒，有时仅发育1粒。

约30种，分布于亚洲东部和东南部。中国约19种，法定药用植物9种，华东地区法定药用植物2种1亚种。

五味子属与南五味子属的区别点：五味子属为落叶藤本，果时花托延长，聚合果长穗状。南五味子属为常绿藤本，果时花托不延长，聚合果近球形或椭圆形。

分种检索表

1. 小枝有翅棱，叶片背面被白粉··翼梗五味子 *S. henryi*
1. 小枝无翅棱，叶片背面无白粉。
    2. 叶片倒卵形、宽倒卵形、倒卵状长椭圆形或近圆形，网脉不明显；单雌蕊30～50枚···华中五味子 *S. sphenanthera*
    2. 叶片卵状椭圆形，稀披针形，网脉明显；单雌蕊15～20枚···绿叶五味子 *S. arisanensis* subsp. *viridis*

259. 翼梗五味子（图259） • *Schisandra henryi* Clarke.

【别名】粉背五味子、粉页内风消、峨眉五味子（浙江）。

【形态】落叶木质藤本。小枝有翅棱，被白粉，皮孔明显；芽鳞大，长0.8～1.5cm，宿存于新枝基部。叶片近革质，宽卵形、长圆状卵形或近圆形，长6～11cm，宽5～8cm，先端短渐尖或短尾状，基部宽

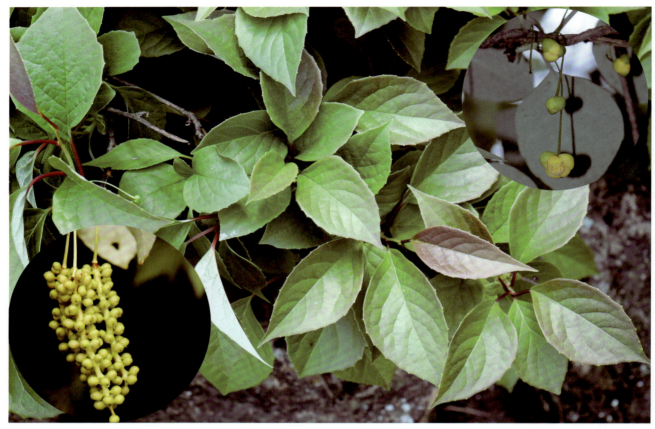

图 259　翼梗五味子　　　　　摄影　李华东等

楔形或近圆，背面被白粉，叶缘中上部疏生胼胝质细浅齿或全缘，基部下延成薄翅；叶柄长达5cm。花单性，雌雄异株，单生于叶腋，花被片黄绿色，8～10片，近圆形；雄花花梗长4～6mm，雄蕊群倒卵圆形，雄蕊30～40枚，离生；雌花花梗长7～8cm，雌蕊群长圆状卵圆形，单雌蕊约50枚。聚合果有小浆果15～45粒，球形，成熟时红色。种子褐黄色，扁球形或扁长圆形，种皮具乳头状突起或皱凸。花期5～7月，果期8～9月。

【生境与分布】常生于溪边林下或灌木丛中。分布于安徽、浙江、福建、江西，另河南（南部）、湖北、湖南、广东、广西、云南（东南部）、贵州及四川也有分布。

【药名与部位】西五味子，果实。

【采集加工】秋季果实成熟时采摘，除去果梗及杂质，晒干或蒸后晒干。

【药材性状】呈不规则球形或扁椭圆形，直径4～6mm。表面黄棕色或红褐色，皱缩不平，微有白色粉霜。种子1～2，肾状球形，直径约4mm，表面棕色，全体被瘤状突起，种皮薄而脆。果肉气微，味微酸，种子破碎后微有香气，味微辛，稍苦。

【药材炮制】西五味子：除去杂质和果柄。醋西五味子：取西五味子饮片，用醋拌匀，蒸至透心，干燥。用时捣碎。酒西五味子：取西五味子饮片，用黄酒拌匀，蒸至透心，干燥。用时捣碎。

【化学成分】果实含木脂素类：五味子酚（schisanhenol）、去氧五味子甲素（deoxyschizandrin）[1]，翼梗五味子酯（schizanhenrin）、五味子酯乙（schisandrin B）[2]，恩施辛（enshicine）、表恩施辛（epienshicine）、五味子酮（schisandrone）、表五味子酮（epischisandrone）、五脂素A1、A2（wulignan A1、A2）和表五脂素A1（epiwulignan A1）[3]；皂苷类：翼梗五味子酸（schisanhenric acid）和南五味子酸（kadsuric acid）[2]。

【性味与归经】酸、甘，温。归肺、心、肾经。

【功能与主治】收敛固涩，益气生津，补肾宁心。用于久咳虚喘，梦遗滑精，遗尿，尿频，久泻不止，自汗，津伤口渴，短气脉虚，内热消渴，心悸失眠。

【用法与用量】1.5～6g。

【药用标准】四川药材 2010。

【临床参考】跌打损伤、风湿痹痛：藤茎 15～30g，水煎服或浸酒服。（《浙江药用植物志》）

【化学参考文献】

［1］刘嘉森，黄梅芬，高耀良. 翼梗五味子的研究Ⅰ. 五味子酚和去氧五味子素的结构［J］. 化学学报，1978，36（3）：193-197.

［2］刘嘉森，黄梅芬，高耀良. 翼梗五味子的研究Ⅱ. 翼梗五味子酯和翼梗五味子酸的结构［J］. 化学学报，1980，38（4）：361-370.

［3］刘嘉森，陶勇，黄梅芬. 翼梗五味子的研究 V. 五脂素 A1，A2，表五脂素 A1 和 epischisandrone 的结构［J］. 化学学报，1988，46（5）：483-488.

260. 华中五味子（图 260）• *Schisandra sphenanthera* Rehd. et Wils.

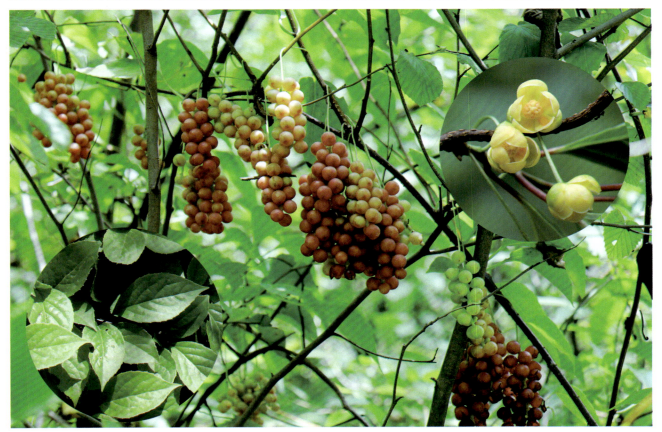

图 260　华中五味子　　　　　　　　摄影　李华东等

【别名】红铃子，五味子、红皮子（浙江丽水），牛奶藤（浙江衢州）。

【形态】落叶木质藤本。全株除芽鳞具睫毛外均无毛。枝条细长，圆柱形，具皮孔，幼枝常红色。叶片纸质，倒卵形、宽倒卵形、倒卵状长椭圆形或近圆形，稀椭圆形，长 5～15cm，宽 3～8cm，先端短骤尖或渐尖，基部楔形或宽楔形，边缘有疏小齿，上面绿色，背面淡灰绿色；叶柄长达 3cm，通常红色，具不明显窄翅。花常单生于短枝先端叶腋；花柄长达 4cm，红色，果时延长，基部具小苞片；花被片 5～13 片，内凹，肉质，外轮3片淡黄绿色，内轮黄色或橙黄色；雄蕊11～23枚；雌蕊群近圆形，单雌蕊30～50枚。果序梗长达10cm，红色；果时花托延长排成穗状的聚合果，红色，长达17cm；小浆果近球形，肉质，成熟时红色光亮。种子近椭圆形。花期4～6月，果期6～10月。

【生境与分布】常生于山坡林缘或灌木丛中。分布于安徽、浙江、福建，另陕西、山西、甘肃、河南、湖北、湖南、云南、贵州及四川也有分布。

【药名与部位】南五味子（五味子），成熟果实。

【采集加工】秋季果实成熟时采收，蒸后干燥或直接干燥，除去果梗及杂质。

【药材性状】呈不规则的球形或扁球形，直径4～6mm。表面黑色或黑红色，干瘪，极皱缩。果肉常紧贴于种子上。种子1～2枚，肾形，表面棕黄色，粗糙，背部有多数疣状突起，稍有光泽。种皮薄而脆。气微，果肉味微酸，种子味辛，微苦。

【质量要求】粒大肉厚。

【药材炮制】蒸南五味子：除去果梗等杂质，洗净，稍晾，置适宜容器内，蒸2～4小时，焖过夜至表面黑色油润时，取出，干燥。醋南五味子：除去果梗等杂质，洗净，干燥，与醋拌匀，稍闷，隔水炖至表面黑色油润时，取出，干燥。

【化学成分】果实含木脂素类：前戈米辛（pregomisin）[1]，（+）戈米辛 K_3［（+）-gomisins K_3］[2]，五味子酯甲、乙、丙、丁、戊（schisantherin A、B、C、D、E）[3,4]，6-O-苯甲酰戈米辛（6-O-benzoylgomisin）*、内南五味子酯 A*（interiotherin A）、五味子内酯*B、D（schisanlactone B、D）、南五味子内酯 A*（kadsulactone A）、五味子酸甲（schizandronic acid A）*、五味子甲素（schizandrin A）[5]，d-表加辛巴（d-epigalbacin）[6]，五味子酮（schisandrone）[7]和 dl-安五脂素（dl-anwulignan）[8]；皂苷类：五味子醇*（schisanol）[2]和安五酸（anwuweizic acid）[8]。

藤茎含萜类：1,6-松油醇（1,6-terpineol）、脱落酸（abscisic acid）、蚱蜢酮（grasshopper ketone）、（1R, 3αR, 4R, 7S, 7αR）-1-（2-羟基-2-甲基丙基）-3α, 7-二甲基八氢-1H-茚-4, 7-二醇*［（1R, 3αR, 4R, 7S, 7αR）-1-（2-hydroxy-2-methylpropyl）-3α, 7-dimethyloctahydro-1H-indene-4, 7-diol］和日本刺参萜酮（oplopanone）[9,10]；三萜内酯和酸类：小花五味子酸 B*（micranoic acid B）、满五酸（manwuweizic acid）、南五味子酸3-甲酯*（3-methyl kadsurate）、安五酸（anwuweizic acid）、异五味子酸*（isoschizandrlic acid）、五味子三内酯*C、D（schintrilactone C、D）[9,10]，华中五内酯素（sphendilactone）、南五内酯（kadsulactone）、五内酯 E（schisanlactone E）、12β-羟基黑老虎酸（12-β-hydroxycoccinic acid）、五味子酸（schizandronic acid）、五味子二内酯 A*（schisanbilactone A）[11]，环阿尔廷-23-烯-3, 25-二醇*（cycloart-23-ene-3, 25-diol）和南五味子酸（kadsuric acid）[12]；木脂素类：（-）-楠木素*［（-）-machilusin］、甘五味子素*（ganschisandrine）、翼梗五味子木脂素甲*（henricine A）、（+）-1-羟基松脂酚*［（+）-1-hydroxy pinoresinol］、戈米辛 J（gomisin J）、红花五味子素 A*（rubrisandrin A）、五味子木酚甲素*（schisandlignan A）、内南五味子酯 B*（interiotherin B）、五味子酯丁（schisantherin D）、五味子木酚乙素*（schisandlignan B）、五味子木酚丙素*（schisandlignan C）、五味子木酚丁素*（schisandlignan D）、（3', 4'-二甲氧基苯基）-2-甲基-3-氧代丁基酯*［（3', 4'-dimethoxyphenyl）-2-methyl-3-oxobutyl 3', 4'-dimethoxybenzoate］[9]，内消旋二氢愈创木脂酸（meso-dihydroguaiaretic acid）、五味子甲素（deoxyschizandrin A）、γ-五味子乙素（γ-schizandrin B）、五味子酯甲（schisantherin A）、五味子酚乙（schisanhenol B）和 R-（+）-当归酰基戈米辛 M1［R-（+）-angeloygomisin M1］[11]；酚酸类：3, 4-二甲氧基苯甲酸（3, 4-dimethoxybenzoic acid）、胡椒酸（piperonylic acid）、香草酸（vanillic acid）[9,10]，4, 6-二羟苯基-1-丁酮-2-β-D-O-吡喃葡萄糖苷（4, 6-dihydroxyphenyl-1-butanone-2-β-D-O-glucopyranoside）、儿茶素（catechin）和3, 4-二羟基苯甲酸甲酯（methyl 3, 4-dihydroxybenzoate）[12]；萘醌类：8-羟基-2-甲基-1, 4-萘醌（8-hydroxy-2-methyl-1, 4-naphthoquinone）[12]；黄酮类：异鼠李素-3-O-β-L-鼠李糖苷（isorhamnetin-3-O-β-L-rhamnopyranoside）[9]；甾体类：胡萝卜苷（daucosterol）[9]，β-谷甾醇（β-sitosterol）[11]和7-氧谷甾醇*（7-oxositosterol）[12]等。

种子含木脂素类：华中五脂素（sphenanlignan）、（+）安五脂素［（+）-anwulignan］、五味子酯甲（schisantherin A）、五味子甲素（deoxyschizandrin）、顺酯酰戈米辛 O（tigloylgomisin O）、6-O-苯甲酰戈米辛 O（6-O-benzoylgomisin O）和五味子酮（schisandrone）[13]。

【药理作用】1. 抗氧化　根、茎、叶和果实乙醇提取物对 1，1-二苯基-2-三硝基苯肼自由基（DPPH）和超氧阴离子自由基（$O_2^-\cdot$）具有清除作用，其中根提取物的清除作用均强于茎、叶和果实提取物[1]。2. 抗肿瘤　根、茎、叶、果实乙醇提取物对人肝癌（HepG2、BEL7402）、人结肠癌 HCT-8 细胞均有杀伤作用，而根提取物对肿瘤细胞杀伤作用比茎、叶和果实提取物强[1]。3. 护肝　分离得到的五味子酯甲、乙、丙、丁（schisantherin A，B，C，D）均能降低四氯化碳（CCl_4）所致急性肝损伤小鼠血清中的谷丙转氨酶，对肝细胞损害有一定的保护作用[2]。4. 促骨细胞　果实乙醇提取物在体外对大鼠成骨细胞的增殖和分化具有促进作用[3]。5. 抗痴呆　分离得到的华中五味子酮（sehisandrone）能缩短阿尔茨海默病（AD）模型大鼠的逃避潜伏期，显著增高大脑内过氧化氢酶（CAT）、超氧化物歧化酶（SOD）及谷胱甘肽过氧化物酶（GSH-Px）活性[4]，明显改善阿尔茨海默病大鼠短期学习记忆的能力，明显减少海马区核转录因子 κB（NF-κB）及诱导型一氧化氮合酶（NOS）的表达[5]。

【性味与归经】酸、甘，温。归肺、心、肾经。

【功能与主治】收敛固涩，益气生津，补肾宁心。用于久嗽虚喘，梦遗滑精，遗尿尿频，久泻不止，自汗，盗汗，津伤口渴，气短脉虚，内热消渴，心悸失眠。

【用法与用量】1.5～6g；用时捣碎。

【药用标准】药典 1977～2015、浙江炮规 2015、内蒙古蒙药 1986 和新疆药品 1980 二册。

【临床参考】1. 神经衰弱、头痛失眠、健忘遗精：果实 9g，水煎服；或果实 250g，加酒 500ml，浸泡 1 周后，每次服 10mL，每天 2 次。

2. 跌打损伤、风湿腰痛：根 60g，加酒 500ml，浸泡 1 周后，每服 10ml，每天 3 次。

3. 神经衰弱、胃痛：根 6～9g，水煎服。

4. 烧伤、烫伤：根洗净晒干，研细粉，用麻油调搽患处。（1 方至 4 方引自《浙江药用植物志》）

【附注】五味子，始载《神农本草经》，列入上品；《本草纲目》收载于草部，蔓草类。根据本草记载，从南北朝起，五味子就有南北之分，并认为以北五味子为佳。浙江药用习惯多采用北五味子，南五味子不常用。另云南富民、安宁称本种为络石藤。

华中五味子和其同属近缘种翼梗五味子的区别为：前者小枝圆柱形，无翼或棱，芽鳞小，长不逾 0.3cm，早落；而后者小枝具翼锐棱，芽鳞较大，最大的长 1～2cm，在嫩枝上宿存。可资区别。

【化学参考文献】

[1] 都姣娇，穆淑珍. 华中五味子化学成分的研究 [J]. 首都医药，2011，9（18）：52-54.

[2] Yue J M，Jun X，Chen Y Z. Triterpenoids of *Schisandra sphenanthera* [J]. Phytochemistry，1994，35（4）：1068-1069.

[3] 刘嘉森，方圣鼎，黄梅芬，等. 华中五味子的研究—Ⅱ. 有效成分五味子酯甲、乙、丙、丁、戊及有关化合物的结构 [J]. 化学学报，1976，34（3）：75-86.

[4] 刘嘉森，方圣鼎，黄梅芬，等. 华中五味子的研究—有效成分五味子酯甲、乙、丙、丁、戊和有关化合物的结构 [J]. 中国科学，1978，（2）：110-125.

[5] 刘海涛，李兴博，张进，等. 华中五味子果实石油醚部位化学成分的研究 [J]. 中国中药杂志，2012，37（11）：1597-1601.

[6] 黄梅芬，方圣鼎，高耀良. 华中五味子的研究Ⅲ. 新木脂体 d-epigalbacin 的结构及不同产区木脂体成份 [J]. 植物学报，1982，24（5）：451-455.

[7] Li L N，Xue H. Schisandrone，a new 4-aryltetralone lignan from *Schisandra sphenanthera* [J]. Planta Med，1985，51（3）：217-219.

[8] 刘嘉森，黄梅芬. 华中五味子的研究—Ⅳ. 安五酸和 dl-安五脂素的结构及 d-表加巴辛的绝对构型 [J]. 化学学报，

1984, 42（3）：264-270.
［9］蒋艳. 华中五味子化学成分及生物活性的研究［D］. 武汉：中南民族大学硕士学位论文，2011.
［10］蒋艳，李芸芳，刘亚丽，等. 华中五味子藤茎化学成分研究［J］. 中成药，2013，35（11）：2438-2442.
［11］黄泽豪，秦路平. 华中五味子藤茎的化学成分研究［J］. 中草药，2016，47（19）：3374-3378.
［12］Li R T, Weng Z Y, Pu J X, et al. Chemical constituents from *Schisandra sphenanthera*［J］. Chin Chem Lett，2008，19（6）：696-698.
［13］Wang Y H, Chen D F. Sphenanlignan, a new lignan from the seeds of *Schisandra sphenanthera*［J］. Chin J Nat Med（中国天然药物），2005，3（2）：78-82.

【药理参考文献】
［1］黄锋，许利嘉，杜冠华，等. 华中五味子抗氧化和细胞毒活性研究［J］. 天然产物研究与开发，2006，18（1）：85-87.
［2］上海药物研究所，上海第二医学院附属第三人民医院. 华中五味子降转氨酶成分的研究［J］. 生物化学与生物物理学报，1976，8（4）：333-340，404-405.
［3］樊秦，赵文君，李应东. 华中五味子含药血清对成骨细胞增殖分化的影响［J］. 中国实验方剂学杂志，2009，15（2）：33-35.
［4］吕建勇，拓西平，于方. 华中五味子酮对阿尔茨海默病模型大鼠学习记忆的影响及其机制的研究［J］. 山西医药杂志，2007，36（1）：27-29.
［5］于方，拓西平，吕建勇，等. 华中五味子酮对阿尔茨海默病样大鼠学习记忆功能及海马区核因子κB、诱导型一氧化氮合酶表达的影响［J］. 第二军医大学学报，2007，28（12）：1351-1355.

261. 绿叶五味子（图261）• *Schisandra arisanensis* Hayata subsp. *viridis*（A. C. Sm.）R. M. K. Saunders（*Schisandra viridis* A.C.Smith）

【形态】落叶木质藤本，无毛。枝条细长，近圆柱形，幼时紫褐色。叶片纸质，卵状椭圆形，稀披针形，长4～16cm，宽达8cm，先端渐尖，基部楔形，叶缘中上部有胼胝质粗齿或波状疏齿，上面绿色，背面浅绿色，干时橄榄绿色，侧脉3～6对，网脉两面明显；叶柄长达4cm。花被片黄绿色或绿色，6～8片，宽椭圆形、倒卵形或近圆形；雄花花梗长1.5～5cm，雄蕊群倒卵形圆形或近球形，雄蕊10～20枚，离生；雌花花被片与雄花花被片相似，雌花花梗长4～7cm，雌蕊群近球形或椭圆形，单雌蕊15～20枚。聚合果柄长达9.5cm；小浆果成熟时红色。种子肾形或肾状椭圆形，具皱纹或瘤点。花期4～6月，果期6～10月。

【生境与分布】常生于山地、溪边或疏林中。分布于安徽、浙江、福建、江西，另湖南、广东、广西、云南、贵州、安徽也有分布。

【药名与部位】长蕊五味藤，藤茎。

【采集加工】全年均可采收，洗净鲜用或切片晒干备用。

【药材性状】枝条呈圆柱形，直径0.5～1.5cm。表面暗紫红色至紫褐色，具纵皱纹及点状纵向皮孔，有枝痕和叶柄脱落痕。质硬脆，不易折断。断面韧皮部薄，紫褐色，纤维性，易剥落；木质部淡黄色有密集细孔。髓部较大，银白色，松软或有裂隙。气无，味淡。

【药材炮制】除去杂质，洗净，润透，切段，干燥。

【化学成分】果实含木脂素类：绿叶五味子脂素A*（schiviridin A）、γ-五味子素（γ-schisandrin），即五味子素B（schizandrin B）、戈米辛B、J、N、S（gomisin B、J、N、S）、当归酰戈米辛H（angeloylgomisin H）、当归酰戈米辛O、K₃（angeloylgomisin O、K₃）、苯甲酰戈米辛H*（benzoylgomisin H）、甲基戈米辛O*（methylgomisin O）、红花五味子素B*（schirubrisin B）和绿叶五味子素*I、J（arisanschinin I、J）[1]；有机酸类：丁酸（butanoic acid）、奎尼酸（quinic acid）和棕榈酸（palmitic acid）[1]；三萜内酯和酸类：

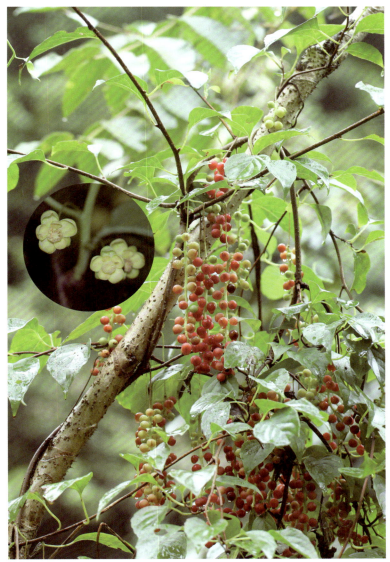

图 261　绿叶五味子　摄影　张芬耀等

胭脂虫酸（coccinic acid）、南五味子酸（kadsuric acid）和五味子二内酯 B（wuweizidilactones B）[1]。

根和茎含木脂素类：五脂酮 C、D（schisanlignone C、D）、五脂醇 D（schisanlignaol D）[2]，五味子酯 K（schisantherin K）、五脂酮 E（schisanlignone E）、异安五脂素（isoanwulignan）[3]。

藤茎含三萜内酯和酸类：前五味子素 P*（preschisanartanin P）、南五味子酸（kadsuric acid）、南五味子酸 3-甲酯*（3-methyl kadsurate）、五味子二内酯 A（schindilactone A）、绿叶五味子内酯 A*（arisanlactone A）和五味子二内酯 B（wuweizidilactones B）[4]；黄酮类：槲皮素（quercetin）[4]；木脂素类：戈米辛 C、F（gomisin C、F）、(+)戈米辛 K_3、M_2 [(+) gomisin K_3、M_2]、甲基戈米辛 R（methylgomisin R）、甲基异戈米辛 O（methylisogomisin O）、苯甲酰异戈米辛 O（benzoylisogomisin O）、绿叶五味子素 A（schiviridin A）、五味子酯 D（schisantherin D）、内南五味子酯甲*（interiotherin A）和五味子苷 A*（schisanchinin A）[4]；甾体类：β-谷甾醇（β-sitosterol）[4]。

【性味与归经】 辛，温。归肝、脾经。

【功能与主治】 祛风除湿，温阳补肾，理气止痛。用于风湿骨痛，肾虚阳痿，感冒，痛经，腹痛，跌打损伤，骨折。

【用法与用量】 15～30g；外用适量，孕妇慎用。

【药用标准】广西瑶药 2014 一卷。

【临床参考】1. 风湿骨痛久治不愈：藤茎 60g，加两面针 15g、钻骨风 30g，水煎服。

2. 心胃寒痛：藤茎 30g，加小毛蓟 30g，水煎服。

3. 疝气肿痛：藤茎 30g，加小茴香 20g，水煎服。

4. 妇女月经不调、经痛有瘀血块：藤茎 30g，加益母草 60g、土鳖虫 10g、川楝子 10g，水煎服。（1 方至 4 方引自《中国民间生草药原色图谱》）

【化学参考文献】

［1］刘叶. 绿叶五味子果实化学成分及神经保护作用研究［D］. 武汉：华中科技大学硕士学位论文，2014.

［2］罗纲，刘嘉森，黄梅芬. 粤北产五味子科植物风沙藤的化学成分研究 I［J］. 化学学报，1992，50（6）：620-624.

［3］罗纲，刘嘉森. 粤北产五味子科植物风沙藤的化学成分研究（II）［J］. 化学学报，1992，50（5）：515-520.

［4］田添. 两种五味子属药用植物的化学成分及生物活性研究［D］. 武汉：华中科技大学硕士学位论文，2015.

三二　蜡梅科 Calycanthaceae

落叶或常绿灌木。茎稍呈方形，树皮有油细胞，芳香；芽具芽鳞或无鳞片而被叶柄基部所包围。单叶，对生，羽状脉。花两性，辐射对称，单生于侧枝的顶端或腋生，先叶开放；花被片多数，螺旋状着生于杯状的花托外围，花被片形状各式，最外轮的似苞片，内轮的呈花瓣状；雄蕊两轮，外轮的能发育，内轮的败育，雄蕊5～30枚，螺旋状着生于花托顶端；心皮离生，着生于杯状花托内面，每心皮有胚珠2颗，或1颗不发育。聚合瘦果着生于果托之中；瘦果内有种子1颗。种子无胚乳，子叶卷曲。

2属，9种1变种，分布于亚洲东部和北美。中国2属，7种，分布于华东、华南及西南各省，法定药用植物1属，4种1变种。华东地区法定药用植物1属，4种。

蜡梅科法定药用植物科特征成分鲜有报道。蜡梅属含挥发油类、生物碱类、黄酮类、香豆素类等成分。挥发油中挥发性成分主要由烯烃类、酯类和醇类物质构成，如1,8-桉叶素（1,8-cineole）、α-蒎烯（α-pinene）、β-蒎烯（β-pinene）、龙脑（borneol）等；生物碱类如（+）-蜡梅碱［（+）-calycanthine］、（-）-叶坎生［（-）-folicanthine］、（-）-山蜡梅碱［（-）-chimonanthine］等；黄酮类如山奈酚-3-*O*-芸香糖苷（kaempferol-3-*O*-rutinoside）、槲皮素（quercetin）等；香豆素类如东茛菪苷（scopolin）、东茛菪素（scopoletin）等。

1. 蜡梅属 *Chimonanthus* Lindl.

直立灌木。茎上皮孔明显。叶对生，全缘，落叶或常绿，纸质或近革质，粗糙；鳞芽裸露。花腋生，花梗极短，芳香；花被多数，黄色或黄白色；雄蕊5～6枚，着生于杯状的花托上，花丝丝状，基部宽而连生，花药2室；心皮5～15枚。瘦果长圆形着生于坛状果托内，内有种子1枚。

6种3变种，特产中国，分布于华东各省，另华南、西南各省均有分布，法定药用植物4种1变种。华东地区法定药用植物4种。

分种检索表

1. 叶下表面被短柔毛··柳叶蜡梅 *C. salicifolius*
1. 叶下表面无毛，或仅沿脉被短疏毛。
　2. 落叶；花被片无毛··蜡梅 *C. praecox*
　2. 常绿或半常绿；花被片外被短柔毛。
　　3. 花被片长3～15mm；果托口部微收缩··浙江蜡梅 *C. zhejiangensis*
　　3. 中部的花被片长可达12～18mm；果托口部收缩································山蜡梅 *C. nitens*

262. 柳叶蜡梅（图262）• *Chimonanthus salicifolius* S. Y. Hu

【形态】半常绿灌木，高达3m。幼枝条四方形，老枝近圆柱形，被硬毛。叶薄革质，线状披针形或长圆状披针形，长2.5～13cm，宽1～2.5cm，先端钝尖或渐尖，上面粗糙，无毛，下面灰绿色，被短柔毛；叶柄长3～6mm，被短毛。花单生于腋处，小，有短梗；花被片、雄蕊和心皮特征同山蜡梅。果托梨形、长卵状椭圆形，长2.3～3.6cm，口部收缩。花期10～12月，果期翌年5月。

【生境与分布】生于海拔700m以下的山地丘陵稀疏林、灌丛中。浙江建德、开化、丽水及江西修水、广丰等地有分布和栽培。

【药名与部位】食凉茶，叶。

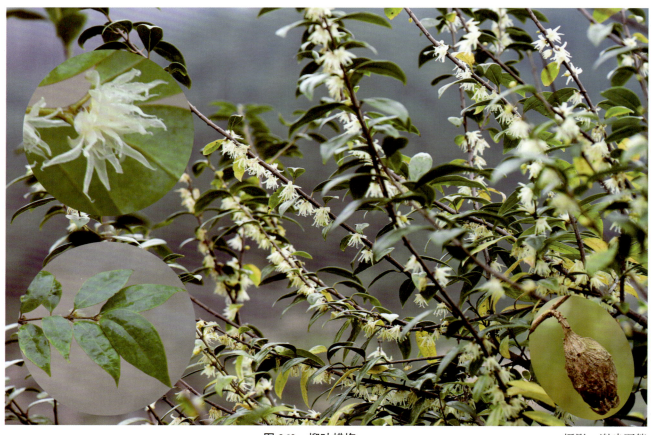

图 262 柳叶蜡梅　　　　　摄影　谢建军等

【采集加工】夏秋两季叶茂盛时采收。

【药材性状】呈纸质或微革质。多皱缩，展开后宽 1～4.5cm。叶基部分带有细小叶柄。表面灰绿色、黄绿色或浅棕绿色，先端钝尖或渐尖，基部楔形，全缘，两面粗糙，叶背具白粉，叶脉及叶柄被短毛。质脆、搓之易碎。气清香，味微苦而辛凉。

【药材炮制】除去杂质，抢水洗，切段，阴干或低温干燥。

【化学成分】　叶含香豆素类：东莨菪素（scopoletin）、东莨菪素-7-O-β-D-葡萄糖苷（scopoletin-7-O-β-D-glucoside）[1]，异嗪皮啶（isofraxidin）、6, 7-二甲氧基香豆素（6, 7-dimethoxycoumarin）和6, 7, 8-三甲氧基香豆素（6, 7, 8-trimethoxycoumarin）[2]；黄酮类：山奈酚 3-O-β-D-葡萄糖苷（kaempferol-3-O-β-D-glucoside）、山奈酚-3-O-β-D-芸香糖苷（kaempferol-3-O-β-D-rutinoside）、山奈酚（kaempferol）和槲皮素（quercetin）[1]；蒽醌类：大黄素-8-O-β-D-葡萄糖苷（emodin-8-O-β-D-glucopyranoside）[1]；萜类：9-表布卢门醇 C（9-epi-blumenol C）、布卢门醇 C（blumenol C）、（+）-去氢催吐萝芙叶醇[（+）-dehydrovomifoliol]、（+）-催吐萝芙叶醇[（+）-vomifoliol]、（-）-黑麦交酯[（-）-loliolide]和洋槐素*（robinlin）[2]；挥发油类：α-蒎烯（α-pinene）、桉油精（eucalyptol）、石竹烯（caryophyllene）、D-大根香叶烯（D-germacrene）和（-）-β-杜松烯[（-）-β-cadinene]等[3]；甾体类：β-谷甾酮（β-sitostenone）和 β-谷甾醇（β-sitosterol）[2]。

【药理作用】1. 抗氧化　叶中提取的挥发油对 1, 1-二苯基-2-三硝基苯肼自由基（DPPH）、超氧阴离子自由基（O_2^-·）、2, 2′-联氮-二-（3-乙基-苯并噻唑-6-磺酸）二铵盐自由基（ABTS）和亚硝酸钠具有较好的清除作用，并对金属离子有较强的螯合作用，总还原力随浓度的增加而逐渐增强，并呈较好的量效关系[1, 2]；嫩枝叶中分离得到的化合物 7-羟基-6-甲氧基香豆素（7-hydroxyl-6-methoxyl coumarin）、山奈酚（kaempferol）和槲皮素（quercetin）对 2, 2′-联氮-二-（3-乙基-苯并噻唑-6-磺酸二铵盐自由基有较好的清除作用[3]。2.促消化　叶水提物能增加脂肪乳剂所致食积证模型大鼠的进食量、提高血清D-木糖残留率，减少大鼠胃内容物体积，促进胃蛋白酶的分泌，减少一氧化氮诱导型一氧化氮合酶（NOS）的产生[4]。3.护肝　提取物可明显降低酒精所致的急性肝损伤小鼠血清谷丙转氨酶（ALT）、天冬氨酸氨基转移酶（AST），减轻肝组织病理损伤和炎症反应[5]。4.抗肿瘤　提取物可明显抑制胃癌SGC-7901细胞的增殖，其作用在一定浓度范围内与剂量呈正相关，光镜及扫描透射电镜观察，药物处理组显示细胞表面微绒毛减少并发泡、细胞核固缩、染色质凝聚等形态学特征，细胞核经Hoechst33258染色出现颗粒状荧光，而PI染色无红色荧光出现[6]。

【性味与归经】 凉，微苦、辛。归肺、脾、胃经。

【功能与主治】 祛风解表、清热解毒、理气健脾、消导止泻。用于风热表证；脾虚食滞、泄泻；胃脘痛、嘈杂、吞酸。

【用法与用量】 6～15g，入煎剂，宜后下，或开水泡服。

【药用标准】 浙江炮规2015。

【临床参考】 1.烫伤：花，浸生油，适量外用[1]。

2.慢性盆腔炎：叶60g，加败酱草50g、白花蛇舌草50g、延胡索50g等，水煎，每袋100ml，待药温37℃，灌肠后侧卧位30min，每日1次，连续10天1疗程[2]。

3.重症急性胰腺炎合并腹腔间隔室综合征：叶50g，加大黄20g、芒硝12g等，浓煎成200ml 1袋，皮管插入肛门10～15cm，药液灌入后，侧卧位30min，每日1次，连用7天[3]。

【附注】 食凉茶为浙江畲药，另有亮叶蜡梅（山蜡梅）*Chimonanthus nitens* Oliv.［*Meratia nitens*（Oliv.）Rehd. et Wils.］亦用作畲药食凉茶（石凉茶）。

【化学参考文献】

［1］潘心禾，史小娟，张新凤，等.柳叶蜡梅化学成分及其抗氧化活性研究［J］.中国实验方剂学杂志，2012，18（1）：99-102.

［2］章瑶，华金渭，王秀艳，等.柳叶蜡梅叶氯仿部位化学成分的研究［J］.中国中药杂志，2013，38（16）：2661-2664.

［3］梁现蕊，肖钦钦.静态顶空-气相色谱法用于柳叶蜡梅挥发油指纹图谱研究［J］.浙江工业大学学报，2015，43（5）：567-572.

【药理参考文献】

［1］陈向阳，毕淑峰，姚瑶，等.柳叶蜡梅叶挥发油体外抗氧化活性［J］.光谱实验室，2013，30（3）：1484-1487.

［2］周婧，钱超，宋莹莹，等.野生柳叶蜡梅叶挥发油成分的GC-MS分析及其抗氧化活性［J］.华西药学杂志，2013，28（3）：238-240.

［3］潘心禾，史小娟，张新凤，等.柳叶蜡梅化学成分及其抗氧化活性研究［J］.中国实验方剂学杂志，2012，18（1）：99-101.

［4］温慧萍，雷伟敏，吴宇锋，等.柳叶蜡梅对脂肪乳剂致食积证模型大鼠的影响［J］.中药药理与临床，2013，29（5）：82-84.

［5］张健健，陆天飞，董彪，等.柳叶蜡梅提取物对小鼠急性酒精性肝损伤的保护作用［J］.肝脏，2014，19（2）：112-114.

［6］刘忠达，袁宙新，张尊敬，等.柳叶蜡梅提取物对人胃癌SGC-7901细胞的作用机制研究［J］.中华中医药杂志，2011，26（10）：2420-2422.

【临床参考文献】

［1］叶玉娟，叶龙华.柳叶蜡梅的研究综述及开发应用前景［J］.黄山学院学报，2015，17（5）：68-71.

［2］江伟华，杨林波.柳叶蜡梅灌肠剂治疗慢性盆腔炎72例临床观察［J］.中国中医药科技，2012，19（6）：553-554.

［3］戴圣伟，李诗国，江丽平，等.柳叶蜡梅汤灌肠佐治重症急性胰腺炎合并腹腔间隔室综合征15例［J］.浙江中医杂志，2017，52（8）：583-584.

263. 蜡梅（图 263）• *Chimonanthus praecox*（Linn.）Link [*Chimonanthus praecox*（Linn.）Link var.*concolor* Makino；*Chimonanthus praecox*（Linn.）Link var. *grandiflorus*（Lindl.）Makino]

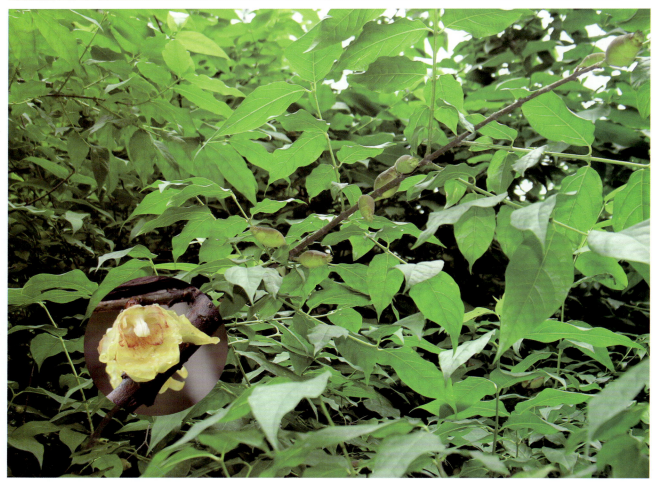

图 263　蜡梅　　摄影　郭增喜

【别名】蜡梅（通称）、素心蜡梅、馨口蜡梅、红心蜡梅、石凉茶、黄金茶（浙江），荷花蜡梅（江西）。

【形态】落叶灌木，高达 4m。幼枝四方形，老枝近圆柱形，棕红色，有椭圆形皮孔；鳞芽通常着生于第二年生的枝条叶腋内，芽鳞近圆形，覆瓦状排列。叶对生，纸质或薄革质，卵圆形、椭圆形、宽椭圆形至卵状椭圆形，长 5～25cm，宽 2～8cm，先端急尖至渐尖，基部急尖至圆形，上表面粗糙，下表面沿脉被疏毛。花先叶开放，芳香，直径 2～4cm；花被片圆形、长圆形、倒卵形、椭圆形或匙形，长 5～20mm，宽 5～15mm，内部花被片比外部短，基部有爪；雄蕊长 4mm，花药内弯，药隔顶端短尖，退化雄蕊长 3mm；心皮基部被疏硬毛，花柱长达子房 3 倍。果托近木质，坛状，长 2～5cm，直径 1～2.5cm，口部收缩，并具有钻状附属物。花期 11 月至翌年 3 月，果期 4～11 月。

【生境与分布】生于海拔 1100m 以下的山地、灌丛中。山东、浙江、江西、江苏、安徽、福建及上海有分布和栽培，另湖北、湖南、广西、广东、四川、云南、贵州等地均有分布和栽培；日本、朝鲜、欧洲、美洲均有栽培。

【药名与部位】铁筷子，细根。蜡梅叶，叶。腊梅花（蜡梅花），花蕾。

【采集加工】铁筷子：全年均可采挖，洗净，阴干。蜡梅叶：夏季枝叶茂盛时采收，晒干。蜡梅花：冬季采摘，干燥。

【药材性状】铁筷子：呈弯曲的长圆柱形，直径 0.3～1cm。外皮黑褐色，粗糙，有明显隆起的纵皱纹及圆形支根痕。质坚硬，不易折断，断面韧皮部棕褐色，木质部宽广，浅黄白色，有放射状花纹。气芳香，味辛、微苦。

蜡梅叶：多皱缩，展平后呈卵圆形或宽椭圆形，长 4～25cm，宽 2～9cm，上表面黄绿色，下表面棕黄色，全缘，粗糙有倒刺感，顶端急尖或渐尖，基部略圆；叶纸质至近革质，叶脉明显下凸；易破碎。气香，味辛，微苦。

蜡梅花：呈圆形、短圆形或倒卵形，长 1～1.5cm，宽 0.4～0.8cm。花被片叠合，棕黄色，下半部被多数膜质鳞片，鳞片三角形，黄褐色，有微毛。气香，味微甜后苦，稍有油腻感。

【化学成分】枝叶含生物碱类：(+)-蜡梅碱[(+)-calycanthine]、(-)-叶坎生[(-)-folicanthine]和(-)-山蜡梅碱[(-)-chimonanthine][1]；香豆素类：异秦皮啶（isofraxidin）、3,3'-双异秦皮啶（3,3'-biisofraxidin）和卫矛苷*（euoniside）[1]；黄酮类：山奈酚-3-O-芸香糖苷（kaempferol-3-O-rutinoside）[1]；木脂素类：无梗五加苷 B（acanthoside B）[1]；其他尚含：3,4-二羟基苯乙腈（3,4-dihydroxybenzonitrile）和 4-(羟甲基)-2,6-二甲氧基苯 β-D-吡喃葡萄糖苷[4-(hydroxymethyl)-2,6-dimethoxyphenyl-β-D-glucopyranoside]，即二-O-甲基圆齿爱舍苦木亭（di-O-methylcrenatine）[1]。

根含生物碱类：d-洋蜡梅碱（d-calycanthine）和 d-蜡梅碱（d-chimonanthine）[2]；香豆素类：东莨菪素（scopoletin）和东莨菪苷（scopolin）[2]；甾体类：β-谷甾醇（β-sitosterol）和胡萝卜苷（daucosterol）[2]。

花含挥发油：α-法呢烯（α-famesene）、大香叶烯 D（germacrene D）、石竹烯（caryophyllene）和 β-榄香烯（β-elemene）[3]等。

【药理作用】抗乙酰胆碱酯酶　花 75% 乙醇提取物的石油醚萃取物具有一定抗乙酰胆碱酯酶活性的作用，其作用呈现一定的量效关系[1]。

【性味与归经】铁筷子：辛，凉；有毒。蜡梅叶：辛，微苦，温。蜡梅花：甘、微苦，凉。归肺、胃、心经。

【功能与主治】铁筷子：祛风止痛，活血解毒。用于哮喘，劳伤咳嗽，胃痛，腹痛，风湿痹痛，疔疮肿毒，跌扑损伤。蜡梅叶：理气止痛，散寒解毒。用于风寒感冒，风湿麻木，跌打损伤。蜡梅花：清热解暑，理气开郁。用于暑热烦渴，头晕，胸闷脘痞，咽喉肿痛，小儿麻疹，烫火伤。

【用法与用量】铁筷子：6～9g。蜡梅叶：3～9g。蜡梅花：3～6g；外用适量，浸油涂。

【药用标准】铁筷子：贵州药材 2003。蜡梅叶：上海药材 1994；蜡梅花：部标中药材 1992、浙江炮规 2005、贵州药材 2003、江苏药材 1989 和四川药材 1987。

【临床参考】1. 扁桃体炎、咽炎：花 6g，加玄参 9g、板蓝根 9g，水煎服。

2. 急性结膜炎：花 6g，加菊花 9g，水煎，调少许蜜糖服。

3. 皮疹溃烂、乳癣、轻度烫伤：花 6g，浸入 60ml 花生油或麻油 2 周，外搽于局部，每日 2～3 次。

（1 方至 3 方引自《浙江药用植物志》）

4. 风寒感冒、腰肌劳损、风湿性关节炎：根 15g，水煎服。（《全国中草药汇编》）

【附注】蜡梅，《本草纲目》收载于木部灌木类，并分狗绳梅、磬口梅和檀香梅。蜡梅原名黄梅，因花黄似蜡，故称蜡梅，又因在腊月开放，也叫腊梅。现蜡梅品种有磬口蜡梅（红心蜡梅）、素心蜡梅、虎蹄蜡梅和狗蝇蜡梅等，为观赏而分，采供药用并不分彼此。

《救荒本草》谓其花可食，李时珍亦谓花可解暑生津。但《植物名实图考》记载："浸蜡梅花瓶水饮之能毒人，其实谓之土巴豆、有大毒。"用之宜慎。

【化学参考文献】

[1] 史琳婧，杨世仙，毕峻龙，等. 蜡梅枝叶化学成分及其抗病毒活性[J]. 天然产物研究与开发，2012，24（10）：1335-1338.

[2] 赵浩如，戢群芳，王明时，等. 蜡梅根化学成分的研究[J]. 中国药科大学学报，1993，24（02）：76-77.

[3] 江婷，苑金鹏，程传格，等. 腊梅花挥发油化学成分分析[J]. 光谱实验室，2005，22（06）：211-214.

264. 浙江蜡梅（图264）• *Chimonanthus zhejiangensis* M. C. Liu

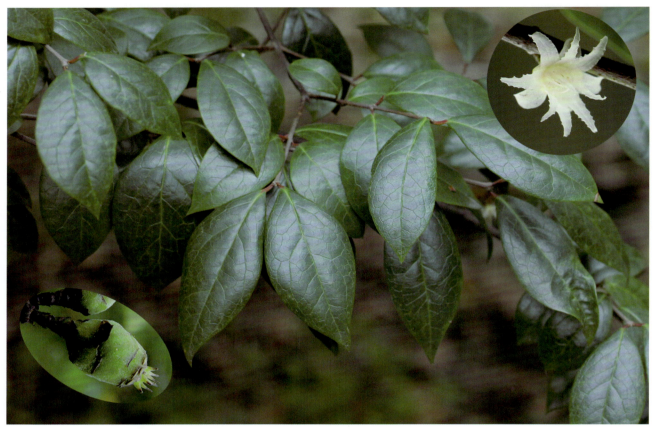

图264 浙江蜡梅　　　　　　　　摄影　张芬耀等

【形态】常绿灌木，高达3m。叶对生，革质，椭圆形，先端渐尖，基部楔形，长5～13cm，宽2.5～4cm；上表面光亮，深绿色，下表面淡绿色，无白粉，无毛。花单生于叶腋，花被片16～20片，卵圆形至长线状披针形，先端渐尖，具爪；雄蕊5～7枚，退化雄蕊8～15枚。果托钟形，长2.5～3.3cm，先端微收缩，口部四周退化雄蕊木质化。花期10～12月，果期翌年6月。

【生境与分布】生于海拔900m以下的丘陵山地灌丛中。浙江龙泉、云和、平阳及福建有分布和栽培。

【药名与部位】食凉茶，叶。

【采集加工】夏秋两季叶茂盛时采收。

【药材性状】多卷曲，革质，展开后宽1.2～7cm。叶基部分带有细小叶柄。表面灰绿色、黄绿色或浅棕绿色，先端钝尖或渐尖，基部楔形，全缘，两面光滑，有的叶背具白粉，叶脉及叶柄无毛。质脆、搓之易碎。气辛凉、微涩。

【药材炮制】除去杂质，抢水洗，切段，阴干或低温干燥。

【化学成分】叶含挥发油类：1, 4-桉叶素（1, 4-cineole）、（Z）-2, 6, 10-三甲基-1, 5, 9-十一烯［（Z）-2, 6, 10-trimethyl-1, 5, 9-undecatriene］、1, 1-二甲基-3, 4-二异丙烯基-环己烷［1, 1-dimethyl-3, 4-bis（isopropenyl）-cyclohexane］、三辛胺（trioctylamine）、α-丙酸萜品酯（α-terpinyl propionate）和α-蒎

烯（α-pinene）等[1]。

花含挥发油类：α-月桂烯（α-myrcene）、桉叶素（cineole）和四甲基环癸二烯甲醇（hedycaryol）[2]。

【药理作用】抗菌　叶水提物对大肠杆菌、产气肠杆菌、伤寒杆菌等肠道菌群的生长具有明显的抑制作用[1]。

毒性　叶水提物对小鼠的最大耐受量为 80g/kg，相当于临床人每天拟用剂量的 800 倍[2]。

【性味与归经】凉，微苦、辛。归肺、脾、胃经。

【功能与主治】祛风解表，清热解毒，理气健脾，消导止泻。用于风热表证；脾虚食滞、泄泻；胃脘痛、嘈杂、吞酸。

【用法与用量】6～15g，入煎剂，宜后下，或开水泡服。

【药用标准】浙江炮规 2015。

【化学参考文献】

[1] 欧阳婷，麦曦. 浙江蜡梅叶挥发油化学成分 GC-MS 分析[J]. 中药材，2010，33（3）：385-387.

[2] 徐萌，张经纬，吴令上，等. HS-SPME-GC-MS 联用测定蜡梅属植物花的挥发性成分[J]. 林业科学，2016，52（12）：58-65.

【药理参考文献】

[1] 程东庆，方浩，潘佩蕾，等. 浙江蜡梅叶提取物抑菌试验[J]. 实用中医药杂志，2005，21（5）：314.

[2] 程东庆，方浩，丁志山，等. 浙江产蜡梅叶水提物急性毒性研究[J]. 中医药学刊，2005，23（4）：700.

265. 山蜡梅（图 265）• *Chimonanthus nitens* Oliv.

【别名】秋蜡梅（江西），毛山茶（江西景德镇），香风茶（安徽），亮叶蜡（浙江），石凉茶（浙南）。

【形态】常绿灌木，高 2～3m。茎被微毛，后渐无毛。叶对生，纸质至近革质，椭圆形至卵状披针形，长 2～13cm，宽 1.5～5.5cm，先端渐尖或急尖，基部楔形，叶片粗糙，上面有光泽，下面沿脉有短毛或无毛；叶脉在叶背凸起。花小，直径 7～13mm，黄色或黄白色；花被片圆形、卵形、倒卵形、卵状披针形或长圆形，长 3～15mm，宽 2.5～10mm，外面被短柔毛，内面无毛；雄蕊长 2mm，花丝短，被短柔毛，花药卵形，向内弯，比花丝长，退化雄蕊长 1.5mm；心皮长 2mm，基部及花柱基部被疏硬毛。果托坛状，长 2～5cm，直径 1～2.5cm，口部收缩，顶部具钻状附属物，成熟时灰褐色，被短茸毛，内藏聚合瘦果数枚。花期 10 月至翌年 1 月，果期 4～7 月。

【生境与分布】生于海拔 200～300m 的山麓、沟谷杂木林中。浙江、江西、江苏、安徽、福建有分布和栽培，另湖北、湖南、广西、云南、贵州等地均有分布和栽培。

【药名与部位】铁筷子，根。山蜡梅叶，叶。

【采集加工】铁筷子：全年均可采挖，洗净，阴干。山蜡梅叶：夏、秋二季采收，干燥。

【药材性状】铁筷子：呈弯曲的长圆柱形，直径 0.3～1cm。外皮黑褐色，粗糙，有明显隆起的纵皱纹及圆形支根痕。质坚硬，不易折断，断面韧皮部棕褐色，木质部宽广，浅黄白色，有放射状花纹。气芳香，味辛、微苦。

山蜡梅叶：呈椭圆形或狭椭圆形，长 5～15cm，宽 3～6cm。先端渐尖，基部楔形，上表面灰绿色至棕绿色，下表面色较浅，两面均较糙，触之有单向的粗糙感，具密布的透明腺点。主脉浅褐色，于下表面凸出。叶柄长 0.5～1cm。叶片薄革质。气清香，味微苦而辛凉。

【化学成分】叶含挥发油类：α-蒎烯（α-pinene）、4（10）-侧柏烯［4（10）-thujene］、β-蒎烯（β-pinene）、β-月桂烯（β-myrcene）、1,8-桉叶素（1,8-eucalyptol）、乙酸松油酯，即乙酸 p-薄荷-1-烯-8-醇酯（p-menth-1-en-8-ol acetate）、α-榄香烯（α-elemene）、β-榄香烯（β-elemene）、α-荜澄茄油烯（α-cubebene）、

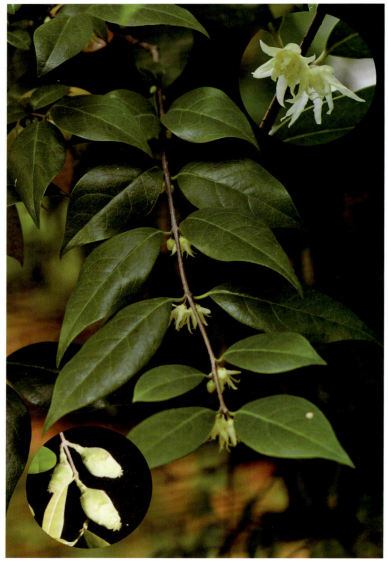

图 265　山蜡梅　　　　摄影　叶喜阳等

胡椒烯(copaene)、石竹烯(caryophyllene)、α-石竹烯(α-caryophyllene)、大根香叶烯-D(germacrene-D)、3-(4,8-二甲基-3,7-壬二烯)-呋喃-(E)[3-(4,8-dimethy-3,7-nonadienyl)-furan-(E)]、喇叭烯氧化物-1(ledene oxide-1)[1], 植醇(phytol)[2], 薄荷脑(menthol)[3] 和1,8-松油二醇(1,8-turpentine camphor)[4]; 脂肪酸酯类：棕榈酸乙酯(ethyl palmitate)、9,2-十八碳二烯酸乙酯(ethyl 9,2-octadecadienate)和9,2,5-十八碳三烯酸乙酯(ethyl 9,2,5-octadecatrienoate)[2]; 甾体类：β-谷甾醇(β-sitosterol)和胡萝卜苷(daucosterol)[3]; 黄酮类：山奈酚(kaempferol)、槲皮素(quercetin)、芦丁(rutin)[3]和紫云英苷(astragalin)[4]; 香豆素类：东莨菪素(scopoletin)和6,7-二甲氧基香豆素(6,7-dimethoxyoumarin)[3]; 生物碱类：异嗪皮啶(isofraxidin)[3]和d-夏蜡梅碱(d-chimonanthine)[4]; 皂苷类：鲨肌醇(scyllitol)[3]。

【药理作用】减肥　叶挥发油以及叶乙醇提取物的石油醚、正丁醇萃取部位能减缓高脂饲料所致营养性肥胖小鼠的体重增长，抑制食欲且能减少体脂，此外，高剂量的挥发油、水提物、乙酸乙酯萃取物以及石油醚、正丁醇萃取物能降低小鼠的血清总胆固醇、甘油三脂[1]; 叶醇提物和挥发油对小鼠脂肪的合成有干预作用，其机制可能是抑制脂肪合酶的作用，减少脂肪堆积；醇提物高剂量组和挥发油组的Lee's指数均显著低于正常组，总脂肪指数有下降趋势，并显著降低血清甘油三酯和总胆固醇含量；叶醇提取物对小鼠脏器无明显毒性[2]。

【性味与归经】铁筷子：辛，凉；有毒。山蜡梅叶：微苦、辛，凉。

【功能与主治】铁筷子：祛风止痛，活血解毒。用于哮喘，劳伤咳嗽，胃痛，腹痛，风湿痹痛，疔疮肿毒，跌扑损伤。山蜡梅叶：解表祛风，清热解毒。用于防治感冒，流行性感冒。

【用法与用量】铁筷子：6～9g。山蜡梅叶：18g。

【药用标准】铁筷子：贵州药材 2003。山蜡梅叶：药典 1977。

【临床参考】1. 手足口病：山蜡梅叶颗粒（山蜡梅叶提取物，每袋 10g）口服，小于 1 岁，每次 1/2 袋，每日 2 次；1～3 岁，每次 1/2 袋，每日 3 次；大于 3 岁，每次 1 袋，每日 3 次，疗程 7 天[1]。

2. 上呼吸道感染：山蜡梅叶颗粒（山蜡梅叶提取物）温开水冲服，1 岁以内每次 1/3 包，1～3 岁每次 1/2 包，3～5 岁每次 2/3 包，5～7 岁每次 1 包，每日 3 次[2]。

3. 妇科开腹术后腹胀：叶 5g，术后 6 小时开始开水冲服，每日 3 次，配合两侧足三里点按、揉按，以局部感觉酸胀为宜，每次 10～15min，每日 2 次[3]。

【附注】根有毒，孕妇禁用。叶用量过大，偶可出现恶心或上腹不适等不良反应，停药后即可消失。

【化学参考文献】

[1] 樊美余，曹福福，徐萌，等. HS-SPME-GC-MS 法分析 5 种蜡梅属植物叶片的挥发性成分[J]. 分子植物育种，2017，15（6）：2381-2388.

[2] 孙春红，邹峥嵘. 山蜡梅叶化学成分及活性研究（1）[J]. 时珍国医国药，2014，25（8）：1809-1811.

[3] 孙丽仁，何明珍，冯育林，等. 山蜡梅叶的化学成分研究[J]. 中草药，2009，40（8）：1214-1216.

[4] 舒任庚，李莎莎，胡浩武，等. 山蜡梅化学成分研究[J]. 中国药学杂志，2010，45（15）：1134-1135.

【药理参考文献】

[1] 陈鹭颖，刘锡钧. 山蜡梅对小鼠的减肥作用[J]. 海峡药学，2002，14（5）：30-33.

[2] 陈兰，李广楠，贺磊，等. 山腊梅叶提取物对小鼠脂肪组织的干预作用[J]. 现代食品科技，2014，30（6）：13-17.

【临床参考文献】

[1] 邱发宗，邹国花. 山蜡梅叶颗粒治疗手足口病的临床应用[J]. 中国中医药现代远程教育，2015，13（18）：14-15.

[2] 侯启华，唐晓宁. 山蜡梅叶颗粒治疗上呼吸道感染 40 例[J]. 中国中医药现代远程教育，2012，10（5）：22-23.

[3] 严艳燕. 口服山蜡梅叶配合穴位按摩促进妇科开腹术后患者胃肠功能恢复[J]. 解放军护理杂志，2011，28（13）：75-76.

三三　番荔枝科 Annonaceae

乔木，灌木或攀缘灌木；常有香气。单叶互生，全缘，具柄，无托叶。花通常两性，稀单性，辐射对称，绿色、黄色、黄白色或红色；单生，或几朵至多朵组成圆锥花序、聚伞花序或簇生；顶生、与叶对生、腋生或腋外生，或生于老枝上；通常有苞片或小苞片；萼片3枚，稀2枚，裂片镊合状或覆瓦状排列；花瓣6枚，2轮，每轮3片，镊合状或覆瓦状排列，少数为镊合状排列与覆瓦状排列并存；雄蕊多数，长圆形、卵圆形或楔形，螺旋状着生，药隔凸出成长圆形、三角形、线状披针形或阔三角形，花丝短；心皮1枚至多数，离生，少数合生，花柱短，柱头头状至长圆形，顶端全缘或2裂，每心皮胚珠1至多枚，基生或侧膜胎座；成熟心皮离生，少数合生。聚合浆果肉质，通常不开裂，少数呈蓇葖状开裂。种子通常有假种皮，胚乳嚼烂状，胚微小。

120余属，2100余种，分布于热带和亚热带地区。中国24属，103种6变种，分布于浙江、福建、江西、广东、广西、湖南、台湾等地，法定药用植物3属，4种。华东地区法定药用植物1属，1种。

番荔枝科法定药用植物主要含生物碱类、黄酮类、萜类等成分。生物碱类多为异喹啉类，少量吲哚类、嘌呤类等，异喹啉类主要分布于番荔枝属、瓜馥木属、木瓣树属和鹰爪花属，如箭头唐松草米定碱（thalicsimidine）、毛叶含笑碱（lanuginosine）、斑点亚洲罂粟碱（roemerine）等；黄酮类包括黄酮、二氢黄酮、查耳酮、二氢查耳酮等，如大叶素（macrophyllin）、毛叶鹰爪素 A～C（desmosdumotin A～C）等。

1. 瓜馥木属 *Fissistigma* Griff.

攀缘灌木。单叶互生，羽状脉。花单生或多朵集成密伞花序或圆锥花序；小苞片常着生花梗上；萼片3枚，基部合生，被毛；花瓣6枚，镊合状排成2轮，外轮稍大于内轮，外轮通常近三角形，内轮的上部三角形，下部较宽而内面凹陷；雄蕊多数，排列紧密；心皮多数，分离，通常被毛，柱头顶端2裂或全缘，每心皮胚珠1～14枚，着生于腹缝线上。果实卵圆状或长圆状，被短柔毛或茸毛，有梗。

75种，分布于热带非洲、大洋洲和亚洲热带及亚热带地区。中国22种1变种，分布于江西、浙江、福建等省，另贵州、云南、广东、广西、台湾均有分布，法定药用植物2种。华东地区法定药用植物1种。

266. 瓜馥木（图266） • *Fissistigma oldhamii*（Hemsl.）Merr.

【别名】狐狸桃（江西赣州）。

【形态】攀缘灌木，可达10m以上。小枝被黄褐色柔毛。单叶互生，革质，倒卵状椭圆形或长圆形，长6～12cm，宽2～5cm，先端圆形或微凹，少有急尖，基部阔楔形或圆形，上表面沿中脉被疏毛，叶背幼时被短柔毛，老叶几无毛；侧脉12～20对，在叶背凸起；叶柄长约1cm，被短柔毛。花直径1～1.7cm，1～3朵集成聚伞花序；总梗长约2.5cm；萼片阔三角形，长约3mm，先端急尖；外轮花瓣卵状长圆形，长2.1cm，宽1.2cm，内轮花瓣长2cm，宽6mm；雄蕊长圆形，心皮被长绢质柔毛，花柱稍弯，柱头顶端2裂，每心皮有胚珠约10颗，排成两列。果球形，直径约1.8cm，密被黄棕色茸毛，果梗约2cm。种子圆形，直径约8mm。花期4～9月，果期7月～翌年2月。

【生境与分布】生于低海拔山谷、灌木丛中。浙江、江西、福建有分布，另湖南、广西、广东、云南、台湾等地均有分布。

【药名与部位】钻山风，根及藤茎。

【采集加工】全年均可采收，除去杂质，干燥；或趁鲜切厚片，干燥。

【药材性状】根细长圆柱形，上粗下细，稍弯曲，直径0.5～6cm，有支根，表面灰棕色至棕黑色，

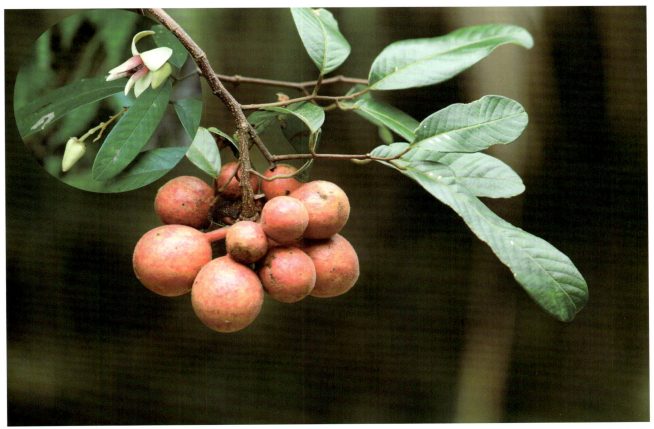

图266 瓜馥木　　　摄影　叶喜阳等

有断续纵皱纹和点状突起的细根痕。茎长圆柱形或稍扁，直径1～10cm，具侧枝痕。质坚硬，不易折断。切片厚2～4mm，韧皮部黄棕色，木质部宽广，黄白色，髓部明显，黄棕色。气微香，味微辣。

【药材炮制】 除去杂质，洗净，润透，切片，干燥。

【化学成分】 根含生物碱类：O-甲基芒籽碱（O-methyl-moschtaoline）、酸花木碱，即毛叶含笑碱（oxoxylopine）、氧化克斑宁（7-oxocrebanine）[1]，马兜铃内酰胺AⅡ、BⅡ（aristolactam AⅡ、BⅡ）[2]；挥发油类：邻苯二甲酸二异丁酯（diisobutyl phthalate）、十四烷（tetradecane）、δ-榄香烯（δ-elemene）、正二十二烷（n-docosane）、正十六烷（n-hexadecane）、邻苯二甲酸二异辛酯（diisooctyl phthalate）、2,3-十一烷二酮（2,3-undecadione）、十五烷（pentadecane）和十二烷（decane）等[3]；甾体类：β-谷甾醇（β-sitosterol）、胡萝卜苷（daucousterol）和豆甾烷-7-酮（stigmastan-7-one）[1,2]；蒽醌类：大黄素甲醚（physcion）[2]；脂肪酸类：硬脂酸（stearic acid）[3]。

藤茎含生物碱类：瓜馥木甲素，即N-甲基-2,3,6-三甲氧基吗啡烷二烯酮（N-methyl-2,3,6-trimethoxymorphinandien-7-one）[4]，野生番荔枝碱*（romucosine）、甲氧番荔枝碱（xylopine）、毛叶含笑碱（oxoxylopine）[5]，卡来克碱*（calycinine）、N-甲基-2,3,6-三甲氧基吗啡喃二烯-7-酮（N-methyl-2,3,6-trimethoxymorphinandien-7-one）、马兜铃内酰胺AⅡ、AⅢa、BⅡ（aristololactam AⅡ、AⅢa、BⅡ）、克班宁（crebanine）、异月桂碱（isolaureline）、巴婆碱（asimilobine）、杜盖木碱*（duguevanine）、紫堇块茎碱（corytuberine）、异波尔定碱（isoboldine）、哥纳香碱*（goniothalactam）、海罂粟碱（glaucine）、7'-(3',4'-二羟基苯基)-N-[(4-甲氧基苯基)乙基]丙烯酰胺{7'-(3',4'-dihydroxyphenyl)-N-[(4-methoxyphenyl)ethyl] propenamide}[6]、番荔枝碱（annonaine）、瓜馥木碱甲、乙、丙（fissistigine A、B、C）[7]；脂肪酸酯类：油酸甲酯（methyl oleate）等[8]；黄酮类：4',5,6,7-四甲氧基黄酮（4',5,6,7-tetramethoxyflavone）[8]、(-)-表儿茶素[(-)-epicatechin]、5,6,7,8-四甲氧基黄酮（5,6,7,8-tetramethoxyflavone）[9]；甾

体类：豆甾醇（stigmasterol）、胡萝卜苷（daucosterol）和 β-谷甾醇（β-sitosterol）[9]；酚酸类：丁香酸（syringic acid）[9]；蒽醌类：大黄素甲醚（physcion）[9]。

枝叶含生物碱类：去甲头花千金藤二酮（norcepharadione B）、巴婆碱（asimilobine）、毛叶含笑碱（oxoxylopine）、六驳碱（laurotanine）、异紫堇定碱（isocorydine）、番荔枝叶碱（anolobine）、甲氧番荔枝碱（xylopine）、N-甲基黄杨叶碱*（N-methylbuxifoline）、马兜铃内酰胺 AⅢa、BⅢ（aristolactam AⅢa、BⅢ）、伞花胡椒碱*A（piperumbellactam A）、哥纳香内酰胺*（goniopedaline）、鹅掌楸碱（liriodenine）和多花罂粟碱（salutaridine）[10]。

【药理作用】1. 抗抑郁　藤茎所含的总黄酮能明显缩短小鼠强迫游泳和悬尾的不动时间[1]。2. 抗炎镇痛　根茎水提物、醇提物均可明显减少醋酸所致小鼠的扭体次数，并对二甲苯所致小鼠的耳廓炎症及棉线团植入所致的肉芽肿均有抑制作用，且醇提物抑制肉芽肿形成的作用比水提物强[2]。3. 抗氧化　藤茎所含的总黄酮能有效地清除 1,1-二苯基-2-三硝基苯肼自由基（DPPH），且呈明显的量效关系[3]。4. 心血管作用　藤茎所含的总生物碱（瓜馥木碱）能减慢实验动物的心率、减小心收缩幅度、降低心输出量，对抗儿茶酚胺类增快心率和心收缩力的作用，使异丙肾上腺素反应曲线右移，并有对抗异丙肾上腺素的作用，延长小鼠缺氧下死亡时间[4]。5. 抗肿瘤　根乌骨藤提取物在体外对人胃癌 MKN28 细胞的增殖有抑制作用，抑制作用与剂量、时间呈量的关系[5]；根及藤茎石油醚、氯仿和乙酸乙酯的提取物均能显著抑制肺腺癌 SPCA-1 细胞、胃癌 SGC-7901 细胞、肝癌 BEL-7402 细胞和白血病 K562 细胞的增殖，但其水提取物仅对白血病 K562 细胞的增殖有抑制作用[6]。

毒性　瓜馥木碱灌胃给药对小鼠的半数致死量（LD_{50}）为 0.76g/kg，腹腔注射给药对小鼠的半数致死量为 0.38g/kg，静脉注射给药对小鼠的半数致死量为 0.078g/kg[4]。

【性味与归经】微辛，温。归肝、胃经。

【功能与主治】祛风镇痛，活血化瘀。用于坐骨神经痛，风湿性关节炎，跌打损伤。

【用法与用量】15～30g。

【药用标准】江西药材 2014、湖南药材 2009 和广西瑶药 2014 一卷。

【临床参考】1. 腰痛：鲜根 60g，加鲜南蛇藤 30g、鲜虎刺 30g、鲜牛膝 15g，水煎服。

2. 关节炎：鲜根 60g，加鲜树参根 60g、鲜五加皮 30g、鲜千斤拔 30g，猪蹄 1 只，炖服。（1 方、2 方引自《浙江药用植物志》）

【化学参考文献】

[1] 彭新生，高幼衡，刁远明，等. 瓜馥木的化学成分研究（Ⅱ）[J]. 中草药，2006，37（7）：984-985.

[2] 彭新生，周艳芳，高幼衡，等. 瓜馥木化学成分的研究（Ⅲ）[J]. 中成药，2008，30（10）：1502-1504.

[3] 伍艳婷，傅春燕，刘永辉，等. 瓜馥木挥发油化学成分的 GC-MS 分析[J]. 中药材，2017，40（2）：364-368.

[4] 高幼衡，程怡，叶会呈. 瓜馥木化学成分的研究[J]. 中药材，2001，24（2）：104-105.

[5] 傅春燕，尹文清，周中流. 瓜馥木中阿朴菲类生物碱的研究[J]. 中药材，2007，30（4）：409-412.

[6] 郑宗平，梁敬钰，胡立宏. 瓜馥木活性成分研究[J]. 中国天然药物，2005，3（3）：151-154.

[7] 徐昌瑞，谢平，朱英，等. 瓜馥木化学成分的研究（简报）[J]. 中药通报，1982，3：30-31.

[8] 李叶，尹文清，段少卿. 瓜馥木挥发油 GC-MS 分析[J]. 粮食与油脂，2010，6：17-19.

[9] 傅春燕，尹文清，周中流. 瓜馥木化学成分研究[J]. 广西师范大学学报：自然科学版，2007，25（3）：72-74.

[10] 钟圣海，付艳辉，周学明，等. 瓜馥木枝叶中生物碱类化学成分研究[J]. 中国中药杂志，2016，41（15）：2838-2842.

【药理参考文献】

[1] 傅春燕，刘永辉，杨林，等. 大孔树脂纯化瓜馥木总黄酮工艺及抗抑郁活性研究[J]. 天然产物研究与开发，2015，27：1441-1447，1465.

[2] 胡存华，姜进辉，李丽芬，等. 钻山风水提物和醇提物镇痛、抗炎作用的比较研究[J]. 时珍国医国药，2012，23（9）：2347-2348.

[3] 傅春燕, 刘永辉, 陈代武, 等. 瓜馥木总黄酮提取纯化及其清除自由基活性研究[J]. 中药材, 2011, 34 (3): 446-449.
[4] 陈奇, 刘春梅, 毕明, 等. 瓜馥木碱对心血管影响的实验研究[J]. 江西医药, 1982, 1: 18-20.
[5] 朱萱萱, 赵路华, 严士海, 等. 乌骨藤提取物对人胃癌细胞（MKN_{28}）细胞增殖的研究[J]. 实用中医内科杂志, 2007, 21 (6): 36-39.
[6] 曾立, 向荣, 傅春燕. 瓜馥木抗肿瘤活性研究[J]. 广东化工, 2017, 44 (11): 55-56.

三四　樟科 Lauraceae

常绿或落叶，除无根藤属（*Cassytha* Linn.）为缠绕性寄生草本，其余均为乔木或灌木，通体具芳香。单叶，互生或对生、稀近对生或轮生，全缘，极少有分裂；羽状脉，三出脉或离基三出脉；上表面具光泽，下面常为粉绿色。花小，两性或由于败育而成单性，雌雄同株或异株，辐射对称；圆锥状、总状、聚伞或伞形花序；花被裂片6或4枚呈二轮排列，或为9枚而呈三轮排列，花被片等大或外轮较小，基部合生成筒状，于花后发育成杯状或盘状的果托；雄蕊通常排列为3~4轮，每轮2~4枚，通常最内一轮败育且退化为多少明显的退化雄蕊，第三轮雄蕊通常能育，稀不育，花丝的每一侧有一枚具柄或柄与花丝合生的腺体；第一、二轮花药药室通常内向，第三轮花药药室通常外向，有时全部或部分具顶向或侧向药室，雄蕊4室或由于败育而成2室，极稀为1室，瓣裂；子房多上位，胚珠1枚，柱头盘状、钝头或3裂。浆果或核果。种子1枚，无胚乳。

约45属，2000~2500种，分布于热带及亚热带地区。中国约20属，423种43变种5变型，分布几乎遍及全国，法定药用植物7属，34种1变种。华东地区法定药用植物6属，18种1变种。

樟科法定药用植物主要含挥发油类、生物碱类等成分。挥发油类主要分布于樟属、山胡椒属和木姜子属，如樟脑（camphor）、桂皮醛（cinnamaldehyde）、桉叶素（cineole）等；生物碱类多为异喹啉类，如无根藤灵（cassyfiline）等。

木姜子属含生物碱类、黄酮类、萜类、皂苷类、木脂素类、内酯类、甾体类等成分。生物碱类多为异喹啉类，如木姜子碱（laurolitsine）、异紫堇定（isocorydine）等；黄酮类包括黄酮醇、二氢黄酮、查耳酮等，如槲皮素（quercetin）、落新妇苷（astilbin）等；萜类多为单萜，少数为倍半萜，如1,8-桉叶素（1,8-cineole）、β-蒎烯（β-pinene）等；皂苷类如蒲公英赛醇（taraxerol）、β-香树脂醇乙酸酯（β-amyrin acetate）等；木脂素类如大楼子素（grandisin）、去氢双丁香酚（dehydrodieugenol）等。

山胡椒属含生物碱类、黄酮类、倍半萜类、木脂素类、酚酸类等成分。生物碱类多为异喹啉类，如六驳碱（laurotetanine）、木姜子碱（laurolistine）、瑞枯灵（reticuline）等；黄酮类多为黄酮醇，如槲皮苷（quercitrin）、金丝桃苷（hyperoside）等；倍半萜类在乌药中研究较多，根据结构可以分为桉烷型、乌药烷型、大环倍半萜等，如乌药根烯（lindestrene）、乌药根内酯（lindestrenolide）、羟基乌药根内酯（hydroxylindestrenolide）、异乌药内酯（isolinderalactone）、钓樟烯醇（linderene）、异氧化乌药烯（isolinderoxide）、乌药烯酮（lindenenone）、乌药环氧内酯（linderane）、乌药内酯（linderalactone）、新乌药内酯（neolinderalactone）等。

分属检索表

1. 直立乔木或灌木。
　　2. 花被裂片6枚。
　　　　3. 花两性；花序顶生，少数腋生。
　　　　　　4. 羽状脉；花被片果时宿存 1. 润楠属 *Machilus*
　　　　　　4. 三出脉或离基三出脉；花被片果时脱落 2. 樟属 *Cinnamomum*
　　　　3. 花单性；花序腋生。
　　　　　　5. 花药4室 3. 木姜子属 *Litsea*
　　　　　　5. 花药2室 4. 山胡椒属 *Lindera*
　　2. 花被裂片4枚 5. 月桂属 *Laurus*
1. 缠绕寄生藤本 6. 无根藤属 *Cassytha*

1. 润楠属 *Machilus* Nees

常绿乔木或灌木，芽常具覆瓦状排列的鳞片。单叶互生，全缘，羽状脉。圆锥花序顶生或近顶生；花两性，花被筒短，花被裂片6片，排成2轮，外轮较小或等大，花后不脱落；能育雄蕊9枚，排成3轮，花药4室，外侧2轮无腺体，花药内向，第三轮雄蕊花丝近基部有具柄腺体，花药外向，有时下面二室外向，上面二室内向或侧向，第四轮为退化雄蕊，先端箭头形；子房无柄，柱头小，盘状或头状。果肉质，球形，稀椭圆形，花被片宿存展开或弯曲。

约100种，分布于亚洲东南部和东部的热带地区。中国约68种3变种，分布于华东各省区，另中南、西南各省区均有分布，法定药用植物1种。华东地区法定药用植物1种。

267. 绒毛润楠（图267） • *Machilus velutina* Champ. ex Benth.

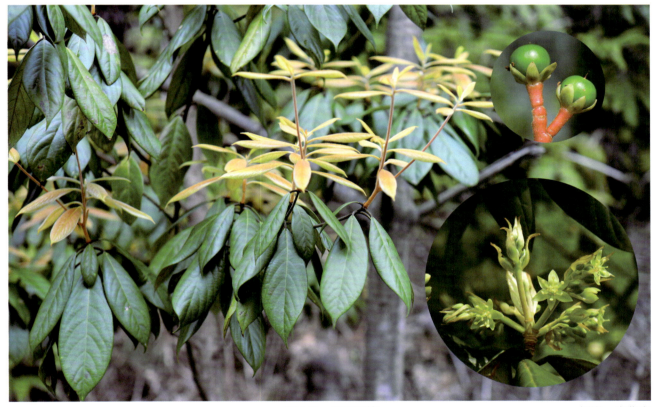

图267 绒毛润楠　　　　　摄影 李华东

【别名】江南香（福建），香头柴（福建龙岩），香柴（福建南靖），绒楠，香胶木，猴高铁。

【形态】小乔木，高4～5m，枝、芽、叶下面和花序均密被锈色茸毛。叶革质，狭倒卵形、椭圆形或狭卵形，长5～11cm，宽2～5cm，先端渐狭或短渐尖，基部楔形；上表面有光泽，中脉上表面稍凹，下表面凸起，侧脉8～11对；叶柄长1～2.5（3）cm。花序单生或数个密集在小枝顶端，近无总梗，分枝多而短，近似团伞花序；黄绿色，具香气，被锈色茸毛；内轮花被裂片卵形，外轮的较狭小；雄蕊长约5mm，第三轮雄蕊花丝基部有茸毛，腺体心形，有柄，退化雄蕊长约2mm，有茸毛。果球形，直径约8mm，紫红色。花期10～12月，果期次年2～3月。

【生境与分布】生于海拔200～500m山地阔叶林中。浙江、江西、福建有分布，另广西、广东、中南等地均有分布。

【药名与部位】铁力木，花。
【药用标准】部标维药 1999 附录。

2. 樟属 *Cinnamomum* Trew

常绿乔木或灌木；树皮、小枝和叶均有芳香气味。叶革质，互生、近对生或对生，离基三出脉或三出脉，稀羽状脉。花两性，稀杂性，圆锥或总状花序腋生或顶生；花被筒短，杯状或钟状，花被裂片 6 片，近等大，花后完全脱落，或上部脱落而下部留存在花被筒的边缘上；能育雄蕊 9 枚，排成三轮，第一、二轮花丝无腺体，第三轮花丝近基部有一对腺体；退化雄蕊 3 枚，位于最内轮，心形或箭头形；子房上位，柱头头状或盘状。肉质浆果，有由花被筒花后增大的果托，果托杯状、钟状或圆锥状，边缘截平、波状，或有不规则小齿。

约 250 种，分布于亚洲热带、亚热带、大洋洲及太平洋岛屿。中国约 46 种，分布于南方各省区，另西北各省区均有分布，法定药用植物 19 种。华东地区法定药用植物 8 种。

分种检索表

1. 叶柄密被柔毛。
 2. 叶先端急尖；叶背疏被黄色柔毛···肉桂 *C. cassia*
 2. 叶先端渐尖；叶背密被黄色、污黄色或灰褐色柔毛。
  3. 老叶叶形较大，长 14～20cm，宽 4～8cm；叶背密被灰褐色柔毛·············华南桂 *C. austrosinensis*
  3. 老叶叶形较小，长 4～13cm，宽 1.5～6cm；叶背密被黄色或污黄色柔毛。
   4. 小乔木，胸径不到 10cm；树皮灰褐色或橄榄色··毛桂 *C. appelianum*
   4. 大乔木，胸径可达 50cm；树皮灰色··香桂 *C. subavenium*
1. 叶柄无毛或近无毛。
 5. 叶先端短渐尖；羽状脉，稀有离基三出脉···云南樟 *C. glanduliferum*
 5. 叶先端急尖、渐尖或稍渐尖；离基三出脉。
  6. 小乔木；叶对生；花序腋生兼顶生···锡兰肉桂 *C. zeylanicum*
  6. 大乔木；叶互生；花序腋生。
   7. 叶先端急尖；离基三出脉较次级脉不明显，叶柄长 2～3cm·····························樟 *C. camphora*
   7. 叶先端渐尖；离基三出脉较次级脉非常明显，叶柄长 1～1.5cm·················川桂 *C. wilsonii*

【别名】桂树，菌桂。

268. 肉桂（图 268）• *Cinnamomum cassia* Blume

【形态】常绿大乔木，通体具强烈香气。树皮灰褐色，一年生枝条圆柱形，幼枝、花序轴、叶柄均密被灰黄色短茸毛。叶互生或近对生，革质，长椭圆形至披针形，长 8～16（34）cm，宽 3～5.5（9.5）cm，先端稍急尖，基部楔形；上表面绿色，有光泽，无毛，下表面暗绿色，疏被黄色短茸毛；离基三出脉，左右两脉与中脉在上表面明显凹陷，在下表面凸起；叶柄粗壮，长 1.2～2cm。圆锥花序腋生或近顶生，长 6～16cm，总梗长约为花序之半；花白色，长约 4.5mm，花梗长 3～6mm；花被裂片卵状长圆形，近等大，内外两面密被黄褐色短茸毛。果椭圆形，长约 1cm，宽 7～8（9）mm，成熟时黑紫色，无毛；果托浅杯状，长约 4mm，顶端宽达 7mm，边缘截平或略具齿裂。花期 6～8 月，果期 10～12 月。

【生境与分布】浙江、福建有栽培，另广西、广东、云南、台湾等地均有栽培；印度、老挝、越南和印度尼西亚等地也有栽培。

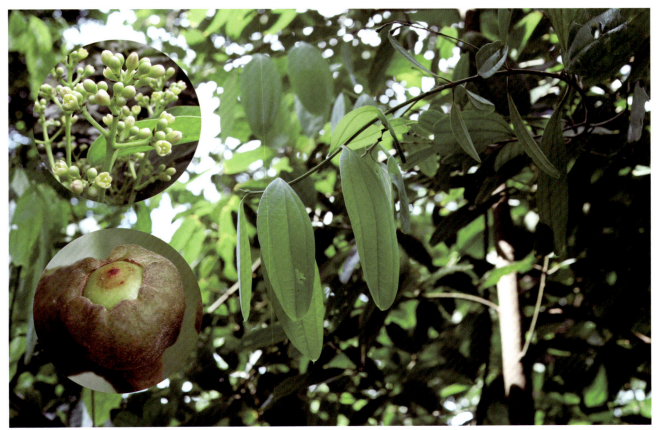

图 268　肉桂　　　　　　　　　摄影　李华东等

【药名与部位】肉桂子（桂子），未成熟果实。肉桂叶，叶。肉桂（官桂），树皮。桂皮，枝皮。桂枝，嫩枝。

【采集加工】肉桂子：秋季果实尚未成熟时采收，除去杂质，干燥。肉桂叶：夏季叶茂盛时采摘，晒干。肉桂：秋季剥取，阴干。桂枝：春、夏二季采收，除去杂质，干燥；或切片后干燥。

【药材性状】肉桂子：呈倒圆锥形，长4～18mm，直径4～7mm。宿萼杯状，长5～11mm，直径4～7mm，边缘具不明显的6浅齿裂。表面褐色至黑褐色，有皱纹，下部延长成萼筒，有的连有果柄。幼果微外露，直径2～5mm；表面黄棕色至棕褐色，略有光泽，有皱纹；顶端有微凸的花柱残基。质松软，易碎。气香，味甘、辛。

肉桂叶：呈广披针形、披针形或长圆形，长8～17cm，宽3～6cm。先端略尖，基部较钝，全缘，革质，上表面浅绿色，光滑无毛，下表面黄绿色，稀被柔毛，叶脉3条，显著突起，细脉横向平行。革质稍韧。气清香，味微辛。

肉桂：呈槽状或卷筒状，长30～40cm，宽或直径3～10cm，厚0.2～0.8cm。外表面灰棕色，稍粗糙，有不规则的细皱纹和横向突起的皮孔，有的可见灰白色的斑纹；内表面红棕色，略平坦，有细纵纹，划之显油痕。质硬而脆，易折断，断面不平坦，外层棕色而较粗糙，内层红棕色而油润，两层间有1条黄棕色的线纹。气香浓烈，味甜、辣。

桂皮：为圆筒形或半圆筒形的卷片，长25～40cm，直径0.5～3cm，厚1～3mm。外表面显淡棕色，有淡明的纵皱纹，并处处有带棕灰色的木栓层；内表面平滑，显红棕色至暗棕色。易折断，折断面外方显均平的颗粒性，内方微显纤维性。气特殊、芳香，味香、甜、辛、涩、微带黏液性。

桂枝：呈长圆柱形，多分枝，长30～75cm，粗端直径0.3～1cm。表面红棕色至棕色，有纵棱线、细皱纹及小疙瘩状的叶痕、枝痕和芽痕，皮孔点状。质硬而脆，易折断。切片厚2～4mm，切面韧皮部红棕色，木质部黄白色至浅黄棕色，髓部略呈方形。有特异香气，味甜、微辛，韧皮部味较浓。

【药材炮制】肉桂子：除去果梗等杂质，筛去灰屑，用时捣碎。

肉桂：除去杂质及粗皮，用时捣碎。

桂枝：除去杂质，洗净，润软，切厚片或短段，低温干燥。炒桂枝：取桂枝，炒至表面色变深，微具焦斑时，取出，摊凉。蜜桂枝：取桂枝，与炼蜜拌匀，炒至不粘手时，取出，摊凉。

【化学成分】树皮含挥发油及脂肪酸类：肉桂醛（cinnamaldehyde）、棕榈酸（palmitic acid）、亚麻酸（linolenic acid）、甲氧基肉桂酸乙酯（ethyl methoxylcinnamate）、d-杜松烯（d-cadinene）、亚油酸（linoleic acid）、香豆素（coumarin）、丹皮酚（paeonol）、油酸（oleic acid）、α-蒎烯（α-copaene）、α-毕橙茄醇（α-cadinol）、去氢白菖烯（calamenene）、苯丙醛（benzenepropanal）、α-杜松醇（α-cadinol）、桉叶油醇（cineole）、月桂烯（myrcene）、3-苯基-2-丙炔-1-醇（3-phenyl-2-propyn-1-ol）、石竹烯（caryophyllene）、反式-茴香脑（trans-anethole）、长叶烯（longifolene）[1,2]，肉桂酸（cinnamic acid）、2-羟基肉桂酸（2-hydroxy-cinnamic acid）、2-羟基-4-甲氧基肉桂醛（2-hydroxy-4-methoxyl-cinnamaldehyde）、松柏醛（coniferyl aldehyde）、硬脂酸（stearic acid）、甲基斑点酸（methylstictic acid）、（E）-2-羟基苯丙酸肉桂酯［cinnamoyl（E）-2-hydroxy-phenylpropionate］[3,4,5]，1,10-开环-4ζ-羟基-衣兰油烯-1,10-二酮（1,10-seco-4ζ-hydroxy-muurolene-1,10-diketone）[4]和赤式-1-C-丁香酚基丙三醇（erythro-1-C-syringylglycerol）[5]；黄酮类：（2R,3R）-5,7,3',4'-四甲氧基黄烷醇［（2R,3R）-5,7,3',4'-tetramethoxyflavanonol］、（2R,3R）-5,7-二甲氧基-3',4'-亚甲二甲氧基黄烷醇［（2R,3R）-5,7-dimethoxy-3',4'-methylene dimethoxyflavanonol］[3]，山柰酚（kaempferol）、（-）-表儿茶素［（-）-epicatechin］、原花青素A2（procyanidine A2）[4]，2-甲基-3,5-羟基色酮（2-methyl-3,5-hydroxychromone）[5]；二萜及苷类：锡兰肉桂素（cinnzeylanine）、脱水锡兰肉桂素（anhydrocinnzeylanine）、脱水锡兰肉桂醇（anhydrocinnzeylanol）和锡兰肉桂醇（cinnzeylanol）[4]，肉桂新醇A、B、C$_1$、C$_2$、C$_3$、D$_1$、D$_2$、D$_3$、D$_4$、E（cinncassiol A、B、C$_1$、C$_2$、C$_3$、D$_1$、D$_2$、D$_3$、D$_4$、E），肉桂新醇A-19-O-β-D-葡萄糖苷（cinncassiol A-19-O-β-D-glucoside）、肉桂新醇B-19-O-β-D-葡萄糖苷（cinncassiol B-19-O-β-D-glucoside）、肉桂新醇C$_1$-19-O-β-D-葡萄糖苷（cinncassiol C$_1$-19-O-β-D-glucoside）、肉桂新醇D$_2$-19-O-β-D-葡萄糖苷（cinncassiol D$_2$-19-O-β-D-glucoside）和肉桂新醇D$_4$-2-O-β-D-葡萄糖苷（cinncassiol D$_4$-2-O-β-D-glucoside）等[6]；木脂素类：（-）-落叶脂素［（-）-lariciresinol］、楝叶吴萸素B（evofolin B）、5'-甲氧基松脂醇（5'-medioresinol）、（+）-丁香树脂素［（+）-syringaresinol］[4]，（-）-开环异落叶松脂醇［（-）-secoisolariciresinol］和（-）-异落叶松脂素［（-）-isolariciresinol］[5]；环己烯酮类：表柳叶喙花素*（epiboscialin）、（1R,2S,3S,4S）2,3-环氧-1,4-二羟基-5-甲基-5-环己烯［（1R,2S,3S,4S）-2,3-epoxy-1,4-dihydroxy-5-methyl-5-cyelohexene］和4,5-二羟基-3-甲基-2-环己烯酮（4,5-dihydroxy-3-methyl-cyclohex-2-enone）[3]；甾体类：豆甾醇（stigmasterol）[4]；联苯类：3,3',4,4'-四羟基联苯（3,3',4,4'-tetrahydroxy biphenyl）[3]；其他尚含：顺式-4-羟基-蜂蜜曲菌素（cis-4-hydroxymellein）[3]和浙贝素（zhebeiresinol）等[5]。

【药理作用】1. 抗菌　枝皮或干皮水提液对大肠杆菌、痢疾杆菌、伤寒杆菌、金黄色葡萄球菌、白色葡萄球菌等的生长均有明显的抑制作用[1]；枝皮或干皮提取的挥发油在体外对革兰阳性菌及革兰阴性菌的生长均有良好的抑制作用，其中肉桂醛占肉桂挥发油总量的80%左右，具有很强的杀菌作用[2]。2. 抗胃溃疡　树皮醚提液和水提液可明显降低水浸应激溃疡，对幽门结扎溃疡也有所改善，对0.6mol/L氯化氢（HCl）所致的急性胃黏膜损伤均有明显的对抗作用[3]。3. 止泻　树皮水提物对蓖麻油、番泻叶引起的小鼠腹泻有明显的止泻作用，而树皮醚提物仅对蓖麻油引起的小鼠腹泻有明显的止泻作用[3]。4. 利胆　树皮水提物和醚提物能增加麻醉大鼠的胆汁分泌[3]。5. 镇痛　树皮水提物和醚提物能明显提高热板法所致小鼠的痛阈值，明显减少乙酸所致小鼠的扭体次数[3]。6. 抗氧化　树皮用超临界CO_2流体萃取得到的精油对1,1-二苯基-2-三硝基苯肼自由基（DPPH）、超氧阴离子（O_2^-·）、羟自由基（OH·）均有一定的清除作用，且清除作用随浓度的增加而增强，其中以清除羟自由基的作用最明显[4]。7. 降血糖　树皮挥发油可显著降低四氧嘧啶糖尿病小鼠的血糖[5]；树皮挥发油在体外能有效抑制大鼠小肠内α-葡萄糖苷酶活性，且呈剂量依赖性，能明显缓解链脲佐菌素所致糖尿病模型大鼠的麦芽糖和蔗糖负荷餐后血糖的升高，但不能缓解葡萄糖负荷餐后血糖的升高[6]；树皮醇提物能明显降低链脲佐菌素所致糖尿病小鼠的血糖和血脂水平，并有效提高胰岛素水平，改善胰岛素抵抗能力[7]；树皮中的多糖对四氧嘧啶诱发糖尿病小鼠的血糖有显著的降低作用[8]；枝皮或干皮的多酚类抗氧化物质能增强胰岛素的活性，促进 Hep G2 细胞和胰岛素抵抗的 Hep G2 细胞对葡萄糖的消耗，提高了细胞对胰岛素的敏感性，对高浓度的胰岛素诱导的胰岛素抵抗具有明显的改善作用[9~10]。8. 抗肿瘤　树皮中的化学成分肉桂醛（cinnamaldehyde）能抑制人宫颈癌 HeLa 细胞、人肺癌 A-549 细胞和人肝癌 Hep G2 细胞的增殖，且呈剂量依赖性[11]；肉桂醛能抑制宫颈癌 U14 荷瘤鼠瘤体生长，肿瘤组织中磷脂酰肌醇 3-激酶（PI3K）表达下降，提高小鼠的生存质量[12]；肉桂醛（桂皮醛）在体外对人皮肤黑色素瘤 A375、乳腺癌 SKBr-2HL、食管癌 Eca-109、宫颈癌 HeLa、肾癌 GRC-1、肝癌 HCC-9724 细胞的增殖具有良好的抑制作用；肉桂醛三个剂量组（25mg/kg，50mg/kg，100mg/kg）对小鼠肉瘤 S180 的生长均具有一定的抑制作用，25mg/kg、50mg/kg 两个剂量可显著升高荷瘤小鼠的白细胞计数，促进刀豆蛋白 A 诱导的荷瘤小鼠 T 淋巴细胞转化，提高荷瘤小鼠体内 NK 细胞的杀伤作用，但高剂量组（100mg/kg）虽然具有显著抑制小鼠肉瘤 S180 生长的作用，但其与阳性对照药卡铂一样，同时亦显著降低荷瘤小鼠白细胞计数、T 淋巴细胞转化率和 NK 细胞的杀伤作用[13]；枝皮或干皮水提物通过抑制肿瘤组织中前生血管源因子、环氧化酶-2 和缺氧诱导因子-1a2，增强肿瘤环境下 $CD8^+T$ 细胞的细胞毒和组织溶解作用并具有抗黑色素瘤的作用[14]。9. 保护心脑血管　树皮水提液能显著减轻脑缺血再灌注损伤大鼠的脑水肿，显著增加大鼠脑组织中超氧化物歧化酶（SOD）和谷胱甘肽过氧化物酶（GSH-PX）活性，显著降低丙二醛（MDA）含量[15]；树皮水提液能显著增加脑缺血再灌注损伤大鼠后脑、心、肝、肾组织中超氧化物歧化酶，显著降低丙二醛的含量[16]；并能显著减低大鼠心、肝、脑、肾等组织中单胺氧化酶（MAO）的活性，同时显著提高过氧化氢酶（CAT）的活性，对缺血性脑损伤具有一定的保护作用[17]；树皮水提物及其挥发油能对大鼠在冰水应激状态下内源性儿茶酚胺分泌增加所致的血小板聚集及心肌损伤有一定的保护作用，并能使心肌细胞膜结合酶的异常变化得到一定的恢复[18]；树皮石油醚萃取部位能延长盐酸肾上腺素在施以冰水浸泡制作的急性血淤模型大鼠的凝血时间，降低血液黏度[19]。10. 抗病毒　嫩枝中的挥发油和肉桂醛在鸡胚内具有良好的抗流感病毒的作用，以治疗方式给药效果相对为优[20]；嫩枝中的挥发油和肉桂醛对流感病毒 H1N1 的增殖有显著抑制作用，并对流感病毒株感染小鼠有较好的治疗作用，其机制可能与其激活 TLR7 信号通路、活化 IRAK-4、诱导 IFN-β 高表达有关[21~23]。11. 抗前列腺增生　嫩枝水煎液能明显降低丙酸睾丸素造成的前列腺增生大鼠的前列腺指数，明显减轻前列腺组织病理改变，提高前列腺细胞凋亡表达率，而对前列腺细胞增殖指数无明显作用[24]；并能明显升高雌二醇（E_2）含量和 E_2/T 比值，对睾酮（T）和双氢睾酮（DHT）含量无明显作用[25]。12. 镇静　嫩枝水煎液对大鼠中枢神经系统具有镇静和抗焦虑作用，其作用随剂量的增加而增强[26]；嫩枝中所含的肉桂醇（cinnamyl alcohol）化合物在体外能较好地抑制脂多糖（LPS）刺激的 N9 小胶质细胞 NO 释放，在其发挥抑制作用的浓度范围内不影响小胶质细胞的存活率[27]。13. 抗过敏　嫩枝去油水煎液、乙酸乙酯萃取部位、水提部位能显著降低迟发型过敏反应模型小鼠的毛细血管通透性，乙酸乙酯部位组亦能明显抑制该模型小鼠的耳廓肿胀度，三者对小鼠异种被动皮肤过敏反应有明显的抑制作用，嫩枝去油水煎液及乙酸乙酯部位对组胺、5-羟色胺（5-HT）所致小鼠毛细血管通透性的增加有显著的抑制作用，两者在体外对透明质酸酶有较强的抑制作用[28]。14. 增强免疫　树皮水提物能明显抑制炭粒所致小鼠的廓清指数、溶血素生成和幼年小鼠脾脏重量，但对大鼠被动皮肤变态反应无明显影响，能抑制网状内皮系统吞噬功能和抗体形成[29]。15. 降血脂　枝皮或干皮提取物在显著降低 db/db 型小鼠血糖水平的同时，也使甘油三酯、总胆固醇、肠内 α-糖苷酶的活性明显降低[30]。

【**性味与归经**】肉桂子：辛、甘，温。归脾、胃、肾、肺经。肉桂叶：辛、温。归肺、肾经。肉桂：辛、甘，大热。归肾、脾、心、肝经。桂枝：辛、甘，温。归心、肺、膀胱经。

【功能与主治】肉桂子：温中散寒，止痛。用于胃腹冷痛，呕哕，肺寒咳喘。肉桂叶：温中散寒，解表发汗。用于外感风寒引起的头晕，头痛，腹痛泄泻，虚寒呕吐，冻疮。肉桂：补火助阳，引火归元，散寒止痛，活血通经。用于阳痿，宫冷，腰膝冷痛，肾虚作喘，阳虚眩晕，目赤咽痛，心腹冷痛，虚寒吐泻，寒疝，奔豚，经闭，痛经。桂枝：发汗解肌，温通经脉，助阳化气，平冲降气。用于风寒感冒，脘腹冷痛，血寒经闭，关节痹痛，痰饮，水肿，心悸，奔豚。

【用法与用量】肉桂子：3～6g；或研粉冲服。肉桂叶：4.5～15g；外用适量。肉桂：1～4.5g；入煎剂宜后下。桂枝：3～9g。

【药用标准】肉桂子：部标中药材1992、浙江炮规2015、新疆药品1980二册、内蒙古药材1988、四川1992。肉桂叶：部标维药1999、广西药材1990和广西瑶药2014一卷。肉桂：药典1963～2015、浙江炮规2015、北京药材1998、藏药1979、新疆药品1980二册、内蒙古药材1988、内蒙古蒙药1986、新疆维药1993、广西壮药2008、香港药材六册和台湾2013。桂皮：药典1953、中华药典1930和台湾2006。桂枝：药典1963～2015、浙江炮规2015、新疆药品1980二册、广西壮药2008、香港药材五册和台湾2013。

【临床参考】1.ICU病人腹胀：树皮3g，加吴茱萸3g，共研粉，神阙穴敷贴，每日2次[1]。

2.寒、湿型感冒：树皮研粉，每次0.1～1g，每日2次，加藿香正气水口服，每次10ml，每日2次，3天1疗程[2]。

3.脾肾阳虚型中风：树皮研粉，每次0.5g，开水冲服，每日1次，连用2周[3]。

4.老年性夜尿频：树皮，研细粉，加适量醋制成药粒，取适量贴敷于双侧涌泉穴，每次敷贴1h，每晚1次，1周1疗程，连用3疗程[4]。

5.产后尿潴留：树皮适量，加附子、吴茱萸适量，共研细粉，用生姜汁制成药饼，置于足三里、神阙、关元、中极、水道和归来等穴位，上置黄豆大艾炷点燃，如感觉皮肤灼热，可将药饼轻提，直至艾炷熄灭为1壮，每个部位灸3～5壮，每日1次[5]。

【附注】始载于《神农本草经》，分为牡桂、菌桂两条。《名医别录》又出桂一条，生桂阳；又说牡桂生南海山谷，菌桂生交趾桂林，三桂均有久服"不老"之说。唐《本草拾遗》指出："菌桂、牡桂、桂心，已上三色，并同是一物"《本草纲目》云："桂即牡桂之厚而辛烈者，牡桂即桂之薄而味淡者。"

现在肉桂主产两广，有圆筒形的筒桂（又称桂通或官桂，常由5～6年树龄的树皮剥制），企边桂（两侧向内卷，常由十多年树龄之树皮剥制），板桂（老树干皮剥制）。

肉桂以外表皮细致，皮厚体重，不破碎，油性大，香气浓，甜味浓而微辛，嚼之渣少者为佳。

该种果托称桂盅、叶柄称桂芋，民间用于治胃痛。

少花桂 Cinnamomum pauciflorum Nees 的树皮在四川常作官桂使用，应注意区别。

【化学参考文献】

[1] 王波,龚伟,陈国宝,等.肉桂挥发性成分的气相色谱/质谱分析[J].世界中西医结合杂志,2014,9(9):941-943.

[2] 郭胜男,卢金清,蔡君龙,等.HS-SPME-GC-MS联用分析不同产地肉桂挥发性成分[J].中国调味品,2014,39(12):113-117,128.

[3] 何珊,姜勇,屠鹏飞.肉桂的化学成分研究[J].中国中药杂志,2015,40(18):3598-3602.

[4] 赵凯,姜勇,薛培凤,等.国产肉桂的化学成分研究[J].中草药,2013,44(17):2358-2363.

[5] 杨秋霞,徐方方,吴云山,等.中药肉桂的化学成分研究[J].世界中医药,2016,11(12):2785-2788.

[6] 赵凯,薛培凤,屠鹏飞.肉桂的化学成分及其生物活性研究进展[J].内蒙古医科大学学报,2013,35(1):63-74.

【药理参考文献】

[1] 邱世翠,李连锦,刘云波,等.肉桂体外抑菌作用研究[J].时珍国医国药,2001,12(1):13-13.

[2] Linda S M Ooi, Li Y L, Sheung-Lau Kam, et al. Antimicrobial activities of cinnamon oil and cinnamaldehyde from the Chinese Medicinal Herb *Cinnamomum cassia* Blume [J]. American Journal of Chinese Medicine, 2006, 34(3): 511-522.

[3] 朱自平, 张明发. 肉桂的温中止痛药理研究[J]. 中国中药杂志, 1993, 18(9): 553.
[4] 吴雪辉, 黄永芳, 高强, 等. 肉桂精油的抗氧化作用研究[J]. 食品科技, 2007, 32(4): 85-88.
[5] 胥新元, 彭艳梅, 彭源贵, 等. 肉桂挥发油降血糖的实验研究[J]. 中国中医药信息杂志, 2001, 8(2): 26.
[6] 董志超, 何际婵, 王天群, 等. 肉桂提取物对α-葡萄糖苷酶活性及糖尿病模型大鼠餐后高血糖的抑制作用[J]. 中国药房, 2013, 24(47): 4421-4424.
[7] 张赟赟, 李嘉, 杨海船, 等. 肉桂提取物对链脲佐菌素致实验性糖尿病小鼠的影响[J]. 广西林业科学, 2016, 45(1): 89-92.
[8] 于峰, 王厚伟, 李兆明, 等. 肉桂多糖对四氧嘧啶致实验性糖尿病小鼠降糖作用的研究[J]. 食品与药品, 2009, 11(11): 1-3.
[9] Anderson R A. Chromium and polyphenols from cinnamon improve insulin sensitivity. [J]. Proceedings of the Nutrition Society, 2008, 67(1): 48.
[10] 卢兆莲, 黄才国. 肉桂多酚改善Hep G2细胞胰岛素抵抗作用研究[J]. 辽宁中医药大学学报, 2013, 15(2): 42-44.
[11] 陈立平, 张慧萍, 陈光, 等. 肉桂油成分分析及肉桂醛体外抗肿瘤活性研究[J]. 中国微生态学杂志, 2012, 24(4): 327-330.
[12] 尹兴忠, 赵冬梅, 刘蕾, 等. 肉桂醛对小鼠U14宫颈癌组织中PI3K表达的影响[J]. 中成药, 2017, 39(1): 188-191.
[13] 黄敬群, 罗晓星, 王四旺, 等. 桂皮醛抗肿瘤活性及对S180荷瘤小鼠免疫功能的影响[J]. 中国临床康复, 2006, 10(11): 107-110.
[14] Jeon W K, Hwang J S, Lee C G, et al. Cinnamon extract suppresses tumor progression by modulating angiogenesis and the effector function of CD8 +, T cells [J]. Cancer Letters, 2009, 278(2): 174-82.
[15] 黄宏妙, 郭占京, 罗佩卓, 等. 肉桂水提液对大鼠全脑缺血再灌注损伤的保护作用[J]. 中成药, 2011, 33(10): 1788-1789.
[16] 郭占京, 黄宏妙, 梁晓艳, 等. 肉桂水提液对脑缺血再灌注损伤大鼠各组织中丙二醛和超氧化物歧化酶的影响[J]. 时珍国医国药, 2011, 22(12): 2900-2901.
[17] 黄宏妙, 郭占京, 蒋凌风, 等. 肉桂水提液对全脑缺血再灌注损伤大鼠MAO和CAT的影响[J]. 中国实验方剂学杂志, 2011, 17(23): 159-161.
[18] 许青媛, 陈春梅, 杨甫昭, 等. 肉桂及其主要成分对应激性心肌损伤几种血清酶含量的影响[J]. 中药药理与临床, 1989, 5(1): 34-35.
[19] 曾俊芬, 鲁建武, 宋金春. 肉桂活性部位对大鼠凝血功能及血液流变学的影响[J]. 中国医院药学杂志, 2015, 35(21): 1937-1940.
[20] 汤奇, 刘蓉, 杨发龙, 等. 桂枝挥发油与桂皮醛抗流感病毒作用的实验研究[J]. 时珍国医国药, 2012, 23(7): 1622-1624.
[21] 刘蓉, 何婷, 陈恬, 等. 桂枝挥发油抗甲型流感病毒作用[J]. 中药药理与临床, 28(2): 75-78.
[22] 刘蓉, 何婷, 曾南, 等. 桂枝挥发油及桂皮醛抗流感病毒的机制研究[J]. 中草药, 2013, 44(11): 1460-1464.
[23] 刘蓉, 苟玲, 于柳, 等. 桂枝挥发油与桂皮醛对病毒性肺炎小鼠死亡保护作用及TL R /IFN信号机制研究[J]. 中药药理与临床, 2013, 29(4): 33-36.
[24] 洪寅, 仇凤梅, 金国英, 等. 桂枝对大鼠良性前列腺增生细胞增殖和凋亡的影响[J]. 中国中西医结合外科杂志, 2011, 17(3): 280-283.
[25] 洪寅, 仇凤梅, 陈芝芸, 等. 桂枝对良性前列腺增生大鼠血清性激素的影响[J]. 中国中医药科技, 2011, 18(5): 414-415.
[26] 郑芳昊, 罗佳波. 桂枝对大鼠中枢神经系统作用的研究[J]. 中药药理与临床, 2014, 30(4): 76-78.
[27] 李希哲, 黄海燕, 赵威, 等. 桂枝化合物的分离与鉴定及神经保护作用[J]. 沈阳药科大学学报, 2016, 33(1): 14-18.
[28] 武志强, 何敏, 阙昌田, 等. 桂枝不同萃取部位抗过敏作用的研究[J]. 中药药理与临床, 2014, 30(6): 74-77.
[29] 曾雪瑜, 陈学芬, 韦宝伟. 肉桂提取物对免疫功能影响的研究[J]. 广西医学, 1984(2).
[30] Kim S H, Sun H H, Choung S Y. Anti-diabetic effect of cinnamon extract on blood glucose in db/db mice [J]. Journal of

Ethnopharmacology, 2006, 104 (2): 119-123.

【临床参考文献】

[1] 孔丽丽, 陈二辉, 李志尚. 吴茱萸、肉桂粉敷神阙穴治疗 ICU 病人腹胀效果观察 [J]. 护理研究, 2014, 28 (10): 3670-3671.

[2] 徐洛邦, 赵柏庆, 王宜健. 肉桂粉加藿香正气水治疗寒、湿型感冒的临床观察 [J]. 中医临床研究, 2013, 5 (8): 89-90.

[3] 徐洛邦, 周文辉, 彭秀芳, 等. 中风患者人用肉桂粉治疗的效果体会 [J]. 当代医学, 2014, 20 (4): 156-157.

[4] 雷丽芳, 孙健. 中药穴位贴敷治疗老年性夜尿频 30 例疗效观察 [J]. 新中医, 2012, 44 (3): 104-105.

[5] 刘丽媛, 赵丽香, 刘小平. 中医隔药灸治疗产后尿潴留 30 例临床疗效观察 [J]. 中国初级卫生保健, 2015, 29 (9): 99-100.

269. 华南桂（图 269）• *Cinnamomum austrosinense* H. T. Chang（*Cinnamomum chingii* Metcalf）

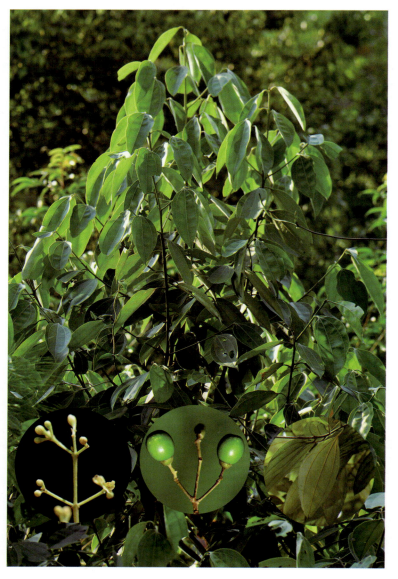

图 269　华南桂　　　摄影　叶喜阳等

【别名】大叶辣樟树、野桂皮（江西吉安），大叶樟、肉桂（江西赣州），华南樟（浙江），秦氏桂。

【形态】乔木，高 5～20m。叶近对生或互生，革质，椭圆形，长 14～20cm，宽 4～8cm，先端急尖至渐尖，基部钝；上表面绿色，新叶上面被灰褐色微柔毛，老叶上面变无毛，下表面色较淡，晦暗，密被灰褐色柔毛；三出脉或近离基三出脉，中脉在下表面十分凸起，叶柄长 1～1.5mm，腹平背凸，密被微柔毛。圆锥花序生于当年生枝条的叶腋内，长 9～13cm，宽 5～7cm，三次分枝，稀疏开展，总梗长度超花序一半，各级分枝略扁，密被贴伏而短的灰褐色微柔毛；花黄绿色，密被灰褐色微柔毛，花被筒倒锥形，长约 2mm，花被裂片卵圆形，长约 2.5mm。果椭圆形，长约 1cm，宽达 7～9mm，果托浅杯状，高约 2.5mm，直径达 5mm，边缘具浅齿，齿先端截平。花期 6～8 月，果期 8～11 月。

【生境与分布】生于海拔 630～700m 的山坡、溪边常绿阔叶林或灌丛中。江西、浙江、福建有分布，另广西、广东等地均有分布。

【药名与部位】桂皮，树皮。

【采集加工】冬季剥取树皮，阴干。

【药材性状】呈半卷筒状或板状块片。外表面灰褐色，有少量凸起的横纹及疤痕，可见灰绿色地衣斑，质硬，气稍香，味微甜，辛辣。

【药材炮制】除去杂质，用时打碎。

【性味与归经】辛，温。归心、肝、脾、肾经。

【功能与主治】暖脾胃，散风寒，通血脉。用于脘腹冷痛，呕吐，风湿痹痛，跌扑瘀血，月经不调。

【用法与用量】3～9g。

【药用标准】北京药材 1998 和内蒙古药材 1988。

270. 毛桂（图 270）• *Cinnamomum appelianum* Schewe

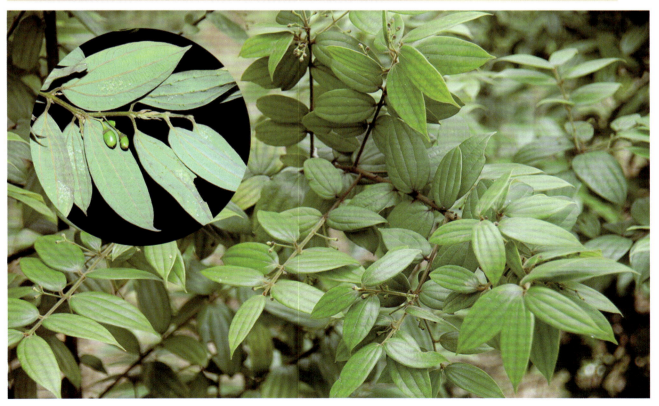

图 270　毛桂　　　　　　　摄影　徐晔春等

【别名】土肉桂（江西赣州）。

【形态】小乔木，高 4～6m，多分枝，分枝对生。枝条略芳香，嫩枝密被污黄色硬毛状茸毛，老枝无毛。叶互生，革质，椭圆形、椭圆状披针形至卵形或卵状椭圆形，长 4.5～11.5cm，宽 1.5～4cm，先端渐尖，基部楔形至近圆形，叶背密被疏柔毛；离基三出脉，左右两脉延伸至叶先端；叶柄较粗，长 4～5（9）mm，被毛。圆锥花序生于新枝腋处，总梗纤细，苞片线形或披针形，两面被柔毛，早落；花白色，长 3～5mm；花被两面被柔毛，花被筒倒锥形，花被裂片先端锐尖；能育雄蕊 9 枚，稍短于花被片，长 2.5～3.5mm，花丝被疏柔毛，中部有一对无柄的心状圆形腺体；子房宽卵球形，长 1.2mm，无毛，花柱粗壮，柱头盾形或头状，全缘或略具 3 浅裂。未成熟果椭圆形，长约 6mm，宽 4mm，绿色；果托增大，漏斗状，长达 1cm，顶端具齿裂，宽 7mm。花期 4～6 月，果期 6～8 月。

【生境与分布】生于海拔 350～1400m 的山坡或谷地的灌丛和疏林中。江西有分布，另广西、广东、湖南、贵州、云南、四川等地均有分布。

【药名与部位】官桂，树皮。

【采集加工】夏至前后剥皮，阴干。

【药材性状】为卷筒状或槽状，厚 0.3～0.5cm。外表面灰棕色，粗糙，有明显的纵皱纹及横向突起的皮孔，内表面棕褐色，平滑，具细纵纹。质坚硬，折断面略呈颗粒状。略有香气，味微甘、涩，并有凉舌感。

【化学成分】叶含挥发油类：α-蒎烯（α-pinene）、1,8-桉叶油素（1,8-cineole）、香叶醇（geraniol）、香叶醛（geranial）、乙酸香叶酯（geranyl acetate）和黄樟油素（safrole）[1]等。

【性味与归经】辛、甘，温。归脾、胃、肝、肾经。

【功能与主治】温脾胃，暖肝肾，祛寒止痛，散瘀消肿。用于脘腹冷痛，呕吐泄泻，腰膝酸冷，寒疝腹痛，寒湿痹痛，瘀滞痛经，血痢，肠风，跌打肿痛等。

【用法与用量】6～12g。外用适量，研末用水或酒调敷。

【药用标准】湖南药材 2009 和贵州药材 2003。

【附注】阴虚火旺者忌服，有出血倾向者及孕妇慎服。

银叶桂 *Cinnamomum mairei* Lévl. 及少花桂 *Cinnamomum pauciflorum* Nees 在湖南、贵州、四川及广西等地作官桂药用。阴香 *Cinnamomum burmannii*（Nees et T.Nees）Blume 在黑龙江作官桂药用。

【化学参考文献】

[1] 陶光复，吕爱华，张小红，等. 毛桂和少花桂叶精油的化学成分 [J]. 植物科学学报，1988，25（3）：1159-1164.

271. 香桂（图 271）• *Cinnamomum subavenium* Miq.

【别名】桂皮、长果桂、细叶香桂（浙江），香槁树（江西吉安），土肉桂（福建）。

【形态】常绿大乔木。树皮灰色，平滑；新枝纤细，密被黄色平伏绢状柔毛。叶在幼枝上近对生，老枝上互生，革质，椭圆形至披针形，长 4～13cm，宽 2～6cm，先端渐尖或短渐尖，基部楔形至近圆形；上表面深绿色，有光泽，幼时被毛，老时渐脱落，下表面暗黄绿色，密被柔毛，老时渐脱落但仍明显可见；三出脉或近离基三出脉，中脉及左右两脉在上表面凹陷，下表面凸起，左右两脉近基部发出，延伸至叶先端；叶柄长 5～15mm，密被黄色平伏绢状短柔毛。圆锥花序腋生，花梗及各级序轴均被毛；花淡黄色，长 3～4mm，花被内外两面密被短柔毛，花被裂片 6 片，外轮长圆状披针形或披针形，内轮卵圆状长圆形。果椭圆形，长约 7mm，宽 5mm，熟时蓝黑色；果托杯状，顶端全缘，宽约 5mm。花期 6～7 月，果期 8～10 月。

【生境与分布】生于海拔 1000m 以下的山地常绿阔叶林中。浙江、江西、安徽、福建有分布，另云南、贵州、四川、湖北、广东、广西等地均有分布；印度、缅甸经中南半岛及马来西亚至印度尼西亚也有分布。

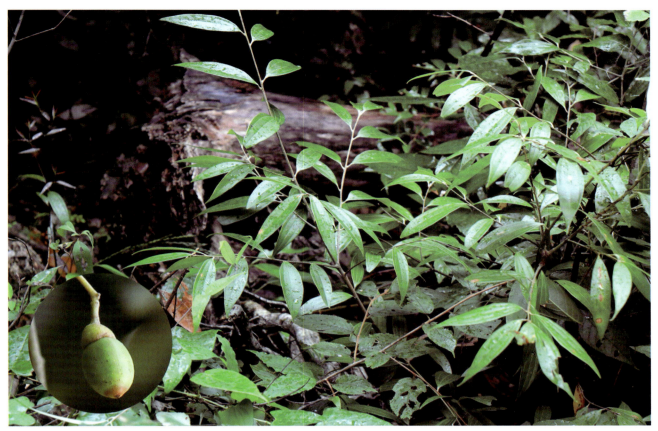

图271 香桂　　　　　　　　　　　　　摄影　李华东等

【药名与部位】 桂皮，树皮。

【采集加工】 冬季剥取树皮，阴干。

【药材性状】 呈不规则块片。外表面褐色或棕褐色，常见纹理。内表面暗棕色或棕褐色。质硬，断面有棕色径向花纹。气微香，味辛凉而辣。

【药材炮制】 除去杂质，用时打碎。

【化学成分】 树皮含挥发油类：桂皮醛（cinnamaldehyde）、α-可巴烯，即α-胡椒烯（α-copaene）、β-毕澄茄烯（β-cadinene）和α-衣兰油烯（α-muurolene）等[1]。

【药理作用】 1. 抗菌　叶中提取得到的精油在体外对大肠杆菌、金黄色葡萄球菌、黑曲霉、根霉的生长均有抑制作用，其中对根霉的抑制效果最好[1]。2. 抗炎　提取的香桂叶油不仅能降低大鼠足肿胀度及丙二醛（MDA）含量，而且能抑制一氧化氮（NO）、前列腺素E2（PGE2）、肿瘤坏死因子-α（TNF-α）、白细胞介素-6（IL-6）和白细胞介素-1β（IL-1β）等炎性因子的产生，并且对一氧化氮合成酶（NOS）、环氧合酶-2（COX-2）、核转录因子-κB（NF-κB）、IKK-α、IKK-β蛋白表达有一定的抑制作用，认为系通过蛋白激酶水平抑制核转录因子-κB信号通路从而发挥抗炎作用[2]。

【性味与归经】 辛，温。归心、肝、脾、肾经。

【功能与主治】 暖脾胃，散风寒，通血脉。用于脘腹冷痛，呕吐，风湿痹痛，跌扑瘀血，月经不调。

【用法与用量】 3～9g。

【药用标准】 北京药材1998。

【临床参考】 1. 胃寒气痛：树皮15g，加香附子6g，水煎服。（《湖南药物志》）

2. 风湿痹痛：树皮、根15g，加豨莶草、虎刺各15g，水煎服。

3. 创伤出血：树皮晒干研粉，外敷伤处。（2方、3方引自《浙江药用植物志》）

742 | 三四 樟科 Lauraceae

【化学参考文献】

[1] 陈建华, 孙伟, 翁少伟, 等. 香桂桂皮精油的超临界 CO_2 萃取及其 GC-MS 分析 [J]. 中国调味品, 2013, 38 (9): 107-111.

【药理参考文献】

[1] 邓楠. 香桂精油的提取、异黄樟油素的合成以及几种植物精油的抗菌活性研究 [D]. 长沙: 中南林业科技大学硕士学位论文, 2015.

[2] 郝新才. 三种药用植物的化学成分和生物活性研究 [D]. 武汉: 华中科技大学博士学位论文, 2014.

272. 云南樟（图272）• *Cinnamomum glanduliferum*（Wall.）Nees

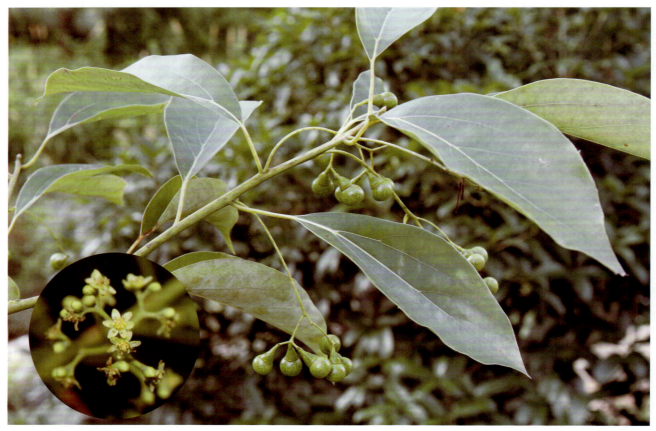

图 272　云南樟　　　　　　　　　　　　　　　　摄影　陈征海等

【形态】 常绿大乔木，树皮灰褐色，深纵裂，具有樟脑气味。小枝绿褐色，具棱角。叶互生，革质，椭圆形至披针形，长 6～15cm，宽 4～6.5cm，先端通常急尖至短渐尖，基部楔形、宽楔形至近圆形；上表面深绿色，有光泽，下表面通常粉白色，幼时被微柔毛，后脱落或微被；羽状脉稀有离基三出脉，侧脉 4～5 对，侧脉脉腋在上面明显隆起下面有明显的腺窝，窝穴内被毛或近无毛；叶柄长 1.5～3（3.5）cm，近无毛。聚伞圆锥花序腋生，长 4～10cm，各级序轴与花梗均无毛；花小，长约 3mm，淡黄色，花被外面疏被白色微柔毛，内面被短柔毛，花被裂片 6 片，宽卵圆形，近等大，长约 2mm。果球形，直径达 1cm，黑色，果托狭长倒锥形，长约 1cm，顶部直径约 6mm，边缘波状，红色，有纵长条纹。花期 3～5 月，果期 7～9 月。

【生境与分布】生于海拔 1500～3000m 的山地常绿阔叶林中。浙江永嘉、文成有栽培，另云南、贵州、四川、湖北、西藏等地均有分布；印度、尼泊尔、缅甸至马来西亚也有分布。

【药名与部位】香樟（云南樟），木材。

【化学成分】叶含挥发油类：芳樟醇（linalool）、莰烯（camphene）、α-蒎烯（α-pinene）、对聚伞花素（p-cymene）、α-松油醇（α-terpineol）、樟脑（d-camphor）、柠檬醛（citral）、正癸醛（n-decyl aldehyde）、甲基庚烯酮（methylheptenone）、桉油素（cineole）和丁香酚（eugenol）等[1]。

【药用标准】部标藏药 1995 附录和青海藏药 1992 附录。

【化学参考文献】

[1] 蔡蕙元,丁靖凯,聂瑞麟.云南樟科植物精油的研究 I. 云南樟和猴樟的精油化学成分[J].药学学报,1964,11(12)：801-806.

273. 锡兰肉桂（图273） · *Cinnamomum zeylanicum* Blume（*Cinnamomum verum* Presl）

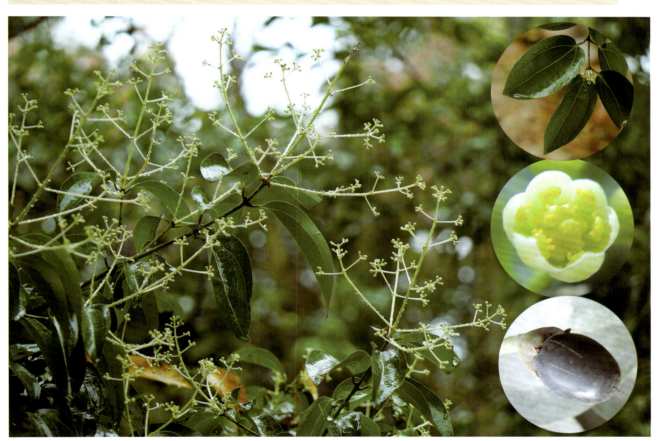

图 273　锡兰肉桂　　　　摄影　郑海磊等

【别名】斯里兰卡肉桂。

【形态】常绿乔木，高达10m。树皮黑褐色，内皮有强烈的芳香气；幼枝略为四棱形，灰色而具白斑。叶常对生，革质，卵圆形或卵状披针形，长 11～16cm，宽 4.5～5.5cm，先端渐尖，基部楔形；上表面绿色，光亮，下表面淡绿白色，两面无毛；离基三出脉，中脉及左右两脉于两面凸起，网状细脉在下表面明显呈蜂巢状小凹穴；叶柄长 2cm，无毛。圆锥花序腋生或顶生，长 10～12cm，总梗、各级序轴及花梗被绢状微柔毛；花黄色，长约 6mm，花被裂片 6 片，长圆形，近相等，外面被灰色微柔毛。果卵球形，长 10～15mm，熟时黑色，果托杯状，增大，具齿裂，齿先端截形或锐尖。

【生境与分布】原产于斯里兰卡。浙江温州、福建厦门有栽培，另广东、台湾等地均有栽培；印度、尼泊尔、缅甸至马来西亚也有分布。

【药名与部位】三条筋，叶。

【化学成分】叶含挥发油类：丁香酚（eugenol）、苯甲酸苄酯（benzyl benzoate）、（E）-乙酸肉桂酯［(E)-cinnamyl acetate］、乙酸丁香酚酯（eugenol acetate）、芳樟醇（linalool）、反式-石竹烯（trans-caryophyllene）[1]和松油烯-4-醇（terpinen-4-ol）等[2]。

枝条含黄酮类：山柰酚（kaempferol）、山柰酚-3-O-α-L-鼠李糖苷（kaempferol-3-O-α-L-rhamnoside）、山柰酚-3-O-芦丁苷（kaempferol-3-O-rutinoside）、异鼠李亭-3-O-芸香糖苷（isorhamnetin-3-O-rutinoside）和荭草苷（orientin）[3]。

【药理作用】胰岛素调节　新鲜树皮水提物能减轻高糖高脂饲料所致胰岛素抵抗模型大鼠的体重，减少脂肪含量，降低血清胰岛素水平、胰岛素抵抗指数和甘油三酯（TG），提高葡萄糖耐量、肝糖原含量和肝脏葡萄糖转运体 2（GLUT2）表达[1]。

【药用标准】部标维药 1999 附录。

【临床参考】脘腹痞满、消化不良：树皮 0.5～1.5g，研末冲服。（《中华本草》）

【化学参考文献】

[1] 徐杨斌，王凯，朱瑞芝，等．气相色谱/飞行时间质谱法结合保留时间指数分析斯里兰卡桂叶油中的挥发性成分［J］．中国食品添加剂，2014，2：246-250.

[2] 冯岗，张静，曲晓，等．锡兰肉桂的杀螨活性及有效成分［J］．热带作物学报，2010，31（3）：474-479.

[3] 梅文莉，瞿书华，陈昌祥，等．锡兰肉桂中的黄酮类化合物［J］．云南植物研究，2001，23（3）：394-396.

【药理参考文献】

[1] 董志超，何际婵，王天群，等．两种肉桂提取物对高糖高脂诱导大鼠胰岛素抵抗的作用研究［J］．中华中医药学刊，2013，31（12）：2651-2654.

274. 樟（图 274）• *Cinnamomum camphora*（Linn.）Presl

【别名】香樟树（浙江），香樟（江苏苏州），樟柴（福建福安），樟树、芳樟、油樟、樟木。

【形态】常绿大乔木，高可达 30m，枝、叶及木材均有樟脑气味。枝条圆柱形，淡褐色，无毛。叶互生，革质，卵状椭圆形，长 6～12cm，宽 2.5～5.5cm，先端急尖，基部宽楔形至近圆形，边缘全缘；上表面绿色或黄绿色，有光泽，下表面黄绿色或灰绿色，晦暗，两面无毛；叶柄纤细，长 2～3cm，腹凹背凸，无毛；离基三出脉，有时五出，中脉两面明显，侧脉 5～7 对，近叶基部边缘处每边有支脉一条沿叶缘向上，侧脉及支脉在上表面明显凸起，下表面脉腋内常被柔毛。圆锥花序腋生，长 3.5～7cm，总梗长 2.5～4.5cm，与各级序轴均无毛或被微柔毛，被毛时往往在节上尤为明显；花两性，绿白或带黄色，长约 3mm；花梗长 1～2mm，无毛；花被外面通常无毛，内面密被短柔毛，花被筒较短，花被裂片椭圆形，长约 2mm。果卵球形或近球形，直径 6～8mm，紫黑色；果托杯状，长约 5mm，顶端截平。花期 4～5 月，果期 8～11 月。

【生境与分布】常生于山坡或沟谷中。华东各省区均有栽培，另南方及西南等省区均有栽培；越南、朝鲜、日本亦有分布。

【药名与部位】香樟根（樟树根、走马胎），根。樟梨子（樟树子），果实。樟榕子，得粉实病后的变异果实。香樟木，心材。

【采集加工】香樟根：春、秋二季采挖，洗净，切片，晒干。樟梨子：秋冬季采摘，晒干。樟榕子：冬季采收，除去杂质，晒干。香樟木：锯下树干，去皮，砍、劈成小块晒干或收集洁净樟木制品加工边料，

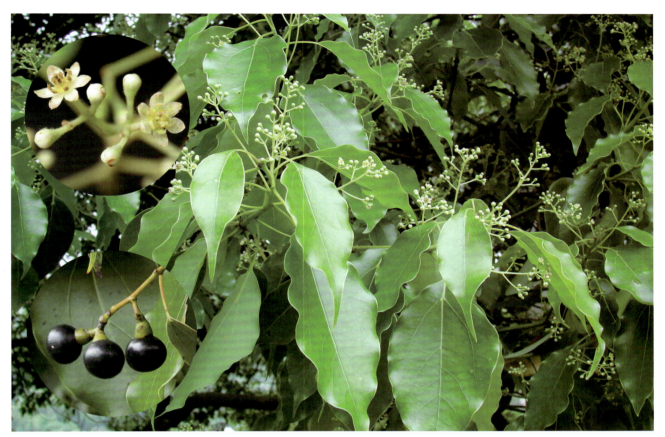

图 274　樟　　　　　　　　　　　　　　　　　　　　　　　摄影　李华东等

整理加工成小块。

【药材性状】香樟根：呈横切或斜切的圆片，直径4～10cm，厚2～5cm，或为不规则条块状。外表红棕色或暗棕色，有栓皮或部分脱落。断面黄白色或黄棕色，有环纹。质坚而重。具樟脑气，味辛而清凉。

樟梨子：果实呈类圆球形或卵球形，直径0.5～0.8cm，有的可大于1cm。表面棕黑色、黑紫色，皱缩不平，略有光泽，有的基部尚包有宿存花被或其残基。果皮薄而脆或果皮厚，坚硬，内含种子一枚。果托部分肥厚，呈杯状、盘状，但均皱缩，表面凹凸不平，顶端边缘全缘或具平截齿裂。质硬，不易破碎，碎面角质样或疏松似海绵状。具特异香气，味辛辣而涩。

樟榕子：呈不规则的圆球形，直径0.5～1.5cm。表面土黄色至黄棕色，凹凸不平，如瘤状。基部有果梗或果梗痕。质硬，体实，砸碎后内面显红棕色或棕褐色。气特异，味辛、微涩。

香樟木：呈长圆形、对剖半圆柱形或不规则片状，长5～20cm，直径2～10cm。心材表面黄白色。断面淡黄白色，放射状纹理及年轮明显，质重而坚硬。具樟脑香气，味清凉。

【药材炮制】香樟根：除去杂质，洗净，润透，切片，干燥。

樟梨子：除去杂质，抢水洗净，晾干，用盐水拌匀，闷透，至盐水吸尽，干燥。

【化学成分】叶含挥发油类：桉叶油醇（eucalyptol）、石竹烯（caryophyllene）、莰烯（camphene）、β-蒎烯（β-pinene）、α-蒎烯（α-pinene）、α-松油醇（α-terpineol）、月桂烯（myrcene）、芳樟醇（linalool）、樟脑（camphor）、萜品油烯（terpinolene）、龙脑（camphol）、（−）-4-萜品醇［（−）-terpinen-4-ol］、左旋乙酸冰片酯（L-bornyl acetate）、黄樟素（safrole）、α-荜澄茄油烯（α-cubebene）、δ-杜松烯（δ-cadinene）、异橙花叔醇（isonerolidol）、大根香叶烯B（germacrene B）、大根香叶烯D（germacrene D）、桧烯（sabinene）、植醇（phytol）、1-巯基-2-二辛基酮（1-mercapto-2-heptadecanone）、1-二十烷醇（1-eicosanol）、1-戊烯-3-醇（1-penten-3-ol）[1,2]，δ-愈创木烯（δ-guaiene）、香柠烯醇（bergamotenol）和柠檬醛（citral）

等[3]；黄酮类：山奈酚-3-O-β-D-吡喃葡萄糖苷（kaempferol-3-O-β-D-glucopyranoside）、槲皮素-3-O-β-D-吡喃鼠李糖苷（quercetin-3-O-β-D-rhamnopyranoside）、槲皮素-3-O-β-D-吡喃葡萄糖苷（quercetin-3-O-β-D-glucopyranoside）、异鼠李素-3-O-β-D-吡喃葡萄糖苷（isorhamnetin-3-O-β-D-glucopyranoside）、山奈酚-3-O-β-D-芸香糖苷（kaempferol-3-O-β-D-rutinoside）和异鼠李素-3-O-β-D-芸香糖苷（isorhamnetin-3-O-β-D-rutinoside）[4]；木脂素类：黑色五味子单体苷（schizandriside）、新芝麻脂素（neosesamin）和斑纹脂素*（maculatin）[4]。

木材含挥发油类：樟脑（camphor）、丙酸芳樟酯（linalyl propionate）、桉叶油醇（eudesmol）和黄樟脑（safrole）等[5,6]。

果实含挥发油类：β-水芹烯（β-phellandrene）、α-蒎烯（α-pinene）、莰烯（camphene）、β-蒎烯（β-pinene）、β-月桂烯（β-myrcene）、α-水芹烯（α-phellandrene）、桉油精（eucalyptol）、β-罗勒烯（β-ocimene）、β-松油醇（β-terpilenol）、樟脑（camphor）、龙脑（borneol）、α-松油醇（α-terpilenol）、荜澄茄酸（cubebic acid）、α-荜澄茄烯（α-cadinene）、β-榄香稀（β-elemene）等[7]，芳樟醇（linalool）、黄樟油素（safrole）和1,8-桉叶素（1,8-cineole）[8]。

种子含挥发油类：樟脑（camphor）、1,8-桉叶素（1,8-cineole）、芳樟醇（linalool）、α-松油醇（α-terpilenol）和柠檬烯（limonene）等[9]；蛋白质：辛纳毒蛋白（cinnamomin）和克木毒蛋白（camphorin）[10]。

【药理作用】1.抗菌 落叶中获得的樟油对大肠杆菌、普通变形杆菌、金黄色葡萄球菌的生长有一定的抑制作用[1]；叶乙醇提取物及水提物对大肠杆菌、伤寒杆菌、金黄色葡萄球菌、乙型副伤寒杆菌4种消化道感染细菌的生长具有明显的抑制作用[2]；叶中获得的挥发油对大肠杆菌、金黄色葡萄球菌、青霉及黑曲霉的生长均有抑制作用，其中对青霉及黑曲霉真菌的抑制作用更为明显[3]。2.抗炎镇痛 种子的水提物能提高热板法所致小鼠的痛阈值[4]；茎醇提物能明显提高热板法所致小鼠的痛阈值，明显减少醋酸所致痛小鼠的扭体次数[5]；叶中提取得到的不同挥发油均对大鼠佐剂性关节炎肿胀和炎性细胞因子肿瘤坏死因子-α（TNF-α）、白细胞介素-2（IL-2）、白细胞介素-6（IL-6）的生成有不同程度的抑制作用[6]。3.镇咳平喘 茎醇提物能延长浓氨水所致咳小鼠的咳嗽潜伏期、减少咳嗽次数，能延长磷酸组胺所致哮喘豚鼠的呼吸困难潜伏期[5]。4.抗氧化 叶不同溶剂提取物均能清除1,1-二苯基-2-三硝基苯肼自由基（DPPH）作用，其中正丁醇提取物的作用最强[7]；叶中提取得到的多酚对羟自由基（OH·）、1,1-二苯基-2-三硝基苯肼自由基、超氧阴离子（O$_2$·）都具有较强的清除作用，可有效延长油脂氧化诱导期[8]；果皮中的花色苷具有清除1,1-二苯基-2-三硝基苯肼自由基、羟自由基的作用[9]。5.兴奋中枢神经 所含的樟脑能增进呼吸、循环，在中枢神经系统处于抑制状态时尤为明显[10]。6.改善血液循环 所含的樟脑对皮肤黏膜有局部刺激作用，可改善局部血液循环并促进黏膜分泌[10]。7.抗肿瘤 种子提取的辛纳毒蛋白和克木毒蛋白在体外可抑制肿瘤细胞生长，辛纳毒蛋白对鼠裸露皮肤上的纯黑瘤有显著的抑制作用，这两种蛋白对肿瘤细胞的细胞毒性是因为它改变了核糖体蛋白的活性[11]。

【性味与归经】香樟根：辛，温。归肝、脾、胃经。樟梨子：辛，温。归肝、胃经。樟榕子：辛，温。香樟木：辛，温。归肝、脾经。

【功能与主治】香樟根：温中止痛，辟秽和中，祛风除湿。用于胃脘疼痛，吐泻，风湿痹痛，皮肤瘙痒。樟梨子：祛风散寒，温胃和中，理气止痛。用于脘腹冷痛，寒湿吐泻，气滞腹胀，脚气。樟榕子：散寒化滞，行气止痛。用于胃脘疼痛，吐泻腹痛；外用治瘀血肿痛。香樟木：祛风止痛，温中理气，活血通络。用于风湿痹痛，感冒头痛，寒湿吐泻，跌扑伤痛。

【用法与用量】香樟根：10～20g；或研末调服；外用适量，煎水洗。樟梨子：9～15g；外用适量，煎水洗。樟榕子：3～4.5g；外用适量。香樟木：5～15g；外用适量，煎水洗。

【药用标准】香樟根：贵州药材2003、江西药材1996、四川药材1984、广西药材1996和广西壮药2008。樟梨子：上海药材1994、湖南药材2009和广东药材2011。樟榕子：江西药材1996。香樟木：上海药材1994、贵州药材2003和山东药材2012。

【临床参考】1. 胃寒腹痛、泄泻：果实3～9g，或鲜树皮30g，加老姜3片、炒牡荆子9g，水煎服。(《浙江药用植物志》)

2. 股癣、足癣：樟脑100g，碾碎为末，与适量克霉唑软膏调匀涂患处，连用9～10天[1]。

3. 高脂血症：樟树子油中提取中碳链甘油三酸酯，与炒熟糯米粉按1：2配料，加白糖适量压制成块，每块含中碳链甘油三酸酯4.28g，每次2块，每日3次，开水冲服或直接口服，2个月为1疗程[2]。

【附注】始载于《本草拾遗》，《本草纲目》载："西南处处山谷有之。木高丈余，小叶似楠而尖长，背有黄赤茸毛，四时不凋，夏开细花，结小子。木大者数抱，肌理细而错纵有纹，宜于雕刻，气甚芬烈。"《植物名实图考》在"樟"项载："江西极多，豫章以木得名，南达吉安则不植。"所述特征及产地和附图形态，均与樟一致。

【化学参考文献】

[1] 付宇新，江香梅，罗丽萍，等.不同化学类型樟树叶挥发油成分的GC-MS分析[J].林业工程学报，2016，1（2）：72-76.

[2] 王芃，张党权，章怀云，等.樟树叶化学成分的GC/MS分析[J].中南林业科技大学学报，2010，30（10）：117-120.

[3] 吴学文，熊艳，游奎一.樟树叶挥发性成分研究[J].广西植物，2011，31（1）：139-142.

[4] 王智慧，凌铁军，张梁，等.樟树叶化学成分的研究[J].天然产物研究与开发，2014，26：860-863.

[5] 郭林林.樟树化学成分的系统研究[D].长沙：中南林业科技大学硕士学位论文，2011.

[6] Pelissier Y, Marion C, Prunac S, et al. Volatile components of leaves, stems and bark of *Cinnamomum camphora* Nees et Ebermaier [J]. J Essential Oil Res, 1995, 7（3）：313-315.

[7] 李林松，罗永明.井冈山地区樟树果挥发性成分的分析[J].江西中医学院学报，2005，27（3）：36-37.

[8] 邱米，覃子海，关继华，等.芳樟型樟树果挥发油成分研究[J].广西植物，2013，33（6）：887-890.

[9] 梁光义，年德文，魏惠芬，等.樟果实挥发油的研究[J].贵阳中医学院学报，1994，16（4）：59-60.

[10] Ling J, Liu W Y. Cytotoxicity of two new ribosome-inactivating proteins, cinnamomin and camphorin, to carcinoma cells. [J]. Cell Biochem Funct, 1996, 14（3）：157.

【药理参考文献】

[1] 李爱民，唐永勤，卿玉波.樟油的提取及其抑菌性研究[J].福建林业科技，2006，33（4）：121-123.

[2] 邓海英，于志君，张垚，等.樟树叶提取物对几种消化道感染细菌的抑制作用研究[J].时珍国医国药，2011，22（7）：1781-1782.

[3] 马英姿，谭琴，李恒熠，等.樟树叶及天竺桂叶的精油抑菌活性研究[J].中南林业科技大学学报，2009，29（1）：36-40.

[4] 周细根，梁生林，胡存华，等.樟树子水提液对小鼠的镇痛作用研究[J].井冈山大学学报（自然科学版），2014，35（4）：96-98.

[5] 周富强，田素英，潘建龙，等.樟树茎与沉香醇提物药理作用对比研究[J].中医学报，2013，28（12）：1849-1851.

[6] 李洪梅，黄璐琦，周爱香，等.同化学型樟对大鼠佐剂性关节炎模型的影响[J].中国中药杂志，2009，34（24）：3251-3253.

[7] 孙崇鲁，胡晓渝，张祺照.香樟叶不同溶剂提取物清除DPPH自由基的研究[J].中南药学，2014，12（3）：223-225.

[8] 付湘晋，王挥，冉晓敏.樟树叶多酚提取物体外清除自由基及抗油脂氧化活性研究[J].食品工业科技，2013，19：108-110，114.

[9] 昝丽霞.香樟果皮花色苷提取工艺优化及抗氧化研究[J].广西植物，2015，35（4）：603-608.

[10] 浙江药用植物志编写组.浙江药用植物志（上册）[M].杭州：浙江科学技术出版社，1980：387.

[11] Ling J, Liu W Y. Cytotoxicity of two new ribosome-inactivating proteins, cinnamomin and camphorin, to carcinoma cells. [J]. Cell Biochemistry & Function, 1996, 14（3）：157.

【临床参考文献】

[1] 方芳.樟脑与克霉唑软膏联合治疗股癣和足癣的临床疗效[J].中国社区医师，2014，30（26）：77-78.

[2] 李世俊，朱惠芳，江汉才，等.中碳链甘油三酸酯治疗高脂血症22例疗效观察[J].浙江医学，1988，10（3）：177.

275. 川桂（图275）• *Cinnamomum wilsonii* Gamble

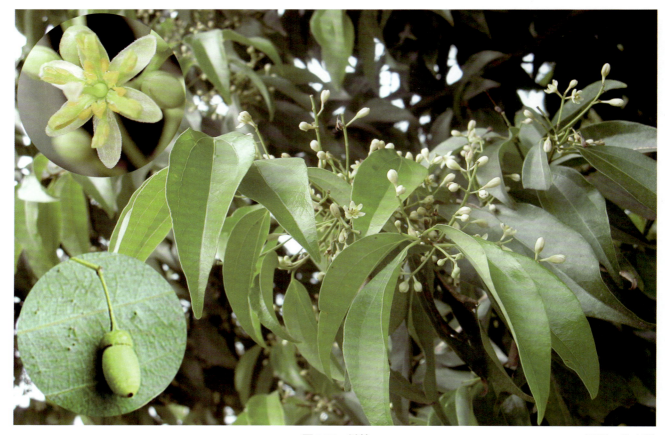

图 275　川桂　　　　　　　　　摄影　徐克学

【别名】臭樟木。

【形态】乔木，高25m。叶互生或近对生，革质，卵圆形至长卵圆形，长8.5～18cm，宽3～6cm，先端渐尖，基部楔形；上表面绿色，有光泽，无毛，下面暗灰绿色，幼时被白色丝毛，后变无毛；离基三出脉，中脉与左右两脉两面凸起，左右两脉向上弧曲延伸至叶先端；叶柄长10～15mm，腹面略具槽，无毛。圆锥花序腋生，长3～9cm，总梗纤细，长1.5～6cm，与序轴及花梗均无毛或疏被短柔毛；花淡黄白色，长约6.5mm，花被内外两面被丝状柔毛，花被裂片卵圆形，长4～5mm，宽约1mm。成熟果未见；果托顶端截平，边缘具极短裂片。花期4～5月，果期6月以后。

【生境与分布】生于海拔300～2400m的山谷、山坡阳处、沟边、疏林或密林中。江西有分布，另陕西、湖南、湖北、四川、广东、广西等地均有分布。

【药名与部位】官桂，树皮。

【采集加工】夏至前后剥皮，阴干。

【药材性状】为卷筒状或槽状，厚0.3～0.5cm。外表面灰棕色，粗糙，有明显的纵皱纹及横向突起的皮孔，内表面棕褐色，平滑，具细纵纹。质坚硬，折断面略呈颗粒状。略有香气，味微甘、涩，并有凉舌感。

【化学成分】叶含萜类：川桂降倍半萜A、B、C、D、E、F、G、H、I、J、K、L（wilsonol A、B、C、D、E、F、G、H、I、J、K、L）[1]，（3R，9S）- 大柱香波龙烷 -5- 烯 -3, 9- 二醇 -3-O-β-D- 吡喃葡萄糖苷［（3R，9S）-megastigman-5-en-3, 9-diol-3-O-β-D-glucopyranoside］、（3S, 4R, 9R）-3, 4, 6- 三羟基 - 大柱香波龙烷 -5- 烯［（3S, 4R, 9R）-3, 4, 6-trihydroxymegastigman-5-ene］、（3S, 4S, 5S, 6S, 9R）-3, 4- 二羟基 -5, 6- 二氢 -β-

紫罗兰醇［（3S，4S，5S，6S，9R）-3，4-dihydroxy-5，6-dihydro-β-ionol］、（3S，5S，6S，9R）-3，6-二羟基-5，6-二氢-β-紫罗兰醇［（3S，5S，6S，9R）-3，6-dihydroxy-5，6-dihydro-β-ionol］、罗布麻酚A（apocynol A）、（+）-（6S，7E，9Z）-脱落酸酯［（+）-（6S，7E，9Z）-abscisic ester］[2]、（3S，4S，5R，6R）-3，4，6-三羟基-5，6-二氢-β-紫罗兰醇［（3S，4S，5R，6R）-3，4，6-trihydroxy-5，6-dihydro-β-ionol］、（3S，5S，6S，9R）-3，4-二羟基-5，6-二氢-β-紫罗兰醇［（3S，5S，6S，9R）-3，4-dihydroxy-5，6-dihydro-β-ionol］、罗浮粗叶木苷*A（lasianthionoside A）和刺果番荔枝醇*A（annoionol A）[3]；挥发油类：乙酸桂皮酯（cinnamyl acetate）、桂皮醛（cinnamaldehyde）、芳樟醇（linalool）、十九碳烯（nonadecene）、乙酸香叶酯（geranyl acetate）、1，8-桉叶油素（1，8-cineole）、橙花醛（neral）、香叶醛（geranial）[4]、反式柠檬醛（trans-citral）和顺式柠檬醛（cis-citial）[5]。

皮含甾体类：（3S，22R，24R）-豆甾-5-烯-3β，22α-二醇［（3S，22R，24R）-stigmast-5-en-3β，22α-diol］、豆甾-5-烯-3β，7α，22α-三醇（stigmast-5-en-3β，7α，22α-triol）、24-乙基胆甾-5-烯-3β，4β，22α-三醇（24-ethylcholest-5-en-3β，4β，22α-triol）、豆甾-5-烯-3β，7α-二醇（stigmast-5-en-3β，7α-diol）、β-谷甾醇（β-sitosterol）和胡萝卜苷（daucosterin）[6]；苯丙素类：（1R，2R）-1-（4-羟基-3-甲基苯基）-1，2，3-丙三醇［（1R，2R）-1-（4-hydroxy-3-methoxyphenyl）-1，2，3-propanetriol］、（1S，2S）-1-（4-羟基-3-甲基苯基）-1，2，3-丙三醇［（1S，2S）-1-（4-hydroxy-3-methoxyphenyl）-1，2，3-propanetriol］、丁香酚（eugenol）、甲氧基丁香酚（methoxyeugenol）和甲基（E）-阿魏酸盐［methyl（E）-ferulate］[6]；挥发油类：桉油素（cineole）、1（10），4-杜松二烯［cadina-1（10），4-diene］、乙酸异龙脑酯（isobornyl acetate）、杜松醇（cadinol）和桉叶油醇（eudesmol）等[7]。

枝含挥发油类：芳樟醇（linalool）、n-二十七烷（n-heptacosane）、顺式细辛醚（cis-asarone）和反式柠檬醛（trans-citral）等[8]。

【药理作用】1.抗菌　叶中提取得到的挥发油对新型隐球菌、污染霉菌、球毛壳霉、黄曲霉和球孢毛霉的生长均具有抑制作用，其中对新型隐球菌的抑制作用最强[1]。2.免疫调节　茎皮中分离得到的（3S，22R，24R）-stigmast-5-ene-3β，22α-diol、β-谷甾醇（β-sitosterol）及β-胡萝卜苷（β-daucosterol）能显著抑制刀豆蛋白A（Con A）诱导的小鼠T细胞的增殖；β-胡萝卜苷和丁子香酚（eugenol）能显著抑制脂多糖（LPS）诱导的小鼠B细胞的增殖[2]。3.抗氧化　叶所含的总黄酮对猪油的氧化具有明显的抑制作用，并随剂量的增大而抗氧化作用增强[3]。

【性味与归经】辛、甘，温。归脾、胃、肝、肾经。

【功能与主治】温脾胃，暖肝肾，祛寒止痛，散瘀消肿。用于脘腹冷痛，呕吐泄泻，腰膝酸冷，寒疝腹痛，寒湿痹痛，瘀滞痛经，血痢，肠风，跌打肿痛等。

【用法与用量】6～12g。外用适量，研末用水或酒调敷。

【药用标准】湖南药材2009、贵州药材2003、黑龙江药材2001、广西药材1990和内蒙古药材1988。

【附注】阴虚火旺者忌服，有出血倾向者及孕妇慎服。

【化学参考文献】

[1] Shu P, Wei X, Xue Y, et al. Wilsonols A-L, megastigmane sesquiterpenoids from the leaves of *Cinnamomum wilsonii*[J]. J Nat Prod, 2013, 76（7）: 1303-1312.

[2] 舒朋华，魏夏兰，薛永波，等.川桂叶中降倍半萜类化合物的分离鉴定以及药理活性的研究[C].全国中药与天然药物高峰论坛暨全国中药和天然药物学术研讨会，2013.

[3] Shu P H, Wei X L, Xue Y B, et al. Megastigmane sesquiterpenoids and derivatives from the leaves of *Cinnamomum wilsonii*[C].中国化学会天然有机化学学术会议，2012.

[4] 陶光复，孙汉董，丁靖垲.湖北川桂叶精油的化学成分[J].植物科学学报，2002，20（2）：162-164.

[5] 王发松，杨得坡，任三香，等.川桂叶挥发油的化学成分与抗菌活性研究[J].植物科学学报，2000，18（4）：321-324.

[6] 魏夏兰，舒朋华，刘婷婷，等.川桂皮中具有免疫调节活性的甾体和苯丙素类化学成分[J].有机化学，2013，33（6）：

1273-1278.

[7] 任三香, 王发松, 胡海燕, 等. 川桂皮挥发油的化学组成 [J]. 分析测试学报, 2002, 21 (3): 83-85.
[8] 任三香, 王发松, 黄世亮, 等. 川桂枝挥发油的 GC/MS 分析 [J]. 质谱学报, 2001, 22 (4): 54-57.

【药理参考文献】

[1] 王发松, 杨得坡, 任三香, 等. 川桂叶挥发油的化学成分与抗菌活性研究 [J]. 植物科学学报, 2000, 18 (4): 321-324.
[2] 魏夏兰, 舒朋华, 刘婷婷, 等. 川桂皮中具有免疫调节活性的甾体和苯丙素类化学成分 [J]. 有机化学, 2013, 33 (6): 1273-1278.
[3] 李姣娟, 戴瑜, 周尽花等. 川桂叶总黄酮对油脂抗氧化作用的研究 [J]. 中南林业科技大学学报, 2011, 31 (10): 134-137.

3. 木姜子属 *Litsea* Lam.

落叶或常绿，乔木或灌木。叶互生，稀对生或轮生，羽状脉。花单性，雌雄异株；伞形花序单生，或簇生形成圆锥花序，生于叶腋；苞片 4～6 枚，交互对生，迟落；每花序有花 3～6 朵，花被裂片通常 6 片，排成 2 轮，每轮 3 片；能育雄蕊 9 或 12 枚，每轮 3 枚，第 3 轮和最内轮若存在时两侧各有腺体 2 枚，花药 4 室；雌花中退化雄蕊与雄花中的雄蕊同数，子房上位，花柱显著。果着生于增大的浅盘状或深杯状果托上，或无果托。

约 200 种，分布于亚洲热带、亚热带、北美、亚热带的南美洲。中国约 72 种 18 变种 3 变型，分布于南方各省区，及西南温暖地区，法定药用植物 5 种 1 变种。华东地区法定药用植物 2 种 1 变种。

分种检索表

1. 侧脉 5 对以上；叶柄纤细，长 6～20mm。
　　2. 小枝与叶下表面均无毛 ·· 山鸡椒 *L. cubeba*
　　2. 小枝与幼叶下表面有柔毛，后脱落渐变无毛 ···························· 木姜子 *L. pungens*
1. 侧脉 5 对以下；叶柄短粗，长 3～4mm ···················· 豹皮樟 *L. rotundifolia* var. *oblongifolia*

276. 山鸡椒（图 276） • *Litsea cubeba*（Lour.）Pers.

【别名】山苍子、香树子、白金剪（浙江），毕澄茄、澄茄子（江苏、浙江），臭樟子、赛梓树（福建），山苍树（江西）。

【形态】落叶灌木或小乔木，高达 8～10m。幼树树皮黄绿色，光滑，老树树皮灰褐色；小枝细长，无毛；花、果、枝、叶具芳香。叶互生，纸质，披针形或长圆形，长 4～11cm，宽 1～2.5cm，先端渐尖，基部楔形；上表面深绿色，下表面粉绿色，两面无毛；羽状脉，侧脉 6～10 对，中脉与侧脉在两面均突起；叶柄长 6～20mm，纤细，无毛。伞形花序单生或簇生，总梗细长，长 6～10mm，苞片边缘有睫毛；每一花序有花 4～6 朵，先叶开放，少数与叶同时开放，花被裂片 6 片，宽卵形；雄花能育雄蕊 9 枚，花丝中下部有毛，第 3 轮基部的腺体具短柄；雌花中退化雄蕊中下部具柔毛；子房卵形，花柱短，柱头头状。果近球形，直径约 5mm，无毛，成熟时黑色。花期 2～3 月，果期 7～8 月。

【生境与分布】生于海拔 500～3200m 的向阳山地、灌丛、疏林或林中路边。安徽、江苏、江西、浙江、福建有分布，另广西、广东、湖南、湖北、云南、贵州、四川等地均有分布；东南亚各国亦有分布。

【药名与部位】山鸡椒根（山苍根、豆豉姜），根和根茎。荜澄茄（山苍子、木姜子），果实。

【采集加工】山鸡椒根：秋冬二季挖取，洗净，晒干或洗净，趁鲜切成 0.5～1cm 块片，干燥。荜澄茄：秋季果实成熟时采收，除去杂质，干燥。

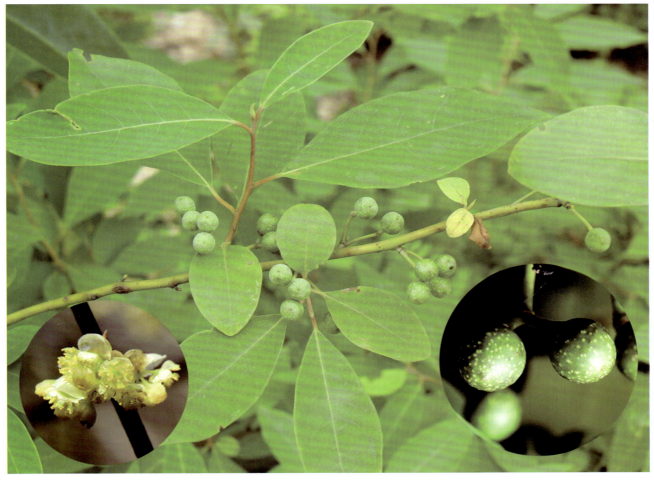

图 276　山鸡椒　　　　　　摄影　郭增喜等

【药材性状】山鸡椒根：呈圆锥形，多切成不规则块，长3～8cm，宽3～5cm，厚0.5～2cm。表面灰褐色或灰黄色，有纵皱和颗粒状突起，皮薄而脆。质轻泡，易折断，断面黄白色或淡黄色，有数圈圆环，有时可见众多针状小孔（导管）及放射状纹理。气香，味辛、微辣。

荜澄茄：呈类球形，直径4～6mm。表面棕褐色至黑褐色，有网状皱纹。基部偶有宿萼和细果梗。除去外皮可见硬脆的果核，种子1枚，子叶2枚，黄棕色，富油性。气芳香，味稍辣而微苦。

【质量要求】荜澄茄：粒壮满，香气浓。

【药材炮制】山鸡椒根：筛去灰屑碎末，洗净，切片，晒干。

荜澄茄：除去果梗等杂质，筛去灰屑。用时捣碎。

【化学成分】根和根茎含挥发油类：α-蒎烯（α-pinene）、柠檬烯（limonene）、1,8-桉叶素（1,8-cineole）、对-聚伞花素（p-cymene）、香草醛（citronellal）、甲基庚烯酮（methylheptenone）、异胡薄荷醇（isopulegol）、香叶醇甲酸酯（geranylformate）、α-松油醇（α-terpineol）、香草醇（citronellol）、柠檬醛A、B（citral A、B）、香叶醇（geraniol）、丁香酚（eugenol）[1]和香茅醛（citronellal）等[2]；生物碱类：芒籽香碱（atheroline）、N-甲基六驳碱（N-methyllaurotetamine）、六驳碱（laurotetamine）、N-反式阿魏酰-3-甲氧基酪胺（N-trans-feruloyl-3-methoxytyramine）、N-顺式阿魏酰-3-甲氧基酪胺（N-cis-feruloyl-3-methoxytyramine）[3]、山鸡椒胺甲（cubebamine A）、N-反式香豆酰酪胺（N-trans-coumaroyl tyramine）、N-反式阿魏酰酪胺（N-trans-feruloyl tyramine）[4]、（+）-去甲波尔定［（+）-norboldine］、（+）-波尔定［（+）-boldine］、（+）-瑞枯灵［（+）-reticuline］、（+）-六驳碱［（+）-laurotetanine］、（+）-异波尔定［（+）-isoboldine］、（+）-N-甲基六驳碱［（+）-N-methyl-laurotetanine］和小檗碱（berberine）[5]。

黄酮类：槲皮素（quercetin）、木犀草素（luteolin）、芹菜素-7-O-β-D-葡萄糖苷（apigenin-7-O-β-D-glucopyranoside）和木犀草素-7-O-β-D-葡萄糖苷（luteolin 7-O-β-D-glucopyranoside）[4]。

叶含挥发油类：α-蒎烯（α-pinene）、桉树脑（eucalyptol）、桧烯（sabinene）、β-榄香烯（β-elemene）、γ-榄香烯（γ-elemene）、石竹烯（caryophyllene）等[6]，芹子-6-烯-4-醇（selina-6-en-4-ol）、（R）-4-萜品醇[（R）-terpinen-4-ol]和α-柠檬醛（α-citral）[7]。

【药理作用】1. 抗心肌梗死　果实提取的精油能降低家兔急性心肌缺血ST段抬高，减少病理性Q波出现数和四氮唑兰（NN-BT）染色显示的心肌梗死百分率，降低血清游离脂肪酸（FFA）水平[1]；果实水提液能明显提高小鼠低压耐缺氧力、减低小鼠整体耗氧量、增加家兔心冠脉灌流量[2]。2. 抗肿瘤　果实挥发油对口腔鳞状癌OEC-M1、肝癌J5和肺腺癌A549细胞有一定的细胞毒作用[3]。3. 抗类风湿　根水煎剂可缓解鸡Ⅱ型胶原蛋白诱导的胶原性关节炎（CIA）大鼠的关节肿胀，抑制胶原性关节炎大鼠的肿瘤坏死因子-α（TNF-α）及白细胞介素-1β（IL-1β）水平，且呈量效关系[4]；根乙醇和水提取物对弗氏完全佐剂（CFA）诱导性关节炎大鼠的体重、胸腺和脾脏指标有恢复作用，能改善关节组织的病理变化，降低体内环氧合酶-2（COX-2）和5-脂氧合酶（5-LOX）的表达，能显著下降肿瘤坏死因子-α、白细胞介素-1β和白细胞介素-6（IL-6）的水平，显著增加白细胞介素-10（IL-10）的水平，显示出对关节炎的治疗作用[5]。4. 抗哮喘　果实经水蒸气蒸馏得到的挥发油（柠檬醛含量71.94%）能明显延长氯化乙酰胆碱-磷酸组胺喷雾引起的豚鼠哮喘潜伏期，延长小鼠咳嗽反应潜伏期，减少咳嗽次数，增加小鼠呼吸道酚红分泌量，抑制乙酰胆碱对豚鼠离体器官平滑肌的收缩作用，并使乙酰胆碱所致气管平滑肌量效曲线右移[6]。5. 抗氧化　果实无水乙醇提取液在体外能有效清除羟自由基（OH·）和超氧阴离子（O_2^-·）、过氧化氢（H_2O_2）[7,8]；果实经超临界CO_2萃取法得到的精油对猪油的氧化有一定的抑制作用，用量越大抗氧化作用越强，但作用不及叔丁基对苯二酚（TBHQ）[9]。6. 抗菌　果实经超临界CO_2萃取法得到的精油对大肠杆菌、枯草杆菌、变形杆菌、白葡萄球菌、黑曲霉、青霉、酿酒酵母的生长均有一定的抑制作用，其抗菌作用为霉菌＞酵母＞细菌[9]。

【性味与归经】山鸡椒根：味辛，性温。归脾、胃经。荜澄茄：辛，温。归脾、胃、肾、膀胱经。

【功能与主治】山鸡椒根：祛风除湿，温中散寒，行气活血。用于感冒风寒，水肿脚气，风寒湿痹，产后腹痛，血瘀痛经，气滞胃寒之脘腹胀满。荜澄茄：温中散寒，行气止痛。用于胃寒呕逆，脘腹冷痛，寒疝腹痛，寒湿郁滞，小便浑浊。

【用法与用量】山鸡椒根：10～15g。荜澄茄：1.5～3g。

【药用标准】山鸡椒根：海南药材2011、福建药材2006、广西药材1996、广西壮药2008和广东药材2004。荜澄茄：药典1963～2015、浙江炮规2005、海南药材2011、贵州药材1988、新疆药品1980二册和香港药材七册。

【临床参考】1. 膝骨关节炎：根150g，加苍术20g、白芷20g、陈皮20g，用40cm×40cm的纱布包扎，加白酒150ml浸润，经蒸后取出敷于患膝，30min后取下纱布，每日1次，15次为1个疗程[1]。

2. 股骨髁间粉碎骨折术后：根35g，加丢了棒、千斤拔、鸡血藤各30g等，将上药切碾成细碎块状，混合装入容器中，倒入45度米酒浸泡2个月以上，使用时，取上药装入小布袋，制成熨烫药包，加米酒，入微波炉低火加热8～10min，趁热熏烫患膝关节及周围，以局部皮肤温热潮红、微汗、病人自感微烫为度，每日1～2次，每次30min，1月为1疗程，连用2疗程[2]。

3. 外伤出血：鲜叶适量，捣烂敷患处[3]。

4. 防蚊咬：根适量，茶油浸泡1月，取油外搽皮肤[3]。

【附注】本种的果实称荜澄茄。始载于唐《本草拾遗》及《海药本草》。《本草纲目》载："海南诸番皆有之，蔓生，春开白花，夏结黑实，与胡椒一类二种"。应为胡椒科植物荜澄茄 *Piper cubeba* Linn.的果实。据《浙江天目山药用植物志》载：1925年以前杭州市使用的荜澄茄（胡椒科）来自上海，多为广州商人经营，大约在 1927 年以后，宁波商人从温州购进一种新式荜澄茄（即山鸡椒果实）贩运来杭州推销，逐渐取而代之，沿用至今。

内服 10g 以上即可出现恶心、呕吐、腹泻等症状，严重者可引起呼吸衰竭而死亡。

本种的叶民间用于痈疖肿痛及虫蛇咬伤。

同属植物毛叶木姜子 Litsea mollis Hemsl.、钝叶木姜子 Litsea veitchiana Gamble 及清香木姜子 Litsea euosma W.W.Smith. 的果实分别在湖北、四川等地也作荜澄茄入药。

【化学参考文献】

[1] 金静兰，陈桂初，文永新，等. 山鸡椒根部精油化学成分的研究 [J]. 广西植物，1991，11（3）：254-256.

[2] 杜淑清，黎淑芬，李沛林. HPLC 法在分离纯化豆豉姜抗血栓有效成分中的应用 [J]. 中药材，1995，18（8）：404-405.

[3] 朱超兰，杨培明. 豆豉姜的化学成分分离和结构鉴定 [J]. 中国医药工业杂志，2007，38（8）：558-559.

[4] 陈佳，朱超兰，许海燕，等. 豆豉姜的化学成分研究．Ⅱ．甲醇提取物的氯仿部位和乙酸乙酯部位 [J]. 中国医药工业杂志，2010，41（7）：504-508.

[5] 张水英，郭强，曹愿，等. 豆豉姜的生物碱类成分研究 [J]. 中国中药杂志，2014，39（20）：3964-3968.

[6] 王陈翔，林观样，周子晔. GC-MS 法测定山鸡椒叶中挥发油成分 [J]. 中华中医药学刊，2011，29（8）：1898-1899.

[7] 王陈翔，周子晔，林官样. 浙产山鸡椒各部位挥发油化学成分的比较 [J]. 中国中医药科技，2011，18（4）：317-319.

【药理参考文献】

[1] 陈修，胡卓伟，汤显良，等. 山苍子油对实验性心肌梗塞动物缺血性损伤的保护作用 [J]. 药学学报，1983，18（5）：388-391.

[2] 孙松浩，李常春，李成，等. 山苍子水提液的有关药理实验研究 [J]. 海峡药学，2010，1：44-45.

[3] Ho C L, Ou J P, Liu Y C, et al. Compositions and in vitro anticancer activities of the leaf and fruit oils of *Litsea cubeba* from Taiwan [J]. Nat Prod Commun, 2010, 5: 617

[4] 张佩蓉，狄洪震. 山苍子根煎剂对 CIA 大鼠血清 TNF-α，IL-1β 水平影响 [J]. 中国血液流变学杂志，2008，18（3）：328-331.

[5] Lin B, Zhang H, Zhao X X, et al. Inhibitory effects of the root extractof *Litsea cubeba* (Lour.) Pers. on adjuvant arthritis in rats [J]. JEthnopharmacol, 2013, 147（2）: 327-334.

[6] 殷志勇，王秋娟，贾莹. 山苍子水提物柠檬醛抗哮喘作用的实验研究 [J]. 中国临床药理学与治疗学，2006，11（2）：197-201.

[7] 程超. 山苍子油的抗氧化作用 [J]. 食品研究与开发，2005，26（4）：155-158.

[8] 范东翠，丁晓雯. 山苍子抗氧化性研究 [J]. 食品工业科技，2009，30（8）：73-75.

[9] 顾仁勇，刘莹莹. 山苍子精油抑菌及抗氧化作用的研究 [J]. 食品科学，2006，27（11）：86-89.

【临床参考文献】

[1] 崔广恒，黎治荣，王霞，等. 风湿痹痛散治疗膝关节骨性关节炎 50 例 [J]. 临床医药实践杂志，2007，16（5）：385-386.

[2] 欧伦，米琨，俸志斌，等. 壮药包熨烫治疗股骨髁间粉碎骨折术后 30 例 [J]. 陕西中医，2007，28（12）：1621-1623.

[3] 钟开康. 豆豉姜药用七款 [J]. 中国民族民间医药杂志，1998，（6）：41.

277. 木姜子（图 277）• *Litsea pungens* Hemsl.

【别名】木香子。

【形态】落叶小乔木，高 3～10m。树皮灰白色，幼枝黄绿色，被柔毛，老枝黑褐色，无毛。叶互生，膜质，常聚生于枝顶，披针形或倒卵状披针形，长 4～15cm，宽 2～5.5cm，先端短尖，基部楔形；幼

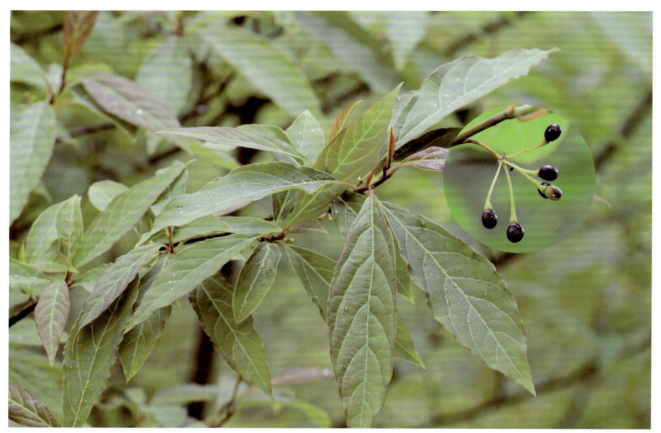

图 277　木姜子　　　　　　　　　　　　　　　摄影　张芬耀等

叶下面有绢毛，后渐变无毛；羽状脉，侧脉 5～7 对，叶脉在两面均突起；叶柄纤细，长 1～2cm，初柔毛，后渐变无毛。伞形花序腋生，总梗长 5～8mm，无毛；每一花序有花 8～12 朵，先叶开放，花梗被丝状柔毛，花被裂片 6 片，黄色，倒卵形，外面有稀疏柔毛；雄花能育雄蕊 9 枚，花丝仅基部有柔毛，第 3 轮基部有黄色腺体，圆形。果球形，直径 7～10mm，成熟时蓝黑色；果梗长 1～2.5cm，先端略增粗。花期 3～5 月，果期 7～9 月。

【生境与分布】生于海拔 800～2300m 的山地阳坡、杂木林或林缘。浙江、福建有分布，另广西、广东、湖南、湖北、云南、贵州、四川、陕西、甘肃等地均有分布。

【药名与部位】木姜子，新鲜或干燥果实。

【采集加工】秋季果实成熟时采收，除去杂质，鲜用或晒干。

【药材性状】呈类圆球形，直径 4～5mm。外表面黑棕色至棕黑色，有网状皱纹，先端钝圆，基部常可见果柄脱落的圆形疤痕、少数残留宿萼及折断的果柄。除去果皮，可见硬脆的果核，表面暗棕褐色。果皮坚脆，有光泽，外有一隆起的纵横纹。剥开果皮，内含种子 1 枚，胚具子叶 2 枚，黄色，富含油质。气芳香，味辛辣、微苦。

【化学成分】叶含挥发油类：1,3,3-三甲基-2-氧杂双环（2,2,2）辛烷［1,3,3-trimethyl-2-oxabicyclo（2,2,2）octane］、1,8-桉油醇（1,8-cineole）、香茅醛（citronellal）、α-甲基-5-（1-甲基乙烯基）环己酮［α-methyl-5-（1-methylethylene）-cyclohexanone］和澄花醇乙酯（nerylacetate）等[1]。

枝叶含黄酮类：异槲皮素（isoquercitrin）、芹菜素（apigenin）、木犀草素-7-O-β-D-葡萄糖苷（luteolin-7-O-β-D-glucoside）、芹菜素-7-O-β-D-葡萄糖苷（apigenin-7-O-β-D-glucoside）、山柰苷（kaempferitrin）、松属素查耳酮（pinocembrin chalcone）、松属素（pinocembrin）[2]、异美五针松双氢黄酮（pinostrobin）、银松素（pinosylivin）、乔松素（pinocembrin）和 2′,6′-二羟基-4′-甲氧基查耳酮（2′,

6′-dihydroxy-4′-methoxychalcone）[3]；内酯类：5,6-去氢卡文内酯（5,6-dehydrokawain）[3]；脂肪酸类：棕榈酸（palmitic acid）[2]；甾体类：β-谷甾醇（β-sitosterol）[2]和胡萝卜苷（daucosterol）[3]。

【药理作用】1.抗肿瘤　根多糖（含量为85%）在体内能抑制宫颈癌U14细胞皮下移植瘤的生长，并显著增强环磷酰胺的抗肿瘤作用，在体外能抑制人早幼粒细胞白血病HL60细胞的增殖，并随药物浓度的增加而增强[1]。枝叶（果实）乙醇提取物可抑制肝癌HepG2和QGY-7703、肺癌95-D细胞的侵袭和迁移能力，其机制可能与抑制内皮细胞生长因子（VEGF）表达和促进上皮细胞钙黏蛋白（E-cadherin）的表达有关[2,3]。2.抗菌　枝叶中分离得到的松属素（pinocembrin）、松属素查耳酮、山奈苷、芹菜素、异槲皮素、木犀草素7-O-β-D-葡萄糖苷等8个单体化合物对纳豆芽孢杆菌、枯草芽孢杆菌、金黄色葡萄球菌、乳链球菌、大肠杆菌、绿脓杆菌等的生长均有不同程度的抑制作用，其中松属素查耳酮对绿脓杆菌、枯草芽孢杆菌的抑制作用为最强[4]；果实中的挥发油对枯草芽孢杆菌、金黄色葡萄球菌、黑曲霉、白色念珠菌、黄曲霉、新型隐球菌、大肠杆菌和绿脓杆菌的生长均有不同程度的抑制作用[5]。3.抗氧化　枝叶中分离得到的异槲皮素、芹菜素、木犀草素7-O-β-D-葡萄糖苷等黄酮类化合物具有清除1,1-二苯基-2-三硝基苯肼自由基（DPPH）的作用[4]。

【性味与归经】辛、苦，温。归脾、肾经。

【功能与主治】祛寒温中，行气止痛，燥湿健胃。用于胃寒腹痛，暑湿吐泻，食滞饱胀，痛经，疝痛。

【用法与用量】3～10g；研末每次1～1.5g；外用适量，捣烂敷或研末调敷。

【药用标准】贵州药材2003。

【临床参考】1.发痧气痛：果实3g，加青藤香、蜘蛛香各3g，研末，酒吞服。

2.消化不良、胸腹胀满：果实0.3～0.5g，焙干研末，开水吞服。

3.水泻腹痛：果实3g，焙干研末，开水吞服。（1方至3方引自《贵州民间药物》）

【化学参考文献】

[1] 张振杰，张宏利，汪佑民，等.木姜子叶精油的化学成分研究[J].天然产物研究与开发，1992，4（1）：20-23.

[2] 杨秀芳，王媛，马养民，等.木姜子枝叶中化学成分活性的研究[J].陕西科技大学学报，2014，32（6）：78-81.

[3] 李建北，杨敬芝，丁怡.两种木姜子属植物的化学成分研究[J].中草药，2001，32（7）：593-594，607.

【药理参考文献】

[1] 倪峰，周春权，邱颂平，等.木姜子根多糖抗肿瘤作用研究[J].中药药理与临床，2003，19（3）：13-15.

[2] 罗耀玲，黄铀新，杨建琼，等.木姜子乙醇提取物对肝癌细胞侵袭和迁移能力的影响及机制初探[J].中国医院药学杂志，2017，37（9）：839-842.

[3] 罗耀玲，黄铀新，杨建琼，等.木姜子提取物通过促进E-cadherin表达抑制人高转移肺癌95-D细胞的侵袭转移[J].实用医学杂志，2016，32（21）：3472-3475.

[4] 杨秀芳，王媛，马养民，等.木姜子枝叶中化学成分活性的研究[J].陕西科技大学学报（自然科学版），2014，32（6）：78-81.

[5] 项昭保，陈海生，夏晨燕，等.木姜子挥发油的化学成分及抑菌活性研究[J].中成药，2008，30（10）：1514-1516.

278. 豹皮樟（图278）· Litsea rotundifolia Hemsl. var. oblongifolia（Nees）Allen [Actinodaphne chinensis（Blume）Nees]

【别名】百叶仔硬、钉树、假面果、剥皮枫（浙江），花壳柴（浙江杭州）。

【形态】常绿灌木，高可至3m。树皮灰色或灰褐色，常有褐色斑块；小枝纤细，无毛或近无毛。叶互生，薄革质，叶卵状长圆形，长2.5～5.5cm，宽1～2.5cm，先端钝或短渐尖，基部楔形或钝；上表面绿色，有光泽，下表面粉绿色，两面无毛或沿脉被微毛；羽状脉，侧脉3～4对，叶脉在上表面凹陷，下表面凸起；叶柄粗短，长3～5mm，初有柔毛，后渐变无毛。伞形花序常3个簇生于叶腋，几无总梗；

756 | 三四 樟科 Lauraceae

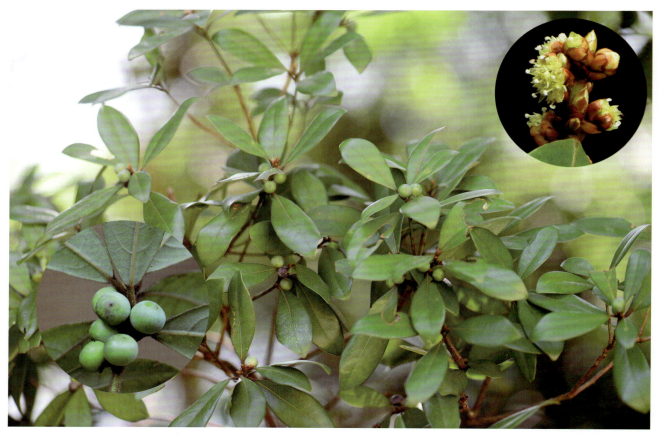

图 278 豺皮樟　　　　摄影　叶喜阳等

每一花序有花 3～4 朵，花被筒状，被柔毛，花被裂片 6 片，倒卵状圆形，大小不等；雄花能育雄蕊 9 枚，花丝有疏柔毛，第三轮花丝基部腺体小，圆形，退化雌蕊细小，无毛。果球形，直径约 6mm，几无梗，成熟时蓝黑色。花期 8～9 月，果期 9～11 月。

【生境与分布】 生于海拔 800m 以下的灌木林、疏林或山地路旁。浙江、福建、江西有分布，另广西、广东、湖南、台湾等地均有分布；越南也有分布。

【药名与部位】 豺皮樟，根或茎。

【采集加工】 全年均可采收，洗净，切片或段，干燥。

【药材性状】 茎呈类圆柱形，略弯曲，表面灰褐色至棕褐色，可见纵向纹理，偶见稀疏的沥青样斑。皮较薄，坚韧，刮破处露出黄白色至棕黄色木质部。具侧枝，节部突出膨大。体重，质坚硬，不易折断。常为斜切片，呈不规则圆形或半圆形、类椭圆形；韧皮部棕褐色，多已剥落或部分残留，木质部灰黄色至棕黄色，明显见到多层同心椭圆形年轮。气微，味淡。

根的表面棕褐以至黑褐色，稍粗糙，有的具不规则纵皱纹。切面木质部灰黄色至棕黄色，明显见到多层同心类椭圆形年轮。气微，味淡。

【药材炮制】 除去杂质，洗净，润透，切片，干燥。

【化学成分】 根含挥发油类：顺式氧化芳樟醇（*cis*-linalool oxide）、反式氧化芳樟醇（*trans*-linalool oxide）、乙酸龙脑酯（bornyl acetate）、（Z）-4- 壬烯 -1- 醇［（Z）-4-nonene-l-ol］、10- 十一烷烯 -1- 醇（10-undecene-l-ol）、（E）-5- 烯 - 十二醛［（E）-5-en-dodecanal］、10- 十一炔 -1- 醇（10-undecyne-1-ol）、α- 芳姜黄烯（α-curcumene）、月桂酸（lauric acid）、愈创木醇（guaiol）、邻苯二甲酸双丁酯（dibutyl phthalate）和 β- 桉叶醇（β-eudesmol）等 [1]。

皮含生物碱类：（+）- 瑞枯灵［（+）-reticuline］和（+）- 诺玻亭*［（+）-norboidine］[2]。

叶含挥发油：3-甲基-2-戊酮（3-methyl-2-pentanone）、正己酸（n-hexanoic acid）、十二醛（dodecanal）、正十一烷（n-undecane）、正十一烷醇（n-undecanol）、2-十二酮（dodeca-2-one）、十二烷酸（dodecanoic acid）、正十一烷酸（n-undecanoic acid）、β-桉叶醇（β-eudesmol）、肉豆蔻酸（myristic acid）和棕榈酸（palmitic acid）等[3]。

【性味与归经】辛，温。归肝、胃、大肠经。

【功能与主治】祛风除湿，行气止痛，活血通经。用于风湿痹痛，跌打损伤，胃脘胀痛，腹痛腹泻痢疾，痛经。

【用法与用量】15～30g。或浸酒服。外用适量，煎汤洗。

【药用标准】广东药材2011。

【临床参考】风湿性关节炎、腰腿疼痛、跌打损伤：根15～30g，水煎服。（《全国中草药汇编》）

【化学参考文献】

[1] 严小红，张凤仙，魏孝义，等. 豺皮樟根部挥发油成分的GC-MS分析[J]. 中药材，2000，23（6）：331-332.

[2] 杜双全，苏明武. 药用植物豺皮樟的化学成分研究[J]. 湖北中医杂志，2008，30（11）：59-60.

[3] 严小红，张凤仙，魏孝义，等. 豺皮樟叶挥发油化学成分的研究[J]. 热带亚热带植物学报，2001，9（1）：81-82.

4. 山胡椒属 Lindera Thunb.

常绿或落叶，乔木或灌木，具香气。叶互生，全缘，少数三裂，羽状脉、三出脉或离基三出脉。花单性，雌雄异株，黄色至黄绿色；伞形花序在叶腋为单生，在腋生缩短枝上簇生，总苞片4枚；花被片6片，偶见为7～9片，花后通常脱落；雄花能育雄蕊9枚，排成三轮，第三轮的花丝基部着生2枚具柄腺体；退化雌蕊细小，有时花柱、柱头不分而仅成一小凸尖；雌花退化雄蕊通常9枚，有时为12或15枚，第三轮基部有2枚具柄腺体。浆果状核果，圆形或椭圆形，成熟时红色，后变紫黑色，内有种子一枚；果实着生于由花被筒增大而成的盘状或浅杯状果托上。

约100种，分布于亚洲、北美温热带地区。中国40种9变种2变型，分布于华东各省区及长江流域南部各省区，法定药用植物6种。华东地区法定药用植物5种。

分种检索表

1. 叶具三出脉或离基三出脉·····乌药 L. aggregata
1. 叶具羽状脉。
　2. 花序具有明显的总梗，通常5mm以上·····黑壳楠 L. megaphylla
　2. 花序几无或具有不明显的总梗，通常小于5mm。
　　3. 叶柄明显，通常长5mm以上；果成熟时红色。
　　　4. 常绿；叶革质·····香叶树 L. communis
　　　4. 落叶；叶纸质·····山橿 L. reflexa
　　3. 叶柄短，约2mm；果成熟时黑褐色·····山胡椒 L. glauca

279. 乌药（图279）· Lindera aggregata (Sims) Kosterm. (Daphnidium strychnifolium Sieb. et Zucc.)

【别名】鲫鱼柴、天台乌药（浙江），铜钱树（浙江、江西），白背树、鲫鱼姜（江西），子孙柴（福建邵武）。

【形态】常绿灌木或小乔木，高可达5m。根呈纺锤状或结节状膨胀，一般长3.5～8cm，直径0.7～2.5cm，

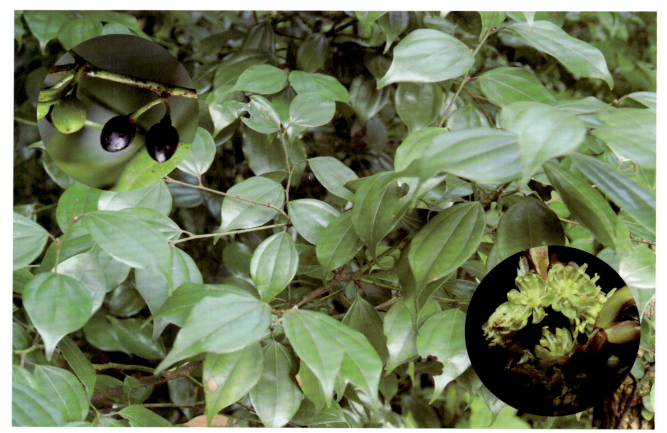

图 279　乌药　　　　　　　　　　　摄影　赵维良等

外面棕黄色至棕黑色，表面有细皱纹，气微香，味微苦，有刺激性清凉感。幼枝具纵向细条纹，密被金黄色绢毛，后渐脱落。叶互生，革质，卵形、椭圆形至近圆形，长 2.5～7cm，宽 1.5～4cm，先端长渐尖，基部圆形；上表面绿色，有光泽，下表面苍白色，幼时密被棕褐色柔毛，后渐脱落，两面有小凹窝；三出脉，中脉及第一对侧脉在上表面通常凹下，下表面凸出；叶柄长 0.5～1cm，有褐色柔毛，后渐脱落。伞形花序腋生，几无总梗，每花序一般有花 7 朵；花被 6 片，外面被白色柔毛，内面无毛，黄色或黄绿色，偶有外乳白内紫红色；雄花能育雄蕊 9 枚，花丝被疏柔毛，第三轮花丝基部有 2 枚肾形具柄腺体，有时第二轮的也有腺体 1～2 枚；雌花子房椭圆形，被褐色短柔毛，柱头头状。果卵形或椭圆形，长 6～10mm，直径 4～7mm。花期 3～4 月，果期 5～11 月。

【生境与分布】生于海拔 200～1000m 的山地阳坡、山谷或疏林灌丛中。华东各省区有分布，另广西、广东、湖南、台湾等地均有分布；越南、菲律宾也有分布。

【药名与部位】乌药，块根。

【采集加工】全年均可采挖，除去细根，洗净，趁鲜切薄片，晒干。

【药材性状】多呈纺锤状，略弯曲，有的中部收缩成连珠状，长 6～15cm，直径 1～3cm。表面黄棕色或黄褐色，有纵皱纹及稀疏的细根痕。质坚硬。切片厚 0.2～2mm，切面黄白色或淡黄棕色，射线放射状，可见年轮环纹，中心颜色较深。气香，味微苦、辛，有清凉感。

【质量要求】质老、不呈纺锤状的直根，不可供药用。

【药材炮制】除去杂质。筛去灰屑。

【化学成分】块根含倍半萜类：异乌药内酯（isolinderalactone）[1]；乌药醚内酯（linderane）、乌药内酯（linderalactone）、羟基香樟内酯（hydroxylinderstrenolide）、伪新乌药醚内酯（pseudoneolinderane）、去氢香樟内酯（dehydrolindestrenolide）、（+）- 乌药定*［（+）-linderadine］、乌药宁*C（linderanine C）、

乌药萜内酯*A、I（lindenanolide A、I）、乌药烯内酯 C（strychnistenolide C）、6α-乙酰乌药萜内酯*B_1（6α-acetyllindenanolide B_1）、6α-乙酰乌药萜内酯*B_2（6α-acetyllindenanolide B_2）[2]、乌药环戊烯二酮甲醚（methyllinderone）、乌药环戊烯二酮（linderone）、赤芝酮（lucidone）、乙基赤芝酮（ethyllucidone）和甲基赤芝酮（methyllucidone）[3]；黄酮类：乌药双查耳酮（bilinderachalcone）、帕夏查耳酮（pashanone）、球松素（pinostrobin）、松属素（pinocembrin）、5,7-二羟基-6,8-二甲氧基黄酮（5,7-dihydroxy-6,8-dimethoxyflavone）、球松素查耳酮（pinostrobinchalcone）和蓟黄素（cirsimaritin）[3]；生物碱类：乌药灵碱*（linderaline）、（−）-深山黄堇碱[（−）-pallidine]、原盐酸青藤碱（protosinomenine）、罂粟碱-3′,4′-二甲酯（laudanosoline-3′,4′-dimethyl ether）、波尔定（boldine）、去甲波尔定（norisoboldine）、新木姜子碱（laurolitsine）、原荷叶碱（pronuciferin）和网状番荔枝碱（reticuline）[4]；甾体类：β-谷甾醇（β-sitosterol）[2]；呋喃类：甲基-5-苯乙烯呋喃-2-羧酸酯（methyl-5-styrylfuran-2-carboxylate）[2]；酚酸类：肉桂酸（cinnamic acid）[3]。

叶含黄酮类：云雾酚（nubigenol）、山奈酚-3-O-(6″-反式对肉桂酰基)-β-D-吡喃葡萄糖苷[kaempferol-3-O-(6″-trans-p-coumaroyl)-β-D-glucopyranoside]、香叶木素-7-O-β-D-葡萄糖苷（chrysoeriol-7-O-β-D-glucoside）、芦丁（rutin）[5]，槲皮素-3-O-L-鼠李糖苷（quercetin-3-O-L-rhamnoside）、山奈酚-3-O-L-鼠李糖苷（kaempferol-3-O-L-rhamnoside）、山奈酚（kaempferol）、二氢山奈酚-3-O-L-鼠李糖苷（dihydrokaempferol-3-O-L-rhamnoside）、槲皮素（quercetin）、槲皮素-3-O-α-D-呋喃阿拉伯糖苷（quercetin-3-O-α-D-arabinofuranoside）、槲皮素-3-O-α-D-吡喃葡萄糖苷（quercetin-3-O-α-D-glucopyranoside）、山奈酚-3-O-D-吡喃葡萄糖苷（kaempferol-3-O-D-glucopyranoside）[6]、槲皮素-3-O-β-D-葡萄糖苷（quercetin-3-O-β-D-glucoside）、槲皮素-5-O-β-D-葡萄糖苷（quercetin-5-O-β-D-glucoside）、槲皮素-3-O-β-D-呋喃阿拉伯糖苷（quercetin-3-O-β-D-arabinofuranoside）、山奈酚-7-O-α-L-吡喃鼠李糖苷（kaempferol-7-O-α-L-rhamnopyranoside）[7]、槲皮素-3-O-α-L-鼠李糖苷（quercetin-3-O-α-L-rhamnoside）、山奈酚-3-O-α-L-呋喃阿拉伯糖苷（kaempferol-3-O-α-L-arabinofuranoside）、山奈酚-3-O-β-D-吡喃半乳糖苷（kaempferol-3-O-β-D-galactopyranoside）、槲皮素-3-O-β-D-吡喃木糖苷（quercetin-3-O-β-D-xylopyranoside）、槲皮素-3-O-(2″-O-β-D-吡喃葡萄糖)-α-L-呋喃阿拉伯糖苷[quercetin-3-O-(2″-O-β-D-glucopyranosyl)-α-L-arabinofuranoside]、槲皮素-3-O-(2″-O-β-D-吡喃葡萄糖)-β-D-吡喃木糖苷[quercetin-3-O-(2″-O-β-D-glucopyranosyl)-β-D-xylopyranoside]、丁香苷（syringoside）、白簕苷E（acantrifoside E）、2,6-二甲氧基-4-羟基苯酚-1-O-β-D-吡喃葡萄糖苷（2,6-dimethoxy-4-hydroxyphenol-1-O-β-D-glucopyranoside）[8]，广寄生苷（avicularin）、阿福豆苷（afzelin）、二氢山奈酚（dihydrokaempferol）、紫云英苷（astragaline）、山奈酚-3-O-β-D-吡喃木糖苷（kaempferol-3-O-β-D-xylopyranoside）、山奈酚-3-O-α-L-吡喃阿拉伯糖苷（kaempferol-3-O-α-L-arabinopyranoside）、即胡桃啉苷*（juglalin）、山奈酚-3-O-(2″-O-β-D-吡喃葡萄糖)-α-L-吡喃鼠李糖苷[kaempferol-3-O-(2″-O-β-D-glucopyranosyl)-α-L-rhamnopyranoside][9]、槲皮素-3-O-吡喃鼠李糖苷（quercetin-3-O-rhamnopyranoside）、山奈酚-3-O-L-吡喃阿拉伯糖苷（kaempferol-3-O-L-arabinopyranoside）、槲皮素-3-O-吡喃半乳糖苷（quercetin-3-O-galactopyranoside）、异鼠李素-3-O-葡萄糖(6→1)-鼠糖苷[isorhamnetin-3-O-glucosyl(6→1)-rhamnoside]和山奈酚-3-O-α-葡萄糖醛酸（kaempferol 3-O-α-glucuronic acid）[10]；倍半萜类：伪新乌药醚内酯（pseudoneolinderane）[8]，6-乙酰乌药萜内酯*B1、B2（6-acetyllindenanolide B1、B2）、乌药内酯（linderalactone）、羟基香樟内酯（hydroxylinderstrenolide）和去氢香樟内酯（dehydrolindestrenolide）[11]。

茎含黄酮类：（+）-儿茶素[（+）-catechin]、（−）-表没食子儿茶素[（−）-epigallocatechin]、表儿茶素-(4β-8,2-O-7)-表儿茶素[epicatechin-(4β-8,2-O-7)-epicatechin]、表儿茶素-(4β-8,2-O-7)-儿茶素[epicatechin-(4β-8,2-O-7)-catechin]、（−）-表儿茶素[（−）-epicatechin]和表儿茶素-(4β-8)-儿茶素[epicatechin-(4β-8)-catechin][12]。

【药理作用】1.抗炎镇痛　根中提取得到的总生物碱有缓解对二甲苯所致小鼠的耳廓肿胀及角叉菜

胶所致的后足趾肿胀的作用，能显著减少小鼠在热板上舔后足的次数和减少乙酸所致小鼠的扭体次数[1]；根中分离得到的缩合鞣质类和黄酮苷有效组分对大鼠佐剂性关节炎有明显的治疗作用，对风寒湿痹证模型大鼠炎性肿胀有明显的对抗作用，能明显降低模型动物炎性组织渗出液中前列腺素 E2（PGE2）含量[2]。2. 护肝　根各提取部位能有效降低急性酒精性肝损伤模型大鼠谷丙转氨酶（ALT）、天冬氨酸氨基转移酶（AST），能不同程度地抑制肝细胞中白细胞介素 -1β（IL-1β）、核转录因子（NF-κB）和肿瘤坏死因子 -α（TNF-α）的表达，并能降低血清及肝组织中的丙二醛（MDA）含量，升高血清及肝组织中的超氧化物歧化酶（SOD）活性，不同程度的抑制肝组织 CYP2E1 m RNA 的表达[3, 4]；叶的总黄酮可显著降低肝损伤小鼠谷丙转氨酶活性，显著增强总抗氧化能力和超氧化物歧化酶活性，降低丙二醛含量，可显著提高受损肝组织中抗氧化相关基因抗细菌硫氧还原蛋白（thioredoxin）、血红素加氧酶 -1（heme oxygenase-1）、过氧化物酶 -1（peroxiredoxin-1）的表达[5]。3. 抗心律失常　根水提取物对三氯甲烷诱发的小鼠室颤具有明显的治疗作用，对氯化钙诱发大鼠的室颤具有明显的预防作用，能明显对抗肾上腺素诱发的家兔心律失常，可明显降低蟾蜍离体坐骨神经动作电位振幅[6]。4. 抑制胃排空　根水煎液、挥发油和醇提乙醚萃取物能明显抑制胃排空，升高环磷酸腺苷 / 环磷酸鸟苷水平[7]。

【性味与归经】辛，温。归肺、脾、肾、膀胱经。
【功能与主治】顺气止痛，温肾散寒。用于胸腹胀痛，气逆喘急，膀胱虚冷，遗尿尿频，疝气，痛经。
【用法与用量】3 ～ 9g。
【药用标准】药典 1963 ～ 2015、浙江炮规 2015、新疆药品 1980 二册和台湾 2013。
【临床参考】1. 寒凝肝郁型痛经：块根，加细辛、肉桂等量，研细末，加二甲基亚砜适量调均，外敷神阙穴和关元穴，创可贴固定，每次经前 4 天用[1]。

2. 功能性消化不良：块根研末口服，每次 3g，每日 2 次[2]。

3. 输尿管结石：块根 60g，加金钱草 60g，水煎服[3]。

4. 肾积水：块根 20 ～ 30g，加泽泻 15 ～ 20g，水煎 2 次，药汁混合，于上午 9 时顿服，每日 1 剂[4]。

5. 肝硬化腹水：块根 30 ～ 40g，加鳖甲 20 ～ 30g（醋炙，先煎 30min），水煎 2 次，药汁混合，早晚分服，每日 1 剂[4]。

【附注】乌药始载于唐《本草拾遗》。《开宝本草》，云："乌药生岭南邕、容州及江南。树生似茶，高丈余。一叶三桠，叶青阴白，根色黑褐，作车毂形，状似山芍药根，又似乌樟根，自余直根者不堪。八月采根。"宋《本草图经》曰："今台州、雷州、衡州亦有之，以天台者为胜，木似茶槚，高五七尺，叶微圆而尖作三桠，面青背白，五月开细花，黄白色，六月结实。如山芍药而有极粗大者，又似钓樟根。"并附有天台乌药、信州乌药、潮州乌药、衡州乌药四图。《本草纲目》入香木类，云："吴、楚山中极多，人以为薪，根、叶皆有香气，但根不甚大，才如芍药尔。嫩者肉白，老者肉褐色。其子如冬青子，生青熟紫，核壳极薄，其仁亦香而苦。"

各地有用同属中根肥大走珠状者作乌药的，如细叶乌药 Lindera aggregata（Sims.）Kostern.var. playfairii（Hemsl）H.P.Tstti，分布于广东及广西，其根在民间亦作乌药用，但气弱效差。

【化学参考文献】

[1] 闫利利，王金芳，李秋月，等 . 乌药的化学成分研究［J］. 中国药业，2013，22（2）：16-17.

[2] 陈惠 . 乌药化学成分及抗肿瘤活性研究［D］. 成都：西南交通大学硕士学位论文，2015.

[3] 海萍，高原，李蓉涛，等 . 乌药的化学成分研究［J］. 中草药，2016，47（6）：872-875.

[4] 俞桂新，中村夫，马超美，等 . 乌药中异喹啉类生物碱［J］. 中国天然药物，2005，3（5）：272-275.

[5] 张朝凤，孙启时，俞桂新，等 . 乌药叶中黄酮类成分研究（2）［J］. 沈阳药科大学学报，2003，20（5）：342-344.

[6] 肖梅，曹宁，樊晶晶，等 . 乌药叶黄酮类化学成分研究［J］. 中药材，2011，34（1）：62-64.

[7] 刘云，俞桂新 . 高速逆流色谱法分离制备乌药叶中的黄酮类成分［J］. 色谱，2007，25（5）：735-739.

[8] 赵建波，卢向红，徐向东，等 . 乌药叶化学成分的研究［J］. 中国药学杂志，2012，47（21）：1702-1705.

[9] 罗镭，张琳，田景奎，等 . 乌药叶化学成分的研究［J］. 中草药，2009，40（6）：856-858.

［10］张朝凤，孙启时，赵燕燕，等．乌药叶中黄酮类成分研究［J］．中国药物化学杂志，2001，43（5）：28-30.
［11］张朝凤，孙启时，王峥涛，等．乌药叶化学成分研究［J］．中国中药杂志，2001，26（11）：43-45.
［12］张朝凤，俞贵新，孙启时，等．乌药茎中鞣质类成分研究 I［J］．中国天然药物，2003，1（4）：12-14.

【药理参考文献】
［1］张剑，罗人仕，杨瑜，等．乌药总生物碱抗炎镇痛效果研究［J］．湖北农业科学，2016，55（19）：5101-5103.
［2］桂新，李庆林，王峥涛，等．乌药活性组分LEF的化学成分及抗风湿作用［J］．植物资源与环境，1999，8（4）：1-6.
［3］王军伟，胡培阳，陈昕昳．乌药对急性酒精性肝损伤模型大鼠炎性因子的影响［J］．中华灾害救援医学，2014，2（7）：373-376.
［4］汤小刚，王军伟，胡培阳，等．乌药不同提取部位对急性酒精性肝损伤模型大鼠的抗氧化作用研究［J］．中华中医药学刊，2014，32（12）：2934-2936.
［5］顾莉蕴，罗琼，肖梅，等．乌药叶总黄酮的抗氧化作用及对四氯化碳致小鼠肝损伤的保护作用［J］．中药新药与临床药理，2008，19（6）：447-450.
［6］郭晓秋，李武，王莉萍，等．乌药水提取物抗心律失常作用的研究［J］．中国当代医药，2014，21（10）：16-18.
［7］聂子文，郭建生，陈君，等．乌药提取物对胃实寒模型大鼠cAMP，cGMP，GAS，MTL水平的影响［J］．中国实验方剂学杂志，2011，17（20）：162-165.

【临床参考文献】
［1］姚石安．乌药治疗妇科阳虚肝郁证［J］．中医杂志，1997，38（3）：134-135.
［2］龚时贤，竹剑平．乌药促进胃肠运动的临床效果观察［J］．浙江临床医学，2008，10（3）：323.
［3］彭噉．乌药治疗泌尿系结石［J］．甘肃中医，1994，7（5）：34.
［4］李延培．乌药治疗肾积水和肝硬化腹水［J］．中医杂志，1997，38（3）：133-134.

280. 黑壳楠（图280）• *Lindera megaphylla* Hemsl.

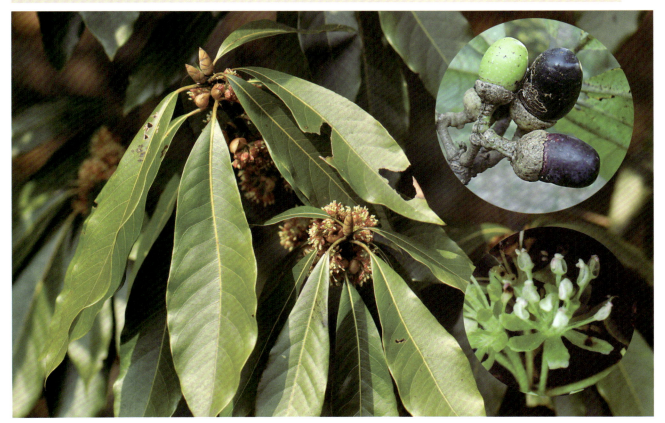

图280　黑壳楠　　　　摄影　叶喜阳等

【别名】八角香，鸡屎楠。

【形态】常绿乔木，高 3～15（25）m。小枝圆柱形，粗壮，紫黑色，散布有木栓质凸起的近圆形纵裂皮孔。叶互生，革质，倒披针形至倒卵状长圆形，长 10～23cm，宽 3～6cm，先端急尖或渐尖，基部狭楔形；上表面深绿色，有光泽，下表面淡绿苍白色，两面无毛；羽状脉，侧脉 15～21 对；叶柄长 1.5～3cm，无毛。伞形花序多花，可达 10 余朵，具总梗；雄花序总梗长 1～1.5cm，雌花序总梗长约 6mm，雌雄花序均密被黄褐色微柔毛；花黄绿色，具梗，密被黄褐色柔毛；花被 6 片，外面仅下部或略沿脊部被黄褐色柔毛，内面无毛；雄花雄蕊 9 枚，花丝被疏柔毛，第三轮的基部有 2 枚具柄的三角漏斗形腺体；雌花退化雄蕊 9 枚，第三轮的中部有 2 枚具柄三角漏斗形腺体；子房卵形，花柱极纤细，柱头盾形，具乳突。果椭圆形至卵形，长约 1.8cm，宽约 1.3cm，成熟时紫黑色；果梗长 1.5cm，向上渐粗壮，粗糙，散布有明显栓皮质皮孔；宿存果托杯状，边缘略呈微波状。花期 2～4 月，果期 9～12 月。

【生境与分布】生于海拔 720m 以下的山坡沟谷阔叶林中。江西、浙江、安徽、福建有分布，另广西、广东、湖南、湖北、云南、贵州、四川、陕西、甘肃等地均有分布。

【药名与部位】朱卷皮，茎皮。

【采集加工】夏季采剥，干燥。

【药材性状】为长条形或不规则形的片块，卷曲或平坦。外表面稍粗糙，灰棕色，有不规则的沟纹，有的有类圆形皮孔；内表面光滑，浅黄色至黄棕色，具纵纹。切面黄色至黄棕色。质坚而脆。气微香，味苦。

【药材炮制】除去杂质，洗净，润透，切段，干燥。

【化学成分】树皮含生物碱类：荷包牡丹碱（dicentrine）[1]。

【药理作用】抗肿瘤　根中分离得到的 d-荷苞牡丹碱（d-dicentrine）在体外对 21 种肿瘤细胞均具有出较强的细胞毒作用，特别对食道癌 HCE-6、淋巴癌 Molt-4、CESS、白血病 K562、HL-60 和肝癌 MS-G2 细胞的作用更明显；d-荷苞牡丹碱在体内可明显抑制严重结合免疫缺乏症（SCID）小鼠的 K562 细胞生长[1,2]。

【性味与归经】苦，微温；有小毒。

【功能与主治】散瘀消肿，镇痛软坚。用于跌打损伤，细菌性痢疾。

【用法与用量】3～9g。

【药用标准】浙江炮规 2015。

【临床参考】1. 胃寒气滞、腹痛作胀、呕吐少食：根 12g，加山苍子 12g，青皮、小茴各 9g，水煎服。

2. 湿疹瘙痒、外伤出血：树皮适量研末，敷患处。（1 方、2 方引自《四川中药志》）

【化学参考文献】

[1] 张树云. 毛黑壳楠化学成分的研究 [J]. 中国民族民间医药杂志，1999，39（4）：237.

【药理参考文献】

[1] 常海涛，冰华. 黑壳楠根中 d-荷苞牡丹碱的抗肿瘤作用 [J]. 中草药，1999，3：242.

[2] Huang R L, Chen C C, Huang Y L, et al. Anti-tumor effects of d-dicentrine from the root of *Lindera megaphylla* [J]. PlantaMedica，1998，64（3）：212-215.

281. 香叶树（图 281）• *Lindera communis* Hemsl.

【别名】金瓯、香叶子、疗疮树（浙江），大香叶（福建），香果树。

【形态】常绿灌木或小乔木，高 4～10m。当年生枝条纤细，平滑，具纵条纹，绿色，被黄白色短柔毛，老时逐渐脱落。叶互生，革质，披针形至椭圆形，长 4～9cm，宽 2～4cm，先端渐尖或急尖，基部宽楔形或圆钝；上表面绿色，无毛，下表面灰绿或浅黄色，被黄褐色柔毛，后渐脱落；羽状脉，侧脉 5～7 对，与中脉上面凹陷，下面突起，被黄褐色微柔毛或近无毛；叶柄长 5～8mm，被黄褐色微柔毛或近无毛

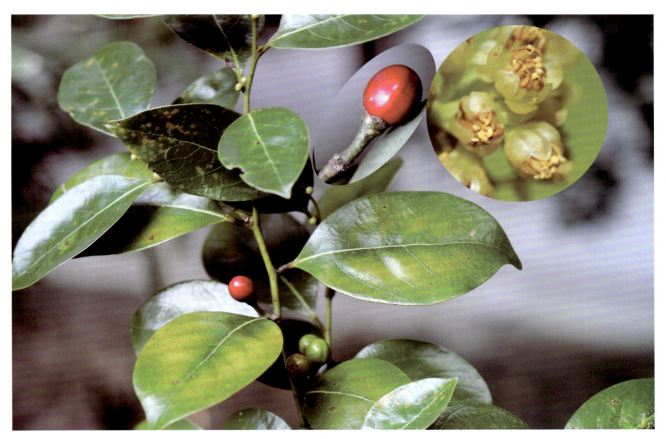

图 281　香叶树　　　　摄影　李华东等

伞形花序具 5～8 朵花，单生或两个同生于叶腋，总梗极短，总苞片 4 枚，早落；花被 6 片，黄色至黄白色，外面被微柔毛，花梗长 2～2.5mm，略被微柔毛；雄花雄蕊 9 枚，第三轮基部有 2 枚具角突宽肾形腺体；雌花子房椭圆形，柱头盾形，具乳突。果卵形，长约 1cm，宽 7～8mm，无毛，成熟时红色。花期 3～4 月，果期 9～10 月。

【生境与分布】生于干燥砂质土壤，散生或混生于常绿阔叶林中。江西、浙江、福建有分布，另广西、广东、湖南、湖北、云南、贵州、四川、陕西、甘肃、台湾等地均有分布。

【药名与部位】香果脂，种仁内的脂肪。

【采集加工】成熟种仁压榨提取得到的固体脂肪，或成熟种子压榨提取的油脂经氢化后精制而成。

【药材性状】为白色结晶性粉末或淡黄白色块状物。质轻。气微，味淡。

【化学成分】叶含挥发油类：月桂烯（myrcene）、β-蒎烯（β-pinene）、α-蒎烯（α-pinene）、β-石竹烯（β-caryophyllene）[1]，桉树脑（eucalyphol）、1-甲基-4,1-甲基亚乙基-环己烯（1-methyl-4,1-methylethylidene cyclohexene）[2]，(-)-斯巴醇 [(-)-spathulenol]、1,3,3-三甲基-内-2-降冰片烷醇乙酯（endo-2-norbomanol-1,3,3-trimethyl acetate）、氧化丁香烯（caryophyllene oxide）和大根香叶烯 B（germacrene B）等[3]。

【药理作用】抗菌　叶经水蒸气蒸馏法提取得到的精油能明显抑制新型隐球菌、申克氏孢子丝菌、羊毛状小孢子菌、石膏样小孢子菌四种皮肤致病真菌以及大肠杆菌、枯草杆菌、白葡萄球菌、四联球菌四种细菌的繁殖与菌落形成[1]。

【药用标准】药典 1963～2015。

【临床参考】1. 疔疮、对口痈：鲜叶适量，未化脓时加白酒，已化脓时加白糖，捣烂敷患处，亦可同时用鲜枝叶煎汤内服。

2. 外伤出血、骨折、跌打损伤：鲜叶、茎皮适量，捣烂外敷，或晒干研粉，调水敷患处。（1方、2方引自《浙江药用植物志》）

【化学参考文献】

［1］陈佳龄，郭微，彭维，等．SPME-GC-MS 分析香叶树叶的挥发性成分［J］．光谱实验室，2013，30（1）：105-107.
［2］佟健．香叶中挥发性组分的超临界萃取及气相色谱 - 质谱分析［J］．质谱学报，2006，27（2）：94-98.
［3］杨得坡，王发松，彭劲甫，等．香叶树叶精油的 GC-MS 分析与抑菌活性［J］．中药材，1999，22（3）：128-131.

【药理参考文献】

［1］杨得坡，王发松，彭劲甫，等．香叶树叶精油的 GC-MS 分析与抑菌活性［J］．中药材，1999，22（3）：128-131.

282. 山橿（图 282）• *Lindera reflexa* Hemsl.

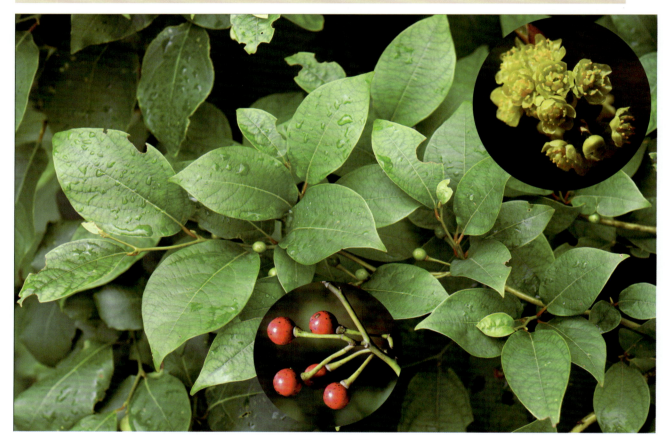

图 282　山橿　　　　　　　　　　　　　摄影　李华东

【别名】山蒟、钓樟、大叶山橿、大叶钓樟（浙江），生姜树（安徽），铁脚樟（江西）。

【形态】落叶灌木或小乔木。幼枝黄绿色，光滑无皮孔，常有污黑色斑块。叶互生，纸质，卵形或倒卵状椭圆形，长 5～12（15）cm，宽 2.5～10cm，先端渐尖，基部圆或宽楔形；上表面绿色，幼时沿中脉被微柔毛，不久脱落，下表面带绿苍白色，被白色柔毛，后渐脱落；羽状脉，侧脉 6～8 对；叶柄长 6～15mm，幼时被柔毛，后渐脱落。伞形花序腋生，具总梗，长 3～4mm，密被红褐色微柔毛；总苞片 4 片，内有花 3～5 朵，先叶开放；花被 6 片，黄色，外面有毛，花梗被白色柔毛；雄花能育雄蕊第三轮的基部着生 2 个宽肾形腺体；雌花退化雄蕊条形，第三轮基部着生 2 腺体，腺体几与退化雄蕊等大；子房椭圆形，柱头盘状。果球形，直径约 7mm，熟时红色；果梗无皮孔，长约 1.5cm，被疏柔毛。花期 4月，果期 8月。

【生境与分布】生于海拔 1000m 以下的山谷、山坡林下或灌丛中。江西、浙江、福建、安徽、江苏有分布，另广西、广东、湖南、湖北、云南、贵州、河南等地均有分布。

【药名与部位】山橿根（山橿），根。

【采集加工】夏秋二季采挖，除去杂质，洗净，干燥。

【药材性状】呈圆柱形或上粗下细，直径 1～10cm，有多数侧根及须根。表面棕褐色或棕色，有细纵皱纹及根痕。皮薄，易与木质部分离。质坚硬，难折断，断面韧皮部棕褐色，木质部淡黄色，可见细密的放射状纹理。气香，味辛、微苦。

【药材炮制】除去杂质，洗净，润透，切厚片，干燥。

【化学成分】根含生物碱类：月桂碱（launobine）、钓樟卡品（lindearpine）和新木姜子碱（neolitsine）[1]；黄酮类：球松素（pinostrobin）和生松素（pinocembrin）[1]；二苯乙烯类：银松素（pinosylvin）[2]；挥发油类：桉树脑（eucalyptol）和樟脑（camphor）[3]；脂肪酸类：二十八酸（octacosanoicacid）[1]；甾体类：β-谷甾醇（β-sitosterol）[1]。

茎含挥发油类：（E）-乙酸香叶酯[（E）-geranyl acetate]和桉树脑（eucalyptol）等[3]。

叶含挥发油类：桉树脑（eucalyptol）、α-萜品醇（α-terpineol）和（E）-橙花叔醇[（E）-nerolidol]等[3]。

【药理作用】1. 抑制胃溃疡　根乙酸乙酯提取物和挥发油能明显抑制幽门结扎法诱导的大鼠急性胃溃疡；挥发油、乙酸乙酯提取物和正丁醇提取物能明显抑制醋酸所致大鼠的慢性胃溃疡[1]。2. 抗炎镇痛　根挥发油和乙酸乙酯提取物能明显减少醋酸所致小鼠的扭体次数，提高热板法所致小鼠的痛阈值，减轻二甲苯所致小鼠的耳肿胀[1]。

【性味与归经】辛，温。归胃、肝、肺经。

【功能与主治】止血，消肿，行气止痛。用于刀伤出血，胃痛，风疹瘙痒，疥癣。

【用法与用量】3～6g。

【药用标准】江西药材 2014 和河南药材 1993。

【临床参考】1. 气郁腹痛：根 15～30g，水煎，冲黄酒服。

2. 胃痛：根 9g，加乌药 12g，百合 15g，水煎服；或根 6g，加南五味子根皮 9g、灯心草 6g、车前草 6g，水煎服。

3. 小儿腹胀：果 9g，微炒研细，开水泡，温服。

4. 跌打损伤：根 9～15g，水煎，冲黄酒服。（1 方至 4 方引自《浙江药用植物志》）

【附注】据《植物名实图考》载："野樟树生长沙岳麓，丛生，小木高尺余，叶极似樟，面绿背淡，夏结红实，累累可玩。圊盎弗录，仅供樵薪。"对照描述及附图，应即本种。

【化学参考文献】

[1] 张君增, 方起程. 山橿化学成分的研究[J]. 中草药, 1994, 25（11）: 565-568, 614.

[2] 雷敬卫, 陈随清, 王三姓. 山橿正丁醇部位成分研究[J]. 中医学报, 2010, 25（1）: 116-117.

[3] 蔡进章, 林崇良, 周子晔, 等. 山橿根、茎、叶挥发油化学成分的研究[J]. 中华中医药学刊, 2011, 29（8）: 1893-1895.

【药理参考文献】

[1] 张涛, 陈随清, 张峰, 等. 山橿治疗胃溃疡及镇痛抗炎有效部位的筛选[J]. 中医学报, 2011, 26（5）: 597-599.

283. 山胡椒（图 283）· *Lindera glauca*（Sieb.et Zucc.）Blume

【别名】山龙苍（浙江杭州），油金条（安徽），牛筋树，假死柴，山花椒。

【形态】落叶灌木，稀小乔木，高可达 8m；树皮平滑，灰色或灰白色。叶互生，纸质，宽椭圆形、

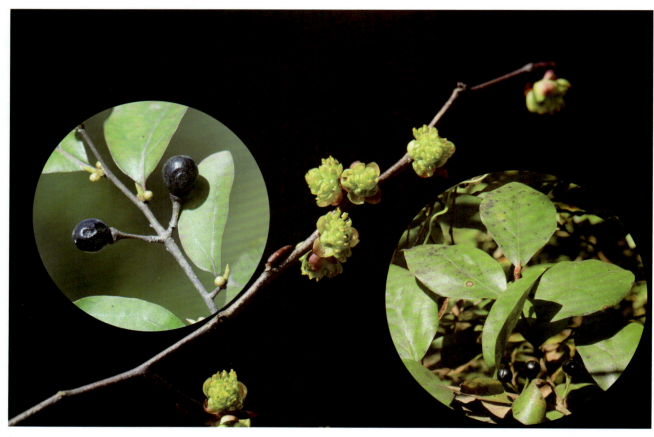

图 283　山胡椒　　　　　摄影　叶喜阳等

椭圆形或狭倒卵形，长 4～9cm，宽 2～4cm，上表面深绿色，下表面淡绿色，被柔毛；羽状脉，侧脉 5～6 对；叶枯后不落，翌年新叶发出时落下；叶柄长约 2mm。伞形花序腋生，总梗短或不明显，总苞片绿色膜质，每花序有花 3～8 朵，花梗密被白色柔毛；花被片黄色，外面在背脊部被柔毛；雄花雄蕊 9 枚，第三轮的基部着生 2 枚具角突宽肾形腺体，有时第二轮雄蕊花丝也着生一枚较小腺体；雌花退化，雄蕊第三轮的基部着生 2 枚具柄腺体，子房椭圆形，柱头盘状。果球形，熟时黑褐色，梗长 1～1.5cm。花期 3～4 月，果期 7～8 月。

【生境与分布】生于海拔 900m 以下的山坡、林缘、路旁。华东各省区有分布，另广西、广东、湖南、湖北、四川、陕西、甘肃、山西、河南、台湾等地均有分布；印度、朝鲜、日本也有分布。

【药名与部位】山胡椒，全草；山胡椒叶，叶。

【采集加工】山胡椒：秋季采收，晒干。

【药材性状】山胡椒：根呈长圆柱形，表面棕褐色，栓皮粗糙，易脱落；质坚硬，难折断；断面韧皮部褐色，木质部黄白色。茎表面灰色或灰白色，幼枝条常见有冬芽（混合芽）呈长角锥形；质硬，不易折断，断面白色。叶纸质，宽椭圆形、椭圆形或狭倒卵形，长 4～9cm，宽 2～4cm，上面深绿色，下面淡绿色，被柔毛；羽状脉，侧脉 5～6 对。叶柄长约 2mm。果实有时可见，熟时为黑褐色。气微芳香，味辛凉。

山胡椒叶：见［形态］中叶的描述。

【药材炮制】山胡椒叶：除去杂质，略喷清水，稍润，切丝，低温干燥，筛去灰屑。

【化学成分】根含木脂素类：南烛木糖苷（lyoniside）、对映 - 南烛木糖苷（ent-lyoniside）和斯氏李木糖苷（ssioriside）[1]；黄酮类：淫羊藿次苷 B1（icariside B1）、儿茶素（catechin）、表儿茶素（epicatechin）、原花青素 B2（procyanidin B2）和表儿茶素 -（$2\beta \rightarrow O \rightarrow 7, 4\beta \rightarrow 8$）- 对映 - 儿茶素 -（$4\beta \rightarrow 8$）- 表儿茶素［epicatechin-（$2\beta \rightarrow O \rightarrow 7, 4\beta \rightarrow 8$）-ent-catechin-（$4\beta \rightarrow 8$）-epicatechin］[1]；倍半萜类：针叶春黄

菊酸（aciphyllic acid）和山胡椒酸（glaucic acid）[1]；生物碱类：新木姜子碱（laurolitsine）、去甲前荷苞牡丹碱*（norpredicentrine）、（+）-淡黄巴豆亭碱[（+）-flavinantine][1]；樟苍碱（laurotetanine）、紫堇碱（pallidine）、N-反式阿魏酸酪酰胺（N-trans-feruloyltyramine）[2]，N-甲基樟苍碱（N-methyl laurotetanine）和（+）-波尔定碱[（+）-boldine][3]；其他尚含：2,4,6-三甲氧基-1-O-β-D-吡喃葡萄糖苷（2,4,6-trimethoxy-1-O-β-D-glucopyranoside）和3,4,5-三甲氧苯基-1-β-D-吡喃葡萄糖苷（3,4,5-trimethoxyphenyl-l-β-D-glucopyranoside）[1]。

叶含挥发油类：β-水芹烯（β-phellandrene）、月桂烯（myrcene）、香树烯（aromadendrene）、γ-杜松烯（γ-cadinene）和别罗勒烯（allo-ocimene）等[4]；脂肪酸类：肉豆蔻酸（myristic acid）、棕榈酸（palmitic acid）、棕榈烯酸（palmitoleic acid）、油酸（oleic acid）、亚麻酸（linolenic acid）和亚油酸（linoleic acid）等[4]。

花含挥发油类：桧烯（sabinene）、α-月桂烯（α-myrcene）、松油醇（terpineol）、8-十七碳烯（8-heptadecene）和桉油精（eucalyptol）等[5]。

果实含挥发油类：顺式-α-蒎烯（cis-α-pinene）、（-）-蒎烯[（-）-pinene]、莰烯（camphene）、α-月桂烯（α-myrcene）、柠檬烯（limonene）、（E）-柠檬醛[（E）-citral]、香茅醛（citronellal）、罗勒烯（ocimene）、1,8-桉叶素（1,8-cineol）、黄樟油素（safrole）[5,6]、正癸酸（n-capric acid）、大根香叶烯A（germacrene A）、正十二烷酸（n-dodecanoic acid）、表水菖蒲乙酯（epishyobunol）、氧化丁香烯（caryophyllene oxide）、3,6,6-三甲基-2-降蒎烯（3,6,6-trimethyl-2-norpinene）、癸酸乙酯（ethyl caprate）和桉叶素等（cineol）[7]。

种子含脂肪酸类：辛酸（caprylic acid）、癸酸（decanoic acid）、月桂酸（lauric acid）、豆蔻酸（myristic acid）、棕榈酸（palmitic acid）和硬脂酸（stearic acid）[6]。

【药理作用】1. 抗菌抗病毒　果实中所含的挥发油对大肠杆菌、枯草芽孢杆菌、变形杆菌、伤寒杆菌、绿脓杆菌、金黄色葡萄球菌、沙门氏菌、桔青霉、米根霉、黄曲霉、粗糙脉胞菌和啤酒酵母、产朊假丝酵母的生长均具有较强的抑制作用[1]；叶丙酮、甲醇和水提取液对枯草芽孢杆菌和大肠杆菌的生长均具有一定的抑制作用，但对枯草芽孢杆菌的生长抑制作用要大于大肠杆菌[2]；叶与果实提取的挥发油对鸡胚有抗流感病毒作用[3,4]；果实水蒸气蒸馏所得成分为正癸酸、大根香叶烯A、正十二烷酸、表术菖蒲已酯和氧化丁香烯与石油醚与醇提化合物莰烯、3,6,6-三甲基-2-降蒎烯、癸酸已酯、桉叶素和罗勒烯，这些成分对四种皮肤致病真菌和五种污染霉菌的生长繁殖均具有明显的抗菌抗病毒作用，其最低抑菌浓度（MIC）为 1.0～1.5ml/L[5]。2. 抗肿瘤　分离得到的樟苍碱（laurotetanine）、紫堇碱（pallidine）、N-反式阿魏酸酪酰胺（N-trans-feruloyltyramine）等6个化合物能明显抑制人乳腺癌细胞趋化转移[6]；根中分离得到的化合物N-甲基樟苍碱、樟苍碱和波尔定碱[（+）-boldine]对人结肠癌HT-29、人胃癌SGC-7901、人肝癌SMMC-7721和人非小细胞肺癌A549细胞的增殖均具有抑制作用，尤其是N-甲基樟苍碱对肿瘤细胞的增殖具有较强的抑制作用，且抑制HT-29和SGC-7901细胞的增殖作用更明显[7]。3. 抗α-糖苷酶　石油醚、乙酸乙酯和正丁醇提取部位可抑制酵母α-葡萄糖苷酶的活性，其乙酸乙酯提取部位对大鼠小肠α-葡萄糖苷酶有抑制作用[8]。

【性味与归经】山胡椒：苦、辛，微寒。归肝、膀胱经。

【功能与主治】山胡椒：解毒消疮，祛风止痛，止痒，止血。用于疮疡肿毒，风湿痹痛，跌打损伤，外伤出血，皮肤瘙痒，蛇虫咬伤。山胡椒叶：祛风，解毒，散瘀，止血。

【用法与用量】山胡椒：10～20g。外用适量。

【药用标准】山胡椒：广西瑶药2014一卷。山胡椒叶：浙江炮规2005。

【临床参考】1. 中风：果实3g，加黄荆子3g，共研末，开水冲服。

2. 气喘：果实60g，加猪肺1只，黄酒适量，淡味或略加糖炖，食肺服汤。

3. 劳伤过度、浮肿、四肢酸麻、食欲不振：根60g，水煎，加红糖服。

4. 疮疖：鲜叶，加鲜阴行草等量，捣烂外敷患处。（1方至4方引自《浙江药用植物志》）

【附注】始载于唐《新修本草》，云："山胡椒，所在有之，似胡椒，颗粒大如黑豆，其色黑。"《本草纲目》移入味果类。《植物名实图考》卷十载："山胡椒，长沙山坡有之，高二三尺，黑茎细劲，叶大如茉莉花叶而不光润，面青背白，赭纹细碎，九月间结实如椒。"过去学者曾认为《新修本草》和《植物名实图考》所说山胡椒不尽相同，但今考证本种分布较广，黄河以南除青海、贵州、云南以外均有分布。根据其果实形状与分布，古代本草中所记载的与目前使用的山胡椒是一致的，即为本种。又《植物名实图考》卷三十七又有野胡椒条，云："野胡椒，湖南长沙山阜间有之，树高丈余，褐干密叶，干上发小短茎，大小叶排生如簇，叶微似橘叶，面绿背青灰色，皆有细毛，扪之滑软，附茎春开白花，结长柄小圆实如椒，攒簇叶间，青时气已香馥。"所述也似本种。

本种的根，民间亦供药用具祛风通络，理气活血，利湿消肿，化痰止咳之功能。主治风湿痹痛，跌打损伤，胃脘疼痛，脱力劳伤，支气管炎，水肿。外用治疮疡肿痛，水火烫伤。

【化学参考文献】

[1] 陈靓，曾鹏，曾佳烽，等. 山胡椒根化学成分的分离和结构鉴定 [J]. 江苏大学学报（医学版），2016，26（5）：422-428.

[2] 王然，唐生安，翟慧媛，等. 山胡椒抗肿瘤转移化学成分研究 [J]. 中国中药杂志，2011，36（8）：1032-1036.

[3] 刘婷，李文艺，刘小文，等. 山胡椒根化学成分及其生物碱抑制肿瘤细胞增殖研究 [J]. 中药材，2016，39（8）：1789-1792.

[4] 刘立鼎，顾静文. 山胡椒叶子化学成分及其应用 [J]. 江西科学，1992，10（1）：38-44.

[5] 杨小洪. 山胡椒不同部位挥发性化学成分分析 [J]. 湖北民族学院学报（自科科学版），2014，32（3）：282-284.

[6] 刘立鼎，陈京达，兰胜桂. 山胡椒果实化学成分研究及应用试验 [J]. 植物学报，1982，24（3）：56-62.

[7] 杨得坡，王发松. 山胡椒果挥发油的化学成分与抗真菌活性 [J]. 中药材，1999，22（6）：295-298.

【药理参考文献】

[1] 张小云，覃文庆，喻连香. 山胡椒挥发油的提取及其抑菌活性研究 [J]. 现代生物医学进展，2010，（1）：133-136.

[2] 姚旭丽，李钧敏，付俊，等. 山胡椒叶片次生代谢产物抑菌活性大小分析 [J]. 福建林业科技，2008，35（3）：174-176，180.

[3] Liu L, Gu J, Chen J. Studies on the chemical constituents of the leaf of *Lindera glauca*（Sieb Et Zucc）Blume and their uses [J]. Jiangxi Science, 1992, 1.

[4] 马振亚，柳莉. 山胡椒果实挥发油对流感病毒等病原微生物的影响 [J]. 陕西医学杂志，1984，（3）.

[5] 杨得坡，王发松. 山胡椒果挥发油的化学成分与抗真菌活性 [J]. 中药材，1999，（6）：295-298.

[6] 王然，唐生安，翟慧媛，等. 山胡椒抗肿瘤转移化学成分研究 [J]. 中国中药杂志，2011，36（8）：1032-1036.

[7] 刘婷，李文艺，刘小文，等. 山胡椒根化学成分及其生物碱抑制肿瘤细胞增殖研究 [J]. 中药材，2016，39（8）：1789-1792.

[8] Cao N F, Wu X H, Kang W Y. α-Glucosidase Inhibitory Activity in vitro and vivo of *Lindera glauca*（Sieblet Zucc）Blume [J]. Fine Chemicals, 2010, 27（6）：546-547.

5. 月桂属 *Laurus* Linn.

常绿小乔木。叶互生，革质，羽状脉。花单性雌雄异株或两性，伞形花序通常成对腋生，总苞片4枚；花被筒短，花被裂片4片，近等大；雄花有雄蕊8～14枚，排成三轮，第二、三轮花丝中部有一对无柄的肾形腺体；雌花有退化雄蕊4枚，花丝顶端有2枚无柄的腺体，其间延伸有一披针形的舌状体；子房1室，花柱短，柱头稍增大，胚珠1枚。浆果卵球形；宿存花被筒不增大或稍增大。

2种，分布于大西洋及地中海沿岸地区。中国1种，分布于华东各省区及云南四川等地，法定药用植物1种。华东地区法定药用植物1种。

284. 月桂（图 284）• *Laurus nobilis* Linn.

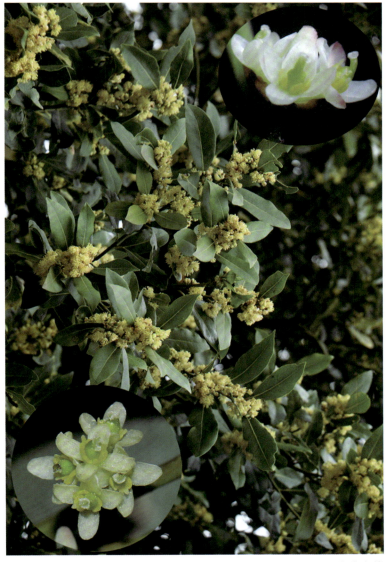

图 284　月桂　　　摄影　徐晔春等

【形态】常绿小乔木或灌木，高可达 12m。树皮黑褐色；小枝圆柱形，具纵向细条纹。叶互生，革质，长圆形或长圆状披针形，长 5.5～12cm，宽 1.5～3.5cm，先端常渐尖，基部楔形，边缘微波状；上表面暗绿色，下表面色稍淡，两面无毛；羽状脉，中脉及侧脉两面凸起，侧脉 10～12 对；叶柄长约 1cm，鲜时紫红色。花为雌雄异株，伞形花序腋生，或 3 个成簇或成短总状排列；总苞片 4 枚，近圆形，外面无毛，内面被绢毛，总梗长达 7mm，略被微柔毛或近无毛；雄花花小，黄绿色，花被筒外面密被疏柔毛，花被裂片 4 片，两面被贴生柔毛，能育雄蕊通常 12 枚，排成三轮，第二、三轮花丝中部有一对无柄的肾形腺体；雌花通常有退化雄蕊 4 枚，花丝顶端有 2 枚无柄腺体，其间延伸有一披针形舌状体；子房 1 室，花柱短，柱头稍增大。浆果卵形，熟时暗紫色。花期 3～5 月，果期 6～9 月。

【生境与分布】浙江、江苏、福建、安徽、江西等地有引种栽培，另云南、四川、台湾等地均有栽培。

【药名与部位】月桂子，种子。

【化学成分】叶含挥发油类：α-乙酸松油酯（α-terpinyl acetate）、肉桂醛（cinnamaldehyde）、β-桉叶油醇（β-eudesmol）、β-石竹烯（β-caryophyllene）、丁香酚甲醚（methyl eugenol）、α-松油醇（α-terpineol）、

愈创奥（guaiazulene）、萜品醇-4（terpinenol-4）、丁香酚（eugenol）、古巴烯，即胡椒烯（copaene）和异丁香酚甲醚（methylisoeugenol）等[1]；黄酮类：山奈酚-3-O-α-L-（2″,4″-双-E-对香豆酰基）-鼠李糖苷［kaempferol-3-O-α-L-（2″,4″-di-E-p-coumaroyl）-rhamnoside］和山奈酚-3-O-α-L-（2″-E-对香豆酰基-4″-Z-对香豆酰基）-鼠李糖苷［kaempferol-3-O-α-L-（2″-E-p-coumaroyl-4″-Z-p-coumaroyl）-rhamnoside］[2]。

【药理作用】1. 抗菌　所含的挥发油在体外除了对铜绿假单胞菌的生长无明显抑制作用外，对金黄色葡萄球菌、大肠埃希菌、肺炎克雷伯菌、白假丝酵母菌和洛菲不动杆菌的生长均有较强的抑制作用[1]；叶中分离得到的2种活性成分山奈酚-3-O-α-L-（2″,4″-双-E-p-香豆酰基）-鼠李糖苷和山奈酚-3-O-α-L-（2″-E-p-香豆酰基-4″-Z-p-香豆酰基）-鼠李糖苷对耐甲氧西林金黄色葡萄球菌（MRSA）和耐万古霉素肠球菌（VRE）均有明显的抑制作用，并能大幅增强喹诺酮类药物的抗MRSA作用，而对肺炎链球菌、铜绿假单胞菌和黏质沙雷菌的抑制作用很低或无作用[2,3]。2. 抗氧化　叶经水蒸气蒸馏法得到的挥发油对羟自由基（OH·）、1,1-二苯基-2-三硝基苯肼自由基（DPPH）的清除作用强于2,6-二叔丁基-4-甲基苯酚（BHT）和没食子酸丙酯（PG），对超氧阴离子自由基（O_2^-·）的清除作用弱于PG；挥发油抑制亚油酸的过氧化能力与BHT和PG相当[4]。3. 抗炎镇痛　叶所含的挥发油对福尔马林所致的炎症小鼠和大鼠均具有抗炎、镇痛作用[5]。4. 抗惊厥　提取的精油可保护小鼠免受最大限度的补强性惊厥电休克[6]。

【药用标准】部标维药1999附录。

【临床参考】1. 风湿痹痛、河豚中毒：果实3～9g，水煎服。

2. 跌扑损伤、疥癣：叶适量，煎汤洗浴。

3. 脘胀腹痛：叶3～6g，水煎服。（1方至3方引自《中华本草》）

【附注】月桂始载于《本草拾遗》，曰：今江东诸处，每至四五月晦后，多于衢路间得月桂子，大于狸豆，破之辛香，古者相传是月中下。即指月桂之果实。

该果实中的芳香油可作杀菌剂。

【化学参考文献】

[1] 李荣, 盖旭, 姜子涛. 天然调味香料月桂精油化学成分的研究[J]. 中国调味品, 2011, 36(11): 98-101.

[2] 徐雨. 从月桂树中分离到抗MRSA活性成分[J]. 国外医药抗生素分册, 2009, 30(3): 142.

【药理参考文献】

[1] 王城城, 蒲静, 金家贵, 等. 月桂挥发油体外抗病原微生物活性研究[J]. 成都医学院学报, 2014, 9(2): 124-128.

[2] 徐雨. 从月桂树中分离到抗MRSA活性成分[J]. 国外医药抗生素分册, 2009, 30(3): 142.

[3] 黄金竹. 月桂树提纯得到的山奈酚糖苷与喹诺酮类药物对MRSA的协同作用[J]. 国外医药抗生素分册, 2009, 30(3): 142-143.

[4] 李荣, 姜子涛, 马丽. 月桂精油抗氧化性能及清除自由基能力的研究[J]. 中国调味品, 2009, 34(11): 58-62, 87.

[5] M. Sayyah, G. Saroukhani, A. Peirovi, et al. Analgesic and anti-inflammatory activity of the leaf essential oil of *Laurus nobilis* Linn. [J]. Phytotherapy research, 2003, 17(7): 733-736.

[6] Sayyah M, Valizadeh J, Kamalinejad M. Anticonvulsant activity of the leaf essential oil of *Laurus nobilis* against pentylenetetrazole-and maximal electroshock-induced seizures [J]. Phytomedicine International Journal of Phytotherapy & Phytopharmacology, 2002, 9(3): 212-216.

6. 无根藤属 *Cassytha* Linn.

寄生缠绕草本，借盘状吸根攀附于寄主植物上。茎线形，分枝，绿色或绿褐色。叶退化为很小的鳞片。花小，稀雌雄异株或近雌雄异株，生于鳞片状苞片之间，每花下有紧贴于花被下方的2枚小苞片，排成穗状、头状或总状花序；花被筒陀螺状或卵珠形，花后顶端紧缩，花被裂片6片，排成二轮，外轮3枚很小；能育雄蕊9枚，排成三轮，第三轮雄蕊花丝基部有一对近无柄的腺体；退化雄蕊3枚，位于最内轮，近无柄或具柄；子房在花后由于花被筒增大，顶端收缩，因而藏于花被筒内。果包藏于肉质花被筒内，但彼此分离，顶端开口，并有宿存的花被片。种子薄膜质或革质。

15～20种，分布于大热带地区。中国1种，分布于南部各省区，法定药用植物1种。华东地区法定药用植物1种。

285. 无根藤（图285）• *Cassytha filiformis* Linn.

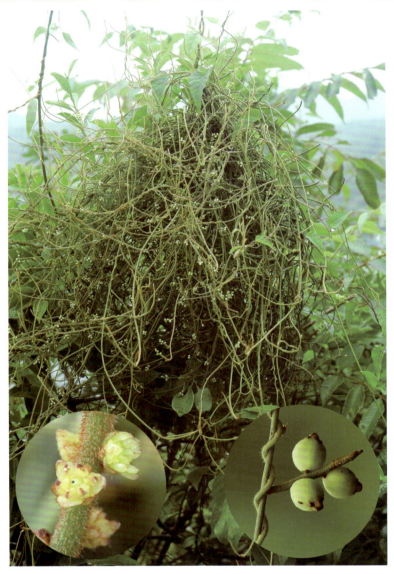

图 285　无根藤　　　摄影　徐克学等

【形态】寄生缠绕草本，借盘状吸根攀附于寄主植物上。茎线形，绿色或绿褐色，稍木质，无毛或稍被毛。叶退化为细小的鳞片，三角状。穗状花序长2～5cm，密被锈色短柔毛；苞片和小苞片形小，宽卵圆形，褐色，被缘毛；花小，白色，花被裂片6片，排成二轮，外轮3枚小，近圆形，有缘毛，内轮3枚卵形，外被短柔毛；能育雄蕊9枚，排成三轮，第一轮雄蕊花丝近花瓣状，第三轮雄蕊花丝基部有2枚无柄腺体。子房卵球形，花柱短，柱头头状。果卵球形，包藏于花后增大的宿存肉质花被筒内，彼此分离，顶端有宿存的花被片。花、果期5～12月。

【生境与分布】生于海拔980～1600m的山坡灌木丛或疏林中。浙江、福建、江西有分布，另广西、广东、湖南、台湾、云南、贵州等地均有分布；亚洲热带、非洲和澳大利亚也有分布。

【药名与部位】无根藤，全草。

【采集加工】全年可采，除去杂质，干燥。

【药材性状】呈细长圆柱形，略扭曲，直径 1～2.5mm。表面黄绿色或黄褐色，具细纵皱纹和黄棕色毛，稍粗糙，在分枝处可见有小鳞片，常在扭曲处有盘状吸根。花小，排成穗状花序，长 2～5cm。果卵球形，包藏于肉质果托内，顶端开口，直径约 4mm，无柄。质脆，折断面皮部具纤维性，木部呈黄白色。气微，味淡。

【药材炮制】除去杂质，洗净，稍润，切段，干燥。

【化学成分】全草含生物碱类：无根藤碱（cassythine）、O-甲基无根藤碱（O-methyl cassythine）、小唐松草碱（ocoteine）、N-甲基无根藤碱（N-methyl cassythine）、O-乙酰-N-甲基无根藤碱（O-acetyl-N-methyl cassythine）、无根藤定碱（cassythidine）、新木姜子素（neolitsine）[1]、无根藤宁（cathafiline）、无根藤胺（cathaformine）、樟碱（actinodaphnine）、异波尔定碱（isoboldine）、无根藤米里丁（cassameridine）、无根藤米丁（cassamedine）、观音莲明碱（lysicamine）、(+)-无根藤酚胺*[(+)-cassyformine]、(+)-N-甲基樟碱[(+)-N-methylactinodaphnine]、原荷包牡丹碱（predicentrine）、无根藤酮胺*（filiformine）、小唐松草宁碱（thalicminine）、光千金藤碱（stepharine）、原荷叶碱（pronuciferine）、O-甲基淡黄巴豆亭碱（O-methyl flavinantive）[2]、异无根藤酮胺*（isofiliformine）、无根藤酸*（cassythic acid）、荷包牡丹碱（dicentrine）、1, 2-亚甲基二氧-3, 10, 11-三甲氧基阿朴菲（1, 2-methylenedioxy-3, 10, 11-trimethoxyaporphine）、(-)-沙罗泰里啶，即(-)-多花罂粟碱[(-)-salutaridine]、去甲原荷包牡丹碱*（norpredicentrine）和腺苷（adenosine）等[3,4]；木脂素类：鹅掌楸树脂酚 B 二甲醚（lrioresinol B dimethyl ether），即(+)-扬甘比胡椒素[(+)-yangambin]、(+)-丁香脂素[(+)-syringaresinol]、(+)-反式迪丁香脂素*[(+)-trans-diasyringaresinol][2]、4-O-甲基二氢呋喃（4-O-methylbalanophonin）和无根藤脂素*（cassyformin）[5]；黄酮类：异鼠李素（isohamnetin）、异鼠李素-3-O-β-葡萄糖苷（isohamnetin-3-O-β-glucoside）、异鼠李素-3-O-β-芸香糖苷（isohamnetin-3-O-rutinoside）、异鼠李素-3-O-β-洋槐糖苷（isohamnetin-3-O-robinobioside）、槲皮素-3-O-β-半乳糖苷（quercetin-3-O-β-galactoside）、槲皮素-3-O-芸香糖苷（quercetin-3-O-rutinoside）、槲皮素-3-O-β-洋槐糖苷（quercetin-3-O-robinobioside）和山奈酚-3-O-洋槐糖苷（kaemperferol-3-O-robinobioside）[3]；苯乙醇苷类：洋丁香酚苷（acteoside）和 3, 4-二羟基苯乙醇 8-O-β-葡萄糖苷（3, 4-dihydroxyphenylethyl alcohol 8-O-β-glucoside）[3]；酚酸及酯类：3, 4-二甲氧基苯甲酸甲酯（methyl 3, 4-dimethoxybenzoate）、4-羟基-3-甲氧基苯甲酸甲酯（methyl 4-hydroxy-3-methoxy-benzoate）和香草酸（vanillic acid）[5]；甾体类：β-谷甾醇葡萄糖苷（β-sitosterol glycoside）、豆甾醇（stigmaterol）和豆甾醇-D-葡萄糖苷（stigmaterol-D-glucoside）[2,3]；维生素类：烟酸（nicotinic acid）[3]。

【药理作用】1. 抗肿瘤　全草所含的生物碱在体外对小鼠肝癌 H22 细胞有显著的抑制作用，具有浓度和时间依赖效应，可上调 Bax 蛋白表达，下调 Bcl-2 蛋白表达，促进细胞凋亡，导致细胞裂解形成梯度条带；并能有效抑制小鼠肝癌 H22 实体瘤的生长，延长荷瘤小鼠的存活时间[1]。2. 抗致突变　全草的水不溶物有较强的对抗苯并芘致突变作用[2]。

【性味与归经】甘、苦，寒。归肝、肺经。

【功能与主治】清热利湿，凉血解毒。用于结膜炎，黄疸型肝炎，小儿疳积，水肿，咯血，咳嗽，疮痈，烫伤。

【用法与用量】9～15g；外用鲜品适量，捣烂敷患处。

【药用标准】广西壮药 2008 和广西药材 1996。

【临床参考】1. 尿路结石：全草 60g，加地骨皮、木通、灯芯草各 12g，水煎服。（《香港中草药》）

2. 痢疾：全草 15g，加叶下珠 15g、樟木 9g，水煎服。

3. 糖尿病：鲜全草 30g，加赤小豆、山萆薢各 9g，水煎服。（2 方、3 方引自《福建药物志》）

4. 乳糜尿：鲜全草 150～200g，加 100g 瘦猪肉，2 碗水，煲汤，水煎至 1 碗，每日 1 次，分 2 次服[1]。

【附注】无根藤禁止采集寄生于马桑、鱼藤、羊角拗、夹竹桃等有毒植物上的无根藤植株，防止误用中毒。

本种有小毒，孕妇慎服。

【化学参考文献】

[1] Jones S R, J. Lamberton A. Cassytha alkaloids I. New aporphine alkaloids from *Cassytha filiformis* L. [J]. Aust J Chem, 1966, 1（2）：297-302.

[2] Chang F R, Chao Y C, Teng C M, et al. Chemical Constituents from *Cassytha filiformis* Ⅱ [J]. J Nat Prod, 1998, 61（7）：863-866.

[3] Tsai T H, Wang G J, Lin L C. Vasorelaxing alkaloids and flavonoids from *Cassytha filiformis* [J]. J Nat Prod, 2008, 71（2）：289-291.

[4] Stévigny C, Block S, De M C. Pauw-Gillet, et al. Cytotoxic Aporphine Alkaloids from *Cassytha filiformis* [J]. Planta Medica, 2002, 68（11）：1042-1044.

[5] Ho J C, Chen C M, Row L C. Neolignans from the Parasitic Plants. Part2. *Cassytha filiformis* [J]. J Chin Chem Soc, 2004, 51：221-223.

【药理参考文献】

[1] 程涛．无根藤生物碱对小鼠肝癌（H22）的作用[D]．福州：福建师范大学硕士学位论文，2011.

[2] 孟正木，坂井至通，小濑洋喜，等．八种民间药在鼠伤寒沙门氏菌株 TA98 中的抗苯并芘致突变活性 [J]．中国药科大学学报，1990，21（2）：117-119.

【临床参考文献】

[1] 谢敬全．无根藤治疗乳糜尿 [J]．广西医学，1976，（5）：20.

三五　罂粟科 Papaveraceae

一年或多年生草本，稀灌木，无毛或有毛，常有乳汁或有色液汁。基生叶通常有长柄，茎生叶通常互生，叶片全缘或羽状、掌状分裂，无托叶。花两性，单生或排列成总状、聚伞或圆锥花序；萼片2～4枚，通常分离，早落；花瓣通常二倍于花萼，4～8枚（有时近12～16枚）排列成2轮，或外面的1～2枚基部呈囊状或有距；雄蕊多数，分离，排列成数轮，或4枚分离，或6枚合成2束；子房上位，2至多数合生心皮组成；胚珠多数，生于侧膜胎座上。果为蒴果，瓣裂或顶裂，稀有蓇葖果或坚果。种子细小，球形、卵圆形或近肾形；胚小，胚乳油质。

约38属，700种，分布于北温带。中国18属，362种，分布几遍全国，法定药用植物10属，31种2变种1变型。华东地区法定药用植物5属，7种。

罂粟科法定药用植物普遍含有生物碱，以异喹啉类生物碱为主，如原阿片碱（protopine）、罂粟碱（papaverine）、吗啡（morphine）等，罂粟碱具解痉作用，但易成瘾。紫堇属植物所含的延胡索乙素（tetrapydropalmatine）具镇痛作用。血根碱（sanguinarine）主要存在于白屈菜属、罂粟属、博落回属、角茴香属，具一定的镇痛和抗癌活性。

博落回属含生物碱类、酚酸类、黄酮类、甾体类等成分。生物碱多为异喹啉类，以果实部分含量最高，如原阿片碱（protopine）、血根碱（sanguinarine）等；酚酸类如对羟基苯甲酸（p-hydroxybenzoic acid）、对香豆酸（p-coumaric acid）等；黄酮类如槲皮素-3-O-β-D-葡萄糖苷（quercetin-3-O-β-D-glucoside）等；甾体类如β-谷甾醇（β-sitosterol）、胡萝卜苷（daucosterol）等。

紫堇属含生物碱类、蒽醌类、酚酸类、皂苷类等成分。生物碱以异喹啉类为特征性成分，包括原阿片碱型、原小檗碱型、苯酞异喹啉型、苯菲啶型、阿朴菲型、螺苄异喹啉型、枯拉灵型和苄基异喹啉型等，如金罂粟碱（stylopine）、紫堇碱（corydaline）、四氢掌叶防己碱（tetrahydropalmatine）、荷包牡丹碱（dicentrine）、紫堇醇灵碱（corynoline）、紫堇洛星碱（corynoloxine）、异包尔定（isoboldine）、球紫堇碱（bulbocapnine）、枯拉灵（cularine）、西贝母碱（sipeimine）等；蒽醌类如大黄素（emodin）、大黄素甲醚（physcion）等；酚酸类如香草酸（vanillic acid）、对羟基苯甲酸（p-hydroxybenzoic acid）等；皂苷类如3β-羟基-齐墩果烷-11,13(18)-二烯-28-酸［3β-hydroxy-olean-11,13(18)-dien-28-oic acid］等。

分属检索表

1. 花冠辐射对称。
　　2. 蒴果球形、长圆球形或倒卵球形；柱头盘状，辐射状分枝··················1. 罂粟属 *Papaver*
　　2. 蒴果细长圆柱形、扁椭圆形或倒披针形；柱头非盘状，非辐射状分枝。
　　　　3. 叶一至二回羽状全裂。
　　　　　　4. 茎生叶对生或近对生，伞房花序具花1～3朵··················2. 荷青花属 *Hylomecon*
　　　　　　4. 茎生叶互生，伞形花序具花多数··················3. 白屈菜属 *Chelidonium*
　　　　3. 单叶，近圆形，7～9裂，裂片波状··················4. 博落回属 *Macleaya*
1. 花冠两侧对称··················5. 紫堇属 *Corydalis*

1. 罂粟属 *Papaver* Linn.

一年生、二年生或多年生草本，稀灌木。植株有乳白色汁液。茎直立，常被刚毛。基生叶羽状浅裂、深裂、全裂或二回羽状分裂，有时为各种缺刻、锯齿或圆齿，表面通常具白粉，两面常被毛，具叶柄；茎生叶若有，则与基生叶同形，无柄。花单生，花蕾下垂；萼片2枚，早落，大多被毛；花瓣4枚，通常倒卵形，二轮排列，外轮较大，颜色多样，常早落；雄蕊多数；花柱无。柱头盘状，有辐射状的分枝与胎座对生。子房1室，上位。蒴果狭圆柱形、倒卵形或球形，成熟时在柱头辐射状分枝的下方有一轮孔裂或细瓣裂。种子多数，小，肾形。

约100种，分布于欧洲及亚洲温带。中国7种3变种3变型，分布于东北和西北，另各地均有栽培，法定药用植物3种。华东地区法定药用植物1种。

286. 罂粟（图286）• *Papaver somniferum* Linn.

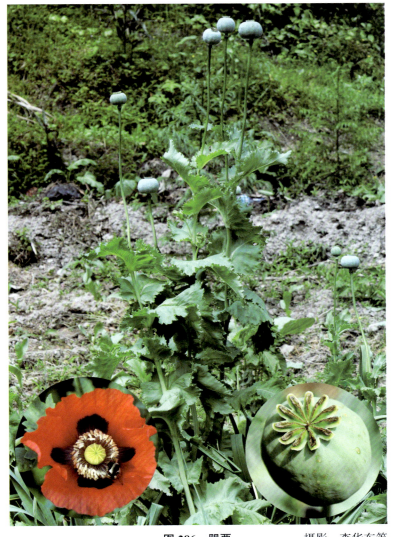

图 286　罂粟　　　摄影　李华东等

【别名】鸦片花，鸦片、大烟、米壳花，阿芙蓉。

【形态】一年生草本，无毛或微有毛。茎直立，高达1m，不分枝。基生叶具柄，长圆形或长卵形，先端渐尖，基部心形，边缘有不整齐的缺刻或粗锯齿或羽状浅裂；茎生叶互生，叶片卵形或长卵形，长7～25cm，先端渐尖至钝，基部心形，边缘为不规则的波状锯齿，两面无毛，具白粉；下部叶具短柄，上部叶无柄、抱茎。花单生于茎顶，萼片2枚，宽卵形，绿色；花瓣4枚，近圆形或近扇形，长4～7cm，宽3～11cm，边缘浅波状，白色、粉红色、红色、紫色或杂色；雄蕊多数；子房球形，柱头有辐射状分枝8～12条。蒴果球形或长圆状椭圆形，宿存花柱呈扁平的盘状体，直径3～6cm，孔裂。种子多数，黑色或深灰色。花期5～7月，果期8～10月。

【生境与分布】全国各地均可栽培。本种因系毒品原植物，除经国家特许种植供药用外，禁止栽培生产与销售；印度、缅甸、老挝及泰国北部也有栽培。

【药名与部位】罂粟壳，成熟果壳。

【采集加工】秋季将成熟果实或已割取浆汁后的成熟果实摘下，破开，除去种子和枝梗，干燥。

【药材性状】呈椭圆形或瓶状卵形，多已破碎成片状，直径1.5～5cm，长3～7cm。外表面黄白色、浅棕色至淡紫色，平滑，略有光泽，无割痕或有纵向或横向的割痕；顶端有6～14条放射状排列呈圆盘状的残留柱头；基部有短柄。内表面淡黄色，微有光泽；有纵向排列的假隔膜，棕黄色，上面密布略突起的棕褐色小点。体轻，质脆。气微清香，味微苦。

【药材炮制】罂粟壳：除去杂质，捣碎或洗净，润透，切丝，干燥。蜜罂粟壳：取净罂粟壳丝，与炼蜜拌匀，稍闷，炒至不粘手时，取出，摊凉。

【化学成分】果壳含生物碱类：吗啡（morphine）、可待因（codeine）、罂粟碱（narceine）、那可丁（narcotine）和蒂巴因（thebaine）[1,2]。

割取乳汁后的植株含生物碱类：异紫堇杷明碱（isocorypalmine）、杷拉乌定碱（palaudine）、多花罂粟碱（salutaridine）、罂粟壳碱（narcotoline）、半日花酚碱（laudanidine）和（+）-网状番荔枝碱[（+）-reticuline][3]。

果实含生物碱类：吗啡（morphine）、可待因（codeine）、罂粟碱（narceine）和蒂巴因（thebaine）[4]。

种子含生物碱类：吗啡（morphine）、可待因（codeine）和罂粟碱（narceine）[4]；挥发油类：2-壬酮（2-nonanone）、1-戊醇（1-pentanol）、己醛（hexanal）、（E）-2-己烯醛[（E）-2-hexenal]、2-庚酮（2-heptanone）、庚酮（heptanone）、1,2,3,4,5-五甲基环戊酮（1,2,3,4,5-pentamethyl cyclopentanone）、2,4,4-三甲基-2-戊烯（2,4,4-trimethyl-2-pentene）、（Z）-2-庚烯醛[（Z）-2-heptenal]、1-辛烯-3-醇（1-octylene-3-ol）、2-戊基呋喃（2-pentyl furan）、1-乙基环己烯（1-ethyl cyclohexene）、3-辛烯-2-酮（3-octylene-2-one）、（E）-2-辛烯醛[（E）-2-octenal]、2,5-二甲基环己醇（2,5-dimethyl cyclohexanol）、2-己烯基甲醚（2-hexadienyl methyl ether）、（E）-2-十三烯醛[（E）-2-tridecenal]、（E）-5-十二烯[（E）-5-dodecene]、2-羟基-4-甲基苯甲醛（2-hydroxy-4-methyl benzaldehyde）、（E,E）-2,4-辛二烯醛[（E,E）-2,4-octadienal]、5-戊基-2（5H）呋喃酮[5-amyl-2（5H）furanone]、2,4-癸烯醛（2,4-decenal）、2,4-壬二烯醛（2,4-nonadienaldehyde）、5-庚基-二氢-2（3H）呋喃酮[5-heptyl-dihydro-2（3H）furanone]、1-十四烯（1-tetradecene）、环十四烷（cyclotetradecane）、十四烷（tetradecane）、环癸烯（cyclodecene）、环十五烷（cyclopentadecane）、十五烷（pentadecane）、甲基苯酚丁酸酯（methyl phenol butyrate）、（Z）-7-十六烯[（Z）-7-hexadecene]、十六烷（hexadecane）、1-十五烯（1-pentadecene）、环十二烯（cyclododecene）、1-十八烯（1-octadecene）、十七烷（heptadecane）、1,2-苯二甲酸二丁酯（dibutyl 1,2-phthalate）、3-甲基-癸烷（3-methyl decane）、n-十六酸（n-hexadecanoic acid）、十六酸乙酯（ethyl hexadecanoate）、二十烷（eicosane）、（Z,Z）-9,12-十八二烯酸[（Z,Z）-9,12-octadecadienoic acid]、（Z,Z）-9,17-十八二烯酸[（Z,Z）-9,17-octadecadienoic acid]、二十二烷（docosane）、二十三烷（tricosane）、二十四烷（tetracosane）、二十五烷（pentacosane）、二十六烷（hexacosane）、二十七烷（heptacosane）、二十八烷（octacosane）、四十四烷（tetratetracontane）和二十九烷（nonacosane）等[5~7]。

乳汁含生物碱类：紫鸦片碱（porphyroxine）、异紫堇杷明碱（isocoyrpalmine）、金黄紫堇碱（scoulerine）、半日花酚碱（laudanidine）、罂粟壳碱（narcotoline）、杷拉乌定碱（palaudine）、网状番荔枝碱（reticuline）和千金藤醇定（stephenolidine）[3]。

【药理作用】1.镇痛　果壳水煎液可提高热板所致小鼠的痛阈值[1]；所含的6,7,8,14-四氢-4,5-环氧-6-甲氧基-17-甲基-吗啡烷-3-醇（oripavine）可提高热板所致小鼠的痛阈值[2]；果壳中提取的东方罂粟碱在6.5mg/kg，8.7mg/kg和13mg/kg剂量下腹腔注射，可提高热板所致小鼠的痛阈值，给药后30min可达峰值，并持续到90min，其作用与吗啡相当[3]。2.预防血管痉挛　局部应用浓度为3.0mg/kg、4.5mg/kg的罂粟碱，可有效缓解血管吻合术后家兔的血管痉挛，有利于血管吻合端通畅，防止血管危象的发生[4]；果实提取的罂粟碱对枕骨大孔注入新鲜自体动脉血致蛛网膜下腔出血后迟发型脑血管痉挛（CVS犬）非痉挛与痉挛动脉均具有扩张作用[5]；罂粟碱给兔椎动脉内灌注、动脉持续灌注、鞘内注射均可治疗兔迟发性脑血管痉挛[6~8]；果壳提取的罂粟碱对蛛网膜下腔出血后CVS疗效确切，能显著扩张血管，减轻缺血症脑水肿及病理变化，蛛网膜下腔出血后早起治疗的效果更为明显，且血清中白细胞介素-6水平与CVS程度呈正相关[9]。3. 抗肿瘤　果实中分离得到的罂粟碱对人鼻咽癌KB和人白血病HL-60细胞的增殖有一定程度的抑制作用，且呈浓度-效应关系[10]，并能明显增加小鼠胃、肝、食管中谷胱甘肽S-转移酶活性和谷胱甘肽的浓度，可明显抑制苯并芘诱导的Swiss小鼠胃鳞状细胞癌[11]。4. 扩张血管　果壳提取分离的罂粟碱外用可使血管扩张，增加皮肤的血流量、皮瓣的成活长度，提高组织扩张术的效果[12]；果实提取分离的罂粟碱对冠状动脉旁路移植术大隐静脉血管桥具有良好的舒张作用，但罂粟碱损伤血管内皮[13]。

【性味与归经】酸、涩，平；有毒。归肺、大肠、肾经。

【功能与主治】敛肺，涩肠，止痛。用于久咳，久泻，脱肛，脘腹疼痛。

【用法与用量】3~6g。

【药用标准】药典1963~2015、浙江炮规2005、新疆药品1980二册和内蒙古药材1988。

【临床参考】1. 肺结核咳嗽痰多、气急、咽痛、音嘶：种子15g，加生诃子30g、苏子30g、榧子30g等，炼蜜为丸，早晚各服3g[1]。

2. 晚期癌症疼痛：果壳10g，加全蝎5只、制玄胡30g、制川乌6g等，水煎时加米醋30ml，每日1剂，分早晚2次服[2]。

3. 急性菌痢：果壳10g，加生大黄10g（后下）、芒硝10g（冲服）、枳实10g、厚朴10g、白芍10g等，水煎[3]。

【附注】罂子粟入药始载于唐《本草拾遗》，陈藏器引嵩阳子云："其花四叶，有浅红晕子也。"《本草图经》记载："罂子粟，今处处用之，人家园庭多时以为饰。花有红白二种，微腥气；其实作瓶子，似髇髅箭头，中有米，极细。种之甚难，圃人隔年粪地，九月布子，涉冬至春始生苗，极繁茂矣；不尔，种之多不出，出亦不茂。"《本草纲目》云："罂粟……叶如白苣，三四月抽薹结青苞，花开则苞脱"。花凡四瓣，大如仰盏，罂在花中，须蕊裹之。花开三日即谢。而罂在茎头，长一二寸，大如马兜铃，上有盖，下有蒂，宛然如酒罂。中有白米极细，可煮粥和饭。水研滤浆，同绿豆粉作腐食尤佳。亦可取油。其壳入药甚多，而本草不载，乃知古人不用之也。以上所述即指罂粟。

本种与近似种虞美人 Papaver rhoeas Linn. 的区别：本种植株无毛或微有疏毛；茎生叶抱茎，叶缘缺刻状浅裂或具粗锯齿。虞美人植株具伸展的糙毛；茎生叶不抱茎，叶羽状深裂，裂片披针形或线状披针形，先端急尖。

罂粟壳泻痢咳嗽初起，或久痢积滞未消者慎服。有毒，不宜过量服，婴儿尤易中毒。中毒时可出现昏睡、大汗、面色苍白、口唇紫绀、瞳孔缩小、呼吸不规则等症状。易成瘾，不宜常服；孕妇及儿童禁用；运动员慎用。本种既为重要医药原料，也为毒品主要来源。

【化学参考文献】

[1] 廖文娟, 张虹, 任一平. 液相色谱-串联四极杆质谱法测定罂粟壳主要成分在止咳药中的含量[J]. 分析化学, 2006, 34（8）: 1175-1178.

[2] 刘敏敏, 刘利颜, 刘丛丛. 液质联用法测定止咳类中成药中5种罂粟壳生物碱[J]. 中国卫生检验杂志, 2016, 26（23）: 3353-3356.

[3] 王允兴. 从割取阿片以后采集的罂粟植株中分离酚性生物碱[J]. 国外医学（药学分册）, 1980, 4: 242-243.

[4] 周恒智. 罂粟样品中阿片成分的分析[J]. 中国药物依赖性通报, 1992, 7: 94-95.

[5] 肖红利, 笮均祥, 侯建雄, 等. 罂粟籽挥发性化学成分分析[J]. 现代科学仪器, 2007, 2: 70-72.

[6] 陈永宽, 李雪梅, 孔宁川, 等. 罂粟籽油挥发性化学成分的分析[J]. 中草药, 2003, 34（10）: 26-27.

[7] 赵兴红，李兆琳.罂粟籽挥发油化学成分研究［J］.分析测试通报，1990，9（4）：19.

【药理参考文献】

[1] 王华伟，王文萍，高晶晶.罂粟壳与吗啡镇痛作用对比的实验研究［J］.辽宁中医杂志，2008，35（6）：941-942.
[2] 李宗友.罂粟生物碱 oripavine 的分析研究及其镇痛活性［J］.国外医学中医中药分册，1999，21（3）：42.
[3] Gómez-Serranillos M P, Palomino O M, Carretero E, et al. Analytical study and analgesic activity of oripavine from *Papaver somniferum* L.［J］. Phytotherapy Research, 2015, 12（5）: 346-349.
[4] 刘昊.局部应用不同剂量罂粟碱预防血管吻合术后血管痉挛的实验研究［D］.石家庄：河北医科大学硕士学位论文，2010.
[5] 刘芳龄，刘多三，饶明俐，等.尼莫地平和罂粟碱对实验性迟发性脑血管痉挛的作用［J］.中华医学杂志，1996，76（2）：132-134.
[6] 张跃伟，王光伟，丛培生，等.内皮素在血管内治疗迟发性脑血管痉挛前后含量变化的实验研究［J］.临床放射学杂志，2001，20（7）：536-538.
[7] 芦奕，孙丕通，惠国桢，等.动脉持续灌注罂粟碱对兔脑血管痉挛的实验研究［J］.江苏医药，2004，30（5）：334-336.
[8] 李俊，贺道华，秦尚振，等.鞘内注射罂粟碱对脑血管痉挛的治疗作用［J］.中华实验外科杂志，2005，22（12）：1528-1529.
[9] 蒋栋毅，周岱.动脉内灌注罂粟碱治疗脑血管痉挛的实验研究［J］.苏州大学学报：医学版，2001，21（6）：621-624.
[10] 李宗友.孜然芹、罂粟和圣罗勒精油的抗癌作用［J］.国际中医中药杂志，1998.
[11] 杨秀伟，冉福香，王瑞卿，等.44种生物碱类化合物对人鼻咽癌细胞株 KB 和人白血病细胞株 HL-60 细胞增殖抑制活性的筛选［J］.中国现代中药，2007，9（1）：8-13.
[12] 栾杰，唐勇，张旭辉，等.外用罂粟碱霜对扩张皮肤血流量及扩张皮瓣成活长度的影响［J］.中国美容整形外科杂志，2002，13（4）：209-212.
[13] 李景文，龙村，高国栋.尼可地尔及罂粟碱对冠状动脉旁路移植术大隐静脉血管桥血管舒张功能的影响［J］.中国体外循环杂志，2005，3（3）：164-166.

【临床参考文献】

[1] 颜亦鲁.治肺结核验方三则［J］.江苏中医，1956，（试刊号）：31.
[2] 赵富兰，卢一飞.全蝎罂粟壳汤治疗晚期癌症疼痛32例［J］.内蒙古中医药，1998，（2）：13.
[3] 李小芳，贡天安.罂粟壳汤在急性菌痢中的应用［J］.光明中医，2009，24（8）：1574-1575.

2. 荷青花属 *Hylomecon* Maxim.

多年生草本，具黄色液汁。根茎短，斜生，具褐色、膜质、圆形的鳞片，果时变肉质、橙黄色；茎直立，柔弱。基生叶少数，羽状全裂，裂片2～3对，具长柄；茎生叶2枚，生于茎上部，对生或近互生，形态同基生叶，具短柄。花1～3朵，组成伞房状花序，顶生或腋生。萼片2枚，覆瓦状排列，早落；花瓣4枚，黄色，具短爪；雄蕊多数；子房长圆柱形，1室。蒴果狭圆柱形，自基部向上2瓣裂。种子小，多数，具种阜。

2种，分布于东亚。中国1种2变种，分布于浙江、安徽，另东北及华中地区亦有分布，法定药用植物1种。华东地区法定药用植物1种。

287. 荷青花（图287）• *Hylomecon japonica*（Thunb.）Prantl et Kundig.

【别名】刀豆三七、水菖兰七（浙江）。

【形态】多年生草本，高15～40cm，具汁液。根茎斜生，密被褐色的圆形膜质鳞片。茎直立，不分枝，具条纹。基生叶长10～20cm，羽状全裂，裂片2～3对，宽披针状菱形、倒卵状菱形或近椭圆形，长3～10cm，宽1～5cm，先端渐尖，基部楔形，边缘具不规则齿，无毛，具长柄；茎生叶通常2枚，形态同基生叶，具短柄。花1～3朵，排列成伞房状，多顶生；萼片卵形，长1～1.5cm，花期脱落；花瓣倒卵圆形或近圆形，长1.5～2cm，基部具短爪；雄蕊多数，黄色。蒴果圆柱形，长5～8cm。种

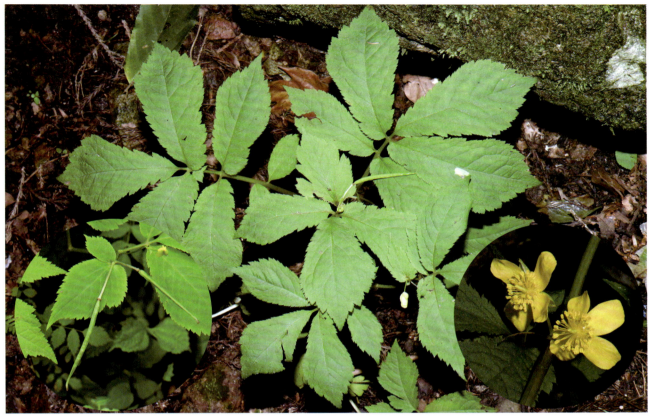

图 287　荷青花　　　　　　　　　　　　　　　摄影　李华东等

子多数，卵形，具种阜。花期 4～7 月，果期 5～8 月。

【生境与分布】生于海拔 300～1800m 的林下、林缘或沟边。安徽、浙江有分布，另东北至华中等地亦有分布；朝鲜、日本及俄罗斯亦有分布。

【药名与部位】荷青花，根及根茎。

【采集加工】夏、秋采挖，洗净，干燥。

【药材性状】为不规则的结节状，具分枝，弯曲，长 2～5cm，棕褐色至黑棕色，残留少数须根。有的根状茎上具地上残茎，并附有褐色膜质鳞片。质硬，断面棕褐色，角质样。气微，味苦。

【药材炮制】除去杂质，洗净，切片，干燥。

【化学成分】地上部分含生物碱类：降血根碱（norsanguinarine）、降白屈菜红碱（norchelerythrine）、博落回醇碱（bocconoline）、胆碱（choline）、血根碱（sanguinarine）、白屈菜红碱（chelerythrine）、原阿片碱（protopine）和 13,14-二氢 -13-甲基 -［1,3］二噁茂苯并［5,6-c］-1,3-二噁茂［4,5-i］菲啶 -14-甲醇 {13,14-dihydro-13-methyl-［1,3］benzodioxolo［5,6-c］-1,3-dioxolo［4,5-i］phenanthridine-14-methanol}[1]；甾体类：α-菠菜甾醇（α-spinasterol）[1]。

【性味与归经】苦，平。归肝经。

【功能与主治】祛风湿，舒筋活络，散瘀消肿，止血，止痛。用于风湿关节痛，跌打损伤。

【用法与用量】5～10g。

【药用标准】湖北药材 2009。

【临床参考】1. 劳伤、乏力：根茎 9～12g，加红糖、黄酒，隔水炖服。

2. 风湿关节炎、跌打损伤：根茎 3～9g，水煎服或浸酒服。（1 方、2 方引自《浙江药用植物志》）

【化学参考文献】

［1］艾铁民，陆玲娣. 中国药用植物志（第四卷）［M］. 北京：北京大学医学出版社，2015：48-49.

3. 白屈菜属 *Chelidonium* Linn.

二至多年生草本，含黄色液汁。茎直立，圆柱形，具分枝。基生叶一至二回羽状全裂，具长柄；茎生叶互生，叶片同基生叶，具短柄。花多数，伞形花序腋生，具小苞片；萼片2枚，黄绿色，早落；花瓣4枚，黄色，2轮；雄蕊多数；子房上位，1室，2心皮，柱头2裂。蒴果狭圆柱形，成熟时自下向上2瓣裂，柱头宿存。种子多数，小，具光泽，表面具网纹，有冠状种阜。

1种，分布于亚洲、欧洲温带。中国1种，分布于华东、华中及北方地区，法定药用植物1种。华东地区法定药用植物1种。

288. 白屈菜（图288） • *Chelidonium majus* Linn.

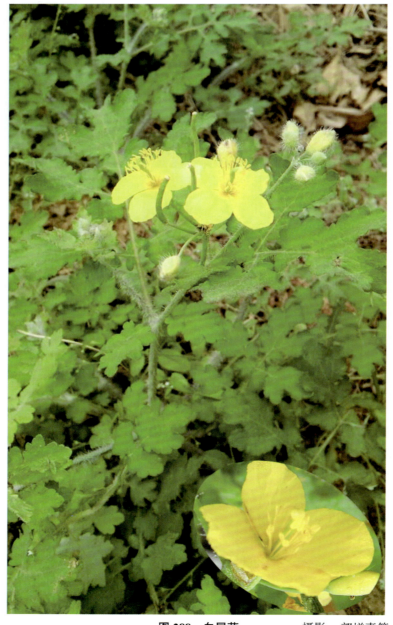

图 288 白屈菜　　　摄影　郭增喜等

【别名】水黄连，小人血七，土黄连（山东）。

【形态】多年生草本，高 30～100cm。主根粗壮，黄褐色。茎直立，多分枝，有白色长柔毛。基生叶倒卵状长圆形或宽倒卵形，长 8～20cm，一至二回羽状全裂，裂片 2～4 对，裂片边缘圆齿状，下表面具白粉，疏被短柔毛；叶柄长 2～5cm，基部扩大成鞘；茎生叶互生，叶片长 2～8cm，宽 1～5cm，形态同基生叶；叶柄长 0.5～1.5cm。数朵花排成伞形花序，腋生；萼片 2 枚，椭圆形，疏生柔毛，早落；花瓣 4 枚，黄色，倒卵形，长约 1cm，全缘；雄蕊多数，离生；子房线形，花柱短。蒴果狭圆柱形，长 2～5cm，成熟时自下向上 2 瓣裂。种子卵形，小，暗褐色，具光泽，表面具网纹，有冠状种阜。花期 4～7 月，果期 8～9 月。

【生境与分布】生于海拔 500～2200m 的山坡、山谷、林缘或草地。山东、浙江有分布，另北方各省区均有分布；朝鲜、日本、俄罗斯及欧洲也有分布。

【药名与部位】白屈菜，全草。

【采集加工】夏、秋二季采挖，除去泥砂，阴干或晒干。

【药材性状】根呈圆锥状，多有分枝，密生须根。茎干瘪中空，表面黄绿色或绿褐色，有的可见白粉。叶互生，多皱缩、破碎，完整者为一至二回羽状分裂，裂片近对生，先端钝，边缘具不整齐的缺刻；上表面黄绿色，下表面绿灰色，具白色柔毛，脉上尤多。花瓣 4 枚，卵圆形，黄色，雄蕊多数，雌蕊 1 枚。蒴果细圆柱形；种子多数，卵形，细小，黑色。气微，味微苦。

【药材炮制】除去杂质，喷淋清水，稍润，切段，干燥。

【化学成分】全草含生物碱类：木兰花碱（magnoflorine）、原阿片碱（protopine）、白屈菜碱（chelidonine）、黄连碱（coptisine）、隐品碱（cryptopine）、血根碱（sanguinarine）、四氢黄连碱（stylopine）、小檗碱（berberine）、白屈菜红碱（chelerythrine）、白屈菜如宾碱（chelirubine）、白屈菜黄碱（chelilutine）、马卡品（macarpine）、氧化血根碱（oxysanguinarine）、紫堇萨明碱（corysamine）、木兰箭毒碱（magnocurarine）、北美黄连碱（canadine）、白屈菜明碱（chelamine）、α-高白屈菜碱（α-homochelidonine）、非洲防己碱（columbamine）等[1,2]，（+）-降白屈菜碱［（+）-norchelidonine］[3], 6-甲氧基二氢白屈菜红碱（6-methoxydihydrochelerythrine）、6-甲氧基二氢血根碱（6-methoxydihydrosaquinarine）、8-氧代黄连碱（8-oxocoptisine）、白毛茛定（canadine）、别隐品碱（allocryptopine）、异白屈菜碱（isochelidonine）[4]，（±）-8-甲氧基二氢血根碱［（±）-8-methoxydihydrosanguinarine］、白屈菜默碱（chelidimerine）、（+）-高白屈菜碱［（+）-homochelidonine］、二氢血根碱（dihydrosanguinarine）、内酮基二氢血根碱（acetonyldihydrosanguinarine）、（±）-8-内酮基二氢白屈菜红碱［（±）-8-acetonyldihydrochelerythrine］、二氢白屈菜红碱（dihydrochelerythrine）、降血根碱（norsanguinarine）、安哥拉花椒灵碱（angoline）、（-）-土耳其耶宁［（-）-turkiyenine］[5], 8-羟基二氢血根碱（8-hydroxydihydrosanguinarine）和 8-羟基二氢白屈菜红碱（8-hydroxydihydrochelerythrine）[6]；酚酸类：咖啡酸（caffeic acid）、对香豆酸（p-coumaric acid）和新绿原酸（neochlorogenic acid）[7]；黄酮类：槲皮素（quercetin）、山奈酚（kaempferol）和芹菜素（apigenin）[7]；甾体类：α-菠甾醇（α-spinasterol）[8]；皂苷类：12β, 20β-二羟基-达玛烷-23（24）-烯-3-酮［12β, 20β-dihydroxyl-dammarane-23（24）-en-3-ketone］[8]；苯乙胺类：N-对羟基反式桂皮酰对羟基苯乙胺（N-p-hydroxy-trans-coumaroyl tyramine）和 N-反式阿魏酰对羟基苯乙胺（N-trans-feruloyl tyramine）[8]；内酯类：黑麦草素（loliolide）、2-脱氢黑麦草素（2-dehydrololiolide）、6,7-二氢黑麦草素（6, 7-dihydorloliolide）和 7, 8-二氢阿牙泽兰品（7, 8-dihydroayapin）[9]；挥发油及脂肪酸类：对羟基苯乙醇（p-hydorxyphenyl ethanol）、3-羟基-5,6-环氧-β-紫罗兰酮（3-hydroxy-5,6-epoxy-β-ionone）、邻苯二酚（dihydorxybenzene）、（6S, 9R）-吐叶醇［（6S, 9R）-vomifoliol］、戊二酸（glutaric acid）和草酸（oxalic acid）[9]。

根和根状茎含生物碱类：白屈菜碱（chelidonine）、血根碱（anguinarine）、白屈菜红碱（chelerythrine）、荷花玉兰碱（magnoflorine）、氧化血根碱（oxysanguinarine）、二氢血根碱（dihydrosanguinarine）、二氢白屈菜红碱（dihydrochelerythrine）、二氢白屈菜黄碱（dihydrochelilutine）、二氢白屈菜宾

（dihydrochelirubine）、N-去甲基-9,10-二氢氧化血根碱（N-demethyl-9,10-dihydrooxysanguinarine）和白屈菜默碱（chefidimerine）[4]；甾体类：α-菠菜甾醇（α-spinasterol）和麦角甾醇（ergosterol）[4]。

地上部分含生物碱类：胆碱（choline）、甲胺（methylamine）、组胺（histamine）、酪胺（tyramine）、白屈菜宾（chelirubine）、思巴丁（sparteine）、羟基血根碱（hydroxysanguinarine）、羟基白屈菜碱（hydroxychelidonine）、白屈菜碱（chelidonine）、血根碱（anguinarine）、黄连碱（coptisine）、原阿片碱（protopine）、小檗碱（berberine）、(-)-金罂粟碱-α-甲羟化物[(-)-stylopine-α-methohydroxide]、别隐品碱（allocryptopine）、(-)-金罂粟碱-β-甲羟化物[(-)-stylopine-β-methohydroxide]、刻叶紫堇明碱（corysamine）、金罂粟碱（stylopine）、高白屈菜碱（homochelidonine）、6-乙氧基二氢血根碱（6-ethoxydihydrosanguinarine）、6-乙氧基二氢白屈菜红碱（6-ethoxydihydrochelerythrine）、8-羟基二氢血根碱（8-hydroxydihydrosanguinarine）和8-羟基二氢白屈菜红碱（8-hydroxydihydrochelerythrine）[4]。

花含类胡萝卜素类：叶黄素（lutein）、玉米黄素（zeaxanthin）、10′-阿朴-β-胡萝卜素-10′-醛（10′-apo-β-caroten-10′-al）、毛茛黄质（flavoxanthin）、β-胡萝卜素（β-carotene）、表黄体黄质（epiluteoxanthin）、表新有色质（epineochrome）、(9Z)-堇黄质[(9Z)-violaxanthin]、菊黄质（chrysanthemaxanthin）、叶黄素-5,6-环氧化物（lutein-5,6-epoxide）、(9Z)-叶黄素[(9Z)-lutein]、全反式-新黄质[(all-E)-neoxanthin]、(13Z)-叶黄素[(13Z)-lutein]、(13Z)-玉米黄素[(13Z)-zeaxanthin]、花药黄素（antheraxanthin）、(13′Z)-叶黄素[(13′Z)-lutein]、(9′Z)-叶黄素[(9′Z)-lutein]、(9′Z)-叶黄素环氧化物[(9′Z)-lutein epoxide]、(13Z)-叶黄素-5,6-环氧化物[(13Z)-lutein-5,6-epoxide]、(13′Z)-叶黄素-5,6-环氧化物[(13′Z)-lutein-5,6-epoxide]和(9′Z)-毛茛黄质[(9′Z)-flavoxanthin][10]。

【药理作用】 1.抗菌　全草乙醇提取物中分离得到的总生物碱对链球菌的生长具有较强的抑制作用，对大肠杆菌和金黄色葡萄球菌的生长也有一定的抑制作用，对巴氏杆菌和沙门氏菌的生长抑制作用较弱[1]；地上部分分离得到的化合物8-羟基-二氢血根碱（8-hydroxydihydrosanguinarine）、8-羟基-二氢白屈菜季铵碱（8-hydroxydihydrochelerythrine）对念珠菌的生长具有较强的抑制作用[2]；地上部分的提取物及苯并菲啶类生物碱对耐甲氧西林金黄色葡萄球菌的生长有较好的抑制作用[3]；白屈菜红碱对变形链球菌的生长、黏附、产酸等均具有明显的抑制作用[4]；白屈菜红碱对伴放线杆菌的生长有明显的抑制作用[5]。白屈菜在体内外均具有抗病毒的作用[6]。2.抗炎镇痛　全草中提取得到的白屈菜碱（chelidonine）可明显减少酒石酸锑钾所致小鼠的扭体次数；提高热板所致小鼠的痛阈值；减少小鼠足底部福尔马林所致疼痛的反应积分，并均呈现良好的剂量依赖关系[7]；全草中的总生物碱可明显减少醋酸所致小鼠的扭体次数，能明显提高热板所致小鼠的痛阈值，其镇痛作用强于阿司匹林[8]。提取得到的刺罂粟碱（stylopine）能有效降低脂多糖诱导的炎症介质释放，发挥抗炎作用[9]。甲醇提取物能抑制小鼠关节炎及淋巴结肿大等[10]。3.止咳平喘　全草中的总生物碱可明显延长磷酸组织胺-氯化乙酰胆碱、卵蛋白诱发的豚鼠引喘潜伏期，减少抽搐跌倒动物数，可明显增加豚鼠离体肺支气管的灌流量，松弛离体气管平滑肌，并可抑制组织胺收缩气管平滑肌效应[11]；总生物碱能增加小鼠气管段酚红排泌量，可明显延长小鼠和豚鼠引咳潜伏期、减少咳嗽次数、明显提高猫的致咳阈电压，并持续3小时以上[12]；可明显延长小鼠引咳潜伏期、减少咳嗽次数；延长豚鼠的引喘潜伏期、减少抽搐跌倒的动物数[13]。4.保护心肌　全草中分离得到的白屈菜红碱（chelerythrine）可降低葡萄糖培养的乳鼠心肌细胞的直径、蛋白质含量、心肌细胞蛋白激酶C-α、心肌细胞蛋白激酶C-$β_2$的磷酸化水平以及心肌细胞蛋白激酶C-α的总表达水平，并随白屈菜红碱浓度的增高而作用增强，表明白屈菜红碱可逆转葡萄糖诱导的乳鼠心肌细胞肥大，对高糖环境中的心肌细胞具有保护作用，其机制可能与心肌细胞蛋白激酶C途径有关[14]。5.护肝　提取物对实验性肝损伤具有改善作用[15]。白屈菜红碱能降低血清透明质酸的含量，具有抗化学性大鼠纤维化的作用[16]。6.抗胆碱酯酶　乙醇提取物和分离得到的化合物8-hydroxydihydrochelerythrine和8-hydroxydihydrosan guinarine对乙酰胆碱酯酶具有明显的抑制作用[17]。7.抗辐射　提取物对辐射暴露鼠具有保护作用，且能减少体外人类成纤维细胞所受电离辐射的影响[18]；分离得到的化合物CM-AIa能增加辐射小鼠骨髓细胞、脾细胞、粒-单核巨噬细胞集落形成细胞和血小板数,能诱导细胞因子白细胞介素 1 和肿瘤坏死因子的产生[19]。8. 抗肿瘤　白屈菜乳汁中分离得到的两种核酸酶 CMN1 和 CMN2 对人宫颈癌 HeLa 细胞有明显的促凋亡作用,且呈剂量依赖性[20];水提物中分离得到的蛋白多糖 CM-Ala 能激活杀伤细胞(AK)的产生,促进脾细胞增殖,活化巨噬细胞,增强对 Yac-1 肿瘤细胞的杀伤作用,对多种肿瘤细胞具有杀伤作用[21];分离得到的生物碱白屈菜碱和血根碱能促进人急性 T 淋巴母细胞白血病 MT-4 细胞凋亡,其作用与半胱天冬氨酸蛋白酶 9 和 3 的活化有关,与 DNA 的破坏无直接关系[22];乙醇提取物对苯二甲氨基偶氮苯诱导的肝癌小鼠的瘤体生长具有明显的抑制作用[23]。9. 解痉　白屈菜碱对平滑肌有松弛作用,具有明显的解痉作用,对抗原、组胺、拟胆碱药引起的平滑肌痉挛具有明显的对抗作用[24]。

【性味与归经】苦,凉;有毒。归肺、胃经。

【功能与主治】解痉止痛,止咳平喘。用于胃脘挛痛,咳嗽气喘,百日咳。

【用法与用量】9～18g。

【药用标准】药典 1977、药典 2010、药典 2015、山东药材 2002、北京药材 1998、黑龙江药材 2001、辽宁药材 2009、山西药材 1987 和湖南药材 2009。

【临床参考】1. 肝硬化腹水:全草 3g,加蒲公英 15g、茵陈 30g,水煎服。(《陕甘宁青中草药选》)

2. 肠炎、痢疾:全草 12g,加叶下珠 30g,水煎服。(《四川中药志》)

3. 顽癣:鲜全草用 50% 乙醇浸泡,擦患处。(《辽宁常用中草药手册》)

【附注】白屈菜始载于《救荒本草》,云:白屈菜生田野中,苗高一二尺,初作丛生,茎叶皆青白色,茎有毛刺,梢头分叉,上开四瓣黄花,叶颇似山芥菜叶,而花叉极大,又似漏芦叶而色淡。与现今所指白屈菜相符。

本种有毒,用量不宜过大。中毒后会出现烦躁不安、意识障碍、谵语和血压升高等类似莨菪类药物中毒的表现。

【化学参考文献】

[1] 顾悦,钱大玮,段金廒,等. 白屈菜药材的 UPLC 特征图谱建立及生物碱类成分的 QTOF-MS 分析[J]. 药物分析杂志,2010,30(5):780-786.

[2] 杨鹏,卿志星,左姿,等. HPLC-Q-TOF/MS 鉴定白屈菜中异喹啉类生物碱[J]. 中国现代中药,2017,19(2):174-182.

[3] Gälden K, Tekant G, Maurices H. (+)-Norchelidonine from *Chelidonium majus*[J]. Planta Med,1992,58(5):477.

[4] 艾铁民,陆玲娣. 中国药用植物志(第四卷)[M]. 北京:北京大学医学出版社,2015:51-53.

[5] Gülden K, Tekant G, Maurice S. (-)-Turkiyenine, A new alkaloid from *Chelidonium majus*[J]. J Nat Prod,1990,53(2):531-532.

[6] Meng F Y, Zuo G Y, Hao X Y, et al. Antifungal activity of the benzo[c]phenanthridine alkaloids from *Chelidonium*[J]. J Ethnopharmacology,2009,125:494–496.

[7] Aneta W, Jan O, Renata C, et al. Antioxidant activity and phenolic compounds in 32 selected herbs[J]. Food Chem,2007,105:940-949.

[8] 赵明,安自强,郭秀梅,等. 白屈菜化学成分研究[C]. 中国药学会(Chinese Pharmaceutical Association)、天津市人民政府. 2010 年中国药学大会暨第十届中国药师周论文集,2010:5.

[9] 郭秀梅,安自强,高娟,等. 白屈菜中非生物碱成分的研究[J]. 黑龙江医药,2014,27(5):1037-1039.

[10] Györgyi H, Péter M, Àgnes F, et al. Separation and identification of Carotenoids in Flowers of *Chelidonium majus* L. and Inflorescences of *Solidago canadensis* L.[J]. Chromatographia,2010,71(S):S103-S108.

【药理参考文献】

[1] 刘立英,刘楠楠. 白屈菜生物碱的提取及体外抑菌试验[J]. 辽宁农业职业技术学院学报,2012,14(4):4-5.

[2] Meng F, Zuo G X. Antifungal activity of the benzo[c]phenanthridine alkaloids from *Chelidonium majus* Linn. against resistant clinical yeast isolates[J]. Journal of Ethnopharmacology,2009,125(3):494-496.

[3] Zuo G Y, Meng F Y, Hao X Y, et al. Antibacterial alkaloids from *Chelidonium majus* Linn.（Papaveraceae）against clinical isolates of methicillin-resistant Staphylococcus aureus［J］. Journal of Pharmacy & Pharmaceutical Sciences，2008，11（4）：90-94.

[4] 程睿波，陈旭，刘淑杰，等. 白屈菜红碱对变形链球菌表面疏水性及黏附作用的影响［J］. 上海口腔医学，2007，16（1）：68-72.

[5] 陈旭，程睿波. 白屈菜红碱对伴放线放线杆菌的抑制作用研究［J］. 口腔医学研究，2007，23（6）：715.

[6] Marijan Gerenčer, Peter L. Turecek, Otfried Kistner, et al. In vitro and in vivo anti-retroviral activity of the substance purified from the aqueous extract of *Chelidonium majus L*［J］. Antiviral Research, 2006, 72（2）：153-156.

[7] 何志敏，佟继铭，宫凤春. 白屈菜碱镇痛作用研究［J］. 中草药，2003，34（9）：837-838.

[8] 才玉婷，鞠传余，闫海润，等. 白屈菜总生物碱镇痛作用的实验研究［J］. 牡丹江医学院学报，2011，32（6）：29-30.

[9] Jang S I, Kim B H, Lee W Y, et al. Stylopine from *Chelidonium majus*, inhibits LPS-Induced inflammatory mediators in RAW 264.7 cells［J］. Archives of Pharmacal Research, 2004, 27（9）：923-929.

[10] Lee Y C, Kim S H, Roh S S, et al. Suppressive effects of *Chelidonium majus* methanol extract in knee joint, regional lymph nodes, and spleen on collagen-induced arthritis in mice［J］. Journal of Ethnopharmacology, 2007, 112（1）：40-48.

[11] 刘翠哲，佟继铭，张丽敏. 白屈菜总生物碱对豚鼠的平喘作用［J］. 中国医院药学杂志，2006，26（1）：27-29.

[12] 佟继铭，石艳华，袁亚非. 白屈菜总生物碱祛痰止咳作用实验研究［J］. 承德医学院学报，2003，20（4）：285-287.

[13] 佟继铭，刘玉玲，陈光晖，等. 白屈菜总生物碱止咳平喘作用实验研究［J］. 承德医学院学报，2001，18（4）：277-279.

[14] 张文斌，王敏，周斌全，等. 白屈菜红碱逆转不同浓度葡萄糖培养的乳鼠心肌细胞肥大及其相关机制的探讨［J］. 药学学报，2009，44（2）：115-120.

[15] Banerjee A, Pathak S, Biswas S J, et al. *Chelidonium majus* 30C and 200C in induced hepato-toxicity in rats［J］. Homeopathy, 2010, 99（3）：167-176.

[16] 汪煜华，李映菊，刘运美. 白屈菜红碱对肝纤维化大鼠血清透明质酸和谷丙转氨酶的影响［J］. 中南医学科学杂志，2010，38（3）：325-327.

[17] Cho K M, Yoo I D, Kim W G. 8-hydroxydihydrochelerythrine and 8-hydroxydihydrosanguinarine with a potent acetylcholinesterase inhibitory activity from *Chelidonium majus* L.［J］. Biological & Pharmaceutical Bulletin, 2006, 29（11）：2317-2320.

[18] Cordes N, Plasswilm L, Bamberg M, et al. Ukrain, an alkaloid thiophosphoric acid derivative of *Chelidonium majus* L. protects human fibroblasts but not human tumour cells in vitro against ionizing radiation.［J］. International Journal of Radiation Biology & Related Studies in Physics Chemistry & Medicine, 2002, 78（1）：17-27.

[19] Song J Y, Yang H O, Shim J Y, et al. Radiation protective effect of an extract from *Chelidonium majus*［J］. International Journal of Hematology, 2003, 78（3）：226-232.

[20] Nawrot R, Wołuńcholewa M, Goździckajózefiak A. Nucleases isolated from *Chelidonium majus* L. milky sap can induce apoptosis in human cervical carcinoma HeLa cells but not in Chinese Hamster Ovary CHO cells.［J］. Folia Histochemica Et Cytobiologica, 2008, 46（1）：79-83.

[21] Song J Y, Yang H O, Pyo S N, et al. Immunomodulatory activity of protein-bound polysaccharide extracted from *Chelidonium majus*［J］. Archives of Pharmacal Research, 2002, 25（2）：158-164.

[22] Philchenkov A, Kaminskyy V, Zavelevich M, et al. Apoptogenic activity of two benzophenanthridine alkaloids from *Chelidonium majus* L. does not correlate with their DNA damaging effects［J］. Toxicology in Vitro An International Journal Published in Association with Bibra, 2008, 22（2）：287-295.

[23] Biswas S J, Bhattacharjee N, Khuda-Bukhsh A R. Efficacy of a plant extract（*Chelidonium majus* L.）in combating induced hepatocarcinogenesis in mice［J］. Food & Chemical Toxicology An International Journal Published for the British Industrial Biological Research Association, 2008, 46（5）：1474-1487.

[24] 艾铁民，陆玲娣. 中国药用植物志（第四卷）［M］. 北京：北京大学医学出版社，2015：52-53.

4. 博落回属 *Macleaya* R. Br.

多年生草本，基部木质化，高 0.8～4m，具橙色乳状汁液，有毒。根匍匐。茎直立，圆柱形，中空，光滑，具白粉。单叶互生，近圆形，基部心形，通常 7～9 裂，裂片波状，叶背面多白粉；叶脉掌状，基出脉通常 5 条，侧脉 1～3 对。花多数，于顶端排列成圆锥花序；萼片 2 枚，乳白色；花瓣无；雄蕊 8～30 枚；子房 1 室，2 心皮，花柱极短，柱头 2 裂。蒴果扁平，具短柄，2 瓣裂，内含种子 1～6 枚。

2 种，分布于中国和日本。中国 2 种，华东各省区均有分布，另湖南、湖北、陕西、甘肃、云南、贵州、广东、河南均有分布，法定药用植物 1 种。华东地区法意药用植物 1 种。

289. 博落回（图 289）• *Macleaya cordata*（Willd.）R. Br.

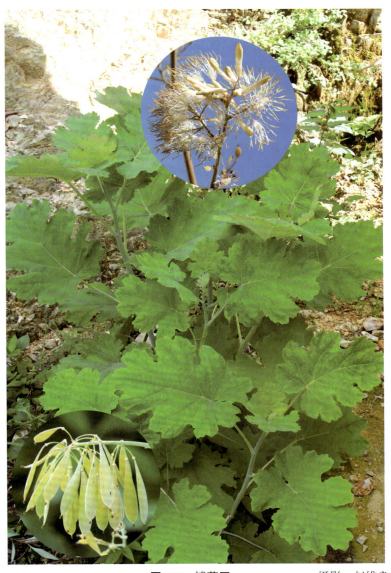

图 289　博落回　　　　摄影　赵维良

【别名】山火筒、喇叭竹、空洞草（浙江），号筒管、号筒杆、号筒树（安徽、江西、福建）。

【形态】多年生草本，高 1～4m，被白粉，具橙黄色汁液。茎直立，中空，上部多分枝。叶片宽卵

【药材炮制】夏天无粉:除去杂质,洗净,干燥、粉碎成细粉,即得。

【化学成分】块茎含生物碱类:普鲁托品,即原阿片碱(protopine)、别隐品碱(allocryptopine)、隐品碱(cryptopine)、隐品巴马亭(muramine)、(+)-四氢巴马亭[(+)-tetrahydropalmatine]、(+)-延胡索单酚碱[(+)-kikemanine]、斯阔任(seoulerine)、(+)-球紫堇碱[(+)-bulbocapnine]、(-)-咖若定[(-)-capnoidine]、比枯枯灵碱(bicuculline)、(+)-紫堇明定[(+)-corlumidine][1,2]、(+)-左旋紫堇根碱[(+)-corypalmine]、夏无碱(decumbenine)、(6S,6aS,M)-异紫堇定碱[(6S,6aS,M)-isocorydine]、(-)-7'-O-甲基夏无碱[(-)-7'-O-methyl decumbenine]和表紫堇西明碱*(epi-coryximine)等[3]。

【药理作用】1. 改善记忆 总碱提取物(总生物碱含量为77.06%)用量0.5 mg/kg、1.0mg/kg时可显著改善D-半乳糖致痴呆模型大鼠的学习记忆能力,显著增加痴呆大鼠脑内5-羟色胺含量,用量为0.25mg/kg、0.5mg/kg、1.0mg/kg时均可显著增加痴呆大鼠脑内多巴胺含量[1];总生物碱提取物对东莨菪碱及D-半乳糖所致两种学习记忆障碍大鼠的学习记忆能力均有明显的改善作用[2];总生物碱配制成的口服液及胶囊剂对东莨菪碱所致记忆障碍小鼠和乙醇所致记忆障碍小鼠的记忆能力均有不同程度的改善作用,能增强小鼠的学习记忆能力,并可抑制小鼠脑内的乙酰胆碱酯酶(AChE)[3]。2. 抗脑梗 块茎配制成的混悬液能使线栓大脑中动脉闭塞所致脑梗死模型大鼠的循环内皮细胞(CEC)数量减少,血清髓鞘碱性蛋白(MBP)浓度降低,同时能使脑梗死大鼠的脑组织病理形态学改善[4];块茎配制成的混悬液可促进线栓所致永久性大脑中动脉闭塞模型大鼠的脑组织神经干细胞增殖和突触素(SYN)的表达[5]。3. 镇痛 超微饮片水提物可明显减少醋酸所致小鼠的扭体次数[6];块茎水煎浓缩液能增加硝酸甘油注射液所致的实验性偏头痛模型大鼠高架十字迷宫实验开放臂的停留时间[7]。4. 抗血小板聚集 块茎总生物碱提取物在体内、外对二磷酸腺苷和花生四烯酸诱导的血小板聚集均有明显的抑制作用,其作用强度随药物剂量的增加而增强,并能有效抑制由剪切力诱导的血小板聚集[8]。

【性味与归经】苦、微辛,温。归肝经。

【功能与主治】活血止痛,舒筋活络,祛风除湿。用于中风偏瘫,头痛,跌扑损伤,风湿痹痛,腰腿疼痛。

【用法与用量】6~12g,研末分3次服。

【药用标准】药典1977、药典1990~2015和浙江炮规2015。

【临床参考】1. 风湿性关节炎:块茎研粉冲服,每次9g,每日2次。

2. 腰肌劳损:全草15g,水煎服。

3. 各型高血压:块茎研粉冲服,每次2~4g。(1方至3方引自江西《中草药学》)

【附注】始载于清《本草纲目拾遗》,卷五"一粒金丹"条载:"一名洞里神仙,又名野延胡,江南人呼飞来牡丹,处处有之。叶似牡丹而小,根长二三寸,春开小紫花成穗,似柳穿鱼,结子在枝节间,生青老黄,落地复生小枝,子如豆大,其根下有结粒,年深者大如指,小者如豆。"即系本种。

【化学参考文献】

[1] Liao J, Liang W Z, Tu G Sh. Isolation and identification of eleven tertiary alkaloids in *Corydalis decumbens* [J]. J Chin Pharm Sci, 1995, 4(2):57-61.

[2] 曾文亮,张玲,尚立霞. 夏天无化学成分的研究[J]. 中草药,2005,36(5):665-666.

[3] 廖惠平,欧阳辉,黄陆强,等. 夏天无的化学成分研究[J]. 中草药,2014,45(21):3067-3070.

【药理参考文献】

[1] 张熠,顾振纶,蒋小岗,等. 夏天无总碱提取物对痴呆大鼠脑内5-HT和DA含量的影响[J]. 苏州大学学报(医学版),2004,24(2):134-136,143.

[2] 邓湘平,顾振纶,谢梅林. 夏天无总生物碱对东莨菪碱及D-半乳糖所致大鼠学习记忆障碍的影响[J]. 中草药,2003,34(4):350-352.

[3] 盛瑞,顾振纶,蒋航,等. 夏天无对小鼠学习记忆及脑内乙酰胆碱酯酶的影响[J]. 中草药,2004,34(6):543-545.

[4] 王任生,李丽. 夏天无对脑梗死循环内皮细胞和血清髓鞘碱性蛋白影响的实验研究[J]. 中西医结合心脑血管病杂志,

2009, 7 (10): 1198-1199.

[5] 冯云, 董联玲. 夏天无对脑梗死大鼠神经干细胞及突触素影响的实验研究 [J]. 中国中医急症, 2009, 18 (11): 1843-1844.

[6] 黄一科, 张水寒, 冯小燕, 等. 夏天无饮片超微粉碎前后镇痛作用及其血药浓度相关性研究 [J]. 中国实验方剂学杂志, 2012, 18 (17): 231-234.

[7] 冀俊虎, 董联玲. 炮制夏天无对实验性偏头痛模型大鼠行为学的影响 [J]. 山西医药杂志, 2008, 37 (2): 135-136.

[8] 高健, 王天佑, 何相好, 等. 夏天无总碱抑制血小板聚集作用的研究 [J]. 苏州大学学报 (医学版), 2004, 24 (2): 137-140.

291. 土元胡（图291） • *Corydalis humosa* Migo

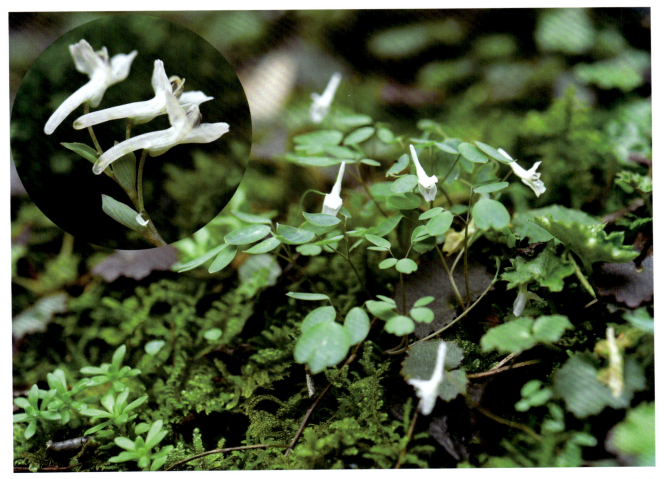

图291 土元胡　　　　　　　　摄影　李华东

【别名】白花土元胡，苏玄胡（江苏）。

【形态】多年生草本，高9～20cm，柔弱。块茎近球形，直径5～10mm。茎纤细，下部具1鳞片，鳞片腋内抽出1～3分枝。无基生叶，茎生叶2枚，三出分裂，小裂片椭圆形或卵形，全缘或2～3齿缺。总状花序具1～3花，疏离，苞片卵圆形至卵状披针形，长4～6mm；萼片小，早落；花白色，上花瓣长1～1.2cm，瓣片宽展，先端微凹；距圆筒形，弧形上弯，长5～7mm；蜜腺体约贯穿距长的1/3至1/2，末端钝；下花瓣长约6mm，顶端微凹，基部具下延的小囊状突起；内花瓣长约4mm，顶端带紫红色；

柱头头状，周边乳突不明显。蒴果卵圆形，长8～18mm，具5～9枚种子，2列。种子亮黑色，表面具环状排列的小圆锥状突起。

【生境与分布】生于海拔800～1000m的山地林下或林缘。浙江天目山有分布。

【药名与部位】土元胡，块茎。

【采集加工】夏初茎叶枯萎时采挖，除去须根、外皮，沸水中煮至无白心时，取出，干燥。

【药材性状】呈卵圆形或近球形，直径0.5～1.5cm。表面黄褐色或土黄色，顶端略有凹陷的茎痕，底部常有疙瘩状凸起。质硬，断面黄白色或淡黄色，有的中间已裂，略显角质样。气微，味苦。

【药材炮制】土元胡：除去杂质，洗净，稍浸，切厚片或用时捣碎。醋土元胡：取净土元胡，加醋拌匀，闷透，炒干，取出，放凉。

【化学成分】块茎含生物碱类：普鲁托品，即原阿片碱（protopine）[1,2]、(-)-四氢黄连碱［(-)-tetrahydrocoptisine］、毕枯枯灵碱（bicuculline）、氢化原阿片碱（hydroprotopine）、dl-四氢黄连碱（dl-tetrahydrocoptisine）、dl-四氢小檗碱（dl-tetrahydroberberine）、降氧化北美黄连次碱（noroxyhydrastinine）、隐品碱（cryptopine）、黄连碱（coptisine）、巴马汀（palmatine）、去氢碎叶紫堇碱（dehydrocheilanthifoline）[1]、1-二甲基-6-甲氧基-7-羟基-1,2,3,4-四羟基异喹啉（1-dimethyl-6-methoxy-7-hydroxy-1,2,3,4-tetrahydroxyisoquinoline）、岷江喃胺*（hunnemanine）、异紫堇碱（isocorydaline）、四氢巴马汀（tetrahydropalmatine）、小檗碱（berberine）和四去氢华紫堇碱（groenlandicine）[3]；内酯类：元胡内酯（coyrhumiolde）[1]。

【性味与归经】辛、微苦，温。归肝、脾经。

【功能与主治】活血散瘀，行气止痛。用于月经不调，痛经，胃痛。

【用法与用量】3～9g；研末吞服，一次1.5～3g。

【药用标准】山东药材2012。

【化学参考文献】

[1] 刘川，赵守训. 江苏元胡块茎中化学成分的研究 [J]. 中国药科大学学报，1989，20（5）：261-264.

[2] 李松涛，张芳，杨洋. HPLC测定不同产地土元胡中原阿片碱含量 [J]. 中国实验方剂学杂志，2013，19（14）：139-141.

[3] 李丹丹，郑晓珂，颜慧，等. 土元胡化学成分研究 [C]. 中药与天然药高峰论坛暨第十二届全国中药和天然药物学术研讨会论文集，2012.

292. 延胡索（图292）• Corydalis yanhusuo W. T. Wang ex Z. Y. Su et C. Y. Wu（Corydalis bulbosa auct. non (Linn.) DC.；Corydalis turtschaninovii Bess. f. yanhusu Y. H. Chou et C. C. Hsü）

【别名】元胡（通称），玄胡索。

【形态】多年生草本，高10～30cm。块茎圆球形，直径0.7～2cm，黄色。茎直立，常分枝，基部具1鳞片。通常具3～4枚茎生叶，二回三出全裂，末回裂片披针形或狭长卵形，全缘或顶端有大小不等的缺刻；下部茎生叶常具长柄，叶柄基部具鞘。总状花序疏生5～15花，苞片披针形或狭卵圆形，全缘，有时下部的稍分裂，长约8mm；萼片小，早落；花瓣紫色或紫红色；上花瓣长1.5～2.5cm，瓣片与距常上弯；距圆筒形，长1.1～1.3cm；蜜腺体约贯穿距长的1/2，末端钝；下花瓣具短爪，向前渐增大成宽展的瓣片；内花瓣长8～9mm，爪长于瓣片。蒴果线形，长2～2.8cm。种子圆形，有光泽。花期3～4月，果期5月。

【生境与分布】生于丘陵草地。安徽、江苏、浙江有分布，另河南、湖北均有分布，陕西、甘肃、四川、云南有栽培。

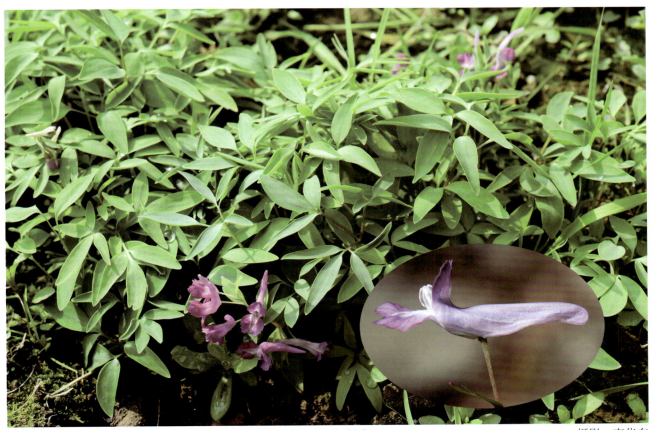

图292 延胡索　　　　　　　　　　　摄影　李华东

【药名与部位】延胡索（元胡），块茎。

【采集加工】夏季采挖，除去须根，洗净，投入沸水中，煮至恰无白心时，取出，干燥，或趁未完全干燥时切厚片，干燥。

【药材性状】呈不规则的扁球形或不规则的厚片，直径0.5～1.5cm。表面黄色或黄褐色，有不规则网状皱纹。顶端有略凹陷的茎痕，底部常有疙瘩状突起。质硬而脆，断面黄色，角质样，有蜡样光泽。气微，味苦。

【药材炮制】延胡索：除去杂质，洗净，干燥，切厚片或用时捣碎。醋延胡索：取延胡索饮片，加醋拌匀，闷透，炒干，取出，放凉；或与醋及适量水拌匀，共煮4～6小时，至醋被吸尽，内无干心时，取出，晾至半干，切厚片干燥或直接干燥，用时捣碎。

【化学成分】块茎含生物碱类：二氢白屈菜红碱（dihydrochelerythrine）、延胡索丑素，即四氢非洲防己胺（tetrahydrocolumbamine）、异紫堇球碱（isocorybulbine）、四氢黄连碱（tetrahydrocoptisine）、药根碱（jatrorrhizine）、黄连碱（coptisine）、小檗碱（berberine）、巴马亭（palmatine）、延胡索乙素（tetrahydropalmatine）[1]、脱氢紫堇碱（dehydrocorydaline）、紫堇碱，即延胡索甲素（corydaline）[1,2]、原阿片碱（protopine）、四氢紫堇萨明（tetrahydrocorysamine）、四氢小檗碱（tetrahydroberberine）、降氧化北美黄连次碱（noroxyhydrastine）、脱氢海罂粟碱（dehydroglaucine）、非洲防己胺（columbamine）、8-氧化黄连碱（8-oxocoptisine）、13-甲基非洲防己胺（13-methyl columbamine）、氧化海罂粟碱（oxoglaucine）、13-甲基巴马亭红碱（13-methyl palmatrubine）、脱氢紫堇鳞茎碱（dehydrocorybulbine）、千金藤宁碱（stepharanine）[2]、去氢延胡索甲素（dehydrocorydaline）、D-四氢药根碱（D-tetrahydrojatrorrhizine）[3]、紫堇球碱（corybulbine）、8-三氯甲基-7,8-二氢黄连碱（8-trichloromethyl-7,8-dihydrocoptisine）、（-）-左旋紫堇根碱［（-）-corypalmine、二去氢海罂粟碱（didehydroglaucine）、黄海罂粟灵碱（pontevedrine）[4]、

O-甲基南天竹碱,即南天宁碱(nantenine)、7-醛基去二氢海罂粟碱(7-formyl didehydroglaucine)[5], 1-[2-(N-甲基氨乙基)]-3,4,6,7-四甲氧基菲{1-[2-(N-methylaminoethy)]-3,4,6,7-tetramethoxyphenanthrene}和1-(N-乙氨甲基)-3,4,6,7-四甲氧基菲[1-(N-ethylaminomethy)-3,4,6,7-tetramethoxyphenanthrene][6], 7-醛基去氢海罂粟碱(7-aldehydedehydroglaucine)、(+)-O-甲基山延胡索宁碱[(+)-O-methylbulbocapnine]、α-别隐品碱(α-allocryptopine)、四氢刻叶紫堇明碱(tetrahydrocorysamine)、氯化去氢紫堇碱(dehydrocorydaline chloride)、去氢南天竹宁碱(dehydronantenine)、二氢血根碱(dihydrosanguinarine)、狮足草碱(leonticine)、延胡索宁碱(corydayanine)、延胡索因碱(yanhusuine)、去氢紫堇达明碱(dehydrocorydalmine)、蓝堇辛(fumaricine)[7]、氯仿巴马亭,即氯仿掌叶防己碱(palmatine chloroform)、莎乌拉亭(saulatine)、异紫堇球碱(isocorybulbine)[8]、5,6-二氢-10-羟基-2,3,9-三甲氧基-13-甲基二苯[a,g]喹啉季铵碱(5,6-dihydro-10-hydroxy-2,3,9-trimethoxy-13-methyl dibenzo[a,g]quinolizinium)[9]、白毛茛定(canadine)、(+)-N-甲基樟苍碱[(+)-N-methyl laurotetanine]、元胡宁(yuanhunine)[10]和黄海罂粟宁碱(corunine)[11];蒽醌类:大黄素(emodin)和大黄素甲醚(physcion)[1];甾体类:豆甾醇(stigmasterol)、β-谷甾醇(β-sitosterol)和胡萝卜苷(daucosterol)[1];皂苷类:3β-羟基齐墩果烷-11,13(18)-二烯-28-酸[3β-hydroxyolean-11,13(18)-dien-28-oic acid][1];酚酸类:香草酸(vanillic acid)和对羟基苯甲酸(p-hydroxybenzoic acid)[12];脂肪酸类:山嵛酸(behenic acid)[7]、反式亚油酸(trans-9, 12-octadecadienoic acid),即9,12-十八二烯酸(9,12-octadecadienoic acid)、十六酸(hexadecanoic acid)、二十二酸(docosanoic acid)、(Z)-9-十八烯酸[(Z)-9-octadecenoic acid][13]、软脂酸,即棕榈酸(palmitic acid)、硬脂酸(stearic acid)[14]、月桂酸(dodecanoic acid)、反式-9-十八烯酸(trans-9-octadecenoic acid)和反式-13-十八烯酸(trans-13-octadecenoic acid)[15];低碳羧酸和酚酸类:2-羟基丙酸(2-hydroxypropanoic acid), 2,3-二羟基丙酸(2,3-dihydroxypropanoic acid)、苹果酸(malic acid)、枸橼酸(citric acid)[14]、丙酸(propanoic acid)、草酸(ethanedioic acid)、苯甲酸(benzoic acid)、丁二酸(butanedioic acid)、2-丁烯二酸(2-butenedioic acid)、木质酸(xylonic acid)、丙二酸(butenedioic acid)、泛酸(pantothenic acid)和2-丙烯酸(2-propenoic acid)[15];哌啶类:2-哌啶甲酸(2-piperidinecarboxylic acid)[15];核苷类:腺苷(adenosine)[2];氨基酸类:N-乙酰乌氨酸(N-acetylornithine)[2]、L-缬氨酸(L-Val)、L-异亮氨酸(L-Ile)、丝氨酸三聚体(Ser trimer)、L-苏氨酸(L-Thr)、DL-鸟氨酸(DL-Orn)、L-天冬氨酸(L-Asp)、N-α-乙酰基-L-赖氨酸(N-α-acetyl-L-Lys)、L-瓜氨酸(L-Cit)、L-脯氨酸(L-Pro)和L-酪氨酸(L-Tyr)[15];糖类:核糖酸-1,4-内酯(ribono-1,4-lactone)、α-D-吡喃葡萄糖(α-D-glucopyranose)、β-D-吡喃葡萄糖(β-D-glucopyranose)、乳糖(galactose)[14]、葡萄糖醛酸(glucuronic acid)、葡萄糖二酸(glucaric acid)、D-果糖(D-fructose)、D-甘露糖(D-mannose)、D-松二糖(D-turanose)[15]和多糖YhPS-1[7];多元醇类:甘油(glycerol)和环己六醇(cyclohexanehexol)[14];呋喃类:3,4-二羟基-2-羰基呋喃(3,4-dihydroxy-2-carbonylfuran)[14];元素:铬(Cr)、镉(Cd)、锰(Mn)、铁(Fe)、铝(Al)、钡(Ba)、硼(B)、镁(Mg)、锶(Sr)、钛(Ti)、钒(V)[7]、铜(Cu)、钙(Ca)、磷(P)、铅(Pb)和锌(Zn)[16]。

地上部分含生物碱类:O-甲基南天竹碱,即南天宁碱(nantenine)、海罂粟碱(glaucine)、元胡菲碱(coryphenanthrine)、降海罂粟碱(norglaucine)[17]、掌叶防己碱(palmatine)、DL-四氢黄连碱(DL-tetrahydrocoptisine)、L-四氢非洲防己碱(tetrahydrocolumbamine)、去氢海罂粟碱(dehydroglaucine)、D-降海罂粟碱(D-norglaucine)、D-N-甲基樟苍碱(D-N-methyl laurotetanine)、D-异波尔定(D-isoboldine)、D-唐松草朴啡碱(D-thaliporphine)、D-鹅掌楸啡碱(D-lirioferine)和α-别隐品碱,即延胡索癸素(α-allocryptopine)[7];甾体类:β-谷甾醇(β-sitosterol)[17]。

【药理作用】1.抗炎镇痛　块茎醋制品与净制品均能显著抑制二甲苯所致小鼠的耳廓肿胀,抑制小鼠腹腔毛细血管的通透性,提高热板所致疼痛模型小鼠的痛阈值,抑制醋酸所致小鼠的扭体痛反应[1];

块茎不同炮制品对二甲苯所致的耳廓肿胀及醋酸所致的毛细血管通透性增加都有明显的抑制作用,其中以醋制品作用为强;不同炮制品对醋酸所致的扭体也有明显的抑制作用,且均能明显提高热板法所致小鼠的痛阈值,其中以醋制延胡索作用为明显[2];块茎所含的延胡索乙素能提高三叉神经眶下支的慢性压迫性损伤三叉神经痛模型大鼠对机械性刺激的反应阈值和截止阈值[3];提取物对寒冷所致的轻中度疼痛具有较好的镇痛作用,并且呈剂量依赖性[4]。2.改善心肌　延胡索在体外对乳鼠心肌细胞、缺氧复氧和过氧化氢损伤的心肌缺血损伤均有改善作用,其机制可能与其成分延胡索乙素、脱氢紫堇碱、黄连素和巴马汀对心肌细胞的直接保护作用有关,其中延胡索乙素和脱氢紫堇碱的作用最为重要,前者安全性高,但效能较低,后者安全性低,效能较高,而这4个单体成分的保护作用可能是通过抗氧化损伤之外的机制达到的[5];块茎提取物小、中剂量组均有明显缩小心肌梗死面积、提高 Na^+-K^+-腺苷三磷酸(ATP)、Ca^{2+}-腺苷三磷酸的作用,且促进 Na^+-Ca^{2+} 交换,减轻细胞内钙超载,改善心肌缺血,促进心肌损伤修复,从而降低缺血性心律失常的发生[6];延胡索乙素对家兔具有降心率和升高舒张期与收缩期比值的作用[7];块茎对血瘀证模型大鼠的血液流变学指标有明显的改善作用,且醋制品对血瘀证模型大鼠血液流变学的改善作用较生品明显[8];块茎中的总生物碱可减轻异丙肾上腺素诱导心肌梗死大鼠的氧化应激,稳定血流动力学参数,保护心功能,减轻心肌损伤和凋亡[9];延胡索总生物碱能延长小鼠缺氧的存活时间,抑制异丙肾上腺素引起的大鼠心电图异常并抑制血清中肌酸激酶及游离脂肪酸的升高,表明延胡索总碱对异丙肾上腺素诱发的缺血的心肌有保护作用[10];乙醇提取物对压力超负荷致心肌肥厚型大鼠具有改善作用,能通过减少心肌纤维化、左心室胶原体积分数、降低Ⅰ型胶原表达,从而改善心功能,防止心肌肥厚[11];乙醇提取物可降低心肌梗死所致的心力衰竭模型大鼠中左室舒张末压,减少左心室(LV)/体重值和肺/体重值,并能抑制神经激素的活化,从而减少梗死面积和改善心功能[12];延胡索碱预处理可减慢心肌缺血再灌注损伤模型大鼠心肌缺血再灌注损伤后增快的心率,还可推迟再灌注心律失常的出现时间,缩短其持续时间,降低室速和室颤的发生率[13],并可通过减少细胞凋亡减少梗死面积和改善心脏功能[14],其作用机制可能与能减少心肌细胞膜上L型 Ca^{2+} 通道的开放概率,降低钙内向电流,避免细胞内钙超载,从而保护心肌细胞有关[15],可提高心肌细胞 Na^+-K^+-ATPase 和 Ca^{2+}-ATPase 活性,从而促进 Na^+-Ca^{2+} 交换,减轻细胞内 Ca^{2+} 超载,保护缺血再灌注引起的心肌损伤[16];提取物可改善脑缺血再灌注损伤模型大鼠的精神状态,减少梗死面积,同时能增加红细胞计数及红细胞积压[17]。3.抗肿瘤　块茎中的脂溶非酚性生物碱在体外对肝癌 SMMC-7721 细胞具有明显的细胞毒作用[18];块茎中的总生物碱对人胃低分化腺癌 BGC-823、人胃高分化腺癌 MKN-28、人胃低分化腺癌 MKN-45、人胃中分化腺癌 SGC-7901、人胃低分化腺癌 AGS、人胃腺癌 KATO Ⅲ 细胞的增殖具有显著的抑制作用,且呈剂量-效应关系,并能诱导细胞凋亡,可将细胞阻滞在 S 期[19];块茎中提取得到的总生物碱对人肝癌 HepG2 细胞的增殖有显著的抑制作用,且呈剂量-效应关系,其机制可能与 miRNAlet-7a、mir-221、mir-222 调控的靶基因有关[20]。4.抗衰老　块茎中提取的总生物碱能使 D-半乳糖所致衰老模型小鼠的记忆恢复正常,能升高脑组织中超氧化物歧化酶(SOD)、过氧化氢酶(CAT)、乙酰胆碱转移酶(ChAT)的量,降低乙酰胆碱酯酶(AChE)的量[21]。5.中枢神经调节　延胡索水提液能加速吗啡诱导大鼠条件性位置偏爱效应的消退,提示该药具有治疗吗啡精神依赖的潜能[22]。

【性味与归经】辛、苦,温。归肝、脾经。

【功能与主治】活血,行气,止痛。用于胸胁、脘腹疼痛,经闭痛经,产后瘀阻,跌扑肿痛。

【用法与用量】3～9g;研末吞服,每次 1.5～3g。

【药用标准】药典1963～2015、浙江炮规2015、新疆药品1980二册和台湾2004。

【临床参考】1.心律失常:块茎研粉,每次 5～10g,每日 3 次[1]。

2.高位肛瘘:块茎 5g,加没药 5g、乳香 3g、艾叶 3g 等,煎汤坐浴外洗,每次 15～20min,每天 1 次[2]。

3.冠心病心绞痛:可达灵片(延胡索制剂)口服,每次 2 片,每日 3 次,4 周 1 疗程[3];块茎 20g,加人参 6g、吴茱萸 9g、丹参 30g 等,水煎取汁 200ml,每次 100ml,每日 1 剂,分 2 次口服,2 周 1 疗程,连用2疗程[4]。

4. 急性心肌梗死：可达灵片（延胡索制剂）口服，每次2片，每日4次，4周1疗程[3]。

【附注】 延胡索始载于唐《本草拾遗》。五代《海药本草》云："生奚国，从安东道来"。宋《开宝本草》云："根如半夏，色黄"。大体以今辽宁省为主并包括河北省东北部和内蒙古东南一角。明代以后，延胡索药材的产地情况起了变化，明弘治《句容县志》土产栏即载有延胡索。《本草蒙筌》虽载延胡索"来自安东，生从奚国"，但所附二种药材图却分别注明为茅山玄胡索和西玄胡索。《本草纲目》延胡索条下除重述《海药本草》、《开宝本草》的产地、形态外，并谓："今二茅山西上龙洞种之，每年寒露后栽，立春后生苗，叶如竹叶样，三月长三寸高，根丛生如芋卵样，立夏掘起。"《本草原始》则不提安东延胡索，其药材图亦系茅山玄胡索和西玄胡索两种，并指出"以茅山者为胜。"清初的《本草述》云："延胡索今茅山上龙洞、仁和范桥（今杭州市）亦种之。每年寒露后载种，立春后生苗，高三四寸，延蔓布地，叶必云之，宛如竹叶，片片成个，细小嫩绿，边色微红，花作黄色，亦有紫色者，根丛生，状如半夏，但黄色耳。"康熙《重修东阳县志》载："延胡索生田中，虽平原亦种。"自明代以来，多为江浙一带所栽培的延胡索，至今仍为延胡索正品。

东北用齿瓣延胡索 *Corydalis turtschaninovii* Bess. 的块根作北延胡索使用；新疆用新疆元胡 *Corydalis glaucescens* Rgl. 的块根作新疆元胡使用；黑龙江用东北延胡索 *Corydalis ambigua* Cham et Schlecht. var. *amurensis* Maxim. 的块根作北延胡索使用；青海用少花延胡索 *Corydalis alpestris* C. A. Mey. 的块根作少花延胡索使用。

【化学参考文献】

［1］石俊敏，韩伟立，叶文才，等．延胡索的化学成分研究（英文）［J］．天然产物研究与开发，2011，23：647-651.

［2］吕子明，孙武兴，段绪红，等．延胡索化学成分研究［J］．中国中药杂志，2012，37（2）：235-237.

［3］陈俊，许浚，张静雅，等．基于一测多评法对延胡索中生物碱类成分的质量控制研究［J］．中草药，2016，47（3）：493-498.

［4］杨鑫宝，刘扬子，杨秀伟，等．磐安延胡索的化学成分研究［J］．中草药，2013，44（16）：2200-2207.

［5］胡甜甜，张雪，马世中，等．延胡索中的生物碱成分［J］．中国中药杂志，2009，34（15）：1918-1920.

［6］陈东东，王起文，李祥，等．延胡索中1个新生物碱［J］．中草药，2016，47（12）：2084-2087.

［7］艾铁民，陆玲娣．中国药用植物志（第四卷）［M］．北京：北京大学医学出版社，2015：174-178.

［8］许翔鸿，王峥涛，余国奠，等．延胡索中生物碱成分的研究［J］．中国药科大学学报，2002，33(06)：29-32.

［9］Hu T T，Zhang X，Ma S Z, et al. A new protoberberine alkaloid from *Corydalis yanhusuo* W. T. Wang［J］. Chinese Chemical Letters，2009，20(08)：955-957.

［10］傅小勇，梁文藻，涂国士．东阳元胡块茎中的生物碱的化学研究［J］．药学学报，1986，21(06)：447-453.

［11］程星烨，石钺，郑顺亮，等．延胡索抗心肌缺血有效部位化学成分研究［J］．中药材，2008，31(11)：1656-1658.

［12］张晓丽，曲扬，侯家鸣，等．延胡索的化学成分［J］．沈阳药科大学学报［J］.2008，25（7）：537-539.

［13］陈永新，李峰，周正礼．延胡索炮制前后脂溶性成分的GC-MS分析［J］．山东中医药大学学报，2010，34（3）：251-253.

［14］刘振华，王如伟，何厚洪，等．三甲基硅烷衍生化GC-MS研究延胡索中水溶性非生物碱类化学成分［J］．中国中药杂志，2012，37(14)：2108-2112.

［15］王鹏飞，王倩倩，李先恩，等．GC-MS技术在延胡索块茎代谢产物研究中的应用［J］．植物学报，2012，47(02)：149-154.

［16］马月光，宓嘉琪，吴新新．不同产地延胡索中微量元素含量的主成分分析及聚类分析［J］．中华中医药学刊，2013，31（11）：2552-2554.

［17］胡廷默，赵守训．延胡索地上部分生物碱成分的研究［J］．南京药学院学报，1985，16(02)：7-11.

【药理参考文献】

［1］丘志春，陈玉兴，周瑞玲．醋制延胡索与净制延胡索抗炎、镇痛作用的对比研究［J］．现代生物医学进展，2009，9（23）：4518-4521.

［2］张先洪，陆兔林，毛春芹．延胡索不同炮制品镇痛抗炎作用研究［J］．时珍国医国药，2009，20（2）：449-450.

[3] 黄锦煜，方敏，李嬉婧，等．延胡索在三叉神经痛大鼠模型中的镇痛作用研究［J］．南方医科大学学报，2010，30（9）：2161-2164.

[4] Chun-Su Yuan MD PhD，Sangeeta R. Mehendale MD PhD，Wang C Z，et al. Effects of *Corydalis yanhusuo* and Angelicae dahuricae on Cold Pressor-Induced Pain in Humans: A Controlled Trial［J］. Journal of Clinical Pharmacology，2013，44(11)：1323-1327.

[5] 李澎，任钧国，段昌令，等．4种延胡索成分对乳鼠心肌细胞缺氧和过氧化损伤的影响［J］．中国中药杂志，2010，35（1）：84-88.

[6] 张萍，王海云，苏博，等．延胡索提取物对AMI大鼠模型心肌梗死面积及Na^+-K^+-ATPase、Ca^{2+}-ATPase活性的影响［J］．中西医结合心脑血管病杂志，2017，15（4）：410-415.

[7] 罗麟梅，严小波，刘磊矗，等．中药延胡索乙素对家兔心脏舒张期与收缩期比值的影响［J］．中国应用生理学杂志，2016，32（3）：228-229.

[8] 陈琪瑶，张金莲，刘艳菊，等．延胡索醋制前后对血瘀模型大鼠血液流变学的影响［J］．中国医院药学杂志，2016，36（11）：901-905.

[9] 杨堃，李真真，潘丽，等．延胡索总生物碱对异丙肾上腺素诱导的心肌梗死大鼠的心肌保护作用［J］．中国临床研究，2016，29（8）：1057-1061.

[10] 邱蓉丽，李祥，陈建伟，等．延胡索总生物碱抗心肌缺血作用的实验研究［J］．中国中医药科技，2001，8（4）：265.

[11] Wen C，Wu L H，Li L. Salutary effects of *Corydalis yanhusuo* extract on cardiac hypertrophy due to pressure overload in rats［J］. Journal of Pharmacy & Pharmacology，2010，59（8）：1159-1165.

[12] Wu L，Ling H，Li L，et al. Beneficial effects of the extract from *Corydalis yanhusuo* in rats with heart failure following myocardial infarction［J］. Journal of Pharmacy & Pharmacology，2010，59（5）：695-701.

[13] 李荣，吴伟，李文晞，等．延胡索碱预处理对大鼠心肌缺血再灌注心律失常的干预作用［J］．中药新药与临床药理，2010，21（3）：237-240.

[14] Ling H，Wu L，Li L. *Corydalis yanhusuo* rhizoma extract reduces infarct size and improves heart function during myocardial ischemia/reperfusion by inhibiting apoptosis in rats［J］. Phytotherapy Research Ptr，2010，20（6）：448-453.

[15] 李荣，吴伟，吴辉，等．延胡索碱预处理对缺血再灌注心肌细胞膜L型Ca^{2+}通道动力学的影响［J］．广州中医药大学学报，2010，27（4）：354-357.

[16] 李荣，吴伟，李文晞，等．延胡索碱预处理对缺血再灌注心肌钙泵及钠钾泵活性的影响［J］．辽宁中医杂志，2010，（8）：1613-1615.

[17] Liao E T，Chiang S Y，Lao C J，et al. Effect of *Rhizoma Corydalis* on focal cerebral infarct in ischemia-reperfusion injured rats［J］．中国药理学报（英文版），2001，22（12）：1143-1148.

[18] 桑晓媛，张磊，刘立，等．延胡索生物碱的提取及其抗肝肿瘤活性研究［J］．浙江理工大学学报，2009，26（5）：754-756.

[19] 张国铎，谢丽，禹立霞，等．延胡索总碱对6种人源胃癌细胞株的体外增殖抑制作用［J］．中国中西医结合消化杂志，2009，17（2）：81-85.

[20] 张国铎，谢丽，胡文静，等．延胡索总碱对人肝癌细胞系HepG2抑制作用及其对microRNA表达谱的影响［J］．南京中医药大学学报，2009，25（3）：181-183.

[21] 白雪，杨杰，刘昌福，等．延胡索总生物碱对D-半乳糖所致衰老模型小鼠相关指标的影响［J］．贵州医药，2008，32（5）：399-401.

[22] 吴明松，郭萍，钱刚，等．延胡索对吗啡依赖大鼠条件性位置偏爱效应的影响［J］．时珍国医国药，2011，22（6）：1300-1301.

【临床参考文献】

[1] 马胜兴，钱振淮，陈可冀，等．延胡索治疗心律失常的临床观察［J］．北京医学，1984，6（3）：176-177.

[2] 张莉，高琼．肛瘘挂线联合延胡索坐浴汤对高位肛瘘的临床疗效观察［J］．四川中医，2017，35（2）：164-166.

[3] 陈礼平，王德士，陈文莉．可达灵片治疗冠心病心绞痛及急性心肌梗塞疗效观察［J］．现代应用药学，1996，13（4）：56-57.

[4] 李彩虹．人参延胡索汤治疗冠心病心绞痛的疗效观察［J］．中西医结合心血管病电子杂志，2015，3（28）：89-90.

三六　山柑科 Capparaceae

草本、小乔木或木质藤本。叶互生，单叶或掌状复叶；托叶刺状或呈腺体。花两性，单生或排成总状、伞房状、亚伞形或圆锥花序；常有苞片，早落；萼片4～8枚，分离或基部合生；花瓣4～8枚，常为4枚，与萼片互生；雄蕊4枚至多数，分离或基部与子房柄合生而成雌雄蕊柄；子房卵球形或圆柱形，1室有2至数个侧膜胎座，少有3～6室而具中轴胎座。蒴果，球形或伸长，纵裂，下部有长的子房柄；下面有薄的环状木质花盘。种子1枚至多数，肾形至多角形，种皮平滑或有各种雕纹。

约30属，450种，分布于热带及亚热带，少数于温带。中国7属，约30种，分布于华东各省区，另西南、华南、台湾均有分布，法定药用植物2属，5种。华东地区法定药用植物2属，2种。

山柑科法定药用植物科特征成分鲜有报道。山柑属含硫苷类、生物碱类、黄酮类、酚酸类等成分。硫苷母核结构中均含有葡萄糖硫氰酸根基团，如白花菜子苷（glucocapparin）、甲基芥子油苷（methylglucosinolate）等；生物碱类大部分具有吡咯或四氢吡咯结构，如左旋水苏碱（L-stachydrine）、3-羟基水苏碱（hydroxy-3-stachydrine）等；黄酮类化合物包括黄酮、黄酮醇等，如木犀草素（luteolin）、山柰酚-3-芸香糖苷（kaempferol-3-rutinoside）、槲皮素-7-芸香糖苷（quercetin-7-rutinoside）等；酚酸类如没食子酸（gallic acid）等。

1. 山柑属 Capparis Tourn. ex Linn.

常绿灌木或小乔木，直立或攀缘。单叶，全缘，草质至革质；托叶刺状。花单生或排成总状、伞房状、亚伞形或圆锥花序，或2～10朵花沿花枝向上排成一短纵列，腋生；苞片早落；萼片4枚，2轮；花瓣4枚，白色，覆瓦状排列；雄蕊多数，着生于子房基部；雌蕊柄与花丝近等长，果时增粗，子房1～4室。浆果球形或圆筒形，通常不开裂。种子1枚至多数，肾形至近多角形，嵌于果肉中，种皮革质。

约150种，分布于热带及温带地区。中国约30种，分布于江西、浙江及福建，另西南、台湾均有分布，法定药用植物4种。华东地区法定药用植物1种。

293. 独行千里（图293）· Capparis acutifolia Sweet（Capparis membranacea Gardn. et Champ.）

【别名】石钻子（江西赣州），膜叶槌果藤，锐叶山柑。

【形态】攀缘灌木。小枝圆柱形，有时具小短刺。叶互生，膜质或纸质，长圆状披针形，有时卵状披针形，基部楔形至宽楔形，先端渐尖，长4～15cm，宽0.8～6cm，侧脉8～10对；叶柄长约6mm。花2～4朵排成一短纵列，腋生，稀单花腋生；花梗被红褐色毛；萼片4枚，2轮，外轮两面无毛，有时顶部边缘有淡黄色绒毛，内轮较小，边缘有淡黄色绒毛；花瓣4枚，白色，长圆形；雄蕊20～30枚；雌蕊柄长1.5～2.5cm，无毛，子房卵形或长卵形。浆果成熟后红色，近球形或椭圆形，直径1～1.5cm，顶端有短喙，表面干后有细小疣状突起。花期7月，果期8～9月。

【生境与分布】生于低海拔山坡、路旁或旷野。江西、福建、浙江有分布，另湖南、广东、台湾均有分布；越南中部亦有分布。

【药名与部位】膜叶槌果藤，根。

【采集加工】全年可采收，洗净，切片或段，干燥。

【药材性状】为不规则圆形或椭圆形，直径0.6～3cm。表面灰褐色或棕褐色，粗糙，栓皮脱落处黄白色。质坚硬，不易折断，断面皮部黄白色，厚0.1～0.6cm；木部黄棕色，具明显的放射状纹理。气微，味微苦。

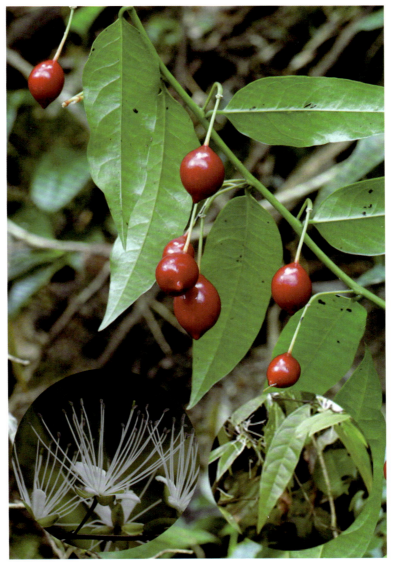

图 293　独行千里　　　　摄影　徐晔春

【药材炮制】洗净，切片，干燥。

【化学成分】根含甾体类：β-谷甾醇（β-sitosterol）[1]；酚酸类：丁香酸（syringic acid）等[1]。茎含黄酮类：芦丁（rutin）[2]。

【药理作用】1.抗胃溃疡　根及叶的水煎液可减少慢性醋酸型胃溃疡模型大鼠的溃疡面积，对应激性溃疡、消炎痛型胃溃疡和幽门结扎型胃溃疡模型大鼠均具有显著的溃疡抑制作用[1]。2.抑制回肠收缩　水煎液可明显抑制离体豚鼠回肠的自发收缩活动及由乙酰胆碱、氯化钡和组胺诱发的回肠收缩，且呈量效关系[2]；水煎液对乙酰胆碱或高钾去极化后钙离子所诱发的离体豚鼠结肠带收缩有抑制作用，呈剂量依赖性关系，并能提高小鼠回肠平滑肌细胞内的 cAMP 水平，有一定的量效关系[3]。3.抗炎镇痛　干燥根水煎液可显著减少冰醋酸所致小鼠的扭体次数和福尔马林所致的小鼠疼痛舔足第Ⅰ、Ⅱ时相累积时间，明显抑制毛细血管通透性和二甲苯所致的小鼠耳肿胀[4]；茎中分离得到的芦丁可抑制 fMLP 所致的超氧阴离子（$O_2^-\cdot$）的生成[5]。

【性味与归经】苦、涩，微温；有小毒。归肝、胃经。

【功能与主治】活血散瘀，消肿止痛。用于跌打瘀肿，闭经，风湿骨痛，咽喉肿痛，腹痛，牙痛。

804 | 三七 十字花科 Cruciferae

　　6. 果实顶端有喙···5. 芸苔属 Brassica
　　6. 果实顶端无喙···6. 蔊菜属 Rorippa
 3. 果实为短角果。
　　7. 短角果顶端微缺，边缘呈翅状，倒卵状长圆形或近圆形，倒卵形等。
　　　 8. 植株无毛；总状花序顶生；果较大·················7. 菥蓂属 Thlaspi
　　　 8. 植株有短柔毛、腺毛或无毛；总状花序顶生或腋生；果较小·········8. 独行菜属 Lepidium
　　7. 短角果顶端无缺，边缘不呈翅状，果实倒三角形或倒心状三角形·········9. 荠属 Capsella

1. 萝卜属 *Raphanus* Linn.

　　一年或多年生草本，常有肉质肥大的根。茎直立，有分枝，常有单毛。叶大头羽状浅裂或深裂，顶裂片较大，上部多具单齿。总状花序；花大，白色或紫色，花瓣倒卵形，常有紫色脉纹，基部具长爪；萼片直立，长圆形，近相等，外轮 2 枚基部呈囊状；花柱纤细，稍分裂，柱头头状。长角果圆筒形，下节极短，无种子，上节伸长，在种子间处稍缢缩成串珠状，顶端具细长喙，成熟时不开裂。种子 1 行，球形或卵形，棕色。

　　约 10 种，分布于欧洲至东亚。中国 2 种 2 变种，分布几遍及全国，法定药用植物 1 种 1 变种。华东地区法定药用植物 1 种。

295. 萝卜（图 295） • *Raphanus sativus* Linn.

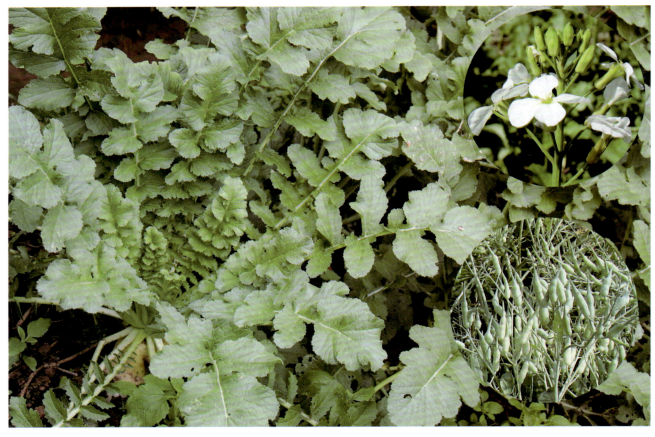

图 295　萝卜　　　　　　摄影　赵维良等

【别名】莱菔、地骷髅（江苏），气萝卜（江苏徐州）。

【形态】二年生草本，高20～100cm；直根肉质，长圆形、球形或圆锥形，外皮绿色、白色或红色。茎有分枝，无毛，稍被粉霜。基生叶和下部茎生叶大头羽状半裂，长可达30cm，顶裂片卵形，侧裂片4～6对，向基部渐小，长圆形，有钝齿，疏生粗毛；上部茎生叶长圆形，有锯齿或近全缘。总状花序顶生及腋生；花白色或粉红色，直径1.5～2cm，花瓣倒卵形，具紫纹；花梗长5～15mm；萼片长圆形。长角果圆柱形，长3～6cm，在种子间处缢缩，并形成海绵质横隔；顶端喙长1～1.5cm；果梗长1～2cm。种子1～6枚，卵形，微扁，红棕色，有细网纹。花期4～5月，果期5～6月。

【生境与分布】分布几遍及全国，各省区均有栽培。

【药名与部位】地骷髅（枯萝卜、莱菔头），二年生老根。莱菔子，种子。莱菔缨，叶。

【采集加工】地骷髅：立夏前后采挖，洗净，干燥。莱菔子：夏、秋二季果实成熟时采收，取出种子，干燥。莱菔缨：冬季采收，洗净，干燥。

【药材性状】地骷髅：呈长圆柱形，直径2～4cm，表面灰黄色、黄褐色或稍带紫色，具网状皱纹及细根痕。切面类白色，韧皮部薄，木质部外侧具排列紧密略呈栅栏状的木化组织，内侧具多数大小不等的裂隙。体轻，质松。气微，味微甘。

莱菔子：呈类卵圆形或椭圆形，稍扁，长2.5～4mm，宽2～3mm。表面黄棕色、红棕色或灰棕色。一端有深棕色圆形种脐，一侧有数条纵沟。种皮薄而脆，子叶2枚，黄白色，有油性。气微，味淡、微苦辛。

莱菔缨：叶缘具锯齿；两面黄绿色至黄棕色，疏生粗毛；叶柄黄白色。质柔易碎。气微，味微苦、咸。

【质量要求】莱菔子：粒粗壮，不蛀不油，无泥屑。地骷髅：内色白，无梗，无泥屑，不霉烂，无黑心。莱菔缨：无泥杂。

【药材炮制】地骷髅：除去杂质，洗净，略润，切段或厚片，干燥。

莱菔子：除去杂质，洗净，干燥。用时捣碎。炒莱菔子：取莱菔子，炒至表面微鼓起，有爆裂声、香气逸出时，取出，摊凉。用时捣碎。

莱菔缨：除去杂质，切段。筛去灰屑。

【化学成分】叶含黄酮类：槲皮素（quercetin）、芦丁（rutin）、山柰酚（kaempferol）[1]和表儿茶素（epicatechin）[2]；酚酸类：香草酸（vanillic acid）、对香豆酸（p-coumaric acid）、咖啡酸（caffeic acid）、反式阿魏酸（trans-ferulic acid）、酪醇（tyrosol）和反式芥子酸（trans-sinapic acid）[2]；挥发油类：（Z）-3-己烯-1-醇［（Z）-3-hexen-l-ol］、苯甲醛（benzaldehyde）、2-苯乙醛（2-phenyl acetaldehyde）、水杨酸甲酯（methyl salicylate）、1-苯乙醇（1-phenylethyl alcohol）、愈创木酚（guaiacol）、苯甲醇（benzyl alcohol）、2-苯乙醇（2-phenylethyl alcohol）、2-甲氧基-4-甲基苯酚（2-methoxy-4-methylphenol）、苯酚（phenol）、4-乙基-2-甲氧基苯酚（4-ethyl-2-methoxyphenol）、2,4-二甲基苯酚（2,4-dimethylphenol）、丁香酚（eugenol）、乙烯基愈创木酚（vinyl guaiacol）、香草酸甲酯（methyl vanillate）、4-α-紫罗兰酮（4-α-ionone）和3-羟基-β-紫罗兰酮（3-hydroxy-β-ionone）等[3]；元素：铜（Cu）、铁（Fe）、锰（Mn）、锌（Zn）、钙（Ca）、镁（Mg）、钠（Na）和钾（K）[2]。

根含花青素类：花葵素3-O-［6-O-（E）-阿魏酰-2-O-β-D-吡喃葡萄糖］-（1→2）-β-D-吡喃葡萄糖苷］-5-O-（β-D-吡喃葡萄糖苷）{pelargonidin -3-O-［6-O-（E）-feruloyl-2-O-β-D-glucopyranosyl］-（1→2）-β-D -glucopyranoside］-5-O-（β-D-glucopyranoside）}、花葵素3-O-［6-O-（E）-咖啡酰-2-O-（6-（E）-阿魏酰-β-D-吡喃葡萄糖)-(1→2)-β-D-吡喃葡萄糖苷］-5-O-（β-D-吡喃葡萄糖苷){pelargonidin- 3-O-［6-O-（E）-caffeoyl-2-O-（6-（E）-feruloyl-β-D-glucopyranosyl）-（1→2）-β-D-glucopyranoside］-5-O-（β-D-glucopyranoside）}、花葵素3-O-［6-O-(E)-p-香豆酰-2-O-（6-（E）-咖啡酰-β-D-吡喃葡萄糖)-(1→2)- β-D-吡喃葡萄糖苷］-5-O-（β-D-吡喃葡萄糖苷）{pelargonidin- 3-O-［6-O-（E）-p-coumaroyl-2-O-（6-（E）-caffeoyl-β-D-glucopyranosyl）-（1→2）- β-D-glucopyranoside］-5-O-（β-D-glucopyranoside）}、花葵素3-O-［6-O-（E）-阿魏酰-2-O-（6-（E）-咖啡酰-β-D-吡喃葡萄糖）-（1→2）-β-D-吡喃葡萄糖苷］-5-O-

（β-D-吡喃葡萄糖苷）{pelargonidin 3-O-［6-O-（E）-feruloyl-2-O-（6-（E）-caffeoyl-β-D-glucopyranosyl）-（1→2）-β-D-glucopyranoside］-5-O-（β-D-glucopyranoside）}、花葵素 3-O-［6-O-（E）-p-香豆酰-2-O-（6-（E）-阿魏酰-β-D-吡喃葡萄糖）-（1→2）-β-D-吡喃葡萄糖苷］-5-O-（β-D-吡喃葡萄糖苷）{pelargonidin3-O-［6-O-（E）-p-coumaroyl-2-O-（6-（E）-feruloyl-β-D-glucopyranosyl）-（1→2）-β-D-glucopyranoside］-5-O-（β-D-glucopyranoside）}、花葵素 3-O-［6-O-（E）-阿魏酰-2-O-（2-（E）-阿魏酰-β-D-吡喃葡萄糖）-（1→2）-β-D-吡喃葡萄糖苷］-5-O-（β-D-吡喃葡萄糖苷）{pelargonidin 3-O-［6-O-（E）-feruloyl-2-O-（2-（E）-feruloyl-β-D-glucopyranosyl）-（1→2）-β-D-glucopyranoside］-5-O-（β-D-glucopyranoside）}[4]，花葵素-3-槐糖苷-5-葡萄糖苷（pelargonidin 3-sophoroside-5-glucoside）、花葵素 3-［2-（葡萄糖）-6-（反式对香豆酸）-葡萄糖苷］-5-葡萄糖苷{pelargonidin 3-［2-（glucosyl）-6-（trans-p-coumaroyl）-glucoside］-5-glucoside}、花葵素 3-［2-（葡萄糖）-6-（阿魏酰）-葡萄糖苷］-5-（葡萄糖苷）{pelargonidin 3-［2-（glucosyl）-6-（feruloyl）-glucoside］-5-（glucoside）}、花葵素 3-［2-（葡萄糖）-6-（反式对香豆酰）-葡萄糖苷］-5-（6-丙二酰葡萄糖苷）{pelargonidin- 3-［2-（glucosyl）-6-（trans-p-coumaroyl）-glucoside］-5-（6-malonylglucoside）}、花葵素 3-［2-（葡萄糖）-6-（阿魏酰）-葡萄糖苷］-5-（6-丙二酰葡萄糖苷）{pelargonidin3-［2-（glucosyl）-6-（feruloyl）-glucoside］-5-（6-malonylglucoside）}和花葵素-3-O-［2-O-（β-D-吡喃葡萄糖）-6-O-（顺式对香豆酰）-β-D-吡喃葡萄糖苷］-5-O-（6-O-丙二酰-β-D-吡喃葡萄糖苷）{pelargonidin- 3-O-［2-O-（β-D-glucopyranosyl）-6-O-（cis-p-coumaroyl）-β-D-glucopyranoside］-5-O-（6-O-malonyl-β-D-glucopyranoside）}[5]；黄酮类：表儿茶素（epicatechin）[2]；酚酸类：香草酸（vanillic acid）、对香豆酸（p-coumaric acid）、咖啡酸（caffeic acid）、芸香叶苷（rutin hydrate）、邻苯三酚（pyrogallol）、没食子酸（gallic acid）、酪醇（tyrosol）、反式芥子酸（trans-sinapic acid）[2]和三芥子酸甘油酯（erucin）[3]；挥发油类：十二烷（dodecane）、十四烷（tetradecane）、二十三烷（tricosane）、（E）-2-己烯醛［（E）-2-hexenal］、（Z）-3-已烯醇［（Z）-3-hexene-l-ol］、邻苯二甲酸二丁酯（dibutylphthalate）、5-（甲硫基）-4-戊烯腈［5-（methylthio）-4-pentenenitrile］、5-（甲硫基）戊基-异硫氰酸酯［5-（methylthio）pentyl isothiocyanate］、二甲基三硫化物（dimethyl trisulfide）、二甲基四硫化物（dimethyl tetrasulphide）、植醇（phytol）、新植二烯（neophytadiene）和（E）-β-紫罗兰酮［（E）-β-ionone］[3]；脂肪酸及酯类：亚麻酸甲酯（methyl linolenate）、棕榈酸（hexadecanoic acid）和十四酸（tetradecanoic acid）[3]；香豆素类：香豆素（coumarin）等[3]；元素：铜（Cu）、铁（Fe）、锰（Mn）、锌（Zn）、钙（Ca）、镁（Mg）、钠（Na）和钾（K）[2]。

茎含黄酮类：杨梅酮（myricetin）、槲皮素（quercetin）和儿茶素（catechin）[6]；酚酸类：丁香酸（syringic acid）、香草酸（vanillic acid）、阿魏酸（ferulic acid）、芥子酸（sinapic acid）和O-香豆酸（O-coumaric acid）[6]。

种子含芥子酸苷类：β-D-呋喃果糖-（2→1）-（6-O-芥子酰）-α-D-吡喃葡萄糖苷［β-D-fructofuranosyl-（2→1）-（6-O-sinapoyl）-α-D-glucopyranoside］、（3-O-芥子酰）-β-D-呋喃果糖-（2→1）-α-D-吡喃葡萄糖苷［（3-O-sinapoyl）-β-D-fructofuranosyl-（2→1）-α-D-glucopyranoside］、（3-O-芥子酰）-β-D-呋喃果糖-（2→1）-（6-O-芥子酰）-α-D-吡喃葡萄糖苷［（3-O-sinapoyl）-β-D-fructofuranosyl-（2→1）-（6-O-sinapoyl）-α-D-glucopyranoside］和（3,4-O-二芥子酰）-β-D-呋喃果糖-（2→1）-（6-O-芥子酰）-α-D-吡喃葡萄糖苷［（3,4-O-disinapoyl）-β-D-fructofuranosyl-（2→1）-（6-O-sinapoyl）-α-D-glucopyranoside］[7]；黄酮类：异鼠李素 3,4'-二-O-β-D-葡萄糖苷［isorhamnetin- 3,4'-di-O-β-D-glucoside］、异鼠李素 3-O-β-D-葡萄糖苷-7-O-α-L-鼠李糖苷［isorhamnetin-3-O-β-D-glucoside-7-O-α-L-rhamnoside］、异鼠李素 3-O-β-D 葡萄糖苷［isorhamnetin-3-O-β-D -glucoside］和 3'-O-甲基-（-）-表儿茶素 7-O-β-D-葡萄糖苷［3'-O-methyl-（-）-epicatechin-7-O-β-D-glucoside］[7]；吲哚苷：β-D-吡喃葡萄糖 2-（甲硫基）-1H-吲哚-3-羧酸酯［β-D-glucopyranosyl 2-（methylthio）-1H-indole-3-carboxylate］[7]。

【药理作用】1. 胃肠蠕动　种子水煎液在体外可增大豚鼠胃窦环行肌条的收缩波平均振幅及其收缩频率，并呈一定的剂量依赖关系[1]。2. 通便　种子中的脂肪油能明显增加便秘小鼠的排便率、排便粒数和排便重量；种子水提物能缩短便秘小鼠排便潜伏期，有增加便秘小鼠排便的趋势[2]。3. 降血压　种子中的水溶性生物碱能明显降低自发性高血压大鼠（SHR）的血压，提高大鼠血清超氧化物歧化酶（SOD）活性，降低丙二醛（MDA）含量[3, 4]；种子提取物能激活M受体，降低大鼠血压[5]；粗提物及异硫氰酸酯类成分诱导细胞凋亡，阻滞细胞于G_1期，对血管平滑肌具有抑制作用[6]。4. 镇咳祛痰　种子生品醇提取物大剂量组和种子炒品的醚提取物大剂量组能显著延长浓氨水喷雾引咳法所致咳嗽模型小鼠的咳嗽潜伏期，明显减少小鼠的咳嗽次数[7]。5. 降血糖血脂　提取物能抑制正常大鼠的胰岛素分泌并改善脂质代谢，降低糖尿病大鼠的糖白蛋白和果糖胺水平[8]；种子中的水溶性生物碱各剂量组均能明显降低 *ApoE* 基因敲除小鼠的血脂水平，并随剂量的增加，而降血脂的作用增强[9]。6. 保护心血管　种子中的水溶性生物碱能降低自发性高血压大鼠（SHR）左室重量系数（LVMI），抑制大鼠心肌细胞肥大，并使心脏小动脉管腔变大，管壁变薄，壁厚/腔径及管壁面积/腔径值均明显减小，能逆转左室肥厚及心血管重构，对心血管具有良好的保护作用[4]。7. 抗氧化　成熟种子多糖提取物对超氧阴离子自由基、烷基自由基、羟自由基具有明显的清除作用[10, 11]。8. 利胆　嫩芽提取物可促进大鼠的胆汁分泌[12]。9. 抗菌　根、茎和叶丙酮和己烷提取物对枯草芽孢杆菌、葡萄球菌、表皮葡萄球菌、粪肠球菌、鼠伤寒沙门氏菌、产气肠杆菌、阴沟肠杆菌和大肠杆菌的生长均有明显的抑制作用[13]。10. 抗肿瘤　所含的4-甲硫基-3-丁烯基异硫氰酸酯对人类结肠癌LoVo、HCT-116和HT-29细胞的增殖均具有抑制作用，并能诱导细胞凋亡，增加Bax和降低Bcl2蛋白表达，同时可诱导半胱天冬酶-9和聚腺苷酸二磷酸核糖转移酶-1的活性[14]。11. 抗突变　水提物可拮抗玉米赤霉烯酮诱导的氧化应激损伤以及遗传毒性、免疫毒性和生殖毒性[15]；正己烷提取物可抑制UV诱导的大肠杆菌突变[16]。

毒性　叶子提取物可导致心肌生物标记的增加和导致鼠的心脏毒性[17]。

【性味与归经】地骷髅：甘，平。莱菔子：辛、甘，平。归肺、脾、胃经。莱菔缨：辛、苦，平。归脾、胃经。

【功能与主治】地骷髅：利尿消肿，祛痰健胃。用于小便短少，肢体浮肿，咳嗽痰稠，食欲不振。莱菔子：消食除胀，降气化痰。用于饮食停滞，脘腹胀痛，大便秘结，积滞泻痢，痰壅喘咳。莱菔缨：消食利气，化痰。用于宿食不消，泄泻，痢疾，咽喉肿痛，支气管炎。

【用法与用量】地骷髅：15～30g。莱菔子：4.5～9g。莱菔缨：6～12g。

【药用标准】地骷髅：浙江炮规2015、贵州药材2003、江苏药材1989、上海药材1994、山东药材2012、四川药材2010、甘肃药材2009和新疆药品1980二册。莱菔子：药典1977～2015、浙江炮规2005和新疆药品1980二册。莱菔缨：浙江炮规2015、上海药材1994、江苏药材1986二册。

【临床参考】1. 肝硬化腹水：鲜根500g，切碎煮浓汤，以400ml送服羚羊角粉3g[1]。

2. 氯氮平所致便秘：种子（炒）60～80g，浸泡4小时，加水300ml，急火煎20min，每日1剂，早晚2次温服，体质强、便秘重者用80g[2]。

3. 小儿便秘：种子15g，加红枣10枚，煎汤代茶饮，3天1疗程，连用2疗程[3]。

4. 支气管哮喘：种子（蒸熟晒干）500g，加猪牙皂角15g（去黑皮及背筋），共研细末收瓶内，勿泄气，早晚生姜汤送服3g，小儿酌减[4]。

5. 高血压：种子研碎，装空心胶囊内，每次5g，每日2次，连服3周[5]。

【附注】本种始见于《名医别录》，与芜菁合为一条。陶弘景云："芦菔是今温菘，其根可食，叶不中噉。"《新修本草》将本品分立。《本草纲目》云："莱菔，今天下通有之。昔人以芜菁、莱菔二物混注，已见蔓菁条下。圃人种莱菔，六月下种，秋采苗，冬掘根。春末抽高薹，开小花，紫碧色，夏初结角。其子如大麻子，圆长不等，黄赤色，五月亦可再种。其叶有大者如芜菁，细者如花芥，皆有细柔毛。其根有红、白二色，其状有长、圆二类。大抵生沙壤者脆而甘，生瘠地者坚而辣。以上所述较准

76-77.

[11] 王新芳，董岩，刘洪玲，等．播娘蒿挥发油化学成分的 GC-MS 研究［J］．山东中医杂志，2005，24（2）：112-114.

[12] Mohamedl N H, Mahrous A E. Chemical constituents of *Descurainia sophia* L. and its biological activity［J］. Rec Nat Prod, 2009, 3（1）: 58-67.

[13] Li J, Liu X, Dong F, et al. Determination of the volatile composition in essential oil of *Descurainia sophia*（L.）Webb ex Prantl（Flixweed）by gas chromatography/massspectrometry（GC/MS）［J］. Molecules, 2010, 15（15）: 233-240.

【药理参考文献】

[1] 杨云，赫金丽，孙亚萍，等．葶苈子化学拆分组分止咳祛痰平喘作用研究［J］．世界科学技术-中医药现代化，2015，17（3）：514-519.

[2] 张晓丹，范春兰，余迎梅，等．葶苈子水提液对 CHF 大鼠利尿作用的影响［J］．中国现代应用药学，2010，27（3）：210-213.

[3] 张国顺，白义萍，王小兰，等．葶苈子抗心衰有效组分筛选及其作用机制分析［J］．中国实验方剂学杂志，2017，23（4）：118-125.

[4] 郭娟，陈长勋，顾伟梁，等．葶苈子水提液对压力负荷大鼠左室心肌及心肌血管周围胶原的影响［J］．中国中药杂志，2008，33（3）：284-287.

[5] 郑晓珂，杨梦，白义萍，等．葶苈子醇沉组分免疫调节作用研究［J］．世界科学技术-中医药现代化，2015，17（3）：507-513.

[6] 马梅芳，李芳．葶苈子对昆明种小鼠移植 H_{22} 肝癌移植瘤抑瘤作用的研究［J］．中华中医药学刊，2014，32（2）：385-386.

[7] 陶桓晟，罗霞，杨志荣，等．南葶苈子油抗抑郁作用的初步研究［J］．四川大学学报（自然科学版），2008，45（1）：185-188.

4. 碎米荠属 *Cardamine* Linn.

一年生、二年生或多年生草本，有单毛或无毛。具匍匐茎或块茎。茎直立或铺散，单一，不分枝或自基部、上部分枝。叶为单叶或为各种羽裂，或为羽状复叶，具叶柄，很少无柄。总状花序通常无苞片，花初开时排列成伞房状；花瓣白色、淡紫红色或紫色，倒卵形或倒心形，有时具爪；萼片直立或稍开展，卵形或长圆形，边缘膜质，基部等大，内轮萼片的基部多呈囊状；雄蕊 6 枚，稀 4 枚，花丝直立、细弱或扁平，稍扩大；雌蕊柱状。长角果线形，扁平，两端渐尖，果瓣平坦，无脉或基部有 1 不明显的脉，成熟时常自下而上开裂或弹裂卷起。种子每室 1 行，压扁状，椭圆形或长圆形，无翅或有狭膜质翅。

约 200 种，分布于全球。中国 48 种 29 变种，分布几遍及全国，法定药用植物 1 种。华东地区法定药用植物 1 种。

299. 弯曲碎米荠（图 299）• *Cardamine flexuosa* With.

【别名】萝目草（福建莆田），碎米荠，野荠菜。

【形态】一年或二年生草本，高达 30cm。茎自基部多分枝，斜升呈铺散状，疏被柔毛。叶为羽状复叶，基生叶有叶柄，小叶 3～7 对，顶生小叶卵形，倒卵形或长圆形，顶端 3 齿裂，基部宽楔形，有小叶柄，侧生小叶卵形，较顶生的形小，1 至 3 齿裂，有小叶柄；茎生叶有小叶 3～5 对，小叶多为长卵形或线形，1 至 3 裂或全缘，小叶柄有或无，全部小叶近于无毛。总状花序顶生；花瓣白色，倒卵状楔形，长约 3.5mm；萼片长圆形，具白边，长约 2mm，边缘膜质。长角果线形，扁平，长 1～2cm，宽约 1mm，果瓣无脉，成熟时开裂，与果序轴近于平行排列，果序轴左右弯曲，果梗直立开展。种子长圆形而扁，黄绿色，顶端有极窄的翅。花期 2～4 月，果期 3～5 月。

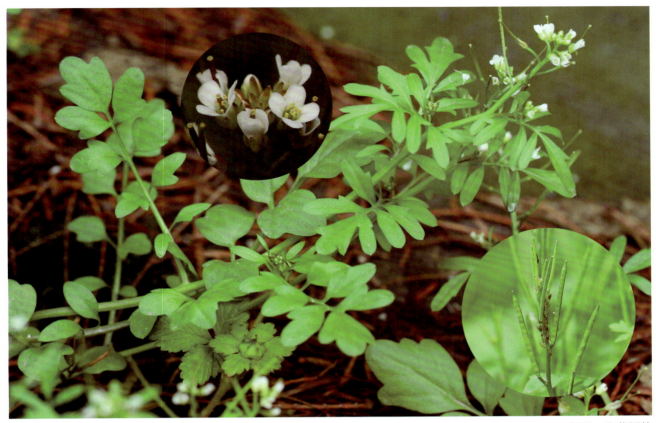

图 299　弯曲碎米荠　　　　　摄影　张芬耀等

【生境与分布】生于田边、路旁及草地。分布几遍及全国；另朝鲜、日本、俄罗斯、欧洲、北美洲均有分布。

【药名与部位】碎米荠（白带草），全草。

【采集加工】3～4月间采挖，除去泥沙，晒干。

【药材性状】主根呈细长圆柱形，支根须状。茎纤细，由基部分枝，斜升；表面黄绿色至淡黄褐色，有细纵棱，疏被短柔毛。羽状复叶互生，小叶3～5对，顶生叶倒卵形，先端钝圆，基部楔形，全缘或1～3圆裂，侧生小叶倒卵形或近线形。长角果线形，略扁，长1～2cm，与果序轴近平行排列，果序轴略作"之"形弯曲。种子长圆形而扁，黄绿色或褐色，顶端或边缘具窄翅。气微，味淡。

【性味与归经】甘，温。

【功能与主治】清热利湿，收敛止带，止痢。用于白带，痢疾。

【用法与用量】15～30g。

【药用标准】上海药材 1994。

【临床参考】1. 白带、痢疾：全草15～30g，水煎服。

2. 淋症：鲜全草30～60g，水煎，调冰糖服。

3. 胃痛、风湿性心脏病：鲜全草30～60g，水煎服。（1方至3方引自《浙江药用植物志》）

【附注】同属植物中，尚有碎米荠 Cardamine hirsuta Linn.、弹裂碎米荠 Cardamine impatiens Linn. 和白花碎米荠 Cardamine leucantha （Tausch） O. E. Schulz. 与弯曲碎米荠相混淆。可通过植株有无毛及毛的质地、羽状复叶小叶数量、形状、叶缘，长角果成熟时是否弹性开裂等特征得以区别。

5. 芸苔属 Brassica Linn.

一年生、二年生或多年生草本，基部与根部有时木质化或为肉质块茎或块根。茎直立，分枝，无毛或散生单毛。基生叶常呈莲座状，常为大头羽裂；茎生叶有柄或抱茎，上部茎生叶多全缘。总状花序，花黄色，少数白色；萼片近相等，直立或开展，内轮基部囊状；雌蕊柱头头状，有时截形或2浅裂。长角果线形或圆柱形，成熟时开裂，顶端有喙，喙多为锥状；果瓣突起，具1～3脉，有1明显中脉。种子每室1行，球形或稍扁，棕色。

约40种，多分布于地中海地区。中国有14栽培种11变种1变型，分布几遍及全国，法定药用植物4种1变种。华东地区法定药用植物4种。

分种检索表

1. 茎上部叶不抱茎，边缘有锯齿···芥菜 B. juncea
1. 茎上部叶抱茎，全缘。
　2. 基生叶长5～25cm，侧裂片约2对，叶柄长2.5～6cm···欧洲油菜 B. napus
　2. 基生叶长40～60cm，侧裂片约5对，叶柄长10cm以上。
　　3. 块根肉质，花直径约5mm，果梗长达3cm··芜菁 B. rapa
　　3. 无块根，花直径约10mm，果梗长5～15mm··芸苔 B. campestris

300. 芥菜（图300）• *Brassica juncea*（Linn.）Czern. et Coss.

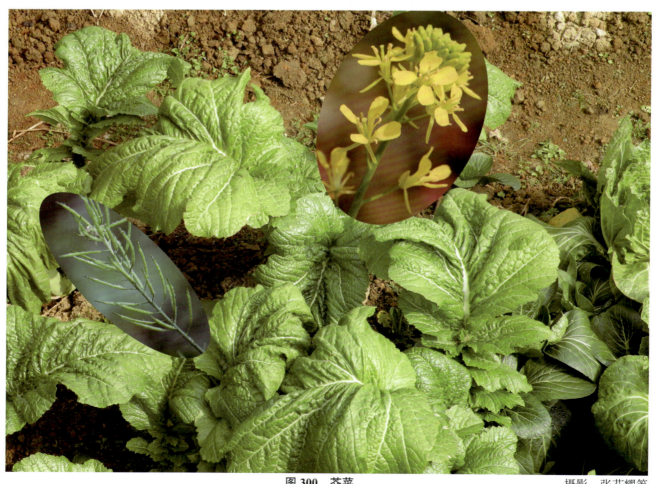

图 300　芥菜　　　　　　　　摄影　张芬耀等

【别名】芥，大芥，挂菜（福建晋江），霜不老（福建建阳）。

【形态】二年生草本，高30～150cm，无毛或有时幼茎及叶具刺毛，被粉霜，有辣味。茎直立，有分枝。基生叶宽卵形至倒卵形，长15～50cm，宽5～20cm，顶端圆钝，基部楔形，大头羽裂，具2～3对裂片，或不裂，边缘有缺刻或重锯齿，叶柄长3～9cm，具小裂片；茎生叶向上渐小，边缘有缺刻，有时具圆钝锯齿，不抱茎；茎上部叶狭披针形，长2.5～5cm，宽4～9mm。总状花序顶生；花黄色，直径近1cm，花瓣倒卵形；花梗长4～9mm；萼片淡黄色，长圆状椭圆形，直立开展。长角果线形，长4～7cm，顶端具短喙，6～12mm，果瓣具1突出中脉。种子球形，紫褐色。花期3～5月，果期5～6月。

【生境与分布】生于田间路旁。分布几遍及全国，各省区均有栽培。

【药名与部位】芥子（苦菜子，黄芥子），种子。

【采集加工】夏末秋初果实成熟时采收，晒干，取出种子，除去杂质。

【药材性状】呈球形，直径1～2mm。表面黄色至棕黄色，少数呈暗红棕色，具细微的网纹，有明显的点状种脐。种皮薄而脆，破开后内有白色折叠的子叶，有油性。气微，味辛辣。研碎后加水浸湿，则产生辛烈的特异臭气。

【质量要求】粒粗，色黄亮，无泥沙。

【药材炮制】除去杂质，筛去灰屑。用时捣碎。

【化学成分】叶含酚酸类：对羟基苯甲醛（*p*-hydroxybenzaldehyde）、香草醛（vanillin）[1]，香草酸（vanillic acid）、对香豆酸（*p*-coumaric acid）、芥子酸（sinapic acid）、反式阿魏酸（*trans*-ferulic acid）、顺式阿魏酸（*cis*-ferulic acid）、没食子酸（gallic acid）、原儿茶酸（protocatechuic acid）、对羟基安息香酸，即对羟基苯甲酸（*p*-hydroxy benzoic acid）、绿原酸（chlorogenic acid）和咖啡酸（caffeic acid）[1,2]。

种子含甾体类：24-亚甲基-25-甲基胆甾醇（24-methylene-25-methylcholesterol）[3]和22-去氢菜油甾醇（22-dehydrocampesterol）[4]；芥子油苷类：对-苯酚基芥子油苷（*p*-hydroxybenzyl glucosinolate）、9-甲基磺酰基壬基芥子油苷（9-methylsulfonylnonylglucosinolate）和8-甲基磺酰基辛基芥子油苷（8-methylsulfonyl octylglucosinolate）[5]；蛋白类：磷脂酶D（phospholipase D）[6]。

茎含糖类：芥菜多糖（BPA1）[7]；氨基酸类：谷氨酸（Glu）、甲硫氨酸（Met）、酪氨酸（Tyr）和苯丙氨酸（Phe）等[8]；元素：镉（Cd）、磷（P）、硫（S）、钾（K）、钙（Ca）、铜（Cu）和锌（Zn）等[9]。

根含氨基酸类：硒甲基硒代甲硫氨酸（Se-methyl selenomethionine）[10]。

全草含硫苷类：黑芥子苷（sinigrin）、萝卜苷（glucoraphanin）[11]；脂肪酸类：顺式-十八碳烯酸（*cis*-octadecenoic acid）和顺式-11-十八碳烯酸（*cis*-11-octadecenoic acid）等[12]；元素：铝（Al）、砷（As）、镉（Cd）、钴（Co）、铬（Cr）、铜（Cu）、锰（Mn）、镍（Ni）和铅（Pb）等[13]。

【药理作用】1.抗动脉粥样硬化　种子可降低胆固醇诱导的斑马鱼脂质堆积，降低过氧化脂质（LPO）的浓度，增强超氧化物歧化酶（SOD）的活性，抑制中性粒细胞及巨噬细胞的聚集[1]。2.抗氧化　茎叶乙醇提取物对羟自由基（OH·）有很好的清除作用[2]；种子正己烷提取物具有显著的铜离子还原能力，对2,2',-联氮-二（3-乙基-苯并噻唑-6-磺酸）二铵盐自由基（ABTS）有清除作用[3]。3.抗肿瘤　种子可显著降低1,2-二甲基肼（DMH）诱导的大鼠大肠癌发生率、减少大鼠的平均肿瘤数和肠系膜及肝脏转移率，且呈量效关系，能增加大鼠的体重、胸腺系数和脾系数，增强大鼠体质、改善大鼠的免疫功能[4]；叶乙醇提取物可显著抑制结肠癌HCT116细胞和非小细胞肺癌H1299细胞的生长，促进肿瘤细胞的凋亡，且具有一定的剂量依赖性，其作用可能与增强4',6-二脒基-2-苯基吲哚（4',6-diamidino-2-phenylindole）的着色强度，抑制促血管生成因子如血管内皮细胞生长因子、碱性成纤维细胞生长因子的表达，抑制新陈代谢如迁移和黏附作用有关[5]。4.镇痛　叶甲醇提取物可显著抑制乙酸所致大鼠胃部疼痛的扭体反应[6]。5.降血糖　叶甲醇提取物可显著降低口服葡萄糖所致高血糖大鼠的血糖，且具有一定的剂量依赖性[6]。

【性味与归经】辛，温。归肺经。

【功能与主治】温肺豁痰利气，散结通络止痛。用于寒痰喘咳，胸胁胀痛，痰滞经络，关节麻木、疼痛，痰湿流注，阴疽肿毒。

【用法与用量】3～9g。外用适量。

【药用标准】药典1953～2015、浙江炮规2005、云南药材2005、新疆药品1980二册和内蒙古蒙药1986。

【临床参考】1. 骨结核、血栓性脉管炎：种子9g，加麻黄6g、熟地15g、炮姜6g、丹参30g、鸡血藤15g、红花9g，水煎服。

2. 肋间神经痛、胸胁扭挫伤：种子1.5g，研粉吞服。（1方、2方引自《浙江药用植物志》）

【附注】芥始载于《名医别录》，列为上品。《本草经集注》云：芥似菘而有毛，味辣。《新修本草》云："此芥有三种，叶大粗者，叶堪食，子入药。至《开宝本草》将白芥另立一条。《图经本草》记载："今处处有之。似菘而有毛，味极辛辣，此所谓青芥也。芥之种类亦多，有紫芥，茎叶纯紫，多作齑者，食之最美。有白芥，此入药者最佳。"又载："其余南芥、旋芥、花芥、石芥之类，皆菜茹之美者，非药品所需。"《本草图经》所述之青芥，应指芥菜，白芥、紫芥、花芥等应为芥菜的栽培种。

脾虚咳嗽及阴虚火旺者忌服。

芥子油或芥子硬膏用于皮肤时间过久，或浓度过高，可引起发泡甚至化脓，即使停药，愈合也较慢，芥子粉大量内服可引起呕吐。

民间尚用根及叶治血崩、膀胱结石及冻疮等症。

【化学参考文献】

[1] Britta H，Eva M H，Zhu J Z，et al. Free and bound phenolic compounds in leaves of pakchoi (*Brassica campestris* L. ssp. *chinensis* var. *communis*) and Chinese leaf mustard (*Brassica juncea* Coss) [J]. Food Chem，2008，110：838-846.

[2] Barbara I，Flavia N I. Influence of sodium nitrilotriacetate (NTA) and citric acid on phenolic and organic acids in *Brassica juncea* grown in excess of cadmium [J]. Chemosphere，2006，65：1348-1354.

[3] Taro M，Satoshi A，Toshihiro I. 24-methylene-25-methylcholesterol，a sterol from the seeds of *Brassica juncea* [J]. Phytochemistry，1983，22（11）：2619-2620.

[4] Matsu M T，Shimizu N，Shigemoto T，et al. Isolation of 22-dehydrocampesterol from the seeds of *Brassica juncea* [J]. Phytochemistry，1983，22（3）：789-790.

[5] Fabre N，Bon M，Moulis C，et al. Three glucosinolates from seeds of *Brassica juncea* [J]. Phytochemistry，1997，45（3）：525-527.

[6] Hafeeza K，Sariya T，Hina Y. Identification and partial characterization of a highly active and stable phospholipase D from *Brassica juncea* seeds [J]. Int J Biol Macromol，2007，40：232-236.

[7] 李夏兰，魏国栋，王昭晶，等. 芥菜茎中水溶性多糖的分离纯化及性质的初步研究[J]. 福建师范大学学报（自然科学版），2006，22（2）：72-75.

[8] 童南奎，陈世儒，郭余龙. 芥菜氨基酸含量及成分的遗传分析[J]. 西南农业大学学报，1991，13（2）：45-48.

[9] 杨红霞，赵令浩，高津旭，等. 激光剥蚀-电感耦合等离子体质谱法原位分析印度芥菜中Cd、P、S、Cu等7种元素[J]. 分析化学，2014，42（3）：355-359.

[10] Tyre D G，Marı́a M B，Danika L D，et al. Identification and characterization of Se-methyl selenomethionine in *Brassica juncea* roots [J]. J Chromatogr A，2004，1026：159-166.

[11] Nuchanart R，Marc E N，Richard N B，et al. Developmental changes of sinigrin and glucoraphanin in three Brassica species (*Brassicanigra*，*Brassica juncea* and *Brassica oleracea* var. *italica*) [J]. Sci Hortic，2002，96：11-26.

[12] Véronique J B. (n-7) and (n-9) cis-monounsaturated fatty acid contents of 12 *Brassica* species [J]. Phytochemistry，2008，69：411-417.

[13] 赖志辉，周嘉欣，管艳艳，等. 微波消解ICP-AES法定量测定芥菜中微量元素的含量[J]. 现代食品科技，2013，29（6）：1377-1380.

【药理参考文献】

[1] 何菲. 芥菜籽对斑马鱼动脉粥样硬化的预防作用[D]. 广州：南方医科大学硕士学位论文, 2012.

[2] 黄锁义, 黎海妮, 唐玉莲. 芥菜中总黄酮的提取及其对羟自由基的清除作用研究[J]. 时珍国医国药, 2007, 18(10): 2479-2780.

[3] Karasakal A. Evaluation of antioxidant activities of Brassica napus's seeds by CUPRAC, ABTS/Persulphate and DMPD methods [J]. Marmara Pharmaceutical Journal, 2015, 2(19): 153.

[4] 朱明古. 芥菜籽对实验性大肠癌的预防作用研究[D]. 广州：南方医科大学硕士学位论文, 2011.

[5] Kwak Y, Lee J, Ju J. Anti-cancer activities of Brassica juncea leaves in vitro [J]. Excli Journal, 2016, 15: 699-710.

[6] Rahmatullah M, Shefa T F, Hasan L, et al. A study on antinociceptive and anti-hyperglycemic activity of methanol extract of Brassica juncea (L.) Czern. leaves in mice [J]. Advances in Natural & Applied Sciences, 2010, 4(3): 221-225.

301. 欧洲油菜（图301）• *Brassica napus* Linn.

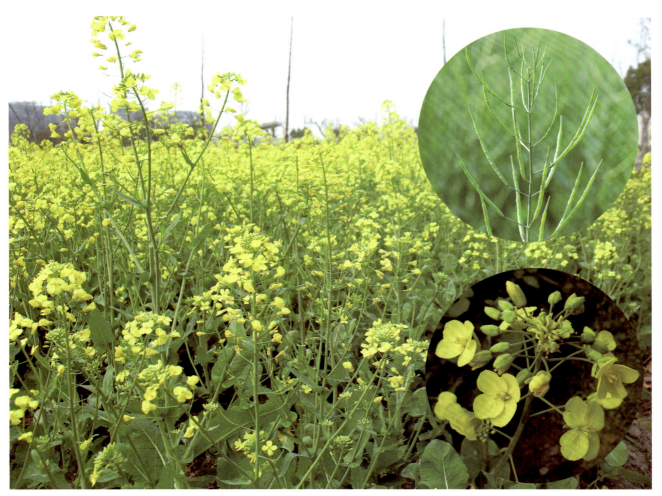

图 301 欧洲油菜　　　摄影　郭增喜等

【别名】胜利油菜。

【形态】一年生或二年生草本，高 1～1.5m，被粉霜；茎直立，有分枝，仅幼叶有少数散生刚毛。基生叶和下部茎生叶大头羽裂，长 5～25cm，宽 2～6cm，叶边缘具钝齿，顶裂片较大，卵形，长 7～9cm，侧裂片约 2 对，卵形，长 1.5～2.5cm；叶柄长 2.5～6cm，基部有裂片；中部及上部茎生叶由长椭圆形渐变成披针形，基部心形，抱茎。总状花序；花浅黄色，直径 10～15mm，花瓣倒卵形；花梗长 6～12mm；

【性味与归经】芸苔子：辛，温。油菜花粉：淡、微甘、平。归心、肾经。

【功能与主治】芸苔子：行血，破气，消肿，散结。用于产后血滞腹痛，血痢，肿毒，痔瘘，难产。油菜花粉：补肾固本。用于肾气不固，腰膝酸软，尿后余沥或失禁，及慢性前列腺炎，前列腺增生具有上述症候者。

【用法与用量】芸苔子：4.5～9g。外用适量，研末调敷或榨油涂患处。油菜花粉：口服，一次 1.5～2.0g，一日三次。

【药用标准】芸苔子：部标中药材1992、浙江炮规2015、贵州药材2003、新疆药品1980二册、山西药材1987、内蒙古药材1988和江苏药材1989。油菜花粉：浙江药材2000、福建药材2006和甘肃药材2009。

【临床参考】1. 疮痈肿痛：种子适量，捣烂，鸡蛋清调敷。(《浙江药用植物志》)

2. 大便秘结：种子9～12g（小儿6g），加厚朴9g，当归6g，枳壳6g，水煎服。(《湖南药物志》)

3. 粘连性肠梗阻：种子150g，加小茴香60g，水煎，分数次服。(《青岛中草药手册》)

4. 血痢：鲜叶适量绞汁，加蜂蜜服[1]。

【附注】芸苔始载于《名医别录》。其后《食疗本草》、《本草拾遗》、《本草衍义》和《农政全书》等亦均有记载。《本草纲目》云："芸薹方药多用，诸家注亦不明，今人不识为何菜？珍访考之，乃今油菜也。九月、十月下种，生叶形色微似白菜。冬、春采薹心为茹，三月老不可食。开小黄花，四瓣，如芥花。结荚收子，亦如芥子，灰赤色。炒过，榨油黄色，燃灯甚明，食之不及麻油。"所述特征及《植物名实图考》附图形态均与今白菜型油菜一致。可见白菜型油菜在我国有悠久的使用历史。《植物名实图考》"芸薹菜"条所提到的油辣菜，是另一变种，名紫菜薹 Brassica rapa Linn. var. *purpuraria*（L. H. Bailey）Kitamura，目前仅作蔬菜，不作药用。

芸苔在分类上亦有作为独立种处理的。

无瘀阻者不可内服。

【化学参考文献】

[1] Igarashi K, Mikami T, Takahashi Y, et al. Comparison of the preventive activity of isorhamnetin glycosides from atsumi-kabu（red turnip, *Brassica campestris* L.）leaves on carbon tetrachloride-induced liver injury in mice [J]. J Agric Chem Soc Japan, 2008, 72（3）：856-860.

[2] 尹亚军, 章丽琳, 张喻. 油菜籽成熟过程中主要脂肪酸变化的研究 [J]. 中国粮油学报, 2016, 31（7）：82-88.

[3] 任玉玲, 石春海, 吴建国, 等. 油菜籽三种氨基酸含量的胚、细胞质和母体遗传效应分析 [J]. 浙江大学学报（农业与生命科学版）, 2005, 31（1）：44-49.

[4] 唐莹莹, 刘婷婷, 袁建. 顶空固相微萃取-气质联用技术检测油菜籽中挥发性成分 [J]. 食品安全质量检测学报, 2014, 5（8）：2399-2405.

[5] Siddiqui I R, Wood P J. Structural investigation of oxalate-soluble rapeseed（*Brassica campestris*）polysaccharides. III. An arabinan [J]. Carbohydr Res, 1974, 36（1）：35-44.

[6] 高丽苗, 俞斌, 徐响, 等. 油菜蜂花粉活性成分对体外肝细胞损伤的保护作用 [J]. 现代食品科技, 2016, 32（9）：8-12, 27.

【药理参考文献】

[1] 孙丽萍, 王大仟, 廖磊, 等. 油菜蜂花粉及其提取物对大鼠酒精性肝损伤组织学影响 [J]. 食品科学, 2008, 29（7）：442-444.

[2] 高丽苗, 俞斌, 徐响, 等. 油菜蜂花粉活性成分对体外肝细胞损伤的保护作用 [J]. 现代食品科技, 2016, 32（9）：8-12, 27.

[3] 魏淑飞, 左绍远, 罗永会. 云南产油菜蜂花粉多糖提高小鼠抗氧化和抗疲劳作用初探 [J]. 世界临床药物, 2015, 36（1）：43-46.

[4] 达热卓玛. 油菜蜂花粉抗前列腺炎及增生活性成分的研究 [D]. 无锡：江南大学硕士学位论文, 2016.

[5] 刘世超, 秦海宏, 卢轩, 等. 油菜籽粕生物碱对家兔离体回肠平滑肌收缩功能的影响及机制 [J]. 山东医药, 2014,

【药理参考文献】

[1] 何菲.芥菜籽对斑马鱼动脉粥样硬化的预防作用[D].广州:南方医科大学硕士学位论文,2012.

[2] 黄锁义,黎海妮,唐玉莲.芥菜中总黄酮的提取及其对羟自由基的清除作用研究[J].时珍国医国药,2007,18(10):2479-2780.

[3] Karasakal A. Evaluation of antioxidant activities of Brassica napus's seeds by CUPRAC, ABTS/Persulphate and DMPD methods [J]. Marmara Pharmaceutical Journal, 2015, 2 (19): 153.

[4] 朱明古.芥菜籽对实验性大肠癌的预防作用研究[D].广州:南方医科大学硕士学位论文,2011.

[5] Kwak Y, Lee J, Ju J. Anti-cancer activities of Brassica juncea leaves in vitro [J]. Excli Journal, 2016, 15: 699-710.

[6] Rahmatullah M, Shefa T F, Hasan L, et al. A study on antinociceptive and anti-hyperglycemic activity of methanol extract of Brassica juncea (L.) Czern. leaves in mice [J]. Advances in Natural & Applied Sciences, 2010, 4 (3): 221-225.

301. 欧洲油菜（图 301） • *Brassica napus* Linn.

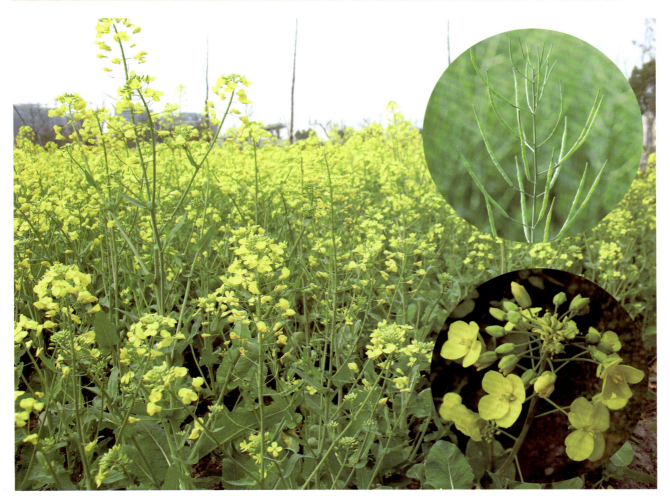

图 301 欧洲油菜　　　　摄影　郭增喜等

【别名】胜利油菜。

【形态】一年生或二年生草本，高 1～1.5m，被粉霜；茎直立，有分枝，仅幼叶有少数散生刚毛。基生叶和下部茎生叶大头羽裂，长 5～25cm，宽 2～6cm，叶边缘具钝齿，顶裂片较大，卵形，长 7～9cm，侧裂片约 2 对，卵形，长 1.5～2.5cm；叶柄长 2.5～6cm，基部有裂片；中部及上部茎生叶由长椭圆形渐变成披针形，基部心形，抱茎。总状花序；花浅黄色，直径 10～15mm，花瓣倒卵形；花梗长 6～12mm；

萼片卵形。长角果线形，长 4～10cm，果瓣具 1 中脉，喙细，长 1～2cm。种子球形，黄棕色，近种脐处常带黑色，有网状窠穴。花期 3～4 月，果期 4～5 月。

【生境与分布】生于田间路旁。分布几遍及全国，各省区均有栽培。

【药名与部位】芸苔子，种子。

【采集加工】春末果实成熟时采收，取出种子，除去杂质，干燥。

【药材性状】呈球形，直径 1.7～2.7mm。表面灰褐色，具众多小孔穴，一侧有 2 条微凹陷的浅沟。种脐区呈圆形的圈，灰白色；脐小，褐色。近脐处有一小突起。子叶 2 枚，折叠，黄白色，富油性。气微，味淡，有油腻感。

【药材炮制】除去杂质，洗净，干燥。用时捣碎。

【化学成分】种子含黄酮类：山奈酚（kaempferol）、紫云英苷（astragalin）、山奈酚-7-O-β-D-吡喃葡萄糖苷（kaempferol-7-O-β-D-glucopyranoside）、异鼠李素-3-O-β-D-吡喃葡萄糖苷（isorhamnetin-3-O-β-D-glucopyranoside）、山奈酚-3,7,4′-三-O-β-D-吡喃葡萄糖苷（kaempferol-3,7,4′-tri-O-β-D-glucopyranoside）、山奈酚-3-O-β-D-吡喃葡萄糖-（1→2）-β-D-吡喃葡萄糖苷-7-O-β-D-吡喃葡萄糖苷 [kaempferol-3-O-β-D-glucopyranosyl-（1→2）-β-D-glucopyranoside-7-O-β-D-glucopyranoside]、山奈酚-3-O-[（2-O-芥子酰）-β-D-吡喃葡萄糖-（1→2）-β-D-吡喃葡萄糖苷]-7-O-β-D-吡喃葡萄糖苷 {kaempferol-3-O-[（2-O-sinapoyl）-β-D-glucopyranosyl-（1→2）-β-D-glucopyranoside]-7-O-β-D-glucopyranoside}、山奈酚-3-O-[（6-O-芥子酰）-β-D-吡喃葡萄糖-（1→2）-β-D-吡喃葡萄糖苷]-7-O-β-D-吡喃葡萄糖苷 {kaempferol-3-O-[（6-O-sinapoyl）-β-D-glucopyranosyl-（1→2）-β-D-glucopyranoside]-7-O-β-D-glucopyranoside}、山奈酚-3-O-[（3-O-芥子酰）-β-D-吡喃葡萄糖-（1→2）-β-D-吡喃葡萄糖苷]-7-O-β-D-吡喃葡萄糖苷 {kaempferol-3-O-[（3-O-sinapoyl）-β-D-glucopyranosyl-（1→2）-β-D-glucopyranoside]-7-O-β-D-glucopyranoside}、山奈酚-3,7-二-O-β-D-吡喃葡萄糖苷-4′-O-（6-O-芥子酰）-β-D-吡喃葡萄糖苷 [kaempferol-3,7-di-O-β-D-glucopyranoside-4′-O-（6-O-sinapoyl）-β-D-glucopyranoside][1]；环醚酚类：α-生育酚（α-tocopherol）、β-生育酚（β-tocopherol）和 γ-生育酚（γ-tocopherol）[2]；甾体类：β-谷甾醇（β-sitosterol）、菜油甾醇（campesterol）和菜籽甾醇（brassicasterol）[2]；硫苷类：2-羟基-3-丁烯基芥子油苷（2-hydroxy-3-butenyl glucosinolate），即原告伊春苷（progoitrin）和 3-丁烯基芥子油苷（3-butenyl glucosinolate），即葡萄糖芜菁芥素（gluconapin）[3]。

【药理作用】抗肿瘤　花粉中的多糖可明显抑制小鼠移植性 S180 肉瘤的生长，可显著促进荷瘤鼠脾细胞白细胞介素-2（IL-2）、肿瘤坏死因子-α（TNF-α）分泌，提高荷瘤鼠脾细胞白细胞介素-2I、肿瘤坏死因子-α mRNA 的表达[1]。

【性味与归经】辛，温。

【功能与主治】行血，破气，消肿，散结。用于产后血滞腹痛，血痢，肿毒，痔瘘，难产。

【用法与用量】4.5～9g，外用适量，研末调敷或榨油涂患处。

【药用标准】浙江炮规 2015。

【化学参考文献】

[1] Jing W G, Fu J, Guo Y, et al. Phytochemical screening of flavonoids with their antioxidant activities from rapeseed (*Brassica napus* L.) [J]. Phytochem Lett, 2015, 13: 239-245.

[2] Clare L F, Paul D P, David J L, et al. A rapid method for the simultaneous quantification of the major tocopherols, carotenoids, free and esterified sterols in canola (*Brassica napus*) oil using normal phase liquid chromatography [J]. Food Chem, 2017, 214: 147-155.

[3] 李培武，赵永国，张文，等. 中国甘蓝型油菜硫苷含量及组份分析 [J]. 中国农业科学, 2005, 38 (7): 1346-1352.

【药理参考文献】

[1] 杨晓萍，吴谋成. 油菜花粉多糖对荷瘤鼠脾细胞 IL-2、TNF-α 产生及其 mRNA 表达的影响 [J]. 中国农业科学, 2008, 41 (1): 182-187.

302. 芜菁（图302） • *Brassica rapa* Linn.

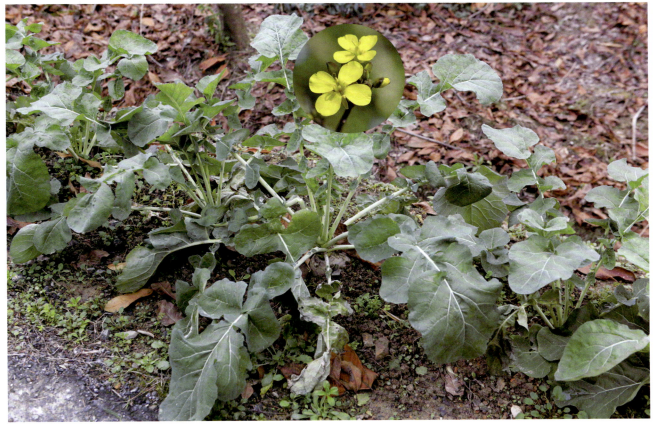

图302 芜菁　　　　　　　　　　　　　　　摄影　叶喜阳

【别名】芜青，蔓菁，盘菜。

【形态】二年生草本，高达100cm；块根肉质，球形、扁圆形或长圆形，外皮白色、黄色或红色，无辣味。茎直立，有分枝，下部稍有毛，上部无毛。基生叶大头羽裂，长40～60cm，顶裂片较大，边缘波状或浅裂，侧裂片约5对，向下渐变小，上面有少数散生刺毛，下面有白色尖锐刺毛；叶柄长10～16cm，有小裂片；下部茎生叶似基生叶，绿色或被粉霜，抱茎或有叶柄；中部及上部茎生叶长圆披针形，长3～12cm，无毛，带粉霜，基部宽心形，抱茎，无柄。总状花序顶生；花鲜黄色，直径4～5mm，花瓣倒披针形；花梗长10～15mm；萼片长圆形。长角果线形，长3～8cm，果瓣具1显明中脉；喙长10～20mm；果梗长达3cm。种子球形，浅黄棕色，近种脐处黑色，有细网状窠穴。花期3～4月，果期5～6月。

【生境与分布】生于田间路旁。分布几遍及全国，各省区均有栽培。

【药名与部位】蔓菁，块根。芜菁子，种子。

【采集加工】芜菁子：夏季果实成熟时割取地上部分，晒干，打下种子，除去杂质。

【药材性状】芜菁子：呈圆球形，直径1.2～1.8mm。表面棕褐色，少数为深棕色至棕红色。种脐呈卵圆形，光滑，色浅。种皮薄，易用手指压破，子叶2枚，鲜黄色。气微，味微辛。

【药材炮制】炒芜菁子：取芜菁子饮片，炒至微爆，取出，摊凉。

【化学成分】种子含黄酮类：4′-*O*-β-D-吡喃葡萄糖-4-羟基-3′-甲氧基查耳酮（4′-*O*-β-D-glucopyranosyl-4-hydroxy-3′-methoxychalcone）、4′-*O*-β-D-吡喃葡萄糖-3′,4-二甲氧基查耳酮（4′-*O*-β-D-glucopyranosyl-3′,4-dimethoxychalcone）、4,4′-二-*O*-β-D-吡喃葡萄糖-3′-甲氧基查耳酮（4,4′-di-*O*-β-D-glucopyranosyl-3′-

methoxychalcone）[1]，山柰酚 -3-O- 芸香糖苷（kaempferol-3-O-rutinoside）和槲皮素（quercetin）[2]；萜类：黄麻紫罗苷*C（corchoionoside C）[1]；皂苷类：齐墩果酸（oleanic acid）、熊果酸（ursolic acid）[2]；甾体类：β- 谷甾醇（β-sitosterol）[2]；脂肪酸类：硬脂酸（stearic acid）、油酸（oleic acid）、亚油酸（linoleic acid）、芥子酸（erucic acid）、棕榈酸（palmitic acid）、7- 十八碳烯酸（7-octadecenoic acid）、11, 14- 二十碳二烯酸（11, 14-eicosadienoic acid）、油酸乙酯（ethyloleate）、11- 二十碳烯酸（11-eicosenoic acid）、花生酸（arachidic acid）、山嵛酸（behenic acid）、神经酸（nervonic acid）、芥酸乙酯（ethyl erucate）和木蜡酸（lignoceric acid）[3]；酚酸及衍生物：云杉苷（picein）和乙酰丁香酮葡萄糖苷（acetosyringone glucoside）[1]；氨基酸类：苏氨酸（Thr）、缬氨酸（Val）、脯氨酸（Pro）、甲硫氨酸（DL-Met）、甘氨酸（Gly）、亮氨酸（Leu）、苯丙氨酸（Phe）、酪氨酸（Tyr）、丙氨酸（Ala）、胱氨酸（Cys）、色氨酸（Try）和异亮氨酸（Ile）[4]；挥发油类：异硫氰酸 -3- 丁烯酯（3-buten-1-yl isothiocyanate）、异硫氰酸丁酯（butyl isothiocyanate）、异硫氰酸异丙酯（isopropyl isothiocyanate）、异硫氰酸己酯（hexyl isothiocyanate）、异硫氰酸丙烯酯（propylene isothiocyanate）、1- 异硫氰酸 -4- 戊烯酯（4-penten-1-yl isothiocyanate）、异硫氰酸苯乙酯（phenethyl isothiocyanate）、4- 异硫氰丁酸乙酯（ethyl 4-isothiocyanobutyrate）、硫氰酸 -4- 甲基戊酯（4-methyl pentyl thiocyanate）、1- 异硫氰酸 -2- 丁烯酯（2-buten-1-yl isothiocyanate）、2, 4- 戊二烯腈（2, 4-pentendienitrile）、3- 戊烯腈（3-pentenenitrile）、4- 甲硫基丁腈（4-methylmercapto-butyronitrile）、戊二腈（pentanedinitrile）、5- 甲基己腈（5-methyl hexanenitrile）、4, 5- 环硫戊腈（4, 5-epithio-pentanenitrile）、5- 甲硫基戊腈（5-methylmercapto-pentanenitrile）、3- 苯丙腈（3-phenylpropionitrile）、戊腈（pentanenitrile）和 2- 甲基丁腈（2-methyl butyronitrile）等[5]；糖类：芜菁多糖（BR polysaccharides）[6]；元素：铝（Al）、硼（B）、钡（Ba）、铍（Be）、钙（Ca）、钴（Co）、铬（Cr）、铜（Cu）、铁（Fe）、锂（Li）、镁（Mg）、锰（Mn）、镍（Ni）、磷（P）、锶（Sr）、钛（Ti）、钒（V）、锌（Zn）和铅（Pb）等[7]。

根含挥发油类：二甲基四硫醚（methyltetrasulfide）、苯代丙腈（hydrocinnamonitrile）、2- 甲基 - 己醇（2-methyl hexanol）、3- 甲基 -3- 己醇（3-methyl-3-hexanol）、5- 甲硫基戊腈（5-methylmercapto-pentanenitrile）、邻苯二甲酸二甲氧乙酯（dimethoxyethyl phthalate）[8]，十八碳烷（octadecane）、n- 棕榈酸（n-palmitic acid）、2, 3- 丁烷二醇二醋酸（2, 3-butanediol diacetate）、α- 水芹烯（α-phellandrene）、2, 2- 甲基丙酰胺（2, 2-methyl propanamide）、3- 乙酰基 -2- 丁酮（3-acetyl-2-butanone）和乙酸丁酯（butyl acetate）等[9]；多糖类：芜菁多糖（BR polysaccharides）[10]；元素：铝（Al）、硼（B）、钡（Ba）、铍（Be）、钙（Ca）、钴（Co）、铬（Cr）、铜（Cu）、铁（Fe）、锂（Li）、镁（Mg）、锰（Mn）、镍（Ni）、磷（P）、锶（Sr）、钛（Ti）、钒（V）、锌（Zn）和铅（Pb）等[11]。

花含黄酮类：异鼠李素 3, 7-O- 二 -β-D- 吡喃葡萄糖苷（isorhamnetin 3, 7-di-β-D-glucopyranoside）[12]，槲皮素 -3-O- 槐糖 -7-O- 葡萄糖苷（quercetin-3-O-sophoroside-7-O-glucoside）、山柰酚 -3-O- 三葡萄糖 -7-O- 葡萄糖苷（kaempferol-3-O-triglucoside-7-O-glucoside）、山柰酚 -3-O- 槐糖 -7-O- 葡萄糖苷（kaempferol-3-O-sophoroside-7-O-glucoside）、槲皮素 -3, 7- 二 -O- 葡萄糖苷（quercetin-3, 7-di-O-glucoside）、山柰酚 -3, 7- 二 - 葡萄糖苷（kaempferol-3, 7-di-O-glucoside）、异鼠李素 3, 7- 二 -O- 葡萄糖苷（isorhamnetin-3, 7-di-O-glucoside）、槲皮素 -3-O- 槐糖苷（quercetin-3-O-sophoroside）、山柰酚 -3-O 二葡萄糖苷（kaempferol-3-O-diglucoside）、山柰酚 -3-O- 槐糖苷（kaempferol-3-O-sophoroside）、槲皮素 -7-O- 葡萄糖苷（quercetin-7-O-glucoside）、山柰酚 -7-O 葡萄糖苷（kaempferol-7-O-glucoside）和异鼠李素 -7-O- 葡萄糖苷（isorhamnetin-7-O-glucoside）[13]；硫苷类：葡萄糖芜菁素（progoitrin）、萝卜硫苷（glucoraphanin）、黑芥子苷（sinigrin）、葡萄糖庭荠素（glucoalyssin）、那坡雷硫苷*（napoleiferin）、葡萄糖芜蓄芥素（gluconapin）、4- 羟基芸苔葡萄糖硫苷（4-hydroxyglucobrassicin）、葡萄糖异硫氰酸戊 -4- 烯酯（glucobrassicanapin）、芸苔葡萄糖硫苷（glucobrassicin）和水田芥苷（gluconasturtiin）[14]。

【药理作用】1. 抗衰老　块根不同提取物均能提高 D- 半乳糖所致衰老小鼠血清中的超氧化物歧化酶

（SOD）活性，降低丙二醛（MDA）含量，并能提高肝组织中谷胱甘肽（GSH-Px）的活性，其中乙醇、石油醚的提取物作用明显[1]。2. 抗菌抗病毒　块根水煎液对小鼠小肠炎性病变具有一定的缓解作用，并能降低肺炎链球菌和流感病毒感染小鼠的死亡率，减轻流感病毒小鼠肺炎的充血水肿并降低肺系数[2]。3. 降血糖　块根中提取的挥发油可降低链脲佐菌素所致的Ⅱ型糖尿病模型小鼠的血糖和糖化血红蛋白，升高血清胰岛素水平[3]；水提物和醇提物可显著降低链脲佐菌素所致糖尿病小鼠的血糖，并能提高血清中的超氧化物歧化酶的活性，减少丙二醛含量[4]；正丁醇提取物可显著降低四氧嘧啶糖尿病模型小鼠的血糖，提高血清中的超氧化物歧化酶活性，降低丙二醛含量[5]。4. 抗缺氧　块根中提取的多糖能明显延长小鼠的常压耐缺氧存活时间，升高急性低压缺氧小鼠脑组织和血清中的超氧化物歧化酶活性并降低丙二醛含量[6]。5. 抗肿瘤　块根汁可抑制肝癌 SMMC-7721 细胞的生长并可诱导其凋亡[7]；叶汁可降低环磷酰胺损伤小鼠的嗜多染红细胞微核率和骨髓染色体畸变率[8]。6. 抗疲劳　块根水提物可延长小鼠的平均游泳时间[9]。

【性味与归经】芜菁子：三级热，一级湿（维医）。

【功能与主治】芜菁子：益肾助阳，健胃消食，散气利尿。用于性欲减退，咳喘气短，腰酸肢软，小便不利，面色无华。

【用法与用量】芜菁子：5～10g。

【药用标准】蔓菁：四川藏药2014。芜菁子：部标维药1999和新疆维药1993。

【临床参考】癥瘕积聚：种子，加水2L煮，取浓汁服。（《普济方》）

【附注】芜菁始载于《别录》，列为上品，但与芦菔合为一条，《新修本草》始将"莱菔"另立。《本草图经》云："芜菁四时仍有，春食苗，夏食心，亦谓之薹子，秋食茎，冬食根，河朔尤多种，亦可以备饥岁。菜中之最有益者惟此耳。"按所绘之图似白菜类植物。《本草纲目》云："《别录》以芜菁、芦菔同条，遂致诸说猜度。或以二物为一种，或谓二物全别，或谓在南为莱菔，在北为蔓菁，殊无定见。今按二物根、叶、花、子都别，非一类也。蔓菁是芥属，根长而白，其味辛苦而短，茎粗，叶大而厚阔；夏初起薹，开黄花，四出如芥，结角也如芥，其子均圆，似芥子而紫赤色……其蔓菁六月种者，根大而叶蠹；八月种者，叶美而根小；惟七月种者，根叶俱良。拟卖者纯种九英，九英根大而味短，削净为菹甚佳。今燕京人以瓶腌藏，调之闭瓮菜。"即芜菁。另清《植物名实图考》有油头菜条，云："油头菜，赣州有之。似大头菜，而扁叶如萝卜，土人以根为蔬，生食甘脆，亦以钉盘，此即蔓菁种类，叶亦有芥味。赣州山地坚瘦，故所产根不能肥大，宁都州呼为柿饼萝卜，形味俱肖。"所绘之图即本种。

民间尚有芜菁花入药，治虚劳目暗，久疮不愈。

【化学参考文献】

[1] Masayuki N, Mai E, Toshiyasu I, et al. Chalcone glycosides from aerial parts of *Brassica rapa* L. 'hidabeni', turnip [J]. Phytochem Lett, 2010, 3: 96-99.

[2] 孙莲, 马彦玲, 巴图尔, 等. 芜菁子化学成分的研究 [J]. 华西药学杂志, 2012, 27（1）: 54-56.

[3] 董海艳, 侯喜林, 张君萍, 等. 芜菁籽油的超临界 CO_2 萃取及脂肪酸成分分析 [J]. 中国油脂, 2011, 36（2）: 43-47.

[4] 孙莲, 张煊, 王岩, 等. 柱前衍生化 RP-HPLC 测定芜菁子中的 12 种游离氨基酸 [J]. 华西药学杂志, 2008, 23（4）: 490-491.

[5] 孙莲, 代文洁, 李敏. 芜菁子挥发油 GC-MS 指纹图谱的建立 [J]. 化学研究与应用, 2016, 28（1）: 30-35.

[6] 孙莲, 马合木提, 曾玲力, 等. 柱前衍生化 HPLC 测定新疆芜菁多糖中的单糖 [J]. 华西药学杂志, 2010, 25（2）: 171-172.

[7] 孙莲, 常军民, 杨文菊. 电感耦合等离子体发射光谱法测定芜菁子等3种植物药中微量元素的含量 [J]. 时珍国医国药, 2007, 18（9）: 2210-2212.

[8] 古娜娜·对山别克, 王菁, 海力茜·陶尔大洪. 新疆芜菁根挥发油的气相色谱质谱联用分析 [J]. 西北药学杂志, 2013, 28（4）: 331-332.

[9] 蔡倩, 陈琨, 王桃梅, 等. 保留指数辅助 GC-MS 对宁夏芜菁挥发性成分分析 [J]. 食品研究与开发, 2016, 37（19）:

145-149.

[10] 李雅双, 刘杰, 包瑛, 等. 芜菁水溶性多糖的结构分析 [J]. 食品与发酵工业, 2015, 41 (8): 175-180.

[11] 孙莲, 杨文菊, 张烜. 电感耦合等离子体光谱法测定芜菁中微量元素的含量 [J]. 微量元素与健康研究, 2007, 24 (3): 40-42.

[12] Katsunori S, Takashi T. A flavonoid from *Brassica rapa* flower as the UV-absorbing nectar guide [J]. Phytochemistry, 2002, 61 (3): 339-343.

[13] Marta F, Diego A M, María E C, et al. Simultaneous identification of glucosinolates and phenolic compounds in arepresentative collection of vegetable *Brassica rapa* [J]. J Chromatogr A, 2009, 1216 (38): 6611–6619.

[14] Arasu M V, Kim N H, Antonisamy P et al. Variation of glucosinolates on position orders of flower buds in turnip rape (*Brassica rapa*) [J]. Saudi J Biol Sci, 2017, 24 (7): 1562-1566.

【药理参考文献】

[1] 王花, 吴萍. 文绍敦高原玉树地区药食两用植物芜菁的抗衰老作用 [J]. 中国老年学杂志, 2012, 32 (11): 2328-2329.

[2] 李张宇, 万波, 王张, 等. 民族药蔓菁对肺炎链球菌和流感病毒感染小鼠的保护作用 [J]. 中国现代中药, 2015, 17 (3): 212-217.

[3] 陈湘宏, 刘燕, 翁裕馨, 等. 高原植物芜菁挥发油成分降血糖作用研究 [J]. 中国实验方剂学杂志, 2014, 20 (15): 131-133.

[4] 陈湘宏, 文绍敦, 吴萍, 等. 芜菁不同提取物对糖尿病模型小鼠降血糖作用的研究 [J]. 中国药房, 2013, 24 (7): 596-598.

[5] 姚星辰, 陈湘宏, 段雅彬, 等. 芜菁正丁醇提取物对四氧嘧啶型糖尿病小鼠血糖的影响 [J]. 天然产物研究与开发, 27: 706-709.

[6] 杨永东. 藏药蔓菁多糖的制备、组分分析及抗急性低压缺氧损伤作用的研究 [M]. 成都: 成都中医药大学, 2013.

[7] 钱晓薇. 芜菁汁对正常肝细胞及肝癌细胞株的影响 [J]. 营养学报, 2003, 25 (2): 222-224.

[8] 钱晓薇, 朱睦元, 孔小映, 等. 芜菁叶汁对环磷酰胺致小鼠突变的拮抗作用 [J]. 浙江大学学报 (理学版), 2003, 30 (1): 89-92.

[9] 王张, 张艺, 周林, 等. 蔓菁抗疲劳作用的量效关系初步研究 [J]. 中药药理与临床, 2012, 28 (5): 128-130.

303. 芸苔（图303）• *Brassica rapa* Linn. var. *oleifera* DC. [*Brassica campestris* Linn.; *Brassica campestris* Linn. var. *oleifera* DC.; *Brassica rapa* Linn. var. *campestris* (Linn.) Clapham]

【别名】油菜（通称）。

【形态】本变种与原变种的主要区别在于，无块状根；花较大，直径近1cm；果梗较短，5～15mm。

【生境与分布】生于田间路旁。江苏、安徽、浙江、江西、福建、上海均有栽培，另陕西、湖南、湖北、四川、甘肃均有大量栽培。

【药名与部位】芸苔子（油菜子），种子。油菜花粉，花粉。

【采集加工】芸苔子：夏季果实成熟、果皮尚未开裂时采割植株，晒干，打下种子，除去杂质，晒干。

【药材性状】芸苔子：近球形，直径1.5～2mm。表面红褐色或黑褐色，放大镜下观察可见微细网状纹理；一端具点状种脐，色较深；一侧有一条微凹陷的浅沟，沟中央有一条凸起的棱线。除去种皮可见子叶2枚，淡黄色，沿中脉相重对摺，胚根位于二对摺的子叶之间。气微，味淡，有油腻感。

油菜花粉：为黄色至棕黄色扁圆形花粉团，直径2～4mm。气微，味甜，微涩。

【药材炮制】芸苔子：除去杂质，洗净，干燥。

油菜花粉：除去杂质，干燥。

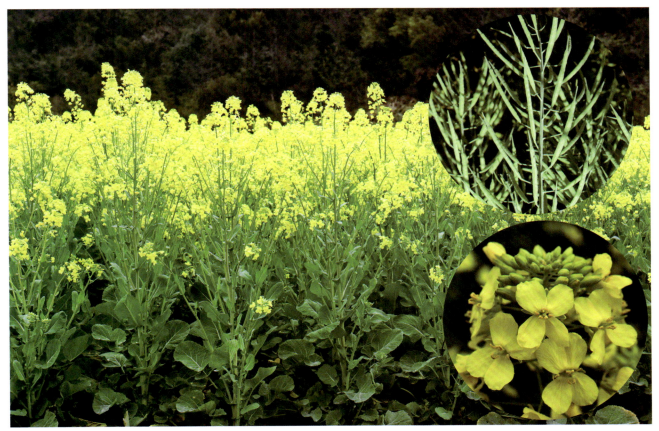

图 303　芸苔　　　　摄影　李华东

【化学成分】叶含黄酮类：异鼠李素-3-O-β-D-吡喃葡萄糖苷（isorhamnetin-3-O-β-D-glucopyranoside）[1]。

种子含脂肪酸类：亚油酸（linoleic acid）、油酸（oleic acid）、亚麻酸（linolenic acid）、二十碳烯酸（paullinic acid）、芥子酸（erucic acid）、棕榈酸（palmitic acid）和硬脂酸（stearic acid）[2]；氨基酸：谷氨酸（L-Glu）、甘氨酸（Gly）和精氨酸（Arg）[3]；挥发油类：辛酮（octanone）、苯乙酮（acetophenone）、苯乙酸（phenylacetic acid）、苯乙醇（phenylethyl alcohol）、十九烷（nonadecane）和正二十一烷（n-heneicosanate）等[4]；其他尚含：多糖（polysaccharide）等[5]。

花粉含黄酮类：槲皮素 3-O-β-D-葡萄糖-（2→1）-β-D-葡萄糖苷［quercetin-3-O-β-D-glucosyl-（2→1）-β-glucoside］、山柰酚 3, 4'-双-O-β-D-葡萄糖苷（kaemferol-3, 4'-di-O-β-D-glucoside）和山柰酚 3-O-β-D-葡萄糖-（2→1）-β-D-葡萄糖苷［kaemferol-3-O-β-D-glucosyl-（2→1）-β-D-glucoside］[6]。

【药理作用】1. 护肝　花粉及其提取物可不同程度减轻酒精性肝损伤模型大鼠的肝组织损伤，其中提取物乙酸乙酯组、正丁醇组和蒸馏水组的肝损伤程度明显减轻，多数肝细胞结构清晰，接近正常状态，无明显的病理变化[1]；花粉中分离得到的槲皮素 3-O-β-D-葡萄糖-（2→1）-β-D-葡萄糖苷（QMP）能明显抑制四氯化碳（CCl_4）对人正常肝 L-O_2 细胞造成的损伤；山柰酚和槲皮素能显著降低细胞内的丙二醛（MDA）含量，降低乳酸脱氢酶（LDH）的漏出率，同时能提高超氧化物歧化酶（SOD）的活性[2]。2. 抗氧化　花粉中的多糖可显著延长小鼠负重游泳时间，显著提高肌糖原、肝糖原和超氧化物歧化酶活性，降低丙二醛含量[3]。3. 抗前列腺炎　油菜蜂花粉乙酸乙酯和醇提物能显著降低角叉菜胶所致的慢性非细菌性前列腺炎（CNP）模型大鼠的前列腺湿重、前列腺系数及血清和组织匀浆中炎性因子白细胞介素-8（IL-8）的含量，而水提物和石油醚萃取物的作用不明显[4]。4. 兴奋肠平滑肌　籽粕中的生物碱可显著提高兔离体回肠肠管的张力，对家兔离体回肠肠管平滑肌具有兴奋作用，其兴奋肠管的作用与激动 M 受体有关[5]。

【性味与归经】芸苔子：辛，温。油菜花粉：淡、微甘、平。归心、肾经。

【功能与主治】芸苔子：行血，破气，消肿，散结。用于产后血滞腹痛，血痢，肿毒，痔瘘，难产。油菜花粉：补肾固本。用于肾气不固，腰膝酸软，尿后余沥或失禁，及慢性前列腺炎，前列腺增生具有上述症候者。

【用法与用量】芸苔子：4.5～9g。外用适量，研末调敷或榨油涂患处。油菜花粉：口服，一次1.5～2.0g，一日三次。

【药用标准】芸苔子：部标中药材1992、浙江炮规2015、贵州药材2003、新疆药品1980二册、山西药材1987、内蒙古药材1988和江苏药材1989。油菜花粉：浙江药材2000、福建药材2006和甘肃药材2009。

【临床参考】1. 疮痈肿痛：种子适量，捣烂，鸡蛋清调敷。(《浙江药用植物志》)

2. 大便秘结：种子9～12g（小儿6g），加厚朴9g、当归6g、枳壳6g，水煎服。(《湖南药物志》)

3. 粘连性肠梗阻：种子150g，加小茴香60g，水煎，分数次服。(《青岛中草药手册》)

4. 血痢：鲜叶适量绞汁，加蜂蜜服[1]。

【附注】芸苔始载于《名医别录》。其后《食疗本草》、《本草拾遗》、《本草衍义》和《农政全书》等亦均有记载。《本草纲目》云："芸薹方药多用，诸家注亦不明，今人不识为何菜？珍访考之，乃今油菜也。九月、十月下种，生叶形色微似白菜。冬、春采薹心为茹，三月老不可食。开小黄花，四瓣，如芥花。结荚收子，亦如芥子，灰赤色。炒过，榨油黄色，燃灯甚明，食之不及麻油。"所述特征及《植物名实图考》附图形态均与今白菜型油菜一致。可见白菜型油菜在我国有悠久的使用历史。《植物名实图考》"芸薹菜"条所提到的油辣菜，是另一变种，名紫菜薹 Brassica rapa Linn. var. *purpuraria*（L. H. Bailey）Kitamura，目前仅作蔬菜，不作药用。

芸苔在分类上亦有作为独立种处理的。

无瘀阻者不可内服。

【化学参考文献】

[1] Igarashi K, Mikami T, Takahashi Y, et al. Comparison of the preventive activity of isorhamnetin glycosides from atsumi-kabu（red turnip, *Brassica campestris* L.）leaves on carbon tetrachloride-induced liver injury in mice[J]. J Agric Chem Soc Japan, 2008, 72（3）：856-860.

[2] 尹亚军, 章丽琳, 张喻. 油菜籽成熟过程中主要脂肪酸变化的研究[J]. 中国粮油学报, 2016, 31（7）：82-88.

[3] 任玉玲, 石春海, 吴建国, 等. 油菜籽三种氨基酸含量的胚、细胞质和母体遗传效应分析[J]. 浙江大学学报（农业与生命科学版），2005, 31（1）：44-49.

[4] 唐莹莹, 刘婷婷, 袁建. 顶空固相微萃取-气质联用技术检测油菜籽中挥发性成分[J]. 食品安全质量检测学报, 2014, 5（8）：2399-2405.

[5] Siddiqui I R, Wood P J. Structural investigation of oxalate-soluble rapeseed（*Brassica campestris*）polysaccharides. Ⅲ. An arabinan[J]. Carbohydr Res, 1974, 36（1）：35-44.

[6] 高丽苗, 俞斌, 徐响, 等. 油菜蜂花粉活性成分对体外肝细胞损伤的保护作用[J]. 现代食品科技, 2016, 32（9）：8-12, 27.

【药理参考文献】

[1] 孙丽萍, 王大仟, 廖磊, 等. 油菜蜂花粉及其提取物对大鼠酒精性肝损伤组织学影响[J]. 食品科学, 2008, 29（7）：442-444.

[2] 高丽苗, 俞斌, 徐响, 等. 油菜蜂花粉活性成分对体外肝细胞损伤的保护作用[J]. 现代食品科技, 2016, 32（9）：8-12, 27.

[3] 魏淑飞, 左绍远, 罗永会. 云南产油菜蜂花粉多糖提高小鼠抗氧化和抗疲劳作用初探[J]. 世界临床药物, 2015, 36（1）：43-46.

[4] 达热卓玛. 油菜蜂花粉抗前列腺炎及增生活性成分的研究[D]. 无锡：江南大学硕士学位论文, 2016.

[5] 刘世超, 秦海宏, 卢轩, 等. 油菜籽粕生物碱对家兔离体回肠平滑肌收缩功能的影响及机制[J]. 山东医药, 2014,

54(19):19-21.

【临床参考文献】

[1] 赵河通.芸苔叶、葜仁[N].上海中医药报,2013-03-15(3).

6. 蔊菜属 *Rorippa* Scop.

一年生、二年生或多年生草本,植株无毛或具单毛。茎直立、匍匐或呈铺散状,多数有分枝。叶全缘、浅裂或羽状深裂,边缘有不整齐的锯齿或波状齿。总状花序顶生,花小,多数,有时每花生于叶状苞片腋部;花黄色,花瓣4枚或有时缺,倒卵形,基部较狭,稀呈爪状;萼片4枚,开展,长圆形或宽披针形;雄蕊6枚或较少。长角果多数呈细圆柱形,或短角果呈椭圆形或球形的,直立或微弯,果瓣凸出,无脉或仅基部具明显的中脉,有时呈4瓣裂。种子细小,多数,每室1行或2行。

约75种,分布于北半球温暖地区。中国9种,分布几遍及全国,法定药用植物2种。华东地区法定药用植物2种。

304. 无瓣蔊菜(图304) • *Rorippa dubia* (Pers.) Hara [*Rorippa montana* (Wall.) Small]

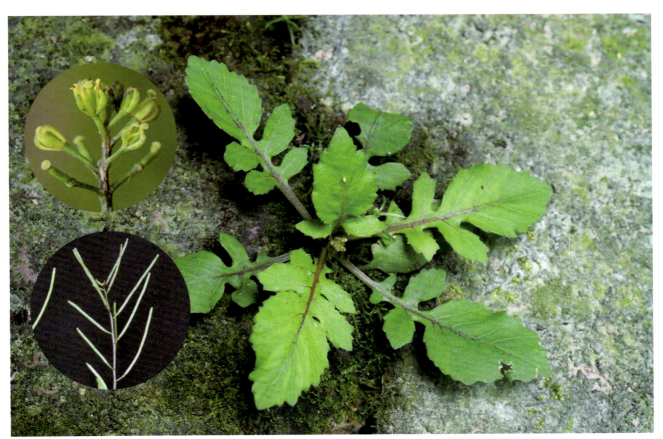

图304 无瓣蔊菜　　摄影 赵维良等

【别名】 江剪刀草(上海),野油菜,大叶香荠菜。

【形态】 一年生草本,高10～35cm,植株较柔弱,光滑无毛。茎直立或呈铺散状分枝,表面具纵沟。单叶互生,基生叶与茎下部叶倒卵形或倒卵状披针形,长4～10cm,宽1.5～4cm,多数呈大头羽状分裂,顶裂片大，边缘具不规则锯齿，侧裂片 1～3 对，叶质薄；茎上部叶卵状披针形或长圆形，边缘具波状齿，具短柄或近无柄。总状花序顶生或腋生，花小，多数，具细花梗；无花瓣（偶有不完全花瓣）；萼片 4 枚，直立，披针形至线形，长约 3mm，边缘膜质；雄蕊 6 枚，2 枚较短。长角果线形，长 2～4cm，细直；果梗纤细，斜上开展。种子每室 1 行，多数，细小，褐色，近卵形，一端尖而微凹，表面具细网纹。花期 4～6 月，果期 5～7 月。

【生境与分布】生于海拔 500～3700m 的山坡路旁、山谷、河边湿地及田野较潮湿处。分布于安徽、江苏、浙江、福建、江西，另湖南、湖北、广东、广西、陕西、甘肃、四川、贵州、云南、西藏均有分布；日本、印度、老挝、泰国、马来西亚、菲律宾亦有分布。

【药名与部位】蔊菜（野油菜），全草。

【采集加工】夏、秋二季花期采挖，除去杂质，干燥。

【药材性状】全草淡绿色。根较细，直径 0.5～1mm。茎圆柱形，有分枝，长 10～30cm。叶片皱缩破碎，完整叶片展平后呈卵形，大头羽裂，先端裂片具钝锯齿缘，侧裂片 1～3 对，向下渐小；茎上部叶披针形，表面绿褐色或枯黄色；基生叶和茎下部叶具长柄，两侧具狭翅。总状花序。萼片 4 枚，黄绿色，无花瓣。角果长柱形，长 1.5～3cm，直径约 1mm，表面绿褐色，光滑。种子多数，排成 1 行，球形，直径约 0.7mm，黄褐色。

【化学成分】全草含砜类：蔊菜素（rorifone）和蔊菜酰胺（rorifamide）[1]。

【性味与归经】辛，温。归肺、肝经。

【功能与主治】祛痰止咳，解表散寒，活血解毒，利湿退黄。用于咳嗽痰喘，感冒发热，麻疹透发不畅，湿热黄疸，咽喉肿痛，风湿痹痛，疔疮痈肿，跌扑损伤。

【用法与用量】15～30g；外用适量，捣烂敷。

【药用标准】贵州药材 2003。

【化学参考文献】

[1] 唐宗俭，陈嬿，奚国良. 蔊菜有效成分的研究 [J]. 中国科学，1974，1：15-20.

305. 蔊菜（图 305） · *Rorippa indica* (Linn.) Hiern

【别名】印度蔊菜，江剪刀草（上海、江苏），香荠菜（江苏），野油菜（浙江），野田菜（浙江宁波），山芥菜（福建）。

【形态】一年生直立草本，高达 50cm，无毛或具疏毛。茎单一或分枝，表面具纵条纹。叶互生，基生叶及茎下部叶卵形、椭圆状披针形或大头羽裂，长 4～10cm，宽 1.5～4cm，顶端裂片大，卵状披针形，边缘具不整齐锯齿，侧裂片 1～5 对；具长柄，叶柄基部扩大呈耳状抱茎；茎上部叶片宽披针形或匙形，边缘具疏齿，具短柄或基部耳状抱茎。总状花序顶生或腋生，花小，具细花梗；花瓣 4 枚，黄色，基部渐狭成短爪，与萼片近等长；萼片 4 枚，卵状长圆形，长 3～4mm。长角果线状圆柱形，短而粗，长 1～2cm，斜上开展，喙长 1～2mm。种子每室 2 行，多数，细小，卵圆形而扁，一端微凹，表面褐色，具细网纹。花期 4～6 月，果期 6～8 月。

【生境与分布】生于海拔 230～1450m 的山坡路旁、田边、河边、屋边墙角等较潮湿处。分布于山东、安徽、江苏、浙江、福建、江西，另湖南、广东、陕西、甘肃、四川、云南、台湾均有分布；日本、印度、老挝、泰国、马来西亚、菲律宾亦有分布。

蔊菜与无瓣蔊菜的区别点：蔊菜植株较粗壮，花瓣 4 枚，角果条形呈弧状。无瓣蔊菜植株较弱，花瓣缺，角果条形不呈弧状，细长。

【药名与部位】蔊菜（江剪刀草），全草。

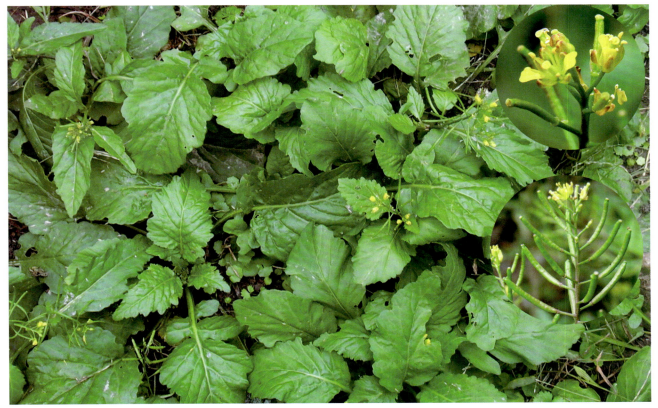

图 305　蔊菜　　　　摄影　赵维良等

【采集加工】5～7月采收，除去杂质，洗净，干燥。

【药材性状】全草长15～35cm。根圆柱形而略弯曲，直径约2 mm，表面黄棕色，可见细纵皱纹及须根痕，切面实心。茎圆柱形或已压扁，直径约2 mm，表面淡黄绿色至淡棕黄色，有的呈淡紫红色，具纵沟纹或纵槽，有的可见互生叶痕或枝痕，切面多中空。叶片多皱缩和破碎，已切断，灰绿色至褐色；完整者披针形，分裂或不分裂边缘具齿牙。可见花和果实，总状花序，花小，淡黄色。长角果细长圆柱形，直径约1 mm，淡黄绿色至淡黄色。种子多数，细小，卵形，褐色。气微，味淡。

【化学成分】全草含砜类：蔊菜素（rorifon）[1]；酚酸类：苯甲酸（benzoic acid）、阿魏酸（ferulic acid）、香草酸（vanillic acid）和没食子酸（gallic acid）[2]；黄酮类：槲皮素-7-O-鼠李糖苷（quercetin-7-O-rhamnoside）、山奈酚（kaempferol）、山奈酚-3-O-β-葡萄糖苷（kaempferol-3-O-β-glucoside）、山奈酚-7-O-β-葡萄糖苷（kaempferol-7-O-β-glucoside）、山奈酚-7-O-鼠李糖苷（kaempferol-7-O-rhamnoside）、山奈酚-3-O-阿拉伯糖苷（kaempferol-3-O-arabinoside）、山奈酚-3-O-葡萄糖-7-O-鼠李糖苷（kaempferol-3-O-glucosyl-7-O-rhamnoside）和毛蕊花苷（roripanoside）[2]；甾体类：β-谷甾醇-3-O-β-葡萄糖苷（β-sitosteroyl-3-O-β-glucoside）[2]。其他尚含：芥酸葡糖酯（glucosyl sinapinate）[2]。

根含异硫氰酸酯类：8-甲基磺酰基异硫氰酸酯（8-methylsulfonyloctyl isothiocyanate）、9-甲基磺酰基异硫氰酸酯（9-methylsulfonylnonyl isothiocyanate）、10-甲基磺酰癸基异硫氰酸酯（10-methylsulfonyldecyl isothiocyanate）、硬毛南芥素（hirsutin）、南芥素（arabin）和亚麻荠素（camelinin）[3]。

【药理作用】1. 祛痰　所含的蔊菜素（rorifon）对酚红法试验的家兔具有明显的祛痰作用[1]。2. 抗菌　蔊菜素对4株肺炎球菌及4株流感杆菌的生长均有抑制作用，最低抑菌浓度为每毫升5mg[1]。

毒性　蔊菜素对小鼠的半数致死量为402.3mg/kg[1]。家兔每天灌胃给予蔊菜素60mg/kg剂量，连续10天，对家兔心电图、外观均无明显毒性反应[1]。

【性味与归经】辛，温。归肺、肝经。

【功能与主治】止咳化痰，清热解毒。用于慢性支气管炎，咳嗽痰多。

【用法与用量】9～15g。

【药用标准】浙江炮规 2015、上海药材 1994 和贵州药材 2003。

【临床参考】1. 感冒发热、咽喉肿痛、肺热咳血：全草 15～30g，水煎服。

2. 烫伤：鲜全草捣烂，取汁外涂。

3. 风湿性关节炎：鲜全草 60g，水煎服。（1 方至 3 方引自《浙江药用植物志》）

【附注】蔊菜，《本草纲目》收载于菜部，荤辛类。李时珍云："蔊菜生南地，田园间小草也，冬月布地丛生，长二三寸，柔根细叶，二月开细花，黄色，结细角长一二分，角内有细子……。"按上所述，与本种近似，而《本草纲目》和《植物名实图考》的葶苈图，即应为本种。

曾发现以蔊菜子充葶苈子，曾有学者称此为《本草纲目》的"甜葶苈"。以往江西、安徽、上海等地亦发现有以其种子作"葶苈子"用者。

【化学参考文献】

[1] 蔊菜素的实验研究和临床疗效观察[J]. 医学研究通讯，1972，3：19-20.

[2] Lin Y L, Kuo Y H. Roripanoside, a New Kaempferol Rhamnoside from *Rorippa indica* (L.) Hiern [J]. J Chin Chem Soc, 1995, 42 (6): 973-976.

[3] Yamane A, Fujikura J, Ogawa H, et al. Isothiocyanates as alleopathic compounds from *Rorippa indica*, Hiern. (Cruciferae) roots [J]. J Chem Ecol, 1992, 18 (11): 1941-1954.

【药理参考文献】

[1] 蔊菜素的实验研究和临床疗效观察[J]. 医学研究通讯，1972，3：19-20.

7. 菥蓂属 *Thlaspi* Linn.

一年生、二年生或多年生草本，无毛，常被灰白色粉霜。茎直立。基生叶莲座状，倒卵形或长圆形，有短叶柄；茎生叶多为卵形或披针形，基部心形，抱茎，全缘或有锯齿。总状花序顶生；花瓣白色、粉红色或带黄色，长圆状倒卵形，长为萼片的 2 倍，下部楔形；萼片直立，基部不成囊状，常有宽膜质边缘。短角果倒卵状长圆形或近圆形，压扁，微有翅或有宽翅，少数翅退化，先端下凹，成熟时开裂，隔膜狭，膜质，无脉，半透明。种子椭圆形。

约 60 种，分布于北温带欧洲及亚洲大陆。中国 6 种，华东各省区均有分布，另西南至东北各省区均有分布，法定药用植物 1 种。华东地区法定药用植物 1 种。

306. 菥蓂（图 306）• *Thlaspi arvense* Linn.

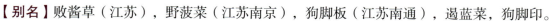

【别名】败酱草（江苏），野菠菜（江苏南京），狗脚板（江苏南通），遏蓝菜，狗脚印。

【形态】一年生草本，高 10～60cm，无毛。茎直立，不分枝或分枝。基生叶倒卵状长圆形，长 3～5cm，宽 0.5～2cm，顶端圆钝，有长柄；茎生叶长圆状披针形，基部抱茎，两侧箭形，边缘具疏齿。总状花序顶生；花白色，直径约 2mm；萼片 4 枚，直立，卵形，长约 2mm，顶端圆钝。短角果倒卵形或近圆形，长 13～16mm，宽 9～13mm，扁平，先端凹入，边缘有翅宽约 3mm，成熟时开裂。种子每室 2～8 枚，倒卵形，稍扁平，黄褐色，有同心环状条纹。花期 3～4 月，果期 5～6 月。

【生境与分布】生于山坡路旁、沟边及田间。分布于华东各省区，另西南、华北、西北各省均有分布；印度、日本、韩国、蒙古、俄罗斯、非洲、澳大利亚及美洲均有分布。

【药名与部位】菥蓂（苏败酱、败酱），地上部分。菥蓂子（菥蓂），种子。

【采集加工】菥蓂：夏季果实成熟时采割，除去杂质，干燥。菥蓂子：秋季果实成熟时采收，晒干，打下种子，除去杂质。

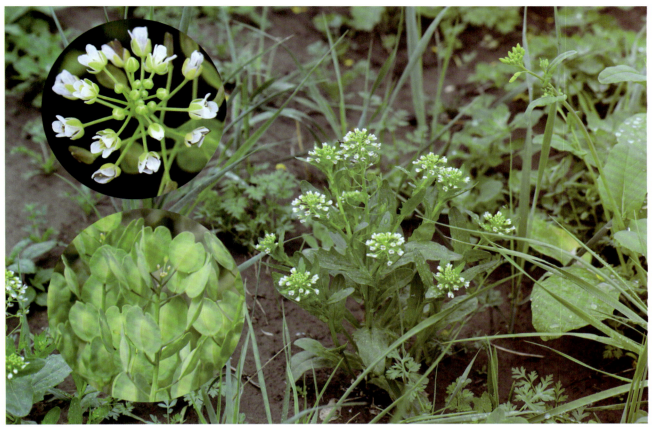

图306 菥蓂　　　　摄影　叶喜阳

【**药材性状**】菥蓂：茎呈圆柱形，长20～40cm，直径0.2～0.5cm；表面黄绿色或灰黄色，有细纵棱线；质脆，易折断，断面髓部白色。叶互生，披针形，基部叶多为倒披针形，多脱落。总状果序生于茎枝顶端和叶腋，果实卵圆形而扁平，直径0.5～1.3cm；表面灰黄色或灰绿色，中心略隆起，边缘有翅，宽约0.2cm，两面中间各有1条纵棱线，先端凹陷，基部有细果梗，长约1cm；果实内分2室，中间有纵隔膜，每室种子5～7枚。种子扁卵圆形。气微，味淡。

菥蓂子：略呈扁卵圆形，长约1.5mm，宽1～1.4mm。表面红褐色至暗褐色，少数红棕色，具同心性隆起环纹。种脐位于种子尖突部分，色浅，点状。种皮薄而脆，种仁黄色，有油性。气微，味微苦、辛。

【**药材炮制**】菥蓂：除去杂质，稍润，切段，干燥。

菥蓂子：除去杂质。

【**化学成分**】全草含黄酮类：木犀草素（luteolin）、芹菜素（apigenin）、香叶木素（diosmetin）、新橙皮苷（neohesperidin）、异牡荆苷（isovitexin）、蒙花苷（linarin）[1]，木犀草素-7-O-β-D-葡萄糖苷（luteolin-7-O-β-D-glucoside），即木犀草苷（luteoloside）、异牡荆素草酸酯（isovitexinethanedioate）、异牡荆素-7-O-葡萄糖苷（isovitexin-7-O-glucoside）、异牡荆素-7, 2″-二-O-β-葡萄糖苷（isovitexin-7, 2″-di-O-β-glucoside）、异荭草苷（isoorientin）、异牡荆素碳酸酯（isovitexin carbonate）、当药黄素（swertisin）、当药黄素碳酸酯（swertisin carbonate）、木犀草素-7-硫酸酯（luteolin-7-sulfate）和芹菜素-7-硫酸酯（apigenin-7-sulfate）[2]；生物碱类：2, 5-二羟基吲哚（2, 5-dihydroxyindole）[1]；脂肪酸类：正十六烷酸（n-hexadecanoic acid）[1]，D-(+)-苹果酸［D-(+)-malic acid］、L-(−)-苹果酸［L-(−) malic acid］、柠檬酸（citric acid）、异柠檬酸（isocitric acid）、松油酸（pinellic acid）、叶轮木酸（ostopanic acid）、9, 16-二氧化-10, 12, 14-十八碳三烯酸（9, 16-dioxo-10, 12, 14-octadecatrienoic acid）、9-十八碳烯二酸（9-octadecenedioic acid）、十八烷二酸（octadecanedioic acid）、9-氧化-10, 12-十八碳二烯酸（9-oxo-10, 12-octadecadienoic acid）和 13- 氧化 -9, 11- 十八碳二烯酸（13-oxo-9, 11-octadecadienoic acid）[3]；芥子油苷类：黑芥子苷（sinigrin）、4- 丁烯基芥子油苷（4-butenylglucosinolate）、正丁基芥子油苷（n-butyl glucosinolate）、芥子油苷（lsobutylglucosinolate）、2- 酮 -4- 戊烯基 - 芥子油苷（2-keto-4-pentenyl glucosinolate）、苄基 - 芥子油苷（benzyl-glucosenolate）、正戊烷基芥子油苷（n-pentylglucosinolate）、2- 甲基丁基芥子油苷（2-methyl butyl glucosinolate）和异戊烷基芥子油苷（isopentylglucosinolate）[3]；其他尚含：3- 氰硫基 -1- 丙烯（3-thiocyanato-1-propene）[1]。

种子含挥发油及脂肪酸类：3, 3- 二甲基戊烷（3, 3-dimethyl pentane）、2, 4- 二甲基己烷（2, 4-dimethyl hexane）、3- 甲基己烷（3-methyl hexane）、5- 甲基 -1- 己醇（5-methyl-1-hexanol）、庚烷（heptane）、己醛（hexanal）、正己醇（n-hexanol）、正戊酸（n-pentanoic acid）、己酸（caproic acid）、庚酸（heptanoic acid）、壬醛（nonanal）、辛酸（octanoic acid）、(E)-2- 辛烯酸［(E)-2-octanoic acid］、4- 甲基辛酸（4-methyl octanoic acid）、11, 14- 二十碳二烯酸甲酯（methyl 11, 14-eicosadienoate）、顺 -7- 十四烯醛（cis-7-tetradecene aldehyde）、油酸（oleic acid）、3- 四癸炔 -1- 醇（3-tetradecyn-1-ol）、1- 棕榈酸单甘油酯（1-monoglycerides palmitate）、十六烯酸乙酯（ethyl hexadecenoic acid）、9- 十八烯醛（9-octadecenal）[4]、棕榈酸（palmitic acid）[4,5]、3 - 丁烯腈（3-butenenitrile）、烯丙基异硫氰酸酯（allylisothiocyanate）、4- 异硫氰酸基 -1- 丁烯（4-isothiocyanato-1-butene）、9-(Z)- 十八烷酸［9(Z)-octadecenoic acid］、亚油酸（linoleic acid）、dl- 柠檬烯（dl-limonene）、双 -2 - 丙烯基 - 二硫化物（di-2-propenyl disulfide）、苯乙腈（benzeneacetonitrile）、1, 4- 顺 -1, 7- 反 - 菖蒲螺烯酮（1, 4-cis-1, 7-trans-acorenone）[5]、二 -2- 烯丙基三硫化物（di-2-propenyl-trisulfide）、3- 甲基异噻唑（3-methyl-isothiazole）、十五烷酸（pentadecanoic acid）[5,6]、3- 丁烯腈（3-butenenitrile）、烯丙基异硫氰酸酯（allyllsothiocyanate）、4- 异硫氰酸基 -1- 丁烯（4-isothiocyanato-1-butene）、二 -2- 烯丙基二硫化物（di-2-propenyl- disulfide）、香芹酮（carvone）、苯乙腈（benzeneacetonitrile）、9- 十六烯酸（9-hexadecenoic acid）和 4- 氰 -1- 丁烯（4-cyano-1-butene）等[6]；元素：钙（Ca）、镁（Mg）、钾（K）、钠（Na）、铜（Cu）、铁（Fe）、锰（Mn）、锌（Zn）、钴（Co）、铬（Cd）、铅（Pb）、磷（P）和砷（As）[7]。

【药理作用】1. 抗氧化　全草水提物的乙酸乙酯萃取部位和正丁醇萃取部位经大孔树脂30%乙醇洗脱所得的部位具有清除 1, 1- 二苯基 -2- 三硝基苯肼自由基（DPPH）、羟自由基（OH·）的作用，以及对 Fe^{3+} 有还原作用和抑制油脂氧化的作用[1]。2. 保护神经细胞　种子乙醇提取物能保护过氧化氢（H_2O_2）诱导的神经 PC_{12} 细胞活性的损伤，抑制过氧化氢所致胞内活性氧物质（ROS）的升高，抑制过氧化氢导致的线粒体膜电位下降，减少细胞凋亡的发生[2]。3. 抗肿瘤　分离提取的硫代葡萄糖苷类化合物能明显抑制 S180 荷瘤小鼠和 CT-26 荷瘤小鼠的肿瘤生长[3]。4. 抗抑郁　种子热水提取物能明显减少小鼠悬尾和强迫游泳的不动时间[4]。5. 抗菌　全草乙醇提取液（pH=3）对大肠杆菌和枯草芽孢杆菌的生长有抑制作用，乙酸乙酯部位和二氯甲烷部位对大肠杆菌的生长有抑制作用[5]。

【性味与归经】菥蓂：辛，微寒。归肝、胃、大肠经。菥蓂子：辛，温。

【功能与主治】菥蓂：清肝明目，和中利湿，解毒消肿。用于目赤肿痛，脘腹胀痛，胁痛，肠痛，水肿，带下，疮疖痈肿。菥蓂子：清肺热、肾热、健胃。用于肺热，咳嗽，肾热，淋病，消化不良，呕吐。

【用法与用量】菥蓂：9～15g。菥蓂子：2～3g。

【药用标准】菥蓂：药典1977、药典2010、药典2015、湖北药材2009、河南药材1991、湖南药材2009 和上海药材1994。菥蓂子：部标藏药1995、藏药1979、内蒙古蒙药1986 和青海藏药1992。

【临床参考】1. 肾炎：鲜全草 50～100g，水煎服。

2. 产后子宫内膜炎：全草 15g，水煎加红糖服。（1方、2方引自《福建中草药》）

【附注】全国许多省市有以本种全草作败酱草使用者，习称"苏败酱"或"北败酱"。但其化学成分与败酱科败酱有很大差别，功效亦当有较大差异。

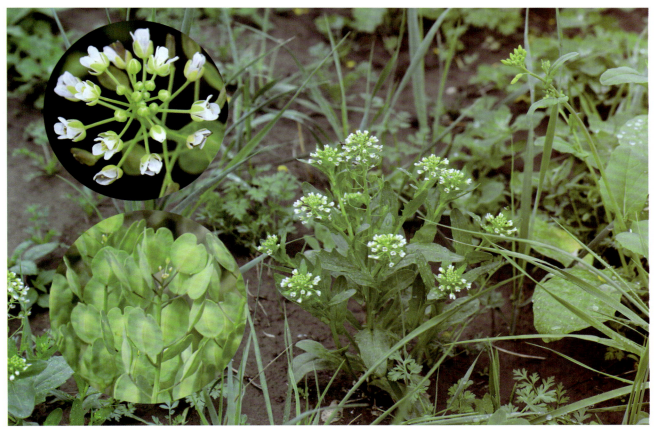

图306 菥蓂　　　　摄影　叶喜阳

【**药材性状**】菥蓂：茎呈圆柱形，长20～40cm，直径0.2～0.5cm；表面黄绿色或灰黄色，有细纵棱线；质脆，易折断，断面髓部白色。叶互生，披针形，基部叶多为倒披针形，多脱落。总状果序生于茎枝顶端和叶腋，果实卵圆形而扁平，直径0.5～1.3cm；表面灰黄色或灰绿色，中心略隆起，边缘有翅，宽约0.2cm，两面中间各有1条纵棱线，先端凹陷，基部有细果梗，长约1cm；果实内分2室，中间有纵隔膜，每室种子5～7枚。种子扁卵圆形。气微，味淡。

菥蓂子：略呈扁卵圆形，长约1.5mm，宽1～1.4mm。表面红褐色至暗褐色，少数红棕色，具同心性隆起环纹。种脐位于种子尖突部分，色浅，点状。种皮薄而脆，种仁黄色，有油性。气微，味微苦、辛。

【**药材炮制**】菥蓂：除去杂质，稍润，切段，干燥。

菥蓂子：除去杂质。

【**化学成分**】全草含黄酮类：木犀草素（luteolin）、芹菜素（apigenin）、香叶木素（diosmetin）、新橙皮苷（neohesperidin）、异牡荆苷（isovitexin）、蒙花苷（linarin）[1]，木犀草素-7-O-β-D-葡萄糖苷（luteolin-7-O-β-D-glucoside），即木犀草苷（luteoloside）、异牡荆素草酸酯（isovitexinethanedioate）、异牡荆素-7-O-葡萄糖苷（isovitexin-7-O-glucoside）、异牡荆素-7,2″-二-O-β-葡萄糖苷（isovitexin-7,2″-di-O-β-glucoside）、异荭草苷（isoorientin）、异牡荆素碳酸酯（isovitexin carbonate）、当药黄素（swertisin）、当药黄素碳酸酯（swertisin carbonate）、木犀草素-7-硫酸酯（luteolin-7-sulfate）和芹菜素-7-硫酸酯（apigenin-7-sulfate）[2]；生物碱类：2,5-二羟基吲哚（2,5-dihydroxyindole）[1]；脂肪酸类：正十六烷酸（n-hexadecanoic acid）[1]，D-(+)-苹果酸［D-(+)-malic acid］、L-(−)-苹果酸［L-(−) malic acid］、柠檬酸（citric acid）、异柠檬酸（isocitric acid）、松油酸（pinellic acid）、叶轮木酸（ostopanic acid）、9,16-二氧化-10,12,14-十八碳三烯酸（9,16-dioxo-10,12,14-octadecatrienoic acid）、9-十八碳烯二酸（9-octadecenedioic acid）、十八烷二酸（octadecanedioic acid）、9-氧化-10,12-十八碳二烯酸（9-oxo-10,12-octadecadienoic acid）和 13- 氧化 -9, 11- 十八碳二烯酸（13-oxo-9, 11-octadecadienoic acid）[3]；芥子油苷类：黑芥子苷（sinigrin）、4- 丁烯基芥子油苷（4 -butenylglucosinolate）、正丁基芥子油苷（n-butyl glucosinolate）、芥子油苷（lsobutylglucosinolate）、2- 酮 -4- 戊烯基 - 芥子油苷（2-keto-4-pentenyl glucosinolate）、苄基 - 芥子油苷（benzyl-glucosenolate）、正戊烷基芥子油苷（n-pentylglucosinolate）、2- 甲基丁基芥子油苷（2-methyl butyl glucosinolate）和异戊烷基芥子油苷（isopentylglucosinolate）[3]；其他尚含：3- 氰硫基 -1- 丙烯（3-thiocyanato-1-propene）[1]。

种子含挥发油及脂肪酸类：3, 3- 二甲基戊烷（3, 3-dimethyl pentane）、2, 4- 二甲基己烷（2, 4-dimethyl hexane）、3- 甲基己烷（3-methyl hexane）、5- 甲基 -1- 己醇（5-methyl-1-hexanol）、庚烷（heptane）、己醛（hexanal）、正己醇（n-hexanol）、正戊酸（n-pentanoic acid）、己酸（caproic acid）、庚酸（heptanoic acid）、壬醛（nonanal）、辛酸（octanoic acid）、（E）-2- 辛烯酸［（E）-2-octanoic acid］、4- 甲基辛酸（4-methyl octanoic acid）、11, 14- 二十碳二烯酸甲酯（methyl 11, 14-eicosadienoate）、顺 -7- 十四烯醛（cis-7-tetradecene aldehyde）、油酸（oleic acid）、3- 四癸炔 -1- 醇（3-tetradecyn-1-ol）、1- 棕榈酸单甘油酯（1-monoglycerides palmitate）、十六烯酸乙酯（ethyl hexadecenoic acid）、9- 十八烯醛（9-octadecenal）[4]、棕榈酸（palmitic acid）[4,5]、3 - 丁烯腈（3-butenenitrile）、烯丙基异硫氰酸酯（allylisothiocyanate）、4- 异硫氰酸基 -1- 丁烯（4-isothiocyanato-1-butene）、9-（Z）- 十八烷酸［9（Z）- octadecenoic acid］、亚油酸（linoleic acid）、dl- 柠檬烯（dl-limonene）、双 -2 - 丙烯基 - 二硫化物（di-2-propenyl disulfide）、苯乙腈（benzeneacetonitrile）、1, 4- 顺 -1, 7- 反 - 菖蒲螺烯酮（1, 4-cis-1, 7-trans-acorenone）[5]、二 -2- 烯丙基三硫化物（di-2-propenyl-trisulfide）、3- 甲基异噻唑（3-methyl-isothiazole）、十五烷酸（pentadecanoic acid）[5,6]、3- 丁烯腈（3-butenenitrile）、烯丙基异硫氰酸酯（allyllsothiocyanate）、4- 异硫氰酸基 -1- 丁烯（4-isothiocyanato-1-butene）、二 -2- 烯丙基二硫化物（di-2-propenyl- disulfide）、香芹酮（carvone）、苯乙腈（benzeneacetonitrile）、9- 十六烯酸（9-hexadecenoic acid）和 4- 氰 -1- 丁烯（4-cyano-1-butene）等[6]；元素：钙（Ca）、镁（Mg）、钾（K）、钠（Na）、铜（Cu）、铁（Fe）、锰（Mn）、锌（Zn）、钴（Co）、铬（Cd）、铅（Pb）、磷（P）和砷（As）[7]。

【药理作用】1. 抗氧化　全草水提物的乙酸乙酯萃取部位和正丁醇萃取部位经大孔树脂30%乙醇洗脱所得的部位具有清除 1, 1- 二苯基 -2- 三硝基苯肼自由基（DPPH）、羟自由基（OH·）的作用，以及对 Fe^{3+} 有还原作用和抑制油脂氧化的作用[1]。2. 保护神经细胞　种子乙醇提取物能保护过氧化氢（H_2O_2）诱导的神经 PC_{12} 细胞活性的损伤，抑制过氧化氢所致胞内活性氧物质（ROS）的升高，抑制过氧化氢导致的线粒体膜电位下降，减少细胞凋亡的发生[2]。3. 抗肿瘤　分离提取的硫代葡萄糖苷类化合物能明显抑制 S180 荷瘤小鼠和 CT-26 荷瘤小鼠的肿瘤生长[3]。4. 抗抑郁　种子热水提取物能明显减少小鼠悬尾和强迫游泳的不动时间[4]。5. 抗菌　全草乙醇提取液（pH=3）对大肠杆菌和枯草芽孢杆菌的生长有抑制作用，乙酸乙酯部位和二氯甲烷部位对大肠杆菌的生长有抑制作用[5]。

【性味与归经】蔊菜：辛，微寒。归肝、胃、大肠经。蔊菜子：辛，温。

【功能与主治】蔊菜：清肝明目，和中利湿，解毒消肿。用于目赤肿痛，脘腹胀痛，胁痛，肠痛，水肿，带下，疮疖痈肿。蔊菜子：清肺热、肾热，健胃。用于肺热、咳嗽、肾热、淋病、消化不良、呕吐。

【用法与用量】蔊菜：9～15g。蔊菜子：2～3g。

【药用标准】蔊菜：药典1977、药典2010、药典2015、湖北药材2009、河南药材1991、湖南药材2009 和上海药材1994。蔊菜子：部标藏药1995、藏药1979、内蒙古蒙药1986 和青海藏药1992。

【临床参考】1. 肾炎：鲜全草50～100g，水煎服。

2. 产后子宫内膜炎：全草15g，水煎加红糖服。（1方、2方引自《福建中草药》）

【附注】全国许多省市有以本种全草作败酱草使用者，习称"苏败酱"或"北败酱"。但其化学成分与败酱科败酱有很大差别，功效亦当有较大差异。

【化学参考文献】

[1] 潘正，高运玲，刘毅，等. 菥蓂的化学成分研究[J]. 中成药，2013，35（5）：995-997.

[2] 程丽媛，梁勇，罗轩，等. RP-HPLC法同时测定菥蓂药材中7种黄酮苷的含量[J]. 广西大学学报（自然科学版），2016，41（6）：2053-2059.

[3] 于金英，王云红，刘国强，等. LC-ESI-MS/MS鉴定菥蓂中芥子油苷及有机酸类成分[J]. 天然产物研究与开发，2015，（1）：67-72.

[4] 伍明，许晓燕，魏巍，等. GC-MS法测定菥蓂子石油醚萃取物中的化学成分[J]. 分析试验室，2014，33（8）：910-912.

[5] 涂杰，张新申，李翔，等. GC-MS分析菥蓂籽炒香前后挥发油的化学成分及其变化[J]. 华西药学杂志，2007，22（1）：1-4.

[6] 涂杰，张新申，罗霞，等. 菥蓂籽挥发油的GC/MS分析[J]. 化学研究与应用，2006，18（11）：1340-1342.

[7] 涂杰，张新申，罗霞，等. 菥蓂籽微量元素化学形态研究[J]. 分析仪器，2006，4：28-33.

【药理参考文献】

[1] 段曼，王立升，庞赛，等. 菥蓂提取物体外抗氧化活性研究[J]. 食品工业，2012，33（5）：80-83.

[2] 许晓燕，余梦瑶，魏巍，等. 菥蓂子乙醇提取物对H_2O_2诱导PC12细胞损伤的保护作用[J]. 四川中医，2016，34（7）：58-61.

[3] Yan L I, Jiang N, Luo X, et al. Preliminary study on the extraction of active fraction from the seeds of Tibet medicine *Thlaspi arvense* Linn. and its antitumor activities and its[J]. Lishizhen Medicine & Materia Medica Research，2008，33（9）：816-819.

[4] 刘高阳. 菥蓂子抗抑郁的物质基础与作用机理研究[D]. 成都：四川大学硕士学位论文，2007.

[5] 李清文. 菥蓂的化学成分分离及其抗肿瘤和抑菌活性研究[D]. 南宁：广西大学硕士学位论文，2013.

8. 独行菜属 *Lepidium* Linn.

一年生至二年生草本或半灌木，无毛或被短柔毛或腺毛。茎单一或多数，分枝。单叶，草质至纸质，线状钻形至宽椭圆形，边缘全缘、具齿至羽状深裂，有柄或基部深心形抱茎。总状花序顶生及腋生；萼片长方形或线状披针形，稍凹，基部不呈囊状，具白色或红色边缘；花瓣白色，少数带粉红色或微黄色，比萼片短，有时退化或不存；雄蕊6枚，常退化成2或4枚；花柱短或不存，柱头头状，有时稍2裂；子房常2枚胚珠。短角果宽卵形、倒卵形、类圆形或椭圆形，扁平，开裂，隔膜狭窄，果瓣有龙骨状突起，无翅或上部稍有翅。种子卵形或椭圆形，无翅或有翅。

约130种，全世界广布。中国15种1变种，分布几遍及全国，法定药用植物3种。华东地区法定药用植物1种。

307. 独行菜（图307） • *Lepidium apetalum* Willd.

【别名】腺独行菜。

【形态】一年或二年生草本，高5～30cm；茎直立，自基部有分枝，无毛或具微小头状腺毛。基生叶窄匙形，长3～5cm，宽1～1.5cm，先端急尖，基部渐狭，边缘有稀疏缺刻或羽状浅裂至深裂；叶柄长1～2cm；茎生叶向上渐狭至线形，长1.5～7cm，宽1～5mm，有疏齿或全缘，无柄。总状花序顶生，果期长5～10cm；花瓣不存或退化成丝状，比萼片短；萼片早落，白色，卵形，长约0.8mm，外面疏生柔毛；雄蕊2或4枚。短角果近圆形或宽椭圆形，扁平，长2～3mm，宽约2mm，先端微凹，上部有狭翅；果梗弧形，纤细，长约3mm。种子椭圆形，平滑，棕红色。花期4～5月，果期6～7月。

【生境与分布】生于山坡路旁、沟边及田间。分布于江苏、浙江、安徽、上海，另西北、西南、华北各省均有分布；印度、日本、韩国、蒙古国亦有分布。

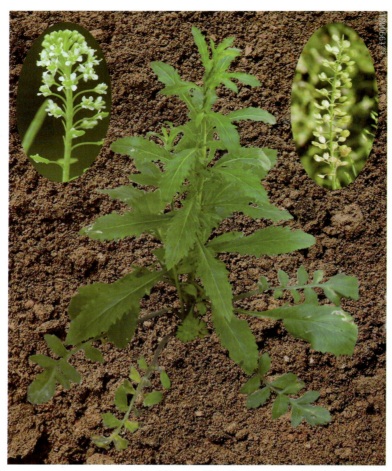

图 307　独行菜　　　　摄影　张芬耀等

【药名与部位】葶苈子（北葶苈子），种子。

【采集加工】夏季果实成熟时采割植株，晒干，搓出种子，除去杂质。

【药材性状】呈扁卵形。长 1～1.5mm，宽 0.5～1mm。表面棕色或棕红色，微有光泽，具纵沟 2 条，其中一条明显。一端钝圆，另一端尖而微凹，类白色。种脐位于凹入端。气微，味微辛辣，黏性较强。

【药材炮制】葶苈子：除去杂质。筛去灰屑。炒葶苈子：取葶苈子，炒至表面微鼓起，有爆裂声，香气逸出时，取出，摊凉。蜜葶苈子：取葶苈子，与炼蜜拌匀，稍闷，炒至不粘手时，取出，摊凉。

【化学成分】全草含生物碱类：橙黄胡椒酰胺乙酸酯（aurantiamide acetate）[1]；核苷类：尿苷（uridine）和胸苷（thymidine）[1]；甾体类：胡萝卜苷（daucosterol）和 β- 谷甾醇（β-sitosterol）[1]；皂苷类：委陵菜酸（tormentic acid）[1]；其他尚含：5- 羟甲基糠醛（5-hydroxymethyl- furaldehyde）和甘油（glycerol）[1]。

种子含黄酮类：槲皮素 -3-O-β-D- [2-O-（6-O- E- 芥子酰基）-β-D-吡喃葡萄糖] - β-D- 吡喃葡萄糖苷 {quercetin-3-O-β-D- [2-O-（6-O-E-sinapoyl）-β-D-glucopyranosyl] -β-D-glucopyranoside}、异鼠李素 -3-O-β-D- [2-O-（6-O-E- 芥子酰基）-β-D- 吡喃葡萄糖基] -β-D- 吡喃葡萄糖苷 {isorhamnetin-3-O-β-D- [2-O-（6-O-E-sinapoyl）-β-D-glucopyranosyl] -β-D-glucopyranoside}、槲皮素 -7-O-β-D- 吡喃葡萄糖苷（quercetin-7-O-β-D-glucopyranoside）、槲皮素 -3-O-β-D- 吡喃葡萄糖苷（quercetin-3-O-β-D-glucopyranoside）、异鼠李素 -3-O-β-D- 吡喃葡萄糖苷（isorhamnetin-3-O-β-D-glucopyranoside）、异鼠李素 -7-O-β-D- 吡喃葡萄糖苷（isorhamnetin-7-O-β-D-glucopyranoside）、山柰酚 -7-O-β-D- 吡喃葡萄糖苷（kaempferol-7-O-β-D-glucopyranoside）、槲皮素（quercetin）[2]，槲皮素 -3-O-β-D- 葡萄糖醛酸苷（quercetin-3-O-β-D-glucuronide）、

槲皮素 -3, 7- 二 -O-β-D- 吡喃葡萄糖苷（quercetin-3, 7-di-O-β-D-glucopyranoside）、槲皮素 -3-O-β-D- 葡萄糖 -（1→2）-β-D- 葡萄糖苷［quercetin-3-O-β-D-glucosyl（1→2）-β-D-glucoside］、槲皮素 -3-O-［（6-O- 反式 - 咖啡酰基）-β-D- 吡喃葡萄糖基（1→2）-β-D- 吡喃葡萄糖］-7-O-β-D- 吡喃葡萄糖苷 {quercetin-3-O-［（6-O-trans-caffeoyl）-β-D-glucopyranosyl（1→2）-β-D-glucopyranosyl］-7-O-β-D-glucopyranoside}、异鼠李素 3-O- 槐糖苷（isorhamnetin-3-O-sophoroside）、异鼠李素 -3-O-β-D-［2-O-（6-O-E- 芥子酰基）-β-D- 吡喃葡萄糖］-β-D- 吡喃葡萄糖苷 {isorhamnetin-3-O-β-D-［2-O-（6-O-E-sinapoyl）-β-D-glucopyranosyl］-β-D-glucopyranoside}[3]、芹菜素 -7-O-β-D- 吡喃葡萄糖醛酸苷（apigenin-7-O-β-D-pyranglycuronide）、木犀草素 -7-O-β-D- 葡萄糖醛酸苷（luteolin-7-O-β-D-glycuronide）、（+）-4′-O- 甲基儿茶素 -7-O-β-D- 吡喃葡萄糖苷［（+）-4′-O-methylcatechin-7-O-β-D-glucopyranoside］、山奈酚 -3-O-β-D- 葡萄糖醛酸苷（kaempferol-3-O-β-D-glycuronide）、山奈酚 -3-O-β-D- 葡萄糖（1→2）-β-D- 葡萄糖苷［kaempferol-3-O-β-D-glucosyl（1→2）-β-D-glucoside］、山奈酚 -3-O-β-D- 吡喃葡萄糖基（1→2）-β-D- 吡喃葡萄糖 -7-O-β-D- 吡喃葡萄糖苷［kaempferol-3-O-β-D-glucopyranosyl（1→2）-β-D-glucopyranosyl-7-O-β-D-glucopyranoside］、山奈酚 2G- 葡萄糖龙胆二糖苷（kaempferol 2G-glucosyl gentiobioside）[4]、独行菜苷*（apetalumoside）、独行菜苷*B1、B2、B3、B4、B5、B6、B7、C、D（apetalumosides B1、B2、B3、B4、B5、B6、B7、C、D）、槲皮素 -3-O-（2, 6- 二 -O-β-D- 吡喃葡萄糖）-β-D- 吡喃葡萄糖苷［quercetin- 3-O-（2, 6-di-O-β-D-glucopyranosyl）-β-D-glucopyranoside］[5]；硫苷类：1- 硫代 -β-D- 吡喃葡萄糖（1→1）-1- 硫代 -α-D- 吡喃葡萄糖苷［1-thio-β-D-glucopyranosyl（1→1）-1-thio-α-D-glucopyranoside］、硫葡萄糖二硫化物（thioglucose disulfide）[6]，顺式 - 脱硫金莲葡糖硫苷（cis-desulfoglucotropaeolin）、反式 - 脱硫金莲葡糖硫苷（trans-desulfoglucotropaeolin）[7]；酚酸苷类：4, 9- 二 -O-β-D- 葡萄糖芥子酰醇（4, 9-di-O-β-D-glucosylsinapoyl alcohol）、3′, 5′- 二甲氧基 -4-O-β-D- 吡喃葡萄糖肉桂酸（3′, 5′-dimethoxy-4-O-β-D-glucopyranosylcinnamic acid）、芥子酰 -9- 蔗糖苷（sinapoyl-9-sucrosecoside）、1（E）, 2（E）- 二 -O- 芥子酰 -β- D- 吡喃葡萄糖苷［1（E）, 2（E）-di-O-sinapoyl-β-D-glucopyranoside］、1, 2- 二芥子酰龙胆二糖（1, 2-disinapoyl gentiobiose）[6]；木脂素类：落叶松脂醇 -4′-O-β-D- 吡喃葡萄糖苷（lariciresinol-4′-O-β-D-glucopyranoside）和（7S, 8R）- 野菰苷［（7S, 8R）-aegineoside］[6]；挥发油和脂肪酸类：苯甲醛（benzaldehyde）、苄硫醇（benzyl mercaptane）、苯乙腈（benzyl cyanide）、5- 甲硫甲基戊腈（5-methylthio methyl pentanenitrile）、苯丙腈（benzene propanenitrile）、硫氢酸苄酯（benzyl thiocyanate）、苯氧甲基苯（phenoxymethyl benzene）、2, 4- 二叔丁基苯酚（2, 4-ditertbutylphenol）、4- 甲氧基 -6-（2- 丙烯基）-1, 6- 苯并间二氧杂环戊烯［4-methoxy-6-(2-propenyl)-1, 6-benzodioxole］、二苯甲基二硫醚（dibenzyl disulfide）、9, 12, 15- 十五碳三烯酸乙酯（ethyl 9, 12, 15-pentadectrienoate）、二苯甲基三硫醚（dibenzyl trisulfide）[8]、4-（氯甲基）苯甲腈［4-（chloromethyl）-benzonitrile］、2- 氰基－吡啶（2-pyridinecarbonitrile）、6, 9- 十八碳酸甲酯（methyl 6, 9-octadecadienoate）、4′, 7′, 7′- 三甲基 -3′- 苄氧基 - 螺［1, 3- 二氧戊环 -2, 2′- 双环（2.2.1）庚烷］{（4′, 7′, 7′-trimethyl-3′-benzyloxy-spiro［1, 3-dioxolane-2, 2′-bicyclo（2.2.1）heptane］}、6- 顺, 9- 顺, 11- 反 - 十八碳三烯酸甲酯（methyl 6-cis, 9-cis, 11-trans-octadecatrienoate）、5- 甲基 -2- 苯基 -2- 戊烯醛（5-methyl-2-phenyl-2-pentenal）、4- 乙烯基二甲氧基苯酚（4-vinyl dimethoxyphenol），即 4- 乙烯基丁香酚（4-vinyl syringol）、丁香油酚甲醚（methyleugenol）等[9]、1- 辛烯 -3- 醇（1-octen-3-ol）、4- 辛炔（4-octyne）、苯甲醇（benzyl alcohol）、3, 5- 辛二烯 -2- 酮（3, 5-octadien-2-one）、壬醛（1-nonanal）、1- 氟 -2, 4, 6- 三甲基苯（mesitylfluoride）、邻甲基苯腈（o-tolunitrile）、冰片（borneol）、苯并噻唑（benzothiazole）、左旋乙酸冰片酯（L-borneol acetate）、2- 甲基萘（2-methylnaphthalene）、二十烷（eicosane）、β- 石竹烯（β-caryophyllene）、2, 6- 二叔丁基 -4- 甲基苯酚（2, 6-ditertbutyl-4- methylphenol）和邻苯二甲酸二乙酯（diethyl phthalate）等[10]；脂肪酸类：壬二酸（azelaic acid）、癸二酸（sebacic acid）、十一烷二酸（undecanedioic acid）、9, 10- 二羟基十八烷酸（9, 10-dihydroxy octadecanoic acid）、10- 羟基十六烷酸（10-hydroxy hexadecanoic acid）、棕榈酸（palmitic acid）、油酸（oleic acid）、硬脂酸（stearic acid）、

11-二十碳烯酸（11-eicosenoic acid）和二十烷酸（eicosanoic acid）[8]；生物碱类：葶苈胺A（lepidiumamide A）[7]；氨基酸类：l-色氨酸（l-tryptophan）[6]；核苷类：胸苷（thymidine）和腺苷（adenosine）[6]。

【药理作用】1.止咳平喘　种子中的黄酮类成分可明显抑制血小板激活因子（PAF）诱导的家兔中性粒细胞（#NEUT）和家兔血小板（PLT）聚集及黏附活性的升高，抑制血管通透性增加，支气管收缩[1]。2.抗肿瘤　种子水煎液对小鼠肝癌H22移植瘤的生长具有一定的抑制作用，与顺铂合用，可明显对抗顺铂对肺的损伤和对机体免疫的抑制作用，具有显著的减毒增效作用[2]。3.抗氧化　提取的种子油具有清除1,1-二苯基-2-三硝基苯肼自由基（DPPH）和2,2'-联氮-二（3-乙基-苯并噻唑-6-磺酸）二铵盐自由基（ABTS）的作用[3]。4.抑制色素沉积　全草提取物能降低紫外诱导褐色豚鼠皮肤色素沉着和人黑色素瘤HM3KO细胞的形成[4]。5.强心　种子水提物能显著增加狗的左心室收缩压力，增强心肌收缩力[5]。

【性味与归经】辛、苦，大寒。归肺、膀胱经。

【功能与主治】泻肺平喘，行水消肿。用于痰涎壅肺，喘咳痰多，胸胁胀满，不得平卧，胸腹水肿，小便不利；肺原性心脏病水肿。

【用法与用量】3～9g，入煎剂宜包煎。

【药用标准】药典1963～2015、浙江炮规2015、新疆药品1980二册、内蒙古蒙药1986和台湾1985一册。

【临床参考】1.咽炎：种子，去壳扬净，15岁以下和50岁以上者每次6g，16岁～49岁者每次10g，每日早晚开水送服[1]。

2.顽固性心衰：种子研末，每日3～6g，分3次饭后服[2]。

【附注】葶苈子，始载于《本经》，列为下品。陶弘景云："出彭城者最胜，今近道亦有。"《本草图经》曰："葶苈生藁城平泽及田野，今京东、陕西、河北州郡皆有之，曹州者尤胜。初春生苗叶，高六七寸，有似荠，根白，枝茎俱青，三月开花微黄，结角，子扁小如黍粒微长，黄色，立夏后采实，暴干。"结合所附"曹州葶苈"图及所述产地考之，葶苈子原植物当为独行菜属植物。

此外，青海用阔叶独行菜 Lepidium latifolium Linn. 全草入药，药材称阔叶独行菜；新疆用家独行菜 Lepidium sativum Linn. 种子入药，药材称家独行菜子。

【化学参考文献】

[1] 余东辉，梁敬钰，潘勤. 独行菜化学成分研究[J]. 中草药，2009，40（增刊）：98-100.

[2] 赵海誉，范妙璇，石晋丽，等. 北葶苈子化学成分研究[J]. 中草药，2010，41（1）：14-18.

[3] 石萍萍，李晓霞，宗琪，等. 北葶苈子黄酮苷类成分研究Ⅱ[J]. 热带亚热带植物学报，2015（6）：691-696.

[4] 石萍萍，李晓霞，韩丽雯，等. 北葶苈子中黄酮苷类成分的分离与鉴定[J]. 沈阳药科大学学报，2015，32（10）：767-771.

[5] Shi P, Chao L, Wang T, et al. New bioactive flavonoid glycosides isolated from the seeds of Lepidium apetalum Willd. [J]. Fitoterapia, 2015, 103: 197-205.

[6] Wang S, Shi P, Qu L, et al. Bioactive constituents obtained from the seeds of Lepidium apetalum Willd [J]. Molecules, 2017, 22（4）：540.

[7] 李孟，郑晓珂，张志广，等. 从北葶苈子中分离到的一个新苯乙酰胺类化合物[J]. 药学学报，2016，51（12）：1881-1884.

[8] 赵海誉，王秀坤，陆景珊. 北葶苈子中挥发油及脂肪油类成分的研究[J]. 中草药，2005，36（6）：827-828.

[9] 弓建红，郑晓珂，赫金丽，等. GC-MS分析北葶苈子的挥发油成分[J]. 世界科学技术-中医药现代化，2015，17（3）：499-506.

[10] 曹利，卢金清，叶欣，等. HS-SPME-GC-MS法分析南、北葶苈子的挥发性成分[J]. 中国药房，2016，27（30）：4302-4304.

【药理参考文献】

[1] 吴伟，金鸣，李金荣，等. 葶苈子黄酮对血小板激活因子的拮抗作用[J]. 中草药，2006，37（10）：1539-1541.

[2] 马梅芳，李芳. 葶苈子对昆明种小鼠移植H_{22}肝癌移植瘤抑瘤作用的研究[J]. 中华中医药学刊，2014，32（2）：

385-386.

[3] Chu K, Xu W, Li H, et al. Extraction of *Lepidium apetalum* seed oil using supercritical carbon dioxide and anti-oxidant activity of the extracted oil [J]. Molecules, 2011, 16 (12): 10029-10045.

[4] Choi H, Ahn S, Lee B G, et al. Inhibition of skin pigmentation by an extract of *Lepidium apetalum* and its possible implication in IL-6 mediated signaling [J]. Pigment Cell Research, 2005, 18 (6): 439-46.

[5] 吴晓玲, 杨裕忠, 黄东亮. 葶苈子水提物对狗左心室功能的作用 [J]. 中药材, 1998, 21 (5): 243-245.

【临床参考文献】

[1] 王广见, 王淑瑞. 葶苈子生用治疗急性咽炎 [J]. 四川中医, 1993, 11 (6): 50.

[2] 杨孟考. 单味葶苈子治疗顽固性心衰 23 例 [J]. 中国社区医师, 2002, 18 (20): 40.

9. 荠属 *Capsella* Medic.

一年生或二年生草本；茎直立或近直立，单一或从基部分枝，无毛、具单毛、分叉毛或星状毛。基生叶莲座状，大头羽裂至全缘，有叶柄；茎生叶长圆形、披针形至线形，上部叶无柄，叶边缘具弯缺牙齿至全缘，基部耳状；无柄，基部常抱茎。总状花序；花白色或带粉红色，花瓣匙形；萼片近直立，长圆形。短角果倒三角形或倒心状三角形，先端凹，扁平，成熟时开裂，果瓣近顶端最宽，具网状脉；隔膜狭窄，膜质，无脉。种子椭圆形，棕色。

约 5 种，分布于地中海、欧洲及亚洲西部。中国 1 种，分布几遍及全国，法定药用植物 1 种。华东地区法定药用植物 1 种。

308. 荠菜（图 308） • *Capsella bursa-pastoris* (Linn.) Medic.

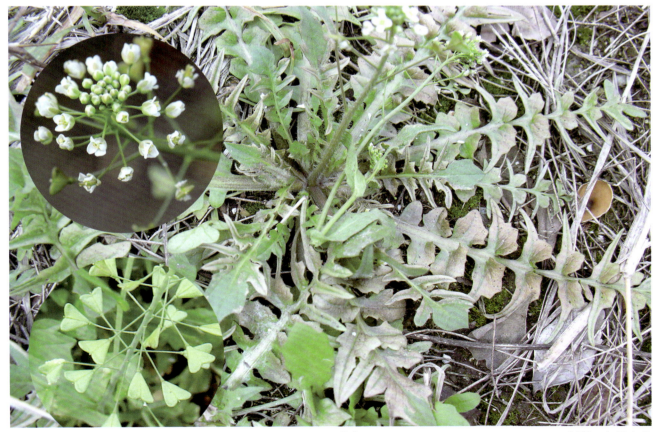

图 308 荠菜　　　　　摄影　郭增喜等

【别名】上已菜（福建），只只菜（福建福州），荷包菜（福建厦门），荠，护生草。

【形态】一年生或二年生草本，高 10～50cm，无毛、有单毛、分叉毛或星状毛。茎直立，不分枝或从下部分枝。基生叶丛生呈莲座状，大头羽裂，长可达 2～12cm，顶裂片较大，卵形至长圆形或近三角形，侧裂片 3～8 对，长圆形至卵形，叶柄长 5～40mm，叶柄有狭翅；茎生叶窄披针形或披针形，长 1～3cm，顶端钝尖，基部箭形，抱茎，边缘有缺刻或疏锯齿。总状花序顶生及腋生；花瓣白色，卵形，有短爪；萼片长圆形。短角果倒三角形或倒心状三角形，长 5～8mm，宽 4～7mm，扁平，无毛，顶端微凹，裂瓣具网脉，成熟时开裂；果梗长 5～15mm。种子细小，长椭圆形，浅褐色。花期 2～5 月，果期 4～7 月。

【生境与分布】生于山坡路旁、沟边及田边。分布几遍及全国；亚洲西南部及欧洲亦有分布。

【药名与部位】荠菜花（荠菜），带花果的地上部分。

【采集加工】初夏采收，洗净，干燥。

【药材性状】茎生叶狭披针形，基部耳状抱茎，边缘有缺刻或锯齿。花序总状；花小，萼片 4 枚，花瓣 4 枚，雄蕊 6 枚，4 强。短角果倒三角形或倒心形，扁平，先端微凹。气微，味淡。

【药材炮制】荠菜花：除去杂质，洗净，切段，干燥。荠菜花炭：取荠菜花，炒至浓烟上冒，表面焦黑色，内部棕褐色时，微喷水，灭尽火星，取出，晾干。

【化学成分】全草含黄酮类：芹菜素（apigenin）、木犀草素 -7-O-β-D- 吡喃葡萄糖苷（luteolin-7-O-β-D-glucopyranoside）、芹菜素 -7-O-β-D 吡喃 - 葡萄糖苷（apigenin-7-O-β-D-glucopyranoside）[1]，芦丁（rutin）[2]，槲皮素 -6-C- 葡萄糖苷（quercetin-6-C-glucoside）、槲皮素 -3-O- 葡萄糖苷（quercetin-3-O-glucoside）、山奈酚 -3-O- 芸香糖苷（kaempferol-3-O-rutinoside）、槲皮素（quercetin）、山奈酚（kaempferol）[3]，4′, 7- 二羟基 -5- 羟甲基 -8- 异戊烯基黄酮（4′, 7-dihydroxy-5-hydroxymethyl-8-prenylflavonoid）、4′, 7- 二羟基 -5- 羟甲基 -6, 8- 二异戊烯基黄酮（4′, 7-dihydroxy-5-hydroxymethyl-6, 8-diprenylflavonoid）、金圣草黄素 -7-O-β-D- 吡喃葡萄糖苷（chrysoeriol-7-O-β-D-glucopyranoside）、金合欢素 -7-O-β-D- 吡喃葡萄糖苷（acacetin-7-O-β-D-glucopyranoside）、甜橙素（sinensetin）、甘草黄酮醇（licoflavonol）、淫羊藿素（icaritin）和 6, 8- 二异戊二烯基高良姜素（6, 8-diprenylgalangin）[4]；酚酸类：香草醛（vanillin）、苯甲酸（benzoic acid）和对羟基苯甲酸（p-hydroxybenzoic acid）[1]；核苷类：尿嘧啶（guanine）、腺嘌呤（adenine）、尿苷（uridine）和腺苷（adenosine）[1]；氨基酸类：谷氨酸（Glu）、天冬酰胺（Asp）、丝氨酸（Ser）、苏氨酸（Thr）、甘氨酸（Gly）、丙氨酸（Ala）、缬氨酸（Val）、脯氨酸（Pro）、精氨酸（Arg）、异亮氨酸（Ile）、亮氨酸（Leu）、色氨酸（Try）、苯丙氨酸（Phe）、半胱氨酸（Cys）、鸟氨酸（Orn）、赖氨酸（Lys）、组氨酸（His）和酪氨酸（Tyr）[3]；脂肪酸类：草酸（oxalic acid）、柠檬酸（citric acid）、苹果酸（malic acid）、奎尼酸（quinic acid）、莽草酸（shikimic acid）、富马酸（fumaric acid）[3]、月桂酸（dodecanoic acid）、十四烷酸（tetradecanoic acid）、十五烷酸（pentadecanoic acid）、棕榈油酸（palmitoleic acid）、（Z）-7- 十六烯酸［（Z）-7-hexadecenoic acid］、棕榈酸（palmitic acid）、9, 10-（Z）- 亚甲基十六烷酸［9, 10-(Z)-methylene-hexadecanoic acid］、十七烷酸（heptadecanoic acid）、亚油酸（linoleic acid）、油酸（oleic acid）、（Z）-6- 十八烯酸［（Z）-6-octadecenoic acid］、硬脂酸（stearic acid）、花生酸（arachidic acid）[3]，棕榈酸甲酯（methyl hexadecanoate）和亚油酸甲酯（methyl linoleate）[5]；甾体类：胆甾醇（cholesterol）、油菜甾醇（campesterol）、豆甾醇（stigmasterol）、β- 谷甾醇（β-sitosterol）、胆甾 -5- 烯 -3 酮（cholest-5-en-3-one）、麦角甾 -4, 6, 8（14），22- 四烯 -3- 酮［ergosta-4, 6, 8（14），22-tetraen-3-one］、豆甾 -3, 5- 二烯 -7- 酮（stigmasta-3, 5-dien-7-one）和豆甾 -4- 烯 -3- 酮（stigmasta-4-en-3-one）[3]；皂苷类：羽扇豆醇（lupeol）[3]；挥发油类：匙叶桉油烯醇（spathulenol）、2 - 十五烷酮（2-pentadecanon）、异植物醇（isophytol）和植醇（phytol）[5]；烷烃类：二十三烷（tricosane）、二十四烷（tetracosane）、二十五烷（pentacosane）、二十七烷（heptacosane）和二十八烷（octacosane）[5]；其他尚含：植物蛋白胨（phyton）[5]。

地上部分含挥发油类：（Z）-3-叶醇［（Z）-3-hexen-1-ol］、1-己醇（1-hexanol）、乙酸异丙酯（isopropyl acetate）、1-（1-甲乙氧基）-丙烷［1-（1-methoxyethoxy）-propane］、2-乙氧基-丙烷（2-ethoxy-propane）、二甲砜（dimethyl sulfone）、异丙醇（isopropanol）、二甲三硫化物（dimethyl trisulfide）、乙酸叶醇酯［（Z）-3-hexen-1-ol acetate］、4,4-二甲基己醛（4,4-diemthyl hexanal）、壬醛（nonanal）、（E）-1-（1-乙氧乙氧基）-3-己烯［（E）-1-（1-ethoxyethoxy）-3-己烯］、乙酸-3-甲基庚酯（3-methyl heptane acetate）、叔丁对甲氧酚（butylated hydroxyanisole）、4-（2,6,6-三甲基-1-环己烯-1-基）-3-丁烯-2-酮［4-（2,6,6-trimethyl-1-cyclohexene-1-yl）-3-butene-2-one］、十五烷（pentadecane）和丁基苯甲醇（butylphenyl methanol）等[6]。

【药理作用】 1. 抗炎　全草水煎液能减轻二甲苯所致小鼠的耳肿胀、冰醋酸所致小鼠腹腔毛细血管通透性的增加和小鼠棉球肉芽肿的增生，减轻角叉菜胶、酵母多糖A所致大鼠的足趾肿胀，但对制霉菌素所致的炎症模型无明显作用[1,2]。2. 抗氧化　全草中的多糖对羟基自由基（OH·）和超氧阴离子自由基（O_2^-·）均有较强的清除作用，多糖的浓度越大其清除作用越强，对羟基自由基的清除作用尤强[3]。3. 止血　全草水煎液能明显缩短小鼠断尾的出血时间，小鼠血浆复钙时间[2]。4. 护肝　全草中分离得到的黄酮类化合物 4,7-二羟基-5-甲羟基-6,8-二异戊烯基黄酮（4,7-dihydroxy-5-hydroxymethyl-6,8-diprenyl-flavonoid）、金圣草黄素-7-O-β-D-吡喃葡萄糖苷（chrysoeriol-7-O-β-D-glucopyranoside）、甜橙素（sinensetin）、6,8-二异戊烯基高良姜素（6,8-diprenylgalangin）能显著减轻D-半乳糖胺诱导大鼠肝上皮WB-F344细胞的毒性[4]。

【性味与归经】 甘、淡，凉。归肝、胃经。

【功能与主治】 清热利湿，止血，止痢，降血压。用于咳血，呕血，便血，崩漏，肾炎，高血压症，肠炎，痢疾，乳糜尿。

【用法与用量】 9～30g。

【药用标准】 部标藏药1995、浙江炮规2015、上海药材1994、贵州药材2003、四川药材1979、青海藏药1992、湖南药材2009和江苏药材1989。

【临床参考】 1. 麻疹：鲜全草30g，加白茅根30g，水煎当茶饮。

2. 急性肾炎：全草30g，加萹蓄30g，马蹄金、车前草各15g，水煎服。（1方、2方引自《浙江药用植物志》）

3. 久痢：全草50g，加马齿苋50g，蒸熟拌食或水煎服[1]。

4. 高血压、动脉硬化：全草15g，加车前草15g，水煎服[1]。

【附注】 荠始载《名医别录》，列入上品；《本草纲目》收载于菜部，柔滑类。考证本草记载荠之种类甚多，但均无详细形态描述可考，唯按《本草纲目》和《植物名实图考》之附图核对，应与本种相同。

在古本草中亦有误称甜葶苈者，云南《玉龙本草标本图形》中收载的甜葶历（苈），植物基源亦为本种。湖北恩施、鹤峰曾以其种子作葶苈子用。

【化学参考文献】

[1] 王青虎，那音台，乌恩奇. 蒙药荠菜的化学成分研究［J］. 天然产物研究与开发，2014，26（1）：50-52.

[2] 田静，张璐，房克慧. HPLC法测定荠菜中芦丁的含量［J］. 海峡药学，2014，（12）：53-55.

[3] Clara G，Juliana V，Luís R，et al. Chemical composition and biological screening of *Capsella bursa-pastoris*［J］. Rev Bras Pharmacogn，2011，21（4）：635-643.

[4] Ma Q，Guo Y，Wei R，et al. Flavonoids from *Capsella bursa-pastoris*，and their hepatoprotective activities in vitro［J］. Rev Bras Pharmacogn，2016，26（6）：710-713.

[5] 刘宇，李艳辉，宁伟，等. 荠菜挥发油的气相色谱-质谱分析［J］. 时珍国医国药，2009，20（5）：1050-1051.

[6] 郭华，侯冬岩，回瑞华，等. 荠菜挥发性化学成分的分析［J］. 食品科学，2008，29（1）：254-256.

【药理参考文献】

[1] 岳兴如，田敏，徐持华，等. 荠菜的抗炎药理作用研究［J］. 时珍国医国药，2006，17（5）：897-898.

［2］岳兴如，阮耀，赵烨，等. 荠菜抗炎止血药理作用研究［J］. 时珍国医国药，2007，18（4）：871-872.

［3］张华，李官浩，杨咏洁，等. 荠菜多糖的提取工艺及清除自由基作用的研究［J］. 江苏农业科学，2008，4：225-227.

［4］Ma Q，Guo Y，Wei R，et al. Flavonoids from *Capsella bursa-pastoris*，and their hepatoprotective activities in vitro［J］. Revista Brasileira De Farmacognosia，2016，26（6）：710-713.

【临床参考文献】

［1］刘光泉. 荠菜药用小方［N］. 民族医药报，2006-08-04（3）.

三八　景天科 Crassulaceae

一年生至多年生草本、半灌木或灌木，常有肥厚、肉质的茎。叶互生、对生或轮生，常为单叶，全缘或稍有缺刻，少有为浅裂或为单数羽状复叶。常为聚伞花序、总状花序或穗状花序，稀单生；花两性，稀单性而雌雄异株，辐射对称；萼片自基部分离，少有在基部以上合生，宿存；花瓣与萼片同数或无花瓣，分离，或基部合生；雄蕊1轮或2轮，与萼片或花瓣同数或为其2倍，如同数，则与花瓣互生，如2轮，则内轮与花瓣对生，且与花瓣基部多少合生，花药内向开裂；心皮常与萼片或花瓣同数，分离或基部合生，常在基部外侧有腺状鳞片1枚，花柱钻形，柱头头状或不显著，胚珠倒生，有两层珠被，常多数，排成两行沿腹缝线排列。蓇葖果有膜质或革质的果皮，稀为蒴果，成熟时沿腹缝线开裂。种子小，长椭圆形，种皮有皱纹或微乳头状突起，或有沟槽。

34属，1500种以上，分布于非洲、亚洲、欧洲、美洲。中国10属，约242种，分布几遍及全国，法定药用植物4属，17种3变种。华东地区法定药用植物2属，6种1变种。

景天科法定药用植物主要含黄酮类、皂苷类、生物碱类、香豆素类等成分。黄酮类包括黄酮、黄酮醇、查耳酮、二氢黄酮醇等，如木犀草素（luteolin）、山柰酚（kaempferol）、异甘草素（isoliquiritigenin）、杨梅树皮素（myricetin）等；皂苷类如木栓酮（friedelin）、蒲公英萜酮（taraxerone）等；生物碱类包括吡咯烷类、吡啶类等，如景天胺（sedamine）、景天酮（sedinone）等。

瓦松属含黄酮类、皂苷类、甾醇类等成分。黄酮类多为黄酮醇，如山柰酚-7-鼠李糖苷（kaempferol-7-rhamnoside）、山柰酚-3-葡萄糖-7-鼠李糖苷（kaempferol-3-glucosyl-7-rhamnoside）等；皂苷类如木栓酮（friedelin）、粘霉烯醇（glutinol）、蒲公英赛酮（taraxerone）等；甾体类如β-谷甾醇（β-sitosterol）、β-谷甾醇-3-O-β-D-吡喃葡糖糖苷（β-sitosteryl-3-O-β-D-glucopyranoside）等。

景天属含生物碱类、黄酮类、鞣质等成分。生物碱主要为吡咯烷和六氢吡啶生物碱，如景天胺（sedamine）、景天酮（sedinone）等；黄酮类多为黄酮醇、二氢黄酮醇，如山柰酚（kaempferol）、杨梅树皮素（myricetin）等。

1. 瓦松属 *Orostachys* (DC.) Fisch.

多年生肉质草本，高达60cm。茎直立。叶第一年呈莲座状，常有软骨质的先端，少有为柔软的渐尖头或钝头，稍呈线形，多具暗紫色腺点。第二年自莲座中央长出不分枝的花茎；花多数，几无梗或有梗，呈密集的总状、圆锥状花序；花五基数；花黄色、绿色、白色、浅红色或红色，基部稍合生，披针形，直立；萼片基部合生，常较花瓣短；雄蕊1轮或2轮，如为1轮，则与花瓣互生，如为2轮，则外轮与萼片对生；鳞片小，长圆形，先端截形；子房上位，心皮5枚，离生，花柱细。蓇葖果分离，先端有喙。

13种，分布于亚洲东部及北部。中国10种，分布于西南、西北、华东、东北等省区，法定药用植物2种。华东地区法定药用植物2种。

309. 瓦松（图309）· *Orostachys fimbriatus* (Turcz.) Berg.

【别名】瓦塔，流苏瓦塔。

【形态】多年生肉质草本，高20～30cm，全株无毛。茎直立，不分枝。一年生莲座状的叶短，线形，先端有一半圆形白色软骨质附属物，中央有长刺，边缘流苏状，茎生叶散生，线形；二年生花茎一般高10～20cm，小的只长5cm，高的有时达40cm。花序总状，花朵紧密，或下部分枝，塔形；苞片线状渐

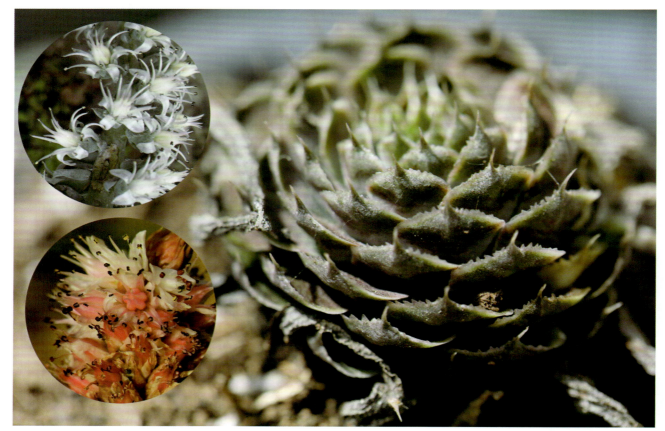

图 309　瓦松　　　　　　　　　　　　　　　　　摄影　浦金宝等

尖；花瓣 5 枚，红色，披针状椭圆形，长 5～6mm，先端渐尖，基部 1mm 处合生；萼片 5 枚，长圆形，长 1～3mm；雄蕊 10 枚，与花瓣同长或稍短，花药紫色；鳞片 5 枚，近四方形，先端稍凹。蓇葖果长圆形，长约 5mm，具长 1mm 的细喙。种子多数，卵形，细小。花期 8～9 月，果期 9～10 月。

【生境与分布】生于山坡石上或房屋瓦片上。分布于山东、安徽、江苏、浙江，另湖北、青海、宁夏、甘肃、陕西、河南、山西、河北、内蒙古、辽宁、黑龙江均有分布，韩国、蒙古、俄罗斯亦有分布。

【药名与部位】瓦松，地上部分。

【采集加工】夏、秋二季花开时采收，除去根及杂质，晒干。

【药材性状】茎呈细长圆柱形，长 5～27cm，直径 2～6 mm。表面灰棕色，具多数突起的残留叶基，有明显的纵棱线。叶多脱落，破碎或卷曲，灰绿色。圆锥花序穗状，小花白色或粉红色，花梗长约 5mm。体轻，质脆，易碎。气微，味酸。

【药材炮制】除去残根及杂质，切段。

【化学成分】全草含黄酮类：山柰酚 -3-O-α-L- 鼠李糖苷（kaempferol-3-O-α-L-rhamnoside）、山柰酚 -7-O-α-L- 鼠李糖苷（kaempferol-7-O-α-L-rhamnoside）、山柰酚 -3-O-β-D- 葡萄糖苷（kaempferol-3-O-β-D-glucoside）、山柰酚 -7-O-β-D- 葡萄糖苷（kaempferol-7-O-β-D-glucoside）、山柰酚 -3- 葡萄糖 -7- 鼠李糖苷（kaempferol-3-glucosyl-7-rhamnoside）、槲皮素 -3-O-α-L- 鼠李糖苷（quercetin-3-O-α-L-rhamnoside）、槲皮素 -3-O-β-D- 葡萄糖苷（quercetin-3-O-β-D-glucoside）、山柰酚（kaempferol）、2, 2- 二甲基 - 色满环 -6- 羧酸（2, 2-dimethylchroman-6-carboxylic acid）[1]，槲皮素（quercetin）和草质素 -8-O-α-D- 来苏糖苷，即蜀葵苷元 -8-O-α-D- 来苏糖苷（herbacetin-8-O-α-D-lyxopyranoside）等[1,2]；酚酸类：对羟基苯甲酸（p-hydroxy benzoic acid）、3- 羟基 -4- 甲氧基苯甲酸（3-hydroxy-4-methoxybenzoic acid）、没食子酸（gallic acid）、4- 羟基 -3, 5- 二甲氧基苯甲酸（4-hydroxy-3, 5-dimethoxybenzoic acid）和 3, 4- 二羟基苯甲酸（3,

4-dihydroxybenzoic acid）[1,2]；皂苷类：木栓酮（friedelin）和齐墩果酸（oleanolic acid）[1,2]；甾体类：β-谷甾醇（β-sitosterol）和胡萝卜苷（daucosterol）[2]；其他尚含：2, 7-脱水-β-D-阿卓庚酮吡喃糖（2, 7-anhydro-β-D-altroheptulopyranoses）和尿嘧啶（uracil）[1,2]。

【药理作用】1. 强心　花、叶甲醇提取物的乙酸乙酯萃取物溶液（浓度为 1%，给药量 0.05 ml）能使离体蛙心收缩振幅增高、输出量增加，并随给药量的增加而作用增强，当给药量增加到约 0.25ml 时，收缩振幅减少，节律不齐，输出量减少，时有房室分离现象出现，最后停止在收缩或半收缩状态[1]。2. 降血脂　黄酮粗提物能显著降低大鼠的血清总胆固醇（T.CHO）、血清低密度脂蛋白胆固醇（LDLC）和动脉硬化指数（AI），显著降低血清谷丙转氨酶（ALT），显著提高脾脏系数；黄酮粗提物对糖尿病大鼠的高脂血症和脏器损伤有明显的治疗和修复作用[2]。3. 降血糖　乙醇提取物可降低链脲佐菌素（STZ）诱发的糖尿病大鼠的空腹血糖，改善糖耐受能力，并有一定的量效和时效关系[3]。4. 抗溃疡　全草水提醇沉液的浸膏对浸水应激性、酒精性及化学性（吲哚美辛）所致小鼠的胃溃疡均有非常显著的预防作用，低、中、高 3 个剂量组的溃疡指数均低于模型对照组，其中高、中剂量组降低更为显著，并可明显促进乙酸所致胃溃疡大鼠的溃疡愈合，但对小鼠胃液分泌及胃蛋白酶活性无明显影响[4]。5. 增强免疫　全草提取物对小鼠的血液细胞免疫有增强作用，可激活小鼠单核-巨噬细胞的吞噬作用，提高溶血素与凝集素含量，提高血液中循环抗体水平[5]。6. 镇痛　地上部分的水提物（12.32g/kg）可提高热板所致小鼠的痛阈值；给药剂量为 3.08～12.32g/kg 时可延长热浴缩尾潜伏期；给药剂量为 6.16～12.32g/kg 时，可延长醋酸所致小鼠的扭体反应潜伏期、减少扭体次数；给药剂量为 3.08～12.32g/kg 时，可减轻福尔马林所致小鼠足底的疼痛反应，并呈量效关系[6]。

【性味与归经】酸、苦，凉。归肝、肺、脾经。

【功能与主治】凉血止血，解毒，敛疮。用于血痢，便血，痔血，疮口久不愈合。

【用法与用量】3～9g，外用适量，研磨涂敷患处。

【药用标准】药典 1963、药典 1977、药典 2005～2015、部标中药材 1992、上海药材 1994、山西药材 1987、新疆药品 1980 二册和内蒙古药材 1988。

【临床参考】1. 小儿惊风：全草 15～18g，水煎，冲蜜糖服。

2. 热疖疔疮：鲜全草捣烂敷患处。（1 方、2 方引自《浙江天目山药用植物志》）

3. 肾性皮肤瘙痒：鲜全草 1000g，加水适量，煎煮 5～10min，盛于大盆内，先熏，待水温下降，浸泡全身，隔天 1 次[1]。

4. 口疮：鲜全草 60～90g（干品 9～15g），水煎 3 次分服[2]。

【附注】浙江民间尚把同属植物晚红瓦松 Orostachys erubescens（Maxim.）Ohwi 基本等同瓦松使用。晚红瓦松莲座叶披针形，花茎高 10～40cm，花密集，呈长圆锥形的穗状花序，可与瓦松区别。另辽宁个别地区混称瓦松为旱莲草。

【化学参考文献】

[1] 郑万金，仲英，孙敬勇，等. 瓦松的化学成分研究[J]. 中草药，2009，40（6）：859-862.

[2] 安琨，郑万金，李海波，等. 瓦松化学成分的研究 II[J]. 食品与药品，2011，13（7）：247-249.

【药理参考文献】

[1] 赵艳杰，刘晓娟. 瓦松中强心成分的提取和药理作用的初步研究[J]. 锦州医学院学报，1992，13（4）：13-14.

[2] 张桂芳，王颖，郭希娟，等. 瓦松黄酮粗提物对糖尿病大鼠血脂的影响[J]. 中国老年学杂志，2014，34（17）：4930-4932.

[3] 张桂芳，张东杰，郭希娟. 瓦松乙醇提取物降血糖的试验研究[J]. 农产品加工（学刊），2010，（8）：39-41，44.

[4] 李杰，崔淑香，周玲，等. 瓦松提取物对实验性胃溃疡的治疗作用[J]. 中国临床药理学与治疗学，2008，13（4）：388-391.

[5] 晓红，常亮. 瓦松对血液免疫功能的影响[J]. 内蒙古中医药，2009，28（19）：124.

[6] 张芬，祝慧凤，薛莉君，等. 瓦松镇痛作用研究[J]. 时珍国医国药，2011，22（10）：2478-2479.

三八 景天科 Crassulaceae

【临床参考文献】

[1] 周清发. 瓦松煎水外洗治疗肾性皮肤瘙痒 [J]. 中国皮肤性病学杂志, 1994, 8 (4): 262.

[2] 张茂信. 瓦松治口疮效佳 [J]. 浙江中医杂志, 1996, 30 (6): 277.

310. 晚红瓦松（图310）• *Orostachys erubescens*（Maxim.）Ohwi

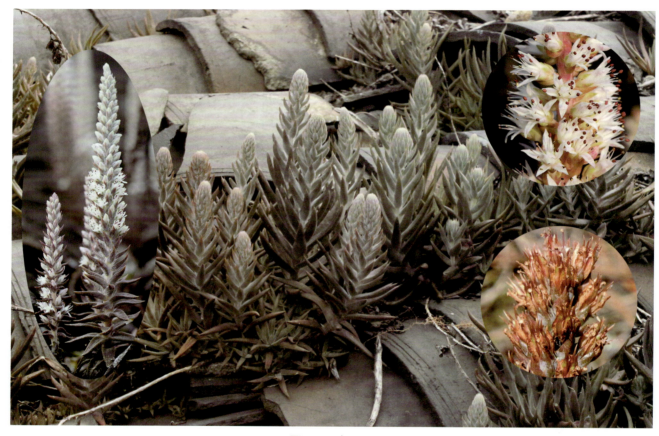

图310　晚红瓦松　　　　　　　　　　摄影　周重建等

【别名】瓦花、岩松、岩脂、岩笋（浙江），黄花瓦松。

【形态】多年生肉质草本。莲座叶披针形，长1.5～3cm，宽4～7mm，先端长渐尖，有不为软骨质的刺，花茎抽出后下部叶及莲座叶枯萎，花茎高17～25cm，下部生叶。花茎生的叶线形至线状披针形，长2～6cm，宽3～7mm，先端长渐尖，不具刺尖，干后有红斑点。花序总状，高8～20cm，直径2～5cm，苞片与叶相似，较小；花多数，密生，有梗；花瓣5枚，白色，披针形，长6mm，先端有红色小圆斑点；萼片5枚，卵形，长2mm，先端钝；雄蕊10枚，较花瓣短；鳞片5枚，小，近四方形，先端有微缺；心皮5枚，直立，披针形，长6mm，花柱细，长2mm，基部急狭，分离。种子长1mm，褐色。花期9～10月。

【生境与分布】生于低山石上或溪沟旁。分布于安徽、江苏、浙江、山东，另日本、韩国、俄罗斯均有分布。

晚红瓦松与瓦松的区别点：晚红瓦松先端仅有不为软骨质的刺。瓦松莲座叶先端具软骨质的刺，先端两侧有流苏状齿。

【药名与部位】瓦松，地上部分。

【采集加工】夏、秋二季花开时采收，除尽泥沙和杂质，晒干。

【药材性状】长 10～20cm。根圆锥形，长 1～3cm，表面浅黄色，有纵皱纹及须根断落的痕迹。茎细长圆柱形，长 5～15cm，直径 0.3～0.6cm，表面灰白色，有多数暗红色斑点，茎基有棕色鳞叶残留。茎上有螺旋状排列的叶基，叶基间有棱线相连，叶片大多脱落，或有少量残存，展平后呈条形。茎上部有多数小花枝，或边缘流苏状，中央有一长刺，呈圆锥状花序，小花黄白色或枯黄色，花梗长约 0.5cm。质轻而脆，断面中空。气微，味酸。

【药材炮制】除去杂质，洗净，切段，干燥；或直接切段。筛去灰屑。

【化学成分】全草含皂苷类：木栓醇（friedelinol）和齐墩果酸（oleanolic acid）[1]；甾体类：β-谷甾醇（β-sitosterol）[1]；脂肪酸类：三十二烷酸（lacceroic acid）[1]。

【性味与归经】酸、苦，凉。归肝、肺、脾经。

【功能与主治】止血，敛疮。用于血痢，便血；外用治疮口久不愈合。

【用法与用量】3～9g；外用适量，研末涂敷患处。

【药用标准】浙江炮规 2005 和上海药材 1994。

【临床参考】1. 急性黄疸型肝炎：鲜全草 60g，加垂柳枝 90g（先煎）、麦芽 30g，水煎服，15～20 天为 1 疗程，连服 2 个疗程。

2. 咯血：鲜全草 60g，水煎服。

3. 便血：全草 9g，加槐花 9g、地榆 12g，水煎服。

4. 痔疮、过敏性皮炎：鲜全草适量，水煎熏洗患处。

5. 外伤出血、疮面溃疡：鲜全草适量，捣烂外敷。（1 方至 5 方引自《浙江药用植物志》）

【附注】《新修本草》载："昨叶何草……生上党屋上，如蓬初生。一名瓦松。"又云：："叶似蓬，高尺余，远望如松栽，生年久瓦屋上。"《图经本草》："瓦松如松子作层，故名。"其所言当与瓦松和本种相吻合。

脾胃虚寒者慎服。本品有毒，内服用量不宜过大。

本种在上海作瓦松药用。《中国药典》2015 年版一部规定药材瓦松的基源为瓦松 *Orostachys fimbriatus*（Turcz.）Berg.。

【化学参考文献】

[1] 杨林, 闫福林, 刘胜飞, 等. 晚红瓦松化学成分的研究 [J]. 新乡医学院学报, 2008, 25（3）: 292-294.

2. 景天属 *Sedum* Linn.

一年生或多年生肉质草本，大多无毛。茎直立或横卧，结实枝直立或倾斜，稀在茎基部呈木质；不结实枝矮小或纤细，或缺失。叶对生、互生或轮生，通常全缘，稀有锯齿，无柄。聚伞状或总状花序，腋生或顶生；花白色、黄色、红色、紫色；常为两性，稀退化为单性；萼片通常 4～5 枚，与花瓣同数；雄蕊通常为花瓣的二倍，2 轮，外轮与萼片对生，内轮与花瓣对生；鳞片全缘或有微缺；心皮分离或基部合生，无柄，花柱短。果为蓇葖果。种子多数或少数，细小，有翅或无。

约 470 种，分布于北半球及非洲和拉丁美洲。中国 124 种 1 亚种 14 变种 1 变型，分布几遍及全国，法定药用植物 6 种 1 变种。华东地区法定药用植物 4 种 1 变种。

景天属与瓦松属的区别点：景天属植株基部无莲座状基生叶。瓦松属植株基部具莲座状基生叶。

分种检索表

1. 叶对生或轮生。

  2. 叶对生···凹叶景天 *S. emarginatum*

  2. 叶 3～4 枚轮生。

3. 叶棒状；聚伞花序 2～3 分枝 ··· 佛甲草 S. lineare
3. 叶不为棒状；聚伞花序 3～5 分枝。
　　4. 叶倒披针形至长圆形，宽 3～7mm ··· 垂盆草 S. sarmentosum
　　4. 叶条状披针形至条形，宽 2～3mm ·· 狭叶垂盆草 S. sarmentosum var. angustifolium
1. 叶互生 ··· 费菜 S. aizoon

311. 凹叶景天（图 311）• *Sedum emarginatum* Migo

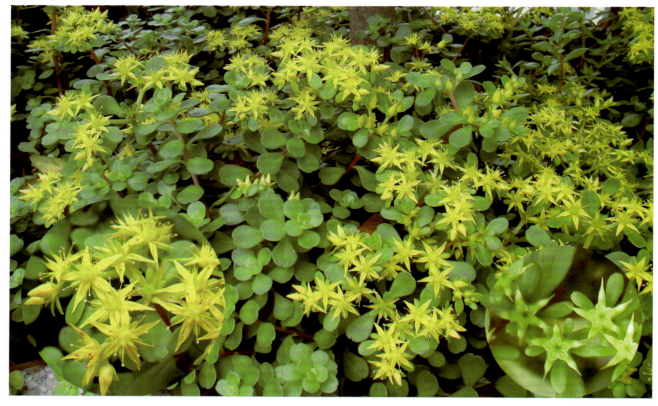

图 311　凹叶景天　　　　　　　　　　　　　　　　　　　　　摄影　李华东等

【别名】凹叶佛甲草，马牙半枝莲（江苏），豆瓣菜（安徽），马牙半支（浙江杭州），石马苋（江西吉安），石马齿苋（江西景德镇）。

【形态】多年生肉质草本。茎细弱，高 10～15cm。叶对生，匙状倒卵形至宽卵形，长 1～2cm，宽 5～10mm，先端圆，有微缺，基部渐狭，有短距，近无柄。聚伞花序顶生，有多花，常有 3 个分枝；花无梗；花瓣 5 枚，黄色，线状披针形至披针形，长 6～8mm；萼片 5，披针形至狭长圆形，长 2～5mm，先端钝；基部有短距；鳞片 5 枚，长圆形，长 0.6mm，钝圆；心皮 5 枚，长圆形，长 4～5mm，基部合生。蓇葖果略叉开，腹面有浅囊状隆起。种子细小，褐色，卵圆形。花期 5～6 月，果期 7～8 月。

【生境与分布】生于海拔 600～1800m 处山坡阴湿处。分布于江西、安徽、江苏、浙江，另云南、四川、湖南、湖北、甘肃、陕西均有分布。

【药名与部位】凹叶景天，新鲜或干燥全草。

【采集加工】夏、秋季采集，洗净，鲜用。或除去泥沙杂质，置沸水中稍烫，取出，晒干。

【药材性状】茎细长，弯曲或扭曲，长 10～15cm，直径 0.5～1mm，表面绿褐色或浅灰棕色，放大镜下观察有明显的细纵皱纹，节明显，有的节上生有须根；质脆，易折断，断面绿褐色或灰棕色。叶对生，表面绿褐色或棕褐色，多已皱缩碎落，展平后呈匙状倒卵形至匙状宽卵形，长 1～2cm，宽 1～1.5cm，先端圆而凹，基部渐狭，楔形，近无柄，有短矩，放大镜下可见背面中肋处具细纵沟纹。聚伞状花序有时可见，生于茎顶端。气微，味淡、微涩。

【药材炮制】除去杂质，抢水洗净，切段，干燥。

【化学成分】全草含黄酮类：槲皮素（quercetin）和异鼠李素（isorhamnetin）[1]。

【药理作用】1. 抗肿瘤　全草 70% 乙醇提取物的乙酸乙酯、正丁醇萃取部位以及所含的总黄酮在体外对人肝癌 HepG2 细胞、人食管癌 EC109 细胞及人结肠癌 SW480 细胞的增殖均有抑制作用，其中总黄酮的作用最强[1]。2. 抗氧化　花 70% 乙醇提取物对 1, 1- 二苯基 -2- 苦基苯肼自由基（DPPH）具有清除作用，并其抗氧化作用和三价铁的还原力最强，其次为叶，茎与根较弱[2]。3. 镇静催眠　全草中的总黄酮能明显缩短戊巴比妥钠小鼠的潜伏睡眠时间，延长戊巴比妥钠小鼠的睡眠时间[3]。

急性毒性　全草的总黄酮灌胃给药对小鼠的最大耐受量（以生药量计）为 60g/kg[3]。

【性味与归经】酸、涩、凉。归肝、脾、大肠经。

【功能与主治】清热解毒，收敛止血。用于湿热胁痛，痢疾，烧伤，吐血，衄血，便血，月经过多，外伤出血，疮疖，痈肿。

【用法与用量】30～45g；鲜用 90～120g。外用鲜品适量捣敷患处。

【药用标准】湖北药材 2009。

【临床参考】1. 肝炎：鲜全草 60～90g，水煎服。

2. 跌打损伤：鲜全草 30g，捣汁，甜酒少许送服。（1 方、2 方引自《浙江药用植物志》）

3. 吐血：鲜全草 60～90g，加猪瘦肉 250g，水炖至肉烂，食肉喝汤。（《安徽中草药》）

4. 外伤皮下瘀血：鲜全草适量，捣烂外敷[1]。

【附注】《本草纲目拾遗》载"马牙半支"条引《百草镜》云："酱瓣半支，又名旱半支，叶如酱中豆瓣，生石上，或燥土平隙皆有之，蔓生。二月发苗，茎微方，作水红色，有细红点子，经霜不凋，四月开花黄色，如瓦松。"按其所述，极似本种。

据初步研究，全草还含氨基糖苷、无机硝酸盐类成分[1]。

【化学参考文献】

[1] 吕飞，翁德会，吴士筠，等. HPLC 法测定凹叶景天中槲皮素和异鼠李素含量[J]. 化学与生物工程，2009，26（8）：91-94.

【药理参考文献】

[1] 陈雨洁，林亲雄，万定荣，等. 景天属三种植物药不同提取部位及总黄酮抗肿瘤作用研究[J]. 中央民族大学学报（自然科学版），2011，20（2）：88-92.

[2] 程琳茗，李炳伦，严爱娟，等. 凹叶景天不同部位醇提物总黄酮含量测定及其体外抗氧化活性比较[J]. 现代医药卫生，2013，29（14）：2096-2097.

[3] 常征，王蓉，李洪潮，等. 凹叶景天总黄酮镇静催眠作用研究[J]. 保山学院学报，2017，36（2）：15-18.

【临床参考文献】

[1] 苏德澄，覃丽萍，覃华杰. 单味马牙半支治疗外伤瘀血体会[J]. 中国社区医师（综合版），2004，6（9）：48.

【附注参考文献】

[1] 乔剑峰，胡伟，李祖光，等. 凹叶景天的生理活性成分研究[J]. 浙江科技学院学报，2003，15（s1）：26-28.

312. 佛甲草（图 312）• *Sedum lineare* Thunb.

【别名】鼠牙半枝莲、地蜈蚣（江苏），午时花（安徽），佛甲，佛指甲，鼠牙。

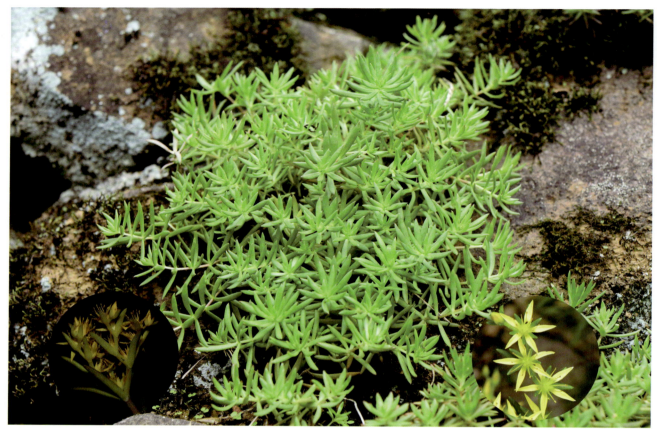

图 312　佛甲草　　　　　　　　　　　　　　　摄影　李华东等

【形态】多年生肉质草本，无毛。茎高 10～20cm。三叶轮生，少有四叶轮生或对生的，叶线形，长 20～25mm，宽约 2mm，先端钝尖，基部无柄，有短距。聚伞花序顶生，有 2～3 分枝，分枝常再 2 分枝，花无梗，或中央有一朵有短梗的花；花瓣 5 枚，黄色，披针形，长 4～6mm，先端钝，基部稍狭；萼片 5 枚，线状披针形，长 1.5～7mm，不等长，不具距，有时有短距，先端钝；雄蕊 10 枚，较花瓣短，排成 2 轮；鳞片 5 枚，宽楔形至近四方形。蓇葖果略叉开，星芒状排列，长 4～5mm，花柱短。种子小，卵圆形，有小乳头状突起。花期 4～5 月，果期 6～7 月。

【生境与分布】生于低山或平地草坡上。分布于江西、安徽、江苏、浙江、福建，另云南、四川、贵州、广东、湖南、湖北、甘肃、陕西、河南、台湾均有分布；日本亦有分布。

【药名与部位】佛甲草，全草。

【采集加工】夏、秋二季采收，洗净，置沸水中烫后晒干。

【药材性状】根细小。茎弯曲。长 7～12cm，直径约 0.1cm；表面淡褐色至棕褐色，有明显的节，偶有残留的不定根。叶轮生，无柄；叶片皱缩卷曲，多脱落，展平后呈条形或条状披针形，长 1～2cm，宽约 0.1cm。聚伞花序顶生，花小，浅棕色。果实为蓇葖果。气微，味淡。

【化学成分】全草含黄酮类：山柰酚（kaempferol）、木犀草素（luteolin）、3, 5, 7, 3′, 5′- 五羟基黄酮（3, 5, 7, 3′, 5′-pentahydroxyflavone）、槲皮素（quercetin）、紫云英苷（astragalin）[1]，香碗豆醇 -3′- 甲基 -7-O-β-D- 葡萄糖苷（3′-O-methylorobol-7-O-β-D-glucoside）、香碗豆苷（orobolside）、柯利素（chrysoeriol）和红车轴草异黄酮（pratensein）[2]；甾体类：β- 谷甾醇（β-sitosterol）[1]，豆甾 -7- 烯 -3β- 醇（stigmast-7-en-3β-ol）、豆甾 -3β, 5α, 6β- 三醇（stigmast-3β, 5α, 6β-triol）、豆甾 -5- 烯 -3β- 醇 -7- 酮（stigmast-5-en-3β-ol-7-one）、豆甾 -5- 烯 -3β, 7α- 二醇（stigmast-5-en-3β, 7α-diol）、豆甾 -5- 烯 -3β, 7β- 二醇（stigmast-5-en-3β, 7β-diol）[3]，胡萝卜苷（daucosterol）和胡萝卜苷棕榈酸酯（daucosterol palmitate）[4]；酚酸类：咖啡酸（caffeic acid）、阿魏酸（ferulic acid）和4-羟基苯甲酸（4-hydroxybenzoic acid）[1]；皂苷类：δ-香树脂醇（δ-amyrin）[4]、δ-香树脂酮（δ-amyrone）、δ-香树脂醇乙酸酯（δ-amyrine acetate）和13（18）-齐墩果烯-3,12,19-三酮[olean-13（18）-en-3,12,19-trione][5]；烷烃类：三十三烷（tritriacontane）[2]。

【药理作用】1. 抗肿瘤 全草提取物可降低S180荷瘤小鼠肿瘤指数，且能有效调节荷瘤小鼠的胸腺指数及脾脏指数，降低外周血中性粒细胞数/白细胞总数、单核细胞/白细胞总数及血清丙二醛（MDA）含量，提高淋巴细胞/白细胞总数、血清超氧化物歧化酶（SOD）、谷胱甘肽过氧化物酶（GSH-Px）活性及血清中一氧化氮水平[1]，显著提高小鼠S180肿瘤组织中白细胞介素-10（IL-10）、肿瘤坏死因子-α（TNF-α）及核转录因子-κB（NF-κB/P65、NF-κB/P50）蛋白的相对表达量[2]；全草中分离得到的山奈酚（kaempferol）、木犀草素（luteolin）、3,5,7,3',5'-五羟基黄酮（3,5,7,3',5'-pentahydroxyflavone）、槲皮素（quercetin）、紫云英苷（astragalin）、咖啡酸（caffeic acid）及阿魏酸（ferulic acid）对肝癌HepG2和Hep3B细胞的增殖有不同程度的抑制作用[3]。2. 抗关节炎 全草水提醇沉提取物可抑制弗氏完全佐剂免疫诱导的佐剂性关节炎大鼠的慢性足肿胀，降低大鼠血清中的一氧化氮水平，并使谷胱甘肽过氧化物酶的含量增加[4]。3. 抗疲劳 全草水提醇沉提取物可延长小鼠耐寒存活时间、耐热存活时间及负重游泳时间，降低血清、肝组织中的丙二醛含量，提高血清、肝组织超氧化物歧化酶活性[5]。4. 抗炎 全草水提醇沉提取物可明显抑制二甲苯所致小鼠的耳廓肿胀、醋酸所致小鼠腹腔毛细血管通透性的增加，能显著抑制小鼠肉芽组织增生，降低胸腺指数，升高脾指数[6]。5. 抗肝纤维化 全草水提醇沉提取物能抑制四氯化碳诱导的肝纤维化大鼠血清谷丙转氨酶、天冬氨酸氨基转移酶活性，降低透明质酸、层粘连蛋白、III型前胶原、IV型胶原含量，升高血清一氧化氮含量，增强抗超氧阴离子自由基活性，改善肝纤维化小鼠的肝细胞结构，降低肝纤维化程度[7]。

【性味与归经】甘、微酸，寒。

【功能与主治】清解热毒，消肿，止血。用于咽喉肿痛，目赤，痢疾，漆疮，带状疱疹，痈肿，丹毒，烫、火伤，外伤出血。

【用法与用量】9～15g，鲜品加倍；外用鲜品适量，捣烂敷患处。

【药用标准】药典1977。

【临床参考】1. 迁延性肝炎：全草30g，加当归9g、红枣10个，水煎服。

2. 痈肿疔疖：鲜全草适量，加食盐少许，捣烂外敷患处。

3. 痔疮肿痛：鲜全草适量，水煎，洗患处。（1方至3方引自《浙江药用植物志》）

4. 烫伤：全草45g，加千时光、大黄、地榆各45g等，加白蜡、麻油，熬膏备用，适量涂患处[1]。

【附注】 佛甲草首载于《本草图经》，谓："多附石向阳而生，有似马齿苋，细小而长，有花黄色，不结实，四季皆有，采无时。彼土人多用。"《本草纲目》收载于草部石草类，云："二月生苗成丛，高四五寸，脆茎细叶，柔泽如马齿苋，尖长而小，夏开黄花，经霜则枯，人多栽于石山瓦墙上，呼为佛指甲。"按上所述，并观其附图，与本种当为一物。

【化学参考文献】

[1] 杨新洲，徐婵，黄密，等. 佛甲草细胞毒活性成分研究[J]. 云南大学学报：自然科学版，2016，38（1）：127-132.

[2] 李尚晓，左春旭. 佛甲草化学成分研究[J]. 中草药，1991，22（10）：438-440.

[3] 牛晓峰，刘霞，潘兰，等. 佛甲草中甾醇类成分的研究[J]. 中国中药杂志，2011，36（10）：1319-1321.

[4] 田立文，苏建伟，钟铖，等. 佛甲草的化学成分研究[J]. 中国药房，2016，27（21）：2956-2958.

[5] Niu X F, Liu X, Pan L, et al. Oleanene triterpenes from *Sedum lineare* Thunb[J]. Fitoterapia, 2011, 82（7）：960-963.

【药理参考文献】

[1] 吴丽珍，曹性玲，李欢，等. 佛甲草对S180荷瘤小鼠氧化应激和肿瘤免疫的影响[J]. 重庆医学，2015，44（19）：2613-2615.

[2] 周青，连磊凡，吴丽珍，等. 佛甲草对 S180 小鼠肿瘤组织 IL-10、TNF-α、NF-κB 表达的影响 [J]. 中药药理与临床，2015，31（2）：52-54.
[3] 杨新洲，徐婵，黄密，等. 佛甲草细胞毒活性成分研究 [J]. 云南大学学报：自然科学版，2016，38（1）：127-132.
[4] 曹性玲，麻海娟，喻思，等. 佛甲草对佐剂性关节炎大鼠氧化应激的影响 [J]. 赣南医学院学报，2014，34（3）：329-331.
[5] 周青，刘建新，周俐. 佛甲草抗疲劳作用的动物实验 [J]. 中国组织工程研究，2005，9（47）：93-95.
[6] 廖跃华，吴丽珍，程赣中，等. 佛甲草抗炎作用研究 [J]. 中国实验方剂学杂志，2011，17（3）：142-144.
[7] 周青，杨庆春，程赣中，等. 佛甲草对四氯化碳诱导大鼠肝纤维化的影响 [J]. 中药药理与临床，2011，27（1）：70-73.

【临床参考文献】
[1] 秦立荣. 佛甲烫伤膏治疗 243 例烫伤分析 [J]. 中医临床与保健，1989，1（3）：14.

313. 垂盆草（图 313）• *Sedum sarmentosum* Bunge

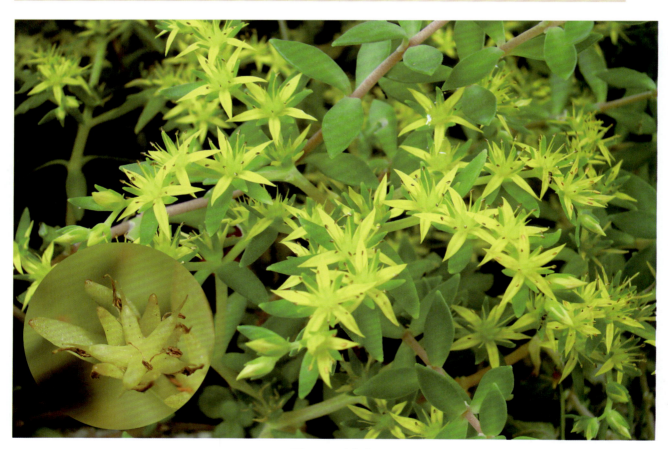

图 313　垂盆草　　　　　　　　　　摄影　李华东等

【别名】肝炎草（山东），狗牙半枝莲（江苏），三叶佛甲草、鼠牙半支、白蜈蚣（浙江）。

【形态】多年生肉质草本。不结实枝及花茎细，匍匐生长，节上生根，直到花序之下，长 10～25cm。单叶，三叶轮生，叶倒披针形至长圆形，长 15～28mm，宽 3～7mm，先端近急尖，基部急狭，有距。聚伞花序有 3～5 分枝，花少；花无梗；花瓣 5 枚，黄色，披针形至椭圆形，长 5～8mm，先端有稍长的短尖；萼片 5 枚，披针形至长圆形，长 3.5～5mm，先端钝，基部无距；雄蕊 10 枚，较花瓣短，排成 2 轮；鳞片 10 枚，近方形，先端稍有微缺；心皮 5 枚，长圆形，略开展，有长花柱。种子卵形，小，具细乳头状突起。花期 4～6 月，果期 6～7 月。

【生境与分布】生于海拔 1600m 以下山坡阳处或石上。分布于华东各省区，另四川、贵州、湖南、湖北、甘肃、陕西、河南、山西、河北、辽宁、吉林、北京均有分布；日本、韩国、泰国亦有分布。

【药名与部位】垂盆草，新鲜或干燥全草。

【采集加工】夏、秋二季采收，除去杂质，干燥。

【药材性状】茎纤细，长可达 20cm 以上，部分节上可见纤细的不定根。3 叶轮生，叶片倒披针形至矩圆形，绿色，肉质，长 1.5～2.8cm，宽 0.3～0.7cm，先端近急尖，基部急狭，有距。气微，味微苦。

【药材炮制】除去杂质，切段。

【化学成分】全草含皂苷类：δ- 香树脂醇（δ-amyrin）、δ- 香树脂酮（δ-amyrione）、3- 表 -δ- 香树脂醇（3-epi-δ-amyrin）、α- 香树脂醇（α-amyrin）[1] 和垂盆草酮*（sarmentolin）[2]；萜类：垂盆草萜苷*A_1、A_2、A_3、B、C、D、E_1、E_2、E_3、F_1、F_2、G（sedumosides A_1、A_2、A_3、B、C、D、E_1、E_2、E_3、F_1、F_2、G）、4R- 对 - 薄荷 -1- 烯 -7, 8- 二醇 -7-O-β-D- 吡喃葡萄糖苷（4R-p-menth-1-en-7, 8-diol-7-O-β-D-glucopyranoside）、4R- 对 - 薄荷 -1- 烯 -7, 8- 二醇 -8-O-β-D- 吡喃葡萄糖苷（4R-p-menth-1-en-7, 8-diol 8-O-β-D-glucopyranoside）和（R）-α- 松油 -β-D- 吡喃葡萄糖苷［（R）-α-terpinyl-β-D-glucopyranoside］[3]，垂盆草酸（sarmentoic acid）[3,4] 和垂盆醇 A、F、G（sarmentol A、F、G）[3~5]；黄酮类：山柰酚（kaempferol）、金丝桃苷（hyperoside）、芹菜素（apigenin）、槲皮苷（quercitrin）[1]，苜蓿素（tricin）、苜蓿素 -7-O-β-D- 吡喃葡萄糖苷（tricin-7-O-β-D-glucopyranoside）[6]，异鼠李素（isorhamnetin）、异甘草素（isoliquiritigenin）、槲皮素（quercetin）、木犀草素（luteolin）[7]，木犀草素 -7-O- 葡萄糖苷（luteolin-7-O-glucoside）、甘草素（liquiritigenin）、甘草苷（liquiritin）、异甘草苷（isoliquiritin）、异鼠李素 -7-O - 葡萄糖苷（isorhamnetin-7-O -glucoside）、异鼠李素 -3, 7- 二 -O- 二葡萄糖苷（isorhamnetin-3, 7-di-O-diglucoside）、柠檬素 -3-O- 葡萄糖苷（limocitrin-3-O-glucoside）、柠檬素 -3, 7- 二 -O- 二葡萄糖苷（limocitrin-3, 7-di-O-diglucoside）[8]，垂盆草黄酮苷* V、VI、VII（sarmenosides V、VI、VII）[9]，芹菜素 7-O-β-D- 吡喃葡萄糖苷（apigenin 7-O-β-D-glucopyranoside）、山柰酚 7-O-β-D- 吡喃葡萄糖苷（kaempferol 7-O-β-D-glucopyranoside）、罗汉果黄素（grosvenorine）、槲皮素 -3, 7- 二 -O-α-L- 吡喃鼠李糖苷（quercetin -3, 7-di-O-α-L-rhamnopyranoside）和 8- 甲酯草质素 -3, 7- 二 -O-β-D- 吡喃葡萄糖苷（herbacetin-8-methyl ester 3, 7-di-O-β-D-glucopyranoside）[3]；酚酸类：香草酸（vanillic acid）[1] 和丁香酸（syringic acid）[6]；脂肪酸类：棕榈酸（palmic acid）[7]；甾体类：胡萝卜苷（daucosterol）、β- 谷甾醇（β-sitosterol）[1]，3β, 6β - 豆甾 -4- 烯 -3, 6- 二醇（3β, 6β-stigmast-4-en-3, 6-diol）和 3β, 4α, 14α, 20R, 24R-4, 14- 二甲基麦角甾 -9（11）- 烯 -3- 醇［3β, 4α, 14α, 20R, 24R-4, 14-dimethy lergost-9（11）-en-3-ol］[10]；木脂素类：乌伦苷* XI（woorenoside XI）、（+）- 异落叶松脂素［（+）-isolariciresinol］、（+）- 异落叶松脂素 -3α-O-β-D- 吡喃葡萄糖苷［（+）-isolariciresinol -3α-O-β-D-glucopyranoside］、开环异落叶松树脂素（secoisolariciresinol）、（-）- 松脂素 4, 4′- 二 -O-β-D- 吡喃葡萄糖苷［（-）-pinoresinol 4, 4′-di-O-β-D-glucopyranoside］、（+）- 落叶松脂素 4-O-β-D- 吡喃葡萄糖苷［（+）-lariciresinol 4-O-β-D-glucopyranoside］和（+）- 落叶松树脂素 -4, 4′- 二 -O-β-D- 吡喃葡萄糖苷［（+）-lariciresinol- 4, 4′-bis-O-β-D-glucopyranoside］[3]；氰苷类：垂盆草苷（sarmentosin）和异垂盆草苷（allopside）[11]；挥发油类：6, 10, 14- 三甲基 -2- 十五烷酮（6, 10, 14-trimethyl-2-pentadecanone）、十五烷（pentadencane）、3, 7, 11, 15- 四甲基 -2- 十六碳烯 -1- 醇（3, 7, 11, 15-tetramethyl-2-hexadecen-1-ol）、植醇（phytol）、异植醇（isophytol）、邻苯二甲酸（1, 2-benzenedicarboxylic acid）、［E, E］- 法呢丙酮（［E, E］-farnesylacetone）、7- 甲基 -6- 十三烯（6-tridecene, 7-methyl）、对 - 甲氧基肉桂酸乙酯（ethyl-p-methoxycinnamate）、3, 7, 11- 三甲基 -1- 十二烷醇（3, 7, 11-trimethyl-1-dodecanol）[12]，2- 己酰基呋喃（2-hexanoylfuran）、1-（2, 6, 6- 三甲基 -1, 3- 环己二烯基）-2- 丁烯酮［1-（2, 6, 6-trimethyl-1, 3-cyclohexylene）-2-butene］、1, 5, 9- 三甲基 -12-（1- 甲基乙基）-4, 8, 13- 环十四三烯 -1, 3- 二醇［1, 5, 9-trimethyl-12-（1-methylethyl）- 4, 8, 13- cyclotetradctrien-1, 3-diol］、环氧丁香烯（caryophyllene oxide）、

3,7,11-三甲基十二醇（3,7,11-trimethyl-dodecanol）、六氢金合欢基丙酮（hexahydrogenacyl acetone）和麝香内酯（musk lactone）[13]；脂肪酸及酯类：十四烷酸（tetradecanioc acid）、十六烷酸（hexadecenoic acid）、9,12-十八碳二烯酸（9,12-octadecadienoic acid）、亚油酸（linoleic acid）和十六烷酸甲酯（methyl hexadecanoate）[13]；生物碱类：1-乙酰基-β-咔啉（1-acetyl-β-carboline）[3]；氨基酸类：天冬氨酸（Asp）、亮氨酸（Leu）、苏氨酸（Thr）、酪氨酸（Tyr）、丝氨酸（Ser）、苯丙氨酸（Phe）、谷氨酸（Glu）、赖氨酸（Lys）、甘氨酸（Gly）、组氨酸（His）、缬氨酸（Val）、精氨酸（Arg）、甲硫氨酸（Met）、脯氨酸（Pro）、异亮氨酸（Ile）和丙氨酸（Ala）[14]；元素：钠（Na）、钾（K）、磷（P）、钙（Ca）、铁（Fe）、镁（Mg）、锂（Li）、铝（Al）、锌（Zn）、钡（Ba）、硒（Se）、镉（Cr）、铜（Cu）、锰（Mn）、铅（Pb）、锗（Ge）、钛（Ti）、锶（Sr）、钴（Co）、镍（Ni）和铬（Cd）[14]；烷烃及芳香烃苷类：2-苯乙基-β-D-吡喃葡萄糖苷（2-phenylethyl-β-D-glucopyranoside）、2-苯乙基-D-芸香糖苷（2-phenylethyl-D-rutinoside）、丁香酚-β-D-吡喃葡萄糖苷（eugenyl-β-D-glucopyranoside）和1-辛烯-3-α-L-鼠李糖（1→6）-β-D-吡喃葡萄糖苷［octa-1-en-3-α-L-rhamnopyranosyl（1→6）-β-D-glucopyranoside］[3]；硫醚类：双十八烷基硫醚（dioctadecyl sulfide）[7]。

叶含生物碱类：2,4-嘧啶二酮（2,4-pyrimidinedione）、N-甲基羟胺（N-methyl hydroxylamine）和5H-嘌呤-6-胺（5H-purin-6-amine）[15]；核苷类：尿苷（uridine）[15]；氨基酸类：L-酪氨酸（L-Tyr）和L-脯氨酸-L-酪氨酸（L-Pro-L-Tyr）[15]。

【药理作用】1. 护肝　全草水煎剂对乙醇、对乙酰氨基酚、四氯化碳、D-氨基半乳糖所致肝损伤模型小鼠的肝脏均有保护作用[1]。2. 抗肿瘤　全草水提物和70%乙醇提取物均能明显抑制小鼠S180肉瘤的生长，减轻肿瘤重量，延长S180腹水瘤小鼠的生存时间[2]；全草醇提物对人肝癌HepG2细胞的增殖具有明显的抑制作用，并能阻止细胞进入G_2/M期，其机制可能与c-Myc基因表达的下调密切相关[3]。3. 抗氧化　全草中的总黄酮对羟自由基具有明显的清除作用，并能增加植物油和动物油的抗氧化作用[4]。4. 抗菌　全草总黄酮提取物对大肠杆菌、金黄色葡萄球菌、枯草杆菌和产气杆菌的生长均有不同程度的抑制作用[5]。5. 提高体能　全草制成的颗粒可增加运动训练大鼠体内糖贮备，保证中枢神经系统、骨骼肌及红细胞等组织的能量供给，降低运动训练大鼠体内蛋白质分解代谢速率，保持肌力，延缓运动性疲劳的发生[6]。

【性味与归经】甘、淡，凉。归肝、胆、小肠经。

【功能与主治】利湿退黄，清热解毒。用于湿热黄疸，小便不利，痈肿疮疡。

【用法与用量】15～30g；鲜品250g。

【药用标准】药典1977、药典1990～2015、内蒙古药材1988和广西壮药2011二卷。

【临床参考】1. 慢性乙型病毒性肝炎血清谷丙转氨酶反复升高：垂盆草冲剂（全草提取物）口服，每次1～2包，每日3次，1月1疗程[1]。

2. 慢性乙型病毒性肝炎：垂盆草冲剂（全草提取物）口服，每次10g，每日3次，15天1疗程，连用4疗程[2]。

3. 预防妊娠肝内胆汁瘀积症：垂盆草颗粒口服，每次10g，每日3次，10天1疗程[3]。

4. 预防抗结核药物肝损害：鲜草250～500g，洗净捣烂取汁口服，每日1次；或干草30g，水煎服，每日2次[4]。

5. 带状疱疹：鲜全草洗净，加少量青盐，捣汁，常规消毒创面后，均匀敷于创面，每日1次[5]。

6. 颈痈：鲜全草洗净捣烂敷患处，纱布固定，2～8小时换药1次，保持药料湿润[6]。

【附注】本种与宋《履巉岩本草》之山护花较为近似。按山护花一名，当为山护火之音讹，观其附图，亦较为接近。又《本草纲目拾遗》载鼠牙半支引《百草镜》云："二月发苗，茎白，其叶三瓣一聚，层积蔓生，花后即枯，四月开花黄色，如瓦松。"据所述形态特征，有学者认为系本种，但文中"花后即枯"四字的描述似与垂盆草不符。

【化学参考文献】

［1］李慧娟，杜成林，李娜，等．垂盆草的化学成分分离鉴定［J］．中国实验方剂学杂志，2017，23（4）：76-80.
［2］He A, Wang M, Hao H, et al. Hepatoprotective triterpenes from *Sedum sarmentosum*［J］. Phytochemistry, 1998, 49（8）: 2607-2610.
［3］Morikawa T, Zhang Y, Nakamura S, et al. Bioactive constituents from Chinese natural medicines. XXII. 1) Absolute Structures of New Megastigmane Glycosides, Sedumosides E_1, E_2, E_3, F_1, F_2, and G, from *Sedum sarmentosum* (Crassulaceae)［J］. Chem Pharm Bull, 2007, 55（3）: 435-441.
［4］Yoshikawa M, Morikawa T, Zhang Y, et al. Megastigmanes and their glucosides from the whole plant of *Sedum sarmentosum*［J］. J Nat Prod, 2007, 70（4）: 575-583.
［5］Ninomiya K, Morikawa T, Zhang Y, et al. Bioactive constituents from Chinese natural medicines. XXIII. 1) absolute structures of new megastigmane glycosides, sedumosides A4, A5, A6, H, and I, and hepatoprotective megastigmanes from *Sedum sarmentosum*［J］. Chem Pharm Bull, 2007, 55（8）: 1185-1191.
［6］梁侨丽，徐连民，庄颖健，等．垂盆草的化学成分研究［J］．中草药，2001，32（4）：305.
［7］魏太明，阎玉凝，关昕璐，等．垂盆草的化学成分研究（Ⅰ）［J］．北京中医药大学学报，2003，26（4）：59-61.
［8］何爱民，王明时．垂盆草中的黄酮类成分［J］．中草药，1997，（9）：517-522.
［9］Morikawa T, Ninomiya K, Zhang Y. Flavonol glycosides with lipid accumulation inhibitory activity from *Sedum sarmentosum*［J］. Phytochem Lett, 2012, 5（1）: 53-58.
［10］何爱民，王明时．垂盆草中的甾醇化合物［J］．中国药科大学学报，1997，28（5）：271-274.
［11］方圣鼎，严修瑔，李静芳，等．垂盆草化学成分的研究Ⅳ．垂盆草甙及异垂盆草甙的结构［J］．化学学报，1982，40（3）：273-280.
［12］崔炳权，郭晓玲，林元藻．垂盆草挥发性成分的GC/MS分析［J］．中成药，2008，30（7）：1044-1047.
［13］韩荣春，王冰．垂盆草挥发油成分研究［J］．辽宁中医药大学学报，2007，9（3）：73-74.
［14］潘金火，何满堂．中药垂盆草中氨基酸和无机元素的定量分析［J］．中国药业，2002，11（4）：48.
［15］Cho S, Lee J, Rodriguez J P, et al. A new 5H-purin-6-amine from the leaves of *Sedum sarmentosum*［J］. Appl Biol Chem, 2017, : 1-3.

【药理参考文献】

［1］鲁合军．垂盆草水煎液对4种肝损伤模型小鼠的保肝作用［J］．中医学报，2017，32（3）：409-414.
［2］李清，刘姣，曹秀莲，等．垂盆草不同提取物对小鼠移植性肿瘤抑制作用的初步研究［J］．河北省科学院学报，2010，27（4）：54-56.
［3］黄丹丹，张伟云．垂盆草醇提物对人肝癌细胞HepG2的抑制作用及其机制初探［J］．东南大学学报（医学版），2009，28（4）：302-306.
［4］张俊生，陈莉华，侯孝璇，等．超声波辅助乙醇提取垂盆草中总黄酮及其抗氧化活性［J］．食品科学，2012，33（8）：18-23.
［5］公衍玲，黄山，于慧荣．垂盆草总黄酮的酶法提取及其抑菌活性［J］．药学实践杂志，2010，28（2）：114-115.
［6］刘翔．垂盆草提取物对耐力训练大鼠血糖、肌糖原、肝糖原及血尿素氮的影响［J］．中国医药指南，2012，10（2）：80-82.

【临床参考文献】

［1］吴敦煌，周虎珍．垂盆草冲剂治疗慢性乙肝ALT反复升高疗效观察［J］．现代中西医结合杂志，2004，13（6）：759.
［2］徐立群，徐晓燕，徐华庆．垂盆草冲剂治疗慢性乙型病毒性肝炎疗效观察［J］．现代医药卫生，2002，18（11）：1009.
［3］华舟，徐倩．垂盆草颗粒预防性治疗ICP64例疗效观察［J］．交通医学，2003，17（4）：420.
［4］王谦信，严宇先，林鸣，等．垂盆草预防抗结核药物肝损害的临床观察［J］．浙江中医药大学学报，2010，34（5）：725-726.
［5］冯幕芬，赵喆．垂盆草治疗带状疱疹51例［J］．实用中医药杂志，2005，21（7）：411.
［6］刘翔，夏丽萍，夏远录．垂盆草治疗颈痈50例［J］．中国中西医结合外科杂志，2001，7（2）：120.

314. 狭叶垂盆草（图 314） • *Sedum sarmentosum* Bunge var. *angustifolium*（Z. B. Hu ex X. L. Huang）Y. C. Ho（*Sedum angustifolium* Z. B. Hu ex X. L. Huang）

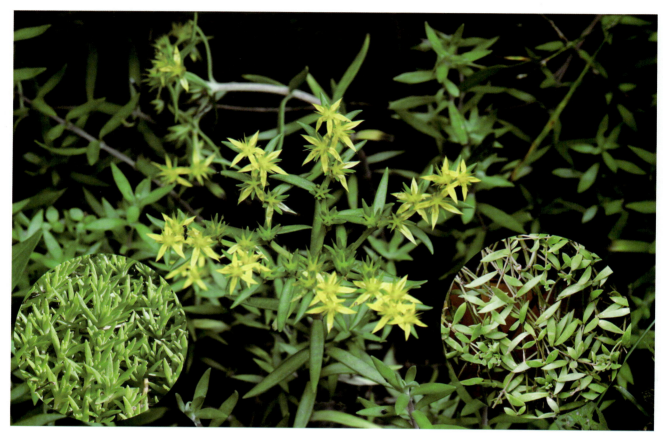

图 314　狭叶垂盆草　　　　　　摄影　李华东

【形态】本变种与原变种的区别在于，叶条状披针形至条形，宽 2～3mm。

【生境与分布】生于海拔 1350m 左右的山坡阴地。分布于山东，另甘肃、陕西、河北、内蒙古、吉林、黑龙江均有分布；俄罗斯亦有分布。

【药名与部位】垂盆草，新鲜或干燥全草。

【采集加工】夏、秋二季采割，除去杂质，鲜用或干燥。

【药材性状】茎纤细，长可达 20cm 以上，全体黄绿色或橘黄色。部分节上常可见纤细的不定根，3 叶轮生，叶片和萼片均为线状披针形或线性，苞片和萼片中部以上具锈褐色斑点，绿色，长 1.5～2.8cm，宽 0.3～0.5cm，先端较圆。气微，味微苦。

【性味与归经】甘、淡，凉。

【功能与主治】清利湿热，有降低谷丙转氨酶作用。用于急性肝炎及迁延性肝炎，慢性肝炎的活动期。

【用法与用量】鲜品 250g，干品 15～30g。

【药用标准】上海药材 1994。

315. 费菜（图315）• *Sedum aizoon* Linn. [*Phedimus aizoon* (Linn.)'t Hart]

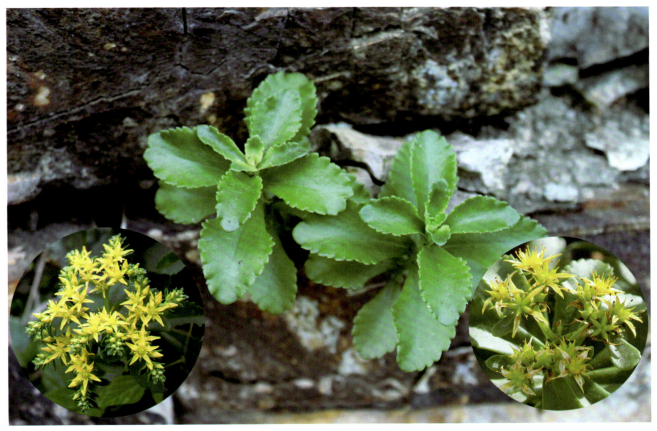

图 315 费菜　　　　　　　　　摄影　周重建等

【别名】土三七、景天三七（通称），大马菜（江苏），墙头三七见血散、养心草（浙江）。

【形态】多年生肉质草本。根状茎短，茎高20～50cm，直立，无毛，不分枝。单叶互生，狭披针形、椭圆状披针形至卵状倒披针形，长3.5～8cm，宽1～2cm，先端钝尖，基部楔形，边缘有不整齐的锯齿，无柄。伞房状聚伞花序顶生，有多花，水平分枝，平展，下托以苞叶；花瓣5枚，黄色，长圆形至椭圆状披针形，长6～10mm，先端长渐尖；萼片5枚，绿色，线形，肉质，不等长，先端钝；雄蕊10枚，排成2轮，较花瓣短；鳞片5枚，近正方形；心皮5枚，卵状长圆形，基部合生，腹面凸出，花柱上部突出呈长钻形。蓇葖果星芒状排列，长7mm。种子椭圆形，有光泽，具狭翅。花期6～7月，果期8～9月。

【生境与分布】生于山地或岩层冲积地或岩隙间或岩石边草丛中。分布于华东各省区，另四川、湖北、青海、宁夏、甘肃、内蒙古、陕西、河南、山西、河北、辽宁、吉林、黑龙江均有分布；日本、韩国、俄罗斯、蒙古国亦有分布。

【药名与部位】景天三七，新鲜或干燥全草。

【采集加工】夏、秋二季采挖，除去泥沙，鲜用或晒干。

【药材性状】根茎短小，略呈块状，表面灰棕色，根数条，粗细不等，质硬，断面呈暗棕色或类灰白色。茎圆柱形，长15～40cm，直径2～5mm；表面暗棕色或紫棕色，有纵棱；质脆，易折断，断面常中空。叶互生或近对生，几无柄；叶片皱缩，完整者展平后呈长披针形至倒披针形，长3～8cm，宽1～2cm；灰绿色或棕褐色，先端渐尖，基部楔形，边缘上部有锯齿，下部全缘。聚伞花序顶生，花黄色。气微，味微涩。

【药材炮制】 除去杂质，洗净，切段，晒干。

【化学成分】 茎叶（地上部分）含黄酮类：山柰酚（kaempferol）、槲皮素（quercetin）、杨梅素（myricetin）、木犀草素（luteolin）、山柰酚-3-O-α-L-鼠李糖苷（kaempferol-3-O-α-L-rhamnoside）、草质素-8-O-α-D-来苏糖苷（herbacetin-8-O-α-D-lyxoside）、草质素-8-O-β-D-吡喃木糖苷（herbacetin-8-O-β-D-xylopyranoside）[1]，杨梅素-3-O-β-D-葡萄糖苷（myricetin-3-O-β-D-glucopyranoside）、杨梅素-3'-O-β-D-葡萄糖苷（myricetin-3'-O-β-D-glucopyranoside）[2]、景天三七素*A、B（sedacin A、B）[3]，草质素-3-O-α-L-吡喃鼠李基-8-O-α-D-吡喃来苏糖苷（herbacetin-3-O-α-L-rhamnopyranosyl-8-O-α-D-lyxopyranoside）、草质素-3-O-α-L-阿拉伯糖-8-O-β-D-吡喃木糖苷（herbacetin-3-O-α-L-arabinopyranosyl-8-O-β-D-xylopyranoside）、棉花皮素-3-O-β-D-吡喃葡萄糖-8-O-β-D-吡喃木糖苷（gossypetin-3-O-β-D-glucopyranosyl-8-O-β-D-xylopyranoside）、草质素-3-O-β-D-吡喃葡萄糖-8-O-α-L-吡喃阿拉伯糖苷（herbacetin-3-O-β-D-glucopyranosyl-8-O-α-L-arabinopyranoside）和3'-甲氧基棉花皮素-3-O-β-D-吡喃葡萄糖-8-O-β-D-吡喃木糖苷（3'-methoxylgossypetin-3-O-β-D-glucopyranosyl-8-O-β-D-xylopyranoside）[4]；木犀草苷（galuteolin）、3',4',5,7-四羟基二氢黄酮（3',4',5,7-tetrahydroxy dihydroflavanone）和5,7-二羟基色原酮（5,7-dihydroxy chromone）[5]；蒽醌类：大黄酚-8-O-β-D-葡萄糖苷（chrysophanol-8-O-β-D-glucoside）[6]；脂肪酸类：二十六烷酸（hexacosoic acid）[6]和油酸（oleic acid）[7]；皂苷类：5-粘霉烯-3-酮（glutin-5-en-3-one）、3β-乙酸异莫替醇酯（isomotiol-3β-acetate）[6]和α-香树脂醇（α-amyrin）[7]；酚酸及苷类：对羟基苯酚（1,4-benzenediol）、没食子酸（gallic acid）、没食子酸甲酯（methyl gallate）[1]、云杉苷（picein）、熊果苷（arbutin）、考布拉苷*（koaburaside）、洋梨苷（pyroside）、对羟基苯甲酰基熊果苷（p-hydroxybenzoyl arbutin）、丁香酸葡萄糖苷（glucosyringic acid）[2]，红景天苷（salidroside）[6]，香草酸（vallinic acid）[5]、间苯三酚（pyrogallol）[5]和费菜苷*（aizoonoside）[4]；甾体类：β-谷甾醇（β-sitosterol）[1]，胆甾醇（cholesterol）、豆甾醇（stigmasterol）[7]和胡萝卜苷（daucosterol）[5]；核苷类：胸腺嘧啶（thymine）[5]；挥发油类：α-石竹烯（α-humulene）、二十六碳烯（carotene）[7]，己醛（hexanal）、2,3-丁二醇（2,3-butanediol）、糠醛（furfural）、苯甲醛（benzaldehyde）、4-蒈烯（4-carene）、对伞花烃（p-cymene）、α-侧柏烯（α-thujene）、β-萜烯（β-terpinene）、1-辛醇（1-octanol）、异松油烯（isoterpinolene）、壬醛（nonanal）、4-萜品醇（4-terpineol）和香薷酮（elsholtzia ketone）[8]。

全草含酚酸及其衍生物：鸢尾酚酮（iriflophene）、鸢尾酚酮-2-O-β-D-葡萄糖苷（iriflophene-2-O-β-D-glucoside）、原儿茶酸（protocatechuic acid）、没食子酸乙酯（ethyl gallate）和咖啡酸（caffeic acid）[9]。

【药理作用】 1. 止血 全草鲜汁可治疗阿司匹林所致胃出血模型大鼠粪便的隐血，提高大鼠血小板数和聚集能力，升高白细胞介素-8（IL-8）、降低血小板活化因子（PAF）[1~3]。2. 降血脂 全草中的总黄酮可减缓高脂模型小鼠的体重增长，明显降低脂肪系数和血清中总胆固醇（TC）、甘油三酯（TG）水平，显著升高高密度脂蛋白胆固（HDLC）水平[4]。3. 抗肿瘤 全草中的总黄酮能抑制人肝癌HepG2细胞的增殖[4]。4. 抗氧化 叶的总黄酮对1,1-二苯基-2-三硝基苯肼自由基、羟自由基及超氧阴离子自由基具有较强的清除作用[5]。5. 抗菌 叶的总黄酮对大肠杆菌、枯草芽孢杆菌和金黄色葡萄球菌的生长具有明显的抑制作用[6]；全草70%甲醇提取物对蜡状芽孢杆菌、枯草芽孢杆菌、巨大芽孢杆菌、大肠杆菌、凝结芽孢杆菌、白色葡萄球菌、藤黄八叠球菌、金黄色葡萄球菌、表皮葡萄球菌、肺炎克雷伯氏菌的生长均有较强的抑制作用[7]。6. 抗炎 地上部分的乙酸乙酯提取物能抑制脂多糖（LPS）诱导RAW264.7细胞产生一氧化氮（NO）、肿瘤坏死因子（TNF-α）和白细胞介素-6（IL-6）[8]。

【性味与归经】 甘、微酸，平。归心、肝经。

【功能与主治】 散瘀，止血，安神。用于溃疡病，肺结核，支气管扩张及血小板减少性紫癜等血液病的中小量出血，外伤出血，烦躁不安。

【用法与用量】 30～60g；鲜品60～90g，煎或捣汁内服。

【**药用标准**】药典 1977、湖南药材 2009、山西药材 1987、江苏药材 1989、上海药材 1994、山东药材 2002、福建药材 2006 和湖北药材 2009。

【**临床参考**】1. 血小板减少性紫癜、消化道出血：全草 30～60g，水煎服。

2. 扭伤：鲜全草 60g，红糖适量，捣烂敷患处。（1 方、2 方引自《浙江药用植物志》）

3. 中风：鲜地上部分洗净捣烂，榨汁过滤，每日早晚各服 1 次，每次 30ml[1]。

【**附注**】《植物名实图考》山草类载有 3 种土三七，其三曰："广信、衡州山中有之。嫩茎亦如景天，叶似千年艾叶，无歧有齿，深绿柔脆，惟有淡白纹一缕，秋时梢头开尖细小黄花。"按上所述，并观其附图三，所指即本种。

脾胃虚寒者禁服。

堪察加费菜 Sedum kamtschaticum Fisch. ［Phedimus kamtschaticus（Fischer）'t Hart］在湖南作景天三七药用。

【**化学参考文献**】

[1] 张晶晶，王晶，薛娇，等. 费菜茎叶的化学成分[J]. 沈阳药科大学学报，2010，27（8）：635-638.

[2] 贾凌云，徐昙烨，王晶，等. 费菜茎叶化学成分的分离与鉴定（Ⅱ）[J]. 沈阳药科大学学报，2014，31（9）：673-676.

[3] Li W L, Luo Q Y, Wu L Q. Two new prenylated isoflavones from Sedum aizoon L[J]. Fitoterapia, 2011, 82（3）: 405-407.

[4] Xu T Y, Wang Z H, Lei T L, et al. New flavonoid glycosides from Sedum aizoon L[J]. Fitoterapia, 2015, 101: 125-132.

[5] Li Z C, Fang Y J, Huang A Y, et al. Chemical constituents from Sedum aizoon and their hemostatic activity[J]. Pharm Biol, 2014, 52（11）: 1429-1434.

[6] 李卫林，荆云，罗秋燕，等. 景天三七的化学成分研究[J]. 新乡医学院学报，2008，25（6）：558-561.

[7] 李忠红，胡浩彬，廖学威，等. 气相色谱-质谱法分析景天三七挥发性成分[J]. 医药导报，2007，26（10）：1228-1229.

[8] 陈迩东，王小明，巩丽丽，等. 气相色谱-质谱联用法分析费菜地上部分挥发性成分[J]. 山东中医杂志，2014，33（6）：491-492.

[9] 林珠灿，邱麒，房英娟，等. 景天三七乙酸乙酯部位化学成分研究[J]. 中药材，2014，37（10）：1792-1795.

【**药理参考文献**】

[1] 许智超，温燕华，李美娟，等. 景天三七对阿司匹林大鼠的止血活血功效及作用机制研究[J]. 时珍国医国药，2016，27（1）：84-85.

[2] 刘克芹，尹卫东，郑文芝，等. 景天三七对阿司匹林大鼠血小板及凝血功能影响的实验研究[J]. 标记免疫分析与临床，2011，18（6）：407-410.

[3] 白以琳，孙涛，王颖娴，等. 景天三七对阿司匹林所致胃出血大鼠血小板及血管壁功能的影响[J]. 检验医学，2016，31（2）：131-134.

[4] 王鸿飞，刘飞，徐超，等. 费菜总黄酮调节血脂及对肝癌细胞增殖的作用[J]. 中国食品学报，2013，13（4）：23-27.

[5] 王鸿飞，刘飞，徐超，等. 费菜总黄酮碱法提取工艺及抗氧化活性[J]. 农业工程学报，2012，28（s1）：317-321.

[6] 王鸿飞，刘飞，徐超，等. 费菜总黄酮及其不同极性提取物抑菌活性研究[J]. 中国食品学报，2013，13（5）：124-128.

[7] 强毅，王政军，陈克克，等. 费菜多酚含量的测定及体外抗菌活性研究[J]. 食品工业科技，2013，34（5）：53-56.

[8] Lin Z, Zhang L, Zhang R, et al. Antiinflammatory effect of ethyl acetate extract of Sedum aizoon L. in LPS stimulated RAW 264.7 macrophages and its HPLC fingerprint[J]. Journal of Chinese Pharmaceutical Sciences, 2015, 24（10）: 647-653.

【**临床参考文献**】

[1] 陈伟超. 新鲜景天三七治疗中风[J]. 中国民间疗法，2000，8（9）：46.

三九 虎耳草科 Saxifragaceae

草本，灌木，小乔木或藤本。单叶或复叶，互生或对生，多无托叶。通常为聚伞状、圆锥状或总状花序，稀单花；花两性，稀单性，辐射对称，稀两侧对称；花被片4～5基数，稀6～10基数，有时缺，覆瓦状、镊合状或旋转状排列，通常离生；萼片与花瓣同数，有时呈花瓣状；雄蕊与萼片同数或为其2倍，或有时多数，如与花瓣同数，则与之互生；花丝离生，花药2室，有时具退化雄蕊；子房上位、半下位至下位，多室而具中轴胎座，或1室且具侧膜胎座，稀为顶生胎座；花柱离生或多少合生。蒴果，浆果，小蓇葖果或核果。种子小。

80属，1200余种，分布遍及全球。中国28属，约500种，分布几遍及全国，法定药用植物11属，26种1变种。华东地区法定药用植物6属，7种。

虎耳草科法定药用植物主要含生物碱类、黄酮类、香豆素类等成分。生物碱类多为喹唑酮类，如常山碱（febrifugin）、异常山碱（isofebrifugin）等；黄酮类多为黄酮醇，黄酮醇苷元以山柰酚、槲皮素及杨梅素较为常见，如落新妇苷（astilbin）、槲皮素（quercetin）等；香豆素类如岩白菜素（bergenin）、4-O-没食子酰岩白菜素（4-O-galloylbergenin）等。

落新妇属含香豆素、皂苷类、黄酮类、甾体类等成分。香豆素类如岩白菜素（bergenin）、4-没食子酰岩白菜素（4-O-galloylbergenin）等；皂苷类多为齐墩果烷型、熊果烷型，如3β，19α-二羟基-6β-乙酰氧基熊果烷（3β，19α-dihydroxy-6β-acetoxyursane），3β，24-二羟基-12-烯-27-齐墩果酸（3β，24-dihydroxyolean-12-en-27-oic acid）等；黄酮类包括黄酮醇、黄烷等，如落新妇苷（astilbin）、槲皮素（quercetin）、儿茶素（catechin）等；甾体类如胡萝卜苷（daucosterol）、β-谷甾醇（β-sitosterol）等。

分属检索表

1. 草本。
  2. 二至三回三出复叶，稀单叶；根状茎粗壮···1. 落新妇属 *Astilbe*
  2. 单叶；根状茎不增粗。
    3. 无基生叶···2. 扯根菜属 *Penthorum*
    3. 基生叶成簇···3. 虎耳草属 *Saxifraga*
1. 木本。
  4. 木质藤本，平卧或藉气生根攀缘···4. 钻地风属 *Schizophragma*
  4. 灌木。
    5. 浆果；无不育花···5. 常山属 *Dichroa*
    5. 蒴果；花多二型，极少一型，不育花萼片花瓣状·······························6. 绣球属 *Hydrangea*

1. 落新妇属 *Astilbe* Buch. -Ham. ex D. Don

多年生草本。根状茎粗壮，茎基部具褐色膜质鳞片状毛或长柔毛。叶互生，二至四回三出复叶，稀单叶，具长柄；托叶膜质；小叶片披针形至卵形，边缘具齿。圆锥花序顶生，具苞片；花小，白色、淡紫色或紫红色，两性或单性，稀杂性或雌雄异株；花瓣通常3～5枚，有时更多或缺；萼筒4～5裂；雄蕊通常8～10枚，稀5枚；心皮2～3枚，离生或基部合生；子房近上位或半下位，具中轴胎座，或为1室，具边缘胎座；胚珠多数。蒴果或蓇葖果。种子小。

约18种，分布于亚洲和北美。中国7种，分布于华东、华中及西南地区，法定药用植物2种。华东地区法定药用植物2种。

316. 落新妇（图316）• *Astilbe chinensis* (Maxim.) Franch. et Savat.

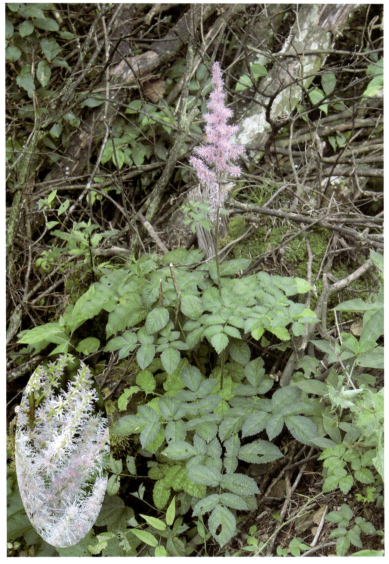

图 316 落新妇　　　摄影　张芬耀等

【别名】金毛三七、阴阳虎、红升麻（浙江），三角钻（浙江台州），小升麻，红花落新妇。

【形态】多年生草本，高50～100cm。根状茎暗褐色，粗壮，须根多数。茎无毛。基生叶为二至三回三出羽状复叶；小叶卵形或长卵形，长2～9cm，宽1～5cm，先端短渐尖至急尖，边缘有重锯齿，基部楔形或圆形，上表面沿脉生硬毛，下表面沿脉疏生硬毛和小腺毛；叶轴仅于叶腋部具褐色柔毛；茎生叶2～3枚，较小。圆锥花序长15～50cm；花序轴密被褐色卷曲长柔毛；苞片卵形，几无花梗；花密集；花瓣5枚，淡紫色至紫红色，线形；萼片5枚，卵形，两面无毛，边缘中部以上生微腺毛；雄蕊10枚，长于萼片；心皮2枚，仅基部合生。蒴果长约3mm。种子褐色，纺锤形。花期7～8月，果期9～10月。

【生境与分布】生于海拔390～3600m的林下、林缘、草甸及溪边。分布于山东、浙江、江西，另四川、云南、湖南、湖北、青海、甘肃、陕西、河南、河北、辽宁、吉林、黑龙江均有分布；日本、韩国、俄罗斯亦有分布。

【药名与部位】落新妇（红升麻），根茎。

【采集加工】夏、秋两季采挖，除去泥沙、须根及鳞毛等，或趁鲜切厚片，干燥。

【药材性状】完整者呈不规则长块状，长约7cm，直径0.5～1cm，表面棕褐色或黑褐色，凹凸不平，可见须根痕，有时可见褐色鳞片，残留茎基生有棕黄色长茸毛。质硬，切面韧皮部棕褐色，木质部红棕色，周边呈放射状。气微，味苦、涩。

【药材炮制】除去杂质，洗净，润软，切厚片，干燥；已切厚片者，筛去灰屑。

【化学成分】根含香豆素类：岩白菜素（bergenin）、11-O-没食子酰岩白菜素（11-O-galloylbergenin）、4-O-没食子酰岩白菜素（4-O-galloylbergenin）[1]和11-O-（3'-甲基没食子酰基）-岩白菜素［11-O-（3'-methylgalloyl）-bergenin］[2]；黄酮类：儿茶素（catechin）[1]；甾体类：β-谷甾醇（β-sitosterol）、β-谷甾醇棕榈酸酯（β-sitosterol palmitate）和胡萝卜苷（daucosterol）[3]；挥发油类：双（1-甲基丙基）-琥珀酸甲酯［methyl bis（1-methylpropyl）butanedioate］、十六烷（hexadecane）、十三烷（tridecane）、1-氯十八烷（1-chloro-octadecane）、2,6,10-三甲基十五烷（2,6,10-trimethyl-pentadecane）、己二酸二异丁酯［bis（2-isobutyl）hexanedioate］、2,6,10-三甲基十二烷（2,6,10-trimethyl-dodecane）、2-甲基十六烷（2-methyl-hexadecane）、十五烷（pentadecane）、顺-8-十六烯（Z-8-hexadecene）、十七烷（heptadecane）、2,6,10,14-四甲基十五烷（2,6,10,14-tetramethylpentadecane）、1-十六烯（1-hexadecene）、环十五烷（cyclopentadecane）、十八烷（octadecane）、2,6,10,14-四甲基十六烷（2,6,10,14-tetramethyl hexadecane）、邻苯二甲酸二异丁酯［bis（2-isobutyl）phthalate］、十九烷（nonadecane）、邻苯二甲酸丁苄酯（benzyl butyl phthalate）、正十六酸（n-hexadecanoic acid）、十六酸乙酯（ethyl hexadecanoate）、二十烷（eicosane）、十八甲基环壬硅氧烷（octadecamethyl cyclononasiloxane）和十六甲基八环硅氧烷（hexadecamethyl-cyclooctasiloxane）[4]；皂苷类：3β,19α-二羟基-6β-乙酰氧基熊果烷（3β,19α-dihydroxy-6β-acetoxyursane）[5]、3β,24-二羟基-12-烯-27-齐墩果酸（3β,24-dihydroxyolean-12-en-27-oic acid）、3β-乙酰氧基-6β-羟基-12-烯-27-齐墩果酸（3β-acetoxy-6β-hydroxyolean-12-en-27-oic acid）、3β,6β-二羟基-24-去甲齐墩果-12,4（23）-二烯-27-酸［3β,6β-dihydroxy-24-norolean-12,4（23）-dien-27-oic acid］、3α-羟基-5,12-二烯-27-齐墩果酸（3α-hydroxyolean-5,12-dien-27-oic acid）、3β-乙酰氧基-12-烯-27-熊果酸（3β-acetoxyurs-12-en-27-oic acid）、3β,6β,24-三羟基-12-烯-27-熊果酸（3β,6β,24-trihydroxyurs-12-en-27-oic acid）、3β-羟基-12-烯-27-齐墩果酸（3β-hydroxyolean-12-en-27-oic acid）、3α-乙酰氧基-12-烯-27-齐墩果酸（3α-acetoxyolean-12-en-27-oic acid）、3β,6β,24-三羟基-12-烯-27-齐墩果酸（3β,6β,24-trihydroxyolean-12-en-27-oic acid）、3β-羟基-12-烯-27-熊果酸（3β-hydroxyurs-12-en-27-oic acid）、3β-乙酰氧基-6β-羟基-12-烯-27-熊果酸（3β-acetoxy-6β-hydroxyurs-12-en-27-oic acid）、3α-乙酰氧基-12-烯-27-熊果酸（3α-acetoxyurs-12-en-27-oic acid）[6]，3β,6β-二羟基-12-烯-27-熊果酸（3β,6β-dihydroxyurs-12-en-27-oic acid）、3β,6β,7α-三羟基-12-烯-27-熊果酸（3β,6β,7α-trihydroxyurs-12-en-27-oic acid）、3β-乙酰氧基-6β-羟基-12-烯-27-熊果酸（3β-acetoxy-6β-hydroxyurs-12-en-27-oic acid）和3β,6β,7α-三羟基-12-烯-27-齐墩果酸（3β,6β,7α-trihydroxyolean-12-en-27-oic acid）[7]。

【药理作用】1.抗肿瘤　根茎中分离得到的三萜类化合物3β-羟基-12-烯-27-齐墩果酸（3β-hydroxyolean-12-en-27-oic acid）在体外对人结直肠癌COLO 205细胞的增殖具有抑制和诱导细胞凋亡的作用[1]。2.抗炎退热　根茎水提醇沉提取物各剂量组均能降低干酵母所致发热大鼠的体温，抑制二甲苯所致小鼠的耳廓肿胀、角叉菜所致小鼠的足跖肿胀[2]。3.抗菌　根茎水提醇沉提取物对金黄色葡萄球菌、大肠杆菌、铜绿假单胞菌、伤寒杆菌、痢疾杆菌、表皮葡萄球菌的生长均有抑制作用，中、高剂量能对抗内毒素[2]。4.活血镇痛　根茎水提醇沉提取物能改善急性血瘀模型大鼠的血液流变学，显著减少热板法所致小鼠的舔足及醋酸所致小鼠的扭体次数[3]。5.止咳化痰　根茎水提醇沉提取物能延长小鼠咳嗽潜伏期，减少咳嗽次数，增加小鼠气管内酚红排出量[3]。

【性味与归经】辛、苦，温。归脾、肺经。

【功能与主治】活血散瘀，解毒止痛。用于跌打损伤，风湿痹痛，积聚疼痛。

【用法与用量】6～9g。

【药用标准】浙江炮规 2015、湖南药材 2009、湖北药材 2009 和贵州药材 2003。

【临床参考】1. 跌打损伤：鲜根茎，加杉尖等捣烂，用米酒适量拌匀制成膏状，避开伤口，敷于损伤部位，外用塑料薄膜盖住，每日 1 次[1]。

2. 恶性肿瘤：根茎适量，水煎服[2]。

3. 风热感冒、毒蛇咬伤：根茎适量，水煎服[3]。

4. 胃痛、肠炎：根茎 15g，加青木香 9g，焙干研粉，每次 0.6g，每天 3 次，开水冲服；或根茎 6～9g，水煎服。

5. 风湿性关节炎：根茎 9g，加及己 1.2g，红茴香根皮 0.9g（先煎 1 小时），水煎，黄酒冲服。

6. 小儿惊风：根茎 6～9g，水煎服。（4 方至 6 方引自《浙江药用植物志》）

【化学参考文献】

[1] 陈浩，陈婷，李建新，等. 落新妇的成分研究（Ⅰ）[J]. 中国中药杂志，2004，29（7）：652-654.

[2] Xue Y, Xu X M, Yan J F, et al. Chemical constituents from *Astilbe chinensis* [J]. J Asian Nat Prod Res, 2011: 188-191.

[3] 孙红祥，叶益萍，杨可. 落新妇化学成分研究 [J]. 中国中药杂志，2002，27（10）：751-754.

[4] 田阳，张崇禧，蔡恩博，等. 落新妇地下部分挥发油化学成分 GC-MS 分析 [J]. 资源开发与市场，2011，27（2）：106-107.

[5] Xu Y Q, Pang S, Hu J Y, et al. A new triterpene from *Astilbe chinensis* [J]. Chem Nat Compd, 2013, 49（2）：268-270.

[6] Cai X F, Park B Y, Ahn K S, et al. Cytotoxic triterpenoids from the rhizomes of *Astilbe chinensis* [J]. J Nat Prod, 2009, 72（7）：1241.

[7] Hu J Y, Yao Z, Xu Y Q, et al. Triterpenes from *Astilbe chinensis* [J]. J Asian Nat Prod Res, 2009, 11（3）：236-242.

【药理参考文献】

[1] 屠珏. ATA 体外抗肿瘤作用机理及对小鼠免疫功能的影响 [D]. 杭州：浙江大学硕士学位论文，2006.

[2] 蒋士鹏，来平凡，杨一令. 落新妇根退热、抗炎、抑菌及抗内毒素作用的实验研究 [J]. 中药材，2007，30（1）：77-80.

[3] 来平凡，蒋士鹏，杨一令. 落新妇根镇痛、活血、止咳祛痰作用的研究 [J]. 中国中药杂志，2006，31（24）：2061-2064.

【临床参考文献】

[1] 夏景富，吴通武，朱广旗，等. 苗药验方落新妇杉尖膏治疗跌打损伤 54 例临床观察 [J]. 中国民族医药杂志，2012，（8）：4-5.

[2] 陈培丰，来平凡，张平，等. 黑芨（落新妇根）的抗癌活性研究 [J]. 中国中药杂志，1996，21（5）：302-303，320.

[3] 蒋士鹏，来平凡，杨一令. 落新妇根退热、抗炎、抑菌及抗内毒素作用的实验研究 [J]. 中药材，2007，30（1）：77-80.

317. 大落新妇（图 317） • *Astilbe grandis* Stapf ex Wils. ［*Astilbe koreana* （Kom.）Nakai］

【别名】华南落新妇。

【形态】多年生草本，高 0.4～1.2m。根状茎粗壮。茎通常不分枝，被褐色长柔毛和腺毛。基生叶为二至三回三出复叶至羽状复叶；小叶片卵圆形或卵状披针形，先端渐尖或尾状渐尖，基部心形，边缘有重锯齿，中央小叶长 5～10cm，宽 3～7cm；上表面被糙伏腺毛，下表面沿脉生短腺毛，有时亦杂有长柔毛；小叶柄长 0.2～2.2cm。圆锥花序顶生，塔形，长 16～75cm，宽 3～17cm；花序轴与花梗均被腺毛；小苞片狭卵形；小花梗长约 1mm；花瓣 5 枚，白色或紫色，线形，长 2～4.5mm，先端急尖，单脉；萼片 5 裂，裂片狭卵形，长约 2mm；雄蕊 10 枚，约与花瓣等长；心皮 2 枚，仅基部合生，子房半下位，花柱稍叉开。蒴果长约 5mm。花期 6～7 月，果期 9～10 月。

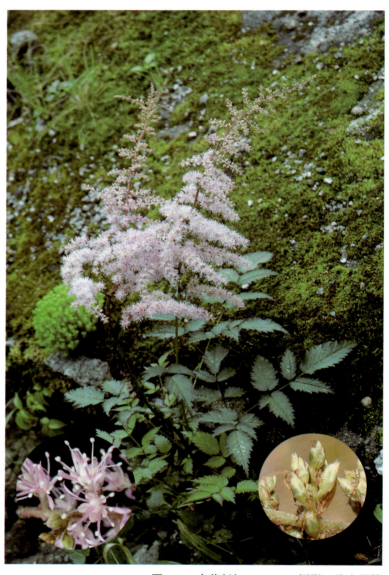

图 317　大落新妇　　　摄影　徐克学等

【生境与分布】生于海拔 450～2000m 的林下、灌丛或沟谷阴湿处。分布于华东各省区，另四川、山西、辽宁、吉林、黑龙江均有分布；韩国亦有分布。

大落新妇与落新妇的区别点：大落新妇花序轴被腺毛。落新妇花序轴被褐色卷曲长柔毛。

【药名与部位】落新妇（红升麻），根茎。

【采集加工】夏、秋两季采挖，除去泥沙、须根及鳞毛等，或趁鲜切厚片，干燥。

【药材性状】完整者呈不规则块状，长约 6cm，直径 1～2cm，表面棕褐色或黑褐色，凹凸不平，可见须根痕，残留茎基有褐色膜质鳞片。质脆，切面韧皮部红棕色，木质部红棕色，周边呈放射状。气微，味苦。

【药材炮制】除去杂质，洗净，润软，切厚片，干燥；已切厚片者，筛去灰屑。

【化学成分】根茎含皂苷类：3α, 24-二羟基-12-烯-27-齐墩果酸（3α, 24-dihydroxyolean-12-en-27-oic acid）、3-氧代-12-烯-27-齐墩果酸（3-oxoolean-12-en-27-oic acid）、β-涧边草酸（β-peltoboykinolic acid）、3β-羟基-12-烯-27-熊果酸（3β-hydroxyurs-12-en-27-oic acid）和落新妇酸（astilbic acid）[1]，香豆素类：岩白菜素（bergenin）[2]；甾体类：β-谷甾醇（β-sitosterol）和胡萝卜苷（daucosterol）[2]。

【性味与归经】辛、苦，温。归脾、肺经。

【功能与主治】活血散瘀，解毒止痛。用于跌打损伤，风湿痹痛，积聚疼痛。

【用法与用量】6～9g。

【药用标准】浙江炮规2015、湖南药材2009和贵州药材2003。

【临床参考】1. 风热感冒头疼、咳嗽：全草适量，水煎服[1]。

2. 跌打损伤、风湿病痛、毒蛇咬伤：根茎适量，水煎服[1]。

【化学参考文献】

[1] Na M K, Cui L B, Min B S, et al. Protein tyrosine phosphatase 1B inhibitory activity of triterpenes isolated from *Astilbe koreana*[J]. Bioorg & Medi Chem Lett, 2006, 37 (38): 3273-3276.

[2] 艾铁民, 陆玲娣. 中国药用植物志（第四卷）[M]. 北京：北京大学医学出版社, 2015: 444-445.

【临床参考文献】

[1] 王永奇, 刘嘉琪, 王宝昌, 等. 药用收载落新妇属植物功能主治与物质基础和作用机理研究[J]. 辽宁中医药大学学报, 2013, 15 (9): 12-16.

2. 扯根菜属 *Penthorum* Gronov. ex Linn.

多年生直立草本。茎直立。单叶互生，膜质或纸质，狭披针形或披针形，无柄或近无柄，叶缘有细锯齿。聚伞花序顶生；花两性，多数，黄绿色，小形；花瓣5～8枚，或不存在；萼筒浅5裂；雄蕊10枚，排成两轮；心皮5枚，下部合生，花柱短，胚珠多数。蒴果顶端扁平，成熟时5浅裂，裂瓣先端喙形，成熟后喙下环状横裂；种子多数，细小，卵形。

约2种，分布于东亚和北美。中国1种，分布几遍及全国，法定药用植物1种。华东地区法定药用植物1种。

318. 扯根菜（图318） • *Penthorum chinense* Pursh

【形态】多年生草本，高30～90cm。根状茎分枝；茎不分枝，或少有分枝，紫红色，中下部无毛，上部疏生黑褐色腺毛。单叶互生，无柄或近无柄，披针形至狭披针形，长5～10cm，宽0.4～1.5cm，先端渐尖，边缘具细锯齿，无毛。聚伞花序顶生，具多花，长1.5～4cm；花序分枝与花梗均被褐色腺毛；苞片小，卵形至狭卵形；无花瓣；萼片5枚，革质，三角形，黄绿色，长约2mm；雄蕊10枚，长约2.5mm，比萼略长；心皮5枚，下部合生；子房5室，胚珠多数，花柱5枚，短粗。蒴果红紫色，5短喙星状斜展。种子多数，卵状长圆形，表面具小丘状突起。花期8～9月，果期10月。

【生境与分布】生于海拔90～2200m的林下、灌丛草甸及水边。分布于江苏、浙江、安徽、江西，另四川、贵州、云南、广东、广西、湖南、湖北、甘肃、陕西、河南、河北、辽宁、吉林、黑龙江均有分布；日本、韩国、老挝、蒙古、俄罗斯、泰国、越南亦有分布。

【药名与部位】扯根菜（赶黄草），地上部分。

【采集加工】夏、秋二季采收，除去杂质，干燥。

【药材性状】茎呈圆柱形，直径2～8mm。表面黄红色或绿色，较光滑，叶痕两侧有两条微隆起向下延伸的纵向褐色条纹，切面纤维性，黄白色，中空。单叶互生，常卷曲破碎，完整叶片展开后呈披针形，宽约 8 mm，两面无毛，上表面红黄色或暗绿色，下表面红黄色或灰绿色。花黄色。蒴果黄红色，直径约 6 mm，种子细小。气微，味微苦。

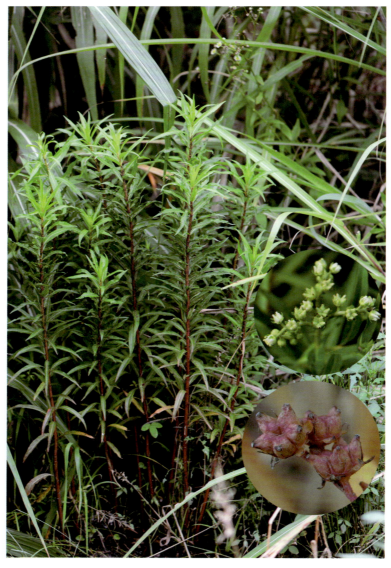

图 318　扯根菜　　　　摄影　叶喜阳等

【药材炮制】除去杂质，洗净，稍润，切段，干燥。

【化学成分】全草含黄酮类：槲皮素（quercetin）、槲皮素 -3-O-β-D- 吡喃木糖 -（1 → 2）-β-D- 吡喃半乳糖苷［quercetin-3-O-β-D-xylopyranosyl-（1 → 2）-β-D-galactopyranoside］、乔松素（pinocembrin）、乔松素 -7-O-β-D- 葡萄糖苷（pinocembrin-7-O-β-D-glucopyranoside）、山柰酚（kaempferol）、山柰酚 -3-O-α-L- 吡喃鼠李糖苷（kaempferol-3-O-α-L-rhamnopyranoside）、阿福豆苷（afzelin）、儿茶素（catechins）[1]，山柰酚 -3-O-L- 阿拉伯呋喃糖苷（kaempferol-3-O-L-arabinofuranoside）[2]，槲皮素 3-O-L- 吡喃鼠李糖苷（quercetin-3-O-L-rhamnopyranoside）、槲皮素 -3-O-L- 阿拉伯呋喃糖苷（quercetin-3-O-L-arabinofuranoside）、乔松素 -7-O-（3-O- 没食子酰基 -4″, 6″- 六羟基双酚）-β- 葡萄糖苷［pinocembrin-7-O-（3-O-galloyl-4″, 6″-hexahydroxydiphenoyl）-β-glucose］和莲花菝素 *A（thonningianins A）[3]；酚酸类：3, 5- 二羟基苯甲酸（3, 5-dihydroxy-benzoic acid）[2]，2, 4, 6- 三羟基苯甲酸（2, 4, 6-trihydroxybenzoicacid）[4]，原儿茶酸（protocatechuic acid）、香草酸（vanillic acid）和没食子酸（gallic acid）[1]；香豆素类：岩白菜素（bergenin）、11-O-

没食子酰岩白菜素（11-O-galloylbergenin）和 4-O- 没食子酰岩白菜素（4-O-galloylbergenin）[1]；挥发油类：反式 -6, 10- 二甲基 -5, 9- 十一烷双烯 -2- 酮 ［（E）-6, 10-dimethyl-5, 9-undecadien-2-one］、（反，反）-6, 10, 14- 三甲基 -5, 9, 13- 十五烷三烯 -2- 酮［（E, E）-6, 10, 14-trimethyl-5, 9, 13-pentadecatrien-2-one］、（顺，顺，顺）-9, 12, 15- 十八烷三烯 -1- 醇 ［（Z, Z, Z）-9, 12, 15-octadcatrien-1-ol］、邻苯二甲酸二丁酯（dibutyl phthalate）、松油烯 -4- 醇（terpinen-4-ol）、6, 10- 二甲基 -2- 十一酮（6, 10-dimethyl-2-undecanone）、邻苯二甲酸二异丁酯（bisisobutyl 1, 2-benzenedicarboxylate）、弥罗松酚（ferruginol）、β- 紫罗兰酮（β-ionone）和 6- 甲基 -5- 庚烯 -2- 酮（6-methyl-5-heptene-2-one）[5]；脂肪酸及酯类：肉豆蔻酸（myristic acid）、十二酸（dodecanoic acid）、棕榈酸（palmitic acid）、棕榈酸乙酯（ethyl palmitate）、亚油酸乙酯（ethyl linoleate）、9- 十六烯酸乙酯（ethyl 9-hexadecenoate）、十三酸乙酯（ethyl tridecanoate）、十二酸乙酯（ethyl dodecanoate）和反式 -9- 十八烯酸乙酯 ［（E）-ethyl 9-octadecenoate］[5]；甾体类：β- 谷甾醇（β-sitosterol）[3]。

地上部分含黄酮类：6′- 羟基 -2′- 甲氧基二氢查耳酮 -4′-O-β-D- 吡喃葡萄糖苷（6′-hydroxy-2′-methoxy-dihydrochalcone-4′-O-β-D-glucopyranoside）、广寄生苷（avicularin）、绣线菊苷（helicin）、乔松素 -7-O-［4″, 6″-（S）- 六羟基联苯二酰基］-β-D- 葡萄糖苷 {pinocembrin-7-O-［4″, 6″-（S）-hexahydroxydiphenoyl］-β-D-glucoside}、乔松素 -7-O-［3″-O- 没食子酰基 -4″, 6″-（S）- 六羟基联苯二酰基］-β-D- 葡萄糖苷（pinocembrin-7-O-［3″-O-galloyl-4″, 6″-（S）-hexahydroxy-diphenoyl］-β-D-glucoside）[6]，5- 甲氧基乔松素 -7-O-β-D- 葡萄糖苷（5-methoxy-pinocembrin-7-O-β-D-glucoside）、槲皮素 -3-O-β-D- 木糖苷（quercetin-3-O-β-D-xyloside）、槲皮素 3′-O-α-L- 鼠李糖苷（quercetin-3′-O-α-L-rhamnoside）[7]，2′, 6′- 二羟基二氢查耳酮 4′-O-（3″-O- 没食子酰基）-β-D- 吡喃葡萄糖苷 ［2′, 6′-dihydroxydihydrochalcone-4′-O-（3″-O-galloyl）-β-D-glucopyranoside］[8]；酚酸及苷类：没食子酸（gallic acid）[7]，1-O- 芥子酰 -β-D- 吡喃葡萄糖苷（1-O-sinapoyl-β-D-glucopyranoside）、2, 6- 二羟基乙酰苯 -4-O-β-D- 吡喃葡萄糖苷（2, 6-dihydroxyacetophenone-4-O-β-D-glucopyranoside）、阿魏酸吡喃葡萄糖苷（ferulic acid glucopyranoside）、（E）- 苯丙烯 -3- 甲氧苯基 -（6″-O- 没食子酰基）-4-O-β-D- 吡喃葡萄糖苷 ［（E）-phenylpropene-3-methoxyphenyl-（6″-O-galloy）-4-O-β-D-glucopyranoside］和 2, 6- 二羟基乙酰苯基 -5-（2′- 亚甲基 -2（5H）- 呋喃酮）-4-O-β-D- 吡喃葡萄糖苷 {2, 6-dihydroxyacetophenone-5-［2′-methylene-2（5H）-furanone］-4-O-β-D-glucopyranoside}[8]；元素：铜（Cu）、铁（Fe）、锰（Mn）、锌（Zn）、钙（Ca）、镁（Mg）、铬（Cr）、镍（Ni）[7~9]，磷（P）、钾（K）、钠（Na）和硒（Se）[10]。

【药理作用】1. 护肝　地上部分的水提物对过氧化氢叔丁基（tert-butylhydroperoxide）诱导的肝细胞损伤具有保护作用[1]；地上部分的提取物对四氯化碳诱导的慢性肝毒性的肝细胞有保护作用，能提高肝细胞的活性[2]，可抑制人肝癌 SMMC-7721 细胞的增殖[3]。2. 抗氧化　地上部分的提取物可清除 1, 1- 二苯基 -2- 三硝基苯肼自由基（DPPH）[3]。

【性味与归经】甘、平。归肝经。

【功能与主治】利水除湿，活血散瘀，止血，解毒。用于水肿，小便不利，黄疸。

【用法与用量】15～30g；外用适量，煎水洗或捣敷患处。

【药用标准】浙江炮规 2015、湖南药材 2009 和四川药材 2010。

【临床参考】1. 小儿急性黄疸型肝炎：赶黄草片（每片含 0.3g）口服，每日 2～12g，分 3 次服[1]。

2. 慢性乙型肝炎肝纤维化：肝苏颗粒（扯根菜提取物）口服，每次 9g，每日 3 次[2]。

3. 慢性乙型肝炎：肝苏颗粒（扯根菜提取物）口服，每次 9g，每日 3 次[3]。

4. 酒精性脂肪肝：赶黄草复方提取液（主要药物赶黄草、灵芝、香薷、薏苡仁、杏仁）口服，每次 150ml，每日 2 次[4]。

【附注】扯根菜始载于《救荒本草》，云："扯根菜，生田野中，苗高一尺许，茎色赤红。叶似小桃红叶微窄小，色颇绿，又似小柳叶，亦短而厚窄，其叶周围攒茎而生。开碎瓣小青白花，结小花蒴似蒺藜样，叶苗味甘。"《植物名实图考》亦有记述。根据以上描述，即今扯根菜。

【化学参考文献】

[1] 付明，魏麟，余娟，等．扯根菜的化学成分研究［J］．中国药学杂志，2013，48（22）：1911-1914.

[2] Wang A，Wang S，Jiang Y，et al. Bio-assay guided identification of hepatoprotective polyphenols from *Penthorum chinense* Pursh on t-BHP induced oxidative stress injured L02 cells［J］．Food Funct，2016，7（4）：2074-2083.

[3] Lu Q，Jiang M H，Jiang J G，et al. Isolation and identification of compounds from *Penthorum chinense* Pursh with antioxidant and antihepatocarcinoma properties［J］．J Agric Food Chem，2015，60（44）：11097-103.

[4] 冯浩，王智民，董歌扬，等．赶黄草化学成分的研究［J］．中国中药杂志，2001，26（4）：260-262.

[5] 冯长根，汪洪武，任启生．赶黄草挥发油化学成分的气相色谱 - 质谱分析［J］．中国药学杂志，2003，38（5）：340-341.

[6] 张潇，蒙春旺，何亚聪，等．赶黄草黄酮类化学成分研究［J］．中草药，2017，48（1）：31-35.

[7] Wang M，Jiang Y，Liu H L，et al. A new flavanone from the aerial parts of *Penthorum chinense*［J］．Nat Prod Res，2014，28（2）：70-3.

[8] Huang D D，Jiang Y，Chen W S，et al. New phenolic glycosides isolated from *Penthorum chinense* Pursh［J］．Phytochem Lett，2015，11：163-167.

[9] 周娅，杨定清，谢永红，等．ICP-AES 测定赶黄草中的微量元素［J］．光谱实验室，2011，28（2）：563-565.

[10] 朱一伦，李芃，张大永，等．赶黄草营养成分及活性成分分析［J］．食品工业，2017，38（7）：175-179.

【药理参考文献】

[1] Hu Y，Wang S，Wang A，et al. Antioxidant and hepatoprotective effect of *Penthorum chinense* Pursh extract against t-BHP-induced liver damage in L02 cells［J］．Molecules，2015，20（4）：6443-53.

[2] Zhang T T，Xu X L，Jiang M H，et al. Hepatoprotective function of *Penthorum chinense* Pursh［J］．Food & Function，2013，4（11）：1581.

[3] Lu Q，Jiang M H，Jiang J G，et al. Isolation and Identification of Compounds from *Penthorum chinense* Pursh with Antioxidant and Antihepatocarcinoma Properties［J］．Journal of Agricultural & Food Chemistry，2012，60（44）：11097.

【临床参考文献】

[1] 余光开，刘声隆，彭建一，等．赶黄草治疗小儿急性黄疸型肝炎54例临床疗效观察[J]．泸州医学院学报，1988，11（2）：108-110.

[2] 贺劲松，郑颖俊，陈亮，等．肝苏颗粒治疗慢性乙型肝炎肝纤维化的临床研究[J]．中西医结合肝病杂志，2007，17（3）：136-138.

[3] 李建明，冯四林，邱连建，等．肝苏颗粒联合还原型谷胱甘肽或美能片治疗慢性乙型肝炎的疗效评价[J]．中国药业，2011，20（16）：82-83.

[4] 王进博，李正，赵远红．赶黄草复方治疗酒精性脂肪肝临床观察[J]．中国实验方剂学杂志，2016，22（13）：156-160.

3. 虎耳草属 *Saxifraga* Tourn. ex Linn.

多年生、稀一年生或二年生草本。茎通常丛生。单叶，基生叶成簇，全缘、具齿或分裂；茎生叶通常互生，稀对生，常具齿，或分裂。花两性，稀单性，辐射对称，稀两侧对称，黄色、白色、红色或紫红色，多组成聚伞或圆锥花序，有时单生，具苞片；花瓣5枚，通常全缘，脉显著，具痂体或无痂体；萼裂片5枚；雄蕊10枚，花丝棒状；心皮2枚，基部合生，有时近离生；子房近上位至半下位，通常2室，花柱2枚，柱头小；蜜腺隐藏在子房基部或花盘周围。通常为蒴果，有2喙，稀蓇葖果。种子多数，有时有小突起或尾状物。

约400种，分布于北极、北温带和南美洲。中国203种，分布几遍及全国，法定药用植物7种1变种。华东地区法定药用植物1种。

319. 虎耳草（图 319）• *Saxifraga stolonifera* Curt.

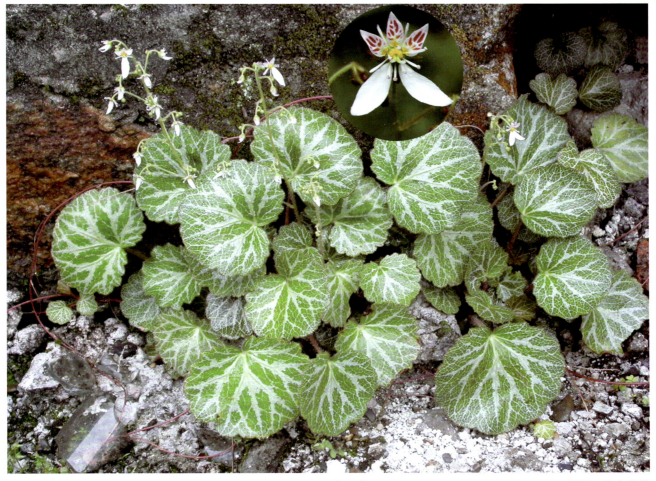

图 319　虎耳草　　　　　　　　　　　　摄影　徐克学等

【别名】金丝荷叶（江苏苏州、连云港），老虎草（江苏苏州），石荷叶，丝棉吊梅。

【形态】多年生草本，高 8～45cm。匍匐茎细长，密被卷曲长腺毛，分枝，红紫色。基生叶具长柄，肉质，近心形、肾形至扁圆形，长 1.5～7.5cm，宽 2～12cm，先端钝或急尖，基部近截形、圆形至心形，边缘浅裂，裂片边缘具不规则牙齿和腺睫毛；上表面绿色，被腺毛，沿脉具白色斑纹，下表面通常红紫色，被腺毛，有斑点，具掌状达缘脉序；叶柄长 5～10cm，或更长，被长腺毛；茎生叶披针形，长约 6mm，宽约 2mm。聚伞花序圆锥状，长 7～26cm，被紫色短腺毛；花两侧对称；花瓣 5 枚，上方 3 枚卵形，长约 3mm，渐尖，有黄斑及紫斑，下方 2 枚披针状椭圆形，长 1～2cm，白色，无斑纹；萼片卵形，边缘具腺睫毛，花时反折；雄蕊长 4～7mm，花丝棒状。蒴果卵圆形，长 4～5mm，2 裂。种子卵形。花期 5～8 月，果期 6～10 月。

【生境与分布】生于海拔 400～4500m 的林下、灌丛、草甸或阴湿岩缝。分布于江苏、安徽、浙江、江西、福建，另河北、陕西、甘肃、湖南、湖北、河南、广东、广西、四川、贵州、云南均有分布；日本、韩国亦有分布。

【药名与部位】虎耳草，新鲜或干燥全草。

【采集加工】春季至秋季采收，洗净，鲜用或干燥。

【药材性状】多卷缩成团，全体被毛。根茎短，丛生细短须根，灰褐色至棕褐色；匍匐枝线状。基生叶数片，密被黄棕色茸毛；叶柄长 2～10cm，稍扭曲，有纵皱纹，基部鞘状；叶片稍厚，展平后呈近圆形或肾形，红棕色或棕褐色或墨绿色，长 2～6cm，宽 3～7cm，边缘具不规则钝齿。狭圆锥花序顶生，花有梗，花瓣 5 枚，其中 2 片较大。有时可见喙状蒴果。气微，味微苦。

【药材炮制】除去杂质，洗净，切段，干燥。

【化学成分】全草含黄酮类：槲皮素（quercetin）[1]，槲皮素 -3-O-β-D- 吡喃木糖 -（1→2）-β-D- 吡喃半乳糖苷［quercetin-3-O-β-D-xylopyranosyl-（1→2）-β-D-galactopyranoside］、山柰酚 -3-O-α-L- 鼠李糖苷（kaempferol-3-O-α-L-rhamnopyranoside）[2]，5, 7- 二羟基色原酮（5, 7-dihydroxychromone）、槲皮素 3-O-β-L- 吡喃鼠李糖苷（quercetin 3-O-β-L-rhamnopyranoside）和槲皮素 5-O-β-D- 吡喃葡萄糖苷（quercetin 5-O-β-D-glucopyranoside）[3]；甾体类：β- 谷甾醇（β-sitosterol）、胡萝卜苷（daucosterol）和 5α, 8α- 过氧化麦角甾 -6, 22- 二烯 -3β- 醇（5α, 8α-epidioxyergosta-6, 22-dien-3β-ol）[1]；脂肪酸及酯类：二十四烷酸（tetracosane acid）和十八碳酸单甘油酯（glyceryl monostearate）；酚酸类：没食子酸（gallic acid）、对 - 香豆酸（p-coumaric acid）[1]，对羟基苯乙酮（p-hydroxy-acetophenone）、对羟基苯酚（p-hydroxyphenol）和焦性没食子酸（pyrogallic acid）[2]；香豆素类：5- 甲氧基异虎耳草素，即 5- 甲氧基去甲岩白菜素（5-methoxy norbergenin）[2]，岩白菜素（bergenin）[1]；皂苷类：桦木酸，即白桦脂酸（betulinic acid）[3]；木脂素类：（7R, 8S）-4, 9, 9'- 三羟基 -3- 甲氧基 -7, 8- 二氢苯并呋喃 -1'- 丙基新木脂素 -3'-O-β-D- 吡喃葡糖苷［（7R, 8S）-4, 9, 9'-trihydroxyl-3-methoxyl-7, 8-dihydrobenzofuran-1'-propylneolignan-3'-O-β-D-glucopyranoside］[2]；醇苷类：苄基 -O-α-L- 吡喃鼠李糖 -（1→6）-β-D- 吡喃葡糖苷［benzyl-O-α-L-rhamnopyranosyl-（1→6）-β-D-glucopyranoside］[2]；酰胺类：1-O-β-D- 吡喃葡萄糖基 -（2S, 3S, 4R, 8E/Z）-2-［（2'R）-2'- 羟基二十四酰胺］-8- 十八烯 -1, 3, 4- 三醇 {1-O-β-D-glucopyranosyl-（2S, 3S, 4R, 8E/Z）-2-［（2'R）-2'-hydroxytetracosanoylamino］-8-octadecene-1, 3, 4-triol}[3]；挥发油类：二丙酮醇（diacetone alcohol）、4, 8- 二甲基十三碳烷（4, 8-dimethyltridecane）、十八碳烷（octadecane）、α- 没药醇（α-bisabolol）、十六烷酸（hexadecanoic acid）、2- 甲基十三烷（2-methyltridecane）、琥珀酸（succinic acid）、6- 甲庚基乙烯基醚（6-methyl octylvinyl ether）、十五烷酸（pentadecylic acid）、叶绿醇，即植醇（phytol）、（2E, 5E）-3, 4, 5, 6- 四甲基 -2, 5- 辛二烯［（2E, 5E）-3, 4, 5, 6-tetramethyl-2, 5-octadiene］、邻苯二甲酸丁酯辛酯（butyl octyl phthalate）、9- 十六碳烯酸（9-hexadecenoic acid）、9- 亚油酸（9-octadecynoic acid）[4]、正十六烷酸（n-hexadecanoic acid）、8, 10- 二甲氧基十八烷酸（8, 10-dimethoxy octadecanoic acid）、反式 -11- 羟基 -5- 甲氧基 -11- 十八烯酸［（Z）11-hydroxy-5-methoxy-11-octadecenoic acid］、反式 -10- 羟基 -6- 甲氧基 -10- 十八烯酸［（Z）10-hydroxy-6-methoxy-10-octadecenoic acid］、顺式 -10- 羟基 -6- 甲氧基 -10- 十八烯酸［（E）10-hydroxy-6-methoxy-10-octadecenoic acid］、顺式 -11- 羟基 -5- 甲氧基 -11- 十八烯酸［（E）11-hydroxy-5-methoxy-11-octadecenoic acid］、10, 15- 二甲氧基 - 13- 二十烯酸（10, 15-dimethoxy-13-eicosenoic acid）、十六烷酸乙酯（ethyl hexadecanoate）、新植二烯（neopytadiene）、（Z）9- 十八碳烯酸乙酯［ethyl（Z）9-octadecenoate］、降姥鲛 -2- 酮（nor-pristan-2-one）、正二十九烷（n-nonacosane）、正二十七烷（n-heptacosane）、正三十一烷（n-hentriacontane）、正二十五烷（n-pentacosane）、1- 氯二十二烷（1-chlorodocosane）、6- 甲基己酸甲酯（methyl 6-methyl hexanate）、戊二醛（glutaraldehyde）、3, 3- 二甲基癸苯（3, 3-dimethyl decylene）、2- 甲基二十烷（2-methyl eicosane）、2- 炔辛酸（2-acetylene octylic acid）、1- 碘十三烷（1-iodotridecane）、1, 15- 十五碳二醇（1, 15-pentadecanediol）[5, 6]和正三十一烷醇（n-hentriacontanol）[1]；氨基酸：天冬氨酸（Asp）、亮氨酸（Leu）、苏氨酸（Thr）、酪氨酸（Tyr）、丝氨酸（Ser）、苯丙氨酸（Phe）、谷氨酸（Glu）、赖氨酸（Lys）、甘氨酸（Gly）、组氨酸（His）、缬氨酸（Val）、精氨酸（Arg）、甲硫氨酸（Met）、脯氨酸（Pro）、异亮氨酸（Ile）、丙氨酸（Ala）和半胱氨酸（Cys）[7]；元素：铝（Al）、钡（Ba）、钙（Ca）、钴（Co）、镉（Cr）、铜（Cu）、铁（Fe）、钾（K）、镁（Mg）、锰（Mn）、钼（Mo）、钠（Na）、镍（Ni）、铅（Pb）、钛（Ti）和锌（Zn）[8]；其他尚含：（3S, 5R, 6R, 7E, 9R）-3, 5, 6, 9- 四羟基 -7- 甲基环己烯［（3S, 5R,

6R, 7E, 9R)-3, 5, 6, 9-tetrahydroxy-7-megastigmane][2]。

鲜叶含黄酮类：槲皮苷（quercitrin）[3]；酚酸及酯类：原儿茶酸（protocatechuic acid）和原儿茶酸甲酯（methyl protocatechuate）[3]；脂肪酸类：琥珀酸（succinic acid）和反甲基丁烯二酸（mesoconic acid）[3]。

【药理作用】抗肿瘤 全草提取物在体外能抑制人前列腺癌 PC-3 细胞、大鼠前列腺成纤维细胞的增殖，并诱导细胞的凋亡[1, 2]。

【性味与归经】辛、苦，寒。归肺、胃经。

【功能与主治】清热解毒，消肿止痛。用于急性中耳炎，风热咳嗽；外治大泡性鼓膜炎、风疹瘙痒。

【用法与用量】9～15g。

【药用标准】药典 1977、浙江炮规 2015、上海药材 1994、贵州药材 2003、湖北药材 2009 和湖南药材 2009。

【临床参考】1.乳腺小叶增生症：虎耳草片（每片含生药 8g）口服，每次 2 片，每日 3 次[1]。

2. 牙痛：鲜全草 30～60g，水煎去渣，加鸡蛋 1 只，同煮服[2]。

3. 荨麻疹：鲜叶适量，捣烂涂搽患处[3]。

4. 乳痈：鲜叶适量，捣烂敷患处[4]。

5. 中耳炎：鲜全草适量，洗净，捣烂绞取汁，加适量冰片，滴耳，每天 3 次[5]。

6. 丹毒：鲜全草 30～60g，水酒各半煎服。

7. 冻疮溃烂：鲜叶适量，捣烂敷患处。（6 方、7 方引自《浙江药用植物志》）

8. 肺痈吐臭痰：全草 12g，加忍冬叶 30g，水煎，分 2 次服。（《江西民间草药》）

【附注】虎耳草始载于《履巉岩本草》。《本草纲目》云："虎耳，生阴湿处，人亦栽于石山上。茎高五六寸，有细毛，一茎一叶，如荷盖状。人呼为石荷叶。叶大如钱，状似初生小葵叶，及虎之耳形。夏开小花，淡红色。"《植物名实图考》云："栽种者多白纹，自生山石间者淡绿色。有白毛，却少细纹。"按其所述形态与附图、特征与本种一致。

西南虎耳草 *Saxifraga signata* Engl.et Irnsch. 在青海作虎耳草药用。

【化学参考文献】

[1]先春, 龚小见, 赵超, 等.虎耳草的化学成分研究[J].中国实验方剂学杂志, 2012, 18（10）: 124-126.

[2] Feng W S, Li Z, Zheng X K, et al. Chemical constituents of *Saxifraga stolonifera* (L.) Meeb[J]. Acta Pharmaceutica Sinica, 2010, 45（6）: 742-746.

[3]先春, 黄志金, 周欣, 等.虎耳草的化学成分及生物活性研究[J].天然产物研究与开发, 2014, 26（1）: 64-68.

[4]张知侠.虎耳草精油化学成分及其抑菌活性[J].西北农业学报, 2016, 25（10）: 1536-1540.

[5]张知侠.虎耳草石油醚提取物的化学成分分析[J].咸阳师范学院学报, 2014, 29（6）: 36-38.

[6]陈晨, 赵晓辉, 文怀秀, 等.虎耳草石油醚提取物的化学成分分析[J].中国野生植物资源, 2011, 30（4）: 57-60.

[7]陈晨, 赵晓辉, 文怀秀, 等.不同地点虎耳草中 17 种氨基酸含量的高效液相色谱测定[J].时珍国医国药, 2011, 22（10）: 2402-2403.

[8]陈晨, 冀恬, 迟晓峰, 等.微波消解/ICP-MS 法测定不同地点虎耳草中 16 种元素含量[J].广东微量元素科学, 2011, 18（5）: 50-54.

【药理参考文献】

[1]丁家欣, 张立石, 张玲, 等.虎耳草提取物对前列腺癌细胞凋亡的影响[J].中国中医基础医学杂志, 2005, 11（12）: 905.

[2]张立石, 丁家欣, 张秋海, 等.虎耳草提取物对大鼠成纤维细胞的抑制作用[J].中国中医基础医学杂志, 2005, 11（12）: 920.

【临床参考文献】

[1]居龙涛.虎耳草治疗乳腺小叶增生症临床报告[J].中国中医基础医学杂志, 2009, 15（9）: 711.

[2]陈水珍, 蔡伯华.虎耳草治疗牙痛的临床疗效[J].中国民间疗法, 1997,（5）: 46-47.

[3]李绍华.鲜虎耳草外搽治疗荨麻疹[J].四川中医, 1992, 10（4）: 44-45.

[4] 龙冬艳. 鲜虎耳草外敷治疗乳痈 60 例 [J]. 中国乡村医药, 1998, 5（7）: 13.
[5] 胡金曼, 胡伟斌. 虎耳草治疗中耳炎 45 例 [J]. 辽宁中医杂志, 1990, 14（6）: 33.

4. 钻地风属 *Schizophragma* Sieb. et Zucc.

落叶木质藤本；平卧或藉气生根攀缘；嫩枝的表皮紧贴，平滑，老枝具纵裂条纹，表皮片状剥落。叶对生，具长柄，全缘或稍有小锯齿。伞房状聚伞花序顶生，不育花存在或缺，不育花具萼片 1 枚，少数 2 枚；两性花小形，4～5 数；花白色，花瓣分离，镊合状排列，早落；萼裂片宿存；雄蕊 10 枚，分离，花丝丝状，略扁平；花柱 1 枚，短，柱头 4～5 裂，子房近下位，倒圆锥状或陀螺状，4～5 室，胚珠多数，垂直，着生于中轴胎座上。蒴果倒圆锥状或陀螺状，顶端突出于萼筒外呈圆锥状，或截平，有 10 肋纹，成熟时于棱间纵裂。种子极多数，细小，纺锤状，两端具狭长翅。

10 种，分布于中国和日本。中国 9 种 3 变种，分布于东南与西南各省区，法定药用植物 1 种。华东地区法定药用植物 1 种。

320. 钻地风（图 320） • *Schizophragma integrifolium* Oliv.

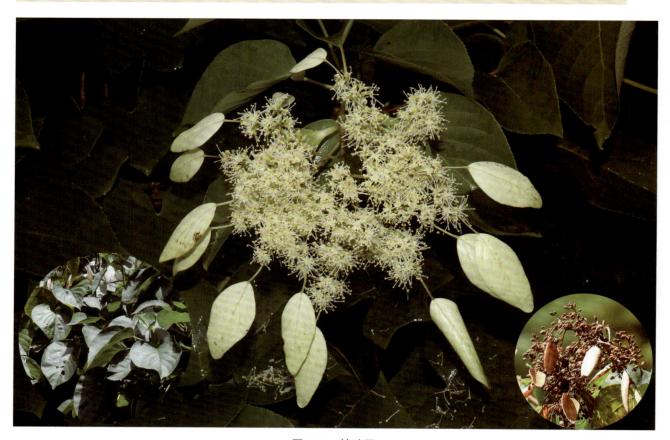

图 320　钻地风　　　　　　　　摄影　李华东

【别名】桐叶藤（浙江杭州），全叶钻地风。

【形态】木质藤本或藤状灌木。小枝褐色，无毛，具细条纹。叶对生，纸质，卵圆形至椭圆形，长 8～20cm，宽 3.5～12.5cm，先端渐尖或急尖，基部阔楔形、圆形至浅心形，全缘或上部具极疏的小齿尖头；上表面无毛，下表面有时沿脉被疏短柔毛，后渐变近无毛，脉腋间常具簇生毛；叶柄长 3～9cm，无毛。伞房状聚伞花序顶生，密被褐色、紧贴短柔毛，结果时毛渐稀少；花瓣长卵形，长 2～3mm，先端钝；不育花花梗远超出花序之外，黄白色；孕性花萼筒陀螺状，萼齿三角形，长约 0.5mm。蒴果钟状或陀螺状，较小，长 5～8mm，宽约 3mm，顶端突出部分短圆锥形，有纵肋纹。种子褐色，连翅轮廓纺锤形或近纺锤形，扁，两端的翅近相等。花期 6～7 月，果期 8～11 月。

【生境与分布】生于海拔 200～2000m 的阴湿林中。分布于江苏、安徽、浙江、江西、福建，另陕西、甘肃、湖南、湖北、广东、广西、四川、贵州、云南、西藏、台湾均有分布。

【药名与部位】钻地风，根皮。

【化学成分】根皮含挥发油类：（E）-1,2-亚甲二氧基-4-丙烯基-苯［（E）-1,2-（methylenedioxy）-4-propenyl-benzene］、桉树脑（eucalyptol）、芳樟醇（linalool）、β-松油醇（β-terpilenol）、α-蒎烯（α-pinene）、莰烯，即樟烯（camphene）、β-月桂烯（β-myrcene）和樟脑（camphor）等[1]。

【药理作用】抗炎　根皮中提取得到的挥发油外用可显著抑制佛波酯醇（phogrbol 12-myristate13-acetate，PMA）或二甲苯所致小鼠的耳肿胀[1]。

【药用标准】部标成方二册 1990 附录。

【临床参考】1. 风湿痹痛：根 15g，加千年健、老鹳草、桂枝各 15g，白酒 500～1000ml，浸 10～15 天后，酌量服。（《浙江药用植物志》）

2. 强直性脊柱炎：根 20g，加黄芪 60g、鸡血藤 30g 等，水煎服[1]。

【附注】《植物名实图考》卷十九记载："钻地风，长沙山中有之。蔓生褐茎，茎、根一色，不坚实。叶如初生油桐叶而圆，碎纹细齿。"据以上对叶形、蔓生褐茎等的描述，与本种近似。

本种藤茎民间亦药用。

《中国植物志》把小齿钻地风 Schizophragma integrifolium Oliv.f.denticulatum（Rehd.）Chun 归于钻地风，把其中文名和拉丁学名分别作为钻地风的别名和异名。

【化学参考文献】

[1]曾光，梁清华，刘韶，等.钻地风挥发油化学成分及抗炎活性的研究[J].天然产物研究与开发，2009，21（1）：129-131.

【药理参考文献】

[1]曾光，梁清华，刘韶，等.钻地风挥发油化学成分及抗炎活性的研究[J].天然产物研究与开发，2009，21（1）：129-131.

【临床参考文献】

[1]葛乐品，宋欣伟，任璇璇.宋欣伟教授治疗强直性脊柱炎经验撷菁[J].甘肃中医学院学报，2014，31（3）：21-22.

5. 常山属 Dichroa Lour.

落叶灌木。单叶对生，稀上部互生，叶缘有锯齿，无托叶。花两性，排成伞房状圆锥花序或聚伞花序；花瓣 5～6 枚，离生，稍肉质，顶端常具内向的短角尖，花蕾时镊合状排列；萼筒倒圆锥形，裂片 5～6 枚；雄蕊 4～5 或 10～20 枚，花丝线形，花药卵形或椭圆形，2 室，花药短；子房近下位或半下位，上部 1 室，下部有不连接或近连接的隔膜 4～6 枚，胚珠多数，生于向内伸展的侧膜胎座上；花柱 4～6 枚，稀 3 枚，分离或仅基部合生，柱头长圆形或近球形。浆果，蓝色，略干燥，不开裂。种子多数，细小，无翅，具网纹。

约 12 种，分布于亚洲东南部的热带和亚热带地区。中国 6 种，分布几遍及全国，法定药用植物 1 种。华东地区法定药用植物 1 种。

321. 常山（图 321）· Dichroa febrifuga Lour.

【别名】黄常山。

【形态】落叶灌木，高 1～2m；小枝圆柱状或稍具四棱，无毛或被稀疏短柔毛，常呈紫红色。叶形状大小变异大，常椭圆形、椭圆状倒圆形或披针形，长 6～25cm，宽 2～10cm，先端渐尖，基部楔形，边缘具锯齿或粗齿，稀波状，无毛或仅叶脉被皱卷短柔毛，侧脉 8～10 对，网脉稀疏；叶柄长 1.5～5cm，无毛或疏被毛。伞房状圆锥花序顶生，或生于上部叶腋，花蓝色或白色；花蕾倒卵形，盛开时直径约 1cm；花瓣长圆状椭圆形，稍肉质，花后反折；花萼倒圆锥形，4～6 裂，裂片阔三角形，急尖，无毛或被毛；雄蕊 10～20 枚，花丝线形，扁平，初与花瓣合生，后分离，花药椭圆形；花柱 4～6，棒状。浆果直径 3～7mm，蓝色，干时黑色。种子长约 1mm，具网纹。花期 6～7 月，果期 8～10 月。

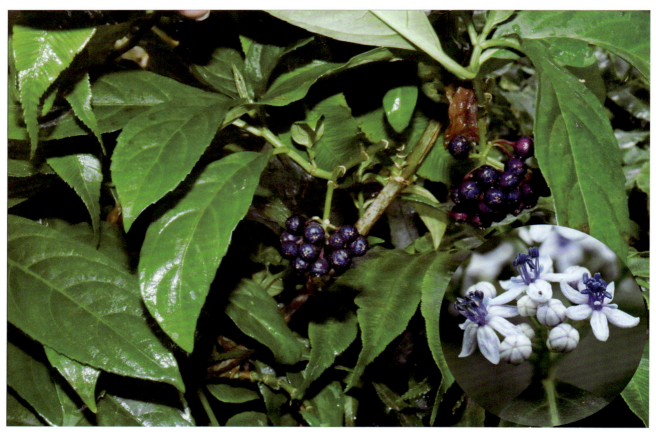

图 321　常山　　　　　　　　　　　　　　摄影　李华东等

【**生境与分布**】生于海拔 200～2000m 的阴湿林中。分布于江苏、安徽、浙江、江西、福建，另陕西、甘肃、湖南、湖北、广东、广西、四川、贵州、云南、西藏、台湾均有分布；不丹、老挝、印度尼西亚、泰国、越南等地也有分布。

【**药名与部位**】常山，根。蜀漆，嫩枝叶。

【**采集加工**】常山：秋季采挖，除去须根，洗净，干燥。蜀漆：夏季采收，晒干。

【**药材性状**】常山：呈圆柱形，常弯曲扭转，或有分枝，长 9～15cm，直径 0.5～2cm。表面棕黄色，具细纵纹，外皮易剥落，剥落处露出淡黄色木质部。质坚硬，不易折断，折断时有粉尘飞扬；横切面黄白色，射线类白色，呈放射状。气微，味苦。

蜀漆：长 30～50cm。茎圆柱形或微具不规则的棱，直径 0.3～1cm 灰绿色至淡灰棕色，可见交互对生的叶和叶痕，表面有细微的纵纹；体轻，质硬脆，折断面纤维状，木质部淡黄色或淡黄绿色，中空，嫩茎髓心大。叶皱缩，多破碎或脱落，灰绿色至灰棕绿色。完整叶展平后呈长椭圆形，长 7～14cm，宽 3～5cm；叶缘除基部外具细锯齿，上表面被疏短毛，下表面仅脉上具短毛；有叶柄。气微，味淡，微涩。

【**药材炮制**】常山：除去杂质，分开大小，浸泡，润透，切片，晒干。炒常山：取常山饮片，炒至色变深，取出，摊凉。酒常山：取常山饮片，与酒拌匀，稍闷，炒至表面色变深时，取出，摊凉。

蜀漆：洗净，润软，切段，晒干。酒蜀漆：取蜀漆饮片，与酒拌匀，稍闷，炒干，取出，摊凉。

【化学成分】根含生物碱类：常山碱甲（α-dichroine）、常山碱乙（β-dichroine），即常山碱（febrifugine）[1~3]，常山碱丙（γ-dichroine）[2]、小檗碱（berberine）、4-喹唑酮（4-quinazolone）[3]和异常山碱（isofebrifugine）[4]；香豆素类：伞形花内酯（umbelliferone）[2]；甾体类：胡萝卜苷（daucosterol）、β-谷甾醇（β-sitosterol）和豆甾醇（stigmasterol）[3]。

叶含生物碱类：新常山碱（neodichroine）、常山碱甲（α-dichroine）、常山碱乙（β-dichroine）、2-(δ-羟基丁基)-4-喹唑酮[2-(δ-hydroxybutyl)-4-quinazolone]和喹唑酮（quinazolone）[5]；香豆素类：7-羟基香豆素（7-hydroxyl coumarin）[5]；黄酮类：4,5-二羟基黄烷酮（4,5-dihydroxyflavanone）[5]；酚酸及其衍生物类：异香草醛（isovanillin）和异香草酸（isovanillic acid）[5]。

【药理作用】1.抗疟疾　根70%乙醇提取物不但对氯喹敏感株疟原虫有效，而且对于抗氯喹株疟原虫亦有明显效果，对人工培养的恶性疟原虫，当培养基中提取物浓度为33μg/ml时，疟原虫出现发育迟缓，浓度提高到333μg/ml时，可于第五天将培养基中红细胞内疟原虫全部消灭[1]，根和叶中分离得到的常山碱（febrifugine）和异常山碱（isofebrifugine）为抗疟疾活性成分，其中常山碱的活性比奎宁高100倍[2]；给小鼠巨噬细胞中注入疟原虫NK65，再口服常山碱，对一氧化氮（NO）的释放量和疟原虫的死亡率二者之间的分析，常山碱可引起一氧化氮释放量的增加，对常山碱抗疟原虫活性起着积极的作用[3]。2.抗排异　分离得到的常山酮（halofuginone）可有效抑制大鼠心脏移植模型体内由于急性排斥反应引起的多种促炎性细胞因子的异常升高，具有抗急性移植排斥反应的潜能，其机制可能与抑制了Th17（CD_4^+ T淋巴细胞一个新的亚群）分泌白细胞介素-17（IL-17）减少相关[4]；常山酮可抑制大鼠骨髓来源树突状细胞的成熟，刺激的树突状细胞诱导免疫排斥的能力下降，刺激后的树突状细胞具有抑制淋巴细胞增殖的作用[5]。3.护肺　常山酮可抑制胸部照射后小鼠肺组织炎性及纤维化改变，这可能与通过抑制放射导致的肺组织中TGF-β1表达升高有关[6]。4.抗瘢痕　常山酮可抑制人瘢痕成纤维细胞的Ⅰ型胶原合成，且随浓度增加而作用增强，但不影响Ⅲ型胶原的合成[7]。5.抗炎　根水提物通过降低一氧化氮的含量和肿瘤坏死因子-α分泌从而抑制内毒素诱导的小鼠腹腔巨噬细胞的炎症反应[8]，通过抑制IKK/IκB/NF-κB活性及Akt，ERK1/2和JNK磷酸化从而抑制内毒素诱导的小鼠腹腔巨噬细胞促炎细胞因子白细胞介素1β和白细胞介素-6的表达[9]。6.抗肿瘤　常山酮对人乳腺癌MDA-MB-231细胞的增殖和迁移具有显著的抑制作用，可增加bax和cleaved-caspase3蛋白的表达水平，并减少了MDA-MB-231向脑部的定植[10]。7.催吐　根中所含的常山碱甲、乙、丙（α，β，γ-dichroine）对鸽子具有催吐作用，其机制可能是通过外周性反射机制或直接作用于"呕吐中枢"有关[11]。

【性味与归经】常山：苦、辛，寒；有毒。归肺、肝、心经。蜀漆：辛、平，有毒。归手、足厥阴经。

【功能与主治】常山：截疟，祛痰。用于疟疾。蜀漆：截疟，祛痰。用于疟疾，老痰积饮。

【用法与用量】常山：4.5~9g。蜀漆：3~6g。

【药用标准】常山：药典1963~2015、浙江炮规2015、新疆药品1980二册、贵州药材1965和台湾1985一册。蜀漆：四川药材2010。

【临床参考】1.酒精依赖症：根研粉5g，每日早餐3小时后口服，出现恶心时给白酒50g，先闻后服下，每日1次[1]。

2.阴道毛滴虫：根10g，加花椒10g，水煎浓缩，先用20ml药液擦洗阴道2遍，再把系有尾线的消毒棉球浸泡药液后，置于阴道后穹隆处，保留24小时取出，每日1次[2]。

【附注】常山始载于《神农本草经》，列为下品。《名医别录》云："生益州川谷及汉中，八月采根，阴干。"《本草经集注》云："出宜都建平。细实黄者，呼为鸡骨常山。用最胜。"《本草图经》："叶似茗而狭长，两两相当。茎圆有节。三月生红花，青萼。五月结实青圆，三子为房。苗高者不过三四尺。根似荆，黄色。而海州出者，叶似楸叶，八月有花，红白色，子碧色，似山楝子而小。五月采叶，八月采根，阴干。《蜀本草》曰："树高三四尺，根似荆根，黄色而破。今出金州、房州、梁州。"即均指本种。

根有小毒，生用有较强烈的催吐作用，正气不足，久病体弱及孕妇慎服。枝叶（蜀漆）孕妇忌用，老人及体虚者慎服。

常山是含生物碱灼毒草类中草药，每次服 10～15g 时，可出现头晕、耳鸣、视力下降、夜盲、眼前有亮点闪动、周身不适、便血等症状[1]。

常山酮（halofuginone）为常山碱的溴和氯代物，现主要为人工合成。

【化学参考文献】

[1] Takaya Y, Chiba T, Tanitsu M, et al. Antimalarial 4-quinazolinone alkaloids from *Dichroa febrifuga*,（JOH-ZAN）[J]. Parasitol int, 1998, 47（98）: 380.

[2] Chou T Q, Fu F Y, Kao Y S. Antimalarial Constituents of Chinese Drug, Chang Shan, *Dichroa febrifuga* Lour [J]. J Am Chem Soc, 1948, 70（5）: 1765.

[3] 张雅, 李春, 雷国莲. 常山化学成分研究 [J]. 中国实验方剂学杂志, 2010, 16（5）: 40-42.

[4] Koepfli J B, Mead J F, Brockman J A. Alkaloids of *Dichroa febrifuga* I. Isolation and Degradative Studies [J]. J Am Chem Soc, 1949, 71（3）: 1048-1054.

[5] Deng Y, Xu R, Ye Y. A New Quinazolone alkaloid from leaves of *Dichroa febrifuga* [J]. J Chin Pharm Sci, 2000, 9（3）: 116-118.

【药理参考文献】

[1] Zhao C X. Effect of *Dichroa febrifuga* L. on chloroquinsensible and chloroquinresistant malaria parasites [J]. Journal of Tongji Medical University, 1986, 6（2）: 112-115.

[2] Koepfli J B, Mead J F, Brockman J A. Alkaloids of *Dichroa febrifuga* I. Isolation and Degradative Studies [J]. Journal of the American Chemical Society, 1949, 71（3）: 1048-1054.

[3] Murata K, Takano F, Fushiya S, et al. Potentiation by febrifugine of host defense in mice against *Plasmodium berghei* NK65 [J]. Biochemical Pharmacology, 1999, 58（10）: 1593-1601.

[4] 杜鋆淦, 徐明, 朱少平, 等. 常山酮对大鼠心脏移植急性排斥反应的抑制作用 [J]. 武汉大学学报（医学版）, 2015, 36（2）: 204-208.

[5] 胡玲, 刘莉. 常山酮对树突状细胞成熟的影响及其在大鼠同种异体心脏移植免疫耐受中的作用 [J]. 中国生化药物杂志, 2014, 34（7）: 40-42, 45.

[6] 王鹏, 巩琳琳, 王帅, 等. 常山酮防治放射性肺损伤及其机制的研究 [J]. 中国肿瘤临床, 2015, 42（6）: 323-328.

[7] 张恒术, 薛斌, 黄崇本. 常山酮对人瘢痕成纤维细胞 I 型胶原合成的影响 [J]. 中国组织工程研究, 2005, 9（22）: 134-135.

[8] Kim Y H, Ko W S, Ha M S, et al. The production of nitric oxide and TNF-alpha in peritoneal macrophages is inhibited by *Dichroa febrifuga* Lour. [J]. Journal of Ethnopharmacology, 2000, 69（1）: 35-43.

[9] Sun Y P, Park G Y, Ko W S, et al. *Dichroa febrifuga* Lour. inhibits the production of IL-1β and IL-6 through blocking NF-κB, MAPK and Akt activation in macrophages [J]. Journal of Ethnopharmacology, 2009, 125（2）: 246-251.

[10] 王丹丹, 宋宁宁, 亢春彦, 等. 常山酮抑制乳腺癌脑转移的作用研究 [J]. 中国实用神经疾病杂志, 2016, 19（15）: 39-40.

[11] 江文德, 张昌绍, 杨藻宸. 常山碱催吐作用的研究-Ⅰ. 常山碱对鸽催吐作用的机制 [J]. 复旦学报（医学版）, 1957, 3: 253-258.

【临床参考文献】

[1] 卢桂华, 王世锴, 郭萍. 中药常山治疗酒精依赖患者 30 例临床研究 [J]. 中医杂志, 2011, 52（8）: 679-682.

[2] 刘永春, 郭永和, 秦剑. 中草药体外抗阴道毛滴虫试验及临床应用研究 [J]. 中国寄生虫病防治杂志, 2001, 14（4）: 42-44.

【附注参考文献】

[1] 张圭玉, 杨晓梅. 常山引起视功能损害 1 例 [J]. 实用眼科杂志, 1989, 7（8）: 61.

6. 绣球属 Hydrangea Linn.

常绿或落叶亚灌木、灌木，少有藤本。单叶对生，边缘有锯齿，有时全缘；无托叶。聚伞花序排成伞形状、伞房状或圆锥状，顶生；苞片早落；花二型，极少一型，不育花存在或缺，具长柄，生于花序外侧，萼片花瓣状，2～5枚，分离；可育花较小，具短柄，生于花序内侧；花瓣4～5枚，分离，镊合状排列；花萼筒状，与子房贴生，顶端4～5裂；雄蕊通常10枚，有时8～25枚，着生于花盘边缘下侧，花丝线形；子房下位或半上位，花柱2～4枚，少有5枚，分离或基部连合。蒴果2～5室，于顶端孔裂，顶端截平或突出于萼筒。种子多数，细小，两端或周边具翅或无翅，种皮膜质，具脉纹。

约73种，分布于亚洲东部至东南部、北美洲东南部至中美洲和南美洲西部。中国46种10变种，分布于除海南、东北、西北的各省区，法定药用植物3种。华东地区法定药用植物1种。

322. 中国绣球（图322）• Hydrangea chinensis Maxim.（Hydrangea umbellata Rehd.）

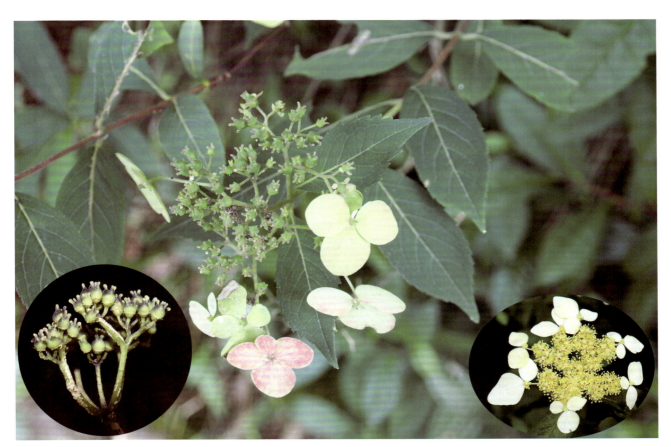

图322 中国绣球　　　　摄影　赵维良等

【别名】伞形绣球。

【形态】灌木，高可达2m。小枝红褐色或褐色，初时被短柔毛，后渐变无毛。单叶对生，纸质，长圆形或狭椭圆形，有时近倒披针形，长6～15cm，宽2～4cm，先端渐尖或短渐尖，基部楔形，边缘近中部以上具齿，两面被疏短柔毛或仅沿脉被毛，下面脉腋间常有簇毛；侧脉6～7对，于下表面稍凸起，小脉稀疏网状，下面较明显；叶柄长0.5～2cm，被短柔毛。伞形状或伞房状聚伞花序顶生，无总梗；不育花萼片3～4枚，果时长1.1～3cm；可育花的萼筒杯状，萼齿披针形或三角状卵形，长0.5～2mm；

花瓣黄色，椭圆形或倒披针形，长 3～3.5mm，先端略尖，基部具短爪；雄蕊 10～11 枚，近等长；子房近半下位，花柱 3～4 枚，直立或稍扩展。蒴果卵球形，约二分之一以上突出于萼筒。种子淡褐色，椭圆形、卵形或近圆形，略扁，无翅，具网状脉纹。花期 5～6 月，果期 9～10 月。

【生境与分布】生于海拔 360～2000m 的山谷溪边疏林或密林，山顶灌丛或草丛中。分布于安徽、浙江、江西、福建，另湖南、广西、台湾均有分布；日本亦有分布。

【药名与部位】甜茶，叶。

【采集加工】夏季采收，搓揉使其"出汗"后，干燥。

【药材性状】呈皱缩扭曲的小团状。叶片黄绿色到暗紫色，长椭圆形或倒卵状披针形；先端渐尖，基部楔形，边缘具细锯齿；两面疏生柔毛，脉上尤密，脉腋有簇毛。质脆易碎。气微，味微甜。

【质量要求】青黑色，形如制成的茶叶，无柄，无杂质。

【药材炮制】甜茶：除去枝梢等杂质，筛去灰屑。酒甜茶：取甜茶饮片，与酒拌匀，稍闷，炒至表面深黄色时，取出，摊凉。

【化学成分】根含生物碱类：4-喹唑酮（4-quinazolone）、常山碱乙（febrifugine）[1,2]、常山碱甲（isofebrifugine）[2]、绣球碱 A（hydrachine A）[1,3] 和（-）-新常山碱［（-）-neodichroine］[3]；香豆素类：伞形花内酯（umbelliferone）、7-甲氧基香豆素（7-methoxycoumarin）、5-羟基香豆素（5-hydroxycoumarin）、对香豆酸甲酯（methyl *p*-coumarate）[1]、茵芋苷（skimmin）、6-羟基香豆素（6-hydroxycoumarin）和伞形花内酯-7-*O*-α-L-吡喃鼠李糖（1→4）-β-D-吡喃葡萄糖苷［umbelliferone-7-*O*-α-L-rhamnopyranosyl（1→4）-β-D-glucopyranoside］[2]；萜类：异山柑子萜醇（isoarborinol）、绣球苷 A（hydrangenoside A）[1]、绣球苷 E（hydrangenoside E）和中华绣球苷 A（hydrachoside A）[3]；酚酸酯类：绣球酚（hydrangenol）、丁香醛（syringaldehyde）、4-羟基-反式肉桂酸甲酯（methyl 4-hydroxy-*trans*-cinnamate）和对羟基苯甲醛（*p*-hydroxybenzaldehyde）[1]；甾体类：β-谷甾醇（β-sitosterol）和 β-谷甾醇-β-D-吡喃葡萄糖苷（β-sitosterol-β-D-glucopyranoside）[1]。

叶含香豆素类：伞形花内酯（umbelliferone）[2]；脂肪酸类：亚油酸（linoleic acid）[2]；甾体类：β-谷甾醇-3-*O*-β-D-（6'-十六酰）-吡喃葡萄糖苷［β-sitosterol-3-*O*-β-D-（6'-hexadecanoyl）-glucopyranoside］和 β-谷甾醇-3-*O*-β-D-葡萄糖苷（β-sitosterol-3-*O*-β-D-glucoside）[2]；糠醛类：5-乙酰氧基甲酯-2-糠醛［5-（acetoxymethyl）-2-furfuraldehyde］、5-羟甲基-2-糠醛［5-（hydroxymethyl）-2-furfuraldehyde］和 5-甲氧基-2-糠醛（5-methoxy-2-furfuraldehyde）[2]；其他尚含：丁基-β-D-呋喃果糖苷（butyl-β-D-fructofuranoside）[2]。

【性味与归经】甘，寒。

【功能与主治】解热截疟。用于疟疾。

【用法与用量】3～9g。

【药用标准】浙江炮规 2015、上海药材 1994 和湖北药材 2009。

【临床参考】1. 肺结核：全株适量，水煎服。

2. 麻疹：根、叶适量，水煎服。（1 方、2 方引自《中国药用植物志》）

【化学参考文献】

[1] Patnam R，Chang F R，Chen C Y，et al. Hydrachine A, a Novel Alkaloid from the Roots of *Hydrangea chinensis*［J］. J Nat Prod，2001，64（7）：948-949.

[2] Khalil A T，Chang F R，Lee Y H，et al. Chemical constituents from the *Hydrangea chinensis*［J］. Arch Pharm Res，2003，26（1）：15-20.

[3] Chang F R，Lee Y H，Yang Y L，et al. Secoiridoid Glycoside and Alkaloid Constituents of *Hydrangea chinensis*［J］. J Nat Prod，2003，66（9）：1245-1248.

四〇 海桐花科 Pittosporaceae

常绿乔木或灌木，偶有刺。叶互生或对生，多为革质，全缘，稀有齿或分裂，无托叶。花单生或排成伞形花序、伞房花序或圆锥花序，有苞片及小苞片；花通常两性，有时杂性，辐射对称，稀为两侧对称；花瓣5枚，分离或连合，白色、黄色、蓝色或红色；萼片5枚，常分离，或略连合；雄蕊5枚，与萼片对生，花丝线形；子房上位，子房柄存在或缺，心皮2～3枚，有时5枚，通常1室或不完全2～5室，倒生胚珠通常多数，侧膜胎座、中轴胎座或基生胎座，花柱短，柱头单一或2～5裂，宿存或脱落。蒴果沿腹缝裂开，或为浆果。种子通常多数，常有黏质或油状物包在外面，种皮薄。

9属，360余种，分布于旧大陆热带和亚热带。中国1属，约46种，分布于华东各省区，法定药用植物1属，5种1变种。华东地区法定药用植物1属，1种。

海桐花科法定药用植物科特征成分鲜有报道。海桐花属含皂苷类、倍半萜类、木脂素类、香豆素类等成分。皂苷类基本骨架多为齐墩果烷型、熊果烷型、羽扇豆烷型，如玉蕊醇 A1（barrigenol A1）、玉蕊皂苷元 C（barringtogenol C）、玉蕊醇 R1（barrigenol R1）等；倍半萜类骨架多为吉马烷型和香木兰烷型，少数为桉烷型，如海桐烷苷 A1、A2（pittosporanoside A1、A2）、海桐花新苷 A、B（pittosporatobiraside A、B）等；木脂素类如丁香脂素双葡萄糖苷（syringaresinol bis-glucoside）、丁香脂素（syringaresinol）等；香豆素类如 6，7- 二甲氧基香豆素（6，7-dimethoxycoumarin）、7- 羟基 -6- 甲氧基香豆素（7-hydroxy-6-methoxycoumarin）等。

1. 海桐花属 Pittosporum Banks

常绿乔木或灌木。叶互生，常簇生于枝顶呈对生或假轮生状，全缘或有波状浅齿或皱折，革质，有时为膜质。花单生或排成伞形、伞房或圆锥花序，生于枝顶或枝顶叶腋，两性，稀为杂性；花瓣5枚，分离或基部合生，常外向反卷；萼片5枚，通常短小而离生；雄蕊5枚，花丝无毛；子房上位，被毛或无毛，常有子房柄，心皮2～3枚，稀为4～5枚，1室或不完全2～5室；胚珠多数；花柱短，柱头单一或2～5裂，常宿存。蒴果椭圆形或圆球形，有时压扁，成熟时2～5瓣裂，果瓣木质或革质，内侧常有横条。种子有黏质或油状物包裹。

约300种，分布于大洋洲、东南亚及亚洲东部的亚热带。中国44种8变种，分布于华东各省区，法定药用植物5种1变种。华东地区法定药用植物1种。

323. 海金子（图 323） • *Pittosporum illicioides* Makino

【别名】崖花海桐、山海桐、崖花子、野柏子、野桂花（浙江），莽草海桐。

【形态】常绿灌木，高达1～5m，嫩枝无毛，老枝有皮孔。叶互生，常簇生于枝顶，3～8片簇生呈假轮生状，薄革质，倒卵状披针形或倒披针形，长5～10cm，宽2.5～4.5cm，先端渐尖，基部窄楔形，常向下延；上表面深绿色，干后仍有光泽，下表面浅绿色，无毛；侧脉6～8对，于下表面稍突起，网脉在下表面明显；叶柄长7～15mm。伞形花序顶生，有花2～12朵，花梗长1～3cm，纤细无毛，常向下弯；苞片细小，早落；花瓣5枚，淡黄色，基部连合；萼片5枚，卵形，长2mm，先端钝，无毛；雄蕊5枚；子房上位，密被短毛。蒴果近圆形，直径9～12mm，有纵沟3条，果瓣薄木质。种子8～15枚，长约3mm，红色。花期4～5月，果期6～10月。

【生境与分布】生于山沟溪边、林下岩石旁或山坡杂木林中。分布于安徽、浙江、福建、江西、江苏，

四〇 海桐花科 Pittosporaceae

另湖南、湖北、陕西、贵州、台湾等地均有分布；日本亦有分布。

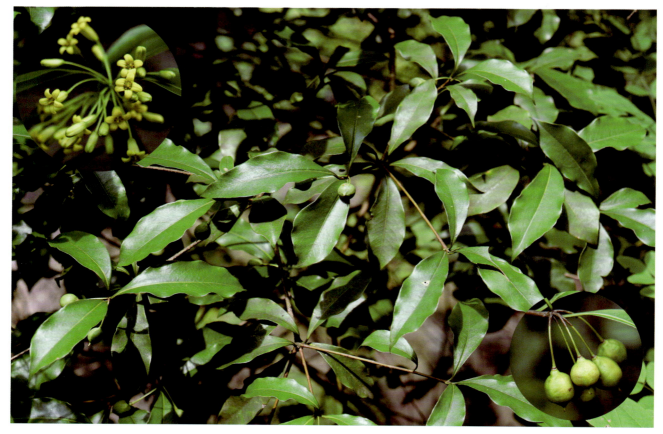

图 323　海金子　　　　　　　　　　　　　　　　　　摄影　李华东

【**药名与部位**】山栀茶（山枝茶），根。山枝仁，种子。

【**采集加工**】山栀茶：全年均可采挖，晒干。或趁鲜切片，晒干。山枝仁：秋后果熟时采收，除去果壳及杂质，干燥。

【**药材性状**】山栀茶：完整者呈圆柱形，有的略扭曲，长 10～20cm，直径 1～3cm（也有更大者）。表面灰黄色至黑褐色，较粗糙。上端可见残留的茎基及侧根痕和椭圆形皮孔，栓皮易脱落。质硬，不易折断，切断面木心常偏向一边，木质部黄白色，可见环纹。韧皮部的色较木质部深，且较易剥离，韧皮部呈棕褐色环状。气微，味苦、涩。

山枝仁：呈颗粒状，为不规则的多面体，棱面大小各不相同，多数不平坦。颗粒大小不一，直径 3～7mm。外皮红褐色或橙红色，带油润光泽。可见残留有黑褐色或灰褐色的小块外皮。光滑。质硬，不易粉碎。微有油香气，味涩，微苦。

【**药材炮制**】山栀茶：除去杂质，未切片者，洗净，润透，切片，干燥。

山枝仁：除去杂质。炒山枝仁：取净山枝仁，炒至有爆裂声，取出，摊凉。

【**化学成分**】根含皂苷类：22-乙酰基-21-（2-乙酸基-2-甲丁酰基）-R_1-巴里精醇［22-acetyl-21-（2-acetoxy-2-methylbutanoyl）-R_1-barrigenol］[1]，3α-羟基-20-去甲异木油树-14（15）-烯-28, 30-二酸［3α-hydroxyl-20-demethylisoaleuritolic-14（15）-en-28, 30-dioic acid］[1]，瓣苞芹皂苷元 4（hacquetiasaponin 4）和 3-氧-20-去甲异木油树-14（15）-烯-28, 30-二酸［3-oxo-20-demethylisoaleuritolic-14（15）-en-28, 30-dioic acid］[2]；木脂素类：丁香脂素双葡萄糖苷（syringaresinol bis-glucoside）[3] 和丁香脂素（syringaresinol）[2]；香豆素类：6, 7-二甲氧基香豆素（6, 7-dimethoxycoumarin）和 7-羟基-6-甲氧基

香豆素（7-hydroxy-6-methoxycoumarin）[2]；酚酸及酯类：丁香酸（syringic acid）[2]和8-O-4/8-O-4-脱氢阿魏酸三聚体（8-O-4/8-O-4-dehydrotriferulic acid）[4]；脂肪酸类：硬脂酸（stearic acid）和4,4-二甲基蒲桃酸（4,4-dimethyl pimelic acid），即4,4-二甲基庚二酸（4,4-dimethyl heptanedioic acid）[2]；蒽醌类：1,3-二羟基蒽醌（1,3-dihydroxyanthraquinone），即异茜草素（xanthopurpurin）、1,3,6-三羟基-2-甲基-9,10-蒽醌（2-methyl-1,3,6-trihydroxy-9,10-anthraquinone）、1,3,6-三羟基-2-甲基-9,10-蒽醌-3-O-α-鼠李糖（1→2）-β-D-葡萄糖苷［2-methyl-1,3,6-trihydroxy-9,10-anthraquinone-3-O-α-rhamnosyl-（1→2）-β-D-glucoside］和1,3,6-三羟基-2-甲基-9,10-蒽醌-3-O-（6′-O-乙酰基）-α-鼠李糖-（1→2）-β-D-葡萄糖苷［2-methyl-1,3,6-trihydroxy-9,10-anthraquinone-3-O-（6′-O-acetyl）-α-rhamnosyl-（1→2）-β-D-glucoside］[4]；挥发油类：顺式马鞭草烯酮（cis-verbenone）、己醛（hexanal）、8-羟基-对聚伞素（8-hydroxy-p-cymene）、(-)-反式松香芹醇［trans-(-)-pinocarveol］和异龙脑（isoborneol）等[6]；甾体类：豆甾醇（stigmasterol）[4]；酚类：大叶茜草素（mollugin）[4]；其他尚含：浙贝素（zhebeiresinol）[2]和（S）-3-乙基-4,7-二甲氧基苯酞［（S）-3-ethyl-4,7-dimethoxyphthalide］[5]。

【药理作用】1.杀精 皂苷提取物在体外对人精子有杀伤作用，在体内对豚鼠附睾尾囊有较强的杀精作用[1]。2.抗抑郁 根水提物和醇提物的高、低剂量组以及醇提物的正丁醇萃取部位的高剂量组和乙酸乙酯萃取部位的高、低剂量组均能不同程度地缩短小鼠强迫游泳和小鼠悬尾实验的不动时间，其活性成分主要分布在正丁醇和乙酸乙酯部位[2,3]。

毒性 其提取物灌胃给药，小鼠的LD_{50}为370±14mg/kg；腹腔注射给药，小鼠的半数致死剂量（LD_{50}）为（17±1.4）mg/kg[1]。

【性味与归经】山栀茶：苦，涩，平。归肺、脾、大肠经。山枝仁：苦，寒。归肺、脾、大肠经。

【功能与主治】山栀茶：镇静，安神，补虚弱，降血压。用于神经衰弱，失眠多梦，体虚遗精，高血压。山枝仁：清热利湿，生津止渴，收敛止泻。用于虚热心烦，口渴咽痛，大便下痢后重，体倦乏力。

【用法与用量】山栀茶：10～20g。山枝仁：5～10g。

【药用标准】山栀茶：药典1977和贵州药材2003。山枝仁：四川药材1987和贵州药材2003。

【临床参考】1.蕲蛇咬伤：根50g，水煎服；另取鲜根或叶捣烂外敷伤处。

2.指头炎：鲜叶捣烂敷患处。

3.骨折：手术复位后，取鲜根捣烂，外敷伤处，外加包扎固定。（1方至3方引自《浙江民间常用草药》）

【化学参考文献】

[1] 肖炳坤，王伟兰，黄荣清，等.山栀茶中一个新的三萜类化合物[J].药学学报，2011，46（09）：1101-1103.

[2] Xiao B K, Yang J Y, Liu Y R, et al. Chemical Constituents of *Pittosporum illicioides*[J]. Chem Nat Compd, 2015, 51（6）：1126-1129.

[3] 叶苹，茅青，沈锡定.莽草海桐根中一种木脂素成分的分离鉴定[J].贵阳医学院学报，1994，19（4）：327-329.

[4] 肖炳坤，黄荣清，杨建云，等.山栀茶化学成分研究[J].中草药，2011，42（10）：1948-1951.

[5] Xiao B K, Yang J Y, Liu Y R, et al. A New Phthalide from *Pittosporum illicioides*[J]. Chem Nat Compd, 2015, 51（4）：634-636.

[6] 肖炳坤，杨建云，黄荣清，等.山栀茶挥发油成分的GC-MS分析[J].中药材，2015，38（07）：1436-1438.

【药理参考文献】

[1] 周述芳，钟代华，杨模坤，等.海金子杀精作用的初步研究[J].四川中草药研究，1994，36：41-44.

[2] 左晓娜，肖炳坤，刘妍如，等.山栀茶水提物和醇提物的抗抑郁作用研究[J].时珍国医国药，2013，24（3）：530-531.

[3] 左晓娜，肖炳坤，刘妍如，等.山栀茶抗抑郁活性部位研究[J].军事医学，2013，37（4）：283-285.

四一 金缕梅科 Hamamelidaceae

常绿或落叶乔木和灌木，常具星状毛。单叶互生，全缘或有锯齿，或为掌状分裂；通常有明显的叶柄；托叶线形或为苞片状，早落，少数无托叶。头状花序、穗状花序或总状花序腋生，两性，或单性而雌雄同株，稀雌雄异株，有时杂性；异被，辐射对称，或缺花瓣，少数无花被；萼筒与子房分离或多少合生，萼裂片4～5枚，镊合状或覆瓦状排列；花瓣与萼裂片同数，线形、匙形或鳞片状；雄蕊4～5枚或更多，花药通常2室，直裂或瓣裂，药隔突出；子房半下位或下位，稀上位，2室，顶端离生；花柱2枚。果为蒴果，常室间及室背裂开为4片，外果皮木质或革质，内果皮角质或骨质。种子多数，常为多角形，扁平或有窄翅，或单独而呈椭圆卵形，种脐明显。

27属，140余种，分布于亚洲东部、北美洲及非洲。中国17属，75种16变种，分布于南部各省区，法定药用植物4属，5种。华东地区法定药用植物2属，2种。

金缕梅科法定药用植物科特征成分鲜有报道。枫香树属含黄酮类、皂苷类、酚酸类、鞣质类、挥发油类等成分。黄酮类多为黄酮醇苷，如异槲皮苷（isoquercitrin）、金丝桃苷（hyperoside）、芦丁（rutin）、杨梅苷（myricitrin）等；皂苷类多为五环三萜，基本骨架有齐墩果烷型、熊果烷型、羽扇豆烷型，如路路通酸内酯（liquidambaric lactone）、齐墩果酸（oleanolic acid）等。

檵木属含黄酮类、酚酸类等成分。黄酮类多为黄酮醇，如槲皮素（quercetin）、山奈酚-3-O-β-D-半乳糖苷（kaempferol-3-O-β-D-galactoside）等；酚酸类如没食子酸（gallic acid）等。

1. 枫香树属 *Liquidambar* Linn.

落叶高大乔木。单叶互生，有长柄，叶片掌状分裂，具掌状脉，边缘有锯齿，托叶线形，早落。花单性，雌雄同株，无花瓣；雄花多数，排成头状或穗状花序，再排成总状花序；每一雄花头状花序有苞片4枚，无萼片；雄蕊多而密集，花丝与花药等长。雌花多数，聚生在圆球形头状花序上，有苞片1枚；萼筒与子房合生，萼裂片针状，宿存，有时缺；子房半下位，2室，藏在头状花序轴内，花柱2枚，柱头线形，有多数细小乳头状突起。果序圆球形，有蒴果多数，木质，室间裂开为2片，果皮薄，有宿存花柱或萼齿。种子多数，在胎座最下部的数个完全发育，有窄翅。

5种，分布于亚洲及北美洲。中国2种1变种，分布于安徽、浙江、江西、江苏、福建，另广东、贵州、海南、四川、湖北、台湾均有分布，法定药用植物1种。华东地区法定药用植物1种。

324. 枫香树（图324）• *Liquidambar formosana* Hance

【别名】枫树（通称），九空子、六六通（江苏），枫香，枫实。

【形态】落叶大乔木，高达40m，胸径最大可达1m以上，树皮灰褐色，方块状剥落；小枝干后灰色，被柔毛，略有皮孔。叶纸质，阔卵形，掌状3裂，中央裂片较长，先端尾状渐尖；两侧裂片平展；基部心形；上表面绿色，干后灰绿色；下表面有短柔毛，或变秃净仅在脉腋间有毛；掌状脉3～5，在上下两面均显著，网脉明显可见；边缘有锯齿，齿尖有腺状突；叶柄长达11cm，常有短柔毛；托叶线形，离生或略与叶柄合生，红褐色，被毛，早落。雌性头状花序有花24～43朵，花序柄长3～6cm；萼齿4～7个，针形；子房下半部藏在头状花序轴内，上半部离生，有柔毛，花柱长6～10mm，先端常卷曲。头状果序圆球形，木质，直径3～4cm，蒴果下半部藏于花序轴内，有宿存花柱及针刺状萼齿。种子多数，褐色，多角形或有窄翅。花期4～5月，果期10月。

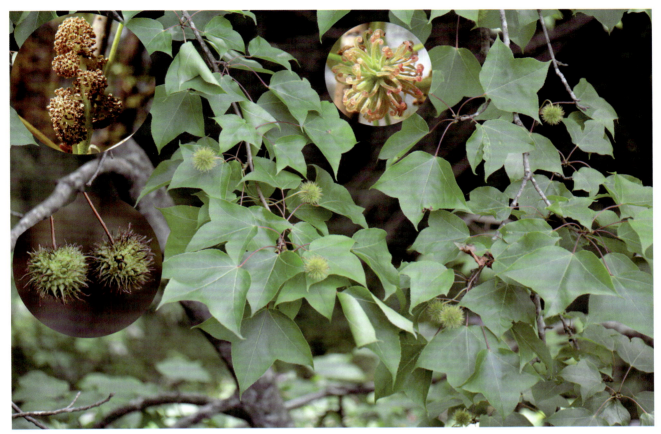

图 324　枫香树　　　　摄影　郭增喜等

【生境与分布】生于平地，村落附近，及低山的次生林。分布于安徽、浙江、江西、江苏、福建，另广东、贵州、海南、四川、湖北、台湾均有分布；韩国、老挝、越南亦有分布。

【药名与部位】路路通，果序。枫香树叶，叶。枫香脂（白云香），树脂。

【采集加工】路路通：冬季果实成熟后采收，除去杂质，干燥。枫香树叶：夏季采收，洗净，晒干或鲜用。枫香脂 7、8 月间割裂树干，使树脂流出，10 月至次年 4 月采收，阴干。

【药材性状】路路通：为聚花果，由多数小蒴果集合而成，呈球形，直径 2～3cm。基部有总果梗痕。表面灰棕色或棕褐色，有多数尖刺和喙状小钝刺，长 0.5～1mm，常折断，小蒴果顶部开裂，呈蜂窝状小孔。体轻，质硬，不易破开。气微，味淡。

枫香树叶：多皱缩卷曲，有的破碎。完整叶片展开后呈心形，长 6～12cm，宽 8～15cm，常 3 裂，有的掌状 5 裂，裂片卵三角形或卵形，先端长，渐尖，基部心形或截形，边缘有细锯齿，表面灰褐色；叶柄长 3～7cm。叶片纸质。气微，味淡。

枫香脂：呈不规则块状，淡黄色至黄棕色，半透明或不透明。质脆，断面具光泽。气香，味淡。

【质量要求】路路通：无梗及泥杂。枫香脂：色黄亮，无杂。

【药材炮制】炒路路通：取路路通饮片，炒至表面微具焦斑时，取出，摊凉。去刺，筛净。

枫香脂：除去杂质。用时捣碎。

【化学成分】根含皂苷类：3-氧-11α,12α-环氧-齐墩果烷-28,13β-内酯（3-oxo-11α,12α-epoxy-oleanan-28,13β-olide）、3-氧-12α-羟基-齐墩果烷-28,13β-内酯（3-oxo-12α-hydroxy-oleanan-28,13β-olide）、3β,6β-二羟基羽扇-20（29）-烯-28-羧酸-β-吡喃葡萄糖酯［3β,6β-dihydroxylup-20（29）-en-28-oic acid β-glucopyranosyl ester］、2α-乙酸基-3β,6β-二羟基羽扇-20（29）-烯-28-羧酸-β-吡喃葡萄糖酯［2α-acetoxyl-3β,6β-dihydroxylup-20（29）-en-28-oic acid β-glucopyranosyl ester］、齐墩果酸（oleanonic acid）、常春藤皂苷元-28-O-β-D-吡喃葡萄糖苷（hederagenin-28-O-β-D-glucopyranoside）、（2α, 3β, 4α）-23-乙酰氧基-2, 3-二羟基-齐墩果烷-12-烯-28-羧酸 β-D-吡喃葡萄糖酯［（2α, 3β, 4α）-23-（acetyloxy）-2, 3-dihydroxy-olean-12-en-28-oic acid β-D-glucopyranosyl ester］、阿琼苷 II（arjunglucoside II）、扇苷 I（quadranoside I）、阿江榄仁酸（arjunic acid）和 β-香树脂醇（β-amyrin）[1]；酚酸及其衍生物类：没食子酸（gallic acid）、（+）-没食子儿茶素［（+）-gallocatechin］、3, 4, 5-三甲氧苯基-（6'-O-没食子酰基）-O-β-D-吡喃葡萄糖苷［3, 4, 5-trimethoxyphenyl-（6'-O-galloyl）-O-β-D-glucopyranoside］和 3, 3'-二-O-鞣花酸甲酯-4'-O-β-D-吡喃木糖苷（3, 3'-di-O-methyl ellagate-4'-O-β-D-xylopyranoside）[1]；黄酮类：（+）-儿茶素［（+）-catechin］[1]；甾体类：豆甾-4-烯-3-酮（stigmast-4-en-3-one）、β-谷甾醇（β-sitosterol）、β-谷甾醇葡萄糖苷（β-sitosterol glucoside）和（24R）-3β-羟基-24-乙基胆甾-5-烯酮［（24R）-3β-hydroxy-24-ethylcholest-5-en-one］[1]；苯苷类：2, 4, 6-三甲氧基苯酚-1-O-β-D-吡喃葡萄糖苷（2, 4, 6-trimethoxyphenol-1-O-β-D-glucopyranoside）和 3, 4, 5-三甲氧苯基-6-O-丁香酰基-β-D-吡喃葡萄糖苷（3, 4, 5-trimethoxyphenyl-6-O-syringoyl-β-D-glucopyranoside）[1]。

叶含木脂素类：（+）-南烛木树脂酚-3α-O-β-D-吡喃葡萄糖苷［（+）-lyoniresinol-3α-O-β-D-glucopyranoside］、（6R, 7S, 8S）-7α-［β-吡喃葡萄糖基）氧代］南烛木树脂酚｛（6R, 7S, 8S）-7α-［β-glucopyranosyl）oxy］lyoniresinol｝、（+）-5'-甲氧基异落叶松脂素-3α-O-β-D-吡喃葡萄糖苷［（+）-5'-methoxyisolariciresinol-3α-O-β-D-glucopyranoside］和（-）-异落叶松脂素-3α-O-β-D-吡喃葡萄糖苷［（-）-isolariciresinol-3α-O-β-D-glucopyranoside］[2]；黄酮类：山柰酚-4'-O-β-D-葡萄糖苷（kaempferol-4'-O-β-D-glucopyranoside）、山柰酚-4'-O-α-L-鼠李糖（1→6）-β-D-吡喃葡萄糖苷［kaempferol-4'-O-α-L-rhamnopyranosyl（1→6）-β-D-glucopyranoside］、山柰酚-3-O-（6"-没食子酰基）-β-D-吡喃半乳糖苷［kaempferol-3-O-（6"-galloyl）-β-D-galactopyranoside］和槲皮素-3-O-β-D-（6"-没食子酰基）-β-D-吡喃半乳糖苷［quercetin-3-O-β-D-（6"-galloyl）-β-D-galactopyranoside］[2]；萜类：（3S, 5R, 6R, 7E, 9S）-大柱香波龙烷-7-烯-3, 5, 6, 9-四醇［（3S, 5R, 6R, 7E, 9S）-megastigman-7-en-3, 5, 6, 9-tetrol］[2]。

果实含皂苷类：3α-乙酰氧基-25-羟基-12-烯-28-齐墩果酸（3α-acetoxyl-25-hydroxy-olean-12-en-28-oic acid）[3]、齐墩果酸（oleanolic acid）、熊果酸（ursolic acid）[3,5]、路路通酮 A，即 11α-甲氧基-28-去甲-β-香树酯酮（11α-methoxyl-28-nor-β-amyrenone）、28-去甲-β-香树酯酮（28-nor-β-amyrenone）、3-氧-12α-羟基-齐墩果烷-28, 13β-内酯（3-oxo-12α-hydroxy-oleanan-28, 13β-olide）、3α-乙酰氧基-25-羟基-12-烯-28-齐墩果酸（3α-acetoxyl-25-hydroxy-olean-12-en-28-oic acid）、古柯二醇（erythodiol）[4]、桦木酮酸，即路路通酸（betulonic acid）[3,4]、3-氧-11α, 12α-环氧-齐墩果烷-28, 13β-内酯（3-oxo-11α, 12α-epoxy-oleanan-28, 13β-olide）、3-氧-12α-羟基-齐墩果烷-28, 13β-内酯（3-oxo-12α-hydroxy-oleanan-28, 13β-olide）和 3α-乙酰氧基-25-羟基-28-齐墩果酸（3α-acetoxyl-25-hydroxy-olean-12-en-28-oic acid）[5]、马缨丹酸（lantanolic acid）[6]；甾体类：β-谷甾醇（β-sitosterol）[3]和胡萝卜苷（daucosterol）[5]；酚酸类：苏合香素（styracin）[4]和没食子酸（gallic acid）[5]；烷烃类：二十九烷（nonacosane）[3]、正二十九烷（n-nonacosane）[5]；脂肪酸类：正三十烷酸（n-triacontanoic acid）[5]。

树脂含萜类：枫香树内酯 A（liquidambolide A）和枫香树二酸 A、B（liquiditerpenoic acids A、B）[7]；挥发油类：松油醇（terpinol）、长叶烯（longifolene）和（+）-环蒜头烯［（+）-cyclosativene］等[8]。

【药理作用】1. 抗氧化　叶不同提取物对 1, 1-二苯基-2-三硝基苯肼（DPPH）、2, 2'-联氮-二（3-乙基-苯并噻唑-6-磺酸）二铵盐自由基（ABTS）均有较强的清除作用，抗氧化作用均优于丁羟甲苯，不同提取物抗氧化能力依次为乙醇提取物＞水提物＞丙酮提取物，其抗氧化能力与总酚和总黄酮的含量呈正相关[1]。2. 免疫抑制　果实甲醇提取物对 T-细胞核因子（NFAT）有强的抑制作用，其乙酸乙酯萃取部位为活性部位；分离得到的齐墩果烷型三萜类化合物 3α-乙酰氧基-25-羟基-齐墩果烷-12-烯-28-羧酸 3α-acetoxy-25-hydroxy-olean-12-en-28-oic acid 和马缨丹酸（lantanolic acid）为活性成分[2]。3. 抗炎镇痛　成熟果序水提物能明显对抗酵母诱发大鼠的足跖肿胀，其中的有效成分路路通酸（betulonic acid）

能明显抑制角叉菜胶所致小鼠的足跖肿胀、醋酸所致小鼠腹腔毛细血管通透性增加，并减少醋酸所致小鼠的扭体次数，但对伴刀豆球蛋白（Con A）诱导的正常小鼠和内毒素血症小鼠脾淋巴细胞增殖未显示出明显的抑制作用[3]。4.抗肿瘤　路路通酸对人乳腺癌 MCF-7 细胞和人宫颈癌 C-33A 细胞的增殖具有较强的抑制作用，其机制与细胞周期阻滞和诱导细胞凋亡有关[4]。5.抗菌　成熟果序中的挥发油对枯草杆菌、金黄色葡萄球菌、黄曲霉、青霉、大肠杆菌的生长均有一定抑制作用，其中对枯草杆菌的抑制作用最强，对大肠杆菌的抑制作用较弱[5]。

【性味与归经】路路通：苦，平。归肝、肾经。枫香树叶：辛、苦，平。归脾、肾、肝经。枫香脂：辛、微苦，平。入肺、脾经。

【功能与主治】路路通：祛风活络，利水通经。用于关节痹痛，麻木拘挛，水肿胀满，乳少经闭。枫香树叶：祛风除湿，行气止痛，解毒。用于急性肠炎，痢疾，产后风，小儿脐风，痈肿发背。枫香脂：活血，止痛，解毒，生肌，凉血。用于跌扑损伤，痈疽肿痛，吐血，衄血，外伤出血。

【用法与用量】路路通：5～9g。枫香树叶：15～30g，外用捣敷鲜品或煎水洗。枫香脂：1.5～3g，宜入丸、散服；外用适量。

【药用标准】路路通：药典1963～2015、浙江炮规2015、新疆药品1980二册和台湾2004。枫香树叶：江西药材1996。枫香脂：药典1977～2015、新疆药品1980二册、内蒙古蒙药1986和台湾1985二册。

【临床参考】1.毛囊炎：枫脂（枫树干上砍口后溢出白色腺脂），加松香（松木油脂）等分，共研细末，用凡士林调成软膏外用，每日1换[1]。

2.痢疾、肠炎、腹泻：叶30g，加鲜辣蓼叶15g，共捣烂绞汁服。

3.中暑：叶15g，加野木瓜15g，水煎服。（2方、3方引自《福建药物志》）

4.风湿关节痛：根30～60g，水煎服。（《湖南药物志》）

【附注】枫香一名始见于《尔雅》。《南方草木状》云："其子大如鸭卵；二月花发，乃连著实，八、九月熟。暴干可烧，惟九真郡有之。"唐《新修本草》首载枫香脂，谓："所在大山皆有。树高大，叶三角，商洛之间多有。五月斫树为坎，十一月采脂。"《本草纲目》收枫香脂于木部香木类，云："枫木枝干修耸，大者连数围。其木甚坚，有赤有白，白者细腻。其实成球，有柔刺。"据所述形态，均与本种一致。

本种树根及根皮民间亦药用。

【化学参考文献】

[1] Yu J, Liu S S, Xuan L J. Two new lupene-type triterpenoids from the roots of *Liquidambar formosana*[J]. Nat Prod Res，2012，26（7）：630-636.

[2] 袁惠，付辉政，钟瑞建，等.枫香树叶的化学成分[J].中国实验方剂学杂志，2014，20（13）：102-106.

[3] Li C, Sun Y F, Sun Y R. A New Triterpene from the fruits of *Liquidambar formosana* Hance-Lulutong[J]. J Chin Pharm Sci，2002，11（2）：1-4.

[4] 商洪杰，王文静，李丹毅，等.路路通中1个新的三萜类化合物[J].中草药，2014，45（9）：1207-1210.

[5] 李春，孙玉茹，孙有富.中药路路通化学成分的研究[J].药学学报，2002，37（4）：263-266.

[6] Dat N T, Lee I S, Cai X F, et al.Oleanane triterpenoids with inhibitory activity against NFAT transcription factor from *Liquidambar formosana*[J].Biol Pharm Bull，2004，27（3）：426-428.

[7] Shang H J, Li D Y, Wang W J, et al. Three new diterpenoids from the resin of *Liquidambar formosana*[J]. Nat Prod Res，2014，28（1）：1-6.

[8] 席亚男，王英锋，郭雪清，等.枫香脂挥发性成分HS和SPME进样方式的GC-MS分析[J].首都师范大学学报（自然科学版），2010，31（1）：36-38.

【药理参考文献】

[1] Wang K, Pan Y M, Wang H S, et al.Antioxidant activities of *Liquidambar formosana* Hance leaf extracts.[J].Medicinal Chemistry Research，2010，19（2）：166-176.

[2] Dat N T, Lee I S, Cai X F, et al.Oleanane triterpenoids with inhibitory activity against NFAT transcription factor from

Liquidambar formosana[J]. Biological & Pharmaceutical Bulletin，2004，27（3）：426-428.

［3］刘婷，孙玉茹，秦彩玲，等．路路通酸的抗炎镇痛作用［J］．中国实验方剂学杂志，2006，12（12）：45-47.

［4］穆晓婷，钱平，蒋璐璐，等．路路通酸对乳腺癌 MCF-7 细胞和宫颈癌 C-33A 细胞增殖的影响［J］．实用药物与临床，2017，20（3）：254-257.

［5］刘玉民，刘亚敏，李昌晓，等．路路通挥发油化学成分与抑菌活性研究［J］．食品科学，2010，31（7）：90-93.

【临床参考文献】

［1］上官钧．枫香脂膏能治毛囊炎［J］．新中医，1991，23（11）：56.

2. 檵木属 *Loropetalum* R. Br.

常绿或半落叶灌木至小乔木，小枝有星状毛。叶互生，革质，卵形，全缘，基部稍偏斜，有短柄，托叶膜质，早落。花 4～8 朵排成顶生的头状花序，两性，4 数；花瓣带状，在花芽时向内卷曲；萼筒倒锥形，与子房合生，外侧被星状毛，萼齿卵形，脱落；雄蕊周位着生，花丝极短，花药有 4 个花粉囊，瓣裂，药隔突出；退化雄蕊鳞片状，与雄蕊互生；子房半下位，2 室，被星状毛，花柱 2 枚；胚珠每室 1 个，垂生。蒴果木质，卵形，被星状毛，上半部 2 片裂开，每片 2 浅裂，下半部被宿存萼筒所包裹，并完全合生，果梗极短或不存在。种子 1 个，长卵形，黑色，有光泽。

4 种 1 变种，分布于亚洲东部的亚热带地区。中国 3 种 1 变种，分布于安徽、浙江、江西、江苏、福建，另广东、广西、贵州、云南、四川、湖北、湖南均有分布，法定药用植物 1 种。华东地区法定药用植物 1 种。

檵木属与枫香树属的区别点：檵木属叶片全缘，具羽状脉。枫香树属叶片掌状分裂，具掌状脉。

325. 檵木（图 325）• *Loropetalum chinense*（R. Br.）Oliver

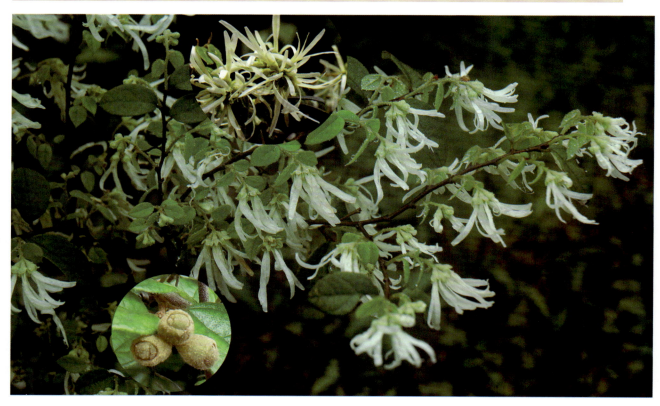

图 325 檵木　　　　　　　　　　　　　　　　　　　摄影　徐克学等

【别名】檵柴(江西南昌),清明花、铁沙梨、铁紫、米碎柴(福建)。

【形态】灌木,有时为小乔木,高可达12m,小枝有星状毛。叶革质,卵形,长2~5cm,宽1.5~2.5cm,先端渐尖,基部钝,稍偏斜;上表面略有粗毛或无,干后暗绿色,无光泽,下表面密被星状毛,稍带灰白色,侧脉约5对,于下表面突起,全缘;叶柄长2~5mm,有星状毛;托叶膜质,三角状披针形,早落。花3~8朵簇生,有短梗,白色,先叶开放,或与嫩叶同时开放,花序柄长约1cm,被毛;苞片线形,长3mm;花瓣4枚,带状,长1~2cm,先端圆或钝;萼筒杯状,被星状毛,萼齿卵形,长约2mm,花后脱落;雄蕊4枚,花丝极短,药隔突出呈角状;退化雄蕊4枚,鳞片状,与雄蕊互生;子房完全下位,被星状毛;花柱极短,长约1mm。蒴果卵圆形,长约1cm,先端圆,被褐色星状毛。种子卵圆形,长4~5mm,黑色,发亮。花期3~5月,果期8~9月。

【生境与分布】生于向阳的丘陵及山地,亦常出现在杉林下。分布于安徽、浙江、江西、江苏、福建,另广东、广西、贵州、云南、四川、湖北、湖南均有分布;日本、印度亦有分布。

【药名与部位】坚七扭,根。檵木叶,叶。

【采集加工】坚七扭:全年均可采挖,除去泥沙,干燥。檵木叶:夏、秋二季枝叶茂盛时采收,干燥。

【药材性状】坚七扭:根呈圆柱形,外皮灰褐色或黑褐色,具浅纵纹,有的可见须状侧根,栓皮易呈片状剥落而露出棕红色的韧皮部。切面韧皮部薄,棕红色;木质部灰黄色或棕红色,强纤维性。体重,质坚硬,不易折断。气微,味淡、微苦涩。

檵木叶:呈椭圆形或卵形,长1.5~3cm,宽1~2.5cm。先端锐尖,基部稍偏斜,全缘或有细锯齿。上表面灰绿色或浅棕褐色,下表面色较浅,两面疏生短茸毛。叶柄被棕色茸毛。气微,味涩、微苦。

【药材炮制】坚七扭:除去杂质,洗净,润软,切段或块片,干燥。

【化学成分】茎叶含黄酮类:槲皮素-3-O-α-L-吡喃鼠李糖苷(quercetin-3-O-α-L-rhamnopyranoside)、槲皮素-3-O-(6″-O-没食子酰基-β-D-吡喃葡萄糖苷)[quercetin-3-O-(6″-O-galloyl-β-D-glucopyranoside)]、槲皮素(quercetin)、山柰酚-3-O-β-D-吡喃葡萄糖苷(kaempferol-3-O-β-D-glucopyranoside)、杨梅素(myricetin)、杨梅素-3-O-α-L-鼠李糖苷(myricetin-3-O-α-L-rhamnoside)[1],杨梅素-3-O-β-D-葡萄糖苷(myricetin-3-O-β-D-glucoside)[2]和银锻苷(tiliroside)[3];酚酸及酯类:3-O-对香豆酰奎尼酸(3-O-p-coumaroylquinic acid)、5-O-对香豆酰奎尼酸甲酯(methyl 5-O-p-coumaroyl quinate)、没食子酸甲酯(methyl gallate)、绿原酸甲酯(methyl chlorogenate)、对羟基苯甲酸(p-hydroxy-benzoic acid)[1]、绿原酸(chlorogenic acid)[2];酚苷类:红景天苷(salidroside)、2-羟基-5-(3-羟丁基)苯-β-D-吡喃葡萄糖苷[2-hydroxy-5-(3-hydroxybutyl)phenyl-β-D-glucopyranoside][2];木脂素类:落叶松树脂酸(laricinolic acid)、甲基-(7R,8R)-4-羟基-8′,9′-二去甲-4′,7-环氧-8,3′-新木脂素-7′-酯[methyl-(7R,8R)-4-hydroxy-8′,9′-dinor-4′,7-epoxy-8,3′-neolignan-7′-ate][3];甾体类:β-谷甾醇(β-sitosterol)和胡萝卜苷(daucosterol)[4];脂肪酸及酯类:丙三醇1-(14-甲基十五酸酯)[glycerol 1-(14-methyl pentadecanoate)][3]、油酸(oleic acid)、亚油酸(linoleic acid)、棕榈酸(hexadecanoic acid)、硬脂酸(octadecanoic acid)、山嵛酸(docosanoic acid)[5];醇苷类:β-D-吡喃葡萄糖(Z)-3-己烯醇[β-D-glucopranosyl(Z)-3-hexenol]、八角枫苷A(alangionoside A)[2];酮苷类:蛇葡萄紫罗兰酮糖苷(ampelopsisionoside)[2];皂苷类:3β-羟基黏霉-5-烯(3β-hydroxyglutin-5-en)、3α-羟基-黏霉-5-烯(3α-hydroxyglutin-5-en)[4];其他尚含:苯甲基-α-L-吡喃鼠李糖-(1→6)-β-D-吡喃葡萄糖苷[benzyl-α-L-rhamonopyranosyl-(1→6)-β-D-glucopyranoside][2],反式-植醇($trans$-phytol)[3]。

花含挥发油类:十五烷(pentadecane)、二十烷(eicosane)、1-乙氧基丁烷(1-ethoxybutane)、顺式-2,3-二甲基环氧乙烷(cis-2,3-dimethyl oxirane)、乙酸异丙酯(isopropyl ethanoate)、6,10,14-三甲基十五烷酮(6,10,14-trimethyl pentadecanone)、1-鲸蜡醇(1-hexadecanol)和十六烷酸(hexadecanoic acid)[6]。

【药理作用】1.抗菌 叶60%乙醇提取物对金黄色葡萄球菌、大肠杆菌、痢疾杆菌的生长均有较强的抑制作用[1]。2.收敛 粗提物可明显促进皮肤割伤模型大鼠和切除伤模型大鼠的皮肤伤口愈合速度,缩短愈合时间，增加愈合后皮肤抗拉强度，促进伤口处细胞及血管新生[2]。3.止血　枝叶60%乙醇提取物能缩短小鼠的凝血时间和止血时间，其作用的主要成分是酚酸类[3]。4.抗氧化　花75%乙醇提取物在27.84 mg/L浓度时，对1，1-二苯基-2-三硝基苯肼自由基（DPPH）有明显的清除作用，清除率可达50%，且随浓度的增加而清除作用增强[4]。5.抗胃溃疡　花80%乙醇提取物的正丁醇萃取部位对冷水浸拘束法所致胃溃疡模型小鼠和幽门结扎法所致胃溃疡模型大鼠具有明显的治疗作用[5]。

【性味与归经】坚七扭：苦、涩，微温。归肝、肾、大肠经。檵木叶：苦、涩、凉。归肝、胃、大肠经。

【功能与主治】坚七扭：止血。用于痔疮，崩漏。檵木叶：清热解毒，收敛，止血。用于烧、烫伤，外伤出血，吐血，便血，崩漏，腹泻。

【用法与用量】坚七扭：20～50g。檵木叶：15～30g。外用鲜品适量，捣烂敷患处。

【药用标准】坚七扭：浙江炮规2015。檵木叶：药典1977、湖南药材2009和上海药材1994。

【临床参考】1.肺结核咳血、便血、鼻衄：根60g，加盐肤木根、仙鹤草各30g，水煎服。

2.烧伤：花适量，研细粉，用已煮沸过的麻油调敷患处。

3.产后恶露不畅：鲜根125～150g，水煎，2汁合并，冲黄酒500ml、红糖适量，产后第2天起，早、晚饭前各服2、3茶匙。（1方至3方引自《浙江药用植物志》）

【附注】檵花始载于《植物名实图考》，云："檵花一名纸末花，江西、湖南山岗多有之。丛生细茎，叶似榆而小，厚涩无齿。春开细白花，长寸余，如剪素纸，一朵数十条，纷披下垂。"又云："其叶嚼烂，敷刀刺伤，能止血。"即本种。

本种的花民间也作药用。

【化学参考文献】

[1]魏雷，杨郁，任凤霞，等.白花檵木化学成分研究[J].解放军药学学报，2015，31（1）：17-19，23.

[2]杨郁，于能江，张杨，等.檵木叶的化学成分研究[J].中国药学杂志，2015，50（3）：205-208.

[3]王刚，刘劲松，李红艳，等.檵木化学成分研究[J].天然产物研究与开发，2011，23（2）：267-269.

[4]李红艳，刘劲松，王国凯，等.檵木化学成分研究[J].安徽中医学院学报，2010，29（2）：72-73.

[5]唐华，郑强峰，葛刚，等.檵木与红花檵木叶中脂肪酸GC-MS分析[J].中药材，2011，34（10）：1549-1552.

[6]杨鑫宝，赵博，杨秀伟.白花檵木花挥发油成分的GC-MS分析[J].中国现代中药，2010，12（1）：25-26.

【药理参考文献】

[1]卢成英，徐东翔，杜勇，等.檵木叶抑菌活性成分提取分离及活性检测[J].食品科学，2005，26（7）：40-42.

[2]连泽勤，高健，李晓滨，等.白花檵木促大鼠皮肤伤口愈合物质基础初步研究[J].中国中药杂志，2013，38（20）：3566-3570.

[3]张武岗，陈海芳，邵海华，等.白花檵木止血化学成分分析[J].中国实验方剂学杂志，2017，23（5）：47-52.

[4]潘晓军，吕圭源，陈素红，等.白花檵木花黄酮提取及其抗氧化活性的研究[J].中国医药指南，2012，10（26）：75-76.

[5]荆常锋.白檵木花抗实验性胃溃疡活性部位筛选研究[J].浙江中医杂志，2015，50（4）：305-306.

四二　杜仲科 Eucommiaceae

落叶乔木。单叶互生，具羽状脉，边缘有锯齿，具柄，无托叶。花单性，雌雄异株，无花被，先叶开放，或与新叶同时从鳞芽长出。雄花簇生，有短梗和小苞片；雄蕊 5～10 枚，线形，花丝极短，花药 4 室，纵裂。雌花单生于小枝下部，有苞片和短梗，子房 1 室，由 2 枚合生心皮组成，子房柄扁平，顶端 2 裂，柱头位于裂口内侧，先端反折，胚珠 2 枚并立，倒生而下垂。果实周围有长椭圆形的薄革质的翅，先端 2 裂，果皮薄革质，果梗极短。种子 1 枚，垂生于顶端。

1 属，1 种，中国特有。分布几遍及全国，法定药用植物 1 属，1 种。华东地区法定药用植物 1 属，1 种。

杜仲科法定药用植物主要含木脂素类、环烯醚萜类、黄酮类、酚酸类等成分。木脂素类是杜仲中含量最丰富的活性物质，如表松脂酚（epipinoresinol）、丁香树脂酚（syringaresinol）、松脂酚吡喃葡萄糖苷（pinoresinol-O-β-D-glucopyranoside）等；环烯醚萜类如京尼平苷酸（geniposidic acid）、京尼平苷（geniposide）、桃叶珊瑚苷（aucubin）等；黄酮类多为黄酮、黄酮醇，如金丝桃苷（hyperoside）、汉黄芩苷（wogonoside）、山柰酚-3-O-芸香糖苷（kaempferol-3-O-rutinoside）等；酚酸类如绿原酸（chlorogenic acid）、异绿原酸 A（isochlorogenic acid A）等。

1. 杜仲属 *Eucommia* Oliv.

属的特征与科同。

326. 杜仲（图 326）· *Eucommia ulmoides* Oliv.

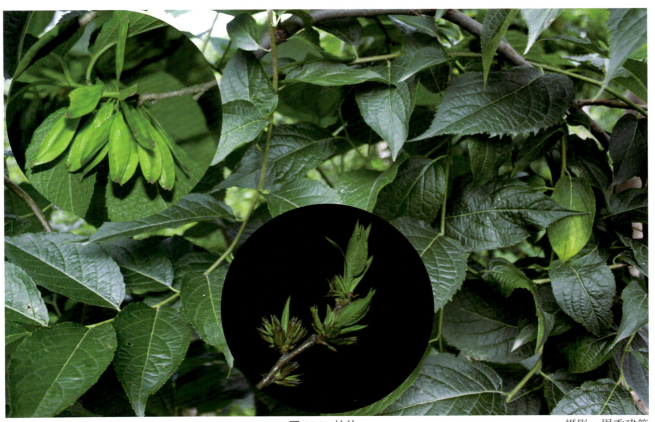

图 326　杜仲　　　　　摄影　周重建等

【别名】阴叶榆（江西九江）。

【形态】落叶乔木，高达 20m，胸径约 50cm。树皮灰褐色略粗糙，内含杜仲胶，树皮与叶折断拉开可见多数细丝，嫩枝有黄褐色毛，后脱落。叶椭圆形、卵形或矩圆形，薄革质，长 6～15cm，宽 3.5～6.5cm，先端渐尖，基部圆形或阔楔形；上表面暗绿色，初时有褐色柔毛，后脱落，下表面淡绿色，初时有褐毛，后仅沿脉被毛；侧脉 6～9 对，于下表面稍突起；边缘有锯齿；叶柄长 1～2cm，被散生长毛。花生于当年枝基部；雄花无花被，花梗长约 3mm，无毛；苞片倒卵状匙形，边缘有睫毛，早落；雄蕊长约 1cm，无毛，花丝极短，无退化雌蕊；雌花单生，花梗长 8mm，苞片倒卵形。翅果扁平，长椭圆形，长 3～3.5cm，先端 2 裂，基部楔形，周围具薄翅；坚果位于中央，稍突起。种子扁平，线形，长约 1.5cm，两端圆形。花期 3～4 月，果期 10 月。

【生境与分布】生于海拔 300～500m 的低山，谷地或低坡的疏林。分布于山东、浙江，另陕西、甘肃、河南、贵州、云南、四川、湖北均有分布，全国大部分地区均有栽培。

【药名与部位】杜仲叶，叶。杜仲，树皮。

【采集加工】杜仲叶：夏、秋二季枝叶茂盛时采收，晒干或低温烘干。杜仲：4～6 月剥取，刮去粗皮，堆置"发汗"至内皮呈紫褐色，晒干。

【药材性状】杜仲叶：多破碎，完整叶片展平后呈椭圆形或卵形，长 7～15cm，宽 3.5～7cm。表面黄绿色或黄褐色，微有光泽，先端渐尖，基部圆形或广楔形，边缘有锯齿，具短叶柄。质脆，搓之易碎，折断面有少量银白色橡胶丝相连。气微，味微苦。

杜仲：呈板片状或两边稍向内卷，大小不一，厚 3～7mm。外表面淡棕色或灰褐色，有明显的皱纹或纵裂槽纹，有的树皮较薄，未去粗皮，可见明显的皮孔；内表面暗紫色，光滑。质脆，易折断，断面有细密、银白色、富弹性的橡胶丝相连。气微，味稍苦。

【质量要求】杜仲叶：色绿，无枯叶。杜仲：皮细肉厚，无霉。

【药材炮制】炒杜仲叶：取杜仲叶饮片，搓揉成团。与盐水拌匀，稍闷，炒至表面焦褐色时，取出，摊凉。

杜仲：刮去残留粗皮，洗净，切块或丝，干燥。盐杜仲：取杜仲块或丝，与盐水拌匀，稍闷，炒至断丝、表面焦黑色。

【化学成分】叶含木脂素类：（+）- 丁香脂素［（+）-syringaresinol］、（-）- 丁香脂素 -4-O-β-D-吡喃葡萄糖苷［（-）-syringaresinol-4-O-β-D-glucopyranoside］、（+）- 丁香脂素 -4-O-β-D- 吡喃葡萄糖苷［（+）-syringaresinol-4-O-β-D-glucopyranoside］、松脂素（pinoresinol）、松脂素 -4-O-β-D- 吡喃葡萄糖苷（pinoresinol-4-O-β-D-glucopyranoside）、（+）- 中脂素 -4-O-β-D- 吡喃葡糖糖苷［（+）-medioresinol-4-O-β-D-glucopyranoside］、8- 羟基 - 中脂素（8-hydroxy-medioresinol）、8- 甲氧基 - 中脂素（8-methoxy-medioresinol）、橄榄素（olivil）、二氢脱氢二松柏醇（dihydrodehydroconiferylalcohol）[1]，牛蒡子苷（arctiin）、表松脂素（epipinoresinol）、二羟基脱氢二松柏醇（dihydroxydehydroconiferylalcohol）[2] 和 8'- 甲氧基 - 橄榄素（8'-methoxy-olivil）[3]；酚酸及酯类：对香豆酸（p-coumaric acid）、咖啡酸乙酯（ethyl caffeate）、绿原酸（chlorogenic acid）[4]，咖啡酸（caffeic acid）、绿原酸甲酯（methyl chlorogenate）[3]，4- 羟基肉桂酸（4-hydroxycinnamic acid）[5] 和邻苯二甲酸二异丁酯（diisobutyl phthalate）[6]；苯丙素类：紫丁香苷（syringin）、愈创木基丙三醇（guaiacylglycerol）、5- 甲氧基 - 愈创木基丙三醇（5-methoxy-guaiacylglycerol）、5, 9- 二甲氧基 - 愈创木基丙三醇（5, 9-dimethoxy-guaiacylglycerol）、9- 正丁基 - 愈创木基丙三醇（9-n-butyl-guaiacylglycerol）和 9- 正丁基 - 异愈创木基丙三醇（9-n-butyl-isoguaiacylglycerol）[3]；黄酮类：槲皮素（quercetin）、芦丁（rutin）、金丝桃苷（hyperin）、槲皮苷（quercitrin）、异槲皮苷（isoquercitrin）、山柰酚 -3-O- 桑布双糖苷（kaempferol-3-O-sambubioside）、槲皮素 -3-O- 桑布双糖苷（quercetin-3-O-sambubioside）、槲皮素 -3-O-α-L- 吡喃阿拉伯糖基 -（1→2）-β-D- 吡喃葡萄糖苷［quercetin-3-O-α-L-arabinopyranosyl-（1→2）-β-D-glucopyranoside］[7]，山柰酚 -3-O-β-D- 葡萄糖苷（kaempferol-3-O-β-D-glucoside）、槲皮素-3-O-β-D-葡萄糖苷（quercetin-3-O-β-D-glucoside）、槲皮素-3-O-β-D-木糖-（1→2）-β-D-葡萄糖苷［quercetin-3-O-β-D-xylosyl-（1→2）-β-D-glucoside］、山奈酚-3-O-α-L-鼠李糖基-（1→6）-β-D-葡萄糖苷［kaempferol-3-O-α-L-rhamnosyl-（1→6）-β-D-glucoside］、（2S, 3S）-花旗松素-3-O-β-D-葡萄糖苷［（2S, 3S）-taxifolin-3-O-β-D-glucoside］[5]，黄芪苷（astragalin）和山奈酚-3-O-芸香苷（kaempferol-3-O-rutinoside）[8]；萜类：角鲨烯（squalene）[5]，车叶草苷（asperuloside）、交让木苷（daphylloside）、鸡屎藤苷甲酯（scandoside methyl ester）、马钱素（loganin）、8-表马钱素（8-epiloganin）、7-表马钱素（7-epiloganin）、去乙酰车叶草苷酸甲酯（methyl deacetylasperulosidate）、京尼平苷（geniposide）、京尼平苷酸（geniposidic acid）[9]和（3S, 5R, 6R, 9S）-四羟基-7-烯-大柱香波龙烷［（3S, 5R, 6R, 9S）-tetrahydroxy-7-en-megastigmane］[6]；皂苷类：熊果酸（ursolic acid）[4]；甾体类：β-谷甾醇（β-sitosterol）[4]；核糖核苷类：尿苷（uridine）[2]；D-核糖-1, 4-内酯（D-ribono-1, 4-lactone）、L-核糖-1, 4-内酯（L-ribono-1, 4-lactone）[6]；醇苷类：4-羟基苯乙醇-8-O-β-D-呋喃芹糖（1→6）-β-D-吡喃葡萄糖苷［4-hydroxyphenylethanol-8-O-β-D-apiofuranosyl-（1→6）-β-D-glucopyranoside］和正丁基-O-β-D-吡喃果糖苷（n-butyl-O-β-D-fructopyranoside）[6]；糖类：α-D-吡喃葡萄糖-（1→1'）-3'-氨基-3'-去氧-β-D-吡喃葡萄糖苷［α-D-glucopyranosyl-（1→1'）-3'-amino-3'-deoxy-β-D-glucopyranoside］、β-D-呋喃果糖-α-D-吡喃半乳糖苷（β-D-fructofuranosyl-α-D-galactopyranoside）[6]。

树皮含木脂素类：环橄榄树脂素（cycloolivil）、（7R, 8S, 8'R）-4, 9, 4', 8'四羟基-3, 3'-二甲氧基-7, 9'-单环氧木脂素［（7R, 8S, 8'R）-4, 9, 4', 8'-tetrahydroxy-3, 3'-dimethyoxyl-7, 9'-monoepoxylignan］、松脂素（pinonesinol）、8-羟基松脂素（8-hydroxypinoresinol）[10]，丁香脂素二-O-β-D-吡喃葡萄糖苷（syringaresinol di-O-β-D-glucopyranoside）、松脂醇-4, 4'-二-O-β-D-吡喃葡萄糖苷（pinoresinol-4, 4'-di-O-β-D-glucopyranoside）和杜仲树脂酚二-O-β-D-吡喃葡萄糖苷（medioresinol di-O-β-D-glucopyranoside）[11]；苯丙素类：C-藜芦酰乙二醇（C-veratroylglycol）、β-羟基-3-甲氧基-4-羟基苯乙酮（β-hydroxy-3-methoxy-4-hydroxyacetophenone），即β-羟基香草酸 丙酮（β-hydroxypropiovanllone）和3-羟基-4-甲氧基桂皮醛（3-hydroxy-4-methoxycinnamaladehyde）[10]；环烯醚萜类：京尼平苷酸（geniposide acid）、京尼平苷（geniposide）和桃叶珊瑚苷（aucubin）[11]；黄酮类：黄芩素（baicalein）、山奈酚（kaempferol）、千层纸素A，即木蝴蝶素A（oroxylin A）、汉黄芩素（wogonin）[12]，表儿茶素（epicatechin）和儿茶素（catechin）[13]；酚酸及其苷类：绿原酸（chlorogenic acid）、咖啡酸（caffeic acid）[13]、原儿茶酸（protocatechuic acid）、香草酸（vanillin acid）[14]和丁香酸葡萄糖苷（glucosyringic acid）[11]；皂苷类：白桦脂醇（betulin）[11]，白桦脂酸（betulinic acid）和熊果酸（ursolic acid）[14]；甾体类：胡萝卜苷（daucosterol）和β-谷甾醇（β-sitosterol）[14]；烯醇类：杜仲丙烯醇（ulmoprenol）和杜仲二醇（eucommidiol）[14]；酚及其苷类：焦棓酸（pyrogallol）、地黄素C（rehmaglutin C）[14]和丁香酚苷（syringin）[11]；其他尚含：乙基β-吡喃葡萄糖苷（ethyl β-glucopyranoside）[11]和正二十八烷酸（n-octacosanoic acid）等[13]。

根含黄酮类：槲皮素3-O-槐糖苷（quercetin 3-O-sophoroside）、7, 4'-二羟基二氢黄酮（7, 4'-dihydroxyflavanone）、原花青素B2（procyanidine B2）和表没食子儿茶素［（-）-epigallocatechin］[15]；香豆素类：4-甲基-7-羟基香豆素（4-methyl-7-hydroxycoumarin），即4-甲基伞形花内酯（4-methylumbelliferone）[15]。

种子含脂肪酸类：豆蔻酸（myristic acid）、棕榈酸（palmitic acid）、硬脂酸（stearic acid）、油酸（oleic acid）、亚油酸（linoleic acid）和α-亚麻酸（α-linolenic acid）[16,17]等；氨基酸：丝氨酸（Ser）、苏氨酸（Thr）、天冬氨酸（Asp）、谷氨酸（Glu）、脯氨酸（Pro）、甘氨酸（Gly）、丙氨酸（Ala）、缬氨酸（Val）、异亮氨酸（Ile）、亮氨酸（Leu）、酪氨酸（Tyr）、苯丙氨酸（Phe）和精氨酸（Arg）[16,17]等。

【药理作用】1. 降血压　树皮提取的木脂素类化合物能降低自发性高血压大鼠的血压，对大鼠体重和心率均无影响，并可抑制去甲肾上腺素引起的内皮完整的离体胸主动脉环的收缩，抑制作用随浓度升高而增强[1]；树皮提取的木质素对自发性高血压大鼠脑卒中症状有改善作用，可降低血压，延长自发性高血压大鼠存活时间，降低死亡率，并可增加体重[2]；树皮水提物以及分离得到的5种化学成分对大鼠离体血管均有不同程度的舒张作用[3]；叶提取得到的绿原酸在 20mg/kg 剂量下对自发性高血压大鼠具有良好且稳定的降血压作用[4]。**2. 降血糖** 叶 50% 乙醇提取物可明显降低链脲佐菌素所致糖尿病模型小鼠的血糖，有明显抑制血糖升高的作用[5]；叶乙醇提取物可通过抑制二糖酶（麦芽糖酶、蔗糖酶）的活性，抑制葡萄糖的生成，并通过抑制葡萄糖的吸收降低血糖[6]；树皮中的多糖可明显降低四氧嘧啶所致糖尿病小鼠的血糖，升高胸腺和脾脏指数，升高超氧化物歧化酶（SOD）、一氧化氮合酶（NOS）的活性，降低丙二醛（MDA）和一氧化氮（NO）的含量[7]。**3. 降血脂** 所含的绿原酸（chlorogenic acid）可明显降低高脂高胆固醇所致高血脂模型小鼠血清中的总胆固醇（T.CHO）、甘油三酯（TG）、低密度脂蛋白胆固醇（LDLC）含量、动脉硬化指数和冠心指数、肝脏的总胆固醇、甘油三酯含量，并可降低血清和肝脏中丙二醛（MDA）的含量，增加抗氧化酶作用[8]；种子提取得到的油状物能明显降低实验性高脂血症小鼠血清中的总胆固醇、甘油三酯、低密度脂蛋白胆固醇含量，升高高密度脂蛋白胆固醇（HDLC）含量，并能明显减轻肝组织脂肪变性程度[9]。**4. 抗骨质疏松** 种子中分离得到的总苷可减轻醋酸泼尼松所致糖皮质激素骨质疏松模型小鼠的体重，并能非常明显增加股骨骨折应力和压碎力[10]；树皮水煎液可促进胫骨骨折大耳白兔的骨折断端矿物质的沉积，促进创伤性骨折的愈合[11]；树皮水提物和醇提物有促进骨髓基质细胞（BMSCs）的增殖和成骨分化的作用[12]；树皮水提物可促进大鼠成骨肉瘤 UMR106 细胞的增殖[13]。**5. 抗氧化** 种子经超临界萃取亚麻酸后的种粕可提高 D-半乳糖所致的亚急性衰老模型小鼠血清、肝脏组织与脑组织中的超氧化物歧化酶（SOD）、过氧化氢酶（CAT）的活性，降低血清、肝脏与脑组织中的丙二醛含量[14]；种子中提取的油状物可明显清除超氧阴离子自由基（$O_2^-\cdot$）和羟自由基（$OH\cdot$），并可抑制小鼠肝组织中丙二醛的含量,减少红细胞氧化溶血和肝组织自发性脂质过氧化,且呈量效关系[15]。**6. 护肝** 叶浸提物能明显降低重离子束辐照所致小鼠肺和肝组织中的超氧化物歧化酶和提高丙二醛含量，同时还能明显降低辐照小鼠肺和肝组织细胞的拖尾率、拖尾长度和细胞凋亡率，且呈剂量效应关系，说明叶浸提物能明显减轻肝肺细胞 DNA 损伤和凋亡[16]；种粕可明显降低四氯化碳所致肝损伤小鼠血清中的谷丙转氨酶（ALT）、天冬氨酸氨基转移酶（AST）和丙二醛（MDA）含量，升高肝组织中的超氧化物歧化酶（SOD）和谷胱甘肽过氧化物酶（GSH-Px）的活性，减轻小鼠肝细胞水肿程度及炎细胞浸润程度[17]；树皮醇提物和水提物能明显降低介苗-脂多糖所致肝损伤小鼠的肝脾指数和血清中谷丙转氨酶、天冬氨酸氨基转移酶的含量，亦能降低肝组织中丙二醛含量，增加肝组织中超氧化物歧化酶和谷胱甘肽过氧化物酶的活性，能明显对抗肝细胞的损伤[18]。**7. 抗疲劳** 叶提取液可明显降低运动大鼠总胆固醇、低密度脂蛋白胆固醇和极低密度脂蛋白（VLDL）含量，明显升高高密度脂蛋白胆固醇含量，且增加羟脯氨酸的合成，显示能调节运动训练大鼠的血脂，提高大鼠的运动能力[19]；树皮提取物可提高力竭运动大鼠的激素水平，改善物质代谢，延长运动时间，增强运动能力[20]，可改善长时间大强度耐力运动中大鼠肾脏组织的氧化应激水平，保护肾脏组织抗氧酶活性，维持运动训练大鼠肾脏组织结构和功能，降低尿蛋白含量，提高大鼠抗疲劳能力[21]。**8. 增强免疫** 提取物可不同程度地改变仔鸡胸腺小叶、脾小结和法氏囊小结的发育程度，促进免疫器官的发育，增强机体的免疫应答能力，从而提高机体的抵抗力[22]；雄花水提液可提高小鼠正常淋巴细胞及顺铂抑制的淋巴细胞增殖作用并呈剂量依赖性，128μg/ml 浓度的水提液可明显增加顺铂抑制的淋巴细胞后诱生干扰素-γ（IFN-γ）的含量，表明水提液对小鼠正常淋巴细胞及顺铂抑制的淋巴细胞的增殖有促进作用[23]。**9. 抗衰老** 籽粕可提高 D-半乳糖诱导的衰老小鼠血清、肝组织和脑组织中的超氧化物歧化酶、谷胱甘肽过氧化物酶和总抗氧化能力，并能降低丙二醛含量[24]；叶水浸膏粉可降低亚急性衰老小鼠脑内单胺氧化酶 B（MAO-B）的含量，提高肝超氧化物歧化酶含量，降低肝丙二醛和脂褐质（LF）含量，提高小鼠红细胞 C3b 受体花环结合率（RCR）及免疫复合物花环结合率（RICR），显示了较强的抗衰老作用[25]；盐制杜仲的水煎液能明显增加雌、雄小鼠红细胞、血红蛋白、肾脏和心脏组织中的总蛋白，明显增加雄性小鼠肝脏的蛋白和雌性小鼠脑组织的蛋白；能提高雄性小鼠肝脏组织中超氧化物歧化酶，降低雌、雄性小鼠在心脏和脑组织中的超氧化物歧化酶的活性[26]。**10. 抗动脉粥样硬化** 叶乙醇提取物可降低高脂模型大鼠血浆总胆固醇、甘油三酯、低密度脂蛋白胆固醇、丙二醛的含量及载脂蛋白B/载脂蛋白AⅠ（ApoB/ApoAⅠ）的比值，提高高密度脂蛋白胆固醇、超氧化物歧化酶活性，明显减轻血管粥样硬化病变、肝脏脂肪的沉积[27]。11. 抗炎镇痛　树皮水提物能明显延长醋酸所致小鼠的疼痛扭体首次出现的时间，减少扭体次数和提高扭体抑制率和镇痛百分率及热板所致小鼠的痛阈值，并呈良好的剂量依赖关系。同时，在一定程度上能明显抑制蛋清所致大鼠的足肿胀和二甲苯所致小鼠的耳廓肿胀，减轻小鼠因炎性物质刺激所致的炎性渗出，并呈良好的量效趋势[28]；籽粕中提取得到的总苷能明显减少二甲苯所致小鼠的耳肿胀，明显减少角叉菜胶所致大鼠的足肿胀，明显提高热板和光电所致小鼠的痛阈值，明显减少醋酸所致小鼠的扭体次数[29]。12. 调节男性组织器官　树皮水提物能明显提高糖尿病大鼠血清和阴茎组织匀浆液中的超氧化物歧化酶活性，明显减轻阴茎组织中的平滑肌细胞、内皮细胞、有髓神经纤维及多种细胞等的损伤[30]，可提高糖尿病大鼠血清和阴茎组织睾酮含量[31]。13. 增强子宫平滑肌　根皮、枝皮和叶水煎剂对兔离体子宫平滑肌张力具有明显的增强作用[32]。

【性味与归经】杜仲叶：微辛，温。归肝、肾经。杜仲：甘，温。归肝、肾经。

【功能与主治】杜仲叶：补肝肾、强筋骨。用于肝肾不足，头晕目眩，腰膝酸痛，筋骨痿软。杜仲：补肝肾，强筋骨，安胎。用于肾虚腰痛，筋骨无力，妊娠漏血，胎动不安；高血压。

【用法与用量】杜仲叶：10～15g。杜仲：6～9g。

【药用标准】杜仲叶：药典2005～2015、四川药材1987、甘肃（试行）1995、贵州药材2003、江苏药材1989二册、上海药材1994和江西药材1996。杜仲：药典1963～2015、贵州药材1965、新疆药品1980二册、内蒙古蒙药1986和台湾2004。

【临床参考】1. 腰椎间盘突出：树皮10g，加续断10g、龟板10g、川牛膝10g等，水煎，早晚饭后温服[1]。

2. 老年高血压：强力天麻杜仲胶囊（主要药物杜仲、天麻）口服，每次3粒，每日3次[2]。

3. 脑梗死：强力天麻杜仲胶囊（主要药物杜仲、天麻）口服，每次4～6粒，每日3次，4周为1疗程[3]。

4. 外痔：根500g，水煎，取汁煮桂圆及鸡蛋食。（《浙江天目山药用植物志》）

【附注】杜仲始载于《神农本草经》，列为上品。《本草图经》云："叶如辛夷亦类柘，其皮类厚朴，折之内有白丝相连。二月、五月、六月、九月采皮用。江南人谓之檰。初生叶嫩时采食，……，谓之檰芽。花、实苦涩，也堪入药；木作展，亦主益脚。"即本种。

本种花和树材民间也入药。

常见的混淆品有卫矛科植物丝棉木 *Euonymus japonicus* Thunb. 的茎皮或根皮，其外表面灰黄色或灰黑色，粗糙，具纵裂或纵横皱纹。内表面黄白色，有细纵纹，厚0.2～0.8cm. 断面微有白色胶丝，拉之即断，无弹性。

【化学参考文献】

[1] 左月明，张忠立，李于益，等. 杜仲叶木脂素类化学成分研究[J]. 时珍国医国药，2014，25（6）：1317-1319.

[2] 张忠立，左月明，李于益，等. 杜仲叶化学成分Ⅱ[J]. 中国实验方剂学杂志，2014，20（20）：118-120.

[3] 张忠立，左月明，李于益，等. 杜仲叶苯丙素类化学成分研究[J]. 中药材，2014，37（3）：421-423.

[4] 成军，白焱晶，赵玉英，等. 杜仲叶苯丙素类成分的研究[J]. 中国中药杂志，2002，27（1）：42-44.

[5] 杨芳，岳正刚，王欣，等. 杜仲叶化学成分的研究[J]. 中国中药杂志，2014，39（8）：1445-1449.

[6] 左月明，蔡妙婷，张忠立，等. 杜仲叶化学成分研究[J]. 中药材，2014，37（10）：1786-1788.

[7] 唐芳瑞，张忠立，左月明，等. 杜仲叶黄酮类化学成分[J]. 中国实验方剂学杂志，2014，20（5）：90-92.

[8] Takamura C, Hirata T, Yamaguchi Y, et al. Studies on the chemical constituents of green leaves of *Eucommia ulmoides* Oliv [J]. J Nat Med, 2007, 61 (2): 220-221.

[9] 左月明，张忠立，王彦彦，等. 杜仲叶环烯醚萜类化学成分研究[J]. 中药材，2014，37（2）：252-254.

[10] 李锟，郝志友，张翠利，等. 杜仲化学成分研究[J]. 中药材，2016，39（9）：2016-2018.

[11] 王双燕，丁林芬，吴兴德，等. 杜仲化学成分研究[J]. 中药材，2014，37（5）：807-811.

[12] Xin C, Wang Y F, Su Y F, et al. Arapidultraperformance liquid chromatography-tandem mass spectrometric method for

the qualitative and quantitative analysis of ten compounds in *Eucommia ulmodies* Oliv [J]. J Pharm Biomed Anal, 2012, 57: 52-61.

[13] 孙燕荣, 董俊兴, 吴曙光. 杜仲化学成分研究 [J]. 中药材, 2004, 27 (5): 341-343.

[14] He X R, Wang J H, Li M X, et al. *Eucommia ulmoides* Oliv.: Ethnopharmacology, phytochemistry and pharmacology of an important traditional Chinese medicine [J]. J Ethnopharmacol, 2014, 151: 78-92.

[15] 季馨怿, 王秋花, 吴静. 杜仲根化学成分研究 [J]. 生物化工, 2017, 3 (3): 40-42.

[16] 朱莉伟, 陈素, 蒋建新, 等. 杜仲种仁化学成分研究 [J]. 中国野生植物资源, 2005, 24 (2): 41-45.

[17] 梁淑芳, 马柏林, 张康健, 等. 杜仲果实化学成分的研究 [J]. 西北林学院学报, 1997, 12 (1): 43-47.

【药理参考文献】

[1] 宋妍, 许激扬. 杜仲木脂素化合物降压药效学研究与机制初探 [J]. 中华中医药学刊, 2006, 24 (10): 1934-1936.

[2] 刘微, 秦海翔, 黄晓东, 等. 杜仲木质素对自发性高血压大鼠脑卒中的治疗作用 [J]. 中国老年学, 2012, 32 (24): 5487-5488.

[3] 许激扬, 赵芳, 卞筱泓, 等. 杜仲降压组分对大鼠胸主动脉的舒张作用 [J]. 药物生物技术, 2009, 16 (4): 338-341.

[4] 李旭, 刘停, 陈时建, 等. 杜仲叶绿原酸提取工艺优化及对自发性高血压大鼠的降压作用 [J]. 食品科学, 2013, 34 (14): 30-34.

[5] 田吉, 岳永花, 秦大莲. 杜仲叶降血糖作用的实验研究 [J]. 现代医药卫生, 2011, 27 (7): 961-962.

[6] 张红霞. 杜仲叶乙醇提取物对Caco-2细胞中二糖酶及葡萄糖吸收的抑制作用 [D]. 北京: 北京林业大学硕士学位论文, 2014.

[7] 刘国荣, 邱立朋, 周延萌, 等. 杜仲多糖对糖尿病小鼠降血糖作用及其机制研究 [J]. 泰山医学院学报, 2010, 31 (9): 659-661.

[8] 王建辉, 刘永乐, 李赤翎, 等. 杜仲绿原酸对高脂模型小鼠降血脂作用研究 [J]. 食品工业科技, 2012, 33 (15): 360-362.

[9] 文飞亚, 向志钢, 陈军, 等. 杜仲翅果油对小鼠实验性高脂血症的影响 [J]. 齐齐哈尔医学院学报, 2012, 33 (8): 983-985.

[10] 李森, 谢人明, 孙文基. 杜仲籽总苷抗糖皮质激素所致小鼠骨质疏松的实验研究 [J]. 中成药, 2010, 32 (2): 205-208.

[11] 崔永锋, 吕光荣, 王琦. 杜仲对兔骨折端骨密度影响的实验研究 [J]. 云南中医学院学报, 2002, 25 (3): 16-19.

[12] 梁翔, 彭太平, 刘胜才, 等. 杜仲对大鼠骨髓基质细胞增殖及成骨分化影响的实验研究 [J]. 江西中医药大学学报, 2007, 19 (3): 58-60.

[13] 王大为, 高晓燕, 李发美, 等. 杜仲对成骨样细胞增殖的作用 [J]. 中药药理与临床, 2000, 16 (4): 24-26.

[14] 袁带秀, 刘英伯, 王长华. 杜仲种粕对衰老模型小鼠抗氧化能力的影响 [J]. 中国老年学, 2013, 33 (4): 854-855.

[15] 向志钢, 李先辉, 张永康. 杜仲翅果油体外抗氧化能力研究 [J]. 食品科学, 2011, 32 (17): 133-136.

[16] 武振华, 金雪莲, 杨荣, 等. 杜仲叶浸提物对碳离子束致小鼠急性损伤的防护作用 [J]. 辐射研究与辐射工艺学报, 2013, 31 (4): 7-12.

[17] 向志钢, 周卫华, 李先辉, 等. 杜仲粕对四氯化碳致小鼠急性肝损伤的保护作用 [J]. 中国老年学, 2012, 32 (10): 2089-2090.

[18] 高银辉, 史秀玲, 王美, 等. 杜仲醇提物和水提物对小鼠免疫性肝损伤保护作用的研究 [J]. 华北煤炭医学院学报, 2011, 13 (2): 141-143.

[19] 张伟东, 刘丽芳. 杜仲叶提取液对运动训练大鼠血脂及其运动系统的影响 [J]. 中国老年学, 2011, 31 (10): 1818-1819.

[20] 王新军, 王一民, 吴珍, 等. 杜仲提取物抗运动疲劳作用的实验研究 [J]. 西北大学学报: 自然科学版, 2013, 43 (1): 64-69.

[21] 吴珍, 王一民, 王新军, 等. 杜仲对运动疲劳大鼠肾脏的保护作用研究 [J]. 西北大学学报: 自然科学版, 2014, 44 (6): 934-937.

[22] 王正朝, 张正红, 殷定忠, 等. 杜仲提取物对肉仔鸡免疫器官发育影响的组织学观察[J]. 动物医学进展, 2007, 28(12): 36-38.
[23] 黄红莹, 杜红岩, 李钦, 等. 杜仲雄花水提液上调抑制状态下小鼠淋巴细胞功能的作用[J]. 中药材, 2010, 33(3): 431-434.
[24] 袁带秀, 袁志忠, 李中正. 杜仲粕对D-半乳糖致衰老小鼠的抗衰老作用研究[J]. 时珍国医国药, 2012, 23(12): 2968-2970.
[25] 李小安, 夏前明, 王秉文, 等. 杜仲叶浸膏粉抗衰老作用的研究[J]. 西部医学, 2009, 21(6): 904-906.
[26] 陈贤均, 赵红刚. 杜仲对小鼠蛋白质代谢及SOD活性的影响[J]. 山东中医杂志, 2004, 23(12): 745-747.
[27] 王梦华, 刘颖菊, 周歧新, 等. 杜仲叶乙醇提取物抗动脉粥样硬化作用的实验研究[J]. 中成药, 2007, 29(11): 1687-1690.
[28] 周程艳, 王美, 甄悦, 等. 杜仲抗炎镇痛作用的实验研究[J]. 中国煤炭工业医学杂志, 2009, 12(10): 1613-1615.
[29] 宋林奇, 杜先婕, 林飞, 等. 杜仲籽总苷抗炎镇痛作用研究[J]. 第二军医大学学报, 2009, 30(4): 413-415.
[30] 张万宏, 李刚, 刘子龙, 等. 杜仲对糖尿病大鼠阴茎组织超微结构和超氧化物歧化酶活性的影响[J]. 中国医院药学杂志, 2006, 26(6): 674-677.
[31] 张万宏, 刘子龙, 戚玉才, 等. 杜仲水提物对糖尿病大鼠血清和阴茎组织睾酮的影响[J]. 中国性科学, 2004, 13(11): 7-8.
[32] 吕锦芳, 万文琴, 宁康健. 杜仲不同部位对兔离体子宫运动性能的影响[J]. 中国中医药科技, 2004, 11(5): 292-293.

【临床参考文献】

[1] 杨宏华, 王波. 杜仲壮腰补骨汤治疗腰椎间盘突出症疗效观察[J]. 陕西中医, 2014, 35(4): 432-434.
[2] 傅晓东, 王轶宇, 陈瑜, 等. 强力天麻杜仲胶囊联合治疗老年高血压疗效观察[J]. 中成药, 2006, 28(10): 1455-1457.
[3] 沈翔, 王国栋, 赵永波. 强力天麻杜仲胶囊治疗脑梗死42例疗效观察[J]. 中成药, 2006, 28(11): 1602-1604.

四三　蔷薇科 Rosaceae

草本、灌木或乔木，落叶或常绿。枝有刺或无刺。叶互生，稀对生，单叶或复叶，多具明显托叶，稀无托叶。花两性，稀单性；周位花或上位花；花轴上端发育成碟状、钟状、杯状、坛状或圆筒状的花托，花托边缘着生萼片、花瓣和雄蕊；萼片和花瓣同数，通常4～5枚，覆瓦状排列，稀无花瓣，萼片有时具副萼；雄蕊5枚至多数，花丝离生，稀合生；心皮1枚至多数，离生或合生，有时与花托连合，每心皮有1至数个直立或悬垂的倒生胚珠；花柱与心皮同数，有时连合，顶生、侧生或基生。果实为蓇葖果、瘦果、梨果或核果，稀蒴果。种子通常不含胚乳，子叶为肉质，背部隆起，稀对褶或呈席卷状。

约124属，3300种，分布于全世界。中国约51属，1000种，分布几遍及全国，法定药用植物27属，95种16变种2变型。华东地区法定药用植物20属，45种7变种。

蔷薇科法定药用植物主要含皂苷类、氰苷类、酚酸类、黄酮类等成分。皂苷类主要为熊果烷型、齐墩果烷型、羽扇豆烷型，如野鸦椿酸（euscaphic acid）、阿江榄仁酸（arjunolic acid）、羽扇豆醇（lupeol）等；氰苷类如扁桃苷（amygdalin）存在于枇杷属、梅属、梨属、李属、樱桃属等，野樱苷（prunasin）存在于梨属、假升麻属、石楠属等植物中；该科植物均含酚类和多量鞣质，但不同植物含有不同类型，如山楂属、龙牙草属含鹤草酚（agrimophol）；黄酮类多为黄酮、黄酮醇，苷元有山柰酚、槲皮素、柚皮素、芹菜素，糖苷主要由1～3个糖组成，常见的糖有葡萄糖、鼠李糖、半乳糖、阿拉伯糖，其连接位置多为3位，如山柰苷（kaempferitrin）、短叶苏木酚（brevifolin）、金丝桃苷（hyperoside）等。

绣线菊属含生物碱类、皂苷类、黄酮类、木脂素类、萜类等成分。生物碱类如绣线菊胺A、B、C、D、E、F、G、H、I、J、K、L、M、N、O、P、Q、R、S、T、U、V、W、X、Y、Z（spiramine A、B、C、D、E、F、G、H、I、J、K、L、M、N、O、P、Q、R、S、T、U、V、W、X、Y、Z）、绣线菊新碱I、II、III、IV、V、VI、VII、VIII、IX、X、XI、XII、XIII、XIV、XV（spirasine I、II、III、IV、V、VI、VII、VIII、IX、X、XI、XII、XIII、XIV、XV）等；皂苷类多为五环三萜，如羽扇豆醇（lupeol）、白桦脂醇（betulin）等；黄酮类多为黄酮、黄酮醇、黄烷等，如芹菜素（apigenin）、异鼠李素（isorhamnetin）、槲皮素-3-O-β-D-吡喃半乳糖苷（quercetin-3-O-β-D-galactopyranoside）、（-）表儿茶素［（-）-epicatechin］等；木脂素类如落叶松脂素（lariciresinol）、丁香树脂酚（syringaresinol）等。

山楂属含黄酮类、酚酸类等成分。黄酮类包括黄酮、黄酮醇、二氢黄酮等，如牡荆素-4'-O-鼠李糖苷（vitexin-4'-O-rhamnoside）、木犀草素-7-O-葡萄糖苷（luteolin-7-O-glucoside）、8-甲氧基山柰酚-3-O-葡萄糖苷（8-methoxykaempferol-3-O-glucoside）、金丝桃苷（hyperoside）、柚皮素-5,7-二葡萄糖苷（naringenin-5,7-diglucoside）、北美圣草素-5,3'-二葡萄糖苷（eriodictyol-5,3'-diglucoside）等；酚酸类如没食子酸（galic acid）、对羟基苯甲酸（p-hydroxybenzoic acid）等。

石楠属含皂苷类、甾体类等成分。如羽扇豆醇（lupeol）、白桦脂酸（betulinic acid）、β-谷甾醇（β-sitosterol）等。

梨属含酚酸类、黄酮类、皂苷类等成分。酚酸类如绿原酸（chlorogenic acid）、香豆酸（coronaric acid）等；黄酮类包括黄酮醇、黄烷等，如槲皮苷（quercitrin）、异槲皮苷（isoquercitrin）、（-）-表儿茶素［（-）-epicatechin］等；皂苷类如羽扇豆醇（lupeol）、木栓酮（friedelin）、β-香树脂醇（β-amyrin）等。

苹果属含黄酮类、酚酸类等成分。黄酮类成分多为黄酮醇，如芦丁（rutin）、金丝桃苷（hyperoside）等；酚酸类如水杨酸（salicylic acid）、绿原酸（chlorogenic acid）、咖啡酸（caffeic acid）等。

悬钩子属含黄酮类、萜类、皂苷类、酚酸类、香豆素类等成分。黄酮类包括黄酮、黄酮醇、花色素、黄烷、二氢黄酮醇等，黄酮如木犀草素-7-O-葡萄糖苷（luteolin-7-O-glucoside）、芹菜素-7-O-葡萄糖苷（apigenin-7-O-glucoside）等，黄酮醇如金丝桃苷（hyperoside）、槲皮素-3-O-葡萄糖醛酸苷（quercetin-3-O-glucuronide）等，花色素如矢车菊素-3-O-芸香糖苷（cyanidin-3-O-rutinoside）、蹄纹天竺素-3-O-芸香糖苷（pelargonidin-3-O-rutinoside）等；萜类如对映-贝壳杉烷-3α, 16α, 17, 19-四醇（ent-kauran-3α, 16α, 17, 19-tetrol）等；皂苷类主要为齐墩果烷型和熊果烷型，少数为羽扇豆烷型，如苦莓苷 F1（nigaichigoside F1）、熊果酸（ursolic acid）、2α, 19α-二羟基丙酮-3-氧化-12-熊果烯-28-酸（2α, 19α-dihydroxy-3-oxo-12-ursen-28-oic acid）、野蔷薇葡萄糖酯（rosamultin）等；酚酸类如对羟基苯甲酸（p-hydroxybenzoic acid）、没食子酸（gallic acid）等。

委陵菜属含黄酮类、皂苷类、酚酸类等成分。黄酮类多为黄酮醇，苷元主要有槲皮素、山柰素、鼠李素、异鼠李素、杨梅素等，如槲皮素-3-O-β-D-葡萄糖苷（quercetin-3-O-β-D-glucoside）、山柰素-3-O-β-D-葡萄糖苷（kaempferol-3-O-β-D-glucoside）等；皂苷类多为熊果烷型和齐墩果烷型，少数为羽扇豆烷型，如络石苷 A（tracheloside A）、野蔷薇葡萄糖酯（rosamultin）等；酚酸类多为鞣质，是委陵菜属植物中含量较高的一类成分，主要有缩合鞣质和可水解鞣质，缩合鞣质由儿茶素及其衍生物缩合而成，可水解鞣质由酚酸及其衍生物与葡萄糖或多元醇通过苷键或酯键形成，如丙氰定 B6（procyanidin B6）、(+)-儿茶素-3-O-β-D-吡喃葡萄糖苷［(+)-catechin-3-O-β-D-glucopyranoside］等。

分属检索表

1. 果实为开裂的蓇葖果，无托叶·· 1. 绣线菊属 Spiraea
1. 果实不开裂，有托叶。
  2. 子房下位或半下位，梨果。
    3. 心皮成熟时变为坚硬骨质。
      4. 常绿；叶缘有圆钝锯齿、细锯齿或全缘······························ 2. 火棘属 Pyracantha
      4. 落叶或半常绿；叶深裂或浅裂，稀不裂···························· 3. 山楂属 Crataegus
    3. 心皮成熟时变为革质或纸质。
      5. 伞房花序、复伞房花序或圆锥花序。
        6. 叶缘具细密锯齿，叶有柄；梨果小，微肉质······················ 4. 石楠属 Photinia
        6. 叶缘具疏锯齿或无，叶柄短或近无；梨果大，肉质或干燥········ 5. 枇杷属 Eriobotrya
      5. 伞形花序、总状花序或单生。
        7. 花单生或簇生，每心皮含胚珠 3 枚至多数······················· 6. 木瓜属 Chaenomeles
        7. 伞形花序或总状花序，每心皮含胚珠 1～2 枚。
          8. 花药黄色；果实常含石细胞······································ 7. 梨属 Pyrus
          8. 花药多呈红色；果实多不含石细胞·································· 8. 苹果属 Malus
  2. 子房上位。
    9. 多为复叶，稀单叶；萼片宿存；心皮常多数。
      10. 瘦果生于杯状或坛状花托内。
        11. 灌木，枝条常具刺；花托成熟时肉质·························· 9. 蔷薇属 Rosa
        11. 草本；花托成熟时干燥而坚硬。
          12. 花黄色··· 10. 龙芽草属 Agrimonia
          12. 无花瓣，萼裂片呈花瓣状，紫色、粉红色或白色············· 11. 地榆属 Sanguisorba
      10. 瘦果或小核果着生在偏平或隆起的花托上。
        13. 托叶与叶柄离生·· 12. 棣棠花属 Kerria
        13. 托叶与叶柄不同程度的合生。
          14. 茎生叶多数；叶下表面沿中脉及叶柄常具有倒钩状小刺······ 13. 悬钩子属 Rubus
          14. 基生叶多数；叶下表面及叶柄无倒钩状小刺。

15. 基生叶顶生小叶特大；花柱顶生···14. 路边青属 Geum
15. 基生叶顶生小叶大小与侧生小叶相近；花柱侧生或基生。
　16. 花托成熟时变肉质···15. 蛇莓属 Duchesnea
　16. 花托成熟时干燥···16. 委陵菜属 Potentilla
9. 单叶；萼片常脱落，稀宿存；心皮 1 枚，稀为 2 枚。
　17. 果实有沟，外面被毛或白粉。
　　18. 花梗不明显或近无。
　　　19. 芽常 3 个并生，两侧为花芽，中间为叶芽；果核常有孔穴·············17. 桃属 Amygdalus
　　　19. 芽常单生；果核光滑或粗糙···18. 杏属 Armeniaca
　　18. 花具明显长梗或短梗···19. 李属 Prunus
　17. 果实无沟，不被白粉···20. 樱属 Cerasus

1. 绣线菊属 *Spiraea* Linn.

落叶灌木。单叶互生，边缘有锯齿或缺刻，稀全缘，羽状脉或基部 3～5 出脉，通常具短叶柄，无托叶。花两性，呈伞形、伞形总状、伞房或圆锥花序；萼筒钟状，萼片 5 枚，通常稍短于萼筒；花瓣 5 枚，常圆形；雄蕊 15～60 枚，着生在花盘和萼片之间；心皮 5 枚，离生。蓇葖果 5 个聚生，常沿腹缝线开裂，内具数粒细小种子。种子线形至长圆形，无翅。

约 100 种，分布于北半球温带至亚热带山区。中国约 50 种，分布几遍及全国，另各地均有栽培，法定药用植物 2 种 1 变种。华东地区法定药用植物 1 种 1 变种。

327. 粉花绣线菊（图 327）• *Spiraea japonica* Linn. f.

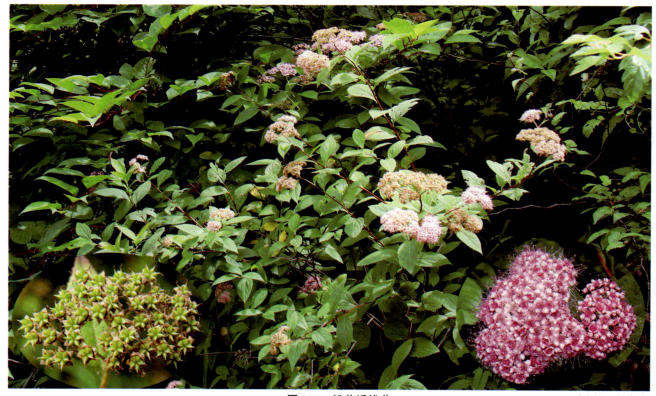

图 327　粉花绣线菊　　　　　　摄影　李华东

【别名】 日本绣线菊。

【形态】 灌木，高约 1.5m。枝条细长开展，无毛或幼时被短柔毛。叶片卵形或卵状椭圆形，长 2～8cm，宽 1～3cm，先端急尖，基部楔形，边缘有缺刻状重锯齿；上表面暗绿色，无毛，下表面色浅或有白霜，通常沿叶脉有短柔毛；叶柄长 1～3mm，具短柔毛。复伞房花序生于当年生枝顶端，花朵密集，密被短柔毛；萼筒钟状，内面有短柔毛，萼片三角形，先端急尖，内面近先端有短柔毛；花瓣卵形至圆形，先端通常圆钝，粉红色；雄蕊 25～30 枚，远较花瓣长。蓇葖果半开张，无毛或沿腹缝有稀疏柔毛。花期 6～7 月，果期 8～9 月。

【生境与分布】 华东各省区均有栽培，另华中各地均有栽培；朝鲜、日本亦有分布。

【药名与部位】 千颗米（绣线菊），全草。

【采集加工】 夏秋花叶茂盛时采收，除去杂质，干燥。

【药材性状】 主根粗壮，多呈类圆柱状或疙瘩块状，常扭曲，着生多数支根及须根，表面黄棕色至棕褐色，质地坚硬，断面纤维性。茎圆柱形，直径 0.2～1cm，表面黄棕色至红棕色，质坚韧，断面黄绿色，髓部白色。叶多破碎，完整者卵形至卵状长椭圆形，长 3～8cm，先端渐尖，基部楔形，叶缘锯齿状。有时可见头状花序，花瓣黄色。气微，味苦。

【化学成分】 地上部分含生物碱类：绣线菊碱 E、F、G（spiradine E、F、G）[1,2]。根含脂肪酸类：棕榈酸（palmitic acid）、肉豆蔻酸（myristic acid）、亚麻酸（linoleic acid）、十五烷酸（pentadecylic acid）、9-十六碳烯酸（9-hexadecenoic acid）、亚油酸（oleic acid）和月桂酸（lauric acid）[3]；挥发油类：6, 10, 14-三甲基 -2- 十五烷酮（6, 10, 14-trimethyl-2-pentadecanone）、壬醛（nonanal）、正己醇（n-hexanol）和月桂酸（lauric acid）等[3]。

【药理作用】 抗血小板凝聚　全草中分离得到的二萜类生物碱 spiramine N-6 在体外有选择性地抑制血小板活化因子（PAF）诱导的血小板聚集作用，并呈量效关系；对花生四烯酸（AA）或腺苷二磷酸（ADP）诱导的血小板聚集无明显抑制作用；家兔静脉注射 spiramine N-6 均能明显抑制血小板活化因子（PAF）、花生四烯酸（AA）和二磷酸腺苷（ADP）诱导的血小板聚集，并呈浓度依赖性减少血小板活化因子和花生四烯酸所致血小板 5- 羟色胺的释放，明显阻抑激活的血小板与中性粒细胞间的黏附率，提示 spiramine N-6 具有较强的抗血小板凝聚的作用[1]。

【性味与归经】 微苦，平。归肺、肝、胆、脾、大肠、膀胱经。

【功能与主治】 疏风清热，利湿，活血调经，软坚散结，通利二便。用于风热感冒，目赤，咳嗽，湿热黄疸，风湿痹痛，月经不调，癥瘕积聚，无名肿毒，便秘，小便不利。

【用法与用量】 10～30g。

【药用标准】 云南彝药Ⅲ 2005 六册和贵州药材 2003。

【附注】 据报道[1]，粉花绣线菊复合群（本种群及其变种）含生物碱绣线菊胺 A、B、C、D、E、F、G、H、I、J、K、L、M、N、O、P、Q、R、S、T、U、V、W、X、Y、Z（spiramine A、B、C、D、E、F、G、H、I、J、K、L、M、N、O、P、Q、R、S、T、U、V、W、X、Y、Z）、绣线菊新碱Ⅰ、Ⅱ、Ⅲ、Ⅳ、Ⅴ、Ⅵ、Ⅶ、Ⅷ、Ⅸ、Ⅹ、Ⅺ、Ⅻ、ⅩⅢ、ⅩⅣ、ⅩⅤ（spirasine Ⅰ、Ⅱ、Ⅲ、Ⅳ、Ⅴ、Ⅵ、Ⅶ、Ⅷ、Ⅸ、Ⅹ、Ⅺ、Ⅻ、ⅩⅢ、ⅩⅣ、ⅩⅤ）和绣线菊碱 A、B、C、D（spiradine A、B、C、D）[1]。

本种的根及叶民间也作药用。

服用时，忌食酸辣食物。

【化学参考文献】

[1] Toda M, Hirata Y. The structures of spiradines F and G from *Spiraea japonica* L. fil [J]. Tetrahedron Lett, 1968, 9（53）: 5565-5568.

[2] Goto G, Sasaki K, Sakabe N, et al. The alkaloids obtained from *Spiraea japonica* L [J]. Tetrahedron Lett, 1968, 11（11）: 1369-1373.

[3] 杨迺嘉，刘文炜，霍昕，等 . 绣线菊挥发性成分研究 [J]. 天然产物研究与开发, 2008, 20（5）: 852-854.

【附注参考文献】

[1] 郝小江. 粉花绣线菊复合群的化学与生物学[J]. 化学进展, 2009, 21 (1): 84-99.

【药理参考文献】

[1] 沈志强, 张六一, 陈蓬, 等. Spiramine N-6, 一种新的抗血小板和抗血小板中性粒细胞相互作用的物质 (英文) [J]. 天然产物研究与开发, 2004, 16 (2): 138-142.

328. 光叶粉花绣线菊（图328）• *Spiraea japonica* Linn. f. var. *fortunei* (Planch.) Rehd.

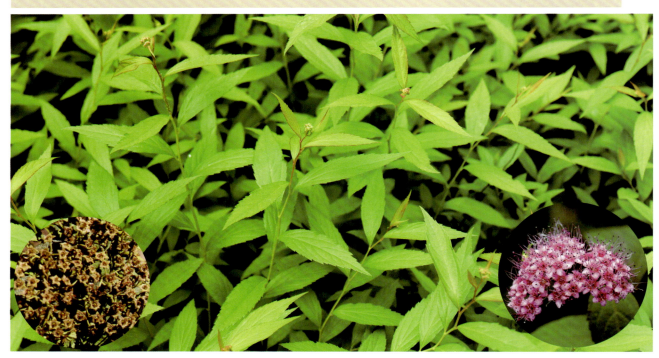

图328　光叶粉花绣线菊　　　　摄影　李华东等

【别名】光叶绣线菊。

【形态】本变种与原变种的主要区别在于，较高大可达2m，叶片椭圆状披针形，长5～10cm，叶缘有尖锐重锯齿，上面有皱纹，两面无毛。复伞房花序直径4～8cm，花粉红色至深红色。

【生境与分布】生于海拔700～3000m的山坡、田野或杂木林下。分布于山东、江苏、浙江、江西、安徽，另湖北、陕西、四川、云南、贵州均有分布。

【药名与部位】绣线菊，地上部分。

【采集加工】春、夏二季采收，晒干或鲜用。

【药材性状】茎呈圆柱形，上部有花枝。枝叶淡绿色或灰绿色，嫩枝有短柔毛。叶互生，多皱褶，完整叶片展平后呈卵形至卵状长椭圆形，长3～8cm，先端尖，叶柄长1～3mm。复伞房花序，花淡红色或深粉红色，有的为白色。气微，味微苦。

【化学成分】根含生物碱类：绣线菊新碱Ⅰ、Ⅱ、Ⅲ、Ⅳ、Ⅴ、Ⅵ、Ⅶ、Ⅷ、Ⅸ、Ⅹ、Ⅺ、Ⅻ、ⅩⅢ、ⅩⅣ、ⅩⅤ（spirasine Ⅰ、Ⅱ、Ⅲ、Ⅳ、Ⅴ、Ⅵ、Ⅶ、Ⅷ、Ⅸ、Ⅹ、Ⅺ、Ⅻ、ⅩⅢ、ⅩⅣ、ⅩⅤ）、绣线菊碱A（spiradine A）和绣线菊定*（spiredine）[1～4]。

全草含生物碱类：光叶绣线菊碱*（spiraqine）、6-羟基光叶绣线菊碱*（6-hydroxylspiraqine）、绣线菊定*（spiredine）、绣线菊碱A、B（spiradine A、B）和绣线菊新碱Ⅴ、Ⅵ（spirasine Ⅴ、Ⅵ）[3]；皂苷类：3-黏霉烯醇（3-epiglutinol）、3α,29-二羟基黏霉-5-烯（3α,29-dihydroxyglutin-5-ene）、熊果醇（uvaol）、

熊果酸（ursolic acid）、2α,3β-二羟基-12-烯-28-熊果酸（2α,3β-dihydroxyurs-12-en-28-oic acid）和18-羟基熊果酸（18-hydroxyursolic acid）[5]；甾体类：β-谷甾醇（β-sitosterol）和胡萝卜苷（daucosterol）[5]。

【性味与归经】微苦，平。归肝、肺、大肠经。

【功能与主治】消肿解毒，去腐生肌，止痛调经。用于经闭，月经不调，便结腹胀，疮痈肿痛，骨髓炎。

【用法与用量】5～15g；外用适量，研末调敷或鲜品捣烂敷。

【药用标准】贵州药材2003。

【附注】本种的成熟果实民间也作药用。

服用时，忌食酸辣食物。

【化学参考文献】

[1] 孙放，于德泉.光叶粉花绣线菊中生物碱、绣线菊碱Ⅳ、碱Ⅸ和碱Ⅺ的结构研究[J].药学学报，1985，20（12）：913-917.

[2] 孙放，于德泉，梁晓天.绣线菊碱Ⅲ的结构研究[J].波谱学杂志，1990，7（4）：415-422.

[3] Fan L M, He H P, Shen Y M, et al. Two new diterpenoid alkaloids from *Spiraea japonica* L. f. var. *fortunei* (Planchon) Rehd [J]. J Integr Plant Biol, 2005, 47 (1): 120-123.

[4] 孙放.二萜生物碱的化学研究[D].北京：中国协和医科大学博士学位论文，1987.

[5] 胡旭佳，何红平，孔令义，等.光叶绣线菊中的三萜及甾体化合物的研究[J].中草药，2008，39（5）：677-678.

2. 火棘属 *Pyracantha* Roem.

常绿灌木或小乔木。常具枝刺。单叶互生，叶缘有圆钝锯齿、细锯齿或全缘；托叶细小，早落；具短柄。花白色，复伞房花序；萼筒短，萼片5枚；花瓣5枚，近圆形，开展；雄蕊15～20枚，花药黄色；心皮5枚，在腹面离生，每心皮具2枚胚珠，子房半下位。梨果小，球形，顶端萼片宿存，内含小核5粒。

共10种，分布于亚洲东部至欧洲南部。中国7种，分布于华东、华南、西北、西南各省区，法定药用植物1种。华东地区法定药用植物1种。

329. 窄叶火棘（图329） • *Pyracantha angustifolia* (Franch.) C. K. Schneid.

【形态】常绿灌木或小乔木，高达4m。多枝刺，小枝密被灰黄色茸毛，老枝毛渐脱落。叶片窄长圆形至倒披针状长圆形，长1.5～5cm，宽4～8mm，先端圆钝，有短尖或微凹，基部楔形；上表面初时有灰色茸毛，逐渐脱落，暗绿色，下表面密生灰白色茸毛；叶柄密被茸毛，长1～3mm。复伞房花序，总花梗、花梗、萼筒和萼片均密被灰白色茸毛；萼筒钟状，萼片三角形；花瓣近圆形，白色；雄蕊20枚；花柱5枚，与雄蕊等长。果实扁球形，直径5～6mm，成熟时砖红色，顶端具宿存萼片。花期5～6月，果期10～12月。

【生境与分布】生于海拔1600～3000m的阳坡灌丛或路边。分布于上海、浙江，另湖北、四川、云南、西藏均有分布。

【药名与部位】救军粮，叶及果实。

【采集加工】秋季采集，干燥。

【药材性状】叶片窄长圆形至倒披针状长圆形，长1.5～5cm，宽4～8mm，先端钝圆而有短尖或微凹，基部楔形，全缘，周边微向下卷，背面密生灰白色短茸毛；叶柄密被茸毛，长1～3mm。果实扁球形，直径5～6mm，砖红色至暗红色，表面皱缩，顶端具宿存萼片，基部有果柄或果柄痕，剖开后可见黑色种子5枚。气微，味微酸、涩。

【化学成分】果实含氨基酸：天冬氨酸（Asp）、谷氨酸（Glu）、丝氨酸（Ser）、甘氨酸（Gly）、组氨酸（His）、精氨酸（Arg）、苏氨酸（Thr）、丙氨酸（Ala）、赖氨酸（Lys）、脯氨酸（Pro）、酪氨酸（Tyr）、缬氨酸（Val）、甲硫氨酸（Met）、半胱氨酸（Cys）、异亮氨酸（Ile）和苯丙氨酸（Phe）[1]；元素：磷（P）、钾（K）、钠（Na）、镁（Mg）、锌（Zn）、铁（Fe）和铜（Cu）等[1]。

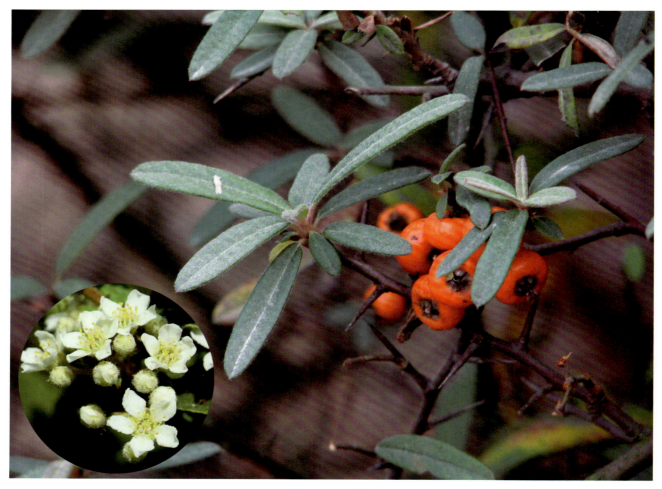

图329　窄叶火棘　　　　　　　　　　摄影　叶喜阳等

【性味与归经】甘、酸、微涩，平。归脾、大肠经。
【功能与主治】健脾和胃，消食止痢。用于食积，虫积，腹泻，痢疾。
【用法与用量】15～30g。
【药用标准】云南彝药Ⅱ 2005。
【化学参考文献】
［1］彭莉，张红，李聪，等．云南火棘果营养成分及其综合开发利用初探［J］．云南大学学报（自然科学版），1993，15(S2)：93-95.

3. 山楂属 *Crataegus* Linn.

　　落叶灌木或小乔木，稀半常绿。通常具枝刺。单叶互生，有锯齿，深裂或浅裂，稀不裂，具叶柄和托叶。花两性，伞房花序，极少单生；萼筒钟状，萼裂片5枚；花瓣5枚，多为白色；雄蕊5～25枚；心皮1～5枚，大部分与花托合生，仅先端和腹面分离；子房下位至半下位，每室胚珠2枚，通常仅1个发育。梨果，先端有宿存萼片；心皮熟时为骨质，小核状，各具1种子。

　　1000种以上，分布于北温带。中国约17种，分布几遍及全国，法定药用植物7种1变种。华东地区法定药用植物4种1变种。

分种检索表

1. 叶片羽状深裂或中裂，侧脉延伸至裂片顶端及分裂处。
    2. 果实直径 1～1.5cm ··· 山楂 C. pinnatifida
    2. 果实较大，直径可达 2.5cm ··· 山里红 C. pinnatifida var. major
1. 叶片浅裂或不裂，侧脉延伸至裂片顶端。
    3. 叶基部窄楔形，下延连于叶柄 ·· 野山楂 C. cuneata
    3. 叶基部宽楔形或近圆形。
        4. 总花梗和小花梗均无毛 ··· 湖北山楂 C. hupehensis
        4. 总花梗和小花梗均被白色柔毛 ··· 华中山楂 C. wilsonii

330. 山楂（图 330） • *Crataegus pinnatifida* Bge.

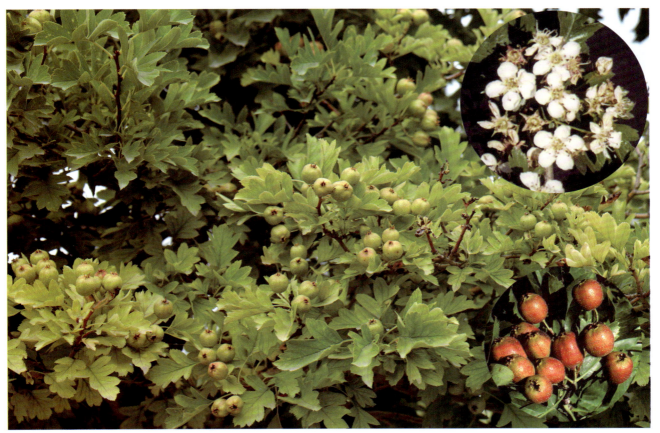

图 330　山楂　　　　　　　　　　　　　　摄影　叶喜阳等

【别名】绿梨（江苏连云港）。

【形态】落叶乔木，高达 6～7m。树皮灰褐色；刺长 1～2cm，有时无刺；小枝圆柱形，当年生枝紫褐色，老枝灰褐色。叶片宽卵形或三角状卵形，长 5～10cm，宽 4～7.5cm，先端短渐尖，基部截形至宽楔形，通常两侧各有 3～5 对羽状深裂片，裂片卵状披针形，边缘有尖锐稀疏不规则重锯齿；上表面暗绿色有光泽，无毛，下表面沿叶脉有疏生短柔毛或在脉腋有簇生毛，侧脉 6～10 对，达缘；叶柄长 2～6cm，无毛。

伞房花序具多花，总花梗和小花梗均被柔毛；小花梗长 4～7mm；花直径约 1.5cm；萼筒钟状，长 4～5mm，外面密被灰白色柔毛；萼裂片三角卵形至披针形，先端渐尖，约与萼筒等长，无毛或在内面顶端有髯毛；花瓣白色；雄蕊 20 枚，短于花瓣，花药粉红色；花柱 3～5 枚，基部被柔毛，柱头头状。果实近球形或梨形，直径 1～1.5cm，深红色，有浅色斑点；小核 3～5 枚，外面稍具棱，内面两侧平滑。花期 5～6 月，果期 9～10 月。

【生境与分布】生于海拔 100～1500m 的山坡林边、灌木丛。分布于山东、江苏、上海，另黑龙江、吉林、辽宁、内蒙古、陕西、山西、河南、河北均有分布；朝鲜、俄罗斯亦有分布。

【药名与部位】山楂，果实。山楂核，种子。山楂叶，叶。

【采集加工】山楂：秋季果实成熟时采收，切片，干燥。山楂核：加工山楂时，收集种子，晒干。山楂叶：夏、秋二季采收，晾干。

【药材性状】山楂：为圆形片，皱缩不平，直径 1～2.5cm，厚 0.2～0.4cm。外皮红色，具皱纹，有灰白色小斑点。果肉深黄色至浅棕色。中部横切片具 5 粒浅黄色果核，但核多脱落而中空。有的片上可见短而细的果梗或花萼残迹。气微清香，味酸、微甜。

山楂核：呈橘瓣状椭圆形或卵形，长 3～5mm，宽 2～3mm。表面浅黄色或黄棕色，背面稍隆起，左右两面平坦或有凹痕。质坚硬，不易破碎。气微。

山楂叶：多已破碎，完整者展开后呈宽卵形，长 6～12cm，宽 5～8cm，绿色至棕黄色，先端渐尖，基部宽楔形，具 2～6 羽状裂片，边缘具尖锐重锯齿；叶柄长 2～6cm，托叶卵圆形至卵状披针形。气微，味涩、微苦。

【药材炮制】山楂：除去杂质及脱落的核。炒山楂：取净山楂，炒至色变深，取出，摊凉。焦山楂：取山楂饮片，炒至表面焦褐色，内部黄褐色，取出，摊凉。

山楂核：除去杂质，洗净，干燥。

【化学成分】叶含皂苷类：2α, 3β, 19α- 三羟基熊果酸（2α, 3β, 19α-trihydroxyl ursolic acid）、熊果酸（ursolic acid）、熊果醇（uvaol）[1] 和 18, 19- 开环 -2α, 3β- 二羟基 -19- 氧化熊果 -11, 13（18）- 二烯 -28- 酸［18, 19-seco, 2α, 3β, -dihydroxy-19-oxo-urs-11, 13（18）-dien-28-oic acid］[2]；黄酮类：山柰酚（kaempferol）、牡荆素（vitexin）、2″-O- 鼠李糖基牡荆素（2″-O-rhamnosyl vitexin）[3]，槲皮素 -3-O-β-D- 吡喃半乳糖苷（quercetin -3-O-β-D-galactopyranoside）和芦丁（rutin）[4]；甾醇类：β- 谷甾醇（β-sitosterol）和胡萝卜苷（daucosterol）[4]；萜类：3, 9- 二羟基大柱香波龙烷 -5- 烯（3, 9-dihydroxy-megastigma-5-en）和（3S, 5R, 6R, 7E）- 大柱香波龙烷 -7- 烯 -3- 羟基 -5, 6- 环氧 -9-O-β-D- 吡喃葡萄糖苷［（3S, 5R, 6R, 7E）-megatsigmane-7-en-3-hydroxy-5, 6-epoxy-9-O-β-D-glucopyranoside］[2]；烯醇类：α- 四氢没药烯 -2, 5, 6- 三醇（α-tetrahydrobisabolen-2, 5, 6-triol）和 10, 11- 二羟基橙花叔醇（10, 11-dihydroxynerolidol）[5]；木脂素类：（+）-7R, 8S-5- 甲氧基 - 二氢 - 脱氢松柏醇［（+）-7R, 8S-5-methoxy-dihydrodehydroconiferyl alcohol］[5]；酚酸及衍生物：苯甲酸（benzoic acid）、对羟基苯丙酸（p-hydroxyphenylpropionic acid）、反式对羟基桂皮酸（trans-p-hydroxycinnamic acid）[2]，3- 乙氧基 -4- 羟基苯甲酸（3-ethoxy-4-hydroxybenzoic acid）、3, 4- 二甲氧基苯丙醛（3, 4-dimethoxy-phenylpropyl aldehyde）、对乙氧基苯甲酸（p-ethoxybenzoic acid）、3- 甲氧基 -4- 甲基苯甲酸（3-methoxy-4-methyl benzoic acid）、对甲氧基苯丙酸（p-methoxy phenylpropionic acid）、对甲氧基苯丙醛（p-methoxy-phenyl propylaldehyde）、反式对乙氧基桂皮酸（trans-p-ethoxy-cinamic acid）、1-（3, 4, 5- 三甲氧基苯基）乙烷 -1′S, 2′- 二醇［1-（3, 4, 5-trimethoxyphenyl）-1′S, 2′-ethanediol］、3- 甲氧基对羟基苯甲醛（3-methoxy-p-hydroxybenzaldehyde）、对羟基苯甲醛（p-hydroxybenzaldehyde）和 6- 羟基苯甲酸苄酯 -2-O-β-D- 葡萄糖苷（6-hydroxy-benzyl benzoate-2-O-β-D-glucoside）[6]；联苯类：3, 5, 4′- 三甲氧基 -4- 羟基 - 联苯（3, 5, 4′-trimethoxy-4-hydroxyl-bibenzene）、5, 4′- 二甲氧基 - 联苯 -4- 羟基 -3-O-β-D- 葡萄糖苷（5, 4′-dimethoxy-biphenyl-4-ol-3-O-β-D-glucoside）[2] 和山楂叶苷 A（shanyenoside A）[7]；其他尚含：2, 3- 二氢 -2-（4′-O-β-D 吡喃葡萄糖 -3′- 甲氧基 - 苯基）-3- 羟甲基 -5-（3- 羟基丙基）-7- 甲

氧基苯唑呋喃[2, 3-dihydro-2-(4′-O-β-D- glucopyranosyl-3′-methoxy-phenyl)-3-hydroxymethyl-5-(3-hydroxypropyl)-7-methoxybenzofuran][4]，(Z)-3-己烯基-6-O-β-D-吡喃木糖-(1″→6′)-β-D-吡喃葡萄糖糖苷[(Z)-3-hexenyl-6-O-β-D-xylopyranosyl-(1″→6′)-β-D-glucopyranoside]，即β-樱草糖苷(β-primeveroside)[2]。

果核含木脂素类：短梗稠李苷*(ssioriside)、4-O-(甘油-2-基)-二氢松柏醇 1′-O-β-D-吡喃甘露糖苷[4-O-(glycer-2-yl)-dihydroconiferyl alcohol-1′-O-β-D-mannopyranoside][8]，南烛脂苷(lyoniside)、努迪吡苷*(nudiposide)、二氢松柏脂醇*(dihydrodehydrodiconifenyl alcohol)[9]，红愈创木基甘油-β-O-4′-松柏醇(erythroguaiacyl glycerol-β-O-4′-coniferyl alcohol)、苏愈创木基甘油-β-O-4′-松柏醇(threoguaiacyl glycerol-β-O-4′-coniferyl alcohol)[10]；苯丙素类：松柏醛(coniferaldehyde)[9]，(4-羟基-3-甲氧基苯基)-3-甲氧基丙醇[(4-hydroxy-3-methoxyphenyl)-3-methoxypropanol]、赤型2, 3-双(4-羟基-3-甲氧基苯基)-3-甲氧基丙醇[erythro-2, 3-bis-(4-hydroxy-3-methoxyphenyl)-3-methoxypropanol][10]、2-(3′, 4′-二甲氧基苯基)-1, 3-丙二醇-1-O-β-D-吡喃葡萄糖苷[2-(3′, 4′-dimethoxyphenyl)-1, 3-propanediol-1-O-β-D-glucopyranoside][8]、苏式-1-(4-羟基-3-甲氧基苯基)-2-[4-(3-羟基丙基)-2-甲氧基苯氧基]-1, 3-丙二醇{threo-1-(4-hydroxy-3-methoxyphenyl)-2-[4-(3-hydroxypropyl)-2-methoxyphenoxy]-1, 3-propanediol}、赤型-1-(4-羟基-3-甲氧基苯基)-2-[4-(3-羟基丙基)-2-甲氧基苯氧基]-1, 3-丙二醇{erythro-1-(4-hydroxy-3-methoxyphenyl)-2-[4-(3-hydroxypropyl)-2-methoxyphenoxy]-1, 3-propanediol}、3-(4-羟基-3-甲氧基苯基)-3-甲氧基丙烷-1, 2-二醇[3-(4-hydroxy-3-methoxyphenyl)-3-methoxypropane-1, 2-diol]和2-[4-(3-羟基丙基)-2-甲氧基苯氧基]丙烷-1, 3-二醇[2-[4-(3-hydroxypropyl)-2-methoxyphenoxy]propane-1, 3-diol][11]；酚苷类：3, 4, 5-三甲氧基苯基-1-O-β-D-吡喃葡萄糖苷(3, 4, 5-trimethoxyphenyl-1-O-β-D-glucopyranoside)和3, 4, 5-三甲氧基苯基-β-D-吡喃喃葡萄糖苷(3, 4, 5-trimethoxy-benzyl-β-D-glucopyranoside)[9]；呋喃类：(2S, 3R, 4R)-4-[1-乙氧基-1-(4′-羟基-3′-甲氧基)苯基]甲基-2-(4-羟基-3-甲氧基)苯基-3-羟甲基四氢呋喃{(2S, 3R, 4R)-(4-[1-ethoxy-1-(4′-hydroxy-3′-methoxy)phenyl]methyl-2-(4-hydroxy-3-methoxy)phenyl-3-hydroxymethyl-tetrahydrofuran}[8]；杂环类：(1R, 2S, 5R, 6S)-2-(3, 4, 5-三甲氧基苯基)-6-(4-羟基-3-甲氧基苯基)-3, 7-二氧杂双环[3.3.0]辛烷{(1R, 2S, 5R, 6S)-2-(3, 4, 5-trimethoxyphenyl)-6-(4-hydroxy-3-methoxyphenyl)-3, 7-dioxabicyclo[3.3.0]octane}[10]。

果实含黄酮类：槲皮素(quercetin)、金丝桃苷(hyperoside)和芦丁(rutin)[12]；皂苷类：熊果酸(ursolic acid)[12]。

【药理作用】1.降血脂血糖　果实中提取的黄酮能降低高血脂大鼠血清中的总胆固醇(T.CHO)、甘油三酯(TG)和低密度脂蛋白胆固醇(LDLC)的含量，升高大鼠血清中高密度脂蛋白胆固醇(HDLC)的含量[1]；山楂中分离得到的化合物金丝桃苷(hyperoside)和熊果酸(ursolic acid)均可显著降低高血脂症模型小鼠血清中总胆固醇含量，提高血清超氧化物歧化酶(SOD)活性和高密度脂蛋白/总胆固醇的比值[2]；叶的总黄酮可明显降低高血脂症大鼠血清总胆固醇、甘油三酯、低密度脂蛋白胆固醇、载脂蛋白B(apoB)的量，提高高密度脂蛋白胆固醇的量，显著降低动脉粥样硬化指数，并显著降低高脂大鼠纤维蛋白原的量，降低全血比黏度、红细胞(RBC)聚集指数和红细胞压积；可明显抑制花生四烯和二磷酸腺苷诱导的血小板聚集，对血小板活化因子引起的血小板聚集则无明显影响[3]；果实提取物可降低脂肪肝模型大鼠的肝匀浆丙二醛、总胆固醇、甘油三酯、谷丙转氨酶(ALT)和天冬氨酸氨基转移酶(AST)[4]；叶的总黄酮可明显降低糖尿病小鼠血清中的血糖、总胆固醇、甘油三酯、丙二醛、果糖胺、山梨醇和大脑脂褐质的水平，升高血清中高密度脂蛋白胆固醇[5]。2.增强细胞免疫　果实的水煎剂灌胃给药对小鼠红细胞C3b受体花环率及红细胞免疫复合物(IC)花环率均有显著的增强作用，对小鼠红细胞免疫有促进作用[6]，能明显增加小鼠胸腺和脾重量、T淋巴细胞转化率及T淋巴细胞酸性α-醋酸萘酯酶(ANAE)细胞百分率，说明对小鼠细胞免疫有促进作用[7]；果实水提醇沉法制得的注射液皮下给药能明显增高小鼠胸腺及脾重量、血清溶菌酶含量、血清血凝抗体滴度、T 淋巴细胞转化率及 T 淋巴细胞酸性 α- 醋酸萘酯酶细胞百分率，提示其注射液对小鼠体液免疫及细胞免疫均有促进作用[8]。3. 抗肿瘤　果实中提取的总黄酮对人喉癌 Hep 22 细胞的增殖有抑制作用，且呈明显的剂量依赖性，其通过抑制肿瘤细胞 DNA 的生物合成，且使肿瘤细胞内钙离子浓度明显升高，从而阻止肿瘤细胞的分裂增殖[9]。4. 抗氧化　果实水煎剂可提高 D- 半乳糖衰老小鼠血清总抗氧化能力，提高红细胞内超氧化物歧化酶的活性以及红细胞膜 Na^+ - K^+ - ATPase 的活性，并能降低脑组织 Ca^{2+} 含量和脑组织丙二醛含量[10]；叶和枸杞子（0.9∶0.1）的水提物对氧自由基发生体系产生的脂质过氧化作用有明显的抑制效应，并能减少超氧阴离子自由基对红细胞膜流动性的破坏，同时对羟基自由基也具有较强的清除作用[11]；叶提取物可剂量依赖性地降低过氧化氢（H_2O_2）预处理的人脐静脉内皮细胞中的过氧化氢含量[12]；叶乙醇提取物对羟基自由基和超氧阴离子自由基有清除作用，其作用随提取物的百分比浓度增加而增强[13]。5. 抗菌　核提取物对大肠杆菌、金黄色葡萄球菌、铜绿假单胞菌和白色念珠菌的生长有较强的抑制作用[14]；果实压榨液对金黄色葡萄球菌、大肠杆菌和白色念珠菌的生长均有非常显著的抑制作用[15]。6. 抑制精子畸变　果肉水煎物对环磷酰胺所致小鼠的精子畸变有明显的抑制作用，且无不良反应[16]。7. 调节心肌　叶的总黄酮冻干粉能降低冠脉结扎所致心肌梗死麻醉犬的动脉收缩压（SAP）、动脉舒张压（DAP）、平均动脉压（MAP）[17]；叶的总黄酮能显著对抗异丙肾上腺素所致急性大鼠心肌缺血心电图 T 波的异常，显著降低血清乳酸脱氢酶（LDH）和血清肌酸激酶（CK）活力，增加心肌组织超氧化物歧化酶和还原型谷胱甘肽的活性，上调血红素氧合酶 -1 的表达，并呈一定的剂量依赖性[18]；所含的聚合黄酮对犬急性心肌缺血均有明显的保护作用，并可缩小实验性家兔的心肌梗死范围[19]。8. 保护血管　叶的总黄酮可明显降低高脂血症大鼠总胆固醇、甘油三酯和低密度脂蛋白胆固醇，提高高密度脂蛋白胆固醇与总胆固醇比值，增强大鼠离体血管舒张及收缩反应，且可使血清一氧化氮（NO）量升高，内皮素（ET）的量降低[20]。9. 抑制肥胖　叶提取物制剂（益心酮）穴位注射可明显抑制肥胖大鼠的体重，改善其 Lee's 指数[21]。

【性味与归经】 山楂：酸、甘，微温。归脾、胃、肝经。山楂核：苦，平。归胃、肝经。山楂叶：酸，平。归肝经。

【功能与主治】 山楂：消食健胃，行气散瘀。用于肉食积滞，胃脘胀满，泻痢腹痛，瘀血经闭，产后瘀阻，心腹刺痛，疝气疼痛；高血脂症。山楂核：消食，散结，催生，杀虫，止痒。用于食积不化，疝气，睾丸偏坠，难产，湿热下注。山楂叶：活血化瘀，理气通脉，化浊降脂。用于气滞血瘀，胸痹心痛，胸闷憋气，心悸健忘，眩晕耳鸣，高脂血症。

【用法与用量】 山楂：9～12g。山楂核：3～10g，水煎服或研末吞服。山楂叶：3～10g；水煎服或泡茶饮。

【药用标准】 山楂：药典 1963～2015、浙江炮规 2005、新疆药品 1980 二册和台湾药材 2004。山楂核：山东药材 2012。山楂叶：药典 2005～2015、浙江炮规 2005 和山东药材 2002。

【临床参考】 1. 氯氮平所致肥胖高脂血症：山楂丸（主要药物山楂，每丸 9g）口服，每次 1 丸，每日 2 次[1]。

2. 关节扭伤及红肿热痛：果实适量，研成细末，调入凡士林制膏（山楂与凡士林的比例为 30∶100），高温消毒后外敷患处，1 次保留 2～3 天[2]。

3. 急性痛风：威草胶囊（主要药物生山楂、威灵仙、草决明）口服，每次 1.2g，每日 3 次，餐前半小时服，连服 2 周[3]。

4. 冠心病：益心酮滴丸（主要药物山楂叶总黄酮）口服，每次 10 粒，每日 3 次[4]。

5. 非酒精性脂肪肝：山楂消脂胶囊（主要药物大黄、山楂，每粒含生药 0.35g）口服，每次 2 粒，每日 3 次[5]。

6. 多囊卵巢综合征胰岛素抵抗：山楂消脂胶囊（主要药物大黄、山楂）口服，每次 0.7g，每日 3 次[6]。

7. 慢性乙型肝炎：果实 30g，加黄芪 30g、大枣 30g、茵陈 30g，水煎，每日 1 剂，代茶饮[7]。

【附注】本种的种子气虚便溏者禁服；果实脾胃虚弱者及孕妇慎服。

本种的花及茎木民间也作药用。

【化学参考文献】

［1］Jeong T E，Lee H，Lee E，et al. Chitin synthase II inhibitory activity of ursolic acid，isolated from *Crataegus pinnatifida*［J］. Planta Med，1999，65（3）：261-262.

［2］黄肖霄，牛超，高品一，等.山楂叶的化学成分［J］.沈阳药科大学学报，2010，27（8）：615-617，638.

［3］宋少江，陈佳，寇翔，等.山楂叶的化学成分［J］.沈阳药科大学学报，2006，23（2）：88-90，96.

［4］郝东方，杨芮平，周玉枝，等.山楂叶的化学成分［J］.沈阳药科大学学报，2009，26（4）：282-284，323.

［5］黄肖霄，李殿明，李玲芝，等.山楂叶化学成分的分离与鉴定［J］.沈阳药科大学学报，2012，29（5）：340-343，347.

［6］周晨晨，刘春婷，黄肖霄，等.山楂叶中芳香族化合物的分离和鉴定［J］.中国药物化学杂志，2013，23（3）：213-217.

［7］陈佳，宋少江，赫军，等.山楂叶中的一个新联苯苷［J］.沈阳药科大学学报，2006，23（7）：430-431.

［8］羡冀，徐扬，罗显峰，等.山楂核化学成分的分离与鉴定［J］.沈阳药科大学学报，2014，31（6）：448-450，504.

［9］李殿明，黄肖霄，赵雷，等.山楂核化学成分的分离与鉴定 I［J］.沈阳药科大学学报，2012，29（11）：869-871，892.

［10］李殿明，黄肖霄，宋少江.山楂核化学成分的分离与鉴定 II［J］.中医药学报，2014，42（2）：52-54.

［11］赵雷，李玲芝，彭缨，等.山楂核化学成分的分离与鉴定［J］.沈阳药科大学学报，2012，29（1）：9-11.

［12］闫磊.山楂黄酮类成分提取分离及其质量分析研究［D］.武汉：湖北中医学院硕士学位论文，2007.

【药理参考文献】

［1］刘北林，董继生，倪小虎，等.山楂黄酮提取及降血脂研究［J］.食品科学，2007，28（5）：324-327.

［2］李贵海，孙敬勇，张希林，等.山楂降血脂有效成分的实验研究［J］.中草药，2002，33（1）：50-52.

［3］杨宇杰，林静，王春民，等.山楂叶总黄酮对大鼠高脂血症早期干预的实验研究［J］.中草药，2008，39（12）：1848-1850.

［4］李晶，冯五金.生山楂、泽泻、莪术对大鼠脂肪肝的影响及其交互作用的实验研究［J］.山西中医，2006，22（3）：57-59.

［5］叶希韵，张隆，沈菊，等.山楂叶总黄酮对糖尿病小鼠糖脂代谢的影响［J］.中草药，2005，36（11）：1683-1686.

［6］金治萃，贾彦彬，王晓立，等.山楂、枸杞煎剂对红细胞免疫功能的影响［J］.包头医学院学报，1997，13（1）：8-9.

［7］常江，金治萃.山楂煎剂对小鼠细胞免疫的影响［J］.包头医学院学报，1996，12（4）：10-11.

［8］金治萃，高光，常江，等.山楂注射液对小鼠免疫功能的影响［J］.包头医学院学报，1997，13（1）：6-7.

［9］张妍，李厚伟，孙建平，等.山楂果总黄酮的提取分离及体外抗肿瘤活性［J］.中草药，2004，35（7）：787-789.

［10］王建光，杨新宇，叶辉，等.山楂对D-半乳糖致衰小鼠抗氧化系统及钙稳态影响的实验研究［J］.中国老年学，2003，23（9）：609-610.

［11］曾昭晖，宋晓虹，赵彪.山楂叶茶水提物抗氧自由基作用的研究［J］.首都医科大学学报，1996，17（2）：99-102.

［12］兰文军，郑筱祥.山楂叶抽提物对人脐静脉内皮细胞中过氧化氢的清除作用［J］.中草药，2005，36（3）：414-416.

［13］黄沛力，曾昭晖.银杏叶、山楂叶对氧自由基的清除作用［J］.中国中药杂志，1996，21（4）：245-246.

［14］李长青，吴伟，佟颖.山楂核提取物杀菌效果及影响因素的研究［J］.中国消毒学杂志，2007，24（1）：50-52.

［15］林玲，陈玉杰，李俐，等.山楂液杀灭微生物作用及其影响因素的试验观察［J］.中国消毒学杂志，2000，17（2）：85-88.

［16］崔太昌，刘秀卿，徐厚铨，等.山楂提取物对环磷酰胺致小鼠精子畸变的抑制作用［J］.中国公共卫生，2002，18（3）：266-267.

［17］鞠晓云，方泰惠，张文通.山楂叶总黄酮冻干粉对麻醉犬冠脉结扎所致心肌梗死的影响［J］.南京中医药大学学报，2005，21（6）：381-383.

［18］高东雁，刘健，李卫平，等.山楂叶总黄酮对大鼠心肌缺血性损伤的保护作用及机制研究［J］.中药药理与临床，2012，28（5）：64-66.

[19] 方云祥, 陈修. 山楂聚合黄酮与羟乙基芦丁对动物实验性心肌梗塞的作用 [J]. 中国药学杂志, 1982, 17 (1): 52.
[20] 杨宇杰, 王春民, 党晓伟, 等. 山楂叶总黄酮对高脂血症大鼠血管功能损伤的保护作用 [J]. 中草药, 2007, 38 (11): 1687-1690.
[21] 杨桦, 杨丽美, 俞维, 等. 山楂叶益心酮穴位注射对肥胖大鼠的减肥作用 [J]. 宁夏医科大学学报, 2010, 32 (2): 305-307.

【临床参考文献】
[1] 许勤伟, 黄胜, 吴传东, 等. 山楂治疗氯氮平所致肥胖高脂血症疗效观察 [J]. 海南医学, 2016, 27 (6): 883-885.
[2] 王强. 山楂治疗伤科疾病 185 例 [J]. 实用中医药杂志, 2005, 21 (6): 343.
[3] 庄丽华, 胡家才, 吴昊, 等. 威草胶囊配合西药治疗急性痛风疗效观察 [J]. 陕西中医, 2015, 36 (4): 489-491.
[4] 王敬东, 王青英. 益心酮滴丸治疗冠心病的疗效观察 [J]. 中国医药指南, 2015, 13 (34): 194.
[5] 莫小艾. 山楂消脂胶囊治疗非酒精性脂肪肝 [J]. 长春中医药大学学报, 2016, 32 (5): 1007-1009.
[6] 余璟玮, 欧志聪, 李艳. 山楂消脂胶囊治疗多囊卵巢综合症胰岛素抵抗的疗效观察 [J]. 中医临床研究, 2016, 8 (11): 15-17.
[7] 张千娥. 山楂大枣黄芪方治疗慢性乙型肝炎的临床观察 [J]. 中药材, 2014, 37 (10): 1900-1902.

331. 山里红（图 331） · *Crataegus pinnatifida* Bge. var. *major* N. E. Br.

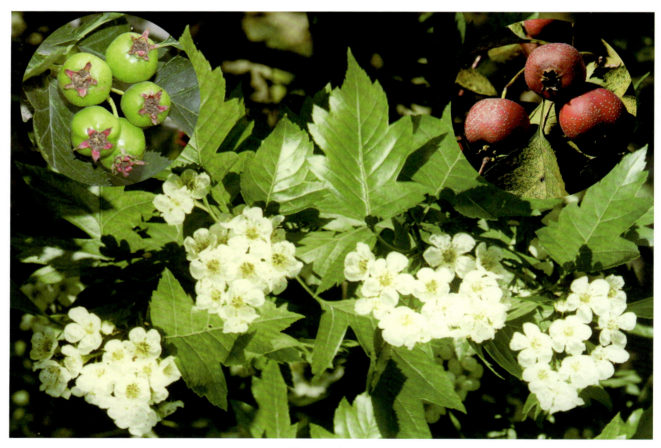

图 331　山里红　　　　　　　　　　　　摄影　徐克学等

【别名】大山楂（浙江）。
【形态】本变种与原变种区别在于, 叶片大, 分裂较浅; 果形较大, 直径可达 2.5cm, 深亮红色。
【生境与分布】山东、江苏有栽培, 另东北、华北各省区均有栽培。

【药名与部位】山楂，果实。山楂核，种子。山楂叶，叶。

【采集加工】山楂：秋季果实成熟时采收，切片，干燥。山楂核：加工山楂时，收集种子，晒干。山楂叶：夏、秋二季采收，晾干。

【药材性状】山楂：为圆形片，皱缩不平，直径1～2.5cm，厚0.2～0.4cm。外皮红色，具皱纹，有灰白色小斑点。果肉深黄色至浅棕色。中部横切片具5粒浅黄色果核，但核多脱落而中空。有的片上可见短而细的果梗或花萼残迹。气微清香，味酸、微甜。

山楂核：呈橘瓣状椭圆形或卵形，长3～5mm，宽2～3mm。表面浅黄色或黄棕色，背面稍隆起，左右两面平坦或有凹痕。质坚硬，不易破碎。气微。

山楂叶：多已破碎，完整者展开后呈宽卵形，长6～12cm，宽5～8cm，绿色至棕黄色，先端渐尖，基部宽楔形，具2～6枚羽状裂片，边缘具尖锐重锯齿；叶柄长2～6cm，托叶卵圆形至卵状披针形。气微，味涩、微苦。

【药材炮制】山楂：除去杂质及脱落的核。炒山楂：取山楂饮片，炒至色变深，取出，摊凉。焦山楂：取山楂饮片，炒至表面焦褐色，内部黄褐色，取出，摊凉。

山楂核：除去杂质，洗净，干燥。

【化学成分】叶含黄酮类：牡荆素（vitexin）、6″-O-乙酰基牡荆素（6″-O-acetyl vitexin）、2″-O-乙酰基牡荆素（2″-O-acetyl vitexin）、牡荆素-2″-O-鼠李糖苷（vitexin-2″-O-rhamnoside）、山楂达素*A、B、C、D（pinnatifida A、B、C、D）[1,2]，山楂素Ⅰ（pinnatifin Ⅰ）[3]，槲皮素（quercetin）、槲皮素-3-O-β-D-吡喃葡萄糖苷（quercetin-3-O-β-D-glucopyranoside）、槲皮素-3-O-β-D-吡喃半乳糖苷（quercetin-3-O-β-D-galactopyranoside）、槲皮素-3-O-β-D-吡喃葡萄糖（6→1）-α-L-鼠李糖苷［quercetin-3-O-β-D-glucopyranosyl（6→1）-α-L-rhamnoside］、槲皮素-3-O-β-D-吡喃半乳糖-（6→1）-α-L-鼠李糖苷［quercetin-3-O-β-D-galactopyranosyl（6→1）-α-L-rhamnoside］、山奈酚（kaempferol）、山奈酚-7-O-α-L-鼠李糖-3-O-β-D-葡萄糖苷（kaempferol-7-O-α-L-rhamnosyl-3-O-β-D-glucopyranoside）[4]，牡荆素-4″-O-葡萄糖苷（vitexin-4″-O-glucoside）、芦丁（rutin）、金丝桃苷（hyperoside）、异槲皮苷（isoquercitrin）、槲皮苷（quercetin）[5]和（-）-表儿茶素［（-）-epicatechin］[6]；酚酸类：绿原酸（chlorogenic acid）[5]。

果实含黄酮类：（-）-表儿茶素［（-）-epicatechin］、（-）-表没食子儿茶素［（-）-epigallocatechin］、原花青素B2（procyanidin B2）、金丝桃苷（hyperoside）、槲皮素-3-O-β-D-6″-乙酰基吡喃阿洛糖苷（quercetin-3-O-β-D-6″-acetyl allopyranoside）、槲皮素-3-O-β-D-吡喃葡萄糖苷（quercetin-3-O-β-D-glucopyranoside）、槲皮素-3-O-β-D-6″-乙酰基吡喃葡萄糖苷（quercetin-3-O-β-D-6″-acetyl glucopyranoside）[7]，矢车菊素-3-O-β-半乳糖苷（cyanidin-3-O-β-galactoside）、矢车菊素-3-O-α-阿拉伯糖苷（cyanidin-3-O-α-arabinoside）[8]，牡荆素鼠李糖苷（vitexin rhamnoside）、牡荆素（vitexin）、槲皮素（quercetin）[9]和异槲皮苷（isoquercitrin）[10]；酚酸类：绿原酸（chlorogenic acid）和红果酸（eucomic acid）[7]；脂肪酸类：枸橼酸（citric acid）[9]；皂苷类：熊果酸（ursolic acid）[9]；其他尚含：4′,5-二甲氧基-3-β-D-吡喃葡萄糖基氧基-4-羟基联苯（4′,5-dimethoxy-3-β-D-glucopyranosyloxy-4-hydroxydiphenoyl），即柿双酚*（kakispyrol）[7]。

【药理作用】1.调节呼吸　叶中提取的黄酮类成分、绿原酸（chlorogenic acid）、表儿茶素（epicatechin）等成分均对大鼠中性粒细胞呼吸爆发具有不同的抑制作用，其中黄酮类成分既可抑制大鼠中性粒细胞呼吸爆发，又可清除呼吸爆发后产生的自由基，绿原酸对呼吸爆发的抑制作用较弱，主要是直接清除呼吸爆发产生的氧自由基，表儿茶素只能清除呼吸爆发产生的自由基，对呼吸爆发本身无抑制作用[1]。2.护肝　叶70%乙醇提取物的正丁醇萃取部位能明显降低高血脂脂肪肝模型大鼠的血清总胆固醇（T.CHO）及甘油三酯（TG），明显改善肝脏病理学改变[2]。3.保护心肌　叶的总黄酮能延长心肌耗氧小鼠在缺氧状态下的存活时间[3]；叶的醇提液能抑制异丙肾上腺素诱导的大鼠血清中的天冬氨酸氨基转移酶（AST）、血清肌酸激酶、乳酸脱氢酶（LDH）和羟丁酸脱氢酶（HBDH）的活性及升高血清超氧化物歧化酶（SOD）

活性，降低血清中丙二醛（MDA）的含量[4]，可显著升高结扎冠状动脉所致的急性心肌缺血模型大鼠的动脉收缩压、动脉舒张压、左室收缩压、左室内压最大上升（+）和下降（-）速率，降低左室舒张末压、左室内压最大上升（+）和下降（-）速率，显著抑制异丙肾上腺素所致的急性心肌缺血模型大鼠的血小板凝聚[5]。4. 抗血栓　叶50%乙醇提取物可显著延长大鼠体内动脉血栓形成时间，减少静脉血栓的重量，同时加速家兔体外血栓的溶解[6]。5. 抗氧化　叶40%乙醇提取物对1,1-二苯基-2-三硝基苯肼自由基（DPPH）有较强的清除作用[7]。

【性味与归经】山楂：酸、甘，微温。归脾、胃、肝经。山楂核：苦、平。归胃、肝经。山楂叶：酸，平。归肝经。

【功能与主治】山楂：消食健胃，行气散瘀。用于肉食积滞，胃脘胀满，泻痢腹痛，瘀血经闭，产后瘀阻，心腹刺痛，疝气疼痛；高血脂症。山楂核：消食，散结，催生，杀虫，止痒。用于食积不化，疝气，睾丸偏坠，难产，湿热下注。山楂叶：活血化瘀，理气通脉，化浊降脂。用于气滞血瘀，胸痹心痛，胸闷憋气，心悸健忘，眩晕耳鸣，高脂血症。

【用法与用量】山楂：9～12g。山楂核：3～10g，或研末吞服。山楂叶：3～10g；或泡茶饮。

【药用标准】山楂：药典1963～2015、新疆药品1980二册和台湾药材2004。山楂核：山东药材2012。山楂叶：药典1963、药典2005～2015和浙江炮规2005。

【临床参考】乳糜尿：鲜根50g，加三白草根、飞廉根、黄花地丁根各50g等，水煎服[1]。

【附注】山楂之名始载于《本草衍义补遗》。《新修本草》载有赤爪木，云："小树生高五六尺，叶似香菜，子似虎掌爪，大如小林檎，赤色。出山南申、安、随等州。《本草纲目》云："赤爪、棠梂、山楂，一物也。古方罕用，故唐本虽有赤爪，后人不知即此也……其类有二种，皆生山中。一种小者，山人呼为棠杭子、茅楂、猴楂，可入药用，树高数尺，叶有五尖，桠间有刺，三月开五出小白花，实有赤、黄二色，肥者如小林檎，小者如指头，九月乃熟；一种大者，山人呼为羊杭子，树高丈余，花叶皆同，但实稍大而色黄绿，皮涩肉虚为异尔。"上述形态特征与今山楂或山里红基本一致。

本种的种子气虚便溏者禁服；果实脾胃虚弱者及孕妇慎服。

本种的花及茎木民间也作药用。

【化学参考文献】

[1] 张培成，徐绥绪. 山楂叶中新黄酮化合物的分离与结构鉴定[J]. 中国药物化学杂志，1999，9（3）：61-62，81.

[2] 张培成，徐绥绪. 山楂叶中两个新黄酮[J]. 沈阳化工学院学报，1999，13（3）：236-237.

[3] Zhang P C, Xu S X. A New Flavonoid Ketohexofuranoside from Leaves of Crataegus pinnatifida Bge.var. major N.E.Br.[J]. Chin Chem Lett，2000，11（10）：895-896.

[4] 张培成，徐绥绪. 山楂叶化学成分研究[J]. 药学学报，2001，36（10）：754-757.

[5] Ying X X, Wang R X, Jing X, et al. HPLC determination of eight polyphenols in the leaves of Crataegus pinnatifida Bge. var. major[J]. J Chromatogr Sci，2009，47（3）：201-205.

[6] 刘荣华，余伯阳，陈兰英，等. 山里红叶多元酚类成分对大鼠中性粒细胞呼吸爆发的抑制作用[J]. 中国药科大学学报，2008，39（5）：428-432.

[7] 晏仁义，魏洁麟，杨滨. 山楂化学成分研究[J]. 时珍国医国药，2013，24（5）：1066-1068.

[8] 汪静静，晏仁义，杨滨. 山楂中花色苷类成分研究[J]. 时珍国医国药，2015，26（1）：42-43.

[9] 孙敬勇，杨书斌，谢鸿霞，等. 山楂化学成分研究[J]. 中草药，2002，33（6）：6-9.

[10] Liu P Z, Yang B R, Kallio H. Characterization of phenolic compounds in Chinese hawthorn (Crataegus pinnatifida Bge. var. major) fruit by high performance liquid chromatography-electrospray ionization mass spectrometry[J]. Food Chem，2010，121（4）：1188-1197.

【药理参考文献】

[1] 刘荣华，余伯阳，陈兰英，等. 山里红叶多元酚类成分对大鼠中性粒细胞呼吸爆发的抑制作用[J]. 中国药科大学学报，2008，39（5）：428-432.

[2] 张文洁，张春梅，王冬艳，等. 山里红叶提取物抗脂肪肝作用研究[J]. 中华中医药学刊，2008，26（3）：559-561.

[3] 杨连荣, 张哲峰, 于翔龙, 等. 山里红叶总黄酮对小鼠常压耐缺氧的实验研究[J]. 中医药学报, 2012, 40(4): 35-36.
[4] 于晓瑾, 周博, 孟鑫, 等. 黑龙江地产山里红叶醇提液对异丙肾上腺素诱导大鼠急性心肌缺血关键酶的影响[J]. 中国药师, 2015, 18(9): 1463-1464.
[5] 于晓瑾, 周博, 孟鑫, 等. 黑龙江地产山里红叶醇提液对急性心肌缺血大鼠血流动力学和血小板凝聚的影响[J]. 中国药师, 2016, 19(2): 238-241.
[6] 于晓瑾, 张树明, 刘莉, 等. 黑龙江产山里红叶提取液对血栓的影响[J]. 中医药信息, 2011, 28(4): 16-17.
[7] 罗猛, 宋卓悦, 胡娇阳, 等. 超声法提取山里红叶总黄酮及其抗氧化活性研究[J]. 植物研究, 2015, 35(4): 632-637.

【临床参考文献】
[1] 戈国荣. 自拟"三根丁果饮"治乳糜尿[J]. 江苏中医, 1992, 13(11): 31.

332. 野山楂（图332） • *Crataegus cuneata* Sieb. et Zucc.

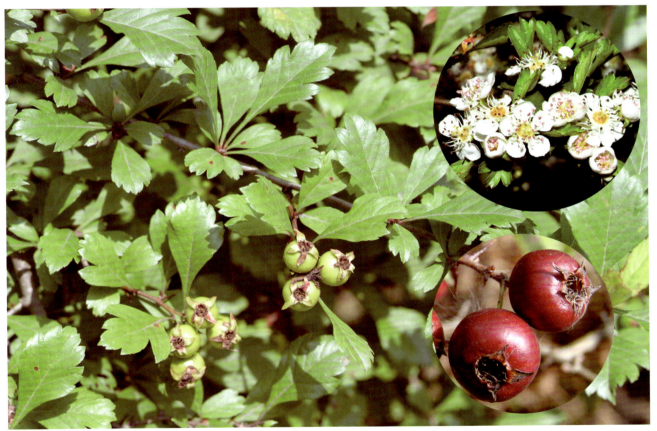

图 332 野山楂　　　　　　　　　　　　　　　摄影　郭增喜等

【别名】猴楂、毛枣子（江西），山红（江苏徐州），楂果（江苏镇江）。

【形态】落叶灌木，高1.5m。分枝密，具细刺，一年生枝紫褐色，无毛，老枝灰褐色，散生长圆形皮孔。叶片宽倒卵形至倒卵状长圆形，长2～6cm，宽1～5cm，先端急尖，基部楔形，下延连于叶柄，边缘有不规则重锯齿，顶端常有3浅裂片；上表面无毛，有光泽，下表面具稀疏柔毛，沿叶脉较密，后脱落；叶柄长4～12mm，两侧有叶翼；托叶镰刀状，边缘有齿。伞房花序，具花3～7朵，总花梗和小花梗均被柔毛；小花梗长约1cm；花直径约1.5cm；萼筒钟状，外被柔毛，萼裂片三角卵形，约与萼筒等长，内外两面均具柔毛；花瓣白色，基部有短爪；雄蕊20枚，花药红色；花柱4～5枚，基部被茸毛。果实近球形或扁球形，直径 6～12mm，成熟时红色或黄色，常具有宿存反折萼片或 1 苞片；小核 4～5 枚，内面两侧平滑。花期 5～6 月，果期 9～10 月。

【生境与分布】生于海拔 250～2000m 的山地灌木丛。分布于上海、江西、安徽、江苏、福建、浙江，另湖北、湖南、广东、广西、河南、贵州、四川、云南、西藏均有分布；日本亦有分布。

【药名与部位】山楂根，根。南山楂（山楂、野山楂），果实。山楂叶，叶。

【采集加工】山楂根：全年均可采挖，洗净，趁鲜切厚片，干燥；或直接干燥。南山楂：秋季果实成熟时采收，置沸水中略烫，敲扁（楂饼），干燥；或直接干燥（原楂）。山楂叶：夏、秋二季采收，除去杂质，干燥。

【药材性状】山楂根：呈短圆柱形或不规则形段块，长 5～9cm，直径 0.5～3cm。外皮灰绿色，易脱落，内皮棕红色。切面韧皮部棕红色，木质部淡黄棕色，具细密的放射状纹理，纤维性。质硬。气微，味淡、涩。

南山楂：呈类球形，直径 0.8～1.5cm，有的呈饼状。表面棕色至棕红色，具细密皱纹。顶端凹陷，有花萼残痕，基部有短果梗或果梗痕。果肉薄。气微，味微酸涩。

山楂叶：叶片多完整。稍卷皱缩，展平后叶片呈宽倒卵形至卵状矩圆形，长 2～6cm，宽 1～4.5cm。顶端有 3～7 浅裂片，基部楔形，下延于叶柄，边缘有缺刻及不规则锯齿。上表面黄绿色，无毛；下表皮面浅绿色或淡黄绿色，无毛或仅于叶脉疏有短柔毛，叶脉略突出于下表面，侧脉伸延至裂片先端。质脆，易碎。气微，味微涩。

【质量要求】南山楂：圆楂：色红无杂。山楂饼：色红，粒大，敲扁。

【药材炮制】山楂根：除去杂质，筛去灰屑。未切片者适当水浸，洗净，润软，切厚片，干燥。

南山楂：除去杂质，筛去脱落的核。炒南山楂：取南山楂饮片，炒至表面色变深，微具焦斑时，取出，摊凉。南山楂炭：取南山楂饮片，炒至浓烟上冒、表面焦褐色、内部黄褐色时，微喷水，灭尽火星，取出，晾干。

【化学成分】茎含黄酮类：槲皮素（quercetin）、芦丁（rutin）和儿茶素（catechin）[1]；脂肪酸类：棕榈酸（palmitic acid）、硬脂酸（stearic acid）和柠檬酸（citric acid）[1]；皂苷类：熊果酸（ursolic acid）[1]；甾体类：β-谷甾醇（β-sitosterol）和胡萝卜苷（daucosterol）[1]。

叶含黄酮类：牡荆素-2″-O-鼠李糖苷（vitexin-2″-O-rhamnoside）和牡荆素-4″-O-葡萄糖苷（vitexin-4″-O-glucoside）[2]；酚酸及其衍生物：原儿茶醛（protocatechualdehyde）、没食子酸（galic acid）和对羟基苯甲酸（p-hydroxybenzoic acid）[2]。

【药理作用】1. 抗氧化　果实醇提物在体外对超氧阴离子自由基有较强的清除作用，可明显提高正常小鼠的超氧化物歧化酶（SOD）含量[1]；果实提取物对 1, 1-二苯基-2-三硝基苯肼自由基（DPPH）、2, 2′, -联氮-二（3-乙基-苯并噻唑-6-磺酸）二铵盐自由基（ABTS）均有较好的清除作用[2]。2. 降血脂　果实醇提物可降低正常小鼠的甘油三酯（TG），明显提高高密度脂蛋白（HDL）和高密度脂蛋白胆固醇（HDLC）与总胆固醇（TC）比值[1]。3. 改善雄性生殖　根水煎剂能提高雷公藤多苷所致雄性不育模型大鼠交配雌鼠妊娠胎数、雄鼠睾丸指数、附睾脏器指数以及附睾精子计数和活力，明显恢复精子超微结构，提高睾丸组织匀浆中的睾酮，并在体外可明显改善弱精子症患者精子的运动能力，有一定治疗作用[3, 4]。4. 抗突变　果实水溶性提取物对环磷酰胺诱导的小鼠骨髓嗜多染红细胞微核的形成有明显的抑制作用，对致突变诱导的 SOS 反应也有一定程度的抑制作用[5]。

【性味与归经】山楂根：甘，温。南山楂：酸、甘，微温。归脾、胃、肝经。山楂叶：苦、涩，凉。归脾、胃、肝经。

【功能与主治】山楂根：行瘀化滞，消积健胃。用于腹胀气滞，胃纳不佳，关节肿痛。南山楂：行气散瘀，收敛止泻。用于泻痢腹痛，瘀血经闭，产后瘀阻，心腹刺痛，疝气疼痛，高脂血症。山楂叶：清热解暑，降血压。用于感受暑邪，发热，头痛，口渴，漆疮，高血压病属肝热阳亢之证等。

【用法与用量】山楂根：15～30g。南山楂：9～12g。山楂叶：6～9g，或泡茶饮；外用适量，煎水洗患处。

【药用标准】山楂根：浙江炮规 2015 和上海药材 1994。南山楂：药典 1963～1985、部标中药材 1992、浙江炮规 2015、贵州药材 2003 和新疆药品 1980 二册。山楂叶：江西药材 1996。

【临床参考】1. 高脂血症：果实 30g，沸水 200ml 泡 30min，代茶饮[1]。

2. 细菌性痢疾：果实 30g，加红茶 30g，水煎服。

3. 产后瘀痛：果实 9～15g，水煎冲红糖服；或研粉吞服。

4. 高血压病：生果实 30g，加菊花 15g、白糖 30g，水煎代茶饮。

5. 肉食积滞、腹痛泄泻：根 12g，加红木香 6g、车前草 9g，水煎服。（2 方至 5 方引自《浙江药用植物志》）

【附注】云南山楂 Crataegus scabrifolia （Franch.） Rehd. 在贵州，作野山楂药用。此外，辽宁山楂 Crataegus sanguinea Pall. 在新疆等地、甘肃山楂 Crataegus kansuensis Wils. 在陕西等地、毛山楂 Crataegus maximowiczii Schneid. 在黑龙江、吉林、辽宁、内蒙古等地，其果实民间作野山楂药用。

【化学参考文献】
[1] 尹爱武，黄赛金. 野山楂茎化学成分研究[J]. 天然产物研究与开发，2012，24（7）：897-899.
[2] 麻铭川，顾正兵. 野山楂水溶性部分化学成分研究[J]. 中国药业，2003，12（12）：35.

【药理参考文献】
[1] 周庆平，王立为，高光跃. 四种山楂果实抗氧化及降血脂作用的研究[J]. 基层中药杂志，1999，13（3）：5-8.
[2] 杨磊，贾佳，祖元刚. 山楂属果实提取物的体外抗氧化活性[J]. 中国食品学报，2009，9（4）：28-32.
[3] 胡廉，徐惠敏，熊锦文，等. 野山楂根拮抗雷公藤多苷对雄性大鼠生殖损伤作用的实验研究[J]. 中国中药杂志，2006，31（18）：1521-1525.
[4] 胡廉，熊承良. 野山楂根含药血清对弱精子症患者精子运动参数影响的体外研究[J]. 中国中药杂志，2006，31（4）：333-335.
[5] 郭伟，付德润，钟承民，等. 新疆野山楂的抗突变研究[J]. 毒理学杂志，1998，（1）：65.

【临床参考文献】
[1] 王丹，杨柳清，郑胜，等. 三峡库区野山楂对高脂血症人群的降脂疗效研究[J]. 现代预防医学，2012，39（19）：4956-4957.

333. 湖北山楂（图 333）· *Crataegus hupehensis* Sarg.

【别名】酸枣、大山枣（江西）。

【形态】落叶小乔木或灌木，高达 3～5m。小枝圆柱形，无毛，紫褐色，二年生枝条灰褐色。叶片卵形至卵状椭圆形，长 4～9cm，宽 4～7cm，先端短渐尖，基部宽楔形或近圆形，边缘有圆钝重锯齿，上半部具 2～4 对浅裂片，裂片卵形，先端短渐尖，无毛或仅下部脉腋有簇生毛；叶柄长 3.5～5cm，无毛；托叶草质，披针形或镰刀形。伞房花序具多花，总花梗和小花梗均无毛，小花梗长 4～5mm；花直径约 1cm；萼筒钟状，外面无毛；萼裂片三角卵形，先端渐尖，稍短于萼筒，无毛；花瓣白色；雄蕊 20 枚，花药紫色，比花瓣稍短；花柱 5 枚，基部被白色绒毛，柱头头状。果实近球形，直径 2～2.5cm，深红色，有斑点，萼片宿存反折；小核 5 枚，两侧平滑。花期 5～6 月，果期 8～9 月。

【生境与分布】生于海拔 500～2000m 的山坡灌木丛。分布于江西、江苏、浙江，另湖北、湖南、陕西、山西、河南、四川均有分布。

【药名与部位】山楂果（云阳山楂），果实。

【采集加工】秋季果实成熟时采摘，横切或纵切成两瓣，干燥或直接干燥。

【药材性状】为半球形、类球形或圆片形，直径 1～2cm。外皮红色、褐红色或红棕色，具皱纹或皱缩不平，隐约可见灰色或浅棕色小斑点。果肉黄棕色或棕红色。中部横切者具 5 粒浅黄色果核，但核多脱落而中空。类球形者或有的切片可见残留果梗或花萼残迹。质坚硬。气微清香，味酸，微甜而涩。

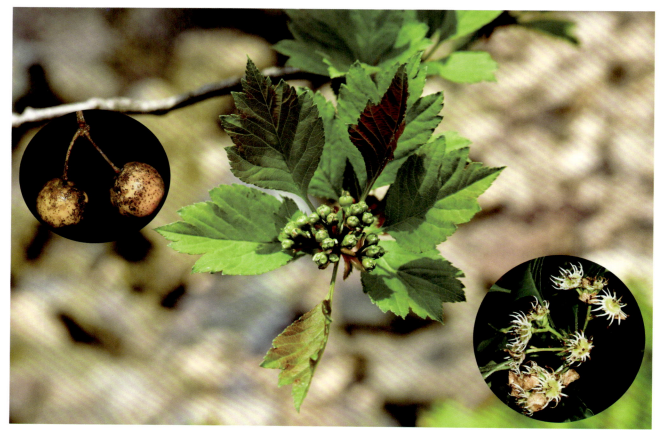

图 333　湖北山楂　　　　　　　　　　　　　　摄影　李华东等

【药材炮制】山楂果：除去杂质及脱落的核。焦山楂果：取山楂果饮片，炒至外表焦褐色，内部棕褐色，不炭化。

【性味与归经】酸、甘，微温。归脾、胃、肝经。

【功能与主治】消食健胃，行气散瘀。用于肉食积滞，胃脘胀满，泻痢腹痛，瘀血经闭，产后瘀阻，心腹刺痛，疝气疼痛，高血脂症。

【用法与用量】9～12g。

【药用标准】四川药材 2010。

【附注】云南山楂 Crataegus scabrifolia（Franch.） Rehd. 在四川也作山楂果药用、在云南作云山楂药用。

有报道其果实含有机酸和黄酮类，但仅见含量测定的文献[1]。

【附注参考文献】

[1] 高光跃，冯毓秀，秦秀芹，等. 山楂类果实的化学成分分析及其质量评价 [J]. 药学学报，1995，30（2）：138-143.

334. 华中山楂（图 334）• *Crataegus wilsonii* Sarg.

【形态】落叶小乔木，高可达 7m。刺粗壮，光滑，直立或微弯曲，长 1～2.5cm。叶片卵形或倒卵形，长 4～6.5cm，宽 3～5cm，先端急尖或圆钝，基部圆形至宽楔形，边缘有锐锯齿，齿尖有腺，通常在中部以上有 3～7 对浅裂片，裂片近圆形或卵形，先端急尖或圆钝，幼嫩时上面散生柔毛，下面中脉或沿侧脉微被毛；叶柄长 1.5～2.5cm，有窄叶翼，边缘有腺齿，脱落。伞房花序具多花，总花梗和小花梗均被白色绒毛；小花梗长 4～7mm；花直径 1～1.5cm；萼筒钟状，萼裂片卵形或三角卵形，稍短于萼筒，外面被柔毛；花瓣白色；雄蕊 20 枚，花药玫瑰紫色；花柱 2～3 枚，基部被白色绒毛，比雄蕊稍短。果实椭圆形，直径 6～7mm，红色；萼片宿存，反折；小核 1～3 枚，两侧有深凹痕。花期 5 月，果期 8～9 月。

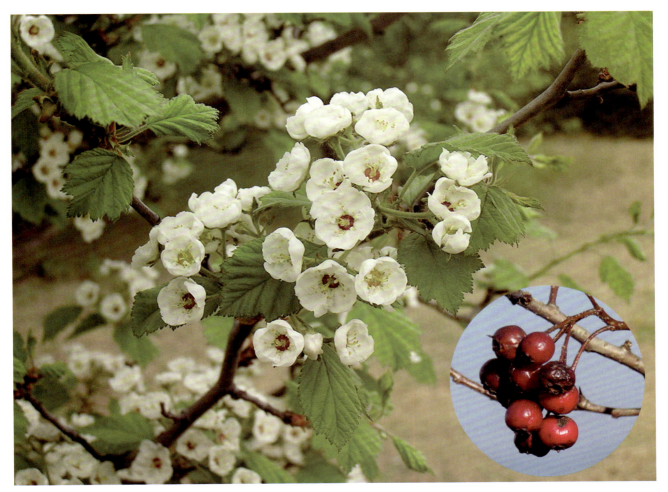

图 334　华中山楂　　　　　　　　　　　摄影　刘冰等

【生境与分布】生于海拔 1000～2500m 的山坡阴处密林。分布于浙江，另河南、湖北、陕西、甘肃、云南、四川均有分布。

【药名与部位】平凉山楂，果实。

【采集加工】果实成熟时采收，或剖开两瓣，晒干。

【药材性状】近球形或纵切成两瓣，直径 0.6～2cm。表面黄棕色至棕红色，微具光泽，密布灰棕色细斑点，顶端具宿存花萼，基部具果柄痕或果柄残基。横切面果肉较厚，呈黄棕色，可见 1～3 枚坚硬的果核，呈黄白色。质坚硬。气微香，味酸微甜。

【药材炮制】除去杂质及脱落的果核。

【性味与归经】酸、甘，微温。归脾、胃、肝经。

【功能与主治】消食健脾，行气散瘀。用于胃脘腹胀，泻痢腹痛，瘀血经闭，产后瘀阻，心腹刺痛，疝气疼痛，高血脂症。

【用法与用量】9～12g。

【药用标准】甘肃药材 2009。

【附注】陕西山楂 Crataegus shensiensis Pojark. 及甘肃山楂 Crataegus kansuensis Wils. 的果实在甘肃也作平凉山楂药用。

4. 石楠属 Photinia Lindl.

落叶或常绿乔木或灌木。单叶互生，革质或纸质，叶缘有锯齿；羽状脉。花两性，多数，排成顶生伞形、伞房或复伞房花序，稀聚伞花序；萼筒杯状、钟状或筒状，萼裂片5枚；花瓣5枚，雄蕊20枚；心皮2枚，稀3～5枚，子房下位，2～5室。小梨果，微肉质，成熟时不开裂，有宿存萼片，每室有1～2枚种子。种子直立，子叶平凸。

约60种，分布于亚洲东部及南部。中国约40种，分布于西南部至中部各省区，法定药用植物1种。华东地区法定药用植物1种。

335. 石楠（图335） • Photinia serrulata Lindl. [Photinia serratifolia（Desf.）Kalkman]

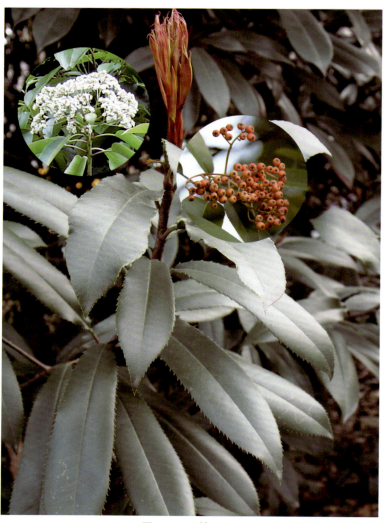

图 335　石楠　　　摄影　赵维良等

【别名】 石南，千年红、扇骨木（江苏南京），笔树、石眼树（江苏），将军梨、石楠柴（浙江），石纲（福建）。

【形态】 常绿灌木或小乔木。枝褐灰色，无毛。单叶互生，革质，长椭圆形或倒卵状椭圆形，长9～22cm，宽3～6.5cm，先端渐尖，基部宽楔形或近圆形，边缘有疏生具腺细锯齿；上表面光亮，幼时中脉有茸毛，成熟后脱落；中脉显著，侧脉25～30对；叶柄粗壮，长2～4cm。复伞房花序顶生，花多数，总花梗和小花梗无毛，小花梗长3～5mm；萼筒杯状，无毛，萼裂片三角形；花瓣白色，近圆形，直径3～4mm；雄蕊20枚，排成两轮，外轮较花瓣长，内轮较花瓣短，花药带紫色。果实球形，直径5～6mm，红色，后为褐紫色。花期4～5月，果期10～11月。

【生境与分布】 生于海拔1000～2500m的杂木林。分布于上海、江苏、安徽、江西、福建、浙江，另河南、湖北、湖南、陕西、甘肃、云南、四川、贵州、广东、广西均有分布；日本、印度尼西亚等地亦有分布。

【药名与部位】 石楠藤，带叶嫩枝。石楠叶（石南叶），叶。

【采集加工】 石楠藤：夏、秋季采割，晒干。石楠叶：全年可采，扎成小把，干燥。

【药材性状】 石楠藤：茎呈圆柱形，有的有分枝，无毛。长15～30cm，直径0.2～1cm，表面暗灰棕色至红褐色，有纵皱纹及点状皮孔突起，质坚脆，易折断，断面韧皮部薄，暗棕色，木质部黄白色，裂片状。叶互生，柄长1～4cm；叶片长椭圆形或倒卵状椭圆形，长8～15cm，宽2～6cm；先端尖或突尖，基部近圆形或楔形，边缘具细密锯齿，幼嫩枝上的叶缘呈芒状锯齿；叶柄脱落痕呈半月形。质坚脆，易碎。气微，茎微苦，叶微涩。

石楠叶：呈长椭圆形或长倒卵形，长8～16cm，宽3～6cm。先端短尖，基部近圆形或宽楔形，边缘有细密尖锐的锯齿。上表面浅绿棕色至紫棕色，较光滑；下表面色较浅，主脉突起。革质而脆。气微，味苦、涩。

【药材炮制】 石楠藤：除去杂质，洗净，润透，切段，干燥。

石楠叶：除去杂质，洗净，切丝，干燥。

【化学成分】 叶含挥发油类：芳樟醇（linalool）、冰片（borneol）、（R）-4-甲基-1-异丙基-3-环己烯-1-醇［（R）-4-methyl-1-isopropyl-3-cyclohexen-1-ol］、氯碳酸戊酯（pentyl carbonochloridate）[1]、1-辛烯-3-醇（1-octen-3-ol）、柠檬烯（limonene）、（R）-（R）-4-甲基-1-异丙基-3-环己烯-1-醇［（R）-（R）4-methyl-1-isopropyl-3-cyclohexen-1-ol］、10-表-γ-桉叶醇（10-epi-γ-eudesmol）、桧烯（sabinene）、α-蛇麻烯（α-humulene）和α-侧柏烯（α-thujene）[2]等；皂苷类：2α,3β,11α,13β-四羟基齐墩果-12-酮基-28-酸（2α,3β,11α,13β-tetrahydroxy-12-ketooleanan-28-oic acid）、3β-羟基-12-酮基-熊果-9(11)-28,13β-内酯［3β-hydroxy-12-keto-9(11)-ursen-28,13β-olide］[3]、细齿大戟素A、B、C、D、E（serrulatins A、B、C、D、E）、熊果酸（ursolic acid）、野鸦椿酸（euscaphic acid）、委陵菜酸（tormentic acid）、黄麻酸（corosolic acid）、构莓苷F1（kaji-ichigoside F1）、委陵菜酸葡萄糖酯（tormentic acid glucosyl ester）、山楂酸（masilinic acid）、山香酸A（hyptatic acid A）、阿江榄仁酸（arjunolic acid）和旌节花酸A（stachlic acid A）[4]。

【药理作用】 抗氧化　叶70%甲醇提取物对1,1-二苯基-2-三硝基苯肼自由基（DPPH）具有较强的清除作用，其抗氧化作用强于维生素C[1]。

【性味与归经】 石楠藤：辛、甘，温。归肝经。石楠叶：辛、苦，平；有小毒。归肝、肾经。

【功能与主治】 石楠藤：祛风止痛，壮筋骨。用于风痹疼痛，腰膝酸软无力。石楠叶：祛风，通经，益肾。用于风湿痹痛，腰背酸痛，足膝无力，偏头痛。

【用法与用量】 石楠藤：9～15g。石楠叶：4.5～9g。

【药用标准】 石楠藤：上海药材1994、山东药材2012、江苏药材1989和北京药材1998。石楠叶：药典1963、药典1977、部标中药材1992、浙江炮规2015、内蒙古药材1988、新疆药品1980二册和台湾1985一册。

【临床参考】1. 不孕、阳痿：叶 10g，加熟地黄 20g、菟丝子等，水煎服[1]。

2. 血管神经性头痛：叶 20g，加川芎、白芷、水牛角（先煎）30g 等，加水 600ml，煎至 300ml，每日 1 剂，早晚 2 次分服[2]。

【附注】石楠始载于《神农本草经》，列为下品。《名医别录》云："石南，生华阴山谷。二月、四月采叶，八月采实，阴干。"《本草图经》载："石南，今南北皆有之。生于石上，株极有高硕者。江、湖间出者，叶如枇杷叶，上有小刺，凌冬不凋。春生白花成簇，秋结细红实。"《本草衍义》云："石南叶，状如枇杷叶之小者，但背无毛，光而不皱。正、二月间开花，冬有二叶为花苞，苞既开，中有十五余花，大小如椿花，甚细碎。每一苞约弹许大，成一毬，一花六叶，一朵有七八毬，淡白绿色。叶末微淡赤色，花既开，蕊满花，但见蕊，不见花。花才罢，去年绿叶尽脱落，渐生新叶"。即为本种。

阴虚火旺者禁服。

本种果实（石楠实）及根民间也药用。

【化学参考文献】

[1] 周玉，任孝敏，吴雨真，等．超临界 CO_2 流体萃取石楠叶挥发油化学成分的研究［J］．农产品加工（学刊），2011，（6）：71-73.

[2] Hou J, Sun T, Hu J, et al. Chemical composition, cytotoxic and antioxidant activity of the leaf essential oil of *Photinia serrulata*［J］. Food Chem, 2007,（103）：355-358.

[3] Song Y L, Wang Y, Lu Q, et al. Two new triterpenoids from *Photinia serrulata*［J］. Molecules, 2007, 12（12）：2599-2604.

[4] Song Y L, Wang Y H, Lu Q, et al. Triterpenoids from the Edible Leaves of *Photinia serrulata*［J］. Helvetica Chimica Acta, 2008, 91（4）：665-672.

【药理参考文献】

[1] 辜忠春，李军章，李光荣，等．石楠叶总黄酮含量测定及抗氧化活性研究［J］．应用化工，2017，46（12）：2488-2491.

【临床参考文献】

[1] 贺献瑞，邓志厚．石楠叶、石楠藤男科妇科应用举隅［J］．河北中医，2005，27（5）：363-364.

[2] 胡春平，杨伟，蔡以生．石楠叶合剂治疗血管神经性头痛 50 例［J］．中医药临床杂志，2010，22（12）：1051-1052.

5. 枇杷属 *Eriobotrya* Lindl.

常绿乔木或灌木。单叶互生，边缘有锯齿或近全缘，羽状网脉显明；叶柄短或近无；托叶早落。圆锥花序顶生，常有茸毛；萼筒杯状或倒圆锥状，萼裂片 5 枚，宿存；花瓣 5 枚，倒卵形或圆形，无毛或有毛，芽时呈卷旋状或双盖覆瓦状排列；雄蕊 20～40 枚；花柱 2～5 枚，基部合生，有毛，子房下位，合生，2～5 室，每室有 2 枚胚珠。梨果肉质或干燥，内果皮薄纸质。种子 1 至数枚。

约 30 种，分布于亚洲温带及亚热带。中国约 13 种，江苏、安徽、江西、福建、浙江均有栽培，法定药用植物 1 种。华东地区法定药用植物 1 种。

336. 枇杷（图 336）• *Eriobotrya japonica*（Thunb.）Lindl.

【形态】常绿小乔木，高达 10m。小枝粗壮，密生锈色或灰棕色茸毛。叶片革质，披针形、倒卵形或椭圆状长圆形，长 12～30cm，宽 3～9cm，先端急尖或渐尖，基部楔形或渐狭成叶柄，上部边缘有疏锯齿，基部全缘；上表面皱，下表面及叶柄密生灰棕色茸毛，侧脉 11～21 对。圆锥花序顶生，具多花；总花梗和小花梗密生锈色茸毛；小花梗长 2～8mm；花直径 12～20mm；萼筒浅杯状，萼裂片三角形，萼筒及萼片外面有锈色茸毛；花瓣白色，基部具爪，有锈色茸毛；雄蕊 20 枚，远短于花瓣，花丝基部扩展；

花柱 5 枚，离生，柱头头状，无毛，子房顶端有锈色柔毛。果实球形或长圆形，直径 2～5cm，黄色或橘黄色，外有锈色柔毛，不久脱落。花期 10～12 月，果期 5～6 月。

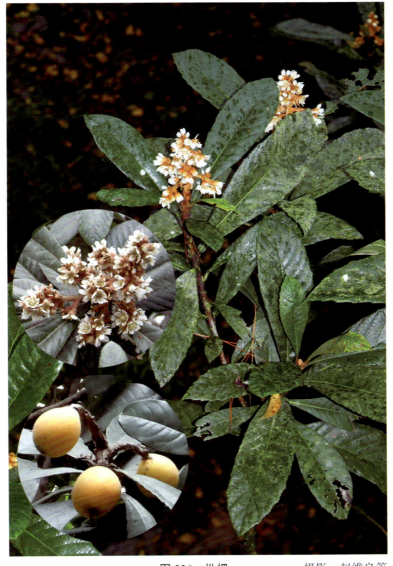

图 336　枇杷　　　　摄影　赵维良等

【生境与分布】江苏、安徽、江西、福建、浙江、上海均有栽培，另河南、湖北、湖南、陕西、甘肃、云南、四川、贵州、广东、广西、台湾均有分布；日本、印度、越南、缅甸、泰国、印度尼西亚也有栽培。

【药名与部位】枇杷叶，叶。枇杷花，花蕾及花序。

【采集加工】枇杷叶：全年均可采收，晒至七、八成干时，扎成小把，晒干。枇杷花：冬、春季花未开放时采收，除去杂质，晒干。

【药材性状】枇杷叶：呈长圆形或倒卵形，长 12～30cm，宽 4～9cm。先端尖，基部楔形，边缘有疏锯齿，近基部全缘。上表面灰绿色、黄棕色或红棕色，较光滑；下表面密被黄色茸毛，主脉于下表面显著突起，侧脉羽状；叶柄极短，被棕黄色茸毛。革质而脆，易折断。气微，味微苦。

枇杷花：多为花蕾密聚的花序小分枝，呈不规则圆锥状，长 1～5cm。表面黄褐色或淡黄色，密被淡黄色茸毛。花萼呈壶形，上端 5 齿裂，萼片卵形，长 4～5mm，宽约 2.5mm，外表面黄褐色或淡黄色，被细茸毛，内表面深褐色，无毛；花冠 5 枚，白色，倒卵形，先端急尖，长约 8mm，宽约 4mm；雄蕊 18～22 枚，着生于花冠筒上，花丝长约 7mm。子房下位，5 室，花柱长约 4mm，柱头 5 裂。质硬。气香，味苦。

【药材炮制】 枇杷叶：除去茸毛，用水喷润，切丝，干燥。蜜枇杷叶：取枇杷叶饮片，与炼蜜拌匀，稍闷，炒至不黏手时，取出，摊凉。炒枇杷叶：取枇杷叶饮片，炒至微具焦斑，取出，摊凉，筛去灰屑。

枇杷花：除去杂质，晒干。

【化学成分】 花含皂苷类：齐墩果酸（oleanolic acid）、熊果酸（ursolic acid）、2α, 3α, 19α-三羟基熊果-5, 12-二烯-28-酸（2α, 3α, 19α-trihydroxyurs-5, 12-dien-28-acid）、2β, 3β, 23α-三羟基齐墩果-12-烯-28-酸（2β, 3β, 23α-trihydroxyolean-12-en-28-acid）[1]，3β, 19α-二羟基-4-醛基-熊果-12-烯-28-酸（3β, 19α-dihydroxy-4-aldehyde-ursol-12-en-28-oic acid）、山楂酸（maslinic acid）和2α-羟基熊果酸（2α-hydroxy ursolic acid）[2]；甾醇类：β-谷甾醇（β-sitosterol）和胡萝卜苷（daucosterol）[2]；黄酮类：槲皮素-3-O-β-D-半乳糖苷（quercetin-3-O-β-D-galactoside）[2]。

叶含皂苷类：齐墩果酸（oleanolic acid）、山楂酸（maslinic acid）、熊果酸（ursolic acid）、2α-羟基熊果酸（2α-hydroxyursolic acid）、坡模酸（pomolic acid）、蔷薇酸（euscaphic acid）[3]，2α, 3α, 19α-三羟基-齐墩果-12-烯-28-酸（2α, 3α, 19α-trihydroxy-olean-12-en-28-oic acid）、阿江榄仁酸（arjunolic acid）、2α-羟基熊果酸甲酯（methyl 2α-hydroxyursolate）、山楂酸甲酯（methyl maslinate）、2α-羟基熊果酸（2α-hydroxyursolic acid）、2α, 3α-熊果酸（2α, 3α-ursolic acid）[4]，2α, 19α-二羟基-3-羰基-12-烯-28-熊果酸（2α, 19α-dihydroxy-3-oxo-12-ene-28-ursolic acid）、2α, 3β, 13β-三羟基-11-烯-28-熊果酸（2α, 3β, 13β-trihydroxy-11-ene-28-ursolic acid）、2α-羟基白桦脂酸甲酯（methyl 2α-hydroxy betulinate）、科罗索酸甲酯（methyl corosolate）、熊果醇（uvaol）、科罗索酸（corosolic acid）、2α, 3α, 19α, 23-四羟基齐墩果酸（2α, 3α, 19α, 23-tetrahydroxyolean-12-en-28-oic acid）[5]，白桦脂酸甲酯（methyl betulinate）、委陵菜酸（tormentic acid）[6]，3-O-反式-阿魏酰基蔷薇酸（3-O-trans-feruloyl euscaphic acid）、2α, 3α-二羟基-12-熊果-28-酸（2α, 3α-dihydroxy-12-urs-28-oic acid）、3-O-顺式-对-香豆酰基苦味酸（3-O-cis-p-coumaroyl tormentic acid）、3β-O-顺式-对-香豆酰基-2α-羟基-12-熊果-28-酸（3β-O-cis-p-coumaroyl-2α-hydroxy-12-urs-28-oic acid）[7]和2β, 3β, 19α-三羟基熊果-12-烯-28-酸（2β, 3β, 19α-trihydroxyurs-12-en-28-oic acid）[8]；萜类：吐叶醇（vomifoliol）[4]，吐叶醇-9-O-β-D-木糖-（1→6）-D-葡萄糖苷［vomifoliol-9-O-β-D-xylopyranosyl-（1→6）-D-glucopyranside］[9]；黄酮类：山奈酚（kaempferol）、槲皮素（quercetin）、高良姜素（galangin）、橙皮苷（hesperidin）、金丝桃苷（hyperoside）、山奈酚-3, 7-二葡萄糖苷（kaempferol-3, 7-diglucoside）、异槲皮苷（isoquercitrin）、槲皮苷（quercitrin）、芦丁（rutin）[10]，鼠李柠檬素（rhamnocitrin）、槲皮素-4'-O-β-D-半乳糖（quercetin-4'-O-β-D-galactoside）[4]，槲皮素-3-O-半乳糖-（1→6）-葡萄糖苷［quercetin-3-O-galactosyl-（1→6）-glucoside］、槲皮素-3-O-槐糖苷（quercetin-3-O-sophoroside）、山奈酚-3-O-槐糖苷（kaempherol-3-O-sophoroside）、山奈酚-3-O-芸香糖苷（kaempferol-3-O-rutinoside）、山奈酚-3-O-半乳糖苷（kaempherol-3-O-galactoside）、槲皮素-3-O-鼠李糖苷（quercetin-3-O-rhamnoside）、山奈酚-3-O-葡萄糖苷（kaempherol-3-O-glucoside）[9]，（2S）-柚皮素 8-C-α-吡喃鼠李糖-（1→2）-β-吡喃葡萄糖苷［（2S）-naringenin 8-C-α-rhamnopyranosyl-（1→2）-β-glucopyranoside］、（2R）-柚皮素 8-C-α-吡喃鼠李糖-（1→2）-β-吡喃葡萄糖苷［（2R）-naringenin 8-C-α-rhamnopyranosyl-（1→2）-β-glucopyranoside］、辛可耐因 Id 7-O-β-吡喃葡萄糖苷［cinchonain Id 7-O-β-glucopyranoside］[11]；烯醇类：橙花叔醇-3-O-α-L-吡喃鼠李糖-（1→4）-α-L-吡喃鼠李糖-（1→2）-［α-L-吡喃鼠李糖-（1→6）］-β-D-吡喃葡萄糖苷 {nerolidol-3-O-α-L-rhamnopyranosyl（1→4）-α-L-rhamnopyranosyl（1→2）-［α-L-rhamnopyranosyl（1→6）］-β-D-glucopyranoside}[8]；酚类：丁香酚-β-芸香糖苷（eugenyl-β-rutinoside）[4]，2, 6-二甲氧基-4-烯丙基苯酚-1-β-D-吡喃葡萄糖苷（2, 6-dimethoxy-4-allylphenol-1-β-D-glycopyranoside）[7]；挥发油类：β-倍半水芹烯（β-sesquiphellandrene）、异桉叶油（isoeucalyptus oil）、环己酮（cyclohexanone）、顺-3-己烯-1-醇（cis-3-hexene-1-alcohol）、香叶烯 D（myrcene D）、10, 10-二甲基-2, 6二（亚甲基）-

双环[7.2.0]十一烷{10,10-dimethyl-2,6-bi(methylene)-bicyclo[7.2.0]undecane}、水杨酸甲酯（methyl salicylate）等[12]；甾体类：β-谷甾醇（β-sitosterol）[5]；酚酸类：香豆酸（coumaric acid）[7]，绿原酸（chlorogenic acid）[9]，没食子酸（gallic acid）[11]和苯丙酸（phenylpropyl acid）[8]；其他尚含：正二十一烷醇（n-heneicosanol）[5]，二十三酸（tricosanoic acid）[8]、5,5′-二羟基-3′-甲氧基联苯-2-O-β-D-吡喃葡萄糖苷（5,5′-dihydroxy-3′-methoxybiphenyl-2-O-β-D-glucopyranoside）[13]和橙花叔醇-3-O-α-L-吡喃鼠李糖基（1→4）-α-L-吡喃鼠李糖基（1→2）-[α-L-吡喃鼠李糖基（1→6）]-β-D-吡喃葡萄糖苷{nerolidol-3-O-α-L-rhamnopyranosyl（1→4）-α-L-rhamnopyranosyl（1→2）-[α-L-rhamnopyranosyl（1→6）]-β-D-glycopyranoside}[14]。

果实含挥发油类：棕榈酸（palmitic acid）、油酸（oleic acid）、亚油酸（linoleic acid）、糠醛（furfural）、油酸乙酯（ethyl oleate）、十八碳-9,12二烯酸乙酯（octadeca-9,12-diethyl acetate）、巴西酸亚乙酯（ethylene brassylate）、棕榈酸乙酯（ethyl palmitate）、7-十八碳烯酸甲酯（7-octadecenoate）、十七烷（heptadecane）和亚油酸甲酯（methyl linoleate）[15]。

【药理作用】1. 抗肿瘤　叶中提取的多酚类成分对人口腔肿瘤 HSC-2、HSG、HGF 细胞均有一定的细胞毒作用，其中分离得到的化合物没食子酸（gallic acid）的细胞毒作用最强[1]；叶中分离得到的化合物科罗索酸（corosolic acid）对胃癌 BGC823 细胞的增殖具有抑制作用[2]；熊果酸（ursolic acid）可抑制人肝癌 HepG2 细胞、人胃癌 MGC803 细胞的增殖，并诱导肿瘤细胞凋亡[3]。2. 镇咳平喘　叶中提取的三萜酸可明显延长氨水引咳小鼠的咳嗽潜伏期、减少小鼠 2min 内咳嗽次数，并可显著增加小鼠气道酚红排出量，可明显延长枸橼酸引起的豚鼠咳嗽潜伏期，并显著减少 5min 内豚鼠咳嗽次数，并能使磷酸组胺和氯化乙酰胆碱混合液引起的豚鼠喘息潜伏期明显延长，同时可对抗组胺引起的支气管收缩，增加离体豚鼠支气管肺泡灌流量[4,5]；叶中分离得到的熊果酸和总三萜酸对枸橼酸喷雾引起的豚鼠咳嗽有明显的止咳作用[6]。3. 防治慢性支气管炎　叶中的三萜酸可明显降低慢性支气管炎（CB）大鼠支气管肺泡灌洗液中白细胞计数以及中性粒细胞和肺泡巨噬细胞比例的上升，可使慢性支气管炎大鼠支气管黏膜炎症浸润程度明显减轻，且支气管腔内分泌物明显减少、支气管黏膜上皮细胞脱落明显减轻、抑制支气管黏膜上皮细胞增生，使支气管内径增大，通气量增大[5]。4. 抗炎　叶中的三萜酸能明显减轻二甲苯所致小鼠的耳肿胀和冰醋酸所致小鼠腹腔毛细血管渗出，并且对角叉菜胶所致大鼠的足爪肿胀、棉球所致大鼠的肉芽肿和福氏完全佐剂所致大鼠佐剂性关节炎具有明显的抑制作用[5,7]；叶水提物能显著抑制二甲苯所致小鼠的耳肿胀[8]。5. 抗菌　叶水提取物、乙醇提取物和正己烷提取物对大肠杆菌、金黄色葡萄球菌和枯草芽孢杆菌的生长均有抑制作用，且乙醇提取物的抗菌效果最好，水提液次之[9]；叶乙醇提取物对细菌、酵母菌和霉菌的生长均有抑制作用，其中对细菌的抑制作用最强[10]。6. 抗氧化　叶提取物对猪油有较强的抗氧化作用[10]；叶中提取得到的总黄酮类对 2,2′-联氮-二（3-乙基-苯并噻唑-6-磺酸）二铵盐自由基（ABTS）有较好的清除作用[11]；叶尖部位提取的黄酮对猪油具有一定的抗氧化作用，并随着其剂量的增加而增强，且对 1,1-二苯基-2-三硝基苯肼自由基（DPPH）和 2,2′-联氮-二（3-乙基-苯并噻唑-6-磺酸）二铵盐自由基也具有较强的清除作用[12]；叶中的总黄酮具有较强的体外抗氧化能力，能减少小鼠肝线粒体及肝匀浆丙二醛（MDA）的含量，并可抑制过氧化氢（H_2O_2）诱导小鼠的红细胞溶血；腹腔注射给药对小鼠体内肝组织丙二醛含量有显著的降低作用[13]。7. 免疫调节　叶中的三萜酸能降低环磷酰胺诱导的免疫低下小鼠碳廓清指数和吞噬指数，提高免疫低下小鼠血清中免疫球蛋白 M 和免疫球蛋白 G，增加免疫低下小鼠脾细胞溶血素的产生[14]。8. 降血糖　叶中分离得到的化合物蔷薇酸（euscaphic acid）和橙花叔醇-3-O-α-L-吡喃鼠李糖-（1→4）-α-L-吡喃鼠李糖-（1→2）-[α-L-吡喃鼠李糖-（1→6）]-β-D-吡喃葡萄糖苷{nerolidol-3-O-α-L-rhamnopyranosyl（1→4）-α-L-rhamnopyranosyl（1→2）-[α-L-rhamnopyranosyl（1→6）]-β-D-glucopyranoside} 均具有显著降低正常小鼠和四氧嘧啶所致高血糖小鼠的空腹血糖[15]；叶的三萜酸粗提物对正常小鼠的空腹血糖无明显影响，对四氧嘧啶所致高血糖模型小鼠的血糖的降低不明显，但对正常小鼠空腹灌胃葡萄糖后的血糖上升有明显的抑制作用[16]。

【性味与归经】枇杷叶：苦、微寒。归肺、胃经。枇杷花：淡，平。归肺经。

【功能与主治】枇杷叶：清肺止咳，降逆止呕。用于肺热咳嗽，气逆喘急，胃热呕逆，烦热口渴。枇杷花：疏散风邪，通鼻窍，止咳。用于外感风邪伤肺之咳嗽，鼻塞流涕，虚劳久嗽，痰中带血。

【用法与用量】枇杷叶：6～9g，包煎。枇杷花：6～12g。研末，每次3～6g，吞服；或入丸散剂。外用适量，捣敷。

【药用标准】枇杷叶：药典1963～2015、浙江炮规2015、贵州药材1965、新疆药品1980二册、内蒙古蒙药1986和台湾1985二册。枇杷花：四川药材2010。

【临床参考】1.脂溢性皮炎、寻常痤疮、肺胃蕴热型皮肤病：叶15g，加黄柏、黄连等，水煎服[1~3]。

2.化疗性口腔溃疡：叶12g，加生甘草3g、生麦芽30g、生谷芽30g等水煎，每日1剂，分早中晚3次温服，服时在口中含漱片刻再缓缓咽下[4]。

3.儿童呕吐：叶6～10g，加党参6～10g、半夏6～10g、茅根15～20g等，水煎服，可加少许白糖调味[5]。

4.牙痛：鲜叶水煎，冲蜜糖服。

5.劳伤虚损、吐血咳嗽：叶（刷净），加雪梨（去心皮）、大枣（去核）、建莲肉（去皮芯）、白蜜，煎汁熬膏。

6.头风、鼻流清涕：花与辛夷等份研末，每日6g，冲酒服。

7.吐逆不止：鲜皮，生嚼咽汁，或煮汁冷服。（4方至7方引自《浙江天目山药用植物志》）

【附注】枇杷叶始载于《名医别录》，列为中品。《蜀本草》载：枇杷"树高丈余，叶大如驴耳，背有黄毛；子梂生如小李，黄色，味甘酸，核大如小栗，皮肉薄；冬花春实，四月五月熟，凌冬不凋。生江南山南，今处处有。"《本草图经》载："今襄、汉、吴、蜀、闽、岭皆有之。木高丈余，叶作驴耳形，皆有毛。其木阴密婆娑可爱，四时不凋，盛冬开白花，至三、四月而成实……其实作梂，如黄梅，皮肉甚薄，味甘，中核如小栗。"根据以上记述与附图，与本种一致。

胃寒呕吐及风寒咳嗽者禁用。

本种的果实、种子及根民间也药用。种子有小毒，内服不宜过量。

【化学参考文献】

[1] 成丽，刘燕，陈凌亚，等.枇杷花三萜皂甙成分的研究[J].华西医科大学学报，2001，32（2）：283-285.

[2] 李琪，张宏，黄春萍，等.枇杷花化学成分及抗菌抗肿瘤活性研究[J].西南农业学报，2014，27（2）：739-742.

[3] 鞠建华，周亮，林耕，等.枇杷叶中三萜酸类成分及其抗炎、镇咳活性研究[J].中国药学杂志，2003，38（10）：24-29.

[4] 李迩娜，周国栋，孔令义.枇杷叶的化学成分（英文）[J].中国天然药物，2009，7（3）：190-192.

[5] 陈欢，陈光，任红梅，等.枇杷叶中三萜类成分的研究[J].北京化工大学学报（自然科学版），2012，39（3）：40-45.

[6] 吕寒，陈剑，李维林，等.枇杷叶中三萜类化学成分的研究[J].中药材，2008，31（9）：1351-1354.

[7] 魏鑫.枇杷叶的三萜酸类化学成分研究[D].昆明：云南中医学院硕士学位论文，2014.

[8] 陈剑，李维林，吴菊兰，等.枇杷叶的化学成分[J].植物资源与环境学报，2006，15（4）：67-68.

[9] 吕寒，李维林，裴咏萍，等.枇杷叶中黄酮类化学成分的HPLC-MS^{n}分析[J].现代中药研究与实践，2009，23（6）：56-58.

[10] 吕寒，于盱，陈剑，等.枇杷叶黄酮类化学成分研究[J].中成药，2014，36（2）：329-332.

[11] Ito H, Kobayashi E, Takamatsu Y, et al. Polyphenols from *Eriobotrya japonica* and their cytotoxicity against human oral tumor cell lines[J]. Chem Pharm Bull, 2000, 48（5）：687.

[12] 王义潮，巩江，高昂，等.枇杷叶挥发油气相色谱-质谱研究[J].安徽农业科学，2011，39（5）：2637-2638.

[13] Jiang L L, Xuan L J. A new biphenyl glycoside from the leaves of *Eriobotrya japonica*[J]. Chin Chem Lett, 2006,（1）：35-37.

[14] 陈剑，李维林，吴菊兰，等.中药枇杷叶降血糖活性成分研究[C].全国药用植物和植物药学术研讨会，2006，

299-301.
- [15] 倪敏, 凌雪峰, 王丽娟, 等. 枇杷果实挥发油中的化学成分[J]. 光谱实验室, 2013, 30（4）: 1856-1858.

【药理参考文献】
- [1] Ito H, Kobayashi E, Takamatsu Y, et al. Polyphenols from *Eriobotrya japonica* and their cytotoxicity against human oral tumor cell lines[J]. Chemical & Pharmaceutical Bulletin, 2000, 48（5）: 687.
- [2] 林江萧, 黄娟, 袁玲, 等. 枇杷叶中科罗索酸的分离纯化及其抗肿瘤活性研究[J]. 海峡药学, 2014, 26（8）: 25-28.
- [3] 王涛, 邵敬伟, 陈剑锋, 等. 枇杷叶中熊果酸的分离纯化及抗癌活性研究[C]. 药用植物化学与中药有效成分分析研讨会论文集（上）, 2008.
- [4] 葛金芳, 李俊, 金涌, 等. 枇杷叶三萜酸的镇咳祛痰平喘作用[J]. 安徽医科大学学报, 2006, 41（4）: 413-416.
- [5] 葛金芳. 枇杷叶三萜酸的抗炎免疫作用及对慢性支气管炎的治疗作用与机制研究[D]. 合肥: 安徽医科大学硕士学位论文, 2004.
- [6] 鞠建华, 周亮, 林耕, 等. 枇杷叶中三萜酸类成分及其抗炎、镇咳活性研究[J]. 中国药学杂志, 2003, 38（10）: 752-757.
- [7] 葛金芳, 李俊, 姚宏伟, 等. 枇杷叶三萜酸的抗炎作用[J]. 安徽医科大学学报, 2007, 42（2）: 174-178.
- [8] 张娜, 吴绍康, 沈先荣, 等. 枇杷叶水提物祛痰止咳及抗炎作用研究[J]. 中华中医药学刊, 2014, 32（9）: 2175-2177.
- [9] 肖新生, 林倩英. 枇杷叶提取物抑菌作用研究[J]. 现代食品科技, 2010, 26（1）: 59-62.
- [10] 谢红英, 刘艺, 王洪新, 等. 枇杷叶提取物抗氧化及抑菌作用的研究[J]. 食品工业, 2007, 2: 1-4.
- [11] 吕寒, 滕杰晖, 陈剑, 等. 枇杷叶总黄酮的纯化工艺及抗氧化活性研究[J]. 中国现代应用药学, 2014, 31（1）: 40-44.
- [12] 付晓丹, 汤春丰, 刘壤莲, 等. 枇杷叶黄酮提取物的抗氧化作用研究[J]. 食品工业科技, 2015, 36（1）: 135-139.
- [13] 许丽璇. 枇杷叶黄酮的提取及对小鼠的抗氧化作用[J]. 西北农业学报, 2013, 22（3）: 23-28.
- [14] 葛金芳, 李俊, 胡成穆, 等. 枇杷叶三萜酸的免疫调节作用研究[J]. 中国药理学通报, 2006, 22（10）: 1194-1198.
- [15] 陈剑, 李维林, 吴菊兰, 等. 中药枇杷叶降血糖活性成分研究[C]. 全国药用植物和植物药学术研讨会, 2006.
- [16] 李锋, 王航, 薛原楷, 等. 枇杷叶三萜酸降血糖活性实验研究[J]. 药物生物技术, 2011, 18（4）: 328-331.

【临床参考文献】
- [1] 李宗超, 叶伟. 枇杷清肺饮治疗寻常痤疮的疗效观察及对性激素水平的影响[J]. 中华中医药杂志, 2016, 31（2）: 731-733.
- [2] 李宗超, 叶伟. 枇杷清肺饮治疗肺胃蕴热型皮肤病的临床研究[J]. 世界中医药, 2015, 10（12）: 1894-1896.
- [3] 刘永信, 龚勇, 赵必宏. 枇杷清肺饮治疗脂溢性皮炎45例疗效观察[J]. 四川中医, 2010, 28（11）: 105-106.
- [4] 王耘, 陈钰, 赵阔. 枇杷清胃饮治疗化疗性口腔溃疡临床疗效观察[J]. 中华中医药杂志, 2017, 32（1）: 379-381.
- [5] 刘学禄. 枇杷叶饮治疗儿童呕吐19例[J]. 辽宁中医杂志, 1982, 18（9）: 36.

6. 木瓜属 *Chaenomeles* Lindl.

落叶或半常绿灌木或小乔木；有刺或无刺。单叶，互生，具齿或全缘，有短柄与托叶。花单生或簇生，先于叶开放或迟于叶开放；萼筒钟状，萼裂片5枚，全缘或有齿；花瓣5枚，大形；雄蕊20枚或多数，排成两轮；花柱5枚，基部合生，子房下位，5室，每室具有多数胚珠。梨果大形，萼片脱落。种子多数，褐色。

约5种，分布于亚洲东部。中国5种，江苏、安徽、江西、福建、浙江均有栽培，法定药用植物3种。华东地区法定药用植物3种。

分种检索表

1. 小枝无刺；花单生，后叶开放，萼片反折 ··· 木瓜 C. sinensis
1. 小枝有刺；花簇生，先叶开放，萼片直立。
    2. 叶椭圆形、披针形至倒卵状披针形，下表面密被柔毛，后渐脱落 ················ 毛叶木瓜 C. cathayensis
    2. 叶卵形至椭圆形，两面无毛 ·· 皱皮木瓜 C. speciosa

337. 木瓜（图 337）• *Chaenomeles sinensis*（Thouin）Koehne

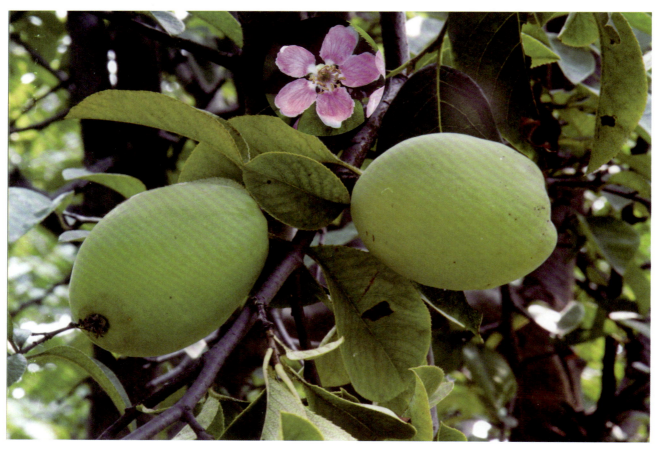

图 337 木瓜　　　　　　　　　　　　　　　　　　　摄影 徐克学

【别名】楂、木李、光皮木瓜（浙江），土木瓜（江苏淮安、连云港），榠楂。

【形态】灌木或小乔木，高 5～10m，树皮呈片状脱落。小枝无刺，圆柱形，幼时被柔毛，后脱落，紫红色。叶片椭圆卵形或椭圆长圆形，稀倒卵形，长 5～8cm，宽 3.5～5.5cm，先端急尖，基部宽楔形或近圆形，边缘有刺芒状尖锐锯齿，齿尖有腺点，幼时下面密被黄白色茸毛，后渐脱落；叶柄长 5～10mm，微被柔毛，有腺齿。花单生于叶腋，花梗短粗，长 5～10mm，无毛；花直径 2.5～3cm；萼筒钟状，萼片三角披针形，边缘有腺齿，外面无毛，内面密被浅褐色绒毛，反折；花淡粉红色；雄蕊多数，长不及花瓣之半；花柱 3～5 枚，基部合生，被柔毛，柱头头状，有不显明分裂。果实长椭圆形，长 10～15cm，暗黄色，木质，果梗短。花期 4 月，果期 9～10 月。

【生境与分布】多为栽培。分布于华东各省区，另湖北、陕西、广东、广西均有栽培。

【药名与部位】木瓜（光皮木瓜），果实。

【采集加工】夏、秋两季果实绿黄时采摘。纵剖成2～4瓣后，晾晒至水分渐干，颜色变红时，再翻晒至干。

【药材性状】呈瓣状或片状，长4～8cm，宽3～6cm。外表面红棕色或紫红色，平滑不皱；基部凹陷并残留果柄痕，顶端有花柱残留。剖面较平坦或边缘稍向内翻，果肉厚0.5～2cm，粗糙，显颗粒性。种子呈扁平三角形，紫褐色，紧密排列成行或脱落。气微、味涩、微酸。嚼之有沙粒感。

【药材炮制】洗净，润透或蒸透后切薄片，干燥。

【化学成分】枝条含皂苷类：古柯二醇（erythodiol）、山楂酸（masilinic acid）、白桦脂酸（betulinic acid）、2α-羟基白桦脂酸（2α-hydroxy betulinic acid）、白桦脂醇（betulin）、3-(*E*)-对香豆酰基白桦脂醇［3-(*E*)-*p*-coumaroyl betulin］、3-(*Z*)-对香豆酰基白桦脂醇［3-(*Z*)-*p*-coumaroyl betulin］[1]，羽扇-20（29）烯-3β,24,28-三醇［lup-20（29）-en-3β,24,28-triol］、蔷薇酸（euscaphic acid）和委陵菜酸（tormentic acid）[2]；黄酮类：广寄生苷（avicularin）和（-）表儿茶素［（-）epicatechin］[2]；甾醇类：β-谷甾醇（β-sitosterol）和胡萝卜苷（daucosterol）[3]；木脂素类：南烛木树脂酚-9′-*O*-β-D-吡喃葡萄糖苷（lyoniresinol-9′-*O*-β-D-glucopyranoside）[2]、木瓜脂苷*A、B、C、D、E、F（chaenomiside A、B、C、D、E、F）等[4]；脂肪酸类：木瓜酸*A、B、C、D、E（chaenomic acid A、B、C、D、E）、半夏酸*（pinellic acid）、（9*S*,12*S*,13*S*）-9,12,13-三羟基-10*E*-十八碳烯酸甲酯［methyl（9*S*,12*S*,13*S*）-9,12,13-trihydroxy-10*E*-octadecenoate］、（9*S*,12*S*,13*S*）-9,12,13-三羟基-10*E*,15*Z*-十八碳二烯酸甲酯［methyl（9*S*,12*S*,13*S*）-9,12,13-trihydroxyoctadeca-10*E*,15*Z*-dienoate］、安则拉酸*（azelaric acid）和9-羟基壬酸（9-hydroxynonanoic acid）[5]。

果实含黄酮类：金丝桃苷（hyperoside）、木犀草素-5-*O*-β-D-吡喃葡萄糖苷甲酯（methyl luteolin-5-*O*-β-D-glucopyranoside）、木犀草素-4-*O*-β-D-吡喃葡萄糖苷（luteolin-4-*O*-β-D-glucopyranoside）、五羟黄酮-3-甲氧基-4-*O*-β-葡萄糖苷（tricetin-3-methoxy-4-*O*-β-glucoside）、芹菜素-7-*O*-β-D-吡喃葡萄糖苷甲酯（methyl apigenin-7-*O*-β-D-glucopyranoside）、原花青素（procyanidine）、2-（4,5,7-羟基柚皮素）-7-*O*-β-D-葡萄糖苷［2-（4,5,7-hydroxynaringenin）-7-*O*-β-D-glucoside］、木瓜酮（chaenomone）[6]、牡荆素（vitexin）、异牡荆素（isovitexin）、儿茶素（catechin）、牡荆素-2-*O*-鼠李糖苷（vitexin-2-*O*-rhamnoside）、木犀草素-3′,7-二葡萄糖苷（luteolin-3′,7-diglucoside）、芹菜素6-*C*-木糖-8-*C*-葡萄糖（apigenin 6-*C*-xylose-8-*C*-glucoside）等[7,8]；脂肪酸类：棕榈酸（palmitic acid）[9]；皂苷类：熊果酸（ursolic acid）、3-乙酰熊果酸（3-acetyl ursolic acid）、3-乙酰坡模醇酸（3-acetyl pomolic acid）、白桦脂酸（betulinic acid）[9]，熊果酸-3-*O*-山嵛酸酯（ursolic acid-3-*O*-behenate）等[9]；挥发油类：反式-2-甲基-环戊醇（*trans*-2-methyl-cyclopentanol）、茶香螺烷（theaspirane）、（*Z*）-3-己烯醛［（*Z*）-3-hexenal］、乙酸乙酯（ethyl acetate）[10]、正己醛（*n*-hexanal）、2-己烯醛（2-hexenal）、（*E*,*E*）-2,4-己二烯醛［（*E*,*E*）-2,4-hexadienal］、4-（2,6,6-三甲基-环己-1-烯基）-2-丁醇［4-（2,6,6-trimethyl-cyclohex-1-enyl）-2-butanol］、4-（2,6,6-三甲基-1-环己烯-1-烯基）-2-丁酮［4-（2,6,6-trimethyl-cyclohex-1-enyl）-2-butanone］[11]等；甾体类：胡萝卜苷（daucosterol）[9]。

花瓣含花青素类：花翠素-3-*O*-葡萄糖（delphinidin-3-*O*-glucoside）、花青素-3-*O*-葡萄糖（cyanidin-3-*O*-glucoside）、芍药素-3-*O*-葡萄糖（peonidin-3-*O*-glucoside）、花翠素（delphinidin）、芍药素（peonidin）和锦葵色素（malvidin）[7]。

叶含烷醇类：10-二十九烷醇（10-nonacosanol）、二十烷醇（eicosanol）和反式植醇（*trans*-phytol）[12]；皂苷类：白桦脂酸（betulinic acid）、2α-羟基白桦脂酸（2α-hydroxy betulinic acid）、2α,3α,19α-三羟基熊果-12-烯-28-酸（2α,3α,19α-trihydroxy urs-12-en-28-oic acid）和熊果酸（ursolic acid）[12]。

【药理作用】1.降血脂 果实中的黄酮和多糖可不同程度地降低高脂小鼠肝脏系数及脂肪系数，提高肾指数，并降低高脂小鼠血清总胆固醇（T.CHO）、甘油三酯（TG）、低密度脂蛋白胆固醇（LDLC）

和动脉粥样硬化指数，提高高密度脂蛋白胆固醇（HDLC）[1]。2. 抗氧化　果实中的黄酮和多糖可明显降低高脂小鼠肝脏中的丙二醛（MDA）含量，增强总超氧化物歧化酶（T-SOD）和谷胱甘肽过氧化物酶（GSH-Px）的活性[1]；果实中的多糖对1,1-二苯基-2-三硝基苯肼自由基（DPPH）以及羟基自由基（OH·）有较强的清除作用[2]；果实水提物和醇提物对1,1-二苯基-2-三硝基苯肼自由基均具有明显的清除作用，且前者清除作用强于后者[3]；叶水提物和醇提物对1,1-二苯基-2-三硝基苯肼自由基、羟基自由基和烷基自由基均具有明显的清除作用[4]；果实氯仿∶甲醇（1∶2，V/V）提取物的乙酸乙酯萃取部位对1,1-二苯基-2-三硝基苯肼自由基有明显的清除作用[5]。3. 降血糖　果实80%甲醇提取物及其正己烷、二氯甲烷、乙酸乙酯、正丁醇萃取部位和水层部位均能不同程度地抑制α-葡萄糖苷酶和β-葡萄糖苷酶的活性[6]；果实70%乙醇提取物的乙酸乙酯萃取部位能降低链脲佐菌素所致糖尿病大鼠的血糖、甘油三酯、总胆固醇、谷丙转氨酶（ALT）和天冬氨酸氨基转移酶（AST），升高高密度脂蛋白胆固醇（HDLC），并降低乙酰胆碱酯酶的活性[7]。4. 抗菌　果实中的绿原酸（chlorogenic acid）对志贺氏痢疾杆菌和金黄色葡萄球菌的生长均具有明显的抑制作用[8]。5. 抗肿瘤　嫩枝中分离得到的氧化脂类化合物对人非小细胞肺癌A549和人肾癌A498细胞的增殖均具有不同程度的抑制作用[9]；果实70%乙醇提取物在体外能抑制人肝癌HepG2细胞的增殖，并诱导细胞凋亡，在体内能抑制荷HepG2肿瘤的生长[10]。6. 抗炎　嫩枝中分离得到的木脂素苷类成分可明显降低小鼠胶质BV-2细胞中的一氧化氮（NO）含量[11]；果实乙醇提取物可明显抑制小鼠巨噬细胞RAW264.7中的一氧化氮、白细胞介素-6（IL-6）和肿瘤坏死因子-α（TNF-α）的产生，并可抑制脂多糖（LPS）刺激诱导的一氧化氮合酶和一氧化氮的产生[6]。

【性味与归经】酸、涩、平。归胃、肝、肺经。

【功能与主治】和胃舒筋，祛风湿，消痰止咳。用于吐泻转筋，风湿痹痛，咳嗽痰多，泄泻，痢疾，跌扑伤痛，脚气水肿。

【用法与用量】3～10g。

【药用标准】药典1977、湖南药材2009、四川药材2010、河南药材1991、山东药材2002、甘肃药材2009、湖北药材2009和新疆药品1980二册。

【临床参考】1. 腰椎间盘突出症：果实20g，加白芍50g、川芎25g、威灵仙12g等，水煎，早晚分服[1]。

2. 原发性坐骨神经痛：果实25g，水煎，加全蝎、三七各6g，蜈蚣1条等，均研粉，用水煎液冲服，每日1剂，分2次服[2]。

3. 血液透析患者血管穿刺区域疼痛：未成熟果实（洗净去皮），刨成薄片，用浓度50%白酒以1∶1浸泡2周，酒色转淡黄后可用，用纱布浸润后湿敷于距穿刺口1cm以外整个疼痛区[3]。

4. 糖尿病足：果实100g，加鸡血藤100g，水煎，中药熏蒸，局部药渣湿敷，每日1次[4]。

5. 小儿厌食症：果实3～5g，加太子参6～9g、三棱3～5g、莪术3～5g等，水煎服[5]。

6. 寒湿吐泻：果实9g，加苏梗9g、生姜6g，水煎服。

7. 风湿麻木：果实60g，加白酒500g浸泡1周，每次1小盅，每日2次。（6方、7方引自《河北中草药》）

【附注】榠楂之名始载于《本草经集注》，云："榠楂，大而黄，可进酒去痰。"《本草图经》载："又有一种榠楂，木叶花实酷类木瓜……欲辨之，看蒂间别有重蒂如乳者为木瓜，无此者为榠楂也。"《本草纲目》载："榠楂乃木瓜之大而黄色无重蒂者也。楂子乃木瓜之短小而味酢涩者也。榲桲则楂类之生于北土者也。三物与木瓜皆是一类各种，故其形状功用不甚相远，但木瓜得木之正气为可贵耳。"榠楂即本种。

注意番木瓜科番木瓜 Carica papaya Linn. 亦通称木瓜。

【化学参考文献】

[1] 高慧媛，吴立军，黑柳正典. 光皮木瓜的化学成分[J]. 中国天然药物，2003，1（2）：21-23.

[2] 高慧媛，吴斌，李文，等. 光皮木瓜的化学成分Ⅱ[J]. 中国天然药物，2004，2（6）：351-353.

[3] Kim C S, Subedi L, Kwon O K, et al. Isolation of bioactive biphenyl compounds from the twigs of *Chaenomeles sinensis*[J]. Bioorg Med Chem Lett，2016，26（2）：351-354.

[4] Kim C S, Subedi L, Kim S Y, et al. Lignan Glycosides from the Twigs of *Chaenomeles sinensis* and Their Biological Activities [J]. J Nat Prod, 2015, 78（5）: 1174.
[5] Kim C S, Kwon O W, Kim S Y, et al. Five New Oxylipins from *Chaenomeles sinensis* [J]. Lipids, 2014, 49（11）: 1151-1159.
[6] 张冬松, 高慧媛, 吴立军. 光皮木瓜的化学成分药理活性及临床研究进展 [J]. 沈阳药科大学学报, 2007, 24（11）: 721-726.
[7] 尹震花, 赵晨, 张娟娟, 等. 光皮木瓜的化学成分及药理活性研究进展 [J]. 中国实验方剂学杂志, 2017, 23（9）: 221-229.
[8] 王晓丽. 光皮木瓜黄酮类物质的提取及抗氧化性研究 [D]. 泰安: 山东农业大学硕士学位论文, 2014.
[9] 孙连娜, 洪永福, 郭学敏, 等. 光皮木瓜化学成分的研究（Ⅱ）[J]. 第二军医大学学报, 1999, 20（10）: 752-754.
[10] 周广芳, 赵峰, 孙岩, 等. 光皮木瓜果实中香气成分的 GC-MS 分析 [J]. 分析试验室, 2008, 27（8）: 25-28.
[11] 王健美, 冯蕾. 顶空固相微萃取与气质联用分析光皮木瓜果实中的挥发性成分 [J]. 精细化工, 2007, 24（12）: 245.
[12] 郭庆丰, 陈林, 张伟, 等. 光皮木瓜叶化学成分 [J]. 中国实验方剂学杂志, 2016, 22（22）: 45-48.

【药理参考文献】
[1] 纪学芳, 徐怀德, 刘运潮, 等. 光皮木瓜黄酮和多糖降血脂与抗氧化作用研究 [J]. 中国食品学报, 2013, 13（9）: 1-7.
[2] 徐怀德, 秦盛华. 超声波辅助提取光皮木瓜多糖及其体外抗氧化性研究 [J]. 食品科学, 2010, 31（10）: 106-111.
[3] 张婷, 糜漫天, 唐勇, 等. 光皮木瓜多酚类的提取和清除 DPPH 的抗氧化活性 [J]. 营养学报, 2007, 29（5）: 485-489.
[4] Han Y K, Kim Y S, Natarajan S B, et al.Antioxidant and Anti-Inflammatory Effects of *Chaenomeles sinensis* Leaf Extracts on LPS-Stimulated RAW 264.7 Cells [J]. Molecules, 2016, 21（4）: 422.
[5] 黄海兰, 王海媛, 高昭, 等. 崂山光皮木瓜提取物抗氧化活性研究 [J]. 食品科学, 2009, 30（17）: 45-47.
[6] Sancheti S T, Sancheti S D, Seo S Y.*Chaenomeles sinensis*: a potent α- and β-glucosidase inhibitor [J].American Journal of Pharmacology & Toxicology, 2009, 4（1）: 8-11.
[7] Sancheti S T, Sancheti S D, Seo S Y.Antidiabetic and antiacetylcholinesterase effects of ethyl acetate fraction of *Chaenomeles sinensis*（Thouin）Koehne fruits in streptozotocin-induced diabetic rats [J].Experimental & Toxicologic Pathology, 2013, 65（1–2）: 55-60.
[8] 胡仲秋, 洪小迪, 岳田利. 光皮木瓜绿原酸的提取及抗菌活性测定 [J]. 食品科学, 2010, 31（24）: 8-13.
[9] Kim C S, Kwon O W, Kim S Y, et al. Five new oxylipins from *Chaenomeles sinensis* [J]. Lipids, 2014, 49（11）: 1151-1159.
[10] Chun J M, Nho K J, Lee A Y, et al.A methanol fraction from *Chaenomeles sinensis* inhibits hepatocellular carcinoma growth in vitro and in vivo [J]. Kor Soc Appl Biol Chem, 2012, 55（3）: 335-341.
[11] Kim C S, Subedi L, Kim S Y, et al.Lignan Glycosides from the Twigs of *Chaenomeles sinensis* and Their Biological Activities [J].Journal of Natural Products, 2015, 78（5）: 1174.

【临床参考文献】
[1] 段延林. 白芍木瓜汤合活络效灵丹加味治疗腰椎间盘突出症 92 例 [J]. 河南中医, 2017, 37（4）: 677-678.
[2] 杨桂莲. 木瓜白芍汤治疗原发性坐骨神经痛 45 例 [J]. 陕西中医, 2009, 30（8）: 1013-1014.
[3] 刘少平, 许月嫦, 谢瑞萍. 木瓜酒湿敷改善血液透析患者血管穿刺区域疼痛的疗效观察 [J]. 现代医药卫生, 2014, 30（22）: 3415-3416.
[4] 朱继艳. 木瓜与鸡血藤煎剂浸泡糖尿病足疗效的观察与护理 [J]. 内蒙古中医药, 2010, 29（21）: 167-168.
[5] 智国防, 刘冬丽, 刘春旭. 自拟三棱莪术木瓜煎治疗小儿厌食症 120 例 [J]. 云南中医中药杂志, 2007, 28（11）: 26.

338. 毛叶木瓜（图 338）• *Chaenomeles cathayensis*（Hemsl.）Schneid.

【别名】木桃、木瓜海棠（浙江）。

【形态】落叶灌木至小乔木, 高 2～6m。枝条直立, 具短枝刺; 小枝无毛, 紫褐色, 有疏生浅褐色皮孔。叶片椭圆形、披针形至倒卵披针形，长 5～11cm，宽 2～4cm，先端急尖或渐尖，基部楔形至宽楔形，边缘有芒状细尖锯齿，有时近全缘；嫩叶上表面无毛，下表面密被褐色茸毛，后脱落近于无毛；叶柄长约 1cm，被褐色茸毛，后渐脱落。花先叶开放，2～3 朵簇生于二年生枝上；花直径 2～4cm；萼筒钟状，萼片直立；花淡红色或白色；雄蕊 45～50 枚，长约花瓣之半；花柱 5 枚，基部合生，下半部被柔毛或绵毛，柱头头状。果实卵球形或近圆柱形，先端有突起，长 8～12cm，直径 6～7cm，黄色有红晕。花期 3～5 月，果期 9～10 月。

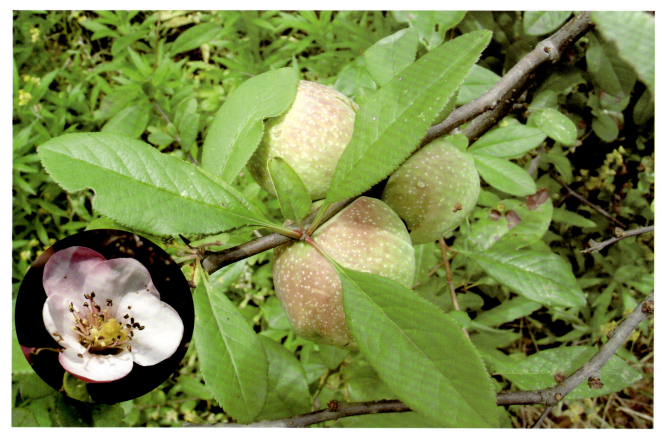

图 338　毛叶木瓜　　　　　摄影　李华东

【生境与分布】生于海拔 900～2500m 的林边、路旁或栽培。分布于浙江、江苏、江西、福建，另湖北、湖南、陕西、甘肃、云南、四川、贵州、广西均有分布和栽培。

【药名与部位】毛叶木瓜，果实。

【采集加工】夏、秋二季果实绿黄时采摘，置沸水中烫至外皮灰白色，对半纵剖，干燥。

【药材性状】多呈纵剖对半的长圆形，长 4～8cm，宽 2～4cm，厚 1～2cm。外表面红棕色，皱缩，剖面边缘向内卷曲，果肉红棕色，中心有凹陷的子房室，呈棕黄色。种子扁长三角形，多脱落。质硬。气微清香，味酸。

【化学成分】果实含氨基酸：天冬氨酸（Asp）、苏氨酸（Thr）、谷氨酸（Glu）、丙氨酸（Ala）、缬氨酸（Val）、亮氨酸（Leu）、苯丙氨酸（Phe）和精氨酸（Arg）等[1]；多糖类：毛叶木瓜多糖（CCP_1），其单糖组成为鼠李糖（rhamnose）、阿拉伯糖（arabinose）、果糖（fructose）、甘露糖（mannose）和葡萄糖（glucose）[2]。

【药理作用】1. 抗氧化　种子经冷榨提油所得饼粕 80% 丙酮提取物对 1,1-二苯基-2-三硝基苯肼自由基（DPPH）有较强的清除作用[1]。2. 抗补体　果实中分离得到的多糖组分 CCP1（单糖组成为鼠李糖、阿拉伯糖、果糖、甘露糖和葡萄糖）在体外有一定的抗补体作用[2]。

【性味与归经】 酸，温。归肝、脾经。

【功能与主治】 平肝舒筋，和胃化湿。用于湿痹拘挛，腰膝关节酸重疼痛，吐泻转筋，脚气水肿。

【用法与用量】 6～9g。

【药用标准】 浙江炮规 2015 和贵州药材 2003。

【附注】 榠子始载子《雷公炮炙论》，称和园子，云："色微黄，蒂、核粗，子小圆，味涩。"《本草拾遗》载："榠子小于榠楂而相似，北土无之，中都有。"《本草纲目》云："榠子乃木瓜之酢涩者，小于木瓜，色微黄，蒂、核皆粗，核中之子小园也。按王桢《农书》云：榠似小梨，西川、唐、邓间多种之。味劣于梨，与木瓜同，入蜜煮汤，则香美过之。"《本草纲目》附有榠子图。根据榠子图及其产地、形态描述分析，榠子应为本种。

【化学参考文献】

[1] 陈日来，吴廷俊，戴跃进. 四种木瓜主要化学成分的比较 [J]. 华西药学杂志，2000，15（1）：38-39.

[2] 王文平，郭祀远，李琳，等. 野木瓜水溶性多糖的分离纯化及抗补体活性研究（英文）[J]. 食品科学，2008，29（5）：120-124.

【药理参考文献】

[1] 贺鹏，雷进斌，罗旭璐，等. 白花木瓜籽粕多酚的提取及其抗氧化活性 [J]. 西部林业科学，2014，43（4）：106-111.

[2] 王文平，郭祀远，李琳，等. 野木瓜水溶性多糖的分离纯化及抗补体活性研究（英文）[J]. 食品科学，2008，29（5）：120-124.

339. 皱皮木瓜（图 339） · Chaenomeles speciosa (Sweet) Nakai [Chaenomeles lagenaria (Loisel.) Koidz.]

【别名】 贴梗海棠（通称），贴梗木瓜、木瓜（浙江）。

【形态】 落叶灌木，高可达2m。小枝圆柱形，无毛，有刺，紫褐色或黑褐色，有疏生浅褐色皮孔。叶片卵形至椭圆形，长3～9cm，宽1.5～5cm，先端急尖，基部楔形至宽楔形，边缘具有尖锐锯齿；两面无毛；叶柄长约1cm。花先叶开放，3～5朵簇生于二年生老枝上；花梗短粗；花直径3～5cm；萼筒钟状，萼片直立，长约萼筒之半；花猩红色，稀淡红色或白色；雄蕊45～50枚，长约花瓣之半；花柱5枚，基部合生，无毛或稍有毛，柱头头状，有不显明分裂，约与雄蕊等长。果实球形或卵球形，直径4～6cm，黄色有红晕；萼片脱落，果梗短或近于无梗。花期3～5月，果期9～10月。

【生境与分布】 多为栽培。分布于华东各省区，另陕西、甘肃、云南、四川、贵州、广东均有栽培；缅甸亦有分布。

【药名与部位】 木瓜，果实。

【采集加工】 夏、秋二季果实绿黄时采收，置沸水中烫至外皮灰白色，对半纵剖，晒干。

【药材性状】 长圆形，多纵剖成两半，长4～9cm，宽2～5cm，厚1～2.5cm。外表面紫红色或红棕色，有不规则的深皱纹；剖面边缘向内卷曲，果肉红棕色，中心部分凹陷，棕黄色；种子扁长三角形，多脱落。质坚硬。气微清香，味酸。

【质量要求】 色紫红，体结实，外皮皱。

【药材炮制】 洗净，润透或蒸透后切薄片，晒干。

【化学成分】 果实含酚酸及酯类：4-羟基苯甲酸（4-hydroxybenzoic acid）、3,4-二羟基苯甲酸（3,4-dihydroxybenzoic acid）、对香豆酸（p-coumaric acid）、咖啡酸（caffeic acid）、3-对香豆酰基-奎尼酸（3-p-coumaroyl quinic acid）、3-O-(E)-对香豆酰基-奎尼酸[3-O-(E)-p-coumaroyl quinic acid]、3-O-(E)-

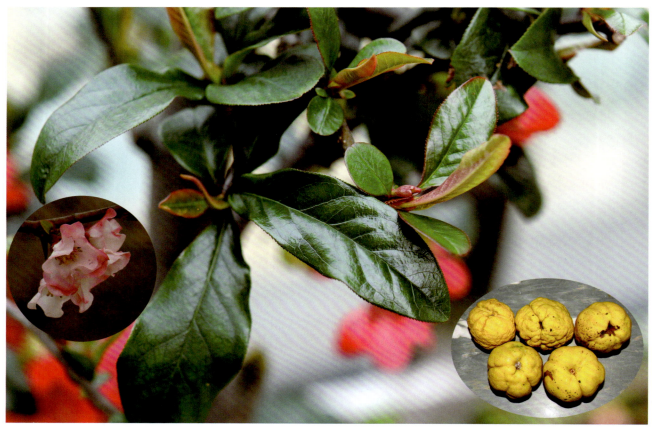

图339　皱皮木瓜　　　　摄影　李华东等

咖啡酰基-奎尼酸［3-O-（E）-caffeoyl quinic acid］、3-O-（E）-对香豆酰基-奎尼酸正丁酯［n-butyl-3-O-（E）-p-coumaroyl quinate］、3-O-（E）-咖啡酰基-奎尼酸正丁酯［n-butyl-3-O-（E）-caffeoyl quinate］、3,4-二羟基苯甲酸正丁酯（n-butyl 3,4-dihydroxybenzoate）、咖啡酸正丁酯（n-butyl caffeate）、5-O-（E）-［（3,4-亚甲基二氧）-肉桂酰］奎尼酸甲酯［methyl-5-O-（E）-［（3,4-methylenedioxy）-cinnamoyl］quinate］、1-O-（E）-咖啡酰-3-O-（Z）-对肉桂酰奎尼酸正丁酯［n-butyl-1-O-（E）-caffeoyl-3-O-（Z）-p-coumaroyl quinate］、1-O-（E）-咖啡酰-5-O-（Z）-咖啡酰奎尼酸正丁酯［n-butyl-1-O-（E）-caffeoyl-5-O-（Z）-caffeoyl quinate］、1-O-［（E）-咖啡酸］-β-D-葡萄糖苷｛1-O-［（E）-caffeoyl］-β-D-glucopyranose｝[1]、奎宁酸丁酯（butyl quinate）[2]、3,4-二羟基苯甲酸乙酯（ethyl-3,4-dihydroxy benzoate）、绿原酸甲酯（methyl chlorogenate）[2]、原儿茶酸（protocatechuic acid）、绿原酸乙酯（ethyl chlorogenate）[3]、肉桂酸（cinnamic acid）[4]、没食子酸（gallic acid）、对羟基苯甲酸葡萄糖苷（p-hydroxybenzoic acid glucoside）和对羟基肉桂酸葡萄糖酯（p-hydroxy-cinnamic acid glucoside）[5]、奎宁酸（quinic acid）、莽草酸（shikimic acid）[6]；脂肪酸及酯类：3-羟基丁二酸甲酯（methyl 3-hydroxy butanedioate）[1]、三十烷酸（melissic acid）[2]、2-羟基-丁二酸-4-甲酯（4-methyl 2-hydroxy-succinate）[4]；皂苷类：齐墩果酸（oleanolic acid）、山楂酸（masilinic acid）[1]、白桦脂酸（betulinic acid）、3-O-乙酰坡模酸（3-O-acetyl pomolic acid）[7]、熊果酸（ursolic acid）[6]、乙酰熊果酸（acetyl ursolic acid）和白桦脂酸（betulinic acid）[8]；甾体类：β-谷甾醇（β-sitosterol）[1]、胡萝卜苷（daucosterol）[3]、β-谷甾醇-β-D-葡萄糖苷（β-sitosterol-β-D-glucoside）[9]；黄酮类：槲皮素（quercetin）、儿茶素（catechin）、表儿茶素（epicatechin）、儿茶素-（7,8-bc）-4β-（3,4-二羟基苯酚）-二氢-2-（3H）-吡喃酮［catechin-（7,8-bc）-4β-（3,4-dihydroxyphenyl）-dihydro-2-（3H）-pyranone］、儿茶素-（7,8-bc）-4α-（3,4-二羟基苯酚）-二氢-2-（3H）-吡喃酮［catechin-（7,8-bc）-4α-（3,4-dihydroxyphenyl）-dihydro-2-（3H）-pyranone］[1]、(-)-表儿茶素［(-)-epicatechin］[2]；香豆素类：7,8-二羟基香豆素（7,

8-dihydroxycoumarin）[2]，1-O-［（E）-对香豆酰基］-β-D-吡喃葡萄糖苷｛1-O-［（E）-p-coumaroyl］-β-D-glucopyranose｝[1]和七叶内酯（esculetin）[4]；酚类：2'-甲氧基欧花楸素（2'-methoxyaucuparin）[4]和1, 2, 4-苯三酚（1, 2, 4-pyrogallol）[5]等；其他尚含：曲酸（kojic acid）、5-羟甲基-2-糠醛（5-hydroxymethyl-2-furalclehyde）[3]、10-二十九烷醇（10-nonacosanol）[9]、5-羟基烟酸（5-hydroxy nicotinic acid）、奎尼内酯（epi-γ-quinide）、（6S, 9R）-长寿花糖苷［（6S, 9R）-roseoside］和吐叶醇1-O-β-D-木糖-6-O-β-D-吡喃葡萄糖苷（vomifoliol-1-O-β-D-xylopyranosy-6-O-β-D-glucopyranoside）[5]。

【药理作用】1. 抗氧化　果实中的多糖对超氧阴离子自由基（$O_2^-·$）、羟基自由基（OH·）和过氧化氢（H_2O_2）均具有较强的清除作用[1]；种子中提取的籽油对1, 1-二苯基-2-三硝基苯肼自由基（DPPH）和羟基自由基（OH·）均具有较强的清除作用[2, 3]。2. 抗炎镇痛　果实中提取的总黄酮（FLC）对醋酸所致小鼠的扭体次数有明显的减少作用，对热板法所致小鼠的疼痛有镇痛作用，可提高K^+渗透所致疼痛模型兔的痛阈值，其镇痛作用机制可能与其抑制神经组织钙通道和非神经组织钙通道，减少致痛介质释放等因素有关[4]；果实中的多糖能抑制完全弗氏佐剂所致大鼠的足肿胀，抑制关节滑膜细胞的增生、炎性细胞的浸润，其抑制作用与剂量呈正相关，并能减少冰醋酸所致小鼠的扭体次数，抑制小鼠腹腔毛细血管通透性增高，但对角叉菜胶所致大鼠的足趾肿胀的肿胀值无明显的抑制作用[5]。3. 抗肿瘤　种子80%乙醇提取物的正己烷萃取组分可抑制人肝癌HepG2细胞的增殖[6]。4. 平滑肌松弛　果实中提取的总黄酮（FLC）对家兔离体空肠自主性收缩和氯化乙酰胆碱（ACh）所致收缩反应均呈抑制作用，能剂量依赖性地抑制Ca^{2+}诱导回肠收缩及氯化乙酰胆碱所致胃底肌条收缩，并对高K^+去极化所致结肠带收缩呈剂量依赖性松弛作用[7, 8]。5. 增强免疫　果实粗提物可不同程度增强荷H_{22}肿瘤小鼠迟发型超敏反应，提高小鼠腹腔巨噬细胞吞噬率与吞噬指数，降低血清中丙二醛（MDA）含量，提高血清中超氧化物歧化酶（SOD）及血清溶血素含量[9]。6. 抑制α-葡萄糖苷酶　叶各提取部位对α-葡萄糖苷酶均具有一定的抑制作用，且作用均明显于阳性对照药阿卡波糖，在一定浓度范围内，各提取物对α-葡萄糖苷酶的抑制作用均具有剂量依赖性[10]。7. 改善胃黏膜　果实中提取得到的总三萜粗提物对人胃黏膜上皮细胞RGM-1的生长无明显的影响，可明显增加吲哚美辛诱导R GM-1细胞损伤的作用，升高线粒体膜电位，抑制细胞凋亡和改善细胞形态，上调乳癌相关肽（TFF1）蛋白表达及TFF1 Bcl-2 mRNA表达和Bcl-2与Bax的比值，下调P53蛋白表达及P53和Bax mRNA表达，降低Caspase-9及Caspase-3的含量[11]。

【性味与归经】酸，温。归肝、脾经。

【功能与主治】平肝舒筋，和胃化湿。用于湿痹拘挛，腰膝关节酸重疼痛，吐泻转筋，脚气水肿。

【用法与用量】6～9g。

【药用标准】药典1963～2015、浙江炮规2005、新疆药品1980二册、内蒙古蒙药1986和台湾2013。

【临床参考】1. 急性病毒性黄疸型肝炎：木瓜冲剂（每包重15g，含木瓜生药5g、蔗粉10g）口服，每次15g，每日3次[1]。

2. 小儿抽动症：果实10g，加伸筋草10g，天麻、钩藤（后下）、全蝎各6g等，水煎服[2]。

3. 细菌性痢疾：果实15g，水煎，加红糖适量顿服。

4. 腰膝疼痛、脚气水肿：果实9g，加五加皮、松节各9g，研粉，每次3g，每日3次，开水冲服。（3方、4方引自《浙江药用植物志》）

5. 霍乱转筋、脚气湿痹、风湿作痛、关节不利：果实4.5～12g，水煎服。

6. 风痰入络：鲜果实50g，水煎，冲红糖、黄酒，早晚饭前服。（5方、6方引自《浙江天目山药用植物志》）

【附注】木瓜始载于《名医别录》。《雷公炮炙论》云："木瓜，皮薄，微赤黄，香，甘、酸，不涩……向里子头尖，一面方，是真木瓜。"《本草图经》谓："今处处有之，而宣城者为佳。其木状若柰，花生于春末而深红色，其实大者如瓜，小者如拳。"又云："榠樝，有重蒂如乳者为木瓜，无此者为榠樝也。"《本草纲目》云："木瓜可种可接，可以枝压。其叶光而厚，其实如小瓜而有鼻，津润味不木者为木瓜。圆小于木瓜，味木而酢涩者为木桃，似木瓜而无鼻。大于木桃，味涩者为木李，亦曰木梨，即榠樝及和圆子也。鼻乃花脱处，非脐蒂也。"据此描述，即为本种。

本种的核（种子）、花、根、枝及枝皮民间皆药用。

【化学参考文献】

[1] 熊姝颖. 长阳皱皮木瓜化学成分研究 [D]. 武汉：中南民族大学硕士学位论文，2013.
[2] 杨颖博，李霞，杨琦，等. 皱皮木瓜的化学成分研究Ⅱ [J]. 第二军医大学学报，2009，30（10）：1195-1198.
[3] 王晓毅. 皱皮木瓜的化学成分研究及板栗种仁超临界萃取物 GC-MS 分析 [D]. 沈阳：沈阳药科大学硕士学位论文，2008.
[4] 杨颖博，杨阳，李霞，等. 皱皮木瓜化学成分研究 [J]. 中药材，2009，32（9）：1388-1390.
[5] 李霞，杨颖博，席忠新，等. 皱皮木瓜正丁醇部位化学成分研究 [J]. 时珍国医国药，2012，23（7）：1670-1671.
[6] 陈洪超，丁立生，彭树林，等. 皱皮木瓜化学成分的研究 [J]. 中草药，2005，36（1）：30-31.
[7] 尹凯，高慧媛，李行诺，等. 皱皮木瓜的化学成分 [J]. 沈阳药科大学学报，2006，23（12）：760-763.
[8] 郭学敏，章玲. 皱皮木瓜中三萜化合物的分离鉴定 [J]. 中国中药杂志，1998，23（9）：546-547.
[9] 郭学敏，洪永福，刘明珠，等. 皱皮木瓜化学成分的研究 [J]. 中草药，1997，（10）：584-585.

【药理参考文献】

[1] 刘捷，王文. 皱皮木瓜多糖的提取工艺优化及其抗氧化性 [C]. 河南省化学会 2010 年学术年会论文摘要集，2010.
[2] 邓叶俊，黄立新，张彩虹，等. 皱皮木瓜籽油提取、理化性质及抗氧化活性研究 [J]. 食品科学（网络预发表），2016.
[3] 邓叶俊，黄立新，张彩虹，等. 皱皮木瓜籽油提取工艺优化及其理化性质和抗氧化活性 [J]. 食品科学，2017，38（10）：229-235.
[4] 孔劲松，杨兴海. 皱皮木瓜总黄酮镇痛作用的机制分析 [J]. 时珍国医国药，2009，20（3）：549-550.
[5] 薛丹. 皱皮木瓜多糖的制备及抗类风湿关节炎药理活性研究 [D]. 上海：第二军医大学硕士学位论文，2015.
[6] 王梦倩，蔡圣宝，籍保平. 皱皮木瓜籽的抗氧化活性以及对 HepG2 细胞的生长抑制作用 [J]. 食品科技，2013，38（2）：207-210.
[7] 孔劲松，杨兴海，柳蔚. 皱皮木瓜总黄酮对胃肠平滑肌的松弛作用及其机制分析 [J]. 时珍国医国药，2007，18（9）：2123-2124.
[8] 柳蔚，杨兴海，周敏，等. 皱皮木瓜总黄酮松弛胃肠平滑肌的效应机制 [J]. 世界华人消化杂志，2007，15（2）：165-167.
[9] 袁志超，汪芳安，王慧溪，等. 皱皮木瓜提取物增强体内免疫活性研究 [J]. 武汉轻工大学学报，2007，26（2）：22-26.
[10] 常美芳，孔祥密，张伟，等. 贴梗海棠 α-葡萄糖苷酶抑制活性研究 [J]. 天然产物研究与开发，2014，26（9）：1469-1471.
[11] 覃慧林，张永峰，贺海波，等. 木瓜三萜抗吲哚美辛诱导 RGM-1 细胞凋亡的作用 [J]. 中国临床药理学与治疗学，2016，21（12）：1347-1353.

【临床参考文献】

[1] 郑智敏，王寿源，周迪秀，等. 木瓜冲剂对急性病毒性黄疸型肝炎的临床疗效分析 [J]. 福建中医药，1987，18（2）：24-25.
[2] 王建敏，杨雨蒙. 四组药对在儿科临床中的运用举隅 [J]. 浙江中医杂志，2014，49（1）：36-37.

7. 梨属 *Pyrus* Linn.

落叶乔木或灌木，有时具刺。单叶，互生，叶缘有锯齿或全缘，有叶柄与托叶。花先于叶开放或同时开放，总状花序伞形；萼裂片 5 枚，反折或开展；花瓣 5 枚，具爪，白色稀粉红色；雄蕊 15～30 枚，花药通常深红色或紫色；花柱 2～5 枚，离生，子房 2～5 室，每室有 2 枚胚珠。梨果，果肉多汁并富石细胞，子房壁软骨质；种子黑色。

约 25 种，分布于亚洲、欧洲至北非。中国 14 种，分布几遍及全国，法定药用植物 3 种。华东地区法定药用植物 2 种。

340. 沙梨（图 340）• *Pyrus pyrifolia*（Burm. f.）Nakai

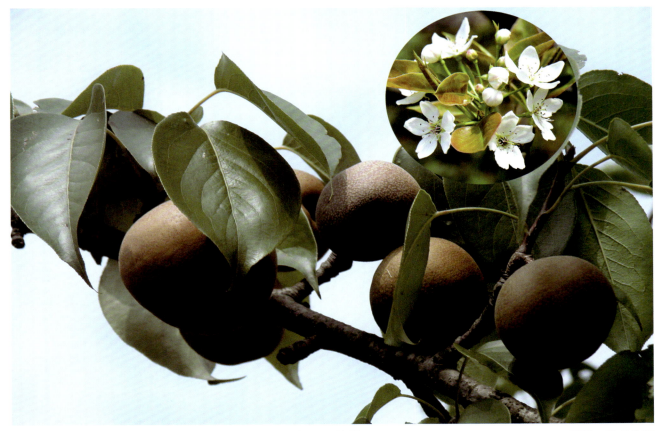

图 340　沙梨　　　　　　　　　　　　　摄影　徐克学等

【别名】野沙梨（江西）。

【形态】乔木，高达 7～15m。嫩枝具黄褐色茸毛，后脱落。叶片卵状椭圆形或卵形，长 5～12cm，宽 4～6.5cm，先端长渐尖，基部圆形或近心形，边缘有刺芒状锯齿；上下两面无毛或嫩时有褐色绵毛；叶柄长 3～4.5cm，嫩时被毛，后脱落。总状花序伞形，具花 6～9 朵；总花梗和花梗幼时微具柔毛，花梗长 3～5cm；花直径 2.5～3.5cm；萼裂片三角卵形，长约 5mm，先端渐尖，边缘有腺齿，外面无毛，内面密被褐色绒毛；花白色；雄蕊 20 枚，长约等于花瓣之半；花柱 5 枚，稀 4 枚，光滑无毛。果实近球形，浅褐色，有浅色斑点，先端微向下陷，萼片脱落。花期 4 月，果期 8 月。

【生境与分布】生于海拔 100～1400m 的温暖多雨的地区。分布于上海、安徽、浙江、江苏、江西、福建，另湖南、湖北、云南、四川、贵州、广东、广西均有栽培。

【药名与部位】梨（秋梨），果实。

【采集加工】秋季采摘，鲜用，或切片干燥。

【药材性状】果实近球形，先端微向下陷且无宿萼。表面浅褐色或棕色，有浅色斑点。横切面可见子房室 2～5，种子楔状卵形，稍扁平，长 0.8～1cm，黑褐色。干品多为切片，常皱褶或连叠在一起，展平后呈圆形薄片，宽 4～7cm，厚约 0.1cm。皮深棕色，常稀疏散在灰白色斑点。果肉黄棕色，粗糙，略呈颗粒状。

【化学成分】茎皮含黄酮类：（-）-表儿茶素［（-）-epicatechin］[1]；皂苷类：木栓酮（friedelin）、表木栓醇（epifriedelinol）、6-O-乙酰基熊果苷（6-O-acetyl arbutin）、羽扇豆醇（lupeol）、羽扇豆酮（lupenone）和 β-香树脂醇（β-amyrin）[1]；甾醇类：β-谷甾醇（β-sitosterol）[1]。果实含挥发油：2-壬酮（2-nonanone）、乙酸（acetic acid）、丙酸乙酯（ethyl propanoate）、丁酸丁酯（butyl butanoate）、乙醇（ethanol）、乙酸乙酯（ethyl acetate）、蒽油（anthracene oil）、环己烯（cyclohexene）、邻苯二甲酸二-（2-乙基）己酯［bis-（2-ethyl）hexyl phthalate］和丁醇（butanol）等[2]。

【药理作用】抗氧化　果肉匀浆的上清液对正常小鼠脑和肝细胞匀浆脂质过氧化具有明显的抑制作用，同时具有清除羟自由基的作用[1]。

【性味与归经】甘、微酸，凉。归肺、胃、心经。

【功能与主治】清肺化痰，生津止渴。用于肺燥咳嗽，热病烦躁，津少口干，目赤，疮疡，烫火伤。

【用法与用量】煎服，15～30g；鲜品煎服或生食，1～2 枚，或适量捣汁、蒸、煎膏服。外用适量，捣烂敷。

【药用标准】贵州药材 2003、湖南药材 2009 和湖北药材 2009。

【附注】梨始载于《名医别录》。《本草图经》载："梨，旧不著所出州土，今处处皆有，而种类殊别。医家相承用乳梨、鹅梨。乳梨出宣城，皮厚而肉实，其味极长。鹅梨出近京州郡及北都，皮薄而浆多，味差短于乳梨，其香则过之。"《救荒本草》载："梨树出郑州及宣城，今处处有。其树叶似棠叶而大，色青，开花白色，结实形样甚多。"《本草纲目》载："梨树高二三丈，尖叶光腻有细齿，二月开白花如雪……，乳梨即雪梨，鹅梨即绵梨，消梨即香水梨也。俱为上品，可以治病……昔人言梨，皆以常山真定、山阳巨野、梁国睢阳、齐国临淄、钜鹿、弘农、京兆、邺都、洛阳为称。盖好梨多产于北土，南方惟宣城者为胜。"《本草图经》、《本草纲目》及《植物名实图考》均有附图，对照产地、分布及形态，乳梨似今沙梨，消梨似今秋子梨。

脾虚便溏、肺寒咳嗽及产妇慎服。

据报道沙梨同属植物多种变种的果实含有机酸、黄酮类成分[1]；果实尚含总酚、类黄酮和绿原酸[2]，但仅见含量测定的报道。

【化学参考文献】

[1] 金洪光，张秀荣，冯波，等.沙梨茎皮的化学成分研究［J］.天然产物研究与开发，2013，25（12）：1669-1672.

[2] 谢定，钟海雁，崔涛，等.用固相微萃取-气质联用分析砂梨汁的香气成分［J］.中南林业科技大学学报，2008，28（3）：65-68.

【药理参考文献】

[1] 史国安，郭香凤，张国海，等.沙梨果实多酚类活性成分及抗氧化活性分析［J］.植物资源与环境学报，2000，9（3）：57-58.

【附注参考文献】

[1] 史国安，郭香凤，张国海，等.沙梨果实多酚类活性成分及抗氧化活性分析［J］.植物资源与环境学报，2000，9（3）：57-58.

[2] Lin L Z, Harnly J M. Phenolic compounds and chromatographic profiles of pear skins（*Pyrus* spp.）［J］. Journal of Agricultural & Food Chemistry，2008，56（19）：9094.

341. 秋子梨（图 341） • *Pyrus ussuriensis* Maxim.

【别名】盖梨花，花盖梨、仙顶梨，南果梨。

【形态】落叶乔木，高达 15m，树冠宽广。嫩枝无毛或微具毛。叶片卵形至宽卵形，长 5～10cm，宽 4～6cm，先端短渐尖，基部圆形或近心形，边缘有刺芒状锯齿，上下两面无毛或在幼嫩时被茸毛，不久脱落；叶柄长 2～5cm，嫩时有茸毛，后脱落。花序密集，有花 5～7 朵，花梗长 2～5cm，总花梗和花梗在幼嫩时被茸毛，后脱落；花直径 3～3.5cm；萼筒外面无毛或微具茸毛；萼裂片三角披针形，先端渐尖，边缘有腺齿，长 5～8mm，外面无毛，内面密被茸毛；花白色；雄蕊 20 枚，短于花瓣，花药紫色；花柱 5 枚，离生，近基部有稀疏柔毛。果实近球形，黄色，直径 2～6cm，萼片宿存，基部微下陷，具短果梗，长 1～2cm。花期 5 月，果期 8～10 月。

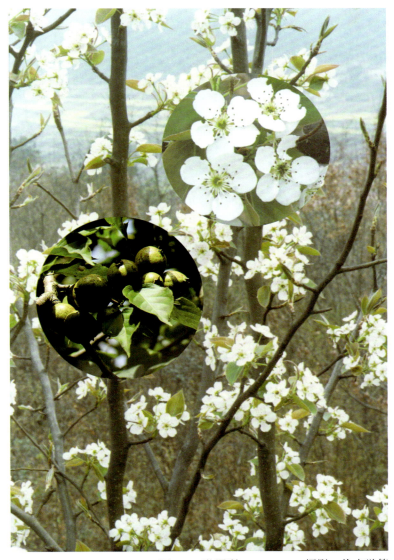

图 341　秋子梨　　摄影　徐克学等

【生境与分布】适合生于海拔 100～2000m 的寒冷干燥的地区。分布于浙江、山东，另黑龙江、吉林、辽宁、内蒙古、河北、山西、陕西、甘肃均有栽培；亚洲东北部、朝鲜等地亦有分布。

秋子梨与沙梨的区别点：秋子梨果实成熟时黄色，萼片宿存。沙梨果实成熟时浅褐色，萼片脱落。

【药名与部位】梨，果实。

【采集加工】秋季采摘，鲜用，或切片干燥。

【药材性状】果实近球形，直径 2～6cm，顶端有残存宿萼，基部微下陷，果柄长 1～2cm。表面绿色，略带褐色或黄色，常有红色斑点。干果皮褐绿色或黄色，有棕色斑点。

【化学成分】果实含挥发油类：4-羟基-2-丁酮（4-hydroxy-2-butanone）、3-乙基-4-壬酮（3-ethyl-4-nonanone）、3-乙基戊烷（3-ethylpentane）、α-金合欢烯（α-farnesene）、3-乙氧基-1-丙烯（3-ethyoxyl-1-propylene）、2,4,5-三甲基-1,3-二氧戊环（2,4,5-trimethyl-1,3-dioxolane）、乙酸乙酯（ethyl acetate）、乙酸甲酯（methyl acetate）、乙酸丙酯（propyl acetate）、2-甲基丙酸丙酯（propyl-2-methylpropionate）、丁酸辛酯（octyl butyrate）、乙醛（acetaldehyde）、己醛（hexanal）、1-丁醇（1-butanol）、正辛醇（n-octanol）和3,9-二乙基-6-十三醇（3,9-diethyl-6-tridecanol）等[1]；脂肪酸类：4-氧化戊酸（4-oxopentanoic acid）、3-甲基-4-氧化戊酸（3-methyl-4-oxo-pentanoic acid）、酒石酸（tartaric acid）、苹果酸（malic acid）和琥珀酸（succinic acid）等[1]；糖类：蔗糖（sucrose）、果糖（fructose）和葡萄糖（glucose）等[1]。

果肉含挥发油类：邻苯二甲酸双（2-乙基己基）酯[bis（2-ethylhexyl）phthalate]、衣兰烯（ylangene）、α-金合欢烯（α-farnesene）、2,6-二甲基-6-（4-甲基-3-丙烯基）双环[3.1.1]庚烷-2-烯（2,6-dimethyl-6-（4-methyl-3-propenyl）bicyclo[3.1.1]heptane-2-en）、9-十八烯酸乙酯（ethyl-9-octadecenoate）、亚油酸乙酯（ethyl linoleate）和马兜铃烯（aristolochine）等[2]。

果皮含挥发油类：衣兰烯（ylangene）、α-金合欢烯（α-farnesene）、3,7,11-三甲基-1,3,6,10-十二碳四烯（3,7,11-trimethyl-1,3,6,10-dodecatetraene）、1,7,7-三甲基-双环[2.2.1]庚-2-醇（1,7,7-trimethyl-bicyclo[2.2.1]heptan-2-ol）、7-甲基-4-亚甲基-1-（-1-甲基乙基）-1,2,3,4,4α,5,6,8α-八氢化萘（7-methyl-4-methylene-1（-1-methylethyl）-1,2,3,4,4α,5,6,8α-octahydronaphthalene）、石竹烯（caryophyllene）、2-甲氧基-4-甲基-1-（1-甲乙基）苯（2-methoxy-4-methyl-1-（1-methylethyl）benzene）和1-乙烯基-1-甲基-2-环己烷（1-vinyl-1-methyl-2-cyclohexane）等[3]。

【性味与归经】甘、微酸，凉。归肺、胃、心经。

【功能与主治】清肺化痰，生津止渴。用于肺燥咳嗽，热病烦躁，津少口干，目赤，疮疡，烫火伤。

【用法与用量】15～30g；或生食，1～2枚；或捣汁；或蒸服；或煎膏。外用适量，捣烂敷。

【药用标准】贵州药材2003和湖北药材2009。

【临床参考】1. 水肿、小便不利：叶9～15g，水煎服。

2. 肺炎、咳嗽、痰多：果实9～15g，直接食用。（1方、2方引自《全国中草药汇编》）

【附注】脾虚便溏、肺寒咳嗽及产妇慎服。

本种的叶、花、果皮、枝、树皮及根民间皆作药用。

白梨 Pyrus bretschneideri Rehd. 的果实在山东作莱阳梨药用、在湖南作秋梨药用、在贵州作梨膏原料。据报道沙梨同属植物多种变种的果实含有机酸、黄酮类成分[1]。

本草考证见沙梨。

【化学参考文献】

[1] 安萌萌, 王艳廷, 宋杨, 等. 野生秋子梨（*Pyrus ussuriensis* Maxim）果实性状的遗传多样性[J]. 中国农业科学, 2014, 47（15）: 3034-3043.

[2] 辛广, 刘长江, 侯冬岩, 等. 南果梨果肉挥发性成分的分析[J]. 食品科学, 2004, 25（10）: 223-225.

[3] 辛广, 侯冬岩, 肖兴达, 等. 南果梨果皮挥发油成分的分析[J]. 食品科学, 2002, 23（8）: 227-230.

【附注参考文献】

[1] Lin L Z, Harnly J M. Phenolic compounds and chromatographic profiles of pear skins（*Pyrus spp.*）[J]. Journal of Agricultural & Food Chemistry, 2008, 56（19）: 9094.

8. 苹果属 *Malus* Mill.

落叶半常绿乔木或灌木，通常不具刺。单叶互生，叶片有齿或分裂，在芽中呈席卷状或对折状，具叶柄和托叶。总状花序伞形；花白色、浅红至艳红色；雄蕊15～50枚，花药黄色，花丝白色；花柱3～5枚，基部合生，无毛或有毛，子房下位，3～5室，每室有2枚胚珠。梨果，通常不具石细胞或少数种类有石细胞,萼片宿存或脱落,子房壁软骨质,3～5室,每室有1～2粒种子。

约35种,分布于北温带、亚洲、欧洲和北美。中国20余种,分布几遍及全国,法定药用植物7种。华东地区法定药用植物5种。

分种检索表

1. 叶片不分裂。
 2. 宿萼筒状,反折;花直径常在3cm以下。
  3. 花梗、萼筒及萼片被茸毛·····················台湾林檎 M. doumeri
  3. 花梗、萼筒外面及萼片无毛·····················光萼林檎 M. leiocalyca
 2. 宿萼不呈筒状或萼片脱落;花直径常在3cm以上。
  4. 萼片脱落;果实较小,直径约1cm·····················湖北海棠 M. hupehensis
  4. 萼片宿存;果实较大,直径4cm以上·····················苹果 M. pumila
1. 新枝上的叶片常3浅裂·····················三叶海棠 M. sieboldii

342. 台湾林檎(图342) • Malus doumeri (Bois) A.Chev.

【别名】广山楂。

【形态】小乔木,高达15m。小枝圆柱形,嫩枝被长柔毛,后脱落。叶片长椭卵形至卵状披针形,长3～9cm,宽1.8～3.5cm,先端急尖至渐尖,基部圆形或楔形,边缘有不整齐锐锯齿,幼叶两面有白色茸毛,成熟后脱落;叶柄长1.5～2cm,嫩时被茸毛,后脱落无毛。花序近似伞形,有花1～4朵,小花梗长1.5～3cm,有白色茸毛;花直径2.5～3cm;萼筒倒钟形,外面有茸毛,萼片卵状披针形,先端渐尖,全缘,长约8mm,内面密被白色茸毛,与萼筒等长或稍长;花黄白色;雄蕊约30枚,花药黄色;花柱4～5枚,基部有长茸毛,较雄蕊长。果实球形,直径3～5cm,成熟时黄红色。宿萼呈短筒状,萼片反折,先端隆起。花期4～5月,果期9～10月。

【生境与分布】生于海拔800m左右的林中。分布于浙江、江西、福建,另台湾、湖南、广东、广西、贵州、云南均有分布;越南、老挝亦有分布。

【药名与部位】山楂(广山楂),果实。山楂叶,叶。

【采集加工】山楂:秋季果实成熟时采收,用沸水烫10min后,捞起切片,晒干。山楂叶:夏、秋季摘取细枝及叶,扎成把,晒干。

【药材性状】山楂:为类圆形切片,直径1.5～4.2cm,厚0.3～1cm。外皮棕红色至紫棕色,有细皱纹,边缘略内卷。果肉厚0.4～1.2cm,淡棕红色,中部横切片可见5个子房室,每室具种子2粒,种子皮薄而易碎,但种子多脱落而中空。顶部切片可见管状突起的宿存萼筒,有微柔毛或无毛。有的切片可见残存的果柄。气微,味酸、微涩。

山楂叶:叶片椭圆形至卵状椭圆形,长7～14cm,宽3～7.5cm,顶端渐尖或急尖,基部圆形或宽楔形,边缘有锯齿,上表面棕黄至棕绿色,有光泽,下表面色较浅。嫩叶两面有黄白色柔毛;老叶无毛或仅叶脉上有毛。侧脉8～12对,主脉上面平坦或微凹下,下面凸起。质稍脆。气微,味微苦。

【药材炮制】山楂(广山楂):除去杂质,筛去子核。炒广山楂:取广山楂,炒至颜色变深,取出,摊凉。焦广山楂:取广山楂,炒至表面焦黑色,内部焦褐色,取出,摊凉。

山楂叶:洗净,切丝,晒干。

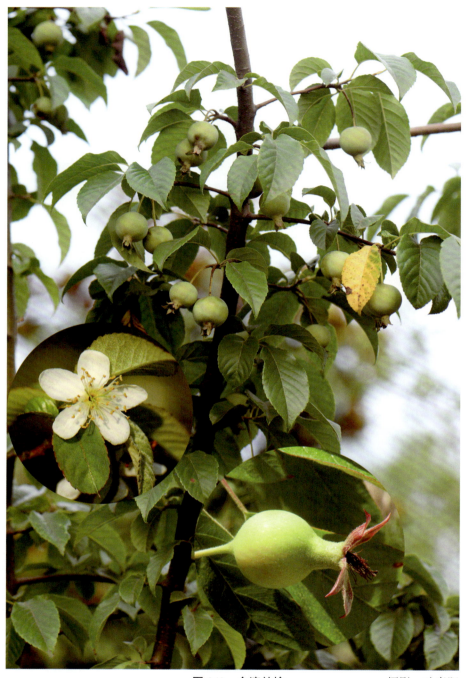

图 342　台湾林檎　　　摄影　叶喜阳

【化学成分】叶含间苯三酚衍生物：根皮素（phloretin）[1]；酚酸类：根皮酸（phloretic acid）[1]；氨基酸：甲硫氨酸（Met）、半胱氨酸（Cys）、苏氨酸（Thr）和异亮氨酸（Ile）等[2,3]；维生素：维生素 C、E（vitamin C、E）[2]。

【药理作用】1. 护肝　果实中的总黄酮可降低四氯化碳（CCl_4）和 D- 半乳糖胺所致急性肝损伤小鼠血清中的谷丙转氨酶（ALT）、天冬氨酸氨基转移酶（AST）、碱性磷酸酶（ALP）的含量，增加肝糖元含量，改善肝脏组织病理损伤，能降低四氯化碳（CCl_4）所致慢性肝损伤大鼠血清中的谷丙转氨酶、天冬氨酸氨基转移酶的含量，升高 A/G 比值，明显改善肝细胞病理损伤，能减轻酒精导致的肝细胞脂肪变性和坏死及降低肝脏总胆固醇（T.CHO）、甘油三酯（TG）的含量和谷丙转氨酶、天冬氨酸氨基转移酶、丙二醛（MDA）的含量，升高血液超氧化物歧化酶（SOD）的活性[1~3]。2. 改善心肌　果实中的总黄酮具有拮抗戊巴比妥钠抑制蛙离体心肌收缩力的作用[1]。3.改善微循环　果实中的总黄酮可促进去甲肾上腺素造成的小鼠离体小肠肠系膜微循环障碍的恢复[1]。4.抗菌　叶水提物对黑曲霉、毛霉菌、金黄色葡萄球菌和大肠杆菌的生长均有较强的抑制作用[4]。

毒性　果实总黄酮对小鼠经口给药的最大耐受剂量为 16.8g/kg[1]。

【性味与归经】山楂：酸、甘、涩，微温。归脾、胃、肝经。山楂叶：微苦、微甘，平。

【功能与主治】山楂：消食健胃，行气散瘀。用于肉食积滞，胃脘胀满，泻痢腹痛，瘀血经闭，产后瘀阻，心腹刺痛，疝气疼痛，高脂血症。山楂叶：开胃，消滞，去湿。用于食积，暑湿厌食。

【用法与用量】山楂：9～12g。山楂叶：3～9g，煎服或泡开水当茶饮。

【药用标准】山楂：广西药材 1990 和广西壮药 2011 二卷。山楂叶：广西药材 1990。

【临床参考】食积停滞、脘腹胀满、腹痛：果实 5～12g，水煎服，或研末冲水服。(《新华本草纲要》)

【附注】经初步研究，其果实含丰富的黄酮类化合物[1]。

【化学参考文献】

[1] 文洁，周法兴.台湾林檎叶化学成分研究[J].中药材，1998，21（11）：572.
[2] 曾晓雄，谭淑宜.林檎保健茶主要化学成分分析[J].湖南农业大学学报（自科版），1993（5）：474-476.
[3] 李忠海，钟海雁，魏元青.林檎叶研究利用进展[J].食品科技，2002，(3)：67-69.

【药理参考文献】

[1] 潘莹，陈海南，林启云，等.台湾林檎总黄酮提取物的主要药效学研究[J].中国民族民间医药，2008，5：19-22.
[2] 潘莹，林启云，欧贤红，等.台湾林檎总黄酮护肝作用的实验研究[J].广西医学，2004，26（8）：1139-1141.
[3] 潘莹，张林丽.大果山楂黄酮提取物对四氯化碳致大鼠慢性肝损伤的保护作用[J].时珍国医国药，2008，19（2）：318-319.
[4] 李玉霞，钱关泽，李凡海，等.台湾林檎叶片浸提液对致腐微生物的抑制效果[J].贵州农业科学，2016，44（5）：81-83.

【附注参考文献】

[1] 潘莹，林启云，欧贤红，等.台湾林檎总黄酮护肝作用的实验研究[J].广西医学，2004，26（8）：1139-1141.

343. 光萼林檎（图 343） · *Malus leiocalyca* S. Z. Huang

【别名】尖嘴林檎（浙江）。

【形态】小乔木，高达 4～10m。嫩枝有疏柔毛或近无毛，后脱落。叶片椭圆形至卵状椭圆形，长 5～11cm，宽 2.5～4.8cm，先端急尖至渐尖，基部圆形至宽楔形，边缘有圆钝锯齿，幼叶两面被柔毛，后脱落无毛或仅下面微被毛；叶柄长 1～2.5cm。花序近伞形，具花 1～3 朵，小花梗长 2～4cm，无毛；花直径约 2.5cm；萼筒外面无毛，萼片三角状披针形，先端渐尖，长约 7mm，外面无毛，内面有柔毛，长于萼筒；花白色；雄蕊约 30 枚，花丝长短不齐，比花瓣稍短；花柱 5 枚，基部有白色茸毛，与雄蕊近等长。果实球形，直径 1.5～4cm，宿萼长筒状，反折。花期 4～5 月，果期 9～10 月。

【生境与分布】生于海拔 400～1100m 的山谷中。分布于浙江、江西、福建、安徽，另湖南、广东、广西、云南均有分布。

【药名与部位】山楂（广山楂），果实。山楂叶（广山楂叶），叶。

【采集加工】山楂：秋季果实成熟时采收，用沸水烫 10min 后，捞起切片，晒干。山楂叶：夏、秋季摘取细枝及叶，扎成把，晒干。

【药材性状】山楂：为类圆形切片，直径 1.5～4.2cm，厚 0.3～1cm。外皮棕红色至紫棕色，有细皱纹，边缘略内卷。果肉厚 0.4～1.2cm，淡棕红色，中部横切片可见 5 个子房室，每室具种子 2 粒，种子皮薄而易碎，但种子多脱落而中空。顶部切片可见管状突起的宿存萼筒，有微柔毛或无毛。有的切片可见残

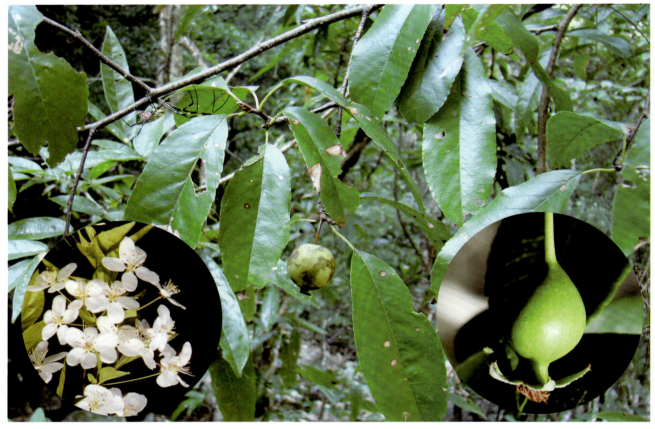

图 343　光萼林檎　　　　　　　　　　　　　　　　摄影　李华东等

存的果柄。气微，味酸、微涩。

山楂叶：叶片椭圆形至卵状椭圆形，长7～14cm，宽3～7.5cm，顶端渐尖或急尖，基部圆形或宽楔形，边缘有锯齿，上表面棕黄至棕绿色，有光泽，下表面色较浅。嫩叶两面有黄白色柔毛；老叶无毛或仅叶脉上有毛。侧脉8～12对，主脉上面平坦或微凹下，下面凸起。质稍脆。气微，味微苦。

【药材炮制】山楂（广山楂）：除去杂质，筛去子核。炒广山楂：取广山楂，炒至颜色变深，取出，摊凉。焦广山楂：取广山楂，炒至表面焦黑色，内部焦褐色，取出，摊凉。

山楂叶：除去枝梗，洗净，切丝，晒干。

【性味与归经】山楂：酸、甘、涩，微温。归脾、胃、肝经。山楂叶：微苦、微甘，平。

【功能与主治】山楂：消食健胃，行气散瘀。用于肉食积滞，胃脘胀满，泻痢腹痛，瘀血经闭，产后瘀阻，心腹刺痛，疝气疼痛，高脂血症。山楂叶：开胃，消滞，去湿。用于食积，暑湿厌食。

【用法与用量】山楂：9～12g。山楂叶：3～9g，煎服或泡开水当茶饮。

【药用标准】山楂：广西药材1990和广西壮药2011二卷。山楂叶：广西药材1990。

344. 湖北海棠（图344）• *Malus hupehensis*（Pamp.）Rehd.

【别名】野花红，野海棠（浙江）。

【形态】乔木，高达3～8m。嫩枝有短柔毛，后脱落。叶片卵形至卵状椭圆形，长5～10cm，宽2～4cm，先端渐尖，基部宽楔形，稀近圆形，边缘有细锐锯齿，幼叶具稀疏短柔毛，后脱落无毛；叶柄长1～3cm，嫩时有稀疏短柔毛，后脱落。伞房花序，具花3～7朵，花梗长3～6cm，无毛或稍

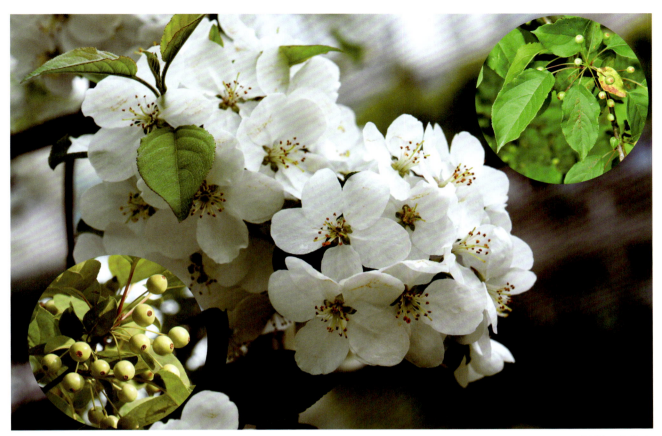

图 344　湖北海棠　　　　摄影　李华东

有长柔毛；花直径 3.5～4cm；萼筒外面无毛或稍有长柔毛，萼片三角卵形，先端渐尖或急尖，长 4～5mm，外面无毛，内面有柔毛，略带紫色，与萼筒等长或稍短；花粉白色或近白色；雄蕊 20 枚，花丝长短不齐，约等于花瓣之半；花柱 3 枚，稀 4 枚，基部有长茸毛，较雄蕊稍长。果实椭圆形或近球形，直径约 1cm，熟时黄绿色稍带红晕，萼片脱落；果梗长 2～4cm。花期 4～5 月，果期 6～9 月。

【生境与分布】生于海拔 450～1640m 的山坡杂木林、林缘路旁或灌丛中。分布于华东各省区，另湖北、湖南、广东、甘肃、河南、陕西、山西、贵州、云南、四川均有分布。

【药名与部位】湖北海棠（海棠叶），叶。

【采集加工】春季采嫩叶，堆积发酵至叶表面成为金黄色，干燥。

【药材性状】多皱缩。完整叶片展平后呈卵形至卵状长圆形，表面金黄色至黄褐色，背面淡黄色至金黄色；长 5～10cm，宽 2.5～4cm；尖端渐尖，基部宽楔形，少数呈圆形，边缘有细锐锯齿；背面叶脉及叶柄可见短柔毛；叶柄长 1～3cm。气微，味微甘。

【药材炮制】除去杂质，切丝。

【化学成分】叶含间苯三酚衍生物：根皮苷（phloridzin）、3-羟基根皮苷（3-hydroxyphloridzin）[1]；黄酮类：槲皮素（quercetin）[1]，萹蓄苷（avicularin）、山柰酚 -3-O-β-D- 葡萄糖苷（kaempferol-3-O-β-D-glucoside）、刺槐素（acacetin）、白杨素（chrysin）、槲皮素 -3-O-β-D- 葡萄糖苷（quercetin-3-O-β-D- glucoside）和木犀草素 -5-O-β-D- 葡萄糖苷（luteolin-5-O-β-D-glucoside）[2]；木脂素类：表松脂酚（epipinoresinol）[2]；元素：铜（Cu）、铅（Pb）和锌（Zn）等[3]。

【药理作用】1. 抗菌　叶水煎液对金黄色葡萄球菌及大肠杆菌的生长均有明显的抑制作用[1]。2. 抗氧化　叶乙醇提取物以及分离得到的根皮苷（phloridzin）对 1,1- 二苯基 -2- 三硝基苯肼自由基（DPPH）具有清除作用，并抑制羟基自由基（OH·）的产生[2]；叶 50% 乙醇提取物对猪油具有较强的抗氧化作用，且随剂量的增加而增强[3]。3. 抗炎　叶水煎剂能明显减弱单纯疱疹病毒（HSV-1）所致的家兔眼结膜病理性炎症反应[4]。4. 降血糖　叶水煎液对肾上腺素及四氧嘧啶所致高血糖模型小鼠的血糖有降低作用[5]。5. 抗疲劳　叶水煎液能提高小鼠耐缺氧、耐低温与小鼠运动耐受能力[1]。6. 预防骨质疏松　叶中的总黄酮可降低去卵巢大鼠血清中骨钙素以及尿液中脱氧吡啶啉的含量，提高大鼠血清钙含量，降低大鼠尿液中钙、磷的含量，并提高骨小梁的厚度和面积[6]。7. 抗肝纤维化　叶总黄酮能明显降低日本血吸虫感染所致的肝纤维化小鼠血清中的谷丙转氨酶（ALT）、天冬氨酸氨基转移酶（AST）、透明质酸（HA）和肝组织中羟脯氨酸（HYP）含量以及肝指数，明显减轻肝组织坏死与胶原沉积，减少虫卵肉芽肿面积[7]；叶总黄酮可降低四氯化碳所致肝纤维化大鼠血清中的谷丙转氨酶、天冬氨酸氨基转移酶、透明质酸、羟脯氨酸和β1-转化生长因子含量，降低肝组织丙二醛（MDA）含量，增加肝组织中总抗氧化能力（T-AOC）和总超氧化物歧化酶（T-SOD）含量，明显减轻模型大鼠肝损伤及纤维化程度[8]。

【性味与归经】微甘，平。归肝、胃经。

【功能与主治】养肝和胃、生津止渴、消积化滞。用于肝病胁痛，消渴，眩晕等。

【用法与用量】2～5g；煎服或泡茶饮用。

【药用标准】湖北药材 2009 和山东药材 2012。

【临床参考】1. Ⅱ型糖尿病：叶 5～10g，水煎服，每日 2 次，60 天 1 疗程[1]。

2. 食积停滞、消化不良、痢疾、疳积：鲜果 60～90g，或嫩叶适量，泡茶饮。

3. 血滞胃呆：鲜果 100～150g，水煎，冲黄酒、红糖，早晚空腹服。

4. 筋骨扭伤：鲜根 100～150g 切片，水煎，冲黄酒或烧酒，加红糖，饭前服；并取根白皮切碎用米泔水、盐卤捣成糊，敷患处。（2 方至 4 方引自《浙江天目山药用植物志》）

【附注】本种嫩枝亦含根皮苷（phloridzin）[1]，但仅见含量测定研究。

【化学参考文献】

[1] 丁琼，任达兵，秦燕华，等. 离线二维高速逆流色谱分离制备湖北海棠叶中的黄酮化合物[J]. 江西化工，2014，（1）：115-121.

[2] 刘敏卓，刘琦，黄雪倩，等. 离线二维液相色谱串联质谱法检测湖北海棠叶中的化学成分[C]. 中国化学会学术年会，2016.

[3] 张占伟，王春玲，王鹏，等. 湖北海棠的微量元素测定[J]. 现代中药研究与实践，2000，14（2）：10.

【药理参考文献】

[1] 屈克义，胡汉环，杜远义，等. 湖北海棠叶煎液药效学实验研究[J]. 时珍国医国药，2000，11（2）：107-108.

[2] 张宏岐，汪鋆植，邹坤，等. 湖北海棠提取物的体外抗氧化活性研究[J]. 食品科学，2008，33（11）：183-186.

[3] 张欣，费永俊，魏伟，等. 湖北海棠叶中黄酮类化合物抗氧化作用的研究[J]. 农产品加工：学刊，2008，4：38-39.

[4] 李祖铭，孔丽华，余玲，等. 湖北海棠叶水煎剂对 HSV-1 病毒性结膜炎治疗作用[J]. 医药导报，2014，33（7）：862-865.

[5] 王轶. 湖北海棠叶水煎液对高血糖小鼠血糖的影响[J]. 科技风，2009，21：250.

[6] 曹丹，薛冰洁，黄文峰，等. 湖北海棠总黄酮对去势大鼠骨质疏松的影响[J]. 中药药理与临床，2011，27（5）：56-59.

[7] 杜幼芹，冯天艳，邓改改，等. 湖北海棠叶总黄酮对日本血吸虫感染小鼠肝纤维化的抑制作用[J]. 中国血吸虫病防治杂志，2011，23（5）：551-554.

[8] 冯天艳，汪鋆植，周继刚，等. 湖北海棠叶总黄酮抗 CCl_4 所致大鼠肝纤维化作用研究[J]. 中药药理与临床，2012，28（2）：71-75.

【临床参考文献】

[1] 公丕军，杨明仁，贺可娜，等. 湖北海棠叶治疗 2 型糖尿病疗效观察[J]. 实用糖尿病杂志，2011，7（4）：34-35.

【附注参考文献】

[1] 方荣，杨茜，李莉，等. 湖北海棠中根皮苷含量测定[J]. 食品科学，2008（06）：195-196.

345. 苹果（图345）· *Malus pumila* Mill.（*Malus domestica* Borkh.）

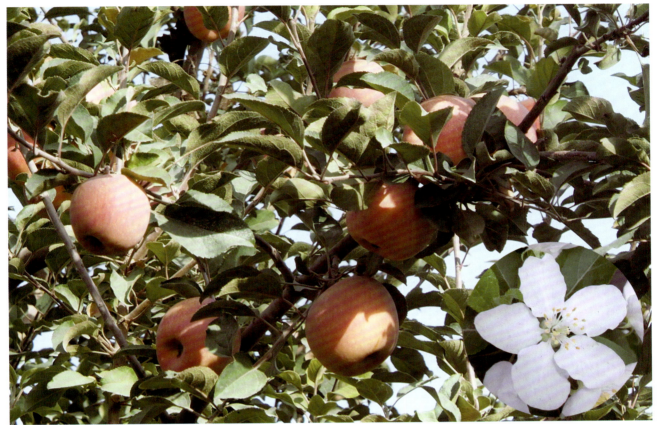

图 345 苹果　　　　　　　　摄影　赵维良等

【形态】落叶乔木，高可达10m。小枝短而粗，圆柱形，幼枝密被茸毛，后渐脱落无毛。叶片椭圆形、卵形至宽椭圆形，长4.5～10cm，宽2.5～5.5cm，先端急尖，基部宽楔形或圆形，边缘具有圆钝锯齿；幼叶两面具短柔毛，老叶上面无毛；叶柄粗壮，长1.5～3cm，被短柔毛。伞房花序，具花3～7朵，生于小枝顶端，小花梗长1～2.5cm，密被茸毛；花直径3～4cm；萼筒外面密被茸毛，萼片三角披针形或三角卵形，长6～8mm，先端渐尖，全缘，内外两面均密被茸毛，萼片长于萼筒；花白色，花蕾时带粉红色；雄蕊20枚，花丝长短不齐，约等于花瓣之半；花柱5枚，下半部密被灰白色茸毛，较雄蕊稍长。果实扁球形，直径在4cm以上，两端微下洼，萼片宿存。花期4～5月，果期7～10月。

【生境与分布】生于海拔50～2500m的山坡梯田、平原旷野。华东各省区有分布和栽培，另辽宁、河北、山西、陕西、甘肃、四川、云南、西藏均有栽培；全世界温带地区均有栽培。

【药名与部位】苹果，新鲜成熟果实。

【采集加工】9～10月果实成熟时采摘，保存于干燥处。

【药材性状】梨果扁球形，通常直径5～8cm，表面青色。淡黄色或红色，有光泽，顶部及基部皆凹陷，萼裂片宿存，果梗短粗，剖面白色或黄白色，果肉肥厚细腻，露光渐变为棕色，中心分隔5室，有种子5～10粒；气香，味酸甜。

【化学成分】花含挥发油：辛醛（octanal）、壬醛（nonanal）、癸醛（capraldehyde）、壬烷（nonane）、苄醇（benzyl alcohol）、风信子醛苷（yacinthin）、3,7-二甲基-1,3,7-辛三烯（3,7-dimethyl-1,3,7-octatriene）、苯乙醇（phenethylol）和十二烷（dodecane）[1]。

果实含挥发油类：2-甲基乙酸丁酯（2-methyl butyl acetate）、α-法尼烯（α-farnesene）、2-甲基丁

酸己酯（hexyl 2-methyl butyrate）、(S)-(-)-2-甲基-1-丁醇［(S)-(-)-2-methyl-1-butanol］、2-甲基丁酸丁酯（butyl 2-methyl butyrate）、乙酸己酯（hexyl acetate）、2-甲基丁酸-2-甲基丁酯（2-methyl butyl 2-methyl butyrate）、2-甲基丁酸丙酯（propyl 2-methyl butyrate）、乙酸丁酯（butyl acetate）、2-甲基丁酸-3-甲基丁酯（2-methylbutyl 3-methylbutyrate）、1-己醇（1-hexanol）[2]，丙酸乙酯（ethyl propionate）、丁酸乙酯（ethyl butyrate）、乙酸丁酯（butyl acetate）、2-甲基丁酸乙酯（ethyl 2-methyl butyrate）、2-甲基乙酸丁酯（2-methyl butyl acetate）、乙酸-2-甲基丁酯（2-methyl butyl acetate）、乙酸-3-甲基丁酯（3-methyl butyl acetate）、丁酸丙酯（propyl butyrate）、丙酸丁酯（butyl propionate）、乙酸戊酯（amyl acetate）、2-甲基丁酸丙酯（2-methyl propyl butyrate）、丁酸丁酯（butyl butyrate）、丁酸戊酯（amyl butyrate）、己酸乙酯（ethyl caproate）、乙酸己酯（hexyl acetate）、2-甲基丁酸丁酯（2-methyl butyl butyrate）、己酸丙酯（propyl hexanoate）、丙酸己酯（hexyl propionate）、丁酸己酯（hexyl butyrate）[3]，1-丁醇（1-butanol）、己醛（aldehyde）、(E)-2-己烯醛［(E)-2-hexenal］、(Z)-3-己烯醛［(Z)-3-hexenal］、(E,E)-2,4-己二烯醛［(E,E)-2,4-hexadienal］[4]，2(R)-羟基丁二酸［2(R)-hydroxybutanedioic acid］、2(R)-羟基丁二酸-1-甲酯［1-methyl 2(R)-hydroxybutanedioate］和丙二酸（malonic acid）[5]；酚酸类：水杨酸（salicylic acid）、对香豆酰奎宁酸（p-coumaroyl quinic acid）、绿原酸（chlorogenic acid）、咖啡酸（caffeic acid）、阿魏酸（ferulic acid）、对-香豆酸（p-cournaric acid）、肉桂酸（cinnamic acid）、D-(-)-奎宁酸［D-(-)-quinic acid］和马来酸（maleic acid）[5]；黄酮类：儿茶素（catechin）、表儿茶素（epicatechin）、原花青素 B_1、B_2、B_5、C_1（procyanidine B_1、B_2、B_5、C_1）、二氢查耳酮（dihydrochalcone）、黄酮醇（flavonol）、槲皮素（quercetin）、3,5,7,3',4'-五羟黄酮醇-3-O-木糖苷（3,5,7,3',4'-pentahydroxyflavonol-3-O-xyloside）、3,5,7,3',4'-五羟黄酮醇-3-O-鼠李糖苷（3,5,7,3',4'-pentahydroxyflavonol-3-O-rhamnoside）、3,5,7,3',4'-五羟黄酮醇-3-O-半乳糖苷（3,5,7,3',4'-pentahydroxyflavonol-3-O-galactoside）、3,5,7,3',4'-五羟黄酮醇-3-O-葡萄糖苷（3,5,7,3',4'-pentahydroxyflavonol-3-O-glucoside）、3,5,7,3',4'-五羟黄酮醇-3-O-阿拉伯糖苷（3,5,7,3',4'-pentahydroxyflavonol-3-O-arabinoside）、3,5,7,3',4'-五羟黄酮醇-3-O-芸香糖苷（3,5,7,3',4'-pentahydroxyflavonol-3-O-rutinoside）、花青素-3-半乳糖苷（cyanidin-3-galactoside）[5]，原矢车菊素 B_1、B_2、C_1（procyanidin B_1、B_2、C_1）、槲皮素-3-O-鼠李糖苷（quercetin-3-O-rhamnoside）、槲皮素-3-O-芸香糖苷（quercetin-3-O-rutinoside）、槲皮素-3-O-半乳糖苷（quercetin-3-O-galactoside）、槲皮素-3-O-葡萄糖苷（quercetin-3-O-glucoside）、槲皮素-3-O-阿拉伯糖苷（quercetin-3-O-arabinoside）、槲皮素-3-O-木糖苷（quercetin-3-O-xyloside）、矢车菊素-3-葡萄糖苷（cyanidin-3-glucoside）、矢车菊素-3-半乳糖苷（cyanidin-3-galactoside）[6]，异鼠李素-3-O-吡喃葡萄糖苷（isorhamnetin-3-O-glycoside）[7]；间苯三酚衍生物：根皮苷（phloridzin）和根皮素（phloretin）[5]，根皮素-2'-O-木糖葡萄糖苷（phloretin-2'-O-xyloglucoside）、根皮素-2'-O-葡萄糖苷（phloretin-2'-O-glucoside）[6]；皂苷类：熊果酸（ursolic acid）、2α-羟基熊果酸（2α-hydroxyursolic acid）、2α-羟基-3β-[(2E)-3-苯基-1-氧-2-丙烯基]氧熊果-12-烯-28-酸{2α-hydroxy-3β-[(2E)-3-phenyl-1-oxo-2-propenyl]oxyurs-12-en-28-oic acid}、3β-反式-桂皮酰氧基-2α-羟基熊果-12-烯-28-酸（3β-trans-cinnamoyloxy-2α-hydroxyurs-12-en-28-oic acid）、3β-反式对香豆酰氧基-2α-羟基熊果-12-烯-28-酸（3β-trans-p-coumaroyloxy-2α-hydroxyurs-12-en-28-oic acid）、3β-顺式对香豆酰氧基-2α-羟基熊果-12-烯-28-酸（3β-cis-p-coumaroyloxy-2α-hydroxyurs-12-en-28-oic acid）、山楂酸（maslinic acid）、2α-羟基-3β-[(2E)-3-苯基-1-氧-2-丙烯基]氧-齐墩果-12-烯-28-酸{2α-hydroxy-3β-[(2E)-3-phenyl-1-oxo-2-propenyl]oxy-olean-12-en-28-oic acid}、2α-羟基-3β-{[(2Z)-3-苯基-1-氧-2-丙烯基]氧-齐墩果-12-烯-28-酸{2α-hydroxy-3β-[(2Z)-3-phenyl-1-oxo-2-propenyl]oxy-olean-12-en-28-oic acid}、3β-反式桂皮酰氧基-2α-羟基齐墩果-12-烯-28-酸（3β-trans-cinnamoyloxy-2α-hydroxyolean-12-en-28-oic acid）、3β-反式对香豆酰氧基-2α-羟基齐墩果-12-烯-28-酸（3β-trans-p-coumaroyloxy-2α-hydroxyolean-12-en-28-oic acid）、3β-顺式对香豆酰氧基-2α-羟基齐墩果-12-烯-28-酸（3β-cis-p-coumaroyloxy-2α-hydroxyolean-12-en-28-oic acid）、3β,13β-二羟基熊果-11-烯-28-酸（3β,

13β-dihydroxyurs-11-en-28-oic acid）、2α, 3β, 13β- 三羟基熊果 -11- 烯 -28- 酸（2α, 3β, 13β-trihydroxyurs-11-en-28-oic acid）、3β, 28- 二羟基 -12- 熊果烯（3β, 28-dihydroxy-12-ursene）、齐墩果 -12- 烯 -2α, 3β- 二醇（olean-12-en-2α, 3β-diol）、β- 香树脂醇（β-amyrin）、齐墩果 -12- 烯 -2α, 3β, 28- 三醇（olean-12-en-2α, 3β, 28-triol）、熊果 -12- 烯 -2α, 3β- 二醇（urs-12-en-2α, 3β-diol）、熊果 -12- 烯 -3β- 醇（urs-12-en-3β-ol）、熊果 -12- 烯 -2α, 3β, 28- 三醇（urs-12-en-2α, 3β, 28-triol）、3β- 反式对香豆酰氧基 -2α, 3β, 13β- 三羟基 - 熊果 -11- 烯 -28- 酸（3β-trans-p-coumaroyloxy-2α, 3β, 13β-trihydroxy-urs-11-en-28-oic acid）、2α, 3β, 13β- 三羟基 - 熊果 -12- 烯 -28- 酸（2α, 3β, 13β-trihydroxy-urs-12-en-28-oic acid）和熊果 -12- 烯 -28- 醇（urs-12-en-28-ol）[5]；维生素：维生素 A、C、E（vitamin A、C、E）和 β- 胡萝卜素（β-carotene）[5]；元素：钙（Ca）、铁（Fe）、钾（K）、锰（Mn）、锌（Zn）、镁（Mg）、铜（Cu）和硫（S）等[5]。

果皮含皂苷类：齐墩果酸（oleanolic acid）、熊果酸（ursolic acid）[6]；黄酮类：槲皮素 3-O- 半乳糖苷（quercetin-3-O-galactoside）、槲皮素 -3-O- 鼠李糖苷（quercetin-3-O-rhamnoside）[8]、槲皮素 -3-O- 芸香糖苷（quercetin-3-O-rutinoside）、原矢车菊素（protocyanidin）、原矢车菊素 B_1、B_2（protocyanidin B_1、B_2）、（+）- 儿茶素［（+）-catechin］、（-）- 表儿茶素［（-）-epicatechin］[9]；间苯三酚衍生物：根皮素 -2′-O- 葡萄糖苷（phloretin-2′-O-glucoside）[9]；皂苷类：坡模酸（pomolic acid）、坡模酮酸（pomonic acid）[9]；酚酸类：绿原酸（chlorogenic acid）[9]。

种子含脂肪酸类：亚油酸（linoleic acid）、棕榈酸（palmitic acid）、硬脂酸（stearic acid）、油酸（oleic acid）、11- 二十碳烯酸（11-eicosenoic acid）、二十碳烯酸（eicosenoic acid）、12- 甲基 - 肉豆蔻酸（12-methyl-tetradeconic acid）、山嵛酸（docosanoic acid）[10, 11]。

【药理作用】1. 扩张血管　苹果中的前花青素对大鼠离体主动脉血管具有扩张作用，其机制可能与通过 NO/cGMP 通路和 K^+ 通道激活后的超极化有关[1]。2. 护肝　苹果多酚对四氯化碳造成的肝损伤有预防和保护作用，使肝损伤小鼠血清胆酯酶趋于正常水平，降低血清磷酸酯酶的水平，降低天冬氨酸氨基转移酶含量，同时提高血清总抗氧化能力和降低脂质过氧化产物丙二醛含量[2]。3. 抗肿瘤　低分子量苹果多糖可有效预防小鼠实验性结肠炎癌变，其机制与 gal-3 和 TRL-4 有关[3]。4. 抗氧化　苹果多酚在适当剂量水平可显著提高高尿酸血症大鼠的总抗氧化能力，抑制脂质过氧化，同时抑制因大量尿酸生成而引发的超氧化物歧化酶活性升高，维护机体氧化还原平衡[4]。

【功能与主治】补胃、肝、脑，养心，果汁能敛疮消肿。用于胃、脑、心、肝及全身虚弱，食欲不振等；与发面做成熟食用，能驱除肠道寄生虫及治疗痢疾。

【用法与用量】直接或制成糖浆服用，适量。

【药用标准】新疆维药 1993。

【临床参考】1. 慢性腹泻：干燥果皮研末，温开水空腹调服 10g，每日 2 次[1]。

2. 妊娠呕吐：鲜果皮 60g，加大米 30g 炒黄，与水同煮，代茶饮，每日 3 次[1]。

3. 反胃、恶心：鲜果皮适量，水煎服[1]。

4. 肠功能紊乱所致腹泻：带皮果实 1 个切成若干块，放一大碗水，用小火煮烂，连果带汤吃下，每天早晚各 1 次[2]。

5. 阴虚便秘：果实 1 只（约 300g）去皮去核榨汁，加生地黄 15g，水煎至药液 200ml，蜂蜜 30g，混匀，早晚温服[3]。

【附注】以柰之名始载于《名医别录》。《本草经集注》云："江南乃有，而北国最丰，皆作脯，不宜人，与林檎相似而小，亦恐非益人也。"《齐民要术》云："柰有白、青、赤三种。张掖有白柰，酒泉有赤柰，西方例多柰，家以为脯，数十百斛，以为蓄积，如收藏枣栗。"《本草纲目》云："柰与林檎，一类二种也。树、实皆似林檎而大，西土最多，可栽可压。有白、赤、青三色，白者为素柰，赤者为丹柰，亦曰朱柰，青者为绿柰，皆夏熟。凉州有冬柰，冬熟，子带碧色。"依据《植物名实图考》附图参考上述文字记载，即为本种。

据报道花尚含蛋白质、糖类、鞣质、有机酸、维生素[1]；种子含蛋白质、脂肪类[2]，带酚羟基的还原性成分、糖及糖苷类[3]；枝梢含有氨基酸及酚类成分[4]；木材含木质素、多戊素、纤维素[5]。

【化学参考文献】

[1] 陈欣. 黄元帅苹果花中挥发性成份的GC/MS分析[J]. 南通职业大学学报，2003，17（2）：67-68.

[2] 孙鸿飞，吴志莲，董艳琳，等. 胶东地区红富士苹果挥发性成分指纹图谱分析[J]. 食品科技，2016，41（9）：266-270.

[3] 陶晨，王道平，杨小生，等. 固相微萃取气相色谱质谱法对8种苹果香气成分的测定[J]. 甘肃农业大学学报，2011，46（1）：122-126.

[4] 王海波，陈学森，辛培刚，等. 几个早熟苹果品种香气成分的GC-MS分析[J]. 果树学报，2007，24（1）：11-15.

[5] 王皎，李赫宇，刘岱琳，等. 苹果的营养成分及保健功效研究进展[J]. 食品研究与开发，2011，32（1）：164-168.

[6] 艾铁民，陆玲娣. 中国药用植物志（第四卷）[M]. 北京：北京大学医学出版社，2015：775-777.

[7] Andress S，Petra K L，Petra S K，et al. Detection of isorhamnetin glycosides in extracts of apples（*Malus domestica* cv. "Brettacher"）by HPLC-PDA and HPLC-APCI-MS/MS [J]. Phytochem Anal，2002，13（2）：87-94.

[8] Carola S，Holger K，Peter W T，et al. 3, 4-dihydroxy-7, 8-dihydro-β-ionone 3-*O*-β-D-glucopyranoside and other glycosidic constituents from apple leaves [J]. Nat Prod Lett，2002，16（2）：87-93.

[9] 侯立芬. 苹果皮中有效成分的研究[C]. 中国化学会第三届全国有机化学学术会议论文集（上册），2004：1.

[10] Huber G M，Rupasinghe H P. Phenolic profiles and antioxidant properties of apple skin extracts [J]. Food Sci，2009，74（9）：C693-C700.

[11] 李嵘，张媛，王喆之. 苹果种籽中脂肪酸组分分析[J]. 植物生理学通讯，2006，42（5）：955-957.

【药理参考文献】

[1] Matsui T，Korematsu S，Byun E B，et al. Apple procyanidins induced vascular relaxation in isolated rat aorta through NO/cGMP pathway in combination with hyperpolarization by multiple K+ channel activations [J]. Biosci Biotechnol Biochem，2009，73（10）：2246-2251.

[2] 史珅，张泽生，张民，等. 苹果多酚对四氯化碳致小鼠急性肝损伤的保护作用[J]. 中国食品学报，2011，11（3）：9-13.

[3] 李宇华. 低分子量苹果多糖的结肠炎癌变预防作用及机制研究[D]. 西安：第四军医大学博士论文，2010.

[4] 史珅，张泽生，张民，等. 苹果多酚对高尿酸血症大鼠抗氧化能力的影响[J]. 现代生物医学进展，2010，10（18）：3460-3463.

【临床参考文献】

[1] 刘光泉. 果皮药用小方[N]. 民族医药报，2004-10-22（3）.

[2] 歃筱. 苹果治腹泻食疗方[N]. 中国医药报，2006-7-10-（B06）.

[3] 刘亚松. 苹果的妙用[J]. 中国民间疗法，2014，22（10）：18.

【附注参考文献】

[1] 徐怀德，罗勤贵. 谈我国果花资源的开发利用[J]. 中国果品研究，1995：（3）：19-20.

[2] 刘寄明，刘嘉芬，胡桂娟，等. 苹果种子营养成分分析[J]. 落叶果树，1994：（4）：12-13.

[3] 洪庆慈，汪海峰，杨晓蓉，等. 苹果籽营养成分测定[J]. 食品科学，2004，25（7）：148-151.

[4] 林三冬，陈钢，冯凯，等. 苹果枝梢化学成分与抗苹绵蚜性的关系[J]. 昆虫知识，1995，32（1）：26-27.

[5] 宁黎黎，陈桂华. 苹果木材的化学成分分析[J]. 山东林业科技，2008，175（2）：28-29.

346. 三叶海棠（图346）· *Malus sieboldii*（Regel）Rehder

【别名】山茶果（山东）。

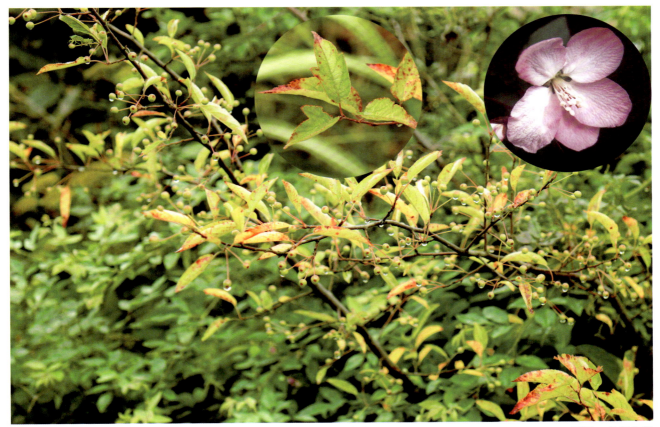

图346　三叶海棠　　　　　　　　　　摄影　李华东等

【形态】落叶灌木，高2～6m，枝条开展。小枝圆柱形，稍有棱角，嫩时被短柔毛，后脱落。叶片卵形或椭圆形，长2.5～7.5cm，宽2～3cm，先端急尖，基部圆形或宽楔形，边缘有尖锐锯齿，新枝上的叶常3裂，上下两面均被短柔毛，老叶上面近于无毛，下面沿中脉及侧脉有短柔毛；叶柄长1～2.5cm，有短柔毛。花4～8朵，集生于小枝顶端，花梗长2～2.5cm，近于无毛；花直径2～3cm；萼筒外面近无毛或有柔毛，萼片三角卵形，先端尾状渐尖，外面无毛，内面密被茸毛，约与萼筒等长或稍长；花淡粉红色，花蕾时颜色较深；雄蕊20枚，花丝长短不齐，约等于花瓣之半；花柱3～5枚，基部有长柔毛，较雄蕊长。果实近球形，直径6～8mm，熟时红色或褐黄色，萼片脱落。花期4～5月，果期8～9月。

【生境与分布】生于海拔150～2000m的山坡杂木林或灌丛。分布于山东、浙江、江西、福建、安徽，另辽宁、陕西、甘肃、湖南、湖北、广东、广西、四川、贵州均有分布；日本、朝鲜亦有分布。

【药名与部位】海棠苦丁，芽叶。

【采集加工】春季谷雨前后采收，干燥。

【药材性状】卷缩，长1～3cm，灰白色至灰褐色，芽总苞灰绿色至灰褐色，有的有总梗。叶片展平后呈椭圆形至长椭圆形，长1～2cm，宽0.3～0.7cm，先端尖，基部圆形或宽楔形，边缘有尖锐锯齿，上下两面均被短柔毛。质脆易碎。气微，味先微苦、涩，后回甜。

【药材炮制】除去杂质，筛去灰屑。

【化学成分】叶含黄酮类：白杨素（chrysin）[1]，白杨素-7-葡萄糖苷（chrysin-7-glucoside）[2]；氨基酸类：天冬氨酸（Asp）、苏氨酸（Thr）、丝氨酸（Ser）、谷氨酸（Glu）、脯氨酸（Pro）、甘氨酸（Gly）、丙氨酸（Ala）、缬氨酸（Val）、甲硫氨酸（Met）、异亮氨酸（Ile）、酪氨酸（Tyr）、苯丙氨酸（Phe）、组氨酸（His）、赖氨酸（Lys）、亮氨酸（Leu）、精氨酸（Arg）和色氨酸（Trp）[3]。

【性味与归经】微苦、甘，凉。归胃经。
【功能与主治】清热解暑，生津止渴，消食除烦，凉血止血。用于暑热头痛，心烦口渴，肠炎，痢疾，消化不良，牙龈出血，痔疮出血，鼻衄等。
【用法与用量】3～10g。
【药用标准】湖南药材2009。
【临床参考】食积：果实6～12g，水煎服。（《中华本草》）
【化学参考文献】

[1] 李法庆，刘东锋. 一种白杨素的制备方法，CN102465158A.
[2] 李法庆，刘东锋. 一种从三叶海棠叶中提取白杨素苷的制备方法，CN102464687A.
[3] 赵良忠，段林东，刘放求. 三叶海棠营养成分研究[J]. 邵阳高专学报，1996，9（3）：262-263，272.

9. 蔷薇属 *Rosa* Linn.

落叶或常绿直立、蔓生或攀缘灌木，通常具皮刺。叶互生，奇数羽状复叶，稀单叶；小叶叶缘有锯齿，侧生小叶柄短或近无；托叶贴生或着生于叶柄上，稀无托叶。花两性，单生或呈伞房花序、圆锥花序，稀复伞房花序；萼筒球形、坛形或杯形，颈部缢缩；萼片5枚，全缘，有时呈羽状分裂；花瓣5枚，白色、黄色，粉红色至红色；雄蕊多数分为数轮，着生在花盘周围；心皮多数，稀少数，着生在萼筒内壁，离生；花柱近顶生，伸出萼筒口外或不伸出，离生或上部合生；胚珠单生，下垂。瘦果木质，着生在肉质萼筒内形成蔷薇果；种子下垂。

约200种，广泛分布于亚洲、欧洲、北非、北美。中国82种，分布几遍及全国，法定药用植物13种2变种1变型。华东地区法定药用植物7种1变种。

分种检索表

1. 萼筒外被明显针刺或刺毛。
　　2. 小叶3枚，稀5枚，长3～7cm，宽1.5～3.5cm·················金樱子 *R.laevigata*
　　2. 小叶9～15枚，长1～2cm，宽0.6～1.2cm·················缫丝花 *R.roxburghii*
1. 萼筒外面光滑或被柔毛，无针刺或刺毛。
　　3. 托叶离生，早落·················小果蔷薇 *R.cymosa*
　　3. 托叶与叶柄贴生，宿存。
　　　　4. 托叶篦齿状或有不规则锯齿。
　　　　　　5. 花白色·················野蔷薇 *R.multiflora*
　　　　　　5. 花粉红色·················粉团蔷薇 *R.multiflora* var.*cathayensis*
　　　　4. 托叶全缘。
　　　　　　6. 花单瓣，直径2.5～3cm·················悬钩子蔷薇 *R.rubus*
　　　　　　6. 花重瓣至半重瓣，直径4～6cm。
　　　　　　　　7. 小叶3～5枚，稀7枚；两面近无毛，上表面常带光泽·················月季 *R.chinensis*
　　　　　　　　7. 小叶5～9枚；上表面多皱，下表面密被柔毛·················玫瑰 *R.rugosa*

347. 金樱子（图347）· *Rosa laevigata* Michaux

【别名】刺梨子、糖罐头（浙江），油饼果子（安徽），大金英、刺橄榄（福建），山石榴、山鸡头子。

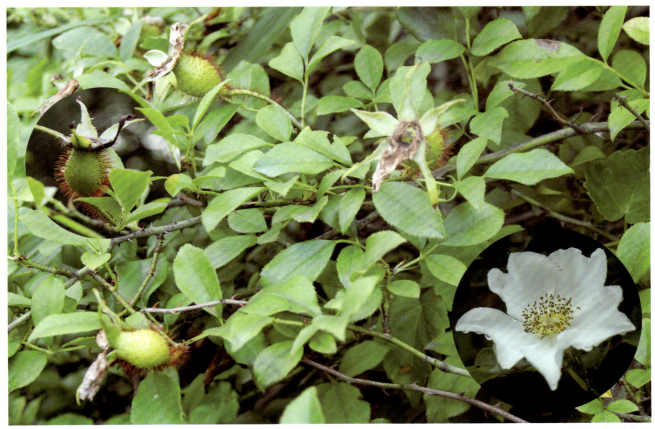

图 347　金樱子　　　　　摄影　赵维良等

【形态】常绿攀缘灌木。小枝粗壮，具钩状皮刺，无毛，幼时被红色腺毛。复叶，小叶近革质，通常3枚，稀5枚；小叶片椭圆状卵形或披针状卵形，长3～7cm，宽1.5～3.5cm，先端急尖，稀渐尖，基部宽楔形或近圆形，边缘有锐锯齿；上表面亮绿色，无毛，下表面黄绿色，幼时沿中肋有腺毛，后渐脱落；小叶柄和叶轴有皮刺和腺毛；托叶离生或基部与叶柄合生，披针形，边缘有细齿，齿尖有腺体，早落。花单生于叶腋，直径5～7cm；花梗长1.8～2.5cm，萼筒外密被腺毛，随果实成长变为针刺；萼片卵状披针形，先端长尾尖，内面密被柔毛，比花瓣稍短；花瓣白色。果梨形、倒卵形，稀近球形，熟时紫褐色，外面密被刺毛，萼片宿存。花期4～6月，果期7～10月。

【生境与分布】生于海拔200～1600m向阳的山野、田边、溪畔灌木丛。分布于上海、浙江、江苏、江西、安徽、福建，另陕西、湖北、湖南、广东、广西、四川、云南、贵州、台湾均有分布。

【药名与部位】金樱子根，根。金樱子，果实。

【采集加工】金樱子根：全年均可采挖，洗净，干燥；或斫片后干燥。或直接切厚片，干燥。金樱子：10～11月果实成熟时采收，干燥，除去毛刺。

【药材性状】金樱子根：呈圆柱形，长短不等，略扭曲，直径0.5～2cm；或为不规则形厚片。表面紫红色或紫褐色，粗糙，具纵皱纹，栓皮呈片状，易剥落。体重，质坚硬。断面韧皮部薄，紫褐色，木质部发达，淡黄色或黄棕色，纤维性，具放射状纹理。气微，味微苦、涩。

金樱子：为花托发育而成的假果，呈倒卵形，长2～3.5cm，直径1～2cm。表面红黄色或红棕色，有突起的棕色小点，系毛刺脱落后的残基。顶端有盘状花萼残基，中央有黄色柱基，下部渐尖。质硬。切开后，花托壁厚1～2mm，内有多数坚硬的小瘦果，内壁及瘦果均有淡黄色茸毛。气微，味甘、微涩。

【质量要求】金樱子：色红黄，不蛀，不霉，无杂屑。

【药材炮制】金樱子根：除去杂质，水浸，洗净，润软，切厚片，干燥；已切厚片者，筛去灰屑，干燥。

金樱子：除去杂质，洗净，干燥。金樱子肉：取金樱子饮片，略浸，润透，纵切两瓣，除去毛、核，干燥。

【化学成分】根含皂苷类：苦莓苷 F_2（niga-inchigoside F_2）、野蔷薇苷（rosamultin）、阿江榄仁亭（arjunetin）、构莓苷 F1（kaji-ichigoside F1）、蔷薇酸（auscaphic acid）、号角树酸 3-甲酯（3-methyl cecropiacate）、2-乙酰基-委陵菜酸（2-acetyl tormentic acid）、坡模酸（pomolic acid）、2α, 3α-二羟基熊果 -12, 18-二烯 -28-酸（2α, 3α-dihydroxyurs-12, 18-dien-28-oic acid）、3β-E-阿魏酰科罗索酸（3β-E-feruloylcorosolic acid）、覆盆子酸（fupenzic acid）、2-O-乙酰基蔷薇酸（2-O-acetyl euscaphic acid）、12, 13-二氢姜味草酸*（12, 13-dihydromicromeric acid）[1]、19α-OH-3β-E-阿魏酰科罗索酸（19α-OH-3β-E-feruloylcorosolic acid）、23-羟基-委陵菜酸（23-hydroxytormentic acid）、2α, 3β, 19α, 23-四羟基-齐墩果 -12-烯 -28-酸（2α, 3β, 19α, 23-tetrahydroxy-12-en-28-oleanolic acid）、2α, 3α, 20β-三羟基熊果烷 -13（18）-烯 -28-酸［2α, 3α, 20β-trihydroxyurs-13（18）-en-28-oic acid］、2α, 3β, 20β-三羟基熊果烷 -13（18）-烯 -28-酸［2α, 3β, 20β-trihydroxyurs-13（18）-en-28-oic-acid］[2]、（2R, 19R）-甲基 2-乙酰氧基 -19-羟基 -3-氧化 -熊果 -12 烯 -28-羧酸酯［（2R, 19R）-methyl 2-acetyloxy-19-hydroxy-3-oxo-urs-12-en-28-carboxylate］、坡模酮酸（pomonic acid）、18, 19-开环，2α3α-二羟基 -19-氧化 -熊果 -11, 13（18）-二烯 -28-酸［18, 19-seco, 2α3α-dihydroxy-19-oxo-urs-11, 13（18）-dien-28-oic acid］、木莓酸*（swinhoeic acid）、千花木酸（myrianthic acid）、2α, 3β, 19α-三羟基 -24-氧化 -熊果 -12-烯酸（2α, 3β, 19α-trihydroxy-24-oxo-urs-12-en-oic acid）、委陵菜酸（tormentic acid）、异阿江榄仁酸（arjunic acid）、1β-羟基蔷薇酸（1β-hydroxyeuscaphic acid）、扩卷苷*Ⅷ（quadranoside Ⅷ）、高山地榆苷（alpinoside）和栽秧泡苷*B（rubuside B）[3]；元素：铜（Cu）、锌（Zn）、钙（Ca）、镁（Mg）、锰（Mn）、镉（Cr）、镍（Ni）、铁（Fe）和钴（Co）[4]。

果实含皂苷类：2α, 3β, 19α, 23-四羟基熊果 -12-烯 -28-酸（2α, 3β, 19α, 23-tetrahydrours-12-en-28 acid）、金樱子皂苷 A（rosalaenoside* A），即 2α, 3α, 19α, 23-四羟基熊果 -12-烯 -28-β-吡喃葡萄糖苷（2α, 3α, 19α, 23-tetrahydrours-12-en-28-β-glucopyranoside）、蔷薇酸（euscaphic acid）、2α-羟基熊果酸（2α-hydroxyursolic acid）[5]、1α, 2α, 3β, 19α-四羟基 -12-烯 -28-熊果酸（1α, 2α, 3β, 19α-tetrahydroxyurs-12-en-28-oic acid）、2α, 3α, 19α, 23-四羟基 -12-烯 -28-熊果酸（2α, 3α, 19α, 23-tetrahydroxyurs-12-en-28-oic acid）、2α, 3α, 19α-三羟基 -12-烯 -28-熊果酸（2α, 3α, 19α-trihydroxyurs-12-en-28-oic acid）、2α, 3β, 19α, 23-四羟基 -12-烯 -28-熊果酸（2α, 3β, 19α, 23-tetrahydroxyurs-12-en-28-oic acid）、19α-羟基亚细亚酸 -28-O-β-D-吡喃葡萄糖苷（19α-hydroxyasiatic acid-28-O-β-D-glucopyrannoside）、白桦酯酸（betulinic acid）、2α, 3β-二羟基羽扇 -20-烯 -28-酸（2α, 3β-dihydroxylup-20-en-28-oic acid）、2α, 3β-二羟基羽扇 -20-烯 -28-酸甲酯（2α, 3β-dihydroxylup-20-en-28-acid methyl ester）、3-O-反-对-香豆酰基麦珠子酸（3-O-trans-p-coumaroyl alphitolic acid）、3-O-顺-对-香豆酰基麦珠子酸（3-O-cis-p-coumaroyl alphitolic acid）、3-O-反-对-香豆酰基马斯里酸（3-O-trans-p-coumaroyl maslinic acid）和 3-O-顺-对-香豆酰基马斯里酸（3-O-cis-p-coumaroyl maslinic acid）[6]、2α, 3β-二羟基羽扇豆 -28-羧甲酯的二乙酰化物（2α, 3β-dihydroxyl lupine-28-carboxymethyl diacetyl）[7]、熊果酸（ursolic acid）、2α, 3β, 19α-三羟基熊果 -12-烯 -28-酸（2α, 3β, 19α-trihydroxyurs-12-en-28-acid）[8]；甾体类：β-谷甾醇（β-sitosterol）[7]和胡萝卜苷（daucosterol）[8]；黄酮类：4', 5, 7-三羟黄酮醇 -3-O-β-D-［6"-O-(E)-p-羟基苯丙烯酰］吡喃葡萄糖苷｛4', 5, 7-trihydroxyl flavonol-3-O-β-D-［6"-O-(E)-p-hydroxy benzene acryloyl］glucopyranoside｝[8]、淫羊藿苷（icariin）、山奈苷（kaempferitrin）、6-甲氧基山奈酚 -3-O-半乳糖苷（6-methoxykampferol-3-O-galactoside）、芹菜素（apigenin）、橙皮苷（hesperidin）、金丝桃苷（hyperoside）、芦丁（rutin）、甘草素（liquiritigenin）、翻白叶苷A（potengriffioside A）和槲皮素（quercetin）[9]；挥发油类：己醛（hexanal）、(E, E)-2, 4-壬二烯醛［(E, E)-2, 4-nonadienaldehyde］、2-十一烯醛（2-undecenal）、1-（1, 5-二甲基 -4-己烯基）-4-甲基苯［1-（1, 5-dimethyl-4-hexenyl）-4-methylbenzene］、柏木脑（cedrol）、二十七烷（heptacosane）和三十一烷（hentriacontane）[10]；脂肪酸及酯类：棕榈酸甲酯（methyl palmitate）、

亚油酸甲酯（methyl linoleate）、油酸甲酯（methyl oleate）、亚油酸（linoleic acid）[10]、棕榈酸（palmitic acid）、α-亚麻酸（α-linolenic acid）、油酸（oleic acid）、硬脂酸（stearic acid）、8,11-二甲氧基十八烷酸（8,11-dimethoxy-octadecanoic acid）、9,10,12-三甲氧基十八酸（9,10,12-trimethoxy-octadecanoic acid）、10,11,13-三甲氧基十八酸（10,11,13-trimethoxyl-octadecanoic acid）、8,10-二甲氧基十八酸（8,10-dimethoxy-octadecanoic acid）[11]、α-亚麻酸甲酯（α-methyl linolenate）、硬脂酸甲酯（methyl stearate）和花生酸甲酯（methyl arachidate）等[12]。

叶含黄酮类：儿茶素（catechin）、槲皮素（quercetin）、柚皮素（naringenin）和山奈酚（kaempferol）[13]；酚酸及酯类：3,4-二羟基苯乙醇（3,4-hydroxytyrosol）、没食子酸乙酯（ethyl gallate）、对羟基肉桂酸乙酯（p-hydroxyl ethyl cinnamate）和邻羟基苯甲酸（o-hydroxybenzoic acid）[13]；氧苷类：乙基-α-D-呋喃阿拉伯糖苷（ethyl-α-D-arabinofuranoside）和甲基-O-β-D-葡萄糖苷（methyl-O-β-D-glucopyranoside）[13]；香豆素类：东莨菪素（scopoletin）[13]；其他尚含：ω-羟基-3-甲氧基-4-羟基苯丙酮（ω-hydroxy-3-methoxy-4-hydroxypropiophenone），即 ω-羟丙愈创木酮*（ω-hydroxypropioguaiacone）[13]。

【药理作用】1. 抗炎　根、茎对二甲苯所致小鼠的耳廓肿胀、角叉菜胶所致大鼠的足跖肿胀、醋酸所致小鼠的扭体次数均有不同程度的抑制作用，其根和茎抗炎作用差异不明显[1]；根生品和蜜炙品、茎盐炙品和蜜炙品对小鼠棉球肉芽肿的生成具有明显的抑制作用，但根和茎的所有炮制品对二甲苯所致小鼠的耳廓肿胀均无抑制作用[2]；根、茎水提物和70% 乙醇提取物可减轻角叉菜胶所致小鼠的足跖肿胀，降低小鼠腹腔毛细血管通透性，对大鼠棉球肉芽肿的生成具有明显的抑制作用。2. 解热　根醇提物和茎水提物对发热大鼠有明显的降温作用[3]。3. 抗菌　根蜜炙品对革兰氏阳性菌（枯草芽孢杆菌、金黄色葡萄球菌、白色葡萄球菌、微球菌、柠檬色葡萄球菌）和革兰氏阴性（菌肺炎克雷伯菌、伤寒杆菌、志贺氏痢疾杆菌、变形杆菌）的生长均有明显的抑制作用[2]。4. 抗肿瘤　果实中的多糖在体外能抑制人肝癌BEL-7402细胞的增殖，且对人正常肝细胞毒性较低[4]；根中提取的多糖可延长荷S180腹水瘤小鼠的生命，与5-氟尿嘧啶合用能升高荷S180实体瘤小鼠的白细胞数、胸腺指数、脾指数及白细胞介素-2（IL-2）的水平，但对肿瘤坏死因子-α（TNF-α）水平无影响[5]。5. 抗病毒　果实中的多糖在体外具有抑制呼吸道合胞病毒（RSV）、柯萨奇病毒（COXB5）、手足口病病毒（EV71）的作用[6]。6. 抗氧化　果肉提取液对羟自由基（OH·）、超氧阴离子自由基（O_2^-·）均具有清除作用；能抑制大鼠离体肝、肾组织匀浆脂质过氧化产物丙二醛（MDA）的生成，还可明显抑制过氧化氢（H_2O_2）诱导大鼠红细胞氧化性溶血[7]。7. 免疫调节　根和根茎水提物均能抑制小鼠迟发性超敏反应和溶血素抗体的生成，对细胞免疫和体液免疫均有明显的抑制作用[8]。8. 降血脂　果实鲜汁可降低高脂大鼠血清总胆固醇（T.CHO）、甘油三酯（TG）的含量，升高高密度脂蛋白胆固醇（HDLC）含量[9]。9. 抗疲劳　果实鲜汁可明显延长大鼠的游泳时间和常压缺氧下的存活时间[9]。10. 抗凝血　果实总黄酮可降低大鼠全血黏度，抑制血小板聚集[10]。11. 调节肠道菌群　根中的多糖可基本恢复盐酸林可霉素所致肠道菌群失调模型小鼠的肠道主要菌群的数量，其中肠球菌、肠杆菌、双歧杆菌的恢复优于自然恢复组，而茎中的多糖仅乳杆菌数量高于模型组小鼠[11]。12. 护肾　果肉水提物可降低糖尿病肾病大鼠的血糖、糖化血红蛋白水平、24小时尿微量白蛋白、24小时尿量、肾脏指数，改善模型动物的血脂紊乱、肾功能损害以及肾脏病理变化，且无明显副作用[12]。

【性味与归经】金樱子根：微苦、涩、平。金樱子：酸、甘、涩、平，归肾、膀胱、大肠经。

【功能与主治】金樱子根：活血散瘀，收敛止痛。用于痢疾，肠炎，跌扑损伤，腰痛，痛经，脱肛，子宫脱垂，肠粘连，肾炎。金樱子：固精缩尿，涩肠止泻。用于遗精滑精，遗尿尿频，崩漏带下，久泻久痢。

【用法与用量】金樱子根：30～60 g。金樱子：6～12g。

【药用标准】金樱子根：浙江药材2000、湖南药材2009、广东药材2004、广西药材1990、广西壮药2008、湖南药材1993、贵州药材2003和上海药材1994。金樱子：药典1963～2015、浙江炮规2015、广西瑶药2014一卷、贵州药材1965、内蒙古蒙药1986、新疆药品1980和台湾1985二册。

【临床参考】1. 久咳：鲜果实90～120g，水煎，早晚饭前各服1次。（《浙江天目山药用植物志》）

2. 子宫脱垂：果实125～250g，水浓煎，加红糖适量，每天分2次服，连服3剂为1疗程；或根60～125g，水煎，加红糖适量调服。

3. 月经过多：根30g，加炒艾叶30g、鸡血藤30g、益母草60g，水煎服；或与猪肉或鸡蛋同煮食。

4. 乳糜尿：根15g，加黄毛耳草30g，贯众、车前草各9g，水煎服。（2方至4方引自《浙江药用植物志》）

5. 小儿脱肛：根30g，文火水煎，加适量白糖，分4～5次服用，痊愈后再服3天[1]。

6. 慢性顽固性腹泻：果实45g，加槟榔3g、补骨脂9g、吴茱萸6g、枳实3g，水煎，取汁200ml，分2次服，2周为1疗程[2]。

7. 慢性支气管炎：果实15g，加党参15g、白术15g、茯苓15g、黄芪15g等，水煎服[3]。

【附注】金樱子始载于《雷公炮炙论》。《蜀本草》云："形如楂梓而小。"《开宝本草》云："是今之刺梨子，形似楂梓而小，色黄，花白，在处有之。"《本草图经》谓："今南中州郡多有，而以江西、剑南、岭外者为胜。丛生郊野中，大类蔷薇，有刺，四月开白花，夏秋结实亦有刺，黄赤色，形似小石榴。"《本草纲目》云："山林间甚多。花最白腻。其实大如指头，状如石榴而长。其核细碎而有白毛，如营实之核而味甚涩"结合《图经本草》所附"舒州金樱子""泉州金樱子""宜州金樱子"图判定即本种。

本种的果实有实火、邪热者慎服。

本种的叶及花民间也药用。

【化学参考文献】

[1] 代华年，马国需，邹节明，等.金樱子根三萜类的化学成分研究[J].中草药，2016，47（3）：374-378.

[2] 李宇璐，代华年，马国需，等.金樱子根中一个新三萜酸[J].药学学报，2017，52（3）：425-429.

[3] 代华年，马国需，邹节明，等.中药金樱子根中三萜类化学成分研究[J].中国中药杂志，2016，41（12）：2267-2272.

[4] 文红波，方恩，杨红柳，等.金樱子茎根中必需微量元素的测定[J].广东微量元素科学，2006，13（4）：37-40.

[5] 毕葳，李强，龚卫红，等.金樱子化学成分的研究[J].北京中医药大学学报，2008，31（2）：110-111.

[6] 刘学贵，张文超，金梅，等.金樱子果实中三萜类成分的分离与鉴定[J].沈阳药科大学学报，2013，30（11）：851-857.

[7] 高迎，徐位坤.金樱子化学成分的研究[J].中国中药杂志，1993，18（7）：426-428.

[8] 王进义，张国林，程东亮，等.中药金樱子的化学成分[J].天然产物研究与开发，2001，13（1）：21-23.

[9] 冯阳，陈玉梅，辛华.金樱子黄酮类成分的UPLC-Q-TOF-MS分析[J].中国实验方剂学杂志，2017，23（12）：71-76.

[10] 周玫，陈青，罗江鸿，等.顶空固相微萃取-气质联用分析金樱子种子的挥发性成分[J].江苏农业科学，2012，40（10）：284-285.

[11] 张辰露，孙海燕，吴三桥，等.金樱子中脂肪酸成分分析研究[J].时珍国医国药2011，22（1）：114-115.

[12] 李加友，任佳萍，冯德明，等.金樱子籽油的提取及其脂肪酸成分分析[J].中国粮油学报，2012，27（7）：74-76.

[13] 吴建林，王平，高鹏，等.中药金樱子叶的化学成分研究[J].药学实践杂志，2012，30（4）：275-278.

【药理参考文献】

[1] 赵郭林，张泽，王聪，等.不同产地金樱根药材根和茎抗炎镇痛活性研究[J].亚太传统医药，2014，10（19）：14-17.

[2] 王艳，谢蓉，蔡丹燕，等.金樱根、茎炮制品抗菌抗炎作用研究[J].中药材，2014，37（8）：1356-1359.

[3] 谭年秀，王嵩，江振霖，等.金樱根、茎提取物的抗炎、解热作用对比研究[J].中国现代中药，2012，14（9）：19-22.

[4] 黄俞龙，刘焱.金樱子提取物中多糖的体外抗肿瘤活性研究[J].基因组学与应用生物学，2015，34（9）：1848-1851.

[5] 冯承恩，田素英.金樱根多糖的制备及其体内抗肿瘤作用初探[J].中国实验方剂学杂志，2011，17（6）：209-212.

[6] 刘相文，侯林，崔清华，等.金樱子多糖的提取优化及其体外抗病毒活性研究[J].中药材，2017，40（7）：1681-

1684.
- [7] 周钰娟，罗玉平，许金华，等.金樱子提取液体外抗氧化作用研究[J].现代生物医学进展，2012，12（36）：7057-7060.
- [8] 彭海燕，寿晓云，王涛，等.不同产地金樱子的根和根茎免疫调节活性研究[J].中草药，2014，45（13）：1903-1906.
- [9] 林宣贤.金樱子鲜汁抗疲劳和降血脂作用的动物试验研究[J].中国食品添加剂，2009，1：55-58.
- [10] 陈传平，方士英，彭成，等.金樱子总黄酮对大鼠全血黏度和血小板聚集的影响[J].皖西学院学报，2014，30（2）：72-75.
- [11] 王艳，张立，沈媛珍，等.金樱根、金樱茎多糖对小鼠肠道菌群失调的调整作用[J].中国实验方剂学杂志，2012，18（20）：270-272.
- [12] 周钰娟，廖前进，罗玉平，等.金樱子提取液对糖尿病肾病大鼠的肾脏保护作用[J].现代生物医学进展，2014，14（36）：7019-7024.

【临床参考文献】
- [1] 陈振高，郭洪.金樱根治疗小儿脱肛32例[J].中草药，1995，26（3）：140.
- [2] 张巍.金樱子槟榔汤治疗慢性顽固性腹泻临床疗效观察[J].亚太传统医药，2014，10（12）：99-100.
- [3] 徐晶萍.金樱子临床运用举隅[J].实用中西医结合临床，2005，5（6）：63-64.

348. 缫丝花（图348）· *Rosa roxburghii* Tratt.

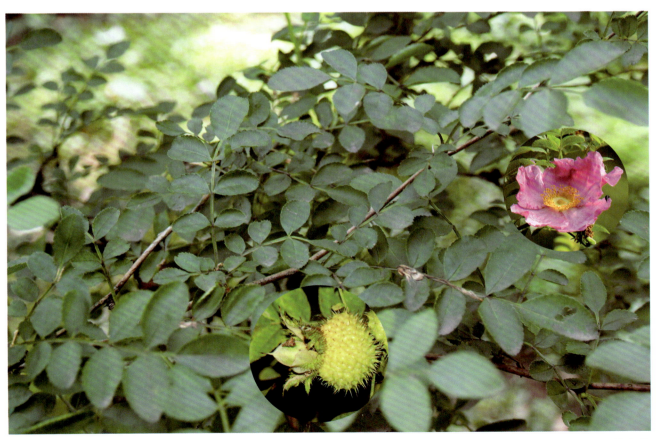

图348 缫丝花　　　　　　摄影　赵维良等

【别名】刺縻（浙江），刺梨。

【形态】落叶灌木。茎皮灰褐色，呈片状剥落，直伸皮刺成对着生于叶柄基部。羽状复叶，小叶 9～15 枚，椭圆形或长圆形，稀倒卵形，长 1～2cm，宽 6～12mm，先端急尖或圆钝，基部宽楔形，边缘有细锐锯齿，两面无毛，叶轴和叶柄有散生小皮刺；托叶大部贴生于叶柄，离生部分呈钻形，边缘有腺毛。花单生或 2～3 朵生于短枝顶端，直径 5～6cm；萼片通常宽卵形，先端渐尖，边缘有羽状裂片，内面密被茸毛，外面密被针刺；花瓣重瓣至半重瓣，淡红色或粉红色；雄蕊多数着生在杯状萼筒边缘；心皮多数，着生在花托底部；花柱离生，被毛，不外伸。果扁球形，直径 3～4cm，绿红色，外面密生针刺；萼片宿存，直立。花期 5～7 月，果期 8～10 月。

【生境与分布】生于田边、溪畔灌木丛。分布于浙江、江苏、江西、安徽、福建、上海，另陕西、甘肃、湖北、湖南、四川、云南、贵州、西藏均有分布；日本亦有分布。

【药名与部位】刺梨根，根。刺梨果，果实。刺梨叶，叶。

【采集加工】刺梨根：全年均可采挖，洗净，晒干。刺梨果：9～10 月采收，鲜用或晒干。刺梨叶：全年均可采摘，晒干。

【药材性状】刺梨根：呈类圆柱形，长 15～50cm，直径 0.5～2cm 或更粗。表面棕褐色，具细纵纹及侧根痕，少数有细须根残存。韧皮部薄，易剥离，皮脱落处表面呈棕红色。质坚硬，不易折断，断面纤维性，木质部呈浅红棕色与黄白色相间的放射状纹理。气微，味涩。

刺梨果：呈扁球形，直径 3～4cm，表面黄绿色或黄褐色，少数带红晕，被有密刺，有的具褐色斑点；顶端有宿萼五瓣，黄褐色，密生细刺；纵剖面观，果肉黄白色，脆。种子多数，着生于萼筒基部凸起的花托上，卵圆形，浅黄色，骨质，直径 0.15～0.3cm。气微香，味酸甜，微涩。鲜果汁呈深棕色，味酸甜、涩。

刺梨叶：完整叶序为单数羽状复叶，叶柄长 1.5～2.5cm，具条纹；托叶线形，大部连于叶柄上，边缘具尖齿及绿毛；小叶通常 7～11 枚，对生，长倒卵形至椭圆形，边缘具细锯齿，先端尖或圆形，基部阔楔形，两面无毛，无柄。气微，味微酸涩。

【化学成分】果实含皂苷类：刺梨酸（roxburic acid）[1]，构莓苷 F1（kaji-ichigoside F1）、野蔷薇苷（rosamultin）[2]，2-氧化坡模酸（2-oxo-pomolic acid）、1-β-羟基蔷薇酸（1-β-hydroxyeuscaphic acid）、蔷薇酸（euscaphic acid）、阿江榄仁酸（arjunic acid）、委陵菜酸（tormentic acid）、阿江榄仁亭（arjunetin）、2α,3α,19α-三羟基-齐墩-12-烯-28-酸-28-O-β-D-吡喃葡萄糖苷（2α,3α,19α-trihydroxy-olean-12-en-28-oic acid-28-O-β-D-glucopyranoside）和 2α,3α,19α,24-四羟基齐墩果-12-烯-28-酸-28-O-β-D-吡喃葡萄糖酯（2α,3α,19α,24-tetrahydroxyolean-12-en-28-oic acid-28-O-β-D-glucopyranosyl ester）[3]；酚酸类：原儿茶酸（protocatechuic acid）[2] 和焦性没食子酸（pyrogallic acid）[3]；甾体类：β-谷甾醇（β-sitosterol）[2,4] 和胡萝卜苷（daucosterol）[3]；脂肪酸类：硬脂酸（stearic acid）[4]；黄酮类：（+）-儿茶素 [（+）-catechin][5]；烷醇类：1,2-癸二醇（1,2-decanediol）[3]。

叶含皂苷类：构莓苷 F1（kaji-ichigoside F1）和野蔷薇苷（rosamultin）[6]；蒽醌类：大黄素甲醚（physcion）[6]；甾体类：β-谷甾醇（β-sitosterol）[2] 和胡萝卜苷（daucosterol）[6]；酚酸类：没食子酸乙酯（ethyl gallate）[6]。

种子含脂肪酸类：棕榈酸（palmitic acid）、硬脂酸（stearic acid）、亚油酸（linoleic acid）、亚麻酸（linolenic acid）和油酸（oleic acid）等[7]。

【药理作用】1. 抗氧化　栽培品种果实（黄色栽培品、绿色栽培品、黄色野生品、绿色野生品）60% 乙醇提取物对 1,1-二苯基-2-三硝基苯肼自由基（DPPH）均具有较强的清除作用，其作用强度约为维生素 C 的两倍[1]，醇提物的乙酸乙酯萃取部位为其作用部位[2]；果实中提取的黄酮类成分对超氧阴离子自由基（$O_2^-·$）、过氧化氢（H_2O_2）、1,1-二苯基-2-三硝基苯肼自由基均具有较强的清除作用，并对红细胞氧化溶血以及肝组织脂质过氧化产物的形成具有抑制作用[3]；叶乙醇提取物对 1,1-二苯基-2-三硝基苯肼自由基和 2,2′-联氮-二（3-乙基-苯并噻唑-6-磺酸）二铵盐自由基（ABTS）具有较强的清除作用[4]。2. **抗肿瘤** 果汁能够阻断体内致癌物质 N-亚硝基脯氨酸的合成[5]，对人白血病 K562 细胞的增殖具有明显的抑制作用[6]，并通过影响细胞生长周期，降低 bcl-2/bax 比值，同时诱导一氧化氮（NO）分泌，促进人急性单核细胞白血病 U937 细胞凋亡[7]，其提取物具有一定的体内外抗肿瘤作用，能剂量依赖性地延长艾氏腹水癌（EAC）小鼠寿命，并减轻其体重，对人子宫内膜腺癌（JEC）细胞具有一定的诱导分化作用[8]；果实中的三萜类成分在体外对人肝癌 SMMC-7721 细胞的增殖有抑制作用，其机理可能通过下调 Bad mRNA 的表达而诱导细胞分化，而与抑制细胞增殖和诱导细胞凋亡无关[9]。3. **降血糖** 叶乙醇提取物具有 α-葡萄糖苷酶抑制作用，作用明显高于阳性对照药阿卡波糖，在 1～20μg/ml 浓度内的作用随浓度升高而作用增强[4]；果实中提取的黄酮类成分能非常明显地降低四氧嘧啶所致糖尿病小鼠的血清葡萄糖和甘油三酯，升高血清胰岛素，且胰脏超氧化物歧化酶（SOD）、过氧化氢酶（CAT）活性显著上升[10]。4. **降血脂** 果实水提物具有明显降低人肝癌 HepG2 细胞内胆固醇的作用，其降胆固醇幅度比阳性对照药 Lipitor 还明显[11]；果汁能够降低动脉粥样硬化模型白兔的血脂水平，降低低密度脂蛋白胆固醇（LDLC）水平，并防止其在细胞内的聚集，还能降低脂质过氧化物对低密度脂蛋白（LDL）的损伤，能提高红细胞超氧化物歧化酶活性，防止脂质过氧化作用造成的损伤及对低密度脂蛋白的损伤，防止泡沫细胞聚集，从而抑制动脉粥样硬化的发生[12]。5. **抗胃溃疡** 根水煎液对急性胃黏膜损伤模型大鼠和慢性乙酸型胃溃疡模型大鼠有保护作用，能使胃黏膜血流量增多，抑制胃黏膜脂质过氧化反应，增强胃黏膜防御功能，促进胃溃疡愈合[13, 14]；果汁对乙酸型胃溃疡模型大鼠有治疗作用，其作用机理可能与三叶因子-2（TFF-2）、表皮生长因子（EGF）、一氧化氮（NO）含量升高后，促进了对胃黏膜的保护和修复有关[15]。6. **护肝** 果实提取液对四氯化碳所致肝损伤大鼠有一定的预防保护和治疗作用[16]；果汁对 D-半乳糖所致衰老小鼠肝细胞线粒体的损伤具有保护作用[17]。7. **防晒** 4 种栽培品种果实 60% 乙醇提取物具有较强的酪氨酸酶活性抑制作用，约为维生素 C 的 3 倍[1]。8. **防辐射** 所含的黄酮类成分可降低辐射后骨髓细胞 G_2 期的细胞比例及增高 G_1、S 期的细胞所占比例，对 γ 射线所致骨髓细胞损伤有一定防护作用，且在一定浓度范围内防护效果呈浓度依赖性[18]，并通过调节 PARP-1/AIF 通路减少细胞凋亡[19]。9. **神经保护** 果实中的多糖能刺激大鼠肾上腺嗜铬细胞（PC12 细胞）产生神经纤维样突起[20]，对硫代硫酸钠损伤的神经干细胞有保护作用[21]。10. **增强免疫** 果实中的多糖可延长小鼠常压耐缺氧时间、游泳时间、耐高温时间和耐低温时间，并能增加小鼠巨噬细胞吞噬鸡红细胞的百分率，提高吞噬指数、延长小鼠血液的半数溶血时间（Thc_{50}）[22]；果实中的多糖组分对补体激活均有不同程度的抑制作用，其中有 7 种组分对补体经典途径和替代途径同时具有抑制作用[23]。11. **抗衰老** 果汁能提高抗衰老模型小鼠的红细胞膜 Na^+、K^+-ATP 酶活性[24]；果实中的多糖可以明显提高衰老小鼠血浆、肝脏和脑中的超氧化物歧化酶、过氧化氢酶含量，降低丙二醛含量，同时能够防止脂膜的过氧化，并呈一定的量效关系[25]。12. **改善精神运动** 果汁提取物能改善酒精中毒大鼠的精神运动障碍[26]。

【**性味与归经**】刺梨根：苦、涩，平。归胃、大肠经。刺梨果：甘、酸、涩，平。归脾、胃经。刺梨叶：酸、涩，平。归脾、胃经。

【**功能与主治**】刺梨根：健胃消食，止痛，涩精，止血。用于食积腹痛，牙痛，久咳，泄泻，带下，崩漏，遗精，痔疮。刺梨果：消食健脾，收敛止泻。用于积食腹胀，泄泻。刺梨叶：健胃消食。用于积食饱胀。

【**用法与用量**】刺梨根：9～15g；或研末，每次 0.5g。刺梨果：10～20g；鲜品 40～100g。刺梨叶：5～30g；或研末，每次 2～3g。

【**药用标准**】刺梨根：贵州药材 2003 和四川药材 1979。刺梨果：贵州药材 2003 和四川药材 1980。刺梨叶：贵州药材 2003 和四川药材 2010。

【**临床参考**】1. 胃痛：根 250g，加苦荞头 250g，晒干研末，每次 0.3g，开水吞服，每日 3 次。

2. 红白痢：根 30g，加委陵菜根 15g，煨水服。（1 方、2 方引自《贵州草药》）

【**附注**】刺梨始载于《本草纲目拾遗》。《宦游笔记》谓："刺梨形如棠梨，多芒刺，不可触。味甘而涩……花于夏，实于秋，花有单瓣、重台之别，名为送春归，蜜萼繁英，红紫相间。"《植物名实图考》称缫丝花，谓："叶圆细而青，花俨如玫瑰色浅紫而无香，枝、萼皆有刺针。"即为本种。

【化学参考文献】

［1］梁光义．刺梨酸的分离与结构研究［J］．药学学报，1987，22（2）：121-125.
［2］梁光义．刺梨甙及野蔷薇甙的分离和结构研究［J］．植物学报，1988，30（4）：409-413.
［3］李齐激，南莹，秦晶晶，等．药食两用植物刺梨的化学成分研究［J］．中国中药杂志，2016，41（3）：451-455.
［4］梁光义，郑亚玉，田源红．刺梨化学成分研究初报［J］．贵阳中医学院学报，1984，4：41-42.
［5］梁光义，郑亚玉，贺祝英，等．刺梨汁中抗癌活性成分儿茶素分离与结构核磁共振研究［J］．贵州科学，2001，19（3）：5-7.
［6］田源，曹佩雪，梁光义，等．刺梨叶化学成分分析［J］．山地农业生物学报，2009，28（4）：366-368.
［7］张峻松，张文叶，姚二民，等．刺梨籽油中脂肪酸成分的 GC-MS 分析［J］．中国粮油学报，2007，22（3）：85-87.

【药理参考文献】

［1］Zeng F F, Ge Z W, Limwachiranon J, et al. Antioxidant and tyrosinase inhibitory activity of *Rosa roxburghii* fruit and identification of main bioactive phytochemicals by UPLC-Triple-TOF/MS［J］. International Journal of Food Science and Technology，2017，52：897-905.
［2］代甜甜，李齐激，南莹，等．刺梨抗氧化活性部位的化学成分［J］．中国实验方剂学杂志，2015，21（21）：62-65.
［3］张晓玲．刺梨黄酮及其生物学活性研究［D］．上海：华东师范大学硕士学位论文，2005.
［4］李福明，汪洋，韦敏．刺梨叶醇提物体外抗氧化活性和 α-葡萄糖苷酶抑制活性研究［J］．中国现代应用药学，2015，32（6）：685-688.
［5］Song P J, Li Y Z, Lin D X. Cancer prevention with Ci Li juice：The inhibitory effects of Ci Li（*Rosa roxburghii*）juice on N-nitrosoproline（NPRO）compound formation in vivo［J］. Chinese Journal of Cancer Research，1988，1（1）：29-36.
［6］强宏娟，张春妮，陈桂媛，等．刺梨汁对人白血病 K562 细胞生长的抑制作用［J］．中国肿瘤临床与康复，2000，7（4）：32-34.
［7］周毓，张春妮，董伟，等．刺梨汁促人急性单核细胞白血病 U937 细胞凋亡作用的研究［J］．医学研究生学报，2007，20（2）：142-145，149.
［8］戴支凯，余丽梅，杨小生．刺梨提取物（CL）抗肿瘤作用［J］．中国中药杂志，2007，32（14）：1453-1457.
［9］黄姣娥，江晋渝，罗勇，等．刺梨三萜对人肝癌 SMMC-7721 细胞增殖的影响［J］．食品科学，2013，34（13）：275-279.
［10］张晓玲，瞿伟菁，孙斌，等．刺梨黄酮对实验性糖尿病的预防作用［J］．营养学报，2004，26（6）：474-476.
［11］吴水生，郭改革，王宏，等．刺梨不同提取部位对人类肝癌细胞株（HepG2）胆固醇代谢的影响［J］．中国中药杂志，2007，32（2）：170-171.
［12］简崇东，陆婉杏，唐雄林，等．刺梨抗动脉粥样硬化作用研究［J］．亚太传统医药，2015，11（8）：10-11.
［13］陈建中，蒙启飞，陈建华，等．民族药刺梨根对急性胃粘膜损伤保护作用的动物实验研究［J］．中国民族民间医药，1999，38（3）：167-169.
［14］陈建中，蒙启飞，陈建华，等．刺梨根煎液防治慢性胃溃疡的实验研究［J］．贵州医药，2001，25（7）：584-585.
［15］郑波，秦建设，李勇华，等．刺梨汁对乙酸性胃溃疡大鼠血清 TFF-2、EGF 及 NO 的影响［J］．中成药，2017，39（5）：1064-1066.
［16］李继强，范建高，范竹萍，等．野生植物刺梨 SOD 提取液防治大鼠慢性四氯化碳肝损伤［J］．胃肠病学，1998，3（4）：221-223.
［17］罗素元，谭兵兵，廖吉文，等．刺梨对衰老小鼠肝细胞线粒体损伤保护作用的体视学研究［J］．贵州医药，2001，25（11）：980-981.
［18］郝明华，徐萍，李亚娜，等．刺梨黄酮对辐射损伤骨髓细胞周期的影响［J］．新乡医学院学报，2016，33（12）：1044-1046.
［19］Xu P, Liu X X, Xiong X W, et al. Flavonoids of *Rosa roxburghii* Tratt exhibit anti-apoptosis properties by regulating PARP-1/AIF［J］. Journal of Cellular Biochemistry，2017，118：3943-3952.
［20］杨娟，杨付梅，孙黔云．刺梨多糖的分离纯化及其神经营养活性［J］．中国药学杂志，2006，41（13）：980-982.
［21］杨娟，陈付学，梁光义．刺梨多糖 RRTP-1 的理化性质及抗缺氧活性［J］．中国药学杂志，2005，39（23）：1775-1778.

[22] 路筱涛, 鲍淑娟. 刺梨多糖对小鼠抗应激功能和免疫功能的影响 [J]. 广州中医药大学学报, 2002, 19 (2): 141-142.
[23] 崔昊, 孙黔云, 杨娟. 刺梨多糖的抗补体活性研究 [J]. 贵阳中医学院学报, 2009, 31 (1): 22-24.
[24] 罗素元, 谭兵兵, 魏玉, 等. 刺梨对衰老小鼠红细胞膜 Na^+、K^+-ATP 酶活性的影响 [J]. 遵义医学院学报, 2000, 23 (3): 204-205.
[25] 杨江涛, 杨娟, 杨江冰, 等. 刺梨多糖对衰老小鼠体内抗氧化能力的影响 [J]. 营养学报, 2008, 30 (4): 407-409.
[26] I. I J, Yoon S Y, Bryan J, et al. The ameliorating effect of against ethanol-induced psychomotor alterations in rats [J]. The American Journal of Drug and Alcohol Abuse, 2014, 40 (1): 75-81.

349. 小果蔷薇（图 349）· *Rosa cymosa* Tratt（*Rosa microcapa* Lindley）

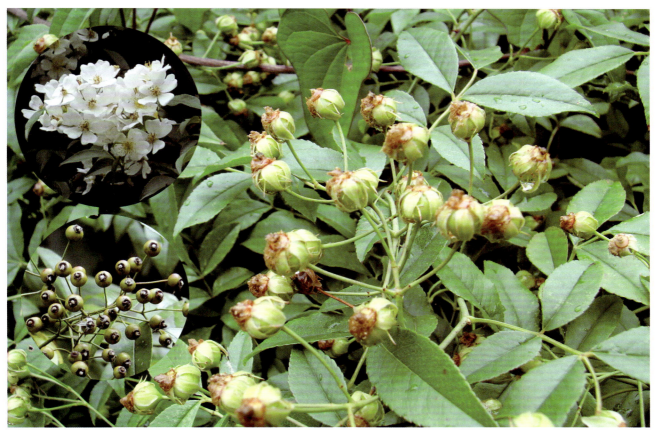

图 349　小果蔷薇　　　　　　　　　　摄影　李华东

【别名】山木香（浙江）。

【形态】半常绿攀缘灌木，高 2～5m；小枝无毛或稍有柔毛，具钩状皮刺。羽状复叶，小叶 3～5 枚，稀 7 枚，顶生小叶长椭圆状卵形或卵状披针形，长 2.5～4cm，宽 1～1.5cm，先端渐尖，基部宽楔形或近圆形，边缘有紧贴或尖锐细锯齿，两面均无毛或下表面沿脉有稀疏长柔毛；侧生小叶较小，卵形，近无柄；叶轴被柔毛，叶柄有稀疏皮刺；托叶膜质，离生，线形，早落。花多数，组成伞房花序；花直径 2～2.5cm，花梗长约 1.5cm；萼片卵状披针形，先端渐尖，边缘常有羽状裂片，外面近无毛，稀有刺毛，内面白色茸毛，沿边缘较密；花瓣白色；花柱离生，稍伸出花托口外，与雄蕊近等长，密被白色柔毛。果球形，直径 4～7mm，熟时红色至黑褐色，萼片脱落。花期 5～6 月，果期 7～11 月。

【生境与分布】生于海拔 250～1300m 以下的山坡、路旁、溪边及丘陵地。分布于浙江、江苏、江西、上海、安徽、福建，另湖南、广东、广西、四川、云南、贵州、台湾均有分布。

【药名与部位】金樱根（野蔷薇），根和茎。白残花，花瓣。野蔷薇花，花。

【采集加工】金樱根：全年可采收，除去泥沙，砍成小段，干燥。白残花：5～6月花盛开时，择晴天采收，晒干。野蔷薇花：初夏盛花期采收，除去杂质，晒干。

【药材性状】金樱根：根呈圆柱形，稍扭曲，上粗下细，长 5～15cm，直径最大可达 5cm。表面棕褐色或紫黑色，有纵直条纹；栓皮呈鳞片状脱落，脱落处显棕色，有纵条纹，稍光滑。质坚硬，难折断，断面皮部棕红色，木部占大部分，淡棕黄色，有明显的放射状纹理。茎呈圆柱形，直径 0.5～5cm。表面灰褐色或紫黑色，有纵直条纹，无皮刺；老茎栓皮易鳞呈片状脱落。质坚硬，难折断，断面皮部黄棕色或棕红色，木部棕黄色，有明显的放射状纹理。髓部明显，大小不一，可见小亮点。气微，味微苦涩。

白残花：为已脱落的花瓣，易破碎。花瓣倒卵形，直径 1～1.5cm，黄白色至棕色，脉纹明显，先端凹，多皱缩卷曲。可见完整的花朵及花被片脱落后的花柱残基。气微，味微苦、涩。

野蔷薇花：多为散开的花瓣，有少量为雄蕊、花瓣、花药已散落的不完整花。花瓣皱缩呈团状，黄白色至黄褐色，湿润展平后呈倒卵形，先端微凹，基部楔形，从基部射出多条脉纹。萼片常有羽状裂片，外面近无毛，稀有刺毛；花柱结合成束，密被白色柔毛，比雄蕊稍长。花梗有短柔毛或已脱落。气香，味微苦涩。

【药材炮制】金樱根：除去杂质，大小分开，浸泡 4～6 小时。洗净泥沙，捞出，润透，切片，干燥，筛去灰屑。

【化学成分】根含皂苷类：2-氧化坡模酸（2-oxo-pomolic acid）、$2\alpha, 19\alpha$-二羟基-3-O-12-熊果烯-28-酸（$2\alpha, 19\alpha$-dihydroxy-3-O-12-ursen-28-oic acid）、2-乙酰基委陵菜酸（2-acetyl tormentic acid）、坡模酸（pomolic acid）、蔷薇酸（euscaphic acid）、阿江榄仁尼酸（arjunic acid）、千花木酸（myrianthic acid）、阿江榄仁亭（arjunetin）、野蔷薇苷（rosamultin）、构莓苷 F1（kaji-ichigoside F1）、$2\alpha, 3\alpha, 19\alpha, 23$-四羟基熊果-12-烯-28-$\beta$-D-葡萄糖苷（$2\alpha, 3\alpha, 19\alpha, 23$-tetrahydroxy-12-ursen-28-O-β-D-glucoside）、覆盆子酸（fupenzic acid）、号角树酸-3-甲酯（3-methyl cecropiacate）、熊果酸（ursolic acid）、委陵菜酸（tormentic acid）、3β-E-阿魏酰科罗索酸（3β-E-feruloyl corosolic acid）、1β-羟基蔷薇酸（1β-hydroxyeuscaphic acid）、号角树酸（cecropiacic acid）和冬青苷 B（ilexoside B）[1,2]。

叶含皂苷类：2α-羟基熊果酸（2α-hydroxyursolic acid）和蔷薇酸（euscaphic acid）[3]；甾体类：β-谷甾醇（β-sitosterol）和胡萝卜苷（daucosterol）[3]；黄酮类：紫云英苷（astragalin）和翻白叶苷 A（potengriffioside A）[3]。

果实含皂苷类：白桦脂酸（betulinic acid）、白桦脂酸甲酯（methyl betulinate）、3β-O-乙酰基白桦脂酸（3β-O-acetyl betulinic acid）、熊果酸（ursolic acid）、3β-O-乙酰基熊果酸（3β-O-acetyl ursolic acid）和 3β-O-乙酰基坡模酸（3β-O-acetyl pomolic acid）[4]。

花含挥发油类：苯甲醇（benzyl alcohol）、苯甲酸乙酯（ethyl benzoate）、香叶醇（geraniol）、桂皮醛（cinnamaldehyde）、丁香酚（eugenol）、十七烯-1（heptadecene-1）、十七烷（heptadecane）、十九烷（nonadecane）、二十烷（eicosane）[5]，苯甲酸甲酯（methyl benzoate）、芳樟醇（linanool）、苯乙醇（phenylethanol）、柠檬醛（citral）和苯丙酸乙酯（ethyl phenylpropionate）等[6]。

花药含氨基酸：天冬氨酸（Asp）、苏氨酸（Thr）、丝氨酸（Ser）、谷氨酸（Glu）、甘氨酸（Gly）、丙氨酸（Ala）、胱氨酸（Cys）、缬氨酸（Val）、甲硫氨酸（Met）、异亮氨酸（Ile）、亮氨酸（Leu）、酪氨酸（Tyr）、苯丙氨酸（Phe）、赖氨酸（Lys）、组氨酸（His）、精氨酸（Arg）、脯氨酸（Pro）和色氨酸（Trp）[7]；元素：铁（Fe）、镁（Mg）、锌（Zn）、铜（Cu）、锰（Mn）、钼（Mo）和硒（Se）[7]。

全草含皂苷类：小果蔷薇酸*（cymosic acid）、3β, 19α-二羟基-2-O-12-熊果烯-28-酸（3β, 19α-dihydroxy-2-O-12-ursen-28-oic acid）和 $2\alpha, 19\alpha$-二羟基-3-O-熊果-12-烯-28-酸（$2\alpha, 19\alpha$-dihydroxy-3-O-

12-ursen-28-oic acid）[8]。

【药理作用】1. 抗炎镇痛　根水提物与茎水提物均能抑制二甲苯所致小鼠的耳肿胀、小鼠棉球肉芽肿的形成和角叉菜胶所致大鼠的足跖肿胀，减少醋酸所致小鼠的扭体次数，提高光热尾致痛小鼠的痛阈值[1,2]。2. 止血　根水提物与茎水提物均能明显缩短小鼠凝血时间[2]。3. 抑制肠蠕动　根水提物与茎水提物能明显抑制正常小鼠肠蠕动，对抗新斯的明引起的小鼠小肠蠕动亢进[2]。

【性味与归经】金樱根：苦、酸、涩，平。归脾、肝、肾经。白残花：甘、酸，凉。归脾、胃经。野蔷薇花：苦、涩，寒。

【功能与主治】金樱根：清热利湿，解毒消肿，活血止血，收敛固涩。用于吐血，衄血，便血，外伤出血，疮疡，月经不调，带下，风湿痹痛，跌打损伤，遗尿，滑精，泄泻，子宫下垂。野蔷薇花：清暑化浊，顺气和胃。用于暑热胸闷，口渴，呕吐，不思饮食，口腔糜烂。白残花：清暑化湿，顺气和胃。用于食欲不振，暑热口渴。

【用法与用量】金樱根：5～15g。白残花：3～9g。野蔷薇花：2.4～4.5g。

【药用标准】金樱根：湖南药材2009、贵州药材2003和广西瑶药2014一卷。白残花：浙江炮规2015和江苏药材1989。野蔷薇花：上海药材1994。

【临床参考】1. 尿血：鲜根30g，加牛膝、仙鹤草各3～6g，车前子6～9g，水煎，早晚饭前各服1次。

2. 风痰咳嗽：鲜果60～90g，水煎，冲红糖，早晚饭前各服1次。（1方、2方引自《浙江天目山药用植物志》）

3. 月经过多、遗尿、老年尿频：根30～60g，加猪肉60g，水炖，服汤食肉。

4. 口腔糜烂、牙痛：根皮30～60g，水煎服或含漱。

5. 慢性腹泻：鲜根30～60g，水煎服。

6. 子宫脱垂：鲜根60～150g，水煎，黄酒冲服。（3方至6方引自《浙江药用植物志》）

7. 糖尿病：根60g，加乌梅9g，水煎服。（《安徽中草药》）

【附注】本种的叶、花及果实民间也供药用。

野蔷薇（多花蔷薇、蔷薇）*Rosa multiflora* Thunb. 在江苏及山东，其花瓣均作白残花药用。

【化学参考文献】

[1] 吴小鹏，黄小燕，张小坡，等. 小果蔷薇中三萜类化学成分研究[J]. 中草药，2014，45（5）：626-630.

[2] 黄小燕，马国需，钟小清，等. 小果蔷薇三萜酸类化学成分的研究[J]. 中国中药杂志，2014，39（23）：4637-4641.

[3] 包海燕，苗青，沈阳，等. 小果蔷薇化学成分的研究[J]. 药学实践杂志，2009，27（2）：101-103.

[4] 陈燕燕，李晓男，周江韬，等. 小果蔷薇果实的化学成分研究[J]. 辽宁中医杂志，2016，43（2）：357-359.

[5] 罗心毅. 小果蔷薇精油的化学成分[J]. 植物分类与资源学报，1988，10（4）：113-115.

[6] 罗心毅. 小果蔷薇净油化学成分的研究[J]. 广西植物，1989，9（3）：271-274.

[7] 刘剑秋，张清其，吴文珊. 小果蔷薇的花粉形态及营养成分分析[J]. 亚热带植物科学，1994，23（1）：8-12.

[8] Wu X P, Zhang X P, Ma G X, et al. A new ursane-type triterpene, cymosic acid from *Rosa cymosa* [J]. J Asian Nat Prod Res，2014，16（4）：422-425.

【药理参考文献】

[1] 张立巍，赵佳宁，徐建伟. 小果蔷薇根水提物抗炎作用的研究[J]. 吉林农业大学学报，2010，(s1)：37-39.

[2] 欧阳黎明，黄世超，黄新良，等. 小果蔷薇根、茎水提物抗炎镇痛、止血以及抑制肠蠕动的药效学研究[J]. 中国现代中药，2012，14（12）：4-8.

350. 野蔷薇（图350）· *Rosa multiflora* Thunb.

【别名】蔷薇（浙江），墙靡，刺花，多花蔷薇。

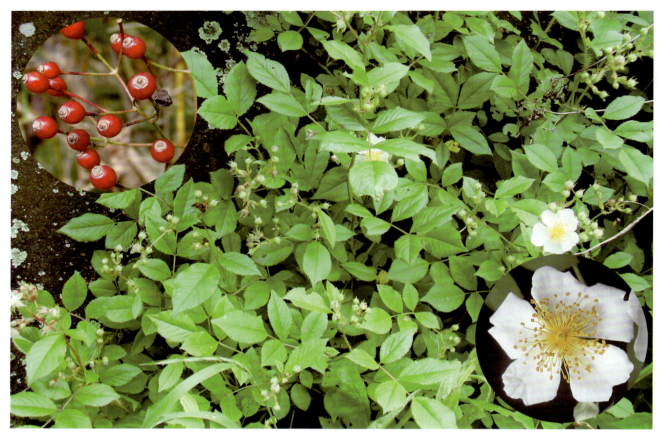

图 350 野蔷薇　　　　摄影　李华东等

【形态】落叶攀缘灌木。小枝通常无毛，有短粗稍弯曲皮刺。羽状复叶，小叶 5～9 枚，稀 3 枚，倒卵形、长圆形或卵形，长 1.5～5cm，宽 1～3cm，先端急尖或圆钝，基部近圆形或楔形，边缘有尖锐单锯齿，有时有重锯齿；上表面无毛，下面有柔毛；小叶柄和叶轴有柔毛或无；托叶篦齿状，大部贴生于叶柄，边缘有或无腺毛。花多朵，排成圆锥状伞房花序，顶生或生于枝上部叶腋，总花梗和小花梗常被腺毛，小花梗 1～2cm；花直径 1.5～2cm，萼片披针形，先端尾尖，边缘常具数个长齿裂，内面有柔毛；花瓣白色；花柱结合成束，伸出萼筒口。果近球形，直径 6～8mm，熟时紫褐色，萼片脱落。花期 4～7 月，果期 10 月。

【生境与分布】生于灌木丛及路旁。华东各省区均有分布，另华北、华南、西南各省区均有分布，日本、朝鲜也有栽培。

【药名与部位】白残花，花瓣。野蔷薇花（蔷薇花），花。

【采集加工】白残花：4～6 月花盛开时，择晴天采收，晒干。野蔷薇花：初夏盛花期采收，除去杂质，晒干。

【药材性状】白残花：多皱缩卷曲，破碎。完整者展平后呈卵形或卵状三角形；长 10～13mm，宽 7～9mm。黄白色或淡棕黄色，先端中央凹陷，呈倒心脏形，基部圆形微偏斜，脉纹明显；有时可见残留的花萼，披针形，背面黄棕色，疏生刺状毛或无，内表面密被白色茸毛。体轻，质柔软。气香，味微苦涩。

野蔷薇花：多为散开的花瓣，有少量为雄蕊、花瓣、花药已散落的不完整花。花瓣皱缩呈团状，黄白色至黄褐色，湿润展平后呈倒卵形，先端微凹，基部楔形，从基部射出多条脉纹。萼片披针形，有时中部具 2 个线形裂片，外面无毛，内面有柔毛。花柱结合成束，无毛，比雄蕊稍长。花梗有短柔毛或已脱落。气香，味微苦涩。

【药材炮制】白残花：除去杂质。

野蔷薇花：除去杂质。

【化学成分】根含皂苷类：蔷薇酸（euscaphic acid）、色日克酸*（sericic acid）、覆盆子酸（fupenzic acid）、2-O-坡模酸（2-oxo-pomolic acid）[1]、阿江榄仁酸（arjunic acid）[2]和委陵菜酸（tormentic acid）[3]，野蔷薇苷（rosamultin）、苦莓苷 F_2（niga-ichigoside F_2）、构莓苷 F1（kaji-ichigoside F1）[1]，绢毛榄仁苷（sericoside）和冬青三萜苷 B（ilexoside B）[2]；黄酮类：4,4′,6′-三羟基二氢查耳酮（4,4′,6′-trihydroxy dihydrochalcone）和（+）(2R, 3S)儿茶素［(+)(2R, 3S) catechin］[2]；烷烃及挥发油类：丁香酚（eugenol）、O-异丙基甲苯（O-cymene）、1,7-二甲基-4-(1-甲基乙基)-螺［4,5］癸-6-烯-8-酮｛1,7-dimethyl-4-(1-methylethyl-spiro［4,5］dec-6-en-8-one)｝、二十烷（eicosane）、9-十八碳烯酸（Z）-甲基酯［(Z)-methyl 9-octadecenoate］、12-十八碳烯酸（Z）-甲基酯［(Z)-methyl 12-octadecenoate］、二十四烷（tetracosane）、二十六烷（hexacosane）和二十七烷（heptacosane）等[4]；甾体类：β-谷甾醇[5]。

果实含黄酮类：金丝桃苷（hyperin）、异槲皮苷（isoquercitrin）、槲皮素-3-O-葡萄糖苷（quercetin-3-O-glucuronide）、槲皮素-3-O-木糖苷（quercetin-3-O-xyloside）、多花蔷薇苷 A、B（multiflorin A、B）、野蔷薇苷 A 乙酸酯（multinoside A acetate）、野蔷薇苷 A（multinoside A）、槲皮素（quercitrin）[6]；槲皮素-3-β-D-吡喃葡萄糖基-（1→4）-α-L-吡喃鼠李糖苷［quercetin-3-β-D-glucopyranosyl-（1→4）-α-L-ramnopyranoside］、槲皮素-3-β-D-吡喃葡萄糖基-（1→6）-β-D-吡喃葡萄糖基-（1→4）-α-L-吡喃鼠李糖苷［quercetin-3-β-D-glucopyranosyl-（1→6）-β-D-glucopyranosyl-（1→4）-α-L-ramnopyranoside］[7]和山柰酚-3-α-L-吡喃鼠李糖苷（kaempferol-3-α-L-rhamnopyranoside）[8]；甾体类：β-谷甾醇（β-sitosterol）和 5α-豆甾烷-3,6-二酮（5α-stigmastan-3,6-dione）[9]；香豆素类：滨蒿内酯（scoparone）[9]；酚酸类：没食子酸（gallic acid）和水杨酸（salicylic acid）[9]；元素：钙（Ca）、钾（K）、锰（Mn）、锌（Zn）、镁（Mg）、铁（Fe）、铜（Cu）、钠（Na）、铬（Cr）、镍（Ni）和锶（Sr）等[10]。

花含挥发油类：2,5,5-三甲基庚二烯（2,5,5-trimethyl-heptadiene）、香叶醇甲酸酯（geranyl formate）、异黄樟基丁香酚（isocamphor eugenol）、香叶醇（geraniol）、柠檬醛（citral）、二十一烷（heneicosane）[11]。

【药理作用】调节血管　根醇提取物能降低动脉粥样硬化模型大鼠的血清甘油三酯（TG）、低密度脂蛋白胆固醇（LDLC）水平，调节脂质代谢；能降低模型大鼠的血钙水平，保护血管壁；能升高模型大鼠血清一氧化氮（NO）含量，降低血清内皮素（ET）水平，并能明显提高血清一氧化氮合酶（NOS）水平，改善血管内皮细胞功能[1]。

【性味与归经】白残花：甘、酸，凉。归脾、胃经。野蔷薇花：苦，涩，寒。

【功能与主治】白残花：清暑化湿，顺气和胃。用于食欲不振，暑热口渴。野蔷薇花：清暑化浊，顺气和胃。用于暑热胸闷，口渴，呕吐，不思饮食，口腔糜烂。

【用法与用量】白残花：3～9g。野蔷薇花：2.4～4.5g。

【药用标准】白残花：江苏药材 1989。野蔷薇花：上海药材 1994、湖北药材 2009 和山东药材 2012。

【临床参考】1. 月经不调、经期腹痛：果实 90～120g，煎汁，冲红糖、黄酒，早晚空腹各服 1 次，忌食酸辣、芥菜、萝卜菜。

2. 无名肿毒：鲜叶，加食盐捣烂外敷。（1 方、2 方引自《浙江天目山药用植物志》）

3. 口腔黏膜病：鲜根适量，煎煮 2 次，过滤浓缩成 30% 含服液，每次 15～20ml，口含后咽下，每日 3 次，10 天为 1 疗程[1]。

4. 慢性心肌炎：根 60g，加党参、麦冬各 10g，郁金 9g，生熟枣仁各 7g 等，水煎服[2]。

【附注】蔷薇始载于《神农本草经》。《本草经集注》云："营实即是蔷薇子，以白花者为良。根亦可煮酿酒，茎叶亦可煮作饮。"《本草图经》云："蔷薇茎间多刺，蔓生，子若杜棠子，其花有百叶八出六出，或赤或白者，今所在有之。"《本草纲目》云："野生林堑间。春抽嫩蔏，小儿掐去皮刺食之。

既长则成丛似蔓，而茎硬多刺。小叶尖薄者有细齿。四、五月开花，四出，黄心，有白色、粉红二者。结子成簇，生青熟红。其核有白毛，如金樱子核，八月采之。"《花镜》："野蔷薇，一名雪客。叶细而花小，其本多刺，蔓生篱落间。花有纯白、粉红二色，皆单瓣，不甚可观，但最香甜，似玫瑰，多取蒸作露，采含蕊拌茶亦佳。患疟者烹饮即愈。"即为本种。

本种是历史悠久的药用植物，其果实中药称营实（现已不常用），《华陀神医秘传》中记载，为华陀治产后风瘫神方。其神方为："营实一两，酒煎服，一次即愈。"

【化学参考文献】

[1] 李延芳，胡立宏，楼凤昌. 野蔷薇根的化学成分研究 [J]. 中国药科大学学报，2002，33（3）：184-187.
[2] 李延芳，胡立宏，楼凤昌. 野蔷薇根化学成分的研究 [J]. 中国药学杂志，2003，38（5）：336-338.
[3] Takahashi K, Ogura M, Tanabe Y. Studies on constituents of medicinal plants IX. A constituent of the roots of *Rosa multiflora* Thunb [J]. Chem Pharm Bull, 1969, 17 (11)：2223-2229.
[4] 努尔皮达·阿卜拉江，古力齐曼·阿布力孜，迪丽努尔·马里克. 野蔷薇根挥发油超声-微波协同提取工艺优化及GC-MS分析 [J]. 云南大学学报：自然科学版，2015，37（2）：285-294.
[5] 都恒青，赵曦，赵天增，等. 野蔷薇根化学成分的研究 [J]. 药学学报，1983，（4）：336-338.
[6] Seto T, Yasuda I, Akiyama K. Purgative activity and principals of the fruits of *Rosa multiflora* and *R. wichuraiana* [J]. Chem Pharm Bull, 1992, 40 (8)：2080-2.
[7] Takagi S, Yamaki M, Masuda K, et al. On the constituents of the fruits of *Rosa multiflora* Thunb. I [J]. Yakugaku Zasshi, 1976, 96 (3)：284-288.
[8] Takagi S, Yamaki M, Masuda K, et al. On the constituents of the fruits of *Rosa multiflora* Thunb. II [J]. Yakugaku Zasshi, 1976, 96 (10)：1217-1222.
[9] Takagi S, Yamaki M, Masuda K. Lipophilic constituents of the fruits of *Rosa multiflora* Thunb. [J]. Yakugaku Zasshi, 1980, 100：466-467.
[10] 李茵萍，关明，杜为军，等. 微波消解-火焰原子吸收法测定新疆野蔷薇果中金属元素 [J]. 食品科学，2010，31（8）：143-145.
[11] 王天华，李玫. 多花蔷薇花挥发油化学成分的GC/MS分析 [J]. 北京林业大学学报，1994，（4）：128-131.

【药理参考文献】

[1] 李开言，黄霞，孙为，等. 野蔷薇根醇提物对动脉粥样硬化模型大鼠脂代谢、血钙及内皮功能的影响 [J]. 中医学报，2016，31（6）：834-837.

【临床参考文献】

[1] 张瑜瑶，许长照. 野蔷薇含服液治疗中老年口腔粘膜病73例 [J]. 南京中医药大学学报（自然科学版），2001，17（2）：126-127.
[2] 袁成业. 蔷薇根临床运用经验 [J]. 江苏中医，1998，19（4）：37.

351. 粉团蔷薇（图351）· *Rosa multiflora* Thunb.var.*cathayensis* Rehder et E.H.Wilson

【别名】蔷薇（浙江杭州），墙靡，刺花，红刺玫。

【形态】本变种与原变种的区别在于花瓣为粉红色。

【生境与分布】生于灌木丛及路旁。华东各省区均有分布，另河南、河北、甘肃、陕西、湖北、广东均有分布，全国各地均有栽培。

【药名与部位】金樱根，根和茎。

【采集加工】全年可采收，除去泥沙，砍成小段，干燥。

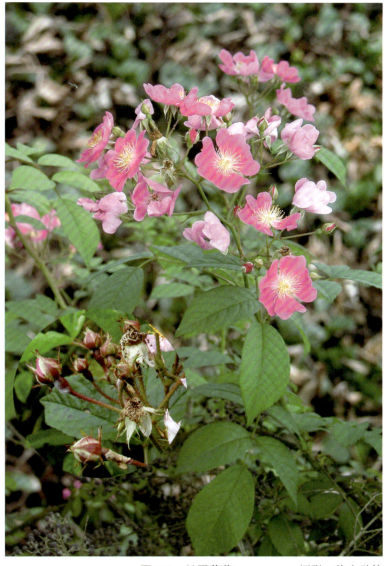

图 351　粉团蔷薇　　摄影　徐克学等

【**药材性状**】根呈圆柱形，稍扭曲，上粗下细，长 5～15cm，直径 0.5～3cm。表面棕褐色或紫黑色，有纵直条纹；栓皮易呈片状脱落，老根栓皮脱落处显黄棕色，小根栓皮脱落处显棕黄色，棕红色或橘红色，有纵条纹，稍光滑。质坚硬，难折断，断面皮部棕红色，木部占大部分，淡棕黄色，有明显的放射状纹理。茎呈圆柱形，直径 0.3～3cm。表面灰黑色或紫黑色，有纵直条纹或棱纹，有的具扁弯皮刺，皮刺脱落后有椭圆形的疤痕；老茎栓皮易呈片状脱落。质坚硬，难折断，断面皮部黄棕色或棕红色，木部棕黄色，有明显的放射状纹理。髓部明显，大小不一，可见小亮点。气微，味微苦涩。

【**药材炮制**】除去杂质，大小分开，浸泡 4～6 小时。洗净泥沙，捞出，润透，切片，干燥，筛去灰屑。

【**化学成分**】根含皂苷类：粉团蔷薇甲苷（multifloside A）、阿江榄仁酸（arjunic acid）、1β-羟基蔷薇酸（1β-hydroxyeuscaphic acid）、阿江榄仁亭（arjunetin）、构莓苷 F1（kaji-ichigoside F1）、蔷薇酸（euscaphic acid）、委陵菜酸（tormentic acid）、千花木酸（myrianthic acid）和野蔷薇苷（rosamultin）[1]。

叶和花含挥发油类：β-蒎烯（β-pinene）、罗勒烯（ocimene）、D-香茅醇（D-citronellol）和 3-蒈烯（3-carene）等[2]。

【**药理作用**】抗菌　花和叶中提取的 β-蒎烯（β-pinene）、罗勒烯（ocimene）、D-香茅醇（D-citronellol）

和 3- 蒈烯（3-carene）4 种挥发性成分均具有一定的抗菌作用。其中罗勒烯与 D- 香茅醇对金黄色葡萄球菌的生长抑制作用较强，最低抑菌浓度（MIC）均为 12.5mg/L；β- 蒎烯与 D- 香茅醇对枯草芽孢杆菌、D- 香茅醇对大肠杆菌的生长抑制作用次之，最低抑菌浓度均为 50mg/L；β- 蒎烯对大肠杆菌、金黄色葡萄球菌的生长抑制作用较弱，最低抑菌浓度为 800mg/L[1]。

【性味与归经】苦、酸、涩，平。归脾、肝、肾经。

【功能与主治】清热利湿，解毒消肿，活血止血，收敛固涩。用于吐血，衄血，便血，外伤出血，疮疡，月经不调，带下，风湿痹痛，跌打损伤，遗尿，滑精，泄泻，子宫下垂。

【用法与用量】5～15g。

【药用标准】湖南药材 2009 和广西瑶药 2014 一卷。

【临床参考】1. 暑热烦闷、口渴：花瓣，加佩兰、滑石、生甘草各适量，水煎服。

2. 口角生疮：花瓣，加银花、连翘、玄参、生地等各适量，水煎服。

3. 关节炎、面神经瘫痪、高血压偏瘫：根 15～30g，水煎服。（1 方至 3 方引自《浙江药用植物志》）

【附注】本种的花民间也药用。

同属小果蔷薇 Rosa cymosa Tratt. 的根在湖南及广西也作金樱根药用。

【化学参考文献】

[1] 李宇璐，代华年，马国需，等. 粉团蔷薇根中 1 个新三萜苷[J]. 中草药，2017，48（20）：4208-4214.

[2] 郭阿君，李丽敏. 红刺玫挥发物成分及抑菌作用[J]. 东北林业大学学报，2016，44（11）：81-84.

【药理参考文献】

[1] 郭阿君，李丽敏. 红刺玫挥发物成分及抑菌作用[J]. 东北林业大学学报，2016，44（11）：81-84.

352. 悬钩子蔷薇（图 352）· Rosa rubus Lévl.et Vant.

【形态】落叶匍匐灌木。小枝幼时被柔毛，老时脱落，皮刺短粗弯曲。羽状复叶，小叶通常 5 枚，卵状椭圆形、倒卵形或圆形，长 3～6cm，宽 2～4.5cm，先端尾尖、急尖或渐尖，基部近圆形，边缘有尖锐锯齿；上表面深绿色，通常无毛或偶有柔毛，下表面密被柔毛或有稀疏柔毛；小叶柄和叶轴有柔毛和散生的小沟状皮刺；托叶大部贴生于叶柄，离生部分披针形，先端渐尖，全缘常带腺体，有毛。花 10～25 朵，排成圆锥状伞房花序；小花梗长 1.5～2cm，总花梗和花梗均被柔毛和稀疏腺毛，花直径 2.5～3cm；萼筒球形至倒卵球形，外被柔毛和腺毛；萼片披针形，先端长渐尖，两面均密被柔毛；花瓣白色；花柱结合成束，比雄蕊稍长，外被柔毛。果近球形，直径 8～10mm，熟时猩红色至紫褐色，有光泽，花后萼片反折，以后脱落。花期 4～6 月，果期 7～9 月。

【生境与分布】生于海拔 500～1300m 的山坡、路旁、草地或灌丛。分布于浙江、江西、安徽、福建，另陕西、甘肃、湖北、广东、广西、四川、云南、贵州均有分布。

【药名与部位】山刺莓，叶。

【采集加工】夏季采收，晒干。

【药材性状】卷缩或破碎，完整叶片展平后呈单数羽状复叶，暗绿色，叶柄长 2.5～4cm，与叶轴均有柔毛及散生皮刺。托叶顶部呈披针形。小叶片展平后呈卵状椭圆形至倒卵形，长 2～6cm，宽 1.5～3.5cm，先端渐尖，基部近圆形或宽楔形，边缘具锐锯齿；上面无毛或少毛，叶脉下陷；下面密被柔毛，叶脉明显凸起。气香，味微苦涩。

【药理作用】抗疲劳　果实水提物能明显延长小鼠负重游泳的持续时间和耐缺氧存活时间，有增强体力和抗疲劳作用[1]。

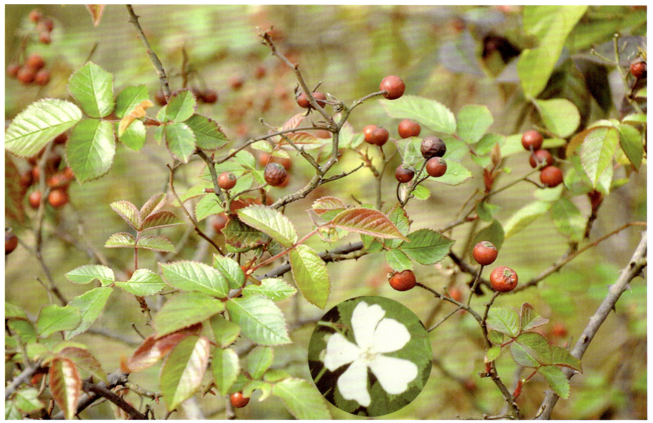

图 352　悬钩子蔷薇　　　　摄影　徐永福等

毒性　小鼠经口给予果实水提物的半数致死量（LD_{50}）为114.6g/kg。亚急性毒性试验表明：对小鼠的食量、粪便、毛发及活动均无明显影响；对血液、生化各项指标均无明显影响；对心肝脾肺肾胃肠也均未见明显的病理组织学改变[1]。

【性味与归经】微苦，凉。归脾、肝、肺经。

【功能与主治】止血活血，解郁调经。用于吐血，肋间神经痛，月经不调。

【用法与用量】15～30g。

【药用标准】贵州药材2003。

【药理参考文献】

［1］陈冲，罗思齐.悬钩子蔷薇果的开发研究［J］.中草药，1997，28（2）：76-77.

353. 月季花（图353）· *Rosa chinensis* Jacq.

【别名】月月红（通称），长春花（福建），月季。

【形态】落叶直立灌木。茎粗壮，直立，小枝近无毛，有短粗的钩状皮刺或无刺。羽状复叶，小叶3～5枚，稀7枚，宽卵形至卵状长圆形，长2.5～6cm，宽1～3cm，先端渐尖，基部近圆形或宽楔形，边缘有锐锯齿，两面近无毛；上表面暗绿色，常带光泽，下表面颜色较浅；顶生小叶片有柄，侧生小叶片近无柄，总叶柄较长，有散生皮刺和腺毛；托叶大部贴生于叶柄，仅顶端分离部分成耳状，边缘常有腺毛。花数朵呈伞房花序，稀单生，直径4～5cm；花梗长2.5～6cm，近无毛或有腺毛；萼片卵状披针形，先端尾状渐尖，内面密被长柔毛；花瓣重瓣至半重瓣，红色、粉红色至白色；花柱离生，伸出萼筒口外，约与雄蕊等长。果卵球形或梨形，长1～2cm，熟时红色，萼片脱落。花期4～9月，果期6～11月。

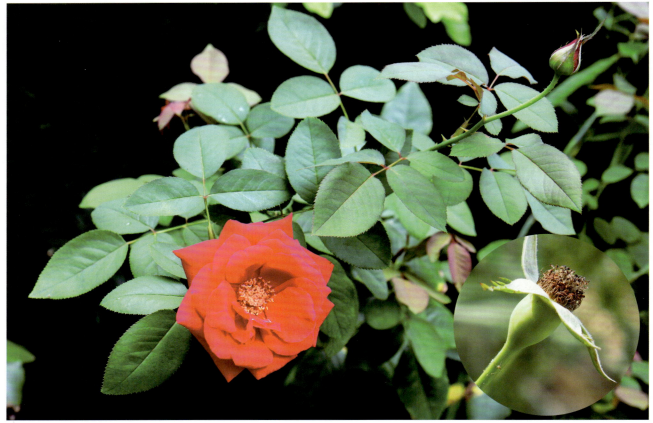

图 353　月季花　　　　　　　　　　　　　　　　　摄影　李华东等

【生境与分布】原产中国，世界各地普遍栽培。

【药名与部位】月季花，花。

【采集加工】全年可采，花微开时采收，阴干或低温干燥。

【药材性状】呈类球形，直径 1.5～2.5cm。花托长圆形，萼片 5 枚，暗绿色，先端尾尖；花瓣呈覆瓦状排列，有的散落，长圆形，紫红色或淡紫红色；雄蕊多数，黄色。体轻，质脆。气清香，味淡、微苦。

【质量要求】色紫红，味香，整朵不散瓣，无虫蛀及梗屑。

【药材炮制】除去花梗等杂质，筛去灰屑。

【化学成分】花含黄酮类：槲皮素（quercetin）、槲皮素 -3-O-6″- 反式 - 香豆酰基 -β-D- 葡萄糖苷（quercetin-3-O-6″-trans-coumaroyl-β-D-glucoside）、槲皮素 -3-O-α-L- 鼠李糖苷（quercetin-3-O-α-L-rhamnoside）、槲皮素 -3-O-β-D- 半乳糖苷（quercetin-3-O-β-D-galactoside）、槲皮素 -3-O-2″- 没食子酰基 -β-D- 葡萄糖苷（quercetin-3-O-2″-galloyl-β-D-glucoside）、胡桃苷（juglanin）、萹蓄苷（avicularin）、山奈酚（kaempferol）、山奈酚 -3-O-6″- 反式 - 香豆酰基 -β-D- 葡萄糖苷（kaempferol-3-O-6″-trans-coumaroyl-β-D-glucoside）、山奈酚 -3-O-α-L- 鼠李糖苷（kaempferol-3-O-α-L-rhamnoside）、山奈酚 -3-O-2″- 没食子酰基 -β-D- 葡萄糖苷（kaempferol-3-O-2″-galloyl-β-D-glucoside）[1]、山奈酚 -3-O-β-D- 葡萄糖苷（kaempferol-3-O-β-D-glucoside）、山奈酚 -3-O-β-D- 槐糖苷（kaempferol-3-O-β-D-sophoroside）、槲皮素 -3-O-β-D- 槐糖苷（quercetin-3-O-β-D-sophoroside）、槲皮素 7-O-β- 龙胆二糖苷（quercetin-7-O-β-D-gentiobioside）、银椴苷（tiliroside），即山奈酚 -3-O-β-D-（6″-O- 反式 -p- 香豆酰基 -β-D- 葡萄糖苷［campherol-3-O-β-D-（6″-O-trans-p-coumaroyl）-β-D-glucoside］、芹菜素 -7-O-（6″-O- 对羟基苯甲酰基）-β-D- 葡萄糖苷［apigenin-7-O-（6″-O-p-hydroxybenzyl）-β-D-glucoside］[2]、山奈酚 -3-O-α-L- 吡喃阿拉伯糖苷（kaempferol-3-O-α-L-arabinopyranoside）、乔松素 -7-O-β-D- 吡喃葡萄糖苷（pinocembrin-7-O-β-D-glucopyranoside）、金丝桃苷

（hypericin）[3]、槲皮素 3-O-（2″, 6″- 二没食子酰基）-β-D- 葡萄糖苷［quercetin 3-O-（2″, 6″-digalloyl）-β-D-glucoside］、山奈酚 3-O-（6″-没食子酰基）-β-D-葡萄糖苷［kampferol-3-O-（6″-galloyl)-β-D-glucoside］、异槲皮苷（isoquercitrin），即槲皮素-3-O-β-D-葡萄糖苷（quercetin-3-O-β-D-glucoside）、3, 5, 7, 4′-四羟基-8-甲氧基-黄酮（3, 5, 7, 4′-tetrahydroxy-8-methoxy-flavone）、山奈酚 3-O-（2″, 6″-二没食子酰基）-β-D-葡萄糖苷［kampferol-3-O-（2″, 6″-digalloyl）-β-D-glucoside］[4]、天竺葵色素-3, 5-二氧葡萄糖苷（pelargonidin-3, 5-di-O-glycoside）、槲皮素鼠李糖苷（quercetin rhamnoside）、槲皮素-3-O-阿拉伯糖苷（quercetin-3-O-arabinoside）、山奈酚-3-O-鼠李糖苷（kaempferol-3-O-rhamnoside）[5]、槲皮素-3-O-D-（2″-没食子酸）-葡萄糖苷［quercetin-3-O-D-（2″-gallate）-glucoside］、槲皮素-3-O-D-半乳糖苷（quercetin-3-O-D-galactoside）、槲皮素-3-O-L-阿拉伯糖苷（quercetin-3-O-L-arabinoside）、槲皮素-3-O-L-鼠李糖苷（quercetin-3-O-L-rhamnoside）、山奈酚-3-O-L-阿拉伯糖苷（kaempferol-3-O-L-arabinoside）、山奈酚-3-O-L-鼠李糖苷（kaempferol-3-O-L-rhamnoside）、槲皮素-3-O-D-quercetin-（6″-香豆酰）-葡萄糖苷［quercetin3-O-D-（6″-coumaroyl）-glucoside］、山奈酚-3-O-D（6″-香豆酰）-葡萄糖苷［kaempferol-3-O-D-（6″-coumaroyl）-glucoside］、槲皮素-3-O-D-葡萄糖苷（quercetin-3-O-D-glucoside）、槲皮素-3-O-D-木糖苷（quercetin-3-O-D-xyloside）、山奈酚-3-O-D-木糖苷（kaempferol-3-O-D-xyloside）、杨梅素-3-O-L-鼠李糖苷（myricetin-3-O-L-rhamnoside）、异鼠李素-3-O-D-葡萄糖苷（isorhamnetin-3-O-D-glucoside）、鼠李素-3-O-D-葡萄糖苷（rhamnatin-3-O-D-glucoside）和槲皮素-6″-香豆酰-3-O-D-半乳糖苷（quercetin-6″-coumaroyl-3-O-D-galactoside）[6]；酚和酚酸类：没食子酸（gallic acid）[1]、琥珀酸（succinic acid）、琥珀酸甲酯（methyl succinate）、没食子酸乙酯（ethyl gallate）、原儿茶酸（protoatechuic acid）、香草酸（vanilllic acid）、莽草酸（shikimic acid）、没食子酸甲酯-3-O-β-D-葡萄糖苷［methyl-3-O-（β-D-glucopyranosyl）gallate］、苯甲基 6′-O-没食子酰基-β-D-葡萄糖苷（benzyl-6′-O-galloyl-β-D-glucopyranoside）、苯乙基-6′-O-没食子酰基-β-D-葡萄糖苷（phenylethyl-6′-O-galloyl-β-D-glucopyranoside）、邻苯二酚（catechol）[3]、3, 4, 8, 9, 10-五羟基二苯并［b, d］吡喃-6-酮{3, 4, 8, 9, 10-pentahydroxy-dibenzo［b, d］pyran-6-one}[4]、鞣花酸（ellagic acid）和鞣花酸鼠李糖苷（ellagic acid rhamnoside）[6]；甾体类：β-谷甾醇（β-sitosterol）[1]和菜油甾醇（campesterol）[2]；皂苷类：齐墩果酸（oleanolic acid）、熊果酸（ursolic acid）、2α, 3α, 19, 23-四羟基-12-烯-28-熊果酸（2α, 3α, 19, 23-tetrahydroxy-12-en-28-ursolic acid），即万花酸（myrianthic acid）、2α, 3α, 19α-三羟基熊果-12-烯-28-酸（2α, 3α, 19α-trihydroxyurs-12-en-28-oic acid），即野鸦椿酸（euscaphic acid）和环桉烯醇（cycloeucalenol）[2]；烷烃及挥发油类：正十三烷（n-tridecane）、正十九烷（n-nonadecane）、2, 6, 10, 15-四甲基十七烷（2, 6, 10, 15-tetramethyl-heptadecane）、正二十一烷（n-heneicosane）、3-二十烯（3-eicosene）、正二十烷（n-eicosane）、正三十四烷（n-tetratriacontane）[7]，棕榈酸三甲基硅烷基酯（palmitic acid trimethylsilane ester）、亚油酸三甲基硅烷基酯（linoleic acid trimethylsilane ester）、异戊酸香茅酯（citronellyl isovalerate）、8-己基-十五烷（8-hexyl-pentane）和二十九碳烷（nonacosane）[8]。

【药理作用】1.抗氧化　花瓣乙醇提取物的乙酸乙酯萃取部位对1, 1-二苯基-2-三硝基苯肼自由基（DPPH）有较强的清除作用[1]。2.抗菌　花中分离得到的化合物没食子酸（gallic acid）对真菌的生长具有明显的抑制作用[2]。

毒性　Beagle犬经口给予花的总黄酮0.9g/kg剂量，可引起肾功能指标异常和肾脏系数明显增加，肾皮质肾小管上皮细胞可见空泡变性、坏死、细胞核消失等组织病理学改变，对肾脏有一定的毒性[3]。

【性味与归经】甘，温。归肝经。

【功能与主治】活血调经。用于月经不调，痛经。

【用法与用量】3～6 g。

【药用标准】药典1963～2015、浙江炮规2015和新疆药品1980二册。

【临床参考】1.月经不调：花、根30～60g，水煎，冲黄酒、红糖，早晚饭前各服1次。（《浙江

天目山药用植物志》）

2. 瘰疬：花 6～9g，水煎服；或加夏枯草 15g，水煎服。

3. 烫伤：花焙干研粉，茶油调搽患处。（2方、3方引自《浙江药用植物志》）

4. 痛经：开完花的月季花花瓣，颜色不限，每次 1 朵，加适量红糖，开水冲服，1 天 1 次，月经后服用，连服 7 朵[1]。

5. 高血压：花 13 朵，槐花 10g，开水泡服[2]。

6. 肺寒咳嗽咯血：鲜花 15g，加冰糖 20g，炖服，每日 1 剂[2]。

【附注】月季花始载于《本草纲目》草部，云："处处人家多栽插之，亦蔷薇类也。青茎长蔓硬刺，叶小于蔷薇，而花深红，千叶厚瓣，逐月开花，不结子也。"《花镜》云："藤本丛生，枝干多刺而不甚长。四季开红花，有深、浅、白之异，与蔷薇相类，而香尤过之。须植不见日处，见日则白者变而红矣。"即本种。

脾虚便溏者慎服；孕妇及月经过多者忌服。

本种叶及根民间也药用。

【化学参考文献】

[1] 张沛，薛莹，青琳森，等. 月季花的化学成分研究[J]. 中草药，2010，41（10）：1616-1618.

[2] 王晓燕，王雯雯，周勇辉，等. 月季花化学成分的初步研究[J]. 中国药学杂志，2012，47（7）：500-503.

[3] 赵倩，刘钫，李清娟，等. 月季花化学成分的研究[J]. 中草药，2012，43（8）：1484-1488.

[4] 王蕾，符玲，敬林林，等. 月季花抗氧化活性成分研究[J]. 高等学校化学学报，2012，33（11）：2457-2461.

[5] Cai Y Z, Xing J, Sun M, et al. Phenolic antioxidants (hydrolyzable tannins, flavonols, and anthocyanins) identified by LC-ESI-MS and MALDI-QIT-TOF MS from *Rosa chinensis* flowers [J]. J Agric Food Chem, 2005, 53 (26): 9940-9948.

[6] Qing L S, Xue Y, Zhang J G, et al. Identification of flavonoid glycosides in *Rosa chinensis* flowers by liquid chromatography-tandem mass spectrometry in combination with ^{13}C nuclear magnetc resonance [J]. J Chromatogr A, 2012, 1249 (15): 130.

[7] 李菲，杨元霞. 玫瑰花和月季花挥发油成分的比较[J]. 中国药师，2016，19（1）：182-184.

[8] 曾晓艳，刘应蛟，喻亚飞，等. 玫瑰花与月季花的性状鉴别及 GC-MS 分析[J]. 湖南中医药大学学报，2015，35（6）：21-23.

【药理参考文献】

[1] 李春和，贾少英，王晓闻. 月季花提取物对 DPPH 自由基的清除活性[J]. 农产品加工·学刊，2010，（9）：30-32.

[2] Tripathi S C, Dixit S N. Fungitoxic properties of *Rosa chinensis* Jacq [J]. Experientia, 1977, 33 (2): 207-9.

[3] 巩萍，刘天斌，戴晓莉，等. 月季花总黄酮对 Beagle 犬 13 周重复给药毒性实验研究[J]. 中国药物警戒，2017，14（2）：69-70.

【临床参考文献】

[1] 马雪萍. 月季花治疗痛经[J]. 中国社区医师，1992，（2）：10.

[2] 光泉. 月季花治病简便方[N]. 民族医药报，2005-06-17（3）.

354. 玫瑰（图 354）· *Rosa rugosa* Thunb.

【别名】玫瑰花。

【形态】直立落叶灌木。茎粗壮，丛生；小枝密被茸毛，散生针刺和腺毛，有直立或弯曲、淡黄色的皮刺，皮刺外被茸毛。羽状复叶，小叶 5～9 枚，椭圆形或椭圆状倒卵形，长 1.5～4.5cm，宽 1～2.5cm，先端急尖或圆钝，基部圆形或宽楔形，边缘有尖锐锯齿；上表面深绿色，无毛，叶脉下陷，有褶皱，下表面灰绿色，中脉突起，网脉明显，密被茸毛和腺毛，有时腺毛不明显；叶柄和叶轴密被茸毛和腺毛；托

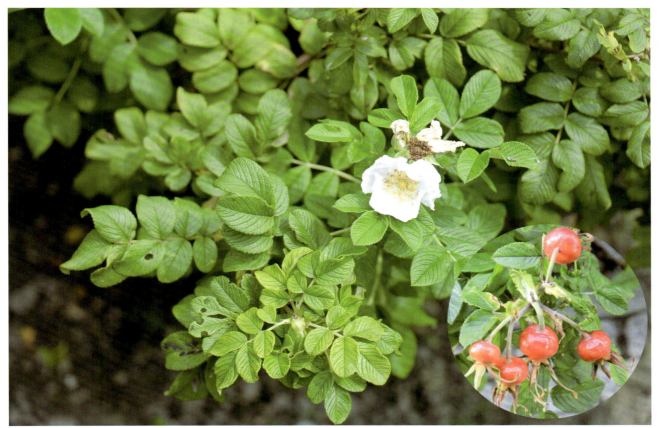

图 354 玫瑰　　　　　　　　　　　　摄影　郭增喜

叶大部贴生于叶柄，离生部分卵形，边缘有带腺锯齿，下面被茸毛。花单生于叶腋，或数朵簇生；小花梗长 5～25mm，密被茸毛和腺毛；花直径 4～6cm；萼片卵状披针形，先端尾状渐尖，常有羽状裂片，上面有稀疏柔毛，下面密被柔毛和腺毛；花芳香，紫红色至白色；花柱离生，被毛，稍伸出萼筒口外，比雄蕊短很多。果扁球形，直径 2～2.5cm，熟时砖红色，肉质，平滑，萼片宿存。花期 5～6 月，果期 8～9 月。

【生境与分布】原产于我国及日本，我国各地均有栽培，另世界各地亦普遍栽培。

【药名与部位】玫瑰花，花蕾。

【采集加工】春末夏初花将开放时分批采收，及时低温干燥。

【药材性状】略呈半球形或不规则团状，直径 0.7～1.5cm。残留花梗上被细柔毛，花托半球形，与花萼基部合生；萼片 5 枚，披针形，黄绿色或棕绿色，被有细柔毛；花瓣多皱缩，展平后宽卵形，呈覆瓦状排列，紫红色，有的黄棕色；雄蕊多数，黄褐色；花柱多数，柱头在花托口集成头状，略突出，短于雄蕊。体轻，质脆。气芳香浓郁，味微苦涩。

【质量要求】色紫红，香气浓，无碎屑和焦花。

【药材炮制】除去花梗等杂质，筛去灰屑。

【化学成分】根含皂苷类：构莓苷 F1（kaji-ichigoside F1）[1,2] 和野蔷薇苷（rosamultin）[1,3]；黄酮类：原花青素 B-3（procyanidine B-3）、（+）- 儿茶素［（+）-catechin］和槲皮素 -3-O-β-D- 半乳糖苷（quercetin-3-O-β-D-galactoside）[1]；酚酸类：没食子酸甲酯（methyl gallate）和没食子酸（gallic acid）[1]。

叶含黄酮类：芹黄素（apigenin）、芹黄素 -7- 甲醚（apigenin-7-methyl ether）、刺槐素（acacetin）、芹黄素 -7,4′- 二甲醚（apigenin-7, 4′-dimethyl ether）、粗毛豚草素（hispidulin）和柳穿鱼黄素（pectolinarigenin）[4]。

花蕾和花含黄酮类：8- 乙酰基 -4′, 7- 二甲氧基 -6- 甲基黄酮（8-acetyl-4′, 7-dimethoxy-6-methyl flavone）、山

奈酚（kaempferol）、山奈酚-3-O-β-D-吡喃葡萄糖苷（kaempferol-3-O-β-D-glucopyranoside）、山奈酚-3-O-β-D-芸香糖苷（kaempferol-3-O-β-D-rutinside）、槲皮素-3-O-β-D-吡喃葡萄糖苷（quercetin-3-O-β-D-glucopyranoside）、芦丁（rutin）、木犀草素（luteolin）、木犀草素-7-O-β-D-吡喃葡萄糖苷（luteolin-7-O-β-D-glucopyranoside）、槲皮素（quercetin）[5]、6,8-二羟基-4′,7-二甲氧基异黄酮（6,8-dihydroxy-4′,7-dimethoxyisoflavone）、樱黄素（prunetin）和红车轴草素（pratensein）[6]；酚酸类：没食子酸（gallic acid）[7]；挥发油类：α-蒎烯（α-pinene）、β-蒎烯（β-pinene）、月桂烯（myrcene）、罗勒烯（ocimenen）、2-蒎烯-4-酮（2-pinene-4-one）、苯乙醇（phenylethyl alcohol）、正十五烷（n-pentadecane）、正十七烷（n-heptadecane）、9-十九碳烯（9-nonadecene）[8]、香茅醇（citronellol）[8~10]、香叶醇（gerariol）[8,9]、正二十烷（n-eicosane）[8,10]等，橙花醇（nerol）、乙酸香叶酯（geranyl acetate）、丁子香酚甲醚（methyl eugenol）[9]、樟醇（linalool）[9,10]等，3-甲基己烷（3-methylhexane）、4,5-二甲基辛烷（4,5-dimethyloctane）、2-甲基庚烷（2-methyl heptane）、二十一烷（heneicosane）和二十三烷（tricosane）[10]；其他尚含：糖蛋白复合物、苯丙素苷聚合物[11]。

果实含酚酸类：没食子酸（gallic acid）、原儿茶酸（protocatechuic acid）、龙胆酸（gentisic acid）、对羟基苯甲酸（p-hydroxybenzoic acid）、香荚兰酸（vanillic acid）、咖啡酸（caffeic acid）、丁香酸（syringic acid）、对香豆酸（p-coumaric acid）、反式阿魏酸（trans-ferulic acid）、顺式阿魏酸（cis-ferulic acid）、对羟基苯乙酸（p-hydroxyphenylacetic acid）和水杨酸（salicylic acid）[12]。

【药理作用】1.抗氧化　花蕾粗提物及从中分离得到的槲皮素（quercetin）和没食子酸（gallic acid）均能抑制2,2′-联氮-二-(3-乙基-苯并噻唑-6-磺酸)二铵盐自由基（ABTS）产生过氧化物自由基造成的小鼠红细胞溶血活性和小鼠脑、肾匀浆脂质过氧化[1]；不同生长阶段的花对1,1-二苯基-2-三硝基苯肼自由基（DPPH）均具有较强的清除作用，清除作用与多酚含量呈正相关，其中花蕾期清除自由基作用最强[2]。2.抗肿瘤　花蕾中分离得到的异黄酮类化合物6,8-二羟基-4′,7-二甲氧基异黄酮（6,8-dihydroxy-4′,7-dimethoxyisoflavone）对人肺癌A549细胞和人前列腺癌PC3细胞具有较强的细胞毒作用，半数抑制浓度（IC_{50}）分别为2.6μmol/L和3.2μmol/L[3]。3.抗菌　花中提取的精油对表皮葡萄球菌、金黄色葡萄球菌、大肠杆菌、枯草芽孢杆菌、变形杆菌和白色念珠菌的生长均有不同程度抑制作用，对黑曲霉、绿脓杆菌的抑制作用较弱，香茅醇（citronellol）为玫瑰精油的主要成分[4]；4.抗病毒　根甲醇提取物对人类免疫缺陷病病毒（HIV）有较强的抑制作用，分离得到的野蔷薇苷（rosamultin）在浓度为100μmol/L时对HIV-1蛋白酶的抑制率为53%[5]。5.抗炎镇痛　根甲醇提取物的乙酸乙酯萃取部位及该部位的水解产物蔷薇酸（euscaphic acid）和委陵菜酸（tormentic acid）能明显减少醋酸所致小鼠的扭体次数，提高热板所致小鼠的痛阈值，抑制角叉菜所致大鼠的足肿胀[6]；蔷薇酸通过TLR4/NF-κB通路抑制脂多糖诱导的RAW264.7巨噬细胞炎性反应[7]。6.抗补体　花乙醇提取物有较为显著的抗补体作用，活性成分主要为黄酮类化合物，其中活性最强的是山奈酚（kaempferol）[8]。7.降血压　花提取物通过抑制血管紧张素I转换酶的活性降低自发性高血压大鼠的血压[9]。8.降血糖　根90%甲醇提取物能剂量依赖性地降低链脲佐菌素诱导的糖尿病大鼠的血清、肝、肾脏中硫代巴比妥酸反应物质水平，通过抑制脂质过氧化缓解糖尿病引起的氧化应激反应[10]；花50%乙醇提取物的乙酸乙酯萃取部位能抑制胰岛素和瘦素信号转导通路的负调节因子蛋白质酪氨酸磷酸酶1B活性[11]。9.保护心肌　花中提取的总黄酮能降低心肌缺血再灌注损伤大鼠丙二醛（MDA）含量，升高超氧化物歧化酶（SOD）含量，减轻大鼠急性心肌缺血所致心肌细胞凋亡[12]。10.护肝　根甲醇提取物及分离得到的活性成分野蔷薇苷能对抗溴苯致大鼠实验性肝损伤，提高环氧化物水解酶活性[13]。11.抗乳腺增生　花乙醇提取物能显著改善模型动物乳腺炎症细胞浸润的趋势，减少了乳腺中核转录因子（NF-κB）的表达，使磷酸化的JNK和AKT处于相对较低水平[14]。12.抗疲劳　花的总多酚类成分的中剂量（100mg/kg）和高剂量组（200mg/kg）可延长小鼠游泳时间，高剂量组能延长转棒时间，提示其可提高机体运动耐力，延迟疲劳出现的时间[15]；花水提物能延长小鼠游泳时间，降低脂质化水平，改善肌肉抗氧化状态[16]。13.抗抑郁　花的总黄酮类（200mg/kg、100mg/kg、50mg/kg）

均能明显缩短强迫游泳小鼠累计不动时间和悬尾小鼠累计不动时间[17]。

【性味与归经】甘、微苦，温。归肝、脾经。

【功能与主治】行气解郁，和血，止痛。用于肝胃气痛，食少呕恶，月经不调，跌扑伤痛。

【用法与用量】1.5～6g。

【药用标准】药典 1963～2015、浙江炮规 2005、贵州药材 1965、内蒙古蒙药标准 1986、新疆药品 1980 二册和新疆维药 2010 一册。

【临床参考】1. 胃神经官能症、慢性胃炎、胃脘胀闷作痛：花蕾 6g，加制香附、川楝子、白芍各 9g，水煎服。

2. 月经不调：花蕾 9g，加月季花 9g，益母草、丹参各 15g，水煎服。（1 方、2 方引自《浙江药用植物志》）

3. 赤白带下：根 15g，加鸡冠花、益母草、地锦草各 9g，水煎，服时加红糖少许。（《安徽中草药》）

4. 产后抑郁：花蕾 15g，泡水服，产后 2 周开始，连服 6 周[1]。

5. 癌痛：玫瑰止痛贴（主要药物玫瑰、乳香、没药、丁香）疼痛处外贴，可贴多处，1 日 1 换[2]。

6. 冠心病心绞痛：玫瑰舒心口服液（含生药 1.25g/ml）口服，每次 20ml，每日 3 次[3]。

【附注】玫瑰花始载于《食物本草》，云："处处有之，江南尤多。茎高二三尺，极利秽污灌溉。宿根自生，春时抽条，枝干多刺。叶小似蔷薇叶，边多锯齿。四月开花，大者如盏，小者如杯，色若胭脂，香同兰麝。"《群芳谱》云："玫瑰一名徘徊花，灌生，细叶多刺。类蔷薇，茎短。花亦类蔷薇，色淡紫，青萼黄蕊，瓣末白。娇艳芬馥，有香有色，堪入茶入酒入蜜。栽宜肥土，常加浇灌，性好洁，最忌人溺，溺浇即萎。燕中有黄花者，稍小于紫。嵩山深处，有碧色者。"《本草纲目拾遗》云："玫瑰花有紫白二种：紫者入血分，白者入气分。茎有刺，叶如月季而多锯齿，高者三四尺。其花色紫，入药用花瓣，勿见火。"即本种。

【化学参考文献】

[1] Cho E J, Yokozawa T, Rhyu D Y, et al. Study on the inhibitory effects of Korean medicinal plants and their main compounds on the 1, 1-diphenyl-2-picrylhydrazyl radical [J]. Phytomedicine, 2003, 10（6）：544-551.

[2] Jung H J, Nam J H, Choi J, et al. 19α-hydroxyursane-type triterpenoids: antinociceptive anti-inflammatory principles of the roots of *Rosa rugosa* [J]. Biol Pharm Bull, 2005, 28（1）：101-104.

[3] Park J C, Kim S C, Choi M R, et al. Anti-HIV protease activity from rosa family plant extracts and rosamultin from *Rosa rugosa* [J]. J Med Food, 2005, 8（1）：107-109.

[4] Wollenweber E, Dörr M. Flavonoid aglycones from the lipophilic exudates of some species of *Rosaceae* [J]. Biochem Syst Ecol, 2008, 36：481-483.

[5] 刘贵有，李丽梅，娄洁，等 . 玫瑰花蕾中的黄酮类化合物研究[J]. 中草药，2015, 46（13）：1867-1871.

[6] 李丽梅，娄洁，刘贵有，等 . 玫瑰花中的异黄酮类化合物及其活性研究[J]. 中草药，2015, 46（10）：1420-1422.

[7] 牛淑敏，李巍，李乐，等 . 玫瑰花中两种抗氧化成分的分离鉴定与活性测定[J]. 南开大学学报（自然科学版），2006, 39（1）：90-94.

[8] 陈红艳，廖蓉苏，杨今朝，等 . 玫瑰花挥发性化学成分的分析研究[J]. 食品科技，2011, 36（11）：186-190, 196.

[9] 吴承顺，汪沂，赵德修，等 . 玫瑰芳香油主要化学成分研究[J]. 植物学报，1985, 27（5）：510-515.

[10] 李明，彭艳丽，韩莉，等 . 不同品种玫瑰花挥发化学成分的 GC-MS 分析[J]. 中成药，2008, 30（5）：726-730.

[11] Fu M, Ng T B, Jiang Y, et al. Compounds from rose (*Rosa rugosa*) flowers with human immunodeficiency virus type 1 reverse transcriptase inhibitory activity [J]. J Pharm Pharmacol, 2006, 58（9）：1275-1280.

[12] Renata N. Comparative study of phenolic acids in pseudofruits of some species of roses [J]. Acta Pol Pharm, 2006, 63（4）：281-288.

【药理参考文献】

[1] 牛淑敏，李巍，李乐，等 . 玫瑰花中两种抗氧化成分的分离鉴定与活性测定[J]. 南开大学学报（自然科学版），2006, 39（1）：90-94.

[2] Z Youwei, P Yonghong. Changes in antioxidant activity in *Rosa rugosa* flowers at different stages of development [J]. New Zealand Journal of Crop and Horticultural Science, 2007, 35(4): 397-401.

[3] 李丽梅, 娄洁, 刘贵有, 等. 玫瑰花中的异黄酮类化合物及其活性研究 [J]. 中草药, 2015, 46(10): 1420-1422.

[4] 李玉杰, 刘晓蕾, 刘霞, 等. 玫瑰精油的化学成分及其抗菌活性 [J]. 植物研究, 2009, 29(4): 488-491.

[5] Park J C, Kim S C, Choi M R, et al. Anti-HIV protease activity from *Rosa* family plant extracts and rosamultin from *Rosa rugosa* [J]. Journal of Medicinal Food, 2005, 8(1): 107-109.

[6] Jung H J, Nam J H, Choi J, et al. 19α-hydroxyursane-type triterpenoids: antinociceptive anti-inflammatory principles of the roots of *Rosa rugosa* [J]. Biological & Pharmaceutical Bulletin, 2005, 28(1): 101-104.

[7] Kim I T, Ryu S, Shin J S, et al. Euscaphic acid isolated from roots of *Rosa rugosa* inhibits LPS-induced inflammatory responses via TLR4-mediated NF-κB inactivation in RAW 264.7 macrophages [J]. Journal of Cellular Biochemistry, 2012, 113(6): 1936-1946.

[8] 杨庆雄, 张万全, 余天华, 等. 玫瑰花中抗补体活性成分研究 [J]. 安徽农业科学, 2011, 39(26): 15962-15964.

[9] Xie Y J, Zhang W. Antihypertensive activity of *Rosa rugosa* Thunb. flowers: angiotensin I converting enzyme inhibitor [J]. Journal of Ethnopharmacology, 2012, 144(3): 562-566.

[10] Cho E J, Yokozawa T, Kim H Y, et al. *Rosa rugosa* attenuates diabetic oxidative stress in rats with streptozotocin-induced diabetes [J]. American Journal of Chinese Medicine, 2004, 32(4): 487-496.

[11] Gu D Y, Yang Y, Bakri M, et al. A LC/QTOF-MS/MS application to investigate chemical compositions in a fraction with protein tyrosine phosphatase 1B inhibitory activity from *Rosa rugosa* flowers [J]. Phytochemical Analysis, 2013, 24(6): 661-670.

[12] Hou X, Han J, Yuan C, et al. Cardioprotective Effects of Total Flavonoids Extracted from Xinjiang Sprig *Rosa rugosa*, against Acute Ischemia/Reperfusion-Induced Myocardial Injury in Isolated Rat Heart [J]. Cardiovascular Toxicology, 2016, 16(1): 54-66.

[13] Cheol P J, Chul K S, Moon H J, et al. Anti-hepatotoxic effects of *Rosa rugosa* root and its compound, rosamultin, in rats intoxicated with bromobenzene [J]. Journal of Medicinal Food, 2004, 7(4): 436-441.

[14] Chen T, Li J J, Chen J L, et al. Anti-hyperplasia effects of *Rosa rugosa* polyphenols in rats with hyperplasia of mammary gland [J]. Environmental Toxicology & Pharmacology, 2015, 39(2): 990-996.

[15] 马依努尔·拜克力, 陈君, 阿吉艾克拜尔·艾萨. 玫瑰花多酚抗小鼠躯体疲劳研究 [J]. 中国药理学通报, 2015, 31(3): 441-442.

[16] Seo E, You Y, Yoon H G, et al. *Rosa rugosa* Aqueous Extract Alleviates Endurance Exercise-Induced Stress [J]. Journal of Medicinal Food, 2015, 18(6): 711-713.

[17] 李赛男. 传统中药罗布麻花、玫瑰花中黄酮类化合物的分离提取及活性评价研究 [D]. 长春: 长春师范学院硕士学位论文, 2012.

【临床参考文献】

[1] 李金枝, 王海霞, 左绪磊. 玫瑰花茶对产后抑郁的治疗作用 [J]. 中国妇幼保健, 2010, 25(34): 5125-5127.

[2] 孙兴亮, 耿海鹰, 葛新, 等. 中药玫瑰止痛贴治疗癌痛的疗效观察 [J]. 中国实用医药, 2015, 10(2): 165-167.

[3] 张秀兰, 凌泽坤, 刘志林, 等. 玫瑰舒心口服液治疗气滞血瘀型冠心病心绞痛的研究 [J]. 中国中西医结合杂志, 1992, 12(7): 389, 414-416.

10. 龙芽草属 *Agrimonia* Linn.

多年生草本。奇数羽状复叶, 有托叶。花小, 两性, 呈顶生穗状总状花序; 萼筒倒圆锥状, 有棱, 顶端有1～3层钩刺; 萼片5枚, 覆瓦状排列; 花瓣5枚, 黄色; 花盘边缘增厚, 环绕萼筒口部; 雄蕊5～15枚或更多; 雌蕊通常2枚, 包藏在萼筒内, 花柱顶生, 丝状, 伸出筒外, 柱头微扩大。瘦果1～2枚, 包藏在具钩刺的萼筒内。种子1枚。

约10余种, 分布于北温带和热带高山及拉丁美洲。中国4种, 分布几遍及全国, 法定药用植物1种1变种。华东地区法定药用植物1种1变种。

355. 龙芽草（图355）·Agrimonia pilosa Ledeb.［Agrimonia pilosa Ledeb. var.japonica（Miq.）Nakai］

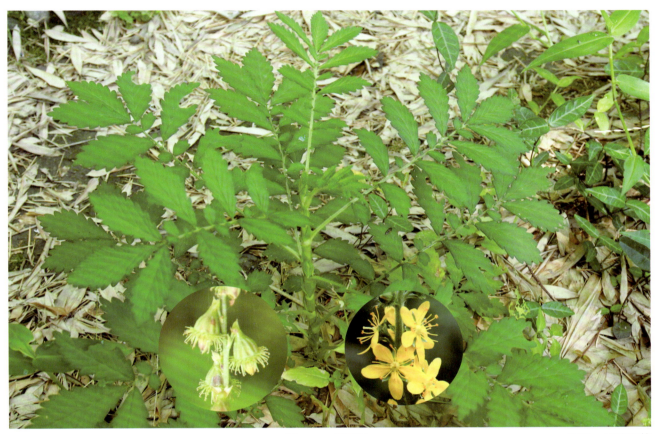

图355 龙芽草　　　　　　　　　　　　　　摄影　赵维良等

【别名】仙鹤草（浙江），白牙蒿（江苏连云港），龙牙草，石打穿、金顶龙芽。

【形态】多年生草本。茎高30～120cm，被疏柔毛及短柔毛。奇数羽状复叶，小叶3～9枚，杂有小形叶片，叶柄被稀疏柔毛或短柔毛；小叶无柄或有短柄，椭圆形或倒卵披针形，长3～6.5cm，宽1～3cm，先端急尖至圆钝，基部楔形，边缘有粗锯齿；两面均疏生柔毛，下表面有显著腺点。总状花序顶生，分枝或不分枝，花序轴被柔毛，小花梗长1～5mm，被柔毛；花直径6～9mm；萼片5枚，三角卵形；花瓣黄色，长圆形；雄蕊约10枚；花柱2枚，丝状，柱头头状。瘦果包于倒圆锥形萼筒内，外面有10条肋，被疏柔毛，顶端有数层钩刺。花期7～9月，果期8～10月。

【生境与分布】生于海拔100～3800m的溪边、路旁、草地、灌丛、林缘及疏林下。华东各省区及全国各地均有分布；另欧洲中部以及俄罗斯、蒙古、朝鲜、日本和越南北部亦有分布。

【药名与部位】鹤草芽，带短小根茎的芽。仙鹤草，地上部分。

【采集加工】鹤草芽：秋末茎叶枯萎后至次春植株萌芽前采挖根茎，掰下带短小根茎的芽部，洗净，晒干或低温干燥。仙鹤草：夏、秋二季茎叶茂盛时采割，除去杂质，干燥。

【药材性状】鹤草芽：略呈圆锥形，常弯曲，长2～4cm，直径0.5～1cm。芽由数片黄棕色披针形的膜质芽鳞包被，芽鳞上有数条叶脉；剥去芽鳞，可见黄色或黄绿色的幼芽，密被白毛；质脆，易碎。短小根茎圆柱形，长1～2cm；表面棕褐色，有紧密的环状节，着生棕色细小的鳞叶及须根；质硬，断面平坦，黄白色。气微，味先微甜而后涩苦。

四三 蔷薇科 Rosaceae

仙鹤草：长 50～100cm，全体被白色柔毛。茎下部圆柱形，直径 4～6mm，红棕色，上部方柱形，四面略凹陷，绿褐色，有纵沟和棱线，有节；体轻，质硬，易折断，断面中空。单数羽状复叶互生，暗绿色，皱缩卷曲；质脆，易碎；叶片有大小 2 种，相间生于叶轴上，顶端小叶较大，完整小叶片展平后呈卵形或长椭圆形，先端尖，基部楔形，边缘有锯齿；托叶 2 枚，抱茎，斜卵形。总状花序细长，花萼下部呈筒状，萼筒上部有钩刺，先端 5 裂，花瓣黄色。气微，味微苦。

【药材炮制】鹤草芽：除去老根，留幼芽洗净晒干。根芽须剪去须根，用水闷湿，搓去根茎上的外皮，晒干，磨成细粉。

仙鹤草：除去残根和杂质，洗净，稍润，切段，干燥。

【化学成分】根芽含黄酮类：（2S,3S）-（-）-花旗松素 -3-O-β-D-吡喃葡萄糖苷［（2S,3S）-（-）- taxifolin -3-O-β-D-glucopyranoside］[1]；香豆素类：仙鹤草内酯 -6-O-β-D-吡喃葡萄糖苷（agrimonolide-6-O-β-D-glucopranoside）和仙鹤草内酯（agrimonolide）[2,3]；间苯三酚衍生物类：鹤草酚（agrimophol）、（R）-（-）-仙鹤草酚 B［（R）-（-）-agrimol B］和伪绵马素（pseudo-aspidin）[3]；皂苷类：委陵菜酸（tormentic acid）[4]；酚酸类：鞣花酸（ellagic acid）和鞣花酸 -4-O-β-D-吡喃木糖苷（ellagic acid-4-O-β-D-xylopyranoside）[4]；甾体类：胡萝卜苷（daucosterol）[1]和 β-谷甾醇（β-sitosterol）[3]；脂肪酸类：软脂酸，即棕榈酸（palmitic acid）[1]；烷烃类：正廿九烷（n-nonacosare）[3]。

全草含黄酮类：银锻苷（tiliroside）、山柰酚 -3-O-α-L-吡喃鼠李糖苷（kaempferol 3-O-α-L-rhampyranoside）、槲皮素 -3-O-α-L-吡喃鼠李糖苷（quercetin-3-O-α-L-rhampyranoside）、槲皮素 -3-O-β-D-吡喃葡萄糖苷（quercetin-3-O-β-D-glucopyranoside）、山柰酚 -3-O-β-D-吡喃葡萄糖苷（kaempferol-3-O-β-D-glucopyranoside）、山柰酚（kaempferol）、芹菜素（apigenin）、木犀草素（luteolin）、槲皮素（quercetin）[5]、芹菜素 -7-O-β-D-吡喃葡萄糖醛酸甲酯（apigenin-7-O-β-D-methyl glucuronate）、芹菜素 -7-O-β-D-吡喃葡萄糖醛酸丁酯（apigenin-7-O-β-D-butyl glucuronate）、汉黄芩素（wogonin）、异槲皮苷（isoquercitrin）[6]、龙芽草酚 C（pilosanol C）、（2S,3S）-（-）-花旗松素［（2S,3S）-（-）-taxifolin］、去氢双儿茶素 A（dehydrodicatechin A）和（+）-儿茶素［（+）-catechin］[7]；间苯三酚衍生物类：仙鹤草酚 A、B、C、D、E、F、G（agrimol A、B、C、D、E、F、G）[8～10]；酚酸类：异香草酸（isovanillic acid）、反式对香豆酸（trans-p-coumaric acid）、原儿茶酸（protocatechuic acid）和原儿茶醛（protocatechuic aldehyde）[7]；皂苷类：委陵菜酸（tormentic acid）和熊果酸（ursolic acid）[6]；脂肪酸及醇类：十九烷酸（nonadecanoic acid）、十六烷酸（palmitic acid）、二十烷酸（eicosanoic acid）和二十七烷酸（heptacosanoic acid）、三十二烷醇（dotriacontanol）和三十一烷醇（hentriacontanol）[6]；甾体类：β-谷甾醇（β-sitosterol）、胡萝卜苷（daucosterol）[6]、豆甾 -5-烯 -3β,7β-二醇（stigmast-5-ene-3β,7β-diol）、豆甾 -5-烯 -3β,7α-二醇（stigmast-5-ene-3β,7α-diol）和豆甾 -3β,6α-二醇（stigmastane-3β,6α-diol）[11]；挥发油类：α-蒎烯（α-pinene）、莰烯（camphene）、桉树脑（cineole）、芳樟醇（linalool）、樟脑（camphor）、α-松油醇（α-terpilenol）、1-（2-呋喃）-1-己酮［1-（2-furan）-1-hexanone］、佛手油（bergamot oil）、乙酸龙脑酯（bornyl acetate）、麝香草酚（thymol）、α-雪松烯（α-cedrene）和表雪松醇（epicedrol）等[12]。

地上部分含黄酮类：（-）-香橙素 -3-O-β-D-吡喃葡萄糖苷［（-）-aromadendrin 3-O-β-D-glucopyranoside］、高根色原酮 C（takanechromone C）、黄芪苷（astragalin）、银锻苷（tiliroside）、木犀草素（luteolin）、槲皮素（quercetin）、异槲皮苷（isoquercetrin）、槲皮苷（quercitrin）、5,7-二羟基 -2-丙基色原酮 7-O-β-D-吡喃葡萄糖苷（5,7-dihydroxy-2-propylchromone7-O-β-D-glucopyranoside）[13]、儿茶素（catechin）、芹菜素 -7-O-β-D-葡萄糖苷（apigenin-7-O-β-D-glucoside）、芦丁（rutin）、木犀草素 -7-O-β-D-葡萄糖苷（luteolin-7-O-β-D-glucopyranoside）、山柰酚 -3-O-α-L-鼠李糖苷（kaempferol 3-O-α-L-rhamnoside）、山柰酚 -3-O-β-D-吡喃葡萄糖苷（kaempferol -3-O-β-D-glucopyranoside）[14]、芹菜素（apigenin）、山柰酚（kaempferol）、山柰酚 -7-O-α-L-吡喃鼠李糖苷（kaempferol-7-O-α-L-rhamnopyranoside）[15]和阿福豆苷（afzelin）[16]；香豆素类：去甲仙鹤草内酯 -6-O-β-D-吡喃葡萄糖苷（desmethyl agrimonolide 6-O-β-D-glucopyranoside）和仙鹤草内酯 -6-O- 葡萄糖苷（agrimonolide -6-O-glucoside）[13]；酚酸类：3, 3′- 二 -O- 甲基鞣花酸 -4-O-β-D- 吡喃葡萄糖苷（3, 3′-di-O-methylellagic acid-4-O-β-D-glucopyranoside）[14] 和 3, 3′- 二甲基鞣花酸（3, 3′-dimethylellagic acid）[15]；皂苷类：19α, 24- 二羟基熊果酸（19α, 24-dihydroxyursolic acid）[14]，熊果酸（ursolic acid）、19α- 羟基熊果酸（19α-hydroxyursolic acid）、委陵菜酸（tormentic acid）[15] 和 1β- 羟基 -2- 氧化坡模酸（1β-hydroxy-2-oxopomolic acid）[17]。

树皮含鞣质类：龙牙草鞣素（agrimoniin）[16]；黄酮类：芦丁（rutin）、木犀草素 7-O- 葡萄糖苷（luteolin-7-O-glucoside）、木犀草素 7-O- 葡萄糖醛酸苷（luteolin-7-O-glucuronide）、槲皮苷（quercitrin）、芹菜素 -7-O- 葡萄糖苷（apigenin-7-O-glucoside）和芹菜素 -7-O- 葡萄糖醛酸苷（apigenin-7-O-glucuronide）[16]；

【药理作用】1. 抗肿瘤　地上部分的乙醚提取物对人宫颈癌 HeLa 细胞有一定的抑制作用[1]；地上部分的水提物体外能诱导食道癌 E^{ca}109 细胞凋亡，其机制可能与下调 Bcl-2 蛋白表达及上调 P53 蛋白表达有关[2]，并对环磷酰胺诱发的小鼠骨髓细胞微核发生和丝裂霉素诱发的小鼠睾丸细胞染色体畸变均有明显的抑制作用，对 S-180 和 H-22 小鼠移植瘤生长也有明显的抑制作用[3]；乙醇提取物能抑制人肝癌 HepG2 细胞的增殖，并诱导细胞凋亡[4]；分离得到的鹤草酚（agrimophol）对人肺腺癌 A549 细胞的增殖有抑制作用，其常氧培养半数抑制浓度（IC_{50}）为 8.87μmol/L，对乏氧培养的人肺腺癌 A549 细胞有放射增敏作用，随着鹤草酚浓度的增加其放射增敏作用增强[5]。2. 驱虫　鹤草酚对猪肉绦虫囊尾蚴、猪肉绦虫幼虫、短膜壳绦虫和莫氏绦虫均有驱除或杀灭作用，而且对成虫的作用要比幼虫和囊尾蚴的作用更为敏感，杀灭绦虫的原理与能显著和持久地抑制虫体细胞代谢，切断维持生命的能量供给有关[6]。3. 抗菌　地上部分中分离得到的仙鹤草酚（agrimol）C、G、F 和鹤草酚对金黄色葡萄球菌、蜡样芽孢杆菌、诺卡氏菌的生长有不同程度的抑制作用[7]；4. 抗病毒　地上部分乙醇提取物对甲型 H1N1 流感病毒、H3N2 流感病毒和乙型流感病毒有抑制作用[8]。5. 抗炎　地上部分 80% 乙醇提取物的正丁醇萃取部位通过抑制 iNOS 的 mRNA 表达和蛋白表达从而抑制脂多糖诱导的 RAW264.7 巨噬细胞释放一氧化氮（NO）含量，此外可抑制卡拉胶所致大鼠的足肿胀[9]；全株甲醇提取物抑制巨噬细胞、嗜碱性细胞活性和 OVA 诱导哮喘模型小鼠的气道炎症，其抗炎机制可能通过调节 TRIF 依赖性 Syk-PLC/AKT 信号通路[10]。6. 镇痛　地上部分 80% 乙醇提取物能明显减少醋酸所致小鼠的扭体次数，提高热板所致小鼠的痛阈值和延长光辐射致痛小鼠的甩尾潜伏期，其机制可能与 α2 肾上腺素受体调节有关[11]。7. 抗氧化　地上部分乙醇提取物具有清除 1，1- 二苯基 -2- 三硝基苯肼自由基（DPPH）的作用，清除作用强于抗氧化剂丁羟甲苯，其中总多酚和总黄酮为其有效部位[12]，龙芽草素（agrimoniin）为其活性成分[13]。8. 降血糖　地上部分分离得到的龙芽草素（agrimoniin）、木犀草素 -7-O- 葡萄糖醛酸苷（luteolin-7-O-glucuronide）、槲皮苷（quercitrin）、木犀草素（luteolin）和阿福豆苷（afzelin）对醛糖还原酶具有高度抑制作用，能降低山梨醇在大鼠晶状体中的蓄积，抑制率分别为 47.6%，91.8%，76.9%，91.8% 和 93.2%[13]。9. 降脂　地上部分分离得到的 1β- 羟基 -2- 氧化坡模酸（1β-hydroxy-2-oxopomolic acid）通过阻断 PPARγ-C/EBPα 表达下调各种脂肪细胞因子来抑制脂肪细胞分化[14]。10. 抗光老化　叶甲醇提取物的乙酸乙酯萃取部位在 100μg/ml 浓度时可通过抑制 Orai1 离子通道防止紫外线引起的光老化，乙酸乙酯萃取部位和二氯甲烷萃取部位在 330μg/ml 浓度时可抑制皱纹形成和色素沉着的关键酶活性，酪氨酸酶的抑制率分别为 46.1%±0.84% 和 35.7%±1.40%，弹性蛋白酶的抑制作用分别为 48.3%±1.20% 和 45.4%±1.51%[15]。11. 抗凝血和促凝血　地上部分的水提物可能通过抑制血小板 Fg-R 活化和释放反应途径而抑制血小板聚集以及可能通过抑制内源凝血途径而具有抗凝作用；水提物也可能通过活化外源凝血途径并增加血液黏度而具有促凝作用[16]。12. 抗疲劳　全草 40% 乙醇提取物能延长运动性疲劳大鼠力竭运动时间，降低心肌丙二醛（MDA）含量，升高超氧化物歧化酶（SOD）、谷胱甘肽过氧化物酶（GSH-Px）、总抗氧化能力（T-AOC）活性，提示其可能通过提高运动性疲劳大鼠心肌抗氧化能力，降低脂质过氧化反应，从而缓解运动性疲劳的心肌氧化应激损伤[17]。

【性味与归经】仙鹤草：苦、涩，平。归心、肝经。

【功能与主治】鹤草芽：杀虫、解毒。用于湿热带下，疖肿，绦虫病，阴道滴虫病。仙鹤草：收敛止血，截疟，止痢，解毒，补虚。用于咯血，吐血，崩漏下血，疟疾，血痢，脱力劳伤，痈肿疮毒，阴痒带下。

【用法与用量】鹤草芽：成人 30g，儿童按体重每千克 0.7～0.8g，晨空腹一次顿服（不需服泻药）。仙鹤草：6～12g；外用适量。

【药用标准】鹤草芽：药典 1977 和辽宁药材 2009。仙鹤草：药典 1963～2015、浙江炮规 2015、新疆药品 1980 二册和台湾药材 2013。

【临床参考】1. 咳血、吐血、衄血、便血、胎漏：鲜全草 30～60g，水煎服。

2. 胃肠炎、痢疾、嗜盐菌性食物中毒：全草 30g，水煎服。

3. 美尼尔氏综合征：全草 60g，水煎服，连服 3～4 天。（1 方至 3 方引自《浙江药用植物志》）

4. 盗汗：全草 60g（鲜者倍量），加大枣 30g，水煎 2 次取汁，早晚分服，每日 1 剂[1]。

5. 湿疹、皮炎、荨麻疹、紫癜、银屑病：全草适量，水煎外洗患处[2]。

6. 慢性胃炎伴糜烂：全草，加黄芩适量，水煎服[3]。

7. 糖尿病：全草 60g，泡水代茶，每日 1 次[4]。

【附注】龙牙草始载于《本草图经》，云："龙牙草生施州，株高二尺以来，春夏有苗叶，至秋冬而枯，其根味辛、涩，温，无毒，春夏采之。"《救荒本草》将龙牙草称为龙芽草，谓："龙芽草一名瓜香草，生辉县鸭子口山野间，苗高一尺余，茎多涩毛，叶形如地棠叶而宽大，叶头齐团，每五叶或七叶作一茎排生，叶茎脚上又有小芽，叶两两对生，梢间出穗，开五瓣小圆黄花，结青毛菁葵，有子大如黍粒，味甜。"《本草纲目拾遗》谓："余亲植此草于家园，见其小暑后抽薹，届大暑即著花吐蕊，抽条成穗，俨如马鞭草之穗。其花黄而小，横簇条上。始悟马鞭草花紫，故有紫顶龙芽之名；此则黄花，名金顶龙芽。"即为本种。

鹤草芽内服时，部分患者会有恶心、呕吐、头昏等副作用，停药后即可恢复。本种的芽不宜久煎，研末服为佳。

小花龙芽草 Agrimonia nipponica Skalicky var.occidentalis Skalicky 在安徽、江西、广东、广西和贵州等地；托叶龙芽草 Agrimonia coreana Nakai 在吉林、辽宁、山东、浙江等地；大花龙芽草 Agrimonia eupatoria Linn.subsp.asiatica（Juzep.）Skalicky 在新疆。其地上部分民间均作仙鹤草药用。

【化学参考文献】

[1] 裴月湖，李铣，朱廷儒，等.仙鹤草根芽中新二氢黄酮醇苷的结构研究[J].药学学报，1990，25（4）：267-270.

[2] 裴月湖，李铣，朱廷儒.仙鹤草根芽中新异香豆精苷的结构研究[J].药学学报，1989，24（11）：837-840.

[3] 裴月湖，李铣.仙鹤草根芽中化学成分的研究[J].药学学报，1989，24（6）：431-437.

[4] 裴月湖，李铣，朱廷儒.仙鹤草根芽中新鞣花酸苷的结构研究[J].药学学报，1990，25（10）：798-800.

[5] 潘娅，刘红霞，庄玉磊，等.仙鹤草中黄酮类化学成分研究[J].中国中药杂志，2008，33（24）：2925-2928.

[6] 路芳，巴晓雨，何永志.仙鹤草的化学成分研究[J].中草药，2012，43（5）：851-854.

[7] 刘红霞，刘召喜，姜清华，等.仙鹤草的酚类化学成分[J].沈阳药科大学学报，2010，27（4）：286-289.

[8] 上海药物研究所，上海第十四制药厂.仙鹤草有效成分的研究 I.提取、分离及仙鹤草酚 C 的结构与合成[J].化学学报，1975，33（1）：23-33.

[9] 陈仲良，朱大元，王洪诚，等.仙鹤草有效成分的研究 II.仙鹤草酚 A，B，D 和 E 的结构[J].化学学报，1978，36（1）：35-41.

[10] Yamaki M，Kashihara M，Ishiguro K，et al. Antimicrobial principles of Xian he cao（Agrimonia pilosa）[J]. Planta Med，1989，55（2）：169-170.

[11] 武海波，蓝晓聪，王文蜀.龙芽草化学成分研究[J].天然产物研究与开发，2012，24（1）：55-56.

[12] 李雅文，黄兰芳，梁晟，等.仙鹤草挥发油化学成分的气相色谱-质谱分析[J].中南大学学报（自然科学版），2007，38（3）：502-506.

[13] Yamaki M，Kashihara M，Ishiguro K，et al. Phenolic glycosides from Agrimonia pilosa[J]. Phytochemistry，2010，71（16）：1925-1929.

[14] 张健泓, 陈优生. 仙鹤草降糖活性成分研究[J]. 中药材, 2009, 32（10）: 1537-1539.
[15] 陈优生, 张焜, 赵肃清, 等. 仙鹤草降糖活性成分研究（Ⅱ）[J]. 中药材, 2010, 33（5）: 724-726.
[16] Kim S B, Hwang S H, Suh H W, et al. Phytochemical Analysis of Agrimonia pilosa Ledeb, Its Antioxidant Activity and Aldose Reductase Inhibitory Potential[J]. Int J Mol Sci, 2017, 18（2）: 379-394.
[17] Ahn E K, Lee J A, Seo D W, et al. 1β-Hydroxy-2-oxopomolic acid isolated from Agrimonia pilosa extract inhibits adipogenesis in 3T3-L1 cells[J]. Biol Pharm Bull, 2012, 35（5）: 643-649.

【药理参考文献】

[1] 崔炯谟, 戈延茹, 韩惠兰, 等. 龙芽草乙醚提取物对HeLa细胞的抑制作用[J]. 延边大学医学学报, 1999, 22（3）: 175-176.
[2] 马丽萍, 赵培荣, 王留兴, 等. 仙鹤草水提液对食管癌Eca109细胞生长的抑制作用[J]. 郑州大学学报（医学版）, 2007, 42（1）: 149-151.
[3] 李红枝, 黄清松, 陈伟强, 等. 仙鹤草抗突变和抑制肿瘤作用实验研究[J]. 数理医药学杂志, 2005, 18（5）: 471-473.
[4] Nho K J, Chun J M, Kim H K. Agrimonia pilosa ethanol extract induces apoptotic cell death in HepG2 cells[J]. Journal of Ethnopharmacology, 2011, 138（2）: 358-363.
[5] 刘晓滨, 白淑芝, 姜晓姝, 等. 鹤草酚对人肺腺癌A549细胞株放射增敏作用的实验研究[J]. 中国肿瘤, 2012, 21（11）: 848-851.
[6] 佚名. 仙鹤草驱绦虫有效成分的研究3.鹤草酚驱绦作用及其原理的研究[J]. 沈阳药科大学学报, 1974, 1: 19-35.
[7] Yamaki M, Kashihara M, Ishiguro K, et al. Antimicrobial Principles of Xian he cao（Agrimonia pilosa）[J]. Planta Medica, 1989, 55（2）: 169-170.
[8] Shin W J, Lee K H, Park M H, et al. Broad-spectrum antiviral effect of Agrimonia pilosa extract on influenza viruses[J]. Microbiology & Immunology, 2010, 54（1）: 11-19.
[9] Jung C H, Kim J H, Park S, et al. Inhibitory effect of Agrimonia pilosa Ledeb. on inflammation by suppression of iNOS and ROS production[J]. Immunological Investigations, 2010, 39（2）: 159-170.
[10] Kim J J, Jiang J, Shim D W, et al. Anti-inflammatory and anti-allergic effects of Agrimonia pilosa Ledeb extract on murine cell lines and OVA-induced airway inflammation[J]. Journal of Ethnopharmacology, 2012, 140（2）: 213-221.
[11] Park S H, Sim Y B, Kang Y J, et al. Effect of Agrimonia pilosa Ledeb Extract on the Antinociception and Mechanisms in Mouse[J]. Korean Journal of Physiology & Pharmacology, 2012, 16（2）: 119-123.
[12] He C H, Ji X W, Pan Y M, et al. Antioxidant activity of alcoholic extract of Agrimonia pilosa Ledeb[J]. Medicinal Chemistry Research, 2010, 19（5）: 448-461.
[13] Kim S B, Hwang S H, Suh H W, et al. Phytochemical Analysis of Agrimonia pilosa Ledeb, Its Antioxidant Activity and Aldose Reductase Inhibitory Potential[J]. International Journal of Molecular Sciences, 2017, 18（2）: 379-394.
[14] Ahn E K, Lee J A, Seo D W, et al. 1β-Hydroxy-2-oxopomolic acid isolated from Agrimonia pilosa extract inhibits adipogenesis in 3T3-L1 cells[J]. Biological & Pharmaceutical Bulletin, 2012, 35（5）: 643-649.
[15] Chang Y J, Lee D U, Nam J H, et al. Inhibitory effect of Agrimonia pilosa leaf extract on the UV - induced photoaging - related ion channel, ORAI1, and the enzymes tyrosinase and elastase[J]. Journal of Food Biochemistry, 2016, 40（1）: 2-9.
[16] 费鲜明, 陈艳, 吴万飞, 等. 仙鹤草水提物体外对血小板聚集、凝血功能及血液流变学的影响[J]. 中国临床药理学与治疗学, 2013, 18（1）: 10-16.
[17] 石君杰, 宋李亚, 梅诗雪, 等. 仙鹤草醇提取物对运动性疲劳大鼠心肌氧化应激性损伤的干预作用[J]. 中国康复医学杂志, 2013, 28（9）: 868-869.

【临床参考文献】

[1] 张凤琴. 仙鹤草治疗盗汗[J]. 中国民间疗法, 1999,（4）: 44.
[2] 蔡翔, 陈培红, 饶玉凤. 仙鹤草的临床新用[J]. 中国中医基础医学杂志, 2016, 22（8）: 1109-1110, 1141.
[3] 徐艺. 单兆伟运用"仙鹤草"治疗消化系统疾病的经验[J]. 江苏中医药, 2015, 47（11）: 15-17.
[4] 方绪胜, 刘苏. 刘苏临床运用仙鹤草经验[J]. 中医药临床杂志, 2016, 28（8）: 1074-1075.

356. 黄龙尾（图356）· *Agrimonia pilosa* Ledeb.var.*nepalensis*（D.Don）Nakai（*Agrimonia nepalensis* D.Don）

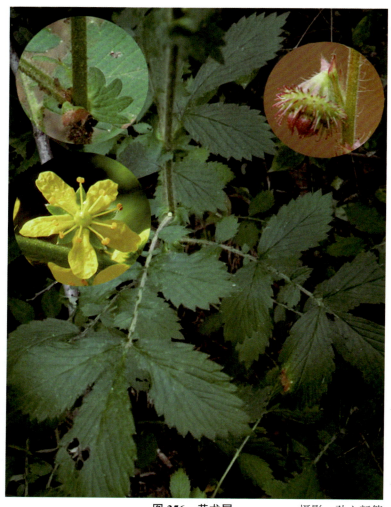

图356 黄龙尾　　摄影　孙立新等

【别名】绒毛龙芽草。

【形态】本变种与原变种区别在于，茎下部密被粗硬毛；叶上表面沿脉被长硬毛或微硬毛，脉间密被柔毛。

【生境与分布】生于海拔100～3500m的溪边、山坡草地及疏林。分布于浙江、江西、安徽、江苏、山东，另河北、山西、陕西、甘肃、河南、湖北、湖南、广东、广西、四川、云南、贵州、西藏均有分布；印度北部、尼泊尔、锡金、缅甸、泰国北部、老挝北部和越南北部亦有分布。

【药名与部位】绒毛龙芽草（黄龙尾），全草。

【采集加工】夏、秋二季茎叶茂盛时采割，除去杂质，晒干。

【药材性状】全体被较密的白色或淡黄色褐色长硬毛及柔毛。根及根茎呈圆柱形结节状，外表面灰褐色至棕褐色，长6～20cm，直径0.2～0.8cm，被白色柔毛。地上部分长30～100cm，茎略呈方柱形，直径0.2～0.6cm，四面略凹陷，绿褐色，有纵棱纹，节明显；茎中下部密被粗长硬毛；体轻，质硬，易折断，断面中空。单数羽状复叶互生，暗绿色，皱缩卷曲，质脆，易碎；小叶片有大小两种，相间生于中轴上，顶端小叶较大，完整小叶片展开后呈倒卵形或倒卵状椭圆形，先端尖，基部楔形，边缘有锯齿；托叶2枚，抱茎，斜卵形。带花者总状花序细长，萼筒上部有钩刺，花瓣黄色。气微，味涩微苦。

【药材炮制】除去杂质，洗净，切段，干燥。

【化学成分】全草含皂苷类：熊果酸（ursolic acid）、α-香树脂醇（α-amyrin）、1β-羟基-2-氧化坡模酸（1β-hydroxy-2-oxopomolic acid）、科罗索酸（corosolic acid）、1α, 2α, 3β, 19α-四羟基熊果-12-烯-28-酸（1α, 2α, 3β, 19α-tetrahydroxyurs-12-en-28-oic-acid）、野蔷薇苷（rosamultin）和麦珠子酸（alphitolic acid）[1]；黄酮类：龙牙草酚 B、N（pilosanols B、N）、槲皮素-3-O-α-L-鼠李糖苷（quercetin-3-O-α-L-rhamnoside）、槲皮素-3-O-β-D-吡喃葡萄糖苷（quercetin-3-O-β-D-glucopyranoside）、（2R, 3R）-（+）-花旗松素-3′-葡萄糖苷［（2R, 3R）-（+）-taxifolin-3′-glucoside］、（2R, 3S）-（-）-花旗松素-3′-葡萄糖苷［（2R, 3S）-（-）-axifolin-3′-glucoside］、（+）-儿茶素［（+）-catechin］和银椴苷（tiliroside）[1]；香豆素类：仙鹤草内酯（agrimonolide）和仙鹤草内酯-6-O-β-D-吡喃葡萄糖苷（agrimonolide-6-O-β-D-glucopyranoside）[1]；甾体类：β-谷甾醇（β-sitosterol）和胡萝卜苷（daucosterol）[1]；间苯三酚衍生物：仙鹤草酚 B（agrimol B）[1]；脂肪酸类：软脂酸，即棕榈酸（palmitic acid）[1]；糖类：葡萄糖（glucose）和蔗糖（sucrose）[1]。

叶含皂苷类：2α, 3α, 19α-三羟基熊果-12-烯-28-酸（2α, 3α, 19α-trihydroxyurs-12-en-28-oic acid）和3β-羟基熊果-12-烯-28-酸（3β-hydroxyurs-12-en-28-oic acid）[2]；黄酮类：槲皮素-3-O-α-L-吡喃鼠李糖苷（quercetin-3-O-α-L-rhamnopyranoside）[2]；酚酸类：鞣花酸-3-甲醚-7-α-D-吡喃鼠李糖苷（ellagic acid-3-methyl ether-7-α-D-rhamnopyranoside）和鞣花酸-3, 3′, 4′-三甲醚（ellagic acid-3, 3′, 4′-trimethyl ether）[2]；甾体类：β-谷甾醇（β-sitosterol）[2]。

【性味与归经】苦、涩，平。归心、肝经。

【功能与主治】收敛止血，止痢。用于咯血、吐血、衄血、便血、尿血、崩漏、血痢等。

【用法与用量】6～12g。外用适量。

【药用标准】湖北药材2009和云南药材2005七册。

【临床参考】1. 外伤出血：全草适量，捣烂外敷[1]。

2. 各种内伤出血：全草15～30g，水煎服[1]。

3. 鼻出血：全草，加侧柏叶、栀子各等份，水煎服[1]。

【附注】黄龙尾始载于明《滇南本草》，云："黄龙尾出滇南嵩明州郡甸里为最。"但无形态描述及附图。据专家查云南药市所售黄龙尾药材判断，即为本种。

【化学参考文献】

[1] 杨燕. 云南红豆杉、黄龙尾和芫菁还阳参的化学成分研究[D]. 昆明：云南中医学院硕士学位论文，2014.

[2] 艾铁民，陆玲娣. 中国药用植物志（第四卷）[M]. 北京：北京大学医学出版社，2015：997.

【临床参考文献】

[1] 万琦，王华南，赵能武，等. 贵州六个少数民族治疗疾病常用的蔷薇科植物药（一）[J]. 中国民族医药杂志，2012，18（10）：30-32.

11. 地榆属 *Sanguisorba* Linn.

多年生草本。根粗壮，下部长出若干纺锤形、圆柱形或细长条形根。奇数羽状复叶。花两性，稀单性，穗状或头状花序；萼裂片4枚，花瓣状，紫色、粉红色或白色；萼筒喉部缢缩；花瓣无；雄蕊通常4枚，花丝通常分离，稀下部联合；心皮通常1枚，稀2枚，包藏在萼筒内，花柱顶生，细长丝状；胚珠1枚，下垂。瘦果小，包藏在宿存的萼筒内；具种子1枚。

约30余种，分布于欧洲、亚洲及北美洲。中国7种，分布几遍及全国，法定药用植物1种1变种。华东地区法定药用植物1种1变种。

357. 地榆（图357）· *Sanguisorba officinalis* Linn.

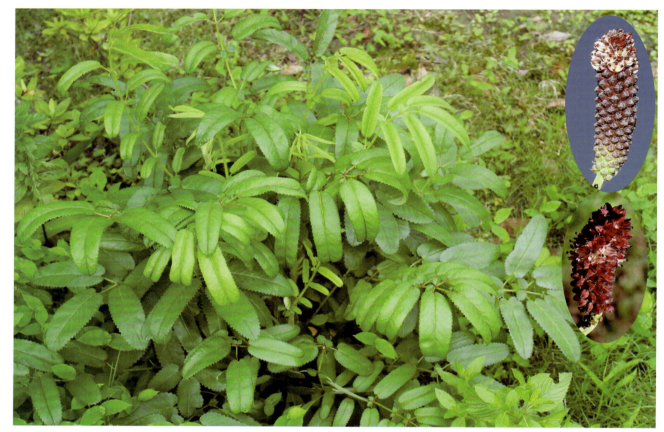

图357 地榆　　　　　　　　　　　　　　摄影　赵维良等

【别名】山红枣（浙江），一枝箭、紫朵苗子（江苏徐州），小紫草（江苏连云港），黄爪香、玉札、山枣子。

【形态】多年生草本。根粗壮，多呈纺锤形，稀圆柱形，表面棕褐色或紫褐色，有纵皱及横裂纹，横切面黄白或淡红色。茎高30～200cm，有棱，无毛或基部有稀疏腺毛。基生叶奇数羽状复叶，有小叶2～6对；小叶有短柄，卵状长椭圆形或长椭圆形，长1～7cm，宽0.5～3cm，先端圆钝稀急尖，基部心形，边缘有多数粗大圆钝锯齿，两面绿色，无毛；茎生叶较少，与基生叶近同形。穗状花序椭圆形或圆柱形，直立，通常长1～4cm，从花序顶端向下开放；萼片4枚，紫红色，背面被疏柔毛，中央微有纵棱，先端常具短尖头；雄蕊4枚；心皮1枚，花柱短于雄蕊。瘦果包藏在宿存萼筒内，四棱形，褐色。花期8～10月，果期9～11月。

【生境与分布】生于海拔30～3000m的山坡草地、灌丛或疏林中。华东各省区及全国各地均有分布，欧洲、亚洲北温带亦广布。

【药名与部位】地榆，根。

【采集加工】春季将发芽时或秋季植株枯萎后采挖，除去须根，洗净，干燥；或趁鲜切片，干燥。

【药材性状】呈不规则纺锤形或圆柱形，稍弯曲，长5～25cm，直径0.5～2cm。表面灰褐色至暗棕色，粗糙，有纵纹。质硬，断面较平坦，粉红色或淡黄色，木质部略呈放射状排列。气微，味微苦涩。

【质量要求】粗壮、去尾、去芦头，无泥。

【药材炮制】地榆：除去杂质；未切片者，洗净，除去残茎，润透，切厚片，干燥。地榆炭：取地榆饮片，炒至表面焦黑色、内部棕褐色，取出，摊凉。

【化学成分】根含黄酮类：7-O-没食子酰基-(+)-儿茶素［7-O-galloyl-(+)-catechin］、3-O-没食子酰基原花青素B-3（3-O-galloylprocyanidin B-3）[1]，(+)-儿茶素［(+)-catechin］、(4α-8)-非瑟酮醇儿茶素［fisetinidol-(4α-8)-catechin］[2]，山奈酚-3,7-O-二鼠李糖苷（kaempferol-3,7-O-dirhamnoside）和槲皮素-3-乳糖-7-葡萄糖苷（quercetin-3-galactoside-7-glucoside）[3]；酚酸类：没食子酸（gallic acid）、3-O-甲基没食子酸甲酯（methyl 3-O-methylgallate）、3,4'-O-二甲基鞣花酸（3,4'-O-dimethylellagic acid）、3,3',4'-三甲基鞣花酸（3,3',4'-O-trimethylellagic acid）[4]，4-O-β-D-吡喃葡萄糖基-5-羟基-3-甲氧基苯甲酸甲酯［methyl 4-O-β-D-glucopyranosyl-5-hydroxy-3-methoxybenzoate］、3,3',4'-三甲基鞣花酸（3,3',4'-tri-O-methylellagic acid）[2]、阿魏酸（ferulic acid）[3]、6-O-没食子酰-β-D-吡喃葡萄糖甲酯（methyl 6-O-galloyl-β-D-glucopyranoside）、6-O-二没食子酰-β-D-吡喃葡萄糖甲酯（methyl 6-O-digalloyl-β-D-glucopyranoside）、4,6-二-O-没食子酰-β-D-吡喃葡萄糖甲酯（methyl 4,6-di-O-galloyl-β-D-glucopyranoside）、2,3,6-三-O-没食子酰-β-D-吡喃葡萄糖甲酯（methyl 2,3,6-tri-O-galloyl-β-D-glucopyranoside）、3,4,6-三-O-没食子酰-β-D-吡喃葡萄糖甲酯（methyl 3,4,6-tri-O-galloyl-β-D-glucopyranoside）、2,3,4,6-四-O-没食子酰-β-D-吡喃葡萄糖甲酯（methyl 2,3,4,6-tetra-O-galloyl-β-D-glucopyranoside）和没食子酸 3-O-β-D-(6'-O-没食子酰)-吡喃葡萄糖苷［gallic acid 3-O-β-D-(6'-O-galloyl)-glucopyranoside］[5]；皂苷类：19α-羟基-3β-O-(α-L-阿拉伯糖)熊果-12-烯-8-酸-28-O-β-D-葡萄糖苷［3β-O-α-L-arabinopyranosyl-19α-hydroxyusr-12-en-8-oic acid 28-O-β-D-glucopyranoside］[4]，阿江榄仁酸（arjunic acid）、野蔷薇酸（rosamultic acid）、哈帕塔二烯酸*（haptadienic acid）、1β-羟基蔷薇酸（1β-hydroxyeuscaphic acid）、蔷薇酸（euscaphic acid）、委陵菜酸（tormentic acid）、坡模酸（pomolic acid）、熊果酸（ursolic acid）、3β,19α-二羟基-齐墩果-12-烯-28-酸-β-D-吡喃葡萄糖基酯（3β,19α-dihydroxyolean-12-en-28-oic acid-β-D-glucopyranosyl ester）、3β,19α-二羟基-熊果-12-烯-28-酸-β-D-吡喃葡萄糖酯（3β,19α-dihydroxyursolic-12-en-28-oic acid-β-D-glucopyranosyl ester）[6]，地榆皂苷Ⅰ、Ⅱ（ziyu-glycoside Ⅰ、Ⅱ）、苦莓苷（niga-ichigoside）、3β-［(α-L-吡喃阿拉伯糖)氧基］-29-羟基齐墩果-12-烯-28-酸-β-D-吡喃葡萄糖酯{3β-[(α-L-arabinopyranosyl)oxy]-29-hydroxyolean-12-en-28-oic acid-β-D-glucopyranosyl ester}、3β-［(α-L-吡喃阿拉伯糖)氧基］-熊果-12,18-二烯-28-酸-β-D-吡喃葡萄糖酯{3β-[(α-L-arabinopyranosyl)oxy]-urs-12,18-dien-28-oic acid-β-D-glucopyranosyl ester}[7]，3β-O-阿拉伯糖-熊果-12,19-二烯-28-酸-β-D-吡喃葡萄糖酯（3β-O-arabinopyranosyl-urs-12,19-dien-28-oic acid-β-D-glucopyranosyl ester）[8]，3β-［(α-L-吡喃阿拉伯糖)氧基］-19β-羟基熊果-12,20(30)-二烯-28-酸{3β-[(α-L-arabinopyranosyl)oxy]-19β-hydroxyurs-12,20(30)-dien-28-oic acid}、3β-［(α-L-吡喃阿拉伯糖)氧基］-熊果-11,13(18)-二烯-28-酸 β-D-吡喃葡萄糖酯{3β-[(α-L-arabinopyranosyl)oxy]-urs-11,13(18)-dien-28-oic acid β-D-glucopyranosyl ester}、2α,3α,23-三羟基熊果-12-烯-24,28-二酸 28-β-D-吡喃葡萄糖酯（2α,3α,23-trihydroxyurs-12-en-24,28-dioic acid 28-β-D-glucopyranosyl ester）、3β-［(α-L-吡喃阿拉伯糖)氧基］-熊果-12,19(20)-二烯-28-酸{3β-[(α-L-arabinopyranosyl)oxy]-urs-12,19(20)-dien-28-oic acid}、3β-［(α-L-吡喃阿拉伯糖)氧基］-熊果-12,19(29)-二烯-28-酸{3β-[(α-L-arabinopyranosyl)oxy]-urs-12,19(29)-dien-28-oic acid}、3β-［(α-L-吡喃阿拉伯糖)氧基］-19α-羟基齐墩果-12-烯-28-酸{3β-[(α-L-arabinopyranosyl)oxy]-19α-hydroxyolean-12-en-28-oic acid}、2α,3β-二羟基-28-去甲熊果-12,17,19(20),21-四烯-23-酸［2α,3β-dihydroxy-28-norurs-12,17,19(20),21-tetraen-23-oic acid］[9]，地榆二聚苷*A、B、C、D（sanguidiosides A、B、C、D）[10]，3β-［(α-L-吡喃阿拉伯糖)氧基］-19α-羟基齐墩果-12-烯-28-酸 28-β-D-吡喃葡萄糖酯{3β-[(α-L-arabinopyranosyl)oxy]-19α-hydroxyolean-12-en-28-oic acid 28-β-D-glucopyranosyl ester}、3β-［(α-L-吡喃阿拉伯糖)氧基］熊果-12,19(29)-二烯-28-酸 28-β-D-吡喃葡萄糖酯{3β-[(α-L-arabinopyranosyl)oxy]urs-12,19(29)-dien-28-oic acid 28-β-D-glucopyranosyl ester}、3β-［(α-L-吡喃阿拉伯糖)氧基］-23-羟基熊果-12,19(29)-二烯-28-酸 28-β-D-吡喃葡萄糖酯{3β-[(α-L-arabinopyranosyl)oxy]-23-

hydroxyurs-12, 19（29）-dien-28-oic acid-28-β-D-glucopyranosyl ester}、3β-［（α-L- 吡喃阿拉伯糖）氧基］熊果 -12, 18- 二烯 -28- 酸 {3β-［（α-L-arabinopyranosyl）oxy］urs-12, 18-dien-28-oic acid} 和 3β-［（α-L- 吡喃阿拉伯糖）氧基］-19α- 羟基熊果 -12- 烯 -28- 酸 28-（6-O- 没食子酰 -β-D- 吡喃葡萄糖）酯 {3β-［（α-L-arabinopyranosyl）oxy］-19α-hydroxyurs-12-en-28-oic acid 28-（6-O-galloyl-β-D-glucopyranosyl ester}[11]；单萜苷类：香茅醇 -1-O-α-L- 呋喃阿拉伯糖基 -（1→6）-β-D- 吡喃葡萄糖苷［citronellol-1-O-α-L-arabinofuranosyl-（1→6）-β-D-glucopyranoside］、香叶醇 -1-O-α-L- 呋喃阿拉伯糖基 -（1→6）-β-D- 吡喃葡萄糖苷［geraniol-1-O-α-L-arabinofuranosyl-（1→6）-β-D-glucopyranoside］和香叶醇 -1-O-α-L- 吡喃阿拉伯糖基 -（1→6）-β-D- 吡喃葡萄糖苷［geraniol-1-O-α-L-arabinopyranosyl-（1→6）-β-D-glucopyranoside］[12]；甾体类：胡萝卜苷（daucosterol）和 β- 谷甾醇（β-sitosterol）[3]。

【药理作用】1. 止血　根生品和炒炭品水煎液均具有明显的止血作用[1~3]。能明显缩短小鼠的出血时间、凝血时间、凝血酶原时间（PT）、凝血酶时间（TT）和活化部分凝血活酶时间（APTT），能明显提高血小板数，炒炭品水煎液的止血作用强于生品水煎液；根提取分离的地榆皂苷 I（sanguisorbin I）具有非常明显的止血作用[4]。2. 造血　地榆皂苷成分体外能促小鼠骨髓细胞增殖，升高小鼠骨髓有核细胞和外周血白细胞、红细胞以及血小板数[5]；地榆鞣质部位具有明显升高白细胞和升高骨髓 DNA 含量，保护骨髓 DNA 的作用[6]。3. 抗氧化　根 75% 乙醇提取物的三氯甲烷、乙酸乙酯和正丁醇萃取物对羟基自由基（OH·）均具有一定的清除作用，且呈剂量依赖性，其中乙酸乙酯层和正丁醇萃取部位对羟基自由基的清除作用为最强[7]；根中分离纯化的非瑟酮醇 -（4α-8）- 儿茶酸［fisetinidol-（4α-8）-catechuic acid］对 1, 1- 二苯基 -2- 三硝基苯肼自由基（DPPH）具有较强的清除作用[8]。4. 美白抗皱　根 50% 乙醇提取物能明显降低内皮细胞内皮素转换酶（ECE-1α）的活性，作用强于 1mmol/L 磷酰二肽；0.1% 提取物能抑制角质形成细胞分泌内皮素 -1（ET-1），能明显减轻紫外线 B（UVB）照射的豚鼠局部色素沉着[9]；根提取分离的地榆皂苷 I 可促进 I 型胶原的表达，作用与维生素 C 相当[10]。5. 抗肿瘤　根水提物可抑制乳腺癌细胞的增殖，其机制可能是通过诱导细胞凋亡和抑制血管生成而起作用[11]；根中提取的总皂苷能诱导小鼠腹水型肝癌 H22 细胞的凋亡[12]，对荷 S_{180} 肉瘤小鼠肿瘤组织微血管的生成及血管内皮生长因子（VEGF）表达具有一定的抑制作用，其机制可能与抑制肿瘤组织 VEGF 表达水平有关[13]；地榆皂苷 II（sanguisorbin II）可上调乳腺癌 MDA-MB-231 细胞中活性氧的水平，上调 CHOP 的表达，激活内质网应激途径，下调 Bcl-2 的表达，上调 Bax 的表达，激活线粒体凋亡途径，上调 DR4、DR5 的表达，激活 TRAIL 外源凋亡通路[14]。6. 抗炎　根乙醇提取物可抑制 TNF-α/IFN-γ 诱导的 HaCaT 细胞趋化因子表达，阻断 NF-κB、STAT-1 和 ERK 激活炎性因子表达[15]；根中提取的多糖可有效抑制 P- 选择介导的白细胞黏附[16]。7. 抗菌　根中的鞣质提取物在体外具有明显的抗菌作用，能改变金黄色葡萄球菌细胞膜的通透性，并破坏细胞的完整性，能有效抑制革兰氏阳性菌的生长[17]；根乙醇提取物能抑制耐甲氧西林金黄色葡萄球菌生物膜的形成，随着提取物的增加 icaADBC 操纵子的转录水平下降[18]。8. 抗过敏　根水提物对化合物 48/80 诱导的小鼠全身性过敏性休克和抗 DNP IgE 抗体诱导的大鼠被动皮肤过敏反应（PCA）有抑制作用[19]。9. 免疫调节　根中提取的多糖可激活核转录因子（NF-κB）信号通路以提高巨噬细胞的吞噬能力，增加肿瘤坏死因子 -α（TNF-α）和一氧化氮（NO）的分泌[20]。10. 平喘　根 70% 乙醇提取物对血红素加氧酶 -1（HO-1）上调抑制卵清蛋白（OVA）所致小鼠的支气管哮喘有平喘作用[21]。11. 降血糖　根中提取的黄酮和鞣质对 α- 葡萄糖苷酶具有明显的抑制作用[22]。

【性味与归经】苦、酸、涩，微寒。归肝、大肠经。

【功能与主治】凉血止血，解毒敛疮。用于便血，痔血，血痢，崩漏，水火烫伤，痈肿疮毒。

【用法与用量】9～15g；外用适量，研末涂敷患处。

【药用标准】药典 1963～2015、浙江炮规 2005、贵州药材 1965、宁夏药材 1993、新疆药品 1980 二册和台湾 2004。

【临床参考】1. 溃疡病出血：根 12g，水煎服。

2. 白带：根60g，加鸭跖草60g、大蓟30g、车前草15g，水煎服。

3. 烫伤：根适量，焙干研细粉，香油（花生油、茶油、麻油、鸡蛋清亦可）调敷；或加生大黄等量，同研调敷。（1方至3方引自《浙江药用植物志》）

4. 压疮：根切片炒干磨粉，将粉扑于全部疮面，暴露疮面，每天换药1～2次[1]。

5. 溃疡性结肠炎：根20g，加血竭20g，水煎，浓缩成100ml，保留灌肠30min，每日1次[2]。

6. 丹毒：根（研粉）30g，加凡士林100g，调匀，涂患处[3]。

7. 血痢、便血、血崩：根（炭制）20～30g，加水适量，煎30min，取汁加红糖服，隔4h服1次[4]。

【附注】地榆始载于《神农本草经》，列为中品。《名医别录》云："生桐柏及冤朐山谷，二月八月采根、暴干。《本草经集注》："今近道处处有。叶似榆而长，初生布地，而花子紫黑色如豉，故名玉豉，一茎长直上。"《图经本草》载："宿根三月内生苗，初生布地，茎直，高三四尺，对分出叶，叶似榆，少狭细长，作锯齿状，青色。七月开花如椹子，紫黑色，根外黑里红，似柳根。"并附有"江宁府地榆"和"衡州地榆"二图。综合以上描述，结合"江宁府地榆"图的特征，应即本种。

脾胃虚寒，中气下陷，冷痢泄泻，崩漏带下，血虚有瘀者均慎用。

本种的叶民间也作药用。

细叶地榆 *Sanguisorba tenuifolia* Fisch.ex Link、小白花地榆 *Sanguisorba tenuifolia* Fisch.ex Link var.*alba* Trautv.et Mey.、大白花地榆 *Sanguisorba sitchensis* C.A.Mey.、粉花地榆 *Sanguisorba officinalis* L.var.*carnea* (Fisch.) Regel ex Maxim. 的根在东北民间均作地榆药用。

【化学参考文献】

[1] Tanaka T, Nonaka G, Nishioka I. 7-*O*-galloyl-(+)-catechin and 3-*O*-galloylprocyanidin B-3 from *Sanguisorba officinalis*[J]. Phytochemistry, 1983, 22 (11): 2575-2579.

[2] 刘欣. 地榆中酚类成分的研究[D]. 长春：吉林大学硕士学位论文, 2013.

[3] 程东亮, 曹小平, 邹佩秀, 等. 中药地榆黄酮等成分的分离与鉴定[J]. 中草药, 1995, 26 (11): 570-571.

[4] 张帆. 地榆总提取物的串联质谱分析[C]. 中国有机质谱学第十三届全国学术大会论文集, 2005.

[5] Tanaka T, Nonaka G, Nishioka I. Tannins and related compounds. XVI. Isolation and characterization of six methyl glucoside gallates and a gallic acid glucoside gallate from *Sanguisorba officinalis* L[J]. Chem Pharm Bull, 1984, 32 (1): 117-121.

[6] 王寒, 原忠. 地榆中三萜类成分的研究[J]. 中国药物化学杂志, 2009, 19 (1): 52-54, 62.

[7] 罗艳, 王寒, 原忠. 地榆中三萜皂苷类成分及其抗炎活性研究[J]. 中国药物化学杂志, 2008, 18 (2): 138-141.

[8] 曹爱民, 张东方, 沙明, 等. 地榆中皂苷类化合物分离、鉴定及其含量测定[J]. 中草药, 2003, 34 (5): 397-399.

[9] Liu X, Cui Y, Yu Q, et al. Triterpenoids from *Sanguisorba officinalis*[J]. Phytochemistry, 2005, 66 (14): 1671-1679.

[10] Liu X, Shi B, Yu B. Four new dimeric triterpene glucosides from *Sanguisorba officinalis*[J]. Tetrahedron, 2004, 60 (50): 11647-11654.

[11] Mimaki Y, Fukushima M, Yokosuka A, et al. Triterpene glycosides from the roots of *Sanguisorba officinalis*[J]. Phytochemistry, 2001, 57 (5): 773-779.

[12] 张子龙. 地榆中单萜苷类成分的研究[D]. 长春：吉林大学硕士学位论文, 2013.

【药理参考文献】

[1] 党春兰, 程方荣. 地榆对家兔血液流变学的影响[J]. 中国医学物理学杂志, 1997, 14 (3): 138-139.

[2] 张向阳, 贾丽霞, 李海涛, 等. 地榆烘法制炭前后止血作用比较[J]. 药物评价研究, 2017, 40 (6): 788-791.

[3] 周滢, 费曜. 地榆炮制前后对小鼠出血时间与凝血时间的影响研究[J]. 时珍国医国药, 2014, 25 (6): 1386-1387.

[4] Sun W, Zhang Z L, Liu X, et al. Terpene glycosides from the roots of *Sanguisorba officinalis* L. and their hemostatic activities[J]. Molecules, 2012, 17 (7): 7629-7636.

[5] 高小平, 吴建明, 邹文俊, 等. 地榆促造血作用的有效部位筛选[J]. 中国天然药物, 2006, 4 (2): 137-140.

[6] 杨金辉, 杨明, 黄晶, 等. 地榆鞣质的制备及其对环磷酰胺致小鼠白细胞减少症影响的初步研究[J]. 中国医药生物技术, 2013, 8 (1): 41-45.

[7] 梁丽丽，曹光群，曾兰兰，等．中药地榆提取物对自由基的清除作用［J］．天然产物研究与开发，2008，20（3）：511-513.

[8] Zhang S, Liu X, Zhang Z L, et al. Isolation and identification of the phenolic compounds from the roots of *Sanguisorba officinalis* L. and their antioxidant activities［J］. Molecules, 2012, 17（12）: 13917-13922.

[9] Hachiya A, Kobayashi A, Ohuchi A, et al. The Inhibitory effect of an extract of *Sanguisorba officinalis* L. on ultraviolet B-induced Pigmentation via the suppression of endothelin-converting enzyme-1α［J］. Biological & Pharmaceutical Bulletin, 2001, 24（6）: 688-692.

[10] Kim Y H, Chan B C, Jin G K, et al. Anti-wrinkle activity of ziyuglycoside I isolated from a root extract and its application as a cosmeceutical ingredient［J］. Bioscience Biotechnology & Biochemistry, 2008, 72（2）: 303-311.

[11] Wang Z Y, Loo W T, Wang N, et al. Effect of *Sanguisorba officinalis* L on breast cancer growth and angiogenesis［J］. Expert Opinion on Therapeutic Targets, 2012, 16（1）: S79-S89.

[12] 秦三海，牟艳玲，周玲，等．地榆总皂苷对小鼠腹水型H22肝癌的抑制作用及机制研究［J］．中医药学报，2013，41（1）：10-13.

[13] 秦三海，王燕，周玲，等．地榆总皂苷体内抗小鼠肿瘤组织微血管生成的实验研究［J］．中医药学报，2012，40（5）：38-40.

[14] 王振龙，何霞，成明，等．地榆皂苷Ⅱ抑制肿瘤细胞增殖和诱导其凋亡的作用［J］．华西药学杂志，2017，32（5）：485-488.

[15] Yang J H, Hwang Y H, Gu M J, et al. Ethanol extracts of *Sanguisorba officinalis* L. suppress TNF-α/IFN-γ-induced pro-inflammatory chemokine production in HaCaT cells［J］. Phytomedicine, 2015, 22（14）: 1262-1268.

[16] Tong H, Song J, Zhang Z, et al. Inhibitory function of P-selectin-mediated leukocyte adhesion by the polysaccharides from *Sanguisorba officinalis*［J］. Pharmaceutical Biology, 2015, 53（3）: 345-349.

[17] 周本宏，松长青，姜姗，等．地榆鞣质提取物的抗菌活性及对金黄色葡萄球菌的抑菌机制研究［J］．中国药师，2016，19（3）：464-469.

[18] Chen X, Shang F, Meng Y, et al. Ethanol extract of *Sanguisorba officinalis* L. inhibits biofilm formation of methicillin-resistant Staphylococcus aureus in an ica-dependent manner［J］. Journal of Dairy Science, 2015, 98（12）: 8486-8491.

[19] Shin T Y, Lee K B, Kim S H. Anti-allergic effects of *Sanguisorba officinalis* on animal models of allergic reactions［J］. Immunopharmacology & Immunotoxicology, 2002, 24（3）: 455-468.

[20] Tong H, Mao D, Zhai M, et al. Macrophage activation induced by the polysaccharides isolated from the roots of *Sanguisorba officinalis*［J］. Pharmaceutical Biology, 2015, 53（10）: 1511-1515.

[21] Lee N H, Lee M Y, Lee J A, et al. Anti-asthmatic effect of *Sanguisorba officinalis* L. and potential role of heme oxygenase-1 in an ovalbumin-induced murine asthma model［J］. International Journal of Molecular Medicine, 2010, 26（26）: 201-208.

[22] 陈丽华，潘自红，曹云丽，等．地榆中α-葡萄糖苷酶抑制活性因子的筛选［J］．食品研究与开发，2013，（9）：30-36.

【临床参考文献】

[1] 王明莉．地榆治疗压疮的临床疗效观察［J］．吉林医学，2010，31（36）：6858.

[2] 王再见，李会霞，梁洁，等．血竭联合地榆对溃疡性结肠炎黏膜愈合的影响［J］．北京中医药大学学报，2013，36（6）：426-428.

[3] 马建国，马金榜，周凤英，等．谈地榆外用［J］．山东中医杂志，1997，16（7）：33.

[4] 孟景春．地榆为治血崩良药［J］．江苏中医，1996，17（12）：25.

358. 长叶地榆（图358）· *Sanguisorba officinalis* Linn.var.*longifolia*（Bert.）Yü et Li（*Sanguisorba longifolia* Bertoloni）

【别名】绵地榆。

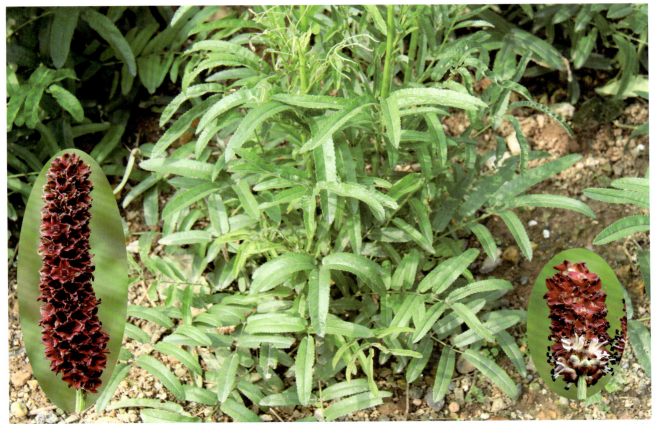

图 358　长叶地榆　　　　　　　摄影　周重建等

【形态】本变种与原变种区别在于，基生叶小叶带状长圆形至带状披针形，基部微心形至宽楔形；茎生叶较多，与基生叶相似，但更狭长；花序长 2～6cm。

【生境与分布】生于海拔 100～3000m 的山坡草地、溪边、灌丛或疏林中。分布于浙江、江西、安徽、江苏、山东，另黑龙江、辽宁、河北、山西、甘肃、河南、湖北、湖南、广东、广西、四川、云南、贵州、台湾均有分布；俄罗斯、蒙古、朝鲜和印度也有分布。

【药名与部位】地榆（绵地榆），根。

【采集加工】春季将发芽时或秋季植株枯萎后采挖，除去须根，洗净，干燥；或趁鲜切片，干燥。

【药材性状】呈长圆柱形，稍弯曲，着生于短粗的根茎上；表面红棕色或棕紫色，有细纵纹。质坚韧，断面黄棕色或红棕色，韧皮部有多数黄白色或黄棕色绵状纤维。气微，味微苦涩。

【质量要求】粗壮、去尾、去芦头、无泥。

【药材炮制】地榆：除去杂质；未切片者，洗净，除去残茎，润透，切厚片，干燥。地榆炭：取地榆饮片，炒至表面焦黑色、内部棕褐色，取出，摊凉。

【化学成分】根及根茎含黄酮类：槲皮素（quercetin）、山柰酚（kaempferol）和儿茶素（catechin）[1]；酚酸类：没食子酸（gallic acid）和阿魏酸（ferulic acid）[1]；蒽醌类：大黄酚（chrysophanol）和大黄素甲醚（physeion）[1]；皂苷类：熊果酸（ursolie acid）[1]和长叶地榆苷*I～III（changyediyuines I～III）[2]；甾体类：β-谷甾醇（β-sitosterol）[1]。

【药理作用】1. 止血　根生品及炒炭品水提物均能明显缩短小鼠的出血时间、凝血时间和凝血酶原时间，活化部分凝血酶时间，升高纤维蛋白原含量，炒炭品的作用强于生品[1]。2. 抗炎　根生品及炒炭品水提物均能抑制二甲苯所致小鼠的耳廓肿胀和蛋清所致大鼠的足跖肿胀及降低足跖肿胀大鼠血清白细胞介素-1β（IL-1β）和炎症足跖组织中前列腺素（PGE_2）含量，增高醋酸所致的小鼠腹腔毛细血管通透性，生品的作用强于炒炭品[2]。

【性味与归经】苦、酸、涩，微寒。归肝、大肠经。

【功能与主治】凉血止血，解毒敛疮。用于便血，痔血，血痢，崩漏，水火烫伤，痈肿疮毒。

【用法与用量】9～15g；外用适量，研末涂敷患处。

【药用标准】药典1985～2015、浙江炮规2005和台湾2013。

【附注】"地榆【附注】"中《图经本草》附图"衡州地榆"似为长叶地榆。

脾胃虚寒，中气下陷，冷痢泄泻，崩漏带下，血虚有瘀者均应慎用。

本种的叶民间也作药用。

牻牛儿苗科植物紫地榆 *Geranium strictipes* R.Knuth［*Geranium scandens*（Hook.f.et Thoms.）Hutch.］的根在云南作紫地榆药用，应注意鉴别。

【化学参考文献】

［1］徐耀.长叶地榆的化学成分研究［D］.贵阳：贵州大学硕士学位论文，2008.

［2］Shen T, He Y, Sun G, et al. Studies on chemical constituents of *Sanguisorba longifolia* Bertol［J］. Indian J Chem，2008，47B：1600-1604.

【药理参考文献】

［1］俞浩，毛斌斌，刘汉珍.炒炭对地榆中鞣质质量及止血效果的影响［J］.中成药，2014，36（6）：1317-1320.

［2］俞浩，方艳夕，毛斌斌，等.地榆炮制前后水提物抗炎效果研究［J］.中药材，2014，37（1）：34-37.

12. 棣棠花属 *Kerria* DC.

落叶小灌木，小枝细长。单叶，互生，叶缘具重锯齿；托叶钻形，早落；花两性，大而单生；萼筒碟形，萼裂片5枚，覆瓦状排列；花瓣5枚，黄色，长圆形或近圆形，具短爪；雄蕊多数，排成数组，花盘环状，被疏柔毛；雌蕊5～6枚，分离，生于萼筒内；花柱顶生，直立；每心皮有1枚胚珠。瘦果侧扁，无毛。

1种，产于中国和日本。中国1种，分布几遍及全国，法定药用植物1种。华东地区法定药用植物1种。

359. 棣棠花（图359）· *Kerria japonica*（Linn.）DC.

【别名】棣棠，金棣棠（浙江）。

【形态】落叶小灌木。小枝绿色，圆柱形，无毛，常拱垂，嫩枝有棱角。单叶互生，三角状卵形或卵圆形，先端长渐尖，基部圆形或浅心形，边缘有尖锐重锯齿，两面绿色；上表面无毛或有稀疏柔毛，下表面沿脉或脉腋有柔毛；叶柄长5～10mm。单花，着生在当年生侧枝顶端，花梗长约1cm；花直径2.5～6cm；萼片卵状椭圆形，全缘，无毛，果时宿存；花黄色，花瓣先端下凹。瘦果倒卵形至半球形，黑褐色，无毛，有皱褶。花期4～6月，果期6～8月。

【生境与分布】生于海拔200～3000m的山坡灌丛。华东各省区均有分布和栽培，另陕西、甘肃、河南、湖北、云南、四川、贵州均有分布；日本也有分布。

【药名与部位】棣棠花，花。棣棠小通草，茎髓。

【采集加工】棣棠花：春末夏初花盛开时采收，干燥。棣棠小通草：秋季割取茎，趁鲜取出髓部，理顺，干燥。

【药材性状】棣棠花：呈不规则球形，直径0.5～2.5cm，金黄色或橙黄色。花萼绿色，先端5裂，裂片卵形，疏被白色柔毛。花单瓣或重瓣，皱缩，展开后呈广卵圆形或长卵圆形，下部丝状，心皮5枚，离生，花柱丝状，被白色柔毛。体轻，质松软。气微，味淡。

棣棠小通草：呈圆柱形，直径0.3～1.1cm。表面白色或略带黄色。体轻，松软，手指轻捏易变扁。断面平坦，显银白色光泽，中央实心。水浸泡10min后，药材表面无黏滑感。无臭，味淡。

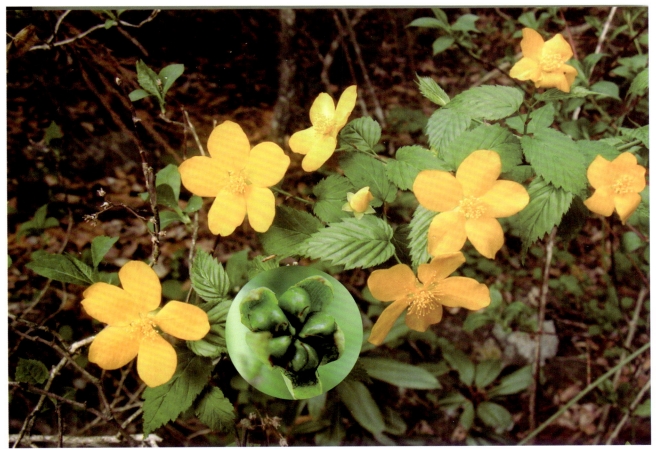

图 359　棣棠花　　　　　　　　　　　　　　摄影　徐克学等

【化学成分】 地上部分含挥发油类：氧化石竹烯（caryophyllene oxide）、二十烷（eicosane）、十七烷（heptadecane）、二十一烷（heneicosane）、棕榈酸（palmitic acid）、棕榈醛（palmitaldehyde）、棕榈酸乙酯（ethyl palmitate）、4-碘-2,6-二甲基苯胺（4-iodo-2,6-dimethylaniline）、十九烷（nonadecane）、十五醛（pentadecanal）、2-酮-6,10,14-三甲基十五烷酮（2-keto-6,10,14-trimethyl-pentadecanone）、2,6,10,14-四甲基十五烷（2,6,10,14-tetramethyl-pentadecane）、(E,E,E)-3,7,11,15-四甲基十六烷-1,3,6,10,14-五烯[(E,E,E)-3,7,11,15-tetramethylhexadeca-1,3,6,10,14-pentaene]和α-石竹烯（α-caryophyllene）等[1]。

花含黄酮类：柳穿鱼苷（linarin）[2]；内酯类：土木香脑（helenine）[2]；色素：叶黄素（lutein）和叶黄素油酸酯（lutein oleate）[2]。

叶含黄酮类：土木香素（hlenien）[3]；色素：环氧叶黄素（epoxy lutein）[3]。

枝含木脂素类：(-)-橄榄树脂素[(-)-olivil]、(±)-松脂醇[(±)-pinoresinol]、8-羟基松脂醇（8-hydroxypinoresinol）、(±)-松脂醇-4′-O-β-D-吡喃葡萄糖苷[(±)-pinoresinol-4′-O-β-D-glucopyranoside]、(±)-1-羟基-丁香脂素[(±)-1-hydroxysyringaresinol]、丁香脂素-4′-O-β-D-吡喃葡萄糖苷（syringaresinol-4′-O-β-D-glucopyranoside）、棣棠花醇*（kerinol）和(-)-卡乐醇*[(-)-carinol][4]；黄酮类：柳穿鱼酰素*（linariin）和异柳穿鱼酰素B*（isolinariin B）[4]。

【药理作用】 1. 抗炎　嫩枝中分离得到的黄酮类化合物柳穿鱼酰素（linariin）、异柳穿鱼酰素B*（isolinariin B）能抑制角叉菜胶所致小鼠的足趾肿胀[1]。2. 利尿　茎髓的水煎醇沉液能明显增加大鼠尿的排出量，并能明显增加大鼠尿中钾离子的排出，而对尿钠、尿氯无明显影响[2]。

【性味与归经】 棣棠花：苦、涩，平。棣棠小通草：甘、淡，凉。归肺、胃、膀胱经。

【功能与主治】棣棠花：止咳化痰，利湿消肿，润肺，祛风。用于久咳不愈，肺燥咳嗽，小儿风热咳嗽，风湿痹痛，水肿，小便不利，湿疹，小儿风疹。棣棠小通草：清热，利尿，下乳。用于湿热尿赤，淋证涩痛，水肿，乳汁不下。

【用法与用量】棣棠花：6～15g；外用适量，煎水洗。棣棠小通草：2.5～4.5g。

【药用标准】棣棠花：贵州药材2003。棣棠小通草：贵州药材2003。

【临床参考】1. 妇女产后手足关节痛：根1500g，加鸟不宿根皮、丹参各250g，浸烧酒5000g，装入小罐，密封1个月后沉渣取酒，每天晚饭后按酒量服1次。（《浙江天目山药用植物志》）

2. 荨麻疹、湿疹、风湿关节痛：花或嫩枝叶适量，水煎外洗。（《浙江药用植物志》）

3. 小儿哮喘性支气管炎：鲜花9～15g(干花5～10g)，加适量水、蜂蜜或冰糖，蒸熟后连汤及花服下(婴儿喝汤)，每日1～2剂，连用1～3天，若晚上咳喘重者，睡前增加1剂[1]。

【附注】棣棠始载于《群芳谱》，云："棣棠花若金黄，一叶一蕊，生甚延蔓，春深与蔷薇同开，可助一色。有单叶者，名金碗，性喜水。"《花镜》云："棣棠花，藤本丛生，叶如荼䕷，多尖而小，边如锯齿。三月开花，圆若小球，一叶一蕊，繁而不香，其枝比蔷薇更弱，必延蔓屏树间……"《植物名实图考》附图则为重瓣棣棠花。棣棠的正种是单瓣的，重瓣棣棠乃单瓣棣棠的一个变型，药用相同。

本种的枝叶及根民间也作药用。

重瓣棣棠花 Kerria japonica（L.）DC.f.*pleniflora*（Witte）Rehd. 的花在贵州也作棣棠花药用。

【化学参考文献】

[1] 孙彩云，柳鑫华，王庆辉，等. 中药棣棠花 Kerria japonica 化学成分的初步分析 [J]. 广东药学院学报，2013，29（5）：514-517.

[2] 国家中医药管理局《全国中草药汇编》编委会. 全国中草药汇编：第二册 [M]. 北京：人民卫生出版社，2014：1008-1009.

[3] 浙江省卫生厅《浙江药用植物志》编委会. 浙江药用植物志：上册 [M]. 杭州：浙江科学技术出版社，1980：488-489.

[4] Wu J, Feng J Q, Zhao W M. A new lignan and anti-inflammatory flavonoids from *Kerria japonica* [J]. J Asian Nat Prod Res，2008，10（5）：435-438.

【药理参考文献】

[1] Wu J, Feng J Q, Zhao W M. A new lignan and anti-inflammatory flavonoids from *Kerria japonica* [J]. Journal of Asian Natural Products Research，2008，10（5）：435-438.

[2] 贾敏如，沈映君，蒋麟，等. 七种通草对大鼠利尿作用的初步研究 [J]. 中药材，1991，14（9）：40-42.

【临床参考文献】

[1] 李声媛，夏晓玲，孙文娥. 中药棣棠花治疗小儿哮喘性支气管炎30例疗效观察 [J]. 昆明医学院学报，1993，14（2）：70-71.

13. 悬钩子属 *Rubus* Linn.

落叶稀常绿灌木、亚灌木或多年生匍匐草本。茎直立、攀缘、蔓生、匍匐，多数具倒钩状皮刺。叶互生，单叶、掌状复叶或羽状复叶，边缘常具锯齿或裂片，有叶柄，下表面沿中脉及叶柄常具有倒钩状小刺或无。花两性，稀单性而雌雄异株，组成圆锥花序、总状花序、伞房花序、少数单生；花萼5裂，稀3～7裂；萼片直立或反折，果时宿存；花瓣5枚，稀缺，直立或开展，通常白色，有时粉红色；雄蕊多数，着生在花萼上部；心皮多数，有时仅数枚，分离，着生于球形或圆锥形的花托上，花柱近顶生，子房1室，每室2枚胚珠。果实为由小核果集生于花托上而形成的浆果状聚合果，多浆或干燥，熟时红色、黄色或黑色，无毛或被毛；种子下垂，种皮膜质。

约700余种，分布于全世界。中国194种，分布几遍及全国，法定药用植物17种3变种。华东地区法定药用植物4种。

分种检索表

1. 单叶。
    2. 叶 5～7 掌状深裂⋯⋯⋯⋯⋯⋯⋯⋯⋯⋯⋯⋯⋯⋯⋯⋯⋯⋯⋯⋯⋯⋯⋯⋯⋯⋯⋯⋯⋯⋯⋯⋯掌叶复盆子 R.chingii
    2. 叶不裂或具不明显浅圆裂。
        3. 叶先端渐尖；下表面幼时被毛后渐脱落；具羽状脉⋯⋯⋯⋯⋯⋯⋯⋯⋯⋯⋯⋯⋯⋯⋯⋯山莓 R.corchorifolius
        3. 叶先端圆钝或短尖；下表面密被柔毛；具三或五出掌状脉⋯⋯⋯⋯⋯⋯⋯⋯⋯⋯⋯⋯灰毛泡 R.irenaeus
1. 奇数羽状复叶，小叶常 3 枚⋯⋯⋯⋯⋯⋯⋯⋯⋯⋯⋯⋯⋯⋯⋯⋯⋯⋯⋯⋯⋯⋯⋯⋯⋯⋯⋯⋯⋯⋯⋯茅莓 R.parvifolius

360. 掌叶复盆子（图 360）· *Rubus chingii* Hu

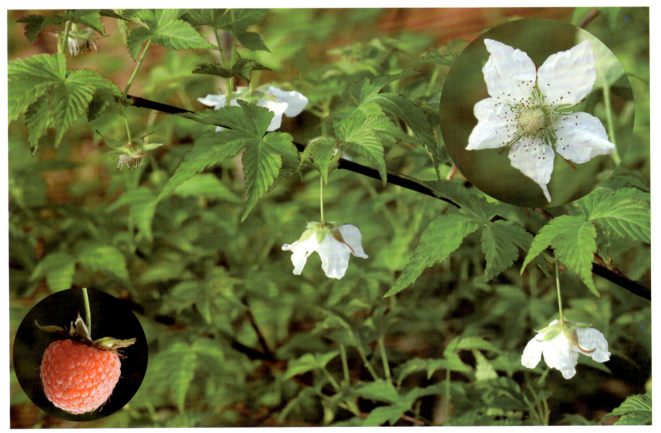

图 360　掌叶复盆子　　　　摄影　周重建等

【别名】大号角公、牛奶母（浙江），掌叶覆盆子、华东复盆子、华东覆盆子。

【形态】落叶灌木，高 1.5～3m。枝具皮刺，无毛。单叶，近圆形，直径 4～9cm，两面仅沿叶脉有柔毛或几无毛，基部心形，具 5～7 掌状深裂，中裂片较大，裂片椭圆形或菱状卵形，先端渐尖，叶缘具重锯齿，基出掌状五出脉；叶柄长 2～5cm，微具柔毛或无毛，疏生小皮刺。单花腋生，直径 2～3cm；花梗长 2～3.5cm，无毛；萼筒毛较稀或近无毛，萼片卵形或卵状长圆形，先端具长凸尖，两面密被短柔毛；花白色；雄蕊多数，花丝宽扁；雌蕊多数，具柔毛。果实近球形，熟时红色，直径 1.5～2cm，密被白色柔毛。花期 3～4 月，果期 5～6 月。

【生境与分布】生于山坡灌丛，路边阳处。分布于上海、江苏、浙江、安徽、江西、福建，另广西亦有分布；日本也有分布。

【药名与部位】覆盆子（复盆子），果实。

【采集加工】夏初果实由绿变绿黄时采收，除去杂质，置沸水中略烫或略蒸，取出，干燥。

【药材性状】为聚合果，由多数小核果聚合而成，呈圆锥形或扁圆锥形，高 0.6～1.3cm，直径 0.5～1.2cm。表面黄绿色或淡棕色，顶端钝圆，基部中心凹入。宿萼棕褐色，下有果梗痕。小果易剥落，每个小果呈半月形，背面密被灰白色茸毛，两侧有明显的网纹，腹部有突起的棱线。体轻，质硬。气微，味微酸涩。

【药材炮制】除去果梗等杂质，筛去灰屑。

【化学成分】果实含黄酮类：山柰酚（kaempferol）、槲皮素（quercetin）、山柰酚-3-O-β-D-吡喃葡萄糖苷（kaempferol-3-O-β-D-glucopyranoside）、槲皮素-3-O-β-D-吡喃葡萄糖苷（quercetin-3-O-β-D-glucopyranoside）、山柰酚-3-O-β-D-吡喃葡萄糖醛酸甲酯（kaempferol-3-O-β-D-glucuronopyranate）[1]，山柰酚-3-O-芸香糖苷（kaempferol-3-O-rutinoside）、异槲皮苷（isoquercitrin）、芦丁（rutin）、紫云英苷（astragulin）和椴树苷（tiliroside）[2]；甾体类：β-谷甾醇（β-sitosterol）和胡萝卜苷（daucosterol）[2]；酚酸类：根皮苷（phloridzin）[2]，对羟基苯甲酸（p-hydroxybenzoic acid）[1]，没食子酸（gallic acid）[2]和邻苯二甲酸丁酯（dibutyl phthalate）[3]；异香豆素类：短叶苏木酚酸甲酯（methyl brevifolincarboxylate）[2]；皂苷类：苦莓苷 F1（nigaichigoside F1）、熊果酸（ursolic acid）和 2α,19α-二羟基丙酮-3-氧化-12-熊果烯-28-酸（2α,19α-dihydroxy-3-oxo-12-ursen-28-oic acid）[2]；烷烃类：三十一烷（hentriacontane）[1]；萜类：覆盆子苷 F5（goshonoside F5）[2]；杂环类：3,7-二羟基-1,5-二氮环辛烷（3,7-dihydroxy-1,5-diazocane）[3]；其他尚含：甲基-β-D-吡喃葡萄糖苷（methyl-β-D-glucopyranside）和葡萄糖（glucose）[2]。

叶含氨基酸：天冬氨酸（Asp）、异亮氨酸（Ile）、苏氨酸（Thr）、亮氨酸（Leu）、丝氨酸（Ser）、酪氨酸（Tyr）、谷氨酸（Glu）、苯丙氨酸（Phe）、脯氨酸（Pro）、赖氨酸（Lys）、甘氨酸（Gly）、组氨酸（His）、丙氨酸（Ala）、精氨酸（Arg）、胱氨酸（Cys）、缬氨酸（Val）、甲硫氨酸（Met）和色氨酸（Trp）[4]；维生素：维生素 A、C、E（vitamin A、C、E）、硫胺素（thiamine）、核黄素（riboflavin）、尼克酸（niacin）和胡萝卜素（carotene）[4]；元素：钙（Ca）、磷（P）、钾（K）、钠（Na）、铁（Fe）、镁（Mg）、锰（Mn）、锌（Zn）、铜（Cu）和铬（Cr）等[4]。

【药理作用】1. 改善记忆 未成熟果实 80% 乙醇提取物的氯仿萃取部位和乙酸乙酯萃取部位均能不同程度改善 D-半乳糖联合氢化可的松造成的肾阳虚型痴呆大鼠的学习记忆能力，降低皮层乙酰胆碱酯酶活性，升高胆碱乙酰化转移酶活性，增加海马 CA1 区细胞总数，减少坏死细胞数，降低细胞坏死率，减少海马 CA1 区 Pser404-tau 阳性细胞数[1]，可不同程度缩短自然衰老大鼠的逃避潜伏期，明显增加穿越平台次数，明显提高老年大鼠脑组织中的乙酰胆碱转移酶活性，同时降低乙酰胆碱酯酶活性，并可明显升高老年大鼠脑组织总超氧岐化酶、过氧化氢酶、谷胱甘肽过氧化物酶的活性，明显降低丙二醛含量，其中乙酸乙酯萃取部位提高自然衰老大鼠的学习记忆能力活性最强[2]；未成熟果实 80% 乙醇提取物的氯仿萃取部位、乙酸乙酯萃取部位、正丁醇萃取部位和水层部位均可不同程度缩短氢溴酸东莨菪碱所致的学习记忆障碍模型大鼠的逃避潜伏期，增强大鼠的空间探索能力[3]。2. 抗氧化 果实的糖蛋白粗提物可以提高受试小鼠血清、肝脏、脑中超氧化物歧化酶、过氧化氢酶及谷胱甘肽过氧化物酶的活性，降低丙二醛的含量，并可有效地清除羟自由基、超氧阴离子自由基和 1,1-二苯基-2-三硝基苯肼自由基[4,5]。3. 护肝 果实的 70% 乙醇提取物能明显降低高脂饮食联合腹腔注射链脲佐菌素复制的Ⅱ型糖尿病模型大鼠血清甘油三酯、总胆固醇和低密度脂蛋白水平，升高高密度脂蛋白水平，大鼠肝细胞脂肪变性明显减少，肝细胞排列基本规则[6]。4. 调节心血管 果实的乙醇提取物能舒张血管，降低收缩压和心率，并呈剂量相关性，其机制可能与激活内皮细胞上的 Ca^{2+}-eNOS-NO 和平滑肌细胞上的 NO-sGC-cGMP-K_V 信号传导通路有关[7]。

【性味与归经】甘、酸，温。归肝、肾、膀胱经。
【功能与主治】益肾，固精，缩尿。用于肾虚遗尿，小便频数，阳痿早泄，遗精滑精。
【用法与用量】6～12g。
【药用标准】药典1963～2015、浙江炮规2005、新疆药品1980二册和台湾2013。
【临床参考】1. 习惯性流产：根30g，加苎麻根30g，菜头肾15g，龙牙草、平地木、蚕茧壳各9g，水煎服。（《浙江药用植物志》）

2. 遗尿：果实，加菟丝子、韭菜子，水煎服[1]。

3. 夜尿过多：果实60～180g，水煎服。

4. 牙痛：根煎汁烧鸡蛋，去汁食蛋。（3方、4方引自《浙江天目山药用植物志》）

【附注】覆盆子始载于《名医别录》，列为上品。《本草衍义》："覆盆子长条，四、五月红熟，秦州甚多，华州永兴亦有之。及时，山中人采来卖，其味酸、甘，外如荔枝、樱桃许大，软红可爱，失采则就枝上生蛆。收时五六分熟，便可采，烈日曝，仍须薄绵蒙之。"《本草纲目》云："蓬蘽子以八九月熟，故谓之割田藨。覆盆以四五月熟，故谓之插田藨，正与《名医别录》五月采相合。"又云："南土覆盆极多。悬钩是树生，覆盆是藤生，子状虽同，而覆盆色乌赤，悬钩色红赤，功亦不同。"即为本种。

阴虚火旺，小便短赤者禁服。

同属桉叶悬钩子 Rubus eucalyptus Focke 及菰帽悬钩子 Rubus pileatus Focke 的果实在四川作软覆盆子（覆盆子）药用。

【化学参考文献】

[1] 郭启雷，杨峻山. 掌叶覆盆子的化学成分研究[J]. 中国药学杂志，2007，42（15）：1141-1143.

[2] 肖洪明，祖灵博，李石平，等. 掌叶覆盆子化学成分的研究[J]. 中国药物化学杂志，2011，21（3）：220-226.

[3] 谢一辉，周丽娇，罗金龙，等. 覆盆子化学成分的分离与鉴定[J]. 时珍国医国药，2013，24（4）：786-787.

[4] 伍淑文，樊柏林，刘晓燕，等. 湖北掌叶覆盆子叶营养和植物化学物成分分析[J]. 公共卫生与预防医学，2012，23（2）：108-109.

【药理参考文献】

[1] 黄丽萍，熊玉洁，赵梦岚，等. 覆盆子有效部位改善肾阳虚型痴呆大鼠学习记忆作用机制研究[J]. 中药药理与临床，2013，19（19）：192-196.

[2] 夏轩轩，李昆，丁研华，等. 覆盆子及有效部位对老年大鼠学习记忆能力的影响及机制初探[J]. 中药药理与临床，2015，31（3）：110-113.

[3] 黄丽萍，熊玉洁，赵梦岚，等. 覆盆子不同萃取部位对东莨菪碱所致学习记忆障碍大鼠的影响[J]. 时珍国医国药，2013，24（9）：2083-2084.

[4] 牛付阁，王纪平，王芳，等. 覆盆子糖蛋白粗提物体内抗氧化作用研究[J]. 食品工业科技，2010，12：134-136.

[5] 田甜，段玉峰，牛付阁. 覆盆子糖蛋白的抗氧化作用[J]. 食品科学，2010，31（21）：357-360.

[6] 谢欣梅，庞晓斌. 覆盆子提取物对2型糖尿病大鼠糖脂代谢的影响及对肝脏保护作用的研究[J]. 中成药，2013，35（3）：460-465.

[7] Su X H, Duan R, Sun Y Y, et al. Cardiovascular effects of ethanol extract of *Rubus chingii* Hu（Rosaceae）in rats: an in vivo and in vitro approach[J]. Journal of Physiology & Pharmacology An Official Journal of the Polish Physiological Society，2014，65（3）：417.

【临床参考文献】

[1] 郭奇裕. 三子止遗汤治疗遗尿症[J]. 新中医，2002，34（2）：16.

361. 山莓（图361）· *Rubus corchorifolius* Linn.f.

【别名】刺葫芦、馒头菠、高脚菠（福建）、三尖菠、布田菠（福建龙岩）。

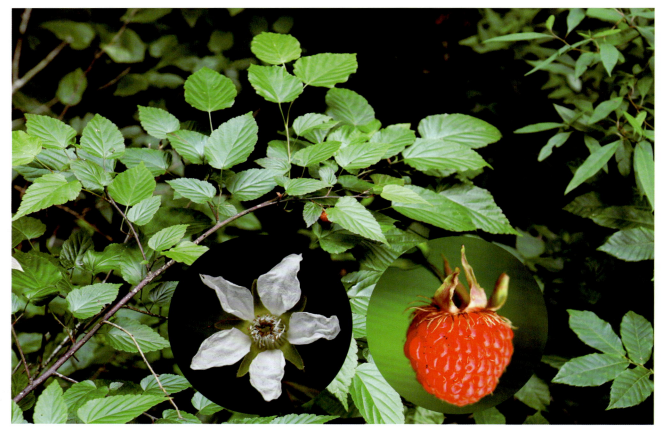

图 361　山莓　　　　　　　　　　　　摄影　李华东

【形态】落叶直立小灌木，高1～3m。枝具皮刺，幼时被柔毛。单叶，卵形至卵状披针形，长3～12cm，宽2～5cm，先端渐尖，基部微心形或近圆形；上表面沿叶脉有细柔毛，下表面幼时密被柔毛，后逐渐脱落至近无毛，沿中脉疏生小皮刺；叶缘不裂或在近基部有2裂，有不规则锐锯齿或重锯齿；叶柄长1～2cm，疏生小皮刺。花先于叶开放，单生于叶腋或少数聚生于短枝上；花梗长0.6～2cm，具细柔毛；花直径可达3cm；花萼外密被细柔毛，无刺；萼片卵状披针形，先端急尖至短渐尖；花白色。果实近球形或卵球形，直径1～1.2cm，熟时红色，密被细柔毛。花期2～4月，果期4～6月。

【生境与分布】生于海拔200～2200m的向阳山坡、溪边、山谷、灌丛。华东各省区均有分布，另除东北、甘肃、青海、新疆、西藏外，全国均有分布；朝鲜、日本、缅甸、越南均有分布。

【药名与部位】覆盆子（山莓），果实。三月泡，根皮。木莓，叶。

【采集加工】覆盆子：夏初果实由绿变绿黄时采收，除去梗、叶，置沸水中略烫，取出，干燥，或鲜用。三月泡：秋季采挖，除去杂质，洗净，晒干或烘干。木莓：夏、秋二季采收，晒干。

【药材性状】覆盆子：为聚合果，由多数小核果聚生在隆起的花托上，呈长圆锥形或半球形，高0.5～1.3cm，直径0.5～1.2cm。表面黄绿色或淡棕色，顶端钝圆，基部扁平或中心微凹入，密被灰白色茸毛；宿萼黄绿色或淡棕色，5裂；裂片先端反折；基部着生极多棕色花丝；果柄细长或留有残痕。小果易剥落，半月形，长约0.2cm，宽约0.1cm；背面隆起，密被灰白色柔毛，两侧有明显的网纹，腹部有突起的棱线。体轻，质稍硬。气微，味酸微涩。

三月泡：呈不规则的卷筒状或槽状，长短不等，宽1～3cm，厚0.1～0.7cm。老根皮顶端展开如喇叭口。外表皮灰棕色至棕色，表面粗糙，有明显的纵皱纹。细根外表皮色较深，多为暗棕色，表面较光滑。内表面为黄棕色至棕色，有明显的细纵纹。老根皮质地硬而脆，不易折断；细根皮质脆，易折断，断面为淡黄色或浅棕色，外层有颗粒状突起，内层有纵向排列的射线纹理。气微，味苦、涩。

木莓：多破碎不全或皱缩成团。完整叶片展平后呈卵形或卵状披针形，长 3～9cm，宽 2～5cm。表面灰绿色或灰黄色，叶片基部近心形，边缘有不规则锯齿，有的呈三浅裂，基出脉 3～5 条，中脉上可见柔毛，下表面密生灰色茸毛。中脉及叶柄常有小钩刺；叶柄长 1～3cm。质脆，易破碎。气微，味苦涩。

【化学成分】果实含甾体类：豆甾醇（stigmasterol）、β-谷甾醇（β-sitosterol）、胡萝卜苷（daucosterol）、合模蜂斗菜螺内酯（homofukinolide）和蜂斗菜内酯 B、D（bakkenolide B、D）[1]；黄酮类：山莓素（rucorchorin*），即 3, 5, 9-三羟基-7, 8-二氢环戊色原烯-2, 6-二酮（3, 5, 9-trihydroxy-7, 8-dihydrocyclopenta-chromene-2, 6-dione）、芹菜素（apigenin）和木犀草素（luteoline）[1]；萜类：对-贝壳杉烷-3α, 16α, 17, 19-四醇（ent-kauran-3α, 16α, 17, 19-tetrol）和对映-2-羰基-16α-羟基-贝壳杉烷-17-β-D-葡萄糖苷（ent-2-carbonyl-16α-hydroxy-kauran-17-β-D-glucoside）[2]。

叶含皂苷类：2α, 3β, 23α-三羟基-12-烯-28-熊果酸（2α, 3β, 23α-trihydroxy-12-ene-28-ursolic acid）[3]；黄酮类：山柰酚-3-O-β-D-（6″-对羟基桂皮酰基）-葡萄糖苷［kaempferol-3-O-β-D-（6″-p-hydroxy cinnamoyl）-glucoside］[3]、槲皮素-7-O-鼠李糖基葡萄糖醛酸苷（quercetin-7-O-rhamnoglucuronide）、山柰酚-3-O-己糖苷（kaempferol-3-O-hexoside）和山柰酚-3-O-芸香糖苷（kaempferol-3-O-rutinoside）[5]；酚酸及其衍生物类：咖啡酰己糖苷（caffeoylhexoside）和二咖啡酰奎宁酸（dicaffeoyl quinic acid）[4]。

茎叶含香豆素类：东莨菪素（scopletin）[5]。

【药理作用】1. 抗菌　叶80%乙醇提取物对大肠杆菌、金黄色葡萄球菌、痢疾志贺氏菌的生长均具有较强的抑制作用[1]；叶挥发油成分对沙门氏菌、大肠杆菌、痢疾志贺氏菌、苏云金杆菌及金黄色葡萄球菌的生长均具有很好的抑制作用[2]。2. 抑制肠蠕动　根、茎、叶80%乙醇提取物对家兔的离体十二指肠运动均有抑制作用，能减小其张力，但对其运动的频率无明显影响；叶提取物对离体十二指肠的抑制作用最为明显，根、茎次之，且其抑制作用是随浓度的增大而增强[3]；叶80%乙醇提取物的乙酸乙酯萃取部位能明显抑制兔离体肠运动，醇提物在 30～60℃范围内抑制兔离体肠运动作用稳定，高温（>90℃）条件下作用降低，120℃处理作用丧失，pH对抑制肠运动作用影响较大，酸性条件下作用最明显，其次是中性，碱性条件下（pH9～13）的作用明显受到抑制，不同光质和不同光照时间处理后仍具有极显著抑制兔离体肠运动的作用，脱鞣质处理会使醇提物抑制肠运动作用减弱，说明鞣质可能是山莓叶抗腹泻作用成分之一[4]。3. 免疫调节　叶三萜提取物能剂量依赖地提高环磷酰胺诱导的免疫低下模型大鼠巨噬细胞的吞噬能力，对大鼠血清中的白细胞介素-2（IL-2）、白细胞介素-6（IL-6）分泌具有抑制作用[5]。4. 抗氧化　茎皮总黄酮提取液对 2, 2′-联氮-二（3-乙基-苯并噻唑-6-磺酸）二铵盐（ABTS）和 1, 1-二苯基-2-三硝基苯肼（DPPH）自由基均有较好的清除作用[6]。

【性味与归经】覆盆子：酸、微甘，平。归肝、肺、肾经。三月泡：苦，涩，平。归肝、脾经。木莓：苦、涩，凉。

【功能与主治】覆盆子：醒酒止渴，化痰解毒，收涩。用于醉酒，痛风，丹毒，烫火伤，遗精，遗尿。三月泡：活血散瘀，解毒敛疮，镇痛止血。用于疮肿，痔疮出血，骨折，筋骨疼痛。木莓：解毒，祛痰，止渴。用于龋齿，支气管炎，痛风，丹毒。

【用法与用量】覆盆子：9～15g。外用，捣汁敷患处。三月泡：10～30g。外用适量，研末调敷。木莓：15～30g。

【药用标准】覆盆子：湖南药材 2009。三月泡：贵州药材 2003。木莓：贵州药材 2003。

【临床参考】1. 痢疾、泄泻：根 15～30g，水煎服。

2. 急性肾炎：全草60g，加山楂根6g、紫金牛9g，水煎服，忌盐。（1方、2方引自《浙江药用植物志》）

3. 遗精：果实25g，加龙骨50g、薜荔果25g等，水煎服，每日1剂，10天为1疗程[1]。

4. 小儿感冒风寒、咳嗽气急：全草30g，加芫荽菜15～18g，前胡12～15g，桔梗、紫苏各6～9g，老姜3片，水煎，早晚饭前各服1次。（《浙江天目山药用植物志》）

【附注】始载于《神农本草经拾遗》，称悬钩子，谓："子如梅，酸……茎上有刺如钩，生江淮林泽。"《本草纲目》载："悬钩树生，高四五尺。其茎白色，有倒刺。其叶有细齿，青色无毛，背后淡青，颇似樱桃叶而狭长，又似地棠花叶。四月开小白花。结实色红。"附图与文字描述一致，即为本种。

本种的根皮（三月泡）孕妇慎服。服用时忌食豆腐和酸涩食物。

【化学参考文献】

[1] 邬美玉. 山莓化学成分研究[J]. 药学实践杂志, 2011, 29（4）: 287-290.
[2] 张敏, 曹庸, 杜方麓, 等. 山莓中两个新二萜的分离与鉴定[J]. 药学学报, 2007, 42（11）: 1155-1158.
[3] 陈雪香, 欧阳文, 李俊, 等. 山莓叶中有效成分的分离鉴定及其生物活性研究[J]. 现代食品科技, 2015, 31（12）: 56-62.
[4] 郭依俐, 黄红兵, 刘韬, 等. 山莓叶成分的高效液相色谱-串联质谱分析[J]. 时珍国医国药, 2015, 26（2）: 280-282.
[5] 陈炳华, 余望, 刘剑秋. 山莓茎叶香豆素成分的初步研究[J]. 福建师范大学学报（自然科学版）, 2001, 17（3）: 81-83.

【药理参考文献】

[1] 陈雪香, 谭斌, 周双德, 等. 山莓叶抑菌活性物质的提取、抑菌效果及其化学成分初步研究[J]. 食品科技, 2008, 33（9）: 192-195.
[2] 周双德, 陈雪香, 肖苏尧, 等. 山莓叶挥发油成分分析及抑菌活性研究[J]. 中药材, 2009, 32（1）: 1547-1550.
[3] 朱深海, 侯菊溶, 程天印, 等. 山莓粗提物对家兔离体十二指肠运动的影响[J]. 动物医学进展, 2004, 25（5）: 120-123.
[4] 常云佩, 刘晓娟, 周丽萍, 等. 山莓叶抑制兔离体肠运动活性物质的提取及活性稳定性研究[J]. 现代食品科技, 2014, 30（4）: 85-92.
[5] 程天印, 董振生. 山莓叶三萜对大鼠免疫功能的影响[C]. 全国动物生理生化第十一次学术交流会论文摘要汇编, 2010.
[6] 石登红, 蒋华梅, 刘燕, 等. 山莓茎皮总黄酮的提取及其抗氧化活性[J]. 贵州农业科学, 2015, 43（6）: 36-39.

【临床参考文献】

[1] 邓平荟. 龙骨薜荔山莓汤治疗遗精36例报告[J]. 中国性科学, 2005, 14（7）: 31.

362. 灰毛泡（图362）· *Rubus irenaeus* Focke

【别名】地五泡藤（江西）。

【形态】平卧灌木。枝条密被灰色微柔毛。单叶，近革质，近圆形，直径8～14cm，有时有3～5个不明显的浅圆裂，先端短尖或圆钝，基部心形；上表面无毛，下表面密被灰色或黄灰色茸毛，具三或五出掌状脉，于下表面突出，沿叶脉具长柔毛；叶缘波状或不明显浅裂，有不整齐粗锐锯齿；叶柄长5～10cm，密被柔毛，无刺或具极稀小皮刺。花数朵顶生伞房状或近总状花序，也有单花腋生；总花梗和小花梗密被柔毛；花直径1.5～2cm；花萼外密被柔毛；萼片宽卵形，边缘有几个裂齿；花白色。果实近球形，直径1～1.5cm，熟时红色，无毛；核具网纹。花期5～6月，果期8～9月。

【生境与分布】生于海拔500～1300m的山坡疏密杂林下或树阴下腐殖质较多的地方。分布于江西、江苏、浙江、福建，另湖南、湖北、广东、广西、四川、贵州均有分布。

【药名与部位】地乌泡，全草。

【采集加工】全年均可采集，晒干。

【药材性状】根多分枝，茎有小刺并密被灰色茸毛。叶互生，完整叶片展平后呈近圆形或阔心形，先端微尖，基部心形；叶柄长4～8cm。托叶大，叶状，有裂齿。花1～2朵腋生或数朵顶生；具总花梗，花梗和萼片密生灰茸毛。气微，味淡微涩。

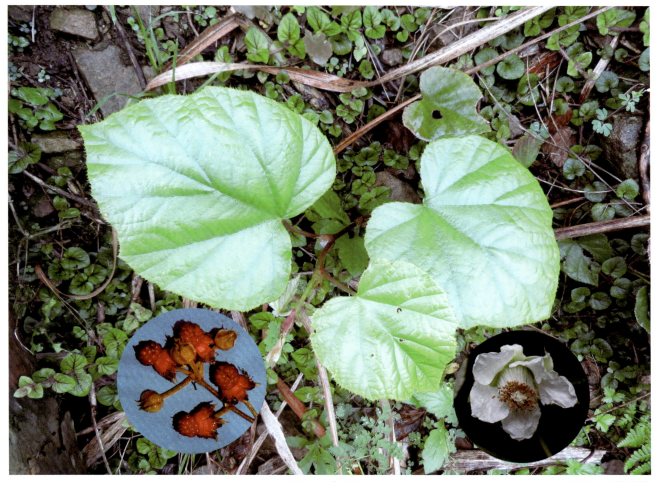

图 362　灰毛泡　　　　　　　　　　　　摄影　张芬耀等

【化学成分】根含皂苷类：2α, 19α- 二羟基 -3- 羧基熊果 -12- 烯 -28- 酸（2α, 19α-dihydroxyl-3-oxo-urs-12-en28-oic acid）、2- 羧基坡模酸（2-oxo-pomolic acid）、覆盆子酸（fupenzic acid）、2α, 3α, 19α- 三羟基齐墩果 -12- 烯 -28- 酸（2α, 3α, 19α-trihydroxyl-olean-12-en-28-oic acid）、2, 3-O- 异丙叉蔷薇酸（2, 3-O-isopropylidenyl euscaphic acid）、坡模酸（pomolic acid）和 2α, 3β- 二羟基羽扇豆烷 -20（29）- 烯 -28- 酸 [2α, 3β-dihydroxyl lup-20（29）-en-28-oic acid][1]；黄酮类：儿茶素（catechin）[1]；甾体类：胡萝卜苷（daucosterol）[1]。

【性味与归经】涩，温。归胃经。
【功能与主治】理气止痛，散毒生肌。用于气滞腹痛，口角炎。
【用法与用量】5～10g。
【药用标准】贵州药材 2003。
【临床参考】气痞腹痛：根 30g，加小豆（红饭豆）根 15g，泡酒服。（《贵州草药》）
【化学参考文献】

[1] 刘戎, 丁立生, 陈能煜, 等. 灰毛泡根部的化学成分 [J]. 中草药, 2003, 34（5）：394-396.

363. 茅莓（图 363）· *Rubus parvifolius* Linn.

【别名】红莓消（浙江），藕田，藕田藨，仙人搭桥，栽秧果（江苏南京）。

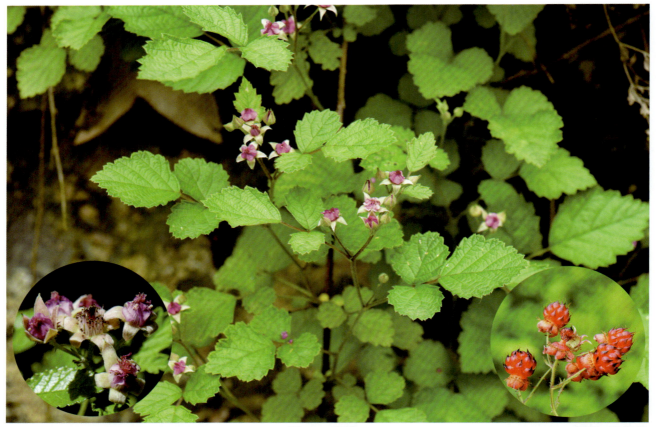

图363 茅莓　　　　　　　　摄影　李华东

【形态】落叶蔓生灌木。枝密被柔毛和稀疏钩状皮刺。小叶3枚，偶有5枚，顶生小叶菱状卵形至宽卵形，长2.5～6cm，宽2～6cm，先端圆钝或急尖，基部圆形或宽楔形；上表面伏生疏柔毛，下表面密被灰白色茸毛，边缘有不规则粗锯齿或缺刻状重锯齿，常具浅裂片；叶柄长2.5～5cm，顶生小叶柄长1～2cm，均被柔毛和稀疏小皮刺。伞房花序顶生或腋生，稀短总状花序顶生，具花3～10朵，被柔毛和细刺；小花梗长0.5～1.5cm，具柔毛和稀疏小皮刺；花直径约1cm；花萼外面密被柔毛和稀疏的针刺，萼片卵状披针形或披针形，先端渐尖，有时条裂，在花果时均直立开展；花粉红至紫红色，基部具爪。果实卵球形，直径1～1.5cm，熟时红色，无毛或具稀疏柔毛；核有浅皱纹。花期5～6月，果期7～8月。

【生境与分布】生于海拔400～2600m的山坡杂木林下、向阳山谷、路旁或荒野。华东各省区均有分布，另黑龙江、吉林、辽宁、河南、河北、陕西、山西、甘肃、湖南、湖北、广东、广西、四川、贵州、台湾均有分布；日本、朝鲜亦有分布。

【药名与部位】茅莓根（托盘根、蛇泡勒），根。茅莓（天青地白草），地上部分。

【采集加工】茅莓根：冬季至次春采收，除去须根及泥沙，晒干。茅莓：夏、秋二季采收，干燥。

【药材性状】茅莓根：根头部分较粗大，顶端有残留茎基或茎痕。根呈圆柱形，多扭曲，长10～30cm，直径0.2～1.2cm，表面灰棕色至棕褐色，有纵皱纹；栓皮剥落后，内皮显红棕色。质坚硬，横切面黄棕色，呈放射状纹理，木质部导管多单个散在。气微，味微苦涩。

茅莓：茎圆柱形，直径1.5～4mm；表面红棕色或暗绿色，散生短刺；质脆，易折断，断面黄白色，中部有髓。叶多卷缩、破碎，完整者为三出或五出羽状复叶，小叶展平后呈宽卵形或椭圆形，上表面黄绿色，疏生柔毛，下表面灰白色，密被茸毛。有的可见伞房花序，小花棕黄色，花瓣5片；或可见聚合果呈卵球形，略扁。气微，味微苦涩。

【质量要求】茅莓根：条粗长，色灰棕。茅莓：叶多、色绿、无粗茎。

【药材炮制】茅莓根：除去杂质，洗净，润透，切段，干燥。

茅莓：除去杂质，洗净，切段，干燥。

【化学成分】根含皂苷类：茅莓根内酯 A（parvifolactone A）、悬钩子苷 P（rubuside P）、覆盆子酸（fupenzic acid）、18,19-开环 -2α,3α-二羟基 -19-氧化-熊果 -11,13（18）-二烯 -28-酸［18,19-seco-2α,3α-dihydroxyl-19-oxo-urs-11,13（18）-dien-28-oic acid］、山楂酸（maslinic acid）、2α,3α,19α,23-四羟基齐墩果 -12-烯 -28-酸（2α,3α,19α,23-tetrahydroxyolean-12-en-28-oic acid）、2α,3α,19α,23-四羟基熊果 -12-烯 -28-酸（2α,3β,19α,23-tetrahydroxyurs-12-en-28-oic acid）、红毛悬钩子萜葡萄糖酯（glucosyl pinfaensate）、悬钩子苷 J（rubuside J）、2α,3α,19α,23-四羟基熊果 -12-烯 -24,28-二酸（2α,3α,19α,23-tetrahydroxyurs-12-en-24,28-dioic acid）、2α,3β,19α-三羟基熊果 -12-烯 -23,28-二酸（2α,3β,19α-trihydroxyurs-12-en-23,28-dioic acid）[1]、羽扇豆烷 -3-酮（lupan-3-one）、齐墩果酸（oleanolic acid）、坡模酸（pomolic acid）、委陵菜酸（tormentic acid）[2]、3-O-乙酰 -11α,12α-环氧 -齐墩果烷 -28,13β-内酯（3-O-acetyl-11α,12α-epoxy-oleanan-28,13β-olide）、3-O-乙酰坡模酸（3-O-acetyl-pomolic acid）、熊果酸乙酯（ursolic acid acetate）[3]、熊果酸（ursolic acid）[3,4]、2-氧化坡模酸（2-oxo-pomolic acid）、2α-羟基熊果酸（2α-hydroxyursolic acid）、2α,3α,19α,24-四羟基齐墩果 -12-烯 -28-酸（2α,3α,19α,24-tetrahydroxyolean-12-en-28-oic acid）、2α,3α,19α,24-四羟基熊果 -12-烯 -28-酸（2α,3α,19α,24-tetrahydroxyurs-12-en-28-oic acid）、2α,3β,19α-三羟基齐墩果 -12-烯 -23,28-二羧酸（2α,3β,19α-trihydroxyolean-12-en-23,28-dioic acid）、番石榴萜 A（psiguanin A）、悬钩子皂苷 R1（suavissimoside R1）[4]、苦莓苷 F1（nigaichigoside F1）和山茶皂苷 A、C（camelliagenin A、C）[5]；蒽醌类：大黄酚（chrysophanol）和大黄素甲醚（physcion）[2]；黄酮类：（+）-儿茶素［（+）-catechin］和（−）-表儿茶素［（−）-epicatechin］[2]；甾体类：豆甾烷 -3,6-二酮（stigmastane-3,6-dione）、胡萝卜苷（daucosterol）[2]和 β-谷甾醇（β-sitosterol）[3]；酚酸类：对羟基苯甲酸（p-hydroxybenzoic acid）、4-羟基 -3,5-二甲氧基苯甲酸（4-hydroxy-3,5-dimethoxybenzoic acid）和 3-甲氧基 -4-羟基苯甲酸（3-methoxy-4-hydroxybenzoic acid）[4]；脂肪酸及酯类：月桂酸（lauric acid）[6]和十九烷酸单甘油酯（monononadecanoin）[2]；其他尚含：金色酰胺醇酯（aurantiamide acetate）[2]，对羟基苯乙醇（p-hydroxyphenylethyl alcohol）、蔗糖（sucrose）[5]和邻硝基苯酚（o-nitrophenol）[6]。

叶含脂肪酸类：棕榈酸（palmitic acid）、反油酸（oleic acid）、硬脂酸（stearic acid）、月桂酸（lauric acid）、羊腊酸（capric acid）、肉豆蔻酸（myristic acid）、天竺葵酸（pelargonic acid）、顺式 -9-烯 -十六酸（Z-9-en-palmitic acid）和癸酸（capric acid）[7]；挥发油类：壬醛（nonylaldehyde）、顺式 -3-癸烯醇（Z-3-en-decyl alcohol）、6,10,14-三甲基 -2-十五酮（6,10,14-trimethylpentadecan-2-one）、十七醇（heptadecanol）、十一醛（undecaldehyde）、3-甲氧基 -4-羟基 -苯乙烯（3-methoxy-4-hydroxy-benzethyene）、正十五烷（n-pentadecane）、2,6-二叔丁基 -4-羟基苯酚（2,6-di-tert-butyl-4-methlphenol）、二氢猕猴桃素（dinhydroactinidiolide）、4,8,12-三甲基 -3-烯 -十七醇（4,8,12-trimethyl-3-en-heptadecyl alcohol）和正十六烷（n-hexadecane）[7]。

【药理作用】1. 抗肿瘤　根水煎液可明显减小白血病 K562 荷瘤裸鼠的瘤体体积及瘤重，在一定浓度下，对 K562 细胞的增殖也有明显的抑制作用[1]。2. 护肝　植株正丁醇提取部位可明显降低四氯化碳所致的肝损伤模型小鼠血清中的谷丙转氨酶（ALT）、天冬氨酸氨基转移酶（AST）及肝组织中的丙二醛（MDA）含量，升高血清中超氧化物歧化酶（SOD）的活性，同时能明显改善损伤肝的组织病理学变化[2]；植株乙酸乙酯提取物在体外可降低 HepG2.2.15 细胞中乙型肝炎病毒表面抗原及乙型肝炎 e 抗原的表达，且具有一定剂量依赖性，而在体内并无明显作用[3]。3. 抗炎　根、茎及叶水提物均能在一定程度上抑制角叉菜胶所致大鼠的足跖肿胀，降低大鼠棉球肉芽肿的重量，作用强弱顺序为叶＞根＞茎[4]。根、茎及叶醇提物及水提物均能抑制角叉菜胶和消痔灵所致非细菌性前列腺炎大鼠的前列腺腺体增重，减轻炎性细胞浸润和损伤[5]。4. 抗脑缺血　全草水提物的正丁醇萃取部位可非常明显延长断尾小鼠的出血时间，增加肝素化小鼠出血量，延长小鼠常压缺氧生存时间，延长断头小鼠喘气时间，降低结扎双侧总动脉小鼠死亡率[6]；全草中提取的总皂苷对局灶性脑缺血大鼠有很好的保护作用，其作用机理可能与抗氧化、抗凋亡、降低钙离子的浓度和降低缺血脑组织兴奋性氨基酸（EAA）含量有关[7]。

【性味与归经】茅莓根：苦、涩，微寒。归肺、胃经。茅莓：苦、涩，微寒。

【功能与主治】茅莓根：活血消肿，祛风利湿。用于跌扑损伤，痈肿，风湿痹痛。茅莓：活血消肿，清热解毒，祛风湿。用于跌扑损伤，风湿痹痛，疮痈肿毒。

【用法与用量】茅莓根：30～60g。茅莓：15～30g。

【药用标准】茅莓根：药典1977、上海药材1994、山东药材2002、辽宁药材2009和广东药材2011。茅莓：药典1977、浙江炮规2015、上海药材1994、广西壮药2008、贵州药材2003和辽宁药材2009。

【临床参考】1. 肿块：根500g，水煎，外洗患处[1]。

2. 肾盂肾炎：根30g，水煎服[1]。

3. 糖尿病、瘰疬、黄疸：根30～60g，加猪瘦肉120g炖食。（《浙江天目山药用植物志》）

4. 过敏性皮炎：根，煎汤，加明矾适量，外洗患处。

5. 尿路结石：鲜根125g，切片，加米酒125ml及水适量，煎4小时，取汁内服，每天1剂；或全草125g，切碎，米醋125ml，加水煎1小时，分2次服，每天1剂。（4方、5方引自《浙江药用植物志》）

【附注】以薅田藨之名始载于《本草纲目》，谓："一种蔓小于蓬藟，一枝三叶，叶面青，背淡白而微有毛，开小白花，四月实熟，其色红如樱桃者，俗名薅田藨，即《尔雅》所谓藨者也。"《植物名实图考》谓："红梅消，江西、湖南河滨多有之，细茎多刺，初生似丛，渐引长蔓可五、六尺，一枝三叶，叶亦似薅田藨，初发面青，背白，渐长背即淡，三月间开小粉花，花色似红梅，不甚开放，下有绿蒂，就蒂结实如覆盆子，色鲜红，累累满枝，味酢甜可食。"并有附图。综上所述，即本种。

【化学参考文献】

[1] Choi Y S, Son K H, Do J C. Triterpenoids from the roots of *Rubus parvifolius* [J]. Arch Pharm Res, 1991, 14（3）: 225-230.

[2] Mei Q X, Chen X L, Xia X, et al. Isolation and chemotaxonomic significance of chemical constituents from *Rubus parvifolius* [J]. Chin Herb Med, 2016, 8（1）: 75-79.

[3] 陈小露，梅全喜，周洪波，等. 茅莓根化学成分研究[J]. 中药材, 2014, 37（6）: 995-997.

[4] 张旭，蒋丹，王娟，等. 茅莓根化学成分研究[J]. 中国药学杂志, 2016, 51（23）: 1999-2004.

[5] 都述虎，冯芳，刘文英，等. 茅莓化学成分的分离鉴定[J]. Chin J Nat Med, 2005, 3（1）: 17-20.

[6] 梁成钦，苏小建，周先丽，等. 茅莓化学成分研究[J]. 中药材, 2011, 34（1）: 64-66.

[7] 谭明雄，王恒山，黎霜，等. 茅莓叶挥发油化学成分的研究[J]. 天然产物研究与开发, 2003, 15（1）: 32-33.

【药理参考文献】

[1] 许晓峰，张学进，冯健，等. 茅莓及其含药血清对K562白血病细胞抑制作用的实验研究[J]. 中国中医药科技, 2011, 18（5）: 408-410.

[2] Gao J, Sun C R, Yang J H, et al. Evaluation of the hepatoprotective and antioxidant activities of *Rubus parvifolius* L. [J]. Journal of Zhejiang University-SCIENCE B（Biomedicine & Biotechnology）, 2011, 12（2）: 135-142.

[3] 周振宇. 茅莓提取物抗乙肝病毒的实验研究[D]. 桂林：桂林医学院硕士学位论文, 2010.

[4] 杨柳青，康力，黄镛. 茅莓根、茎、叶不同药用部位抗炎作用的比较[J]. 北方药学, 2016, 13（7）: 131-133.

[5] 梁荣感，毛庭枝，侯巧燕，等. 茅莓对大鼠非细菌性前列腺炎的影响[J]. 广西植物, 2009, 29（6）: 860-862.

[6] 王继生，邱宗荫，夏永鹏，等. 茅莓抗脑缺血有效部位的药理活性筛选[J]. 中国中药杂志, 2010, 35（15）: 2027-2029.

[7] 王继生. 茅莓总皂苷对脑缺血保护作用的实验研究[D]. 重庆：重庆医科大学博士学位论文, 2006.

【临床参考文献】

[1] 尚学瑞，宋卫东，王金玲. 茅莓奇功见闻录[J]. 江苏中医, 1993, 14（4）: 31.

14. 路边青属 Geum Linn.

多年生草本。基生叶为奇数羽状复叶，顶生小叶特大，或为假羽状复叶，茎生叶数较少，常三出或单出如苞片状；托叶常与叶柄合生。花两性，单生或呈伞房花序；萼筒陀螺形或半球形，萼片5枚，镊合状排列，副萼片5枚，较小，与萼片互生；花瓣5枚，黄色、白色或红色；雄蕊多数，花盘在萼筒上部，平滑或有突起；雌蕊多数，着生在凸出花托上，彼此分离；花柱丝状，花盘围绕萼筒口部；心皮多数，花柱丝状，柱头细小，上部扭曲，成熟后自弯曲处脱落；每心皮含有1胚珠，上升。瘦果形小，有柄或无柄，果喙顶端具钩；种子直立，种皮膜质，子叶长圆形。

约70余种，分布于全世界。中国3种，分布几遍及全国，法定药用植物1种1变种。华东地区法定药用植物1变种。

364. 柔毛路边青（图364） · Geum japonicum Thunb.var.chinense F.Bolle

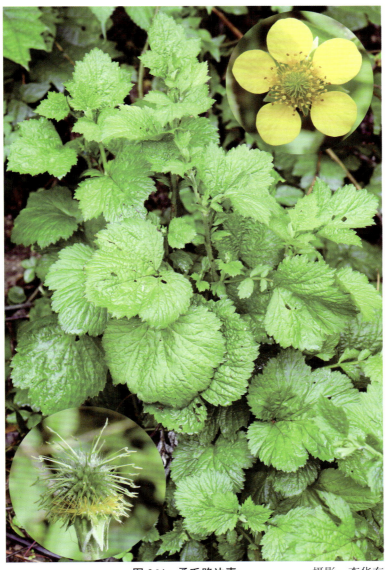

图364　柔毛路边青　　摄影　李华东

【别名】柔毛水杨梅、黄梅球、水球花（浙江），柔毛蓝布正、南水杨梅、蓝布正。

【形态】多年生草本，全株有长硬毛。主根不发达，须根和侧根簇生。茎直立，高25～60cm。基生叶为大头羽状复叶；顶生小叶较大，宽卵形至圆形，长2～10cm，宽3～10cm，先端急尖或圆钝，基部略下延成狭楔形或近心形，三浅裂或具缺刻，叶缘有粗锯齿，两面疏生长硬毛；侧生小叶较小，1～4对，宽卵形，并有小形的叶片夹于其间；茎生叶单一，卵形，不裂或三浅裂。花序疏散，顶生数朵，花梗密被粗硬毛及短柔毛；花直径1～1.8cm；萼片三角卵形，顶端渐尖，副萼片狭小，椭圆披针形，顶端急尖，外面被硬毛；花黄色；心皮多数，离生，宿存花柱先端有长钩刺。聚合果球形，瘦果扁梭形，密被白色硬毛。花期7～9月，果期8～10月。

【生境与分布】生于海拔200～2300m的山坡草地、田边、河边、灌丛及疏林下。华东各省区均有分布，另新疆、河南、陕西、甘肃、湖南、湖北、广东、广西、四川、贵州、云南均有分布。

【药名与部位】蓝布正（五气朝阳草），全草。

【采集加工】夏、秋二季采收，洗净，晒干。

【药材性状】长20～100cm。主根短，有多数细根，褐棕色。茎圆柱形，被毛或近无毛。基生叶有长柄，羽状全裂或近羽状复叶，顶裂片较大，卵形或宽卵形，边缘有大锯齿，两面被毛或几无毛；侧生裂片小，边缘有不规则的粗齿；茎生叶互生，卵形，3浅裂或羽状分裂。花顶生，常脱落。聚合瘦果近球形。气微，味辛、微苦。

【药材炮制】除去杂质，洗净，切段，干燥。

【化学成分】全草含鞣质类：路边青鞣质G（gemin G）、水杨梅鞣质A（gemin A）、木麻黄鞣宁（casuarinin）、长梗马铃素（pedunculagin）、蛇含鞣质（potentillin）和新唢呐草素Ⅱ（tellimagrandin Ⅱ）[1]；酚酸类：鞣花酸（ellagic acid）[1]；皂苷类：苦莓苷F1（nigaichigoside F1）、委陵菜酸葡萄糖酯（glucosyl tormentate）、蔷薇酸（euscaphic acid）、委陵菜酸（tormentic acid）[2]和20β, 28-环氧-28-羟基蒲公英甾烷-3β-醇（20β, 28-epoxy-28-hydroxytaraxasteran-3β-ol）[3]；木脂素类：（7R, 8R）-4-羟基-9'-O-（α-L-吡喃鼠李糖）-3, 3', 5'-三甲氧基-8-O-4'-新木脂素［(7R, 8R)-4-hydroxy-9'-O-（α-L-rhamnopyranosyl）-3, 3', 5'-trimethoxy-8-O-4'-neolignan］、（7R, 8S）-4-羟基-9'-O-（α-L-吡喃鼠李糖）-3, 3', 5'-三甲氧基-8-O-4'-新木脂素［(7R, 8S)-4-hydroxy-9'-O-（α-L-rhamnopyranosyl）-3, 3', 5'-trimethoxy-8-O-4'-neolignan］和（7S, 8S）-5-甲氧基柏木苷A［(7S, 8S)-5-methoxycupressoside A］[3]；黄酮类：翻白叶苷A（potengriffioside A）[4]；挥发油类：α-蒎烯（α-pinene）、松金娘烷醇（myrtanal）、松金娘烯醛（myrtenal）、松金娘烯醇（myrtenol）、二环［3, 1, 1］-6,6-二甲基-3-亚甲基庚烷{bicydo［3, 1, 1］heptane-6, 6-dimethyl-3-methylene}和丁香酚（eugenol）等[5]；脂肪酸类：甘油-1-棕榈酸酯（glycerol-l-palmitate）和棕榈酸（palmitic acid）[4]；其他尚含：17^3-脱镁叶绿素乙酯a（17^3-thoxyphaeophorbide a）[4]。

【药理作用】1.抑制脂肪酸合酶　全草甲醇提取物中分离得到的路边青鞣质A、G（gemin A、G）、木麻黄鞣宁（casuarinin）、花梗鞣素（pedunculagin）、蛇含鞣质（potentillin）、特里马素Ⅱ（tellimagrandin Ⅱ）及鞣花酸（ellagic acid）对脂肪酸合酶均具有明显的抑制作用[1]。2.抗氧化　路边青鞣质A、路边青鞣质G、木麻黄鞣宁及花梗鞣素对过氧化氢自由基均具有明显的清除作用[1]。3.促大脑血氧　全草水提醇沉液可明显增加小鼠断头后张口喘气次数，延长常压缺氧小鼠的存活时间，明显降低大鼠双侧颈总动脉结扎大脑含水量，延长氯仿所致眩晕豚鼠眼球震颤潜伏期，缩短旋转刺激造成眩晕小鼠水迷宫定位导航潜伏期[2]。4.止血　全草水提醇沉液具有一定的止血作用，止血效果因出血部位的不同而存在差异[2]。5.增强免疫　全草水提醇沉液可增强小鼠炭粒廓清除能力，提高小鼠胸腺指数和脾指数，降低小鼠血清溶血素水平[3]。6.改善血管　全草甲醇提取物可促进人微血管内皮细胞的增殖、迁移，增加成管长度，升高血管内皮生长因子及端粒酶逆转录酶的表达水平[4]；全草分离得到的路边青鞣质类成分路边青鞣质A能明显促进人血管内皮细胞的增殖，促进大鼠损伤的肌肉血管的新生，但不能促进肌管的新生，表明其具有较好的诱导血管形成的作用但无生肌作用，而三萜类成分 niga-ichigoside F1 能明显诱导大鼠心肌成肌细胞增生，有很好的促进肌肉再生作用，同时有弱的生血管作用[5]。7.抗痴呆　全草水提醇沉液可明显缩短脑缺血再灌注合并尾静脉放血所致的血管性痴呆模型小鼠逃避潜伏期，明显增加穿越平台数，改善海马组织病变情况，明显降低海马核因子 κB 及白细胞介素-6 的表达[6]。

【性味与归经】 甘、微苦，凉。归肝、脾、肺经。

【功能与主治】 益气健脾，补血养阴，润肺化痰。用于气血不足，虚痨咳嗽，脾虚带下。

【用法与用量】 9～30g。

【药用标准】 药典 1977、药典 2010、药典 2015、贵州药材 2003、湖南药材 2009 和云南彝药 2005。

【临床参考】 1.风寒感冒：圣宁感冒液（主要药物蓝布正、云实、马鞭草）口服，每次 10ml，每日 3 次[1]。

2.眩晕：全草 15g，加仙鹤草 60g、决明子 15g，加水 2 碗，煎至 1 碗，去渣，打入 2 个绿壳鸭蛋，每日早晚各服 1 次[2]。

3.慢性支气管炎急性发作期：根 10g，加桑白皮 15g、百合 10g、百部 15g、大枣 5g，水煎服；缓解期：根，研细末，每次 2g，每日 3 次，温开水冲服[3]。

4.脚气：根 20g，水煎待冷泡脚，每日 1 次[3]。

【附注】 本种始载于《庚辛玉册》，又名地椒，云："多生近道阴湿处，荒田野中亦有之。丛生，苗叶似菊，茎端开黄花，实类椒而不赤。"以上描述包含本种及路边青。

本种的根及花民间也作药用。

本种及路边青 *Geum aleppicum* Jacq. 的全草，《中国药典》2015 年版一部作药材蓝布正收载。本种在湖南及贵州等地也称头晕药。

【化学参考文献】

[1] Liu H W, Li J K, Zhao W H, et al. Fatty acid synthase inhibitors from *Geum japonicum* Thunb. var. *chinense*[J]. Chem Biodivers，2009，6（3）：402.

[2] 李建宽，刘宏伟，王乃利，等.柔毛水杨梅化学成分研究（Ⅱ）[J].中国药物化学杂志，2009，19（2）：135-139.

[3] Cheng X, Qin J, Zeng Q, et al. Taraxasterane-type Triterpene and neolignans from *Geum japonicum* Thunb. var. *chinense* F. Bolle[J]. Planta Med，2011，77（18）：2061-5.

[4] 王莉宁，徐必学，林华容，等.蓝布正化学成分的研究[J].时珍国医国药，2009，20（4）：798-799.

[5] 高玉琼，王恩源，赵德刚，等.柔毛路边青挥发性成分研究[J].生物技术，2005，15（2）：52-54.

【药理参考文献】

[1] Liu H, Li J, Zhao W, et al. Fatty Acid Synthase Inhibitors from *Geum japonicum* Thunb. var. *chinense*[J]. Chemistry & Biodiversity，2009，6（3）：402-410.

[2] 刘杨，邓颖，刘明，等.蓝布正对大脑供血供氧及止血耐眩晕作用的影响[J].中药药理与临床，2015，31（6）：97-100.

[3] 邓炜，李泽春.贵州民族药蓝布正免疫增强与抗炎药理研究[J].贵州医药，2006，30（12）：1126-1127.

[4] 刘城，宋雨鸿，王月刚，等.柔毛水杨梅对人微血管内皮细胞增殖、迁移、成管能力的影响[J].广州中医药大学学报，2016，33（4）：551-555.

[5] 李建宽.柔毛水杨梅（*Geum Japonicum* Thunb. var. *chinense* F. Bolle）诱导血管形成和心肌再生功能的活性物质研究[D].沈阳：沈阳药科大学硕士学位论文，2006.

[6] 刘明，刘杨，徐姗姗，等.蓝布正提取物对血管性痴呆小鼠海马 NF-κB、IL-6 表达的影响[J].中药药理与临床，2017，33（3）：108-111.

【临床参考文献】

[1] 徐树芸.贵州十种民族药的应用研究[J].世界科学技术，2006，8（6）：73-78.

[2] 苗家草药治眩晕[J].医学文选，1998，（6）：55.

[3] 梅松政.蓝布正治病验方[N].中国中医药报，2013-07-10（5）.

15. 蛇莓属 Duchesnea J.E.Smith

多年生草本。匍匐茎细长，在节处生不定根。基生叶数个，茎生叶互生，皆为三出复叶，有长叶柄，小叶叶缘有锯齿；托叶宿存，贴生于叶柄。花单生于叶腋，花梗细长；副萼片、萼片及花瓣各5枚；副萼片和萼片互生，较萼片宽大，宿存，先端有3～5锯齿；萼片宿存；花黄色；雄蕊多数；心皮多数，离生；花托半球形或陀螺形，在果期增大，海绵质，红色。瘦果微小，扁卵形，多数；种子1粒，肾形，光滑。

约6种，分布于亚洲南部、欧洲及北美洲。中国2种，分布几遍及全国，法定药用植物1种。华东地区法定药用植物1种。

365. 蛇莓（图365）· Duchesnea indica（Andr.）Focke

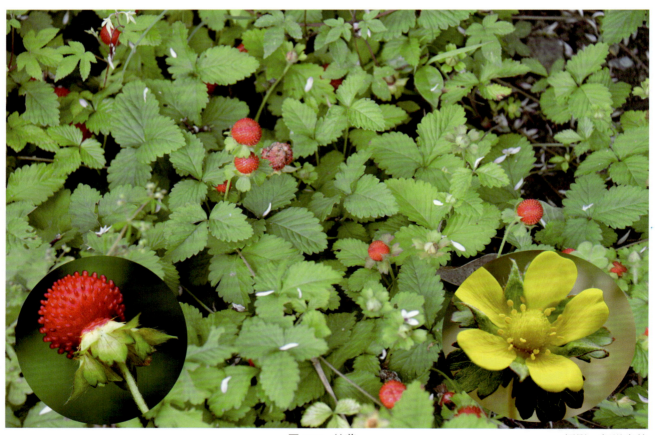

图 365　蛇莓　　　　　　　　　　　　　　　摄影　郭增喜等

【别名】三叶蛇扭（浙江），蛇波、地杨梅、蛇蓉草（福建），蛇泡草。

【形态】多年生草本。匍匐茎细长，长30～100cm。三出复叶多基生，小叶片倒卵形至菱状长圆形，长1～4cm，宽1～3cm，先端圆钝，边缘有钝锯齿，两面皆有柔毛，或上面无毛，具短柄；顶生小叶较大，侧生小叶基部常歪斜；基生叶叶柄长5～15cm，茎生叶叶柄长1～5cm，被柔毛。花单生于叶腋，直径0.8～2.5cm；花梗长3～6cm，被柔毛；萼片卵形，先端锐尖，外面有散生柔毛；副萼片倒卵形，比萼片长，先端常具3～5锯齿；花黄色；雄蕊多数；心皮多数，离生；花托扁平，在果期膨大，海绵质，鲜红色，有光泽，直径 10～20mm，外面有长柔毛。瘦果卵形，长约 1.5mm，鲜时有光泽。花期 6～8月，果期 7～11 月。

【生境与分布】生于海拔 1800m 以下的山坡、路旁、草地及潮湿的地方。华东各省区均有分布，另辽宁以南各省区均有分布；阿富汗、日本、印度、印度尼西亚、欧洲、美洲也有分布。

【药名与部位】蛇莓（三匹风），全草。

【采集加工】春夏采收，洗净，鲜用或干燥。

【药材性状】根茎粗壮。有多数长而纤细的匍匐茎，黄绿色或黄棕色，被白色茸毛。叶互生，三出复叶，具长柄，小叶片菱形；表面黄绿色，两面被疏柔毛，边缘具钝齿。花单生叶腋，具长柄，聚合果类球形，基部略扁，瘦果小，副萼片较萼片大，均宿存。气微，味淡。

【药材炮制】除去杂质，洗净，润软，切段，干燥。

【化学成分】全草含皂苷类：熊果酸（ursolic acid）、科罗索酸（corosolic acid）、蔷薇酸（euscaphic acid）、坡模酸乙酯（ethyl pomolate）、山楂酸（maslinic acid）[1]、阿江榄仁酸（arjunic acid）、2α-羟基熊果酸（2α-hydroxyursolic acid）、2α-羟基齐墩果酸（2α-hydroxyoleanolic acid）、委陵菜酸（tomentic acid）、构莓苷 F1（kaji-ichigoside F1）和野蔷薇苷（rosamultin）[2]；黄酮类：芹菜素（apigenin）、山奈酚（kaempferol）、翻白叶苷 A（potengriffioside A）、紫云英苷（astragalin），即山奈酚-3-O-β-D-葡萄糖苷（kaempferol-3-O-β-D-glucoside）、异槲皮苷（isoquercitrin）[2]，芹菜素-6-C-β-D-吡喃葡萄糖苷（apigenin-6-C-β-D-glucopyranoside）、金合欢素-7-O-α-L-吡喃鼠李糖（1→6）-β-D-吡喃葡萄糖苷 [acacetin-7-O-α-L-rhamnopyranosyl-（1→6）-β-D-glucopyranoside]、山奈酚-3-O-β-D-吡喃半乳糖苷（kaempferol-3-O-β-D-galactopyranoside）、芦丁（rutin）、异槲皮苷（isoquercitrin）、金丝桃苷（hyperin）[3]，洋芹素（celereoin）、山奈酚（kaempferol）[4]、山奈酚-3-O-α-L-吡喃鼠李糖-（1→3）-α-L-吡喃鼠李糖-（1→6）-β-D-吡喃半乳糖苷 {kaempferol-3-O-α-L-rhamnopyranosyl-（1→3）-α-L-rhamnopyranosyl-（1→6）-β-D-galactopyranoside}、山奈酚-3-O-α-L-吡喃鼠李糖-（1→6）-β-D-吡喃半乳糖苷 {kaempferol-3-O-α-L-rhamnopyranosyl-（1→6）-β-D-galactopyranoside}[5]、槲皮素-O-二葡萄糖醛酸苷（kaempferol-O-diglucuronide）、芹菜素 6-C-阿拉伯糖-8-C-葡萄糖苷（apigenin 6-C-arabinosyl-8-C-glucoside）和山奈酚-O-洋槐糖苷（kaempferol-O-robinobioside）[6]；异香豆素类：短叶苏木酚（brevifolin）、短叶苏木酚酸（brevifolin carboxylic acid）、短叶苏木酚酸甲酯（methyl brevifolincarboxylate）[5]和短叶苏木酚酸酯（brevifolin carboxylate）[6]；酚酸及其衍生物类：对羟基桂皮酸（p-hydroxycinnamic acid）[2]，对香豆酰奎宁酸（p-coumaroylquinic acid）、鞣花酸（ellagic acid）和鞣花酸戊糖苷（ellagic acid pentoside）[6]；挥发油和脂肪酸类：糠醛（furfural）、叶醛（leaf aldehyde）、松茸醇（matsutake alcohol）、4-甲基-1-庚醇（4-methyl-1-heptanol）、2-异丙基-1-辛烯（2-isopropyl-1-octene）、伞花烃（cymene）、β-芳樟醇（β-linalool）、壬醛（nonanal）、3-甲基庚醇乙酸酯（3-methylheptyl acetate）[7]、月桂酸（lauric acid）、肉豆蔻酸（myristic acid）、植酮（phytone）、棕榈酸（palmitic acid）、叶绿醇（plant alcohol）、亚油酸（linoleic acid）、油酸（oleic acid）、硬脂酸（stearic acid）[8]和 2,5-环己二烯-1,4-二酮（2,5-cyclohexadiene-1,4-dione）[9]；甾体类：（24R）-6β-羟基-24-乙基-胆甾-4-烯-3-酮 [（24R）-6β-hydroxyl-24-ethyl-cholest-4-en-3-one][5]；环醚酚类：dl-生育酚（dl-α-tocopherol）和 5a-乙氧基-α-生育酚（5a-ethoxy-α-tocopherol）[9]。

【药理作用】1. 抗肿瘤 叶的 50% 乙醇提取物能抑制人肺腺癌 A549 细胞的生长，其机制可能是通过下调 ERK1/2，抑制 MMP-2 和 u-PA 活性，抑制 FAK 信号通路，提高 E-钙黏细胞表达，减少波形蛋白和纤连蛋白表达，抑制人肺腺癌 A549 细胞上皮细胞-间充质（EMT）转化[1]；全草中提取的总酚能抑制宫颈癌细胞[2]、人卵巢癌 SKOV-3 细胞[3]的增殖，其机制可能与上调 Bax 蛋白表达、下调 Bcl-2 蛋白表达、增加 Bax/Bcl-2 比值、减少线粒体向胞浆释放细胞色素 c、抑制 caspase-3 激活、下调细胞周期 S 相相关蛋白表达、阻滞细胞周期、诱导细胞凋亡等有关；总酚在体外能抑制人大细胞肺癌 NCI-H460 细胞、人鼻咽癌 CNE 细胞、人胃癌 BGC-823 细胞的增殖，在体内能抑制小鼠移植性子宫颈鳞癌 U14 的生长，并能提高荷瘤小鼠特异性细胞、体液免疫和非特异性的免疫功能[4]；全草提取物对肝癌 H_{22} 荷瘤小鼠有抑瘤作用，并能改善肝功能指标[5]；全草水提醇沉液能抑制人结肠癌 RKO 细胞悬浮的增殖，促进 RKO 细胞发生失巢凋亡[6]；全草中分离纯化的 2α- 羟基乌苏酸、蔷薇酸、3-O- 乙酰坡模醇和 2α- 羟基齐墩果酸对宫颈癌 HeLa 细胞具有一定的细胞毒作用[7]；茎叶的水提物可明显抑制鸡胚绒毛尿囊膜血管新生，机制可能在于抑制内皮细胞的增殖和导致血管内皮细胞的凋亡[8]。2. 抗炎　全草 70% 乙醇提取物能明显降低脂多糖（LPS）干预 RAW264.7 巨噬细胞系建立的炎症细胞所分泌的肿瘤坏死因子 α（TNF-α）和一氧化氮（NO），能促进血红素氧合酶 -1 的表达和释放，且呈剂量依赖性[9, 10]。3. 抗氧化　全草中提取得到的总多酚对羟自由基（OH·）和 1, 1- 二苯基 -2- 三硝基苯肼自由基（DPPH）具有清除作用，总抗氧化能力高于维生素 C[11]，并具有较强的还原能力和蛋白质氧化保护能力[12]。4. 抗菌　全草水提物在体外对金黄色葡萄球菌、大肠杆菌、沙门氏菌、藤黄微球菌和铜绿假单胞菌的生长均有较强的抑制作用[13]。5. 抗病毒　全草水提物具有抑制流感病毒 A 复制、减少病毒宿主细胞病变，具有抗神经氨酸酶活性[14]。6. 调节中枢神经　全草水提物可减少小鼠自主活动，增强阈下催眠剂量戊巴比妥的作用，并可对抗最大电休克发作，而对戊四氮最小阈发作无影响[15]。

【性味与归经】甘、苦，寒；有小毒。

【功能与主治】清热解毒，凉血消肿。用于热病惊痫，咳嗽，吐血，咽喉肿痛，痢疾，痈肿，疔疮，蛇虫咬伤，水火烫伤。

【用法与用量】9～15g。外用鲜品适量，捣敷。

【药用标准】浙江炮规 2015、湖南药材 2009、上海药材 1994、北京药材 1998、山东药材 2012、贵州药材 2003、云南彝药Ⅱ 2005 和四川药材 1979。

【临床参考】1. 蝮蛇咬伤、蜈蚣蛰伤、马蜂蛰伤：鲜全草适量，洗净，捣烂如泥，敷于红肿部位（以略大于红肿范围为宜），用消毒纱布包扎，干后再换[1]。

2. 蜂类蛰伤：全草 10g 研末，水调敷患处[2]。

3. 外睑腺炎：鲜根洗净，每次取 30～60g，与适量瘦猪肉加水炖服，每日 1 剂[3]。

4. 牙根尖周炎：鲜根 60g（干燥根 15～20g），小儿减量，水煎，每剂煎两次，每次煎至 100ml 左右，顿服[4]。

5. 带状疱疹：鲜叶，洗净捣烂，取汁外搽，每日 4 次，或鲜叶直接外敷，消毒纱布覆盖，每日换药 1 次[5]。

6. 肿瘤：根 15g，加白英 15g 等，水煎服[6]。

【附注】蛇莓之名始载于《名医别录》，列为下品。《本草经集注》云："园野亦多，子赤色，极似莓而不堪啖……"《图经本草》云："生下湿处，茎端三叶，花黄子赤，若覆盆子，根似败酱，二月八月采根，四月五月收子。所在有之。"《本草纲目》云："蛇莓，就地引细蔓，节节生根，每枝三叶，叶有齿刻，四、五月开小黄花，五出，结果鲜红，状似覆盆，而面与蒂则不同也。其根甚细。"《植物名实图考》谓："蛇莓多生阶砌下，结红实，色至鲜，故名以锦。"结合附图判断即本种。

花果有小毒。

【化学参考文献】

[1] 吴培楠，段宏泉，姚智，等. 蛇莓中具有抗癌活性的三萜类成分[J]. 中草药，2007，38（9）：1311-1313.

[2] 苗青，包海燕，朴淑娟，等. 蛇莓乙酸乙酯萃取物的化学成分[J]. 第二军医大学学报，2008，29（11）：1366-1370.

[3] 许文东，林厚文，邱峰，等. 蛇莓黄酮苷类化学成分研究[J]. 中国药学杂志，2007，42（13）：981-983.

[4] 王治阳，张峰，代震，等. HPLC 法同时测定 5 个采收期蛇莓中 5 种黄酮成分[J]. 中成药，2017，39（4）：786-789.

[5] 许文东，林厚文，邱峰，等. 蛇莓的化学成分[J]. 沈阳药科大学学报，2007，24（7）：402-406.

[6] Zhu M，Dong X，Guo M. Phenolic Profiling of *Duchesnea indica* Combining Macroporous Resin Chromatography（MRC）

with HPLC-ESI-MS/MS and ESI-IT-MS[J].Molecules，2015，20（12）：22463.
［7］王晨旭，于兰，杨艳芹，等.多种提取方法分析蛇莓挥发性组分[J].分析化学，2014，42（11）：1710-1714.
［8］王苗，刘爱玲，李心悦，等.蛇莓挥发油化学成分的气相色谱-质谱联用法分析[J].时珍国医国药，2014，25（7）：1553-1554.
［9］王强，杜晨霞，马念春，等.蛇莓化学成分研究[J].河南科学，2006，24（4）：502-504.

【药理参考文献】

［1］Chen P N，Yang S F，Yu C C，et al. *Duchesnea indica* extract suppresses the migration of human lung adenocarcinoma cells by inhibiting epithelial–mesenchymal transition[J]. Environmental Toxicology，2017，32（8）：1-11.
［2］Peng B，Hu Q，Liu X，et al. *Duchesnea* phenolic fraction inhibits in vitro and in vivo growth of cervical cancer through induction of apoptosis and cell cycle arrest[J]. Experimental Biology & Medicine，2009，234（1）：74-83.
［3］Peng B，Chang Q，Wang L，et al. Suppression of human ovarian SKOV-3 cancer cell growth by *Duchesnea* phenolic fraction is associated with cell cycle arrest and apoptosis[J]. Gynecologic Oncology，2008，108（1）：173-181.
［4］彭博，胡秦，王立为，等.蛇莓总酚的抗肿瘤作用及免疫学机制的初步探讨[J].中国药理学通报，2007，23（8）：1007-1010.
［5］伍世恒，龚又明.蛇莓提取物对肝癌H22小鼠的抑瘤作用及机制[J].广东医学，2016，37（9）：1300-1302.
［6］胡兵，沈克平，史秀峰，等.蛇莓对人结肠癌RKO细胞失巢凋亡作用的实验研究[J].世界中西医结合杂志，2013，8（1）：69-72.
［7］吴培楠，段宏泉，姚智，等.蛇莓中具有抗癌活性的三萜类成分[J].中草药，2007，38（9）：1311-1313.
［8］许扬，潘瑞乐，常琪，等.蛇莓抑制鸡胚绒毛尿囊膜血管新生作用研究[J].中药药理与临床，2008，24（3）：65-67.
［9］庞然，张淑玲，赵雷，等.蛇莓乙醇提取物的体外抗炎机制研究[J].华中科技大学学报（医学版），2009，38（4）：481-485.
［10］Zhao L，Zhang S L，Tao J Y，et al. Anti-Inflammatory Mechanism of a Folk Herbal Medicine，*Duchesnea indica*（Andr）Focke at RAW264.7 Cell Line[J]. Immunological Investigations，2008，37（4）：339-357.
［11］苟体忠，唐文华，徐绍琴，等.蛇莓总多酚体外抗氧化活性研究[J].黑龙江农业科学，2014，（9）：94-96.
［12］Hu W，Shen W，Wang M H. Free Radical Scavenging Activity and Protective Ability of Methanolic Extract from *Duchesnea indica* Against Protein Oxidation and DNA Damage[J]. Journal of Food Science & Nutrition，2009，14（14）：277-282.
［13］林居纯，黄玲，刘丹，等.蛇莓水提物的体外抗菌活性及抗菌机制[J].中国兽医科学，2013，43（6）：645-649.
［14］Tian L，Wang Z，Wu H，et al. Evaluation of the anti-neuraminidase activity of the traditional Chinese medicines and determination of the anti-influenza A virus effects of the neuraminidase inhibitory TCMs in vitro and in vivo[J]. Journal of Ethnopharmacology，2011，137（1）：534-542.
［15］马越鸣，程能能.蛇莓对小鼠中枢神经系统的抑制作用[J].皖南医学院学报，1996，15（4）：293-295.

【临床参考文献】

［1］黄裔旻，刘彩荣.蛇莓草外敷治疗毒虫伤21例[J].中国农村医学，1996，（9）：9.
［2］朱以琪.蛇莓治疗蜂类蜇伤[J].中国社区医师，2004，20（22）：37.
［3］李小兵，洪玉丽.蛇莓治疗外睑腺炎[J].中国中医眼科杂志，1996，6（3）：180.
［4］邓毅.蛇莓治疗牙根尖周炎[J].湖南中医杂志，1986，（5）：49.
［5］葛昌清.鲜蛇莓治疗带状疱疹100例疗效观察[J].湖南中医杂志，1995，11（S5）：57.
［6］刘玉勤，李慧杰，齐元富.齐元富运用蛇莓配伍白英治疗肿瘤经验[J].湖南中医杂志，2014，30（2）：22，28.

16. 委陵菜属 *Potentilla* Linn.

一年生、两年生或多年生草本。茎直立、上升或匍匐。叶为奇数羽状复叶或掌状复叶；托叶与叶柄不同程度合生。花两性，单生、聚伞花序或聚伞圆锥花序；萼片5枚，镊合状排列，副萼片5枚，与萼片互生；花瓣5枚，通常黄色，稀白色或紫红色；雄蕊多数，花药2室；雌蕊多数，着生在微凸起的花托上，彼此分离；花柱顶生、侧生或基生；每心皮有 1 枚胚珠。瘦果多数，着生在干燥的花托上，萼片宿存。

约 200 余种，多分布于北半球温带、寒带及高山地区。中国 80 多种，分布几遍及全国，法定药用植物 7 种。华东地区法定药用植物 4 种。

分种检索表

1. 基生叶为羽状复叶。
　　2. 叶下表面密被白色茸毛⋯⋯⋯⋯⋯⋯⋯⋯⋯⋯⋯⋯⋯⋯⋯⋯⋯⋯⋯⋯⋯⋯⋯⋯⋯⋯⋯⋯翻白草 P.discolor
　　2. 叶下表面被疏柔毛，沿脉尤多，具光泽⋯⋯⋯⋯⋯⋯⋯⋯⋯⋯⋯⋯⋯⋯⋯⋯⋯莓叶委陵菜 P.fragarioides
1. 基生叶 3 出或 5 出掌状复叶。
　　3. 基生叶为 3 出复叶⋯⋯⋯⋯⋯⋯⋯⋯⋯⋯⋯⋯⋯⋯⋯⋯⋯⋯⋯⋯⋯⋯⋯⋯⋯⋯三叶委陵菜 P.freyniana
　　3. 基生叶为 5 出复叶⋯⋯⋯⋯⋯⋯⋯⋯⋯⋯⋯⋯⋯⋯⋯⋯⋯⋯⋯⋯⋯⋯⋯⋯⋯⋯蛇含委陵菜 P.kleiniana

366. 翻白草（图 366） · *Potentilla discolor* Bge.

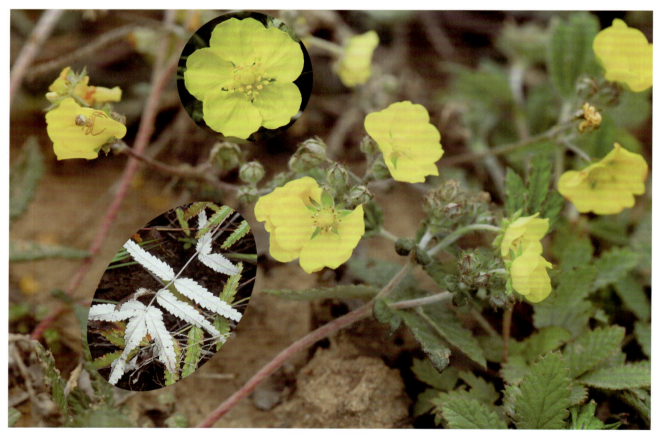

图 366　翻白草　　　　　　　　摄影　周重建等

【别名】翻白委陵菜（浙江），白头翁（福建）、野鸡头（江苏南京），郁苏参（福建福州）。

【形态】多年生草本。根常肥厚呈纺锤形。花茎直立，上升或微铺散，高 10～45cm，密被白色绵毛。奇数羽状复叶；基生叶有小叶 2～4 对，连叶柄长 4～20cm，叶柄密被白色绵毛，有时并有长柔毛；小叶对生或互生，无柄，卵状长圆形，长 1.5～9cm，宽 0.5～2cm，先端圆钝，基部宽楔形，边缘具粗锯齿；

上表面暗绿色，无毛或有疏毛，下表面密被白色茸毛；茎生叶常 3 枚小叶。聚伞花序；花直径 1～2cm；萼片卵状披针形，副萼片线状披针形，比萼片短，外面被茸毛；花黄色；花柱近顶生，基部具乳头状膨大，柱头稍微扩大。瘦果肾形，直径约 1mm，光滑。花期 5～8 月，果期 6～9 月。

【生境与分布】生于海拔 100～1850m 的山坡草地、山谷、沟边、草甸及疏林下。华东各省区均有分布，另黑龙江、辽宁、内蒙古、河北、河南、山西、陕西、湖南、湖北、广东、四川、台湾均有分布；日本、朝鲜也有分布。

【药名与部位】翻白草，全草。

【采集加工】夏、秋二季开花前采挖，除去泥沙和杂质，干燥。

【药材性状】块根呈纺锤形或圆柱形，长 4～8cm，直径 0.4～1cm；表面黄棕色或暗褐色，有不规则扭曲沟纹；质硬而脆，折断面平坦，呈灰白色或黄白色。基生叶丛生，单数羽状复叶，多皱缩弯曲，展平后长 4～13cm；小叶 5～9 片，柄短或无，长圆形或长椭圆形，顶端小叶片较大，上表面暗绿色或灰绿色，下表面密被白色绒毛，边缘有粗锯齿。气微，味甘、微涩。

【药材炮制】除去杂质，洗净，稍润，切段，干燥。

【化学成分】全草含皂苷类：3α, 30- 二羟基羽扇豆 -20（29）- 烯 -27- 酸［3α, 30-dihydroxylup-20（29）-en-27-oic acid］、(20S)-3α, 29- 二羟基羽扇豆烷 -27- 酸［(20S)-3α, 29-dihydroxylupan-27-oic acid］[1]，3α- 羟基 -19α- 氢 -29- 醛 -27- 羽扇豆酸（3α-hydroxy-19α-hydro-29-aldehyde-27-lupanoic acid）、3α- 乙酰基 -19α- 氢 -29- 醛 -27- 羽扇豆酸（3α-acetyl-19α-hydro-29-aldehyde-27-lupanoic acid）、委陵菜酸（tormentic acid）、熊果酸（ursolic acid）、白桦脂酸（betulinic acid）[2]，齐墩果酸（oleanic acid）、2α, 3α- 二羟基齐墩果 -12- 烯 -28- 酸（2α, 3α-dihydroxyolean-12-en-28-acid）、2α- 羟基白桦脂酸（2α-hydroxybetulinic acid）[3]，3-O-β-D- 吡喃葡萄糖 -（1→2）-β-D- 吡喃木糖 -19α- 羟基 - 熊果 -12- 烯 -28- 酸［3-O-β-D-glucopyranosyl-(1→2)-β-D-xylopyranosyl-19α-hydroxyurs-12-en-28-acid］、2α, 3β, 19α- 三羟基 - 熊果 -12- 烯 -28- 酸（2α, 3β, 19α-trihydroxyurs-12-en-28-acid）、3β, 19α- 二羟基 - 熊果 -12- 烯 -24, 28- 二酸（3β, 19α-dihydroxyurs-12-en-24, 28-acid）、2α, 3β- 二羟基 - 熊果 -12- 烯 -28- 酸（2α, 3β-dihydroxyolean-12-en-28-acid）和 2α, 3α, 19α- 三羟基熊果 -12- 烯 -28- 酸（2α, 3α, 19α-trihydroxyurs-12-en-28-acid）[4]；黄酮类：木犀草素（luteolin）、槲皮素（quercetin）[2]，山柰酚 -7-O-α-L- 鼠李糖苷（kaempferol-7-O-α-L-rhamnoside）、槲皮素 -7-O-α-L- 鼠李糖苷（quercetin-7-O-α-L-rhamnoside）[3]，紫云英苷（astragalin）、芹菜素（apigenin）[6]，山柰酚 -3-O-β-D- 吡喃葡萄糖苷（kaempferol-3-O-β-D-glucopyranoside）、槲皮素 -3-O-β-D- 吡喃葡萄糖苷（quercetin-3-O-β-D-glucopyranoside）、8- 甲氧基草质素 -3-O-β-D- 槐糖苷（8-methoxylherbacetin-3-O-β-D-sophoroside）、芦丁（rutin）、山柰酚 -3-O-β-D- 葡萄糖醛酸苷（kaempferol-3-O-β-D-glucuronide）、异鼠李素 -3-O-β-D- 葡萄糖醛酸苷（isorhamnetin-3-O-β-D-glucuronide）、槲皮素 -3-O-β-D- 葡萄糖醛酸苷（quercetin-3-O-β-D-glucuronide）、槲皮素 -7-O-β-D- 吡喃葡萄糖苷（quercetin-7-O-β-D-glucopyranoside）[7]，异鼠李素（isorhamnetin）、山柰酚（kaempferol）、山柰酚 -3-O-β-D- 半乳糖苷（kaempferol-3-O-β-D-galactoside）、山柰酚 -3-O-β-D- 葡萄糖醛酸苷（kaempferol-3-O-β-D-glucuronide）、山柰酚 -3-O-α-L- 阿拉伯糖苷（kaempferol-3-O-α-L-arabinoside）、毛里求斯排草素（mauritianin）[8]，槲皮素 -3-O-α-L- 吡喃鼠李糖苷（quercetin-3-O-α-L-rhamnpyranoside）、槲皮素 -3-O-α-D- 呋喃阿拉伯糖苷（quercetin-3-O-α-D-arabinfuranoside）、槲皮素 -3-O-β-D- 半乳糖苷 -7-O-β-D- 葡萄糖苷（quercetin3-O-β-D-galactosyl-7-O-β-D-glucoside）[9]，金丝桃苷（hyperoside）、柚皮素（naringenin）[10]，刺蒺藜苷（tiliroside）[11]，山柰酚 -3-O-β-D- 吡喃葡萄糖醛酸正丁酯基 -（2→1）-β-D- 吡喃木糖苷［kaempferol-3-O-β-D-glucopyransyl butyl ester-（2→1）-β-D-xylopyranoside］[12] 和山柰酚 -3-O-β-D-6-O-（对羟基桂皮酰基）- 吡喃葡萄糖苷［kaempferol-3-O-β-D-6-O-(p-hydroxycinnamoyl)-glucopyranoside］[13]；异香豆素类：短叶苏木酚（brevifolin）[3]；酚酸类：3, 3′, 4′- 三 -O- 甲基鞣花酸（3, 3′, 4′-tri-O-methylellagic acid）[2]，鞣花酸 -3, 3′- 二甲醚 -4-O-β-D- 吡喃葡萄糖苷（ellagic acid-3, 3′-dimethyl ether-4-O-β-D-glucopyranoside）、鞣花酸 -3- 甲醚 -4′-O-α- 吡喃鼠李糖苷（ellagic acid-3-

methyl ether-4′-O-α-rhamnopyranoside）[3]，绿原酸（chlorogenic acid）、咖啡酸（caffeic acid）[10]，鞣花酸-3-甲醚（ellagic acid-3-methyl ether）、没食子酸（gallic acid）[11]，3-甲基鞣花酸-4′-O-α-L-吡喃鼠李糖苷（3-methylellagic acid-4′-O-α-L-rhamnopyranoside）、3,3′,4-三甲基鞣花酸-4′-O-β-D-吡喃葡萄糖苷（3,3′,4-trimethylellagic acid-4′-O-β-D-glucopyranoside）、3,3′-二甲基鞣花酸（3,3′-dimethylellagic acid）[13]和原儿茶酸（protocatechuic acid）[14]；挥发油类：石竹烯（caryophyllene）、大牛儿烯D（germacrene D）、2-蒈烯（2-carene）、柠檬烯（limonene）、β-波旁烯（β-bourbonene）和α-法尼烯（α-farnesene）等[15]；甾体类：β-谷甾醇（β-sitosterol）和胡萝卜苷（daucosterol）[3]；脂肪酸类：硬脂酸（stearic acid）[6]，γ-亚麻酸（γ-linolenic acid）和二十四烷酸（tetracosanoic acid）[16]；元素：铜（Cu）、铁（Fe）、锰（Mn）、铅（Pb）、锌（Zn）、钙（Ca）和镁（Mg）等[17]；萜类：布鲁门醇A（blumenol A）[6]和（6S,9R）长春花苷[（6S,9R）-roseoside]，即（6S,9R）-6-羟基-3-酮-α-紫罗兰醇-9-O-β-D-吡喃葡萄糖苷{（6S,9R）-9-O-β-D-glucopyranosyloxy-6-hydroxy-3-oxo-α-ionol}等[16]。

地上部分含皂苷类：熊果酸（ursolic acid）、23-羟基熊果酸（23-hydroxyursolic acid）、科罗索酸（corosolic acid）和委陵菜酸（tormentic acid）[18]；甾体类：β-谷甾醇-3-O-β-D-葡萄糖苷（β-sitosterol-3-O-β-D-glucoside）[18]。

根含甾体类：β-谷甾醇（β-sitosterol）和3-O-β-D-吡喃葡萄糖豆甾-5-烯-3-醇（3-O-β-D-glucopyranosyl stigmast-5-en-3-ol）[19]；皂苷类：2,19α-二羟基-2-氧化-熊果-1,12-二烯-28-酸（2,19α-dihydroxy-2-oxo-urs-1,12-dien-28-oic acid）[19]。

【药理作用】1. 降血糖 全草水提物可明显降低高脂饲料联合腹腔注射四氧嘧啶所致糖尿病模型小鼠血清中的血糖、胆固醇、甘油三酯、游离脂肪酸及丙二醛的含量，升高血清超氧化物歧化酶的含量，其中黄酮及黄酮苷类成分、奎宁酸类成分及酚酸类成分为其潜在的降血糖成分[1]；全草总黄酮提取物可明显降低高脂高糖乳剂及尾静脉注射链脲佐菌素所致Ⅱ型糖尿病模型大鼠血清中的血糖、总胆固醇、胰岛素水平及胰岛素抵抗指数，升高血清中高密度脂蛋白胆固醇含量及肝组织胰岛素底物-2-磷脂酰肌醇-3激酶的表达[2]，能减少胰岛β细胞核内FoxO1表达，增加胞浆中p-FoxO1表达[3]；全草中的总黄酮能升高Ⅱ型糖尿病模型大鼠胰腺组织超氧化物歧化酶、谷胱甘肽过氧化物酶活性及胰岛β细胞中Bcl-2蛋白的表达，明显降低胰岛β细胞凋亡及胰岛β细胞Bax蛋白表达[4]。2. 抗氧化 全草50%乙醇提取物可明显清除羟自由基、超氧阴离子自由基及1,1-二苯基-2-三硝基苯肼自由基，并可降低四氯化碳（CCl_4）造成的肝组织自发性脂质过氧化损伤小鼠肝组织中的丙二醛含量[5]。3. 增强子宫平滑肌收缩 全草水提物可增强腹腔注射苯甲酸雌二醇所致小鼠离体子宫平滑肌的收缩，且存在剂量依赖性[6]。4. 抗病毒 翻白草油可作用于呼吸道合胞病毒的直接灭活阶段、病毒复制阶段和病毒吸附阶段，明显降低呼吸道合胞病毒感染的HeLa细胞中Fas蛋白和FasL蛋白的表达[7]。5. 抗肿瘤 全草水提物能抑制人肝癌HepG-2细胞的增殖，并促进细胞凋亡，具有一定剂量依赖性[8]。

【性味与归经】甘、微苦，平。归肝、胃、大肠经。

【功能与主治】清热解毒，止痢，止血。用于湿热泻痢，痈肿疮毒，血热吐衄，便血，崩漏。

【用法与用量】9～15g。

【药用标准】药典1963、药典1977、药典2010、药典2015、山西药材1987、河南药材1993、上海药材1994、福建药材2006、湖北药材2009、新疆药品1980二册、内蒙古药材1988和山东药材2002。

【临床参考】1. 淋巴结结核：全草45～60g，加黄酒适量浸透后，隔水炖服，每天1剂，15剂为1疗程。

2. 疔疮肿毒：全草煎汤熏洗，或捣烂敷患处。（1方、2方引自《浙江药用植物志》）

3. Ⅱ型糖尿病：全草洗净后放保温瓶里，用开水1500ml浸泡半小时后分3次服，其剂量空腹血糖在7mmol/L以下，餐后2小时血糖12mmol/L以下者，每天30g；空腹血糖7～10mmol/L，餐后2小时血糖12～16mmol/L，每天70g；空腹血糖＞10mmol/L，餐后2小时血糖＞16mmol/L，每天100g，30天为1疗程[1]；或全草10～20g，开水冲泡代茶饮，同时六味地黄丸口服，每次10粒，每日3次[2]；或全草15g，加覆盆子10g、黄芪15g、麦冬12g等，水煎服，每日1剂，分2次服[3]。

4.烧伤：翻白草散（主要药物翻白草）撒敷患处，每日1次[4]。

【附注】 翻白草始载于《救荒本草》，云："鸡腿儿，一名翻白草。出钧州山野中，苗高七、八寸。细长锯齿叶硬厚，背白，其叶似地榆叶而细长，开黄花，根如指大，长三寸许，皮赤内白，两头尖鮹。"《本草纲目》载："鸡腿儿生近泽田地，高不盈尺。春生弱茎，一茎三叶，尖长而厚，有皱纹锯齿，面青背白，四月开小黄花。结子如胡荽子，中有细子。其根状如小白术头，剥去赤皮，其白色如鸡肉，食之有粉。"以上所述及附图与本种相符。

同属植物委陵菜 *Potentilla chinensis* Seri. 在东北、华北及西北部分地区、多裂委陵菜 *Potentilla multifida* Linn. 在河北、黄花委陵菜 *Potentilla chrysantha* Trev. 在新疆、西南委陵菜 *Potentilla fulgens* Wall. ex Hook. 在西藏，民间均作翻白草使用。

【化学参考文献】

［1］Yang J，Chen X Q，Liu X X，et al. Structural determination of two new triterpenoids from *Potentilla discolor* Bunge by NMR techniques［J］. Magn Reson Chem，2008，46（8）：794-797.

［2］Zhang J，Liu C，Huang R Z，et al. Three new C-27-carboxylated-lupane-triterpenoid derivatives from *Potentilla discolor* Bunge and their in vitro antitumor activities［J］. Plos One，2017，12（4）：e0175502.

［3］张莉，杨杰，陈筱清，等.翻白草的化学成分［J］.植物资源与环境学报，2010，19（2）：94-96.

［4］李玉云，肖草茂，姚闽，等.翻白草三萜类化学成分研究［J］.中药材，2013，36（7）：1099-1101.

［5］Wang Q，Luo X D，Cai X H，et al. Studies on hypoglycemic chemical constituents of *Potentilla discolor* Bung［C］. Proceedings of 2011 International Conference on Fuzzy Systems and Neural Computing（FSNC 2011 V7）Intelligent Information Technology Application Association：2011：3.

［6］薛培凤，尹婷，梁鸿，等.翻白草化学成分研究［J］.中国药学杂志，2005，39（14）：1052-1054.

［7］安海洋，刘顺，单淇，等.翻白草的化学成分研究［J］.中草药，2011，42（7）：1285-1288.

［8］洪凌，何贵锋，高妮，等.翻白草黄酮类化学成分研究［J］.中国实验方剂学杂志，2013，19（18）：117-119.

［9］Wang Q，Xu D R，Shi X H，et al. Flavones from *Potentilla discolor* Bunge［J］. Chin J Nat Med，2009，7（5）：361-364.

［10］陈军华，周光明，秦红英，等.翻白草中7种黄酮和有机酸的超声提取及含量测定［J］.食品科学，2015，36（10）：95-99.

［11］张巍巍，张鹏，程伟，等.翻白草中多酚类化学成分研究［J］.中国药学杂志，2011，46（1）：20-23.

［12］谈景福，杨杰，裴正龙，等.翻白草中一个新的黄酮苷类成分［J］.中国新药杂志，2013，（4）：469-471.

［13］肖草茂，李玉云，胡蓉，等.翻白草中酚酸类化学成分的研究［J］.华西药学杂志，2013，28（1）：10-12.

［14］张颖，张立木，赵雪梅，等.翻白草中化学成分研究［J］.泰山医学院学报，2007，28（3）：168-169.

［15］Zhang Y B，Kang W. Volatiles in *Potentilla discolor* by HS-SPME-GC-MS［J］. Chem Nat Compd，2014，50（6）：1128-1129.

［16］毕博，朱春林，包京姗，等.翻白草化学成分研究［J］.吉林农业大学学报，2010，32（4）：425-427.

［17］刘金环，阮维国.翻白草水煎剂中微量元素研究［J］.河北大学学报（自然科学版），2003，23（3）：337-338.

［18］Jang D S，Kim J M，Lee G Y，et al. Ursane-type triterpenoids from the aerial parts of *Potentilla discolor*［J］. Agric Chem Biotechnol，2006，49（2）：48-50.

［19］Park H J，Lee K T，Park J H. Isolation of two steroids and a triterpenoid from the roots of *Potentilla discolor*［J］. Korean J Pharmacogn，2007，38（4）：354-357.

【药理参考文献】

［1］Song C，Huang L，Rong L，et al. Anti-hyperglycemic effect of *Potentilla discolor* decoction on obese-diabetic（Ob-db）mice and its chemical composition［J］. Fitoterapia，2012，83（8）：1474-1483.

［2］胡建新，周志愉，王晓敏，等.翻白草总黄酮对2型糖尿病大鼠胰岛素底物-2-磷脂酰肌醇-3激酶信号通路的影响［J］.中国实验方剂学杂志，2014，20（23）：146-150.

［3］丁海波，郑宇栋，徐杏，等.翻白草水提物对2型糖尿病大鼠胰岛形态及功能的保护机制研究［J］.天然产物研究与开发，2016，（12）：1896-1902.

[4] 刘志勇，丛茜玉，王晓敏. 探讨翻白草黄酮对 T2DM 大鼠胰岛 β 细胞保护的作用［J］. 实验室研究与探索，2016，35（9）：38-40.
[5] 张远荣，王锋. 翻白草鞣质的体外抗氧化作用研究［J］. 中国药房，2011，22（11）：983-985.
[6] 刘仰斌，张志花. 翻白草提取液对未孕小鼠离体子宫收缩影响的实验研究［J］. 湘南学院学报（医学版），2013，15（1）：25-27.
[7] 刘蕾，刘志新，王淑湘，等. 翻白草油对 RSV 感染宿主 HeLa 细胞 Fas/FasL 蛋白表达的影响［J］. 中国病原生物学杂志，2014，9（5）：403-407.
[8] Jin Q，Nan J X，Lian L H. Antitumor Activity of Leaves from *Potentilla discolor*，on Human Hepatocellular Carcinoma Cell Line HepG-2［J］. Chinese Journal of Natural Medicines，2011，9（1）：61-64.

【临床参考文献】
[1] 刘仲慧，阎树河，徐敏，等. 翻白草治疗 2 型糖尿病［J］. 新中医，2003，35（1）：30.
[2] 马桂萍，李翠华. 六味地黄丸加翻白草治疗 Ⅱ 型糖尿病 30 例［J］. 青岛医药卫生，2003，35（5）：386.
[3] 罗学林，马中建，刘红丽，等. 复方翻白草汤治疗 2 型糖尿病 60 例疗效观察［J］. 中医药导报，2015，21（12）：62-63.
[4] 阎承芳，吕洋. 翻白草散的临床应用价值分析［J］. 深圳中西医结合杂志，2014，24（3）：113-114.

367. 莓叶委陵菜（图 367）· *Potentilla fragarioides* Linn.

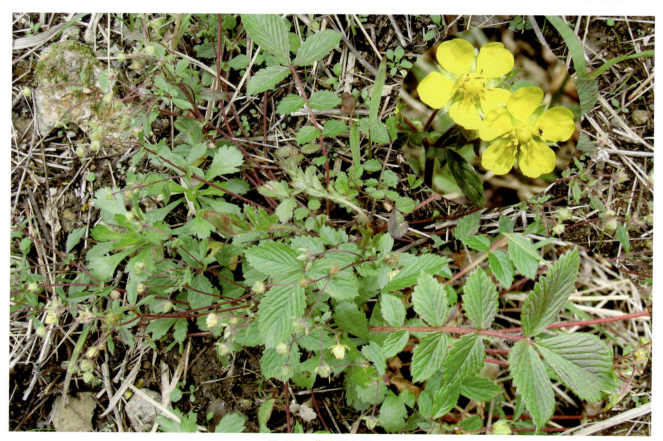

图 367　莓叶委陵菜　　摄影　李华东

【别名】毛猴子（江苏），雉子筵（江苏、浙江）。
【形态】多年生草本，全株疏生长柔毛。根茎粗壮，须根多，纤细。花茎多数，丛生，上升或铺散，长 8～35cm，多分枝。奇数羽状复叶多基生，有小叶 2～5 对，连叶柄长 5～22cm；小叶几无柄，倒卵形、椭圆形或长椭圆形，长 0.5～7cm，宽 0.4～3cm，先端圆钝，基部宽楔形，边缘粗锯齿，两面绿色，被平铺疏柔毛，下表面沿脉尤多，锯齿边缘有时密被缘毛；茎生叶常 3 枚小叶，小叶与基生叶小叶相似或长圆形顶端有锯齿而下半部全缘，叶柄短或几无柄。聚伞花序顶生，多花，花直径 1～1.7cm；萼片三角卵形，副萼片长圆披针形，与萼片近等长或稍短；花黄色；花柱近顶生，钉状。成熟瘦果近肾形，直径约 1mm，表面有脉纹。花期 4～6 月，果期 6～9 月。

【生境与分布】生于海拔 350～2400m 的草地、灌丛、沟边及疏林下。分布于浙江、江苏、安徽、山东、福建，另黑龙江、吉林、辽宁、内蒙古、河南、河北、山西、陕西、甘肃、湖南、广东、广西、四川、云南均有分布；日本、朝鲜、蒙古、俄罗斯等地亦有分布。

【药名与部位】莓叶委陵菜，根及根茎。

【采集加工】秋、冬二季采挖，除去泥沙，晒干。

【药材性状】根茎呈短圆柱状或块状，有的略弯曲，长 0.5～2cm，直径 0.3～1.5cm。表面棕褐色，粗糙，周围着生多数须状根，或有圆形的根痕；顶端有棕色叶基，有的可见密被淡黄色茸毛的芽，叶基边缘膜质被有淡黄色茸毛。质坚硬，断面黄棕色至棕色，韧皮部较薄，木质部可见淡棕色小点排列成断续的环状，中心有髓。根细长，弯曲，长 5～10cm，直径 0.1～0.4cm，表面具纵沟纹；质脆，易折断，断面略平坦，黄棕色至棕色。无臭，味涩。

【化学成分】地上部分含黄酮类：槲皮素（quercitrin）、异槲皮素（isoquercitrin）、槲皮素 -3-O-β-D- 吡喃葡萄糖 -β-D- 吡喃木糖苷（quercetin-3-O-β-D-glucopyranosyl-β-D-xylopyranoside）和（+）- 儿茶素 [(+)-catechin][1]；酚酸及其衍生物：咖啡酸（caffeic acid）和 4-O- 咖啡酰基 -L- 苏糖酸（4-O-caffeoyl-L-threonic acid）[1]；元素：钙（Ca）、镁（Mg）、钠（Na）、磷（P）、钾（K）、硒（Se）、铜（Cu）、锌（Zn）、铁（Fe）和锰（Mn）等[2]。

【药理作用】急性毒性　根 80% 乙醇提取物对小鼠经口给药的半数致死量（LD_{50}）大于 21.50g/kg[1]。

【性味与归经】甘、微苦，平。

【功能与主治】止血。用于月经过多，功能性子宫出血，子宫肌瘤出血。

【用法与用量】3～6g。

【药用标准】药典 1977 和广西瑶药 2014 一卷。

【临床参考】痢疾、疮毒：全草及根适量，水煎服。（《浙江药用植物志》）

【化学参考文献】

[1] Choi Y H，Kim M J，Lee H S，et al. Antioxidative compounds in aerial parts of *Potentilla fragarioides* [J]. Korean J Pharmacogn，1998，29：79-85.

[2] 马蓓蓓，辛华. 莓叶委陵菜营养成分和微量元素的测定和分析 [J]. 中国野生植物资源，2011，30（2）：54-56.

【药理参考文献】

[1] 闵运江，陈澍潭. 莓叶委陵菜醇提物急性毒性实验研究 [J]. 皖西学院学报，2012，28（5）：1-3.

368. 三叶委陵菜（图 368）· *Potentilla freyniana* Bornm.

【形态】多年生草本。根茎短而肥大，须根多。花茎纤细，直立或匍匐，高 8～25cm，被平铺或开展疏柔毛。掌状 3 出复叶多基生，连叶柄长 4～30cm；小叶卵形或椭圆形，先端急尖或圆钝，基部楔形，边缘有粗锯齿，两面绿色，疏生平铺柔毛，下表面沿脉较密；茎生叶 1～2 枚，小叶与基生叶小叶相似，近无柄。聚伞花序顶生，多花，花直径 0.8～1cm；萼片三角卵形，副萼片披针形，与萼片近等长，外面被平铺柔毛；花淡黄色；花柱近顶生，上部粗，基部细。成熟瘦果卵球形，直径 0.5～1mm，表面有显著脉纹。花期 3～5 月，果期 5～6 月。

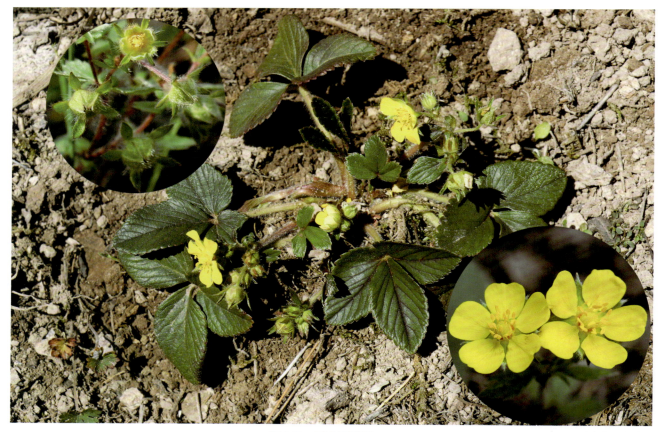

图 368　三叶委陵菜　　　　　　　　　　　　摄影　李华东

【生境与分布】生于海拔 300～2100m 的山坡草地、溪边及疏林下阴湿处。华东各省区均有分布，另黑龙江、吉林、辽宁、河北、山西、陕西、甘肃、湖北、湖南、贵州、四川、云南均有分布；俄罗斯、朝鲜、日本亦有分布。

【药名与部位】地蜂子，根茎。三叶委陵菜，全草。

【采集加工】地蜂子：夏季采挖，除去杂质，洗净，干燥。

【药材性状】地蜂子：呈纺锤形、圆柱形或哑铃形，微弯曲，有的形似蜂腹，长 1.5～4cm，直径 0.5～1.2cm。表面灰褐色或黄绿褐色，粗糙，有皱纹和突起的根痕及须根，顶端有叶柄残基，被柔毛。质坚硬，不易折断，断面颗粒状，深棕色或黑褐色，中央色深，在放大镜下可见细小结晶。气微，味微苦而涩，微具清凉感。

【药材炮制】三叶委陵菜：除去杂质，洗净，切段，干燥。

【化学成分】根茎含皂苷类：委陵菜酸（tormentic acid）、蔷薇酸（euscaphic acid）、19α- 羟基积雪草酸（19α-hydroxyasiatic acid）、千花木酸，即万花酸（myrianthic acid）、β- 桦木酸（β-betulinic acid）、麦珠子酸（alphitolic acid）、3- 表麦珠子酸（3-epialphitolic acid）、鞘蕊花酸（coleonolic acid）、野蔷薇酸（rosamultic acid）[1]，山柳酸 -28-O-β-D- 吡喃葡萄糖酯（clethric acid-28-O-β-D-glucopyranosyl ester）、苦莓苷 F2（nigaichigoside F2）[2] 和齐墩果酸（oleanolic acid）[3]；黄酮类：4′-O- 乙基 - 儿茶素（4′-O-ethyl-catechin）、儿茶素（catechins）[2]，槲皮素 -3, 7- 芸香糖半乳糖苷（quercetin-3, 7-rutinosogalactoside）、牡荆素（vitexin）、芦丁（rutin）、金丝桃苷（hyperoside）、橙皮苷（hesperidin）、山柰酚 -3- 芸香糖苷（kaempferol-3-rutinoside）和槲皮苷（quercitrin）[4]；酚酸类：3- 甲基鞣花酸 -4-O-β-D- 木糖苷（3-methyl ellagic acid-4-O-β-D-xylopyranoside）和根皮苷（phloridzosid）[2]；甾醇类：胡萝卜苷（daucosterol）和 β- 谷甾醇（β-sitosterol）[2]；其他尚含：肌醇（inositol）[3]。

【药理作用】1. 抗氧化 全草70%乙醇提取物对黄嘌呤氧化酶及脂肪氧合酶有抑制作用，对2，2'-联氮-二（3-乙基-苯并噻唑-6-磺酸）二铵盐自由基（ABTS）有清除作用，能下调人结肠癌CaCo-2细胞中环氧合酶-2基因的表达[1]。2. 护肝 根茎65%乙醇提取物可明显降低四氯化碳所致肝损伤模型小鼠谷丙转氨酶、肝线粒体脂质过氧化物的含量[2]。3. 抗病毒 根65%乙醇提取物的乙酸乙酯萃取部位对人胚肺细胞（HEL）感染的带状疱疹病毒有明显的抑制作用，且具有一定的量效关系[3]。

急性毒性 根茎65%乙醇提取物对小鼠经口给药的半数致死量（LD_{50}）为39.12g/kg[2]。

【性味与归经】地蜂子：苦、涩，微寒。

【功能与主治】地蜂子：清热解毒，敛疮止血，散瘀止痛。用于痢疾，肠炎，痈肿疔疮，瘰疬，痔疮，月经过多，产后出血，外伤出血，跌扑损伤，蚊虫咬伤。三叶委陵菜：清热解毒，收敛止血。

【用法与用量】地蜂子：煎服，或浸酒服，10～15g；研末服，1～3g。外用适量，捣烂敷，或煎水洗，或研末撒。

【药用标准】地蜂子：贵州药材2003。三叶委陵菜：浙江炮规2005。

【临床参考】1. 蝮蛇咬伤：根9～15g，水煎服，或研粉吞服，另取根加醋磨汁，外搽伤口周围。

2. 骨髓炎：根15g，加大蓟根15g，用水或烧酒炖服，严重者连服3个月；另用半边莲2份，榔榆根皮8份，捣烂外敷，每天换药1次；最后用本种全草或根捣烂外敷收口，痊愈为止。（1方、2方引自《浙江药用植物志》）

3. 牙痛：全株150g，加山黄连全株150g，洗净捣烂，冲凉开水200ml，滤渣取浓汁，先含药汁，再服下[1]。

4. 烫伤、湿疹：根，焙干研细末，敷患处[2]。

5. 胆结石：根，加化石草，破石尖，共焙干研细末，每日睡前用凉开水吞服10g[3]。

6. 胃痛、痛经：根，焙干研细末，每次口服1.5～3g[4]。

【化学参考文献】

[1] Wu X H, Ruan J L, Cai Y L. Triterpenes from the rhizomes of *Potentilla freyniana*[J]. Biochem Syst Ecol, 2009, 37(4): 509-511.

[2] 陈会玲, 闫斌, 覃祝, 等. 地蜂子化学成分的研究[J]. 中成药, 2015, 37(12): 2674-2677.

[3] 刘梁, 韩定献, 刘长林, 等. 三叶委陵菜根化学成分研究[J]. 天然产物研究与开发, 2006, (b6): 62-63.

[4] 李荣, 周媛, 杨立琛, 等. 利用HPLC-MS/MS测定三叶委陵菜中的黄酮类化合物[J]. 食品科学, 2013, 34(14): 263-266.

【药理参考文献】

[1] Chen K, Plumb G W, Bennett R N, et al. Antioxidant activities of extracts from five anti-viral medicinal plants[J]. Journal of Ethnopharmacology, 2005, 96(1-2): 201-205.

[2] 边可君, 黄开勋, 徐辉碧. 三叶委陵菜对四氯化碳致小鼠肝损伤保护作用[J]. 时珍国医国药, 2001, 12(4): 294-295.

[3] 刘梁, 韩定献, 周军, 等. 三叶委陵菜根中三萜类化合物抗病毒作用研究[J]. 时珍国医国药, 2006, 17(8): 1484-1485.

【临床参考文献】

[1] 杨德胜. 土家族鲜药鲜汁疗法在五官疾病中的运用[J]. 中国民间疗法, 2005, 13(9): 23-24.

[2] 朱敏英. 地蜂子在土家族医药中的使用及其镇痛作用的实验研究[J]. 时珍国医国药, 2005, 16(8): 748-749.

[3] 欧阳开培. 侗药地蜂子溶石汤治疗胆结石21例观察[C]. 中国民族医药学会. 全国首届侗医药学术研讨会论文专辑, 2004: 2.

[4] 余汉华, 王勇, 万定荣. 湖北民族民间常用植物药（蔷薇科）[J]. 中国民族民间医药杂志, 2002, (3): 158-159.

369. 蛇含委陵菜（图369）· *Potentilla kleiniana* Wight.et Arn.

【别名】五爪龙（浙江），五叶蛇扭（浙江杭州），蛇含。

1020 | 四三 蔷薇科 Rosaceae

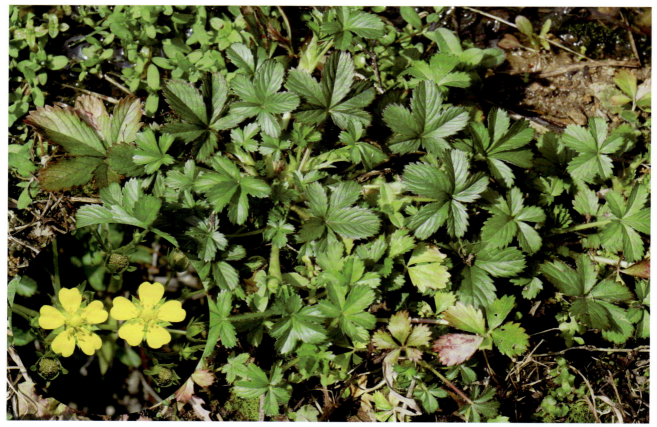

图369 蛇含委陵菜　　　　　　　　　　　　摄影 李华东

【形态】多年生宿根草本，全株被柔毛。根茎短缩而不明显，多须根。花茎上升或匍匐，常于节处生不定根并发育出新植株，长10～50cm。掌状复叶，基生叶有小叶5枚，连叶柄长3～20cm；小叶几无柄，倒卵形或长圆披针形，长0.5～5cm，宽0.3～2cm，先端圆钝，基部楔形，边缘有粗锯齿或仅中上部有齿，两面绿色，上表面有时几无毛，下表面沿脉密被伏生长柔毛；下部茎生叶有5枚小叶，上部茎生叶有3枚小叶，小叶与基生小叶相似。聚伞花序密集枝顶；花直径0.8～1cm；萼片三角卵圆形，副萼片披针形或椭圆披针形，两者近等长；花黄色；花柱近顶生，圆锥形，基部膨大，柱头扩大。瘦果近圆形，直径约0.5mm，具皱纹。花期4～7月，果期5～8月。

【生境与分布】生于海拔400～3000m的田边、草甸及山坡草地。华东各省区均有分布，另辽宁、河南、陕西、湖北、湖南、广东、广西、贵州、四川、云南、西藏均有分布；朝鲜、日本、印度、马来西亚及印度尼西亚均有分布。

【药名与部位】五匹风（蛇含），新鲜或干燥全草。

【采集加工】夏季采挖，除去杂质，洗净，鲜用或晒干。

【药材性状】全草长约40cm。主根粗短，侧根丛生呈须状。茎多分枝，纤细，被丝状柔毛。基生叶具长柄，被柔毛，掌状复叶5枚小叶，小叶椭圆形或倒披针形，长1.5～5cm，先端钝，基部楔形，边缘有粗锯齿，下面沿脉稍具茸毛，茎生叶互生，叶柄短，偶见有花序及花或果实。气微，味微苦。

【药材炮制】除去杂质，洗净，切段，晒干。

【化学成分】全草皂苷类：齐墩果酸（oleanolic acid）、熊果醇（uvaol）、3α, 19, 24-三羟基-12-烯-28-熊果酸（3α, 19, 24-trihydroxy-12-en-28-ursolic acid）、委陵菜酸（tormentic acid）、2α-羟基熊果酸（2α-hydroxyursolic acid）、2α, 3α, 19α-三羟基-12-烯-28-熊果酸（2α, 3α, 19α-trihydroxy-12-en-28-ursolic acid）、2α, 3β, 19α, 23- 四羟基 -12- 烯 -28- 齐墩果酸（2α, 3β, 19α, 23-tetrahydroxy-12-en-28-oleanolic acid）、2α, 3β, 19α, 23- 四羟基 -12- 烯 -28- 熊果酸（2α, 3β, 19α, 23-tetrahydroxy-12-en-28-ursolic acid）和熊果酸（ursolic acid）[1]；甾体类：β- 谷甾醇（β-sitosterol）和胡萝卜苷（daucosterol）[1]；黄酮类：槲皮素 -3-O-α-L- 鼠李糖苷（quercetin-3-O-α-L-rhamnoside）、槲皮素 -3-O-β-D- 葡萄糖苷（quercetin-3-O-β-D-glucoside）和山奈酚 -3-O-β-D- 鼠李糖苷（kaempferol-3-O-β-D-rhamnoside）[1]。

【药理作用】1.降血糖　全草中的总黄酮在体外能抑制 α- 葡萄糖苷酶的活性，较高剂量的总黄酮能明显提高链脲佐菌素诱发的糖尿病大鼠血清胰岛素的含量，提高丙酮酸激酶的分泌，促进肝糖原的合成，并能抑制氧化自由基吸收[1]。2.抗菌　全草乙醇提取物的乙酸乙酯萃取部位对金黄色葡萄球菌、绿脓杆菌、枯草杆菌、藤黄微球菌的生长均有明显的抑制作用[2]；全草水提物对大肠杆菌和沙门氏菌等革兰氏阴性菌的生长均有明显的抑制作用，对革兰氏阳性菌金黄色葡萄球菌和白色念珠菌的生长也有抑制作用[3]。

急性毒性　全草水提物给小鼠经口给药，在 10.0g/kg 剂量条件下未见小鼠死亡[3]。

【性味与归经】苦，微寒。归肝、肺经。

【功能与主治】清热定惊，止咳化痰，解毒活血。用于高热惊风，肺热咳嗽，疮疖肿毒，咽喉肿痛，风湿麻木，跌扑损伤。

【用法与用量】9 ～ 15g；鲜品加倍。外用适量，煎水洗或捣烂敷，或捣汁涂搽，或煎水含漱。

【药用标准】贵州药材 2003 和四川药材 2010。

【临床参考】1.痔疮：全草洗净捣烂，冲入沸水浸泡，趁热坐熏。（《浙江天目山药用植物志》）

2. 疟疾：全草 5 ～ 7 株，开水泡服。

3. 角膜溃疡：鲜全草 3 株，洗净，捣烂，敷患眼眉弓，每天换药 1 次。

4. 急性喉炎、扁桃体炎、口腔炎：鲜全草适量，捣烂取汁含咽。（2 方至 4 方引自《浙江药用植物志》）

5. 产后气血痛：鲜草 30g，水煎服[1]。

6. 痈疔、顽癣、蛇伤、烧烫伤：鲜全草捣烂敷患处[1]。

【附注】蛇含始载于《神农本草经》。《名医别录》云："蛇含，生益州山谷。八月采，阴干。"《本草经集注》云："蛇衔有两种，并生石上，当用细叶黄花者，处处有之。亦生黄土地，不必皆生石上也。"《蜀本草》："生石上及下湿地。花黄白。人家亦种之，五月采苗，生用。"《本草纲目》载："此二种：细叶者名蛇衔，大叶者名龙衔，龙衔亦入疮膏用。"《植物名实图考》谓："蛇包五披风，江西、湖南有之。柔茎丛生，一茎五叶，略似蛇莓而大，叶、茎具有毛如刺。抽葶生小叶，发杈开小绿花，尖瓣，多少不匀，中露黄蕊如粟。黑根粗须，似仙茅。"如上所述，参考附图，即为本种。

【化学参考文献】

[1] 李胜华，伍贤进，牛友芽，等 . 蛇含委陵菜化学成分研究 [J] . 中草药，2011，42（11）：2200-2203.

【药理参考文献】

[1] Li S, Tan J, Zeng J, et al. Antihyperglycemic and antioxidant effect of the total flavones of *Potentilla kleiniana* Wight et Arn. in streptozotocin induced diabetic rats [J]. Pak J Pharma Sci, 2017, 30（1）：171-178.

[2] 黄易安，黄思菊，国兴明 . 蛇含委陵菜提取物抑菌作用的研究 [J] . 贵州大学学报：自然科学版，2008，25（3）：320-321.

[3] 陶俊宇，胡庭俊，班丽萍 . 蛇含委陵菜提取物对人工感染鸡白痢的治疗效果 [J] . 南方农业学报，2012，43（9）：1391-1394.

【临床参考文献】

[1] 余汉华，王勇，万定荣 . 湖北民族民间常用植物药（蔷薇科）[J] . 中国民族民间医药杂志，2002，（3）：158-159.

17. 桃属 *Amygdalus* Linn.

落叶乔木或灌木。枝无刺或有刺。腋芽常 3 个或 2 ～ 3 个并生，两侧为花芽，中间是叶芽。幼叶在芽中呈对折状，后于花开放，稀与花同时开放，叶柄或叶边常具腺体。单叶，互生，具叶柄，叶缘有锯齿。

花单生，稀2朵生于1芽内；花瓣5枚，粉红色，罕白色，几无梗或具短梗，稀有较长梗；花萼钟状，5裂片；雄蕊多数；雌蕊1枚，子房上位，常具柔毛，1室具2枚胚珠。果实为核果，外被毛，极稀无毛，成熟时果肉多汁不开裂，或干燥开裂，腹部有明显的缝合线；核扁圆、圆形，与果肉粘连或分离，表面具深浅不同的沟纹和孔穴，极稀平滑。种皮厚，种仁味苦或甜。

约40余种，分布于亚洲中部至地中海地区，栽培品种广泛分布于世界各地。中国12种，分布几遍及全国，法定药用植物6种2变种。华东地区法定药用植物1种。

370. 桃（图370）· *Amygdalus persica* Linn. [*Prunus persica* (Linn.) Batsch]

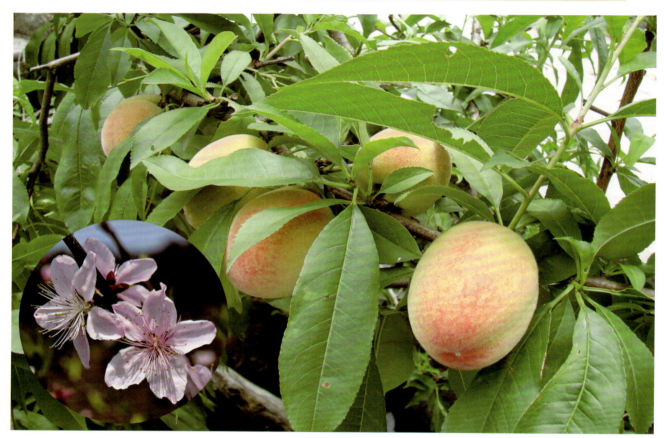

图 370 桃　　　　　　摄影　李华东

【别名】光核桃，毛桃（安徽），桃树（江苏），白桃（浙江）。

【形态】乔木，高3～8m；冬芽圆锥形，顶端钝，外被短柔毛，常2～3个簇生，中间为叶芽，两侧为花芽。叶片椭圆披针形或倒卵状披针形，长7～15cm，宽2～3.5cm，先端渐尖，基部宽楔形，下表面在脉腋间具少数短柔毛或无毛，叶缘具细锯齿或粗锯齿，齿尖具腺体或无；叶柄长1～2cm，常具1至数枚腺体。花单生，先于叶开放；几无梗；萼筒钟形，被短柔毛，绿色而具红色斑点；萼片卵形，外被短柔毛；花瓣粉红色，稀为白色；雄蕊20～30枚，花药绯红色；子房被短柔毛。果实形状和大小变异大，卵形、宽椭圆形或扁圆形，外被短柔毛，腹线明显。种仁味苦，稀味甜。花期3～4月，果期通常6～9月。

【生境与分布】原产于中国，华东各省区及全国广泛栽培，世界各地均有栽培。

【药名与部位】桃树根，根。瘪桃干，幼果。桃仁（光桃仁），种子。桃枝，枝条。桃叶，叶。桃树胶，树胶。

【采集加工】桃树根：全年可采挖，洗净，切段，晒干。瘪桃干：夏季果实未成熟时采收，干燥。桃仁：

夏季果实成熟时采收，收集果核，取出种子，干燥。桃枝：夏季采收，切段，晒干。桃叶：果实未成熟时采集，鲜用或干燥。桃树胶：夏、秋季桃树生长季节中收集，拣去树叶等杂质，晒干。

【药材性状】桃树根：呈圆柱形，常弯曲或多切成段状，长约5cm。根皮暗紫色，有横向凸起的棕色皮孔，韧皮部暗紫色，易剥落，略具纤维状。木质部占大部分，红棕色，具年轮及放射状的纹理。质坚硬。气微，味淡。

瘪桃干：呈长圆形或卵圆形，略扁，长1.5～3cm，直径1.5～2cm，厚约5mm。先端渐尖，鸟喙状，基部不对称。表面黄绿色，网状皱缩，密被黄棕色短柔毛。质韧，无硬核。气微，味微酸、涩。

桃仁：呈扁长卵形，长1.2～1.8cm，宽0.8～1.2cm，厚0.2～0.4cm。表面黄棕色至红棕色，密布颗粒状突起。一端尖，中部膨大，另一端钝圆稍偏斜，边缘较薄。尖端一侧有短线形种脐，圆端有颜色略深不甚明显的合点，自合点处散出多数纵向维管束。种皮薄，子叶2，类白色，富油性。气微，味微苦。

桃枝：呈圆柱形，长短不一，直径0.2～1cm，表面红褐色，较光滑，有类白色点状皮孔。质脆，易折断，切面黄白色，木质部占大部分，髓部白色。气微，味微苦、涩。

桃叶：呈椭圆状披针形或卵状披针形，长5～15cm，宽1.5～3.5cm。先端长尖，基部阔楔形，边缘具细锯齿，两面无毛；上表面黄绿色至浅棕色，下表面色较浅。叶脉两面均明显，主脉和侧脉在背面凸出。叶柄长0.5～1cm，具暗棕红色腺点。气清香，味苦。

桃树胶：不规则形的团块状物，淡黄色或淡红色至黄褐色，外表光滑，半透明，但因黏附杂质而呈颗粒或煤渣状。质韧，断面具光泽；易溶于水。气无，味略甘。

【质量要求】瘪桃干：色草绿，粒均匀，无硬核。桃仁：粒壮，不蛀，不油。

【药材炮制】瘪桃干：除去果梗等杂质及有核而质坚硬者，筛去灰屑。

桃仁：除去杂质，用时捣碎。燀桃仁：取桃仁饮片，投入沸水中，翻动片刻，至种皮由皱缩至舒展时，取出，搓去种皮，用时捣碎。炒桃仁：取燀桃仁，炒至黄色，取出，摊凉，用时捣碎。桃仁霜：取桃仁，研成糊状，用吸水纸包裹，压榨，间隔一日剥去纸，研散。如此反复多次，至油几尽，质地松散时，研成粗粉。

桃枝：除去杂质，洗净，稍润，切段，干燥。

桃叶：除去杂质，切碎。

【化学成分】种子含氰苷类：苦杏仁苷（amygdalin）[1]；脂肪酸类：棕榈酸（palmitic acid）、油酸（oleic acid）和亚油酸（linoleic acid）[1]。

果实含黄酮类：儿茶素（catechin）、表儿茶素（epicatechin）[2]，芦丁（rutin）和矢车菊素-3-葡萄糖苷（cyanidin-3-glucoside）[3]；酚酸类：绿原酸（chlorogenic acid）[3]。

【药理作用】1. 镇咳　种仁中的苦杏仁油对呼吸中枢具有镇静作用，能使呼吸运动趋于安静，对中枢神经系统呈先兴奋后抑制的作用[1]。2. 改善记忆　种仁的乙醇提取物对东莨菪碱所致小鼠的学习记忆障碍有一定的改善作用，其机制可能与提高中枢胆碱能神经系统功能活动有关，对蛋白质合成抑制剂氯霉素所致记忆巩固障碍有明显的改善作用[2]。3. 抗过敏　果实70%乙醇提取物可抑制化合物48/80诱导的全身性过敏反应和IgE介导的过敏反应，其抑制作用与钙和NF-κB有关[3]。4. 抗肿瘤　种仁中提取的总蛋白可提高荷瘤小鼠血清中的白细胞介素-2（IL-2）、白细胞介素-4（IL-4）水平、调节CD_4^+/CD_8^+的T淋巴细胞亚群比例，调节免疫系统失衡，诱导肿瘤细胞凋亡[4, 5]；种仁水提物苦杏仁苷能诱导人早幼粒细胞白血病HL-60细胞凋亡[6]。5. 抗心肌缺血　种仁石油醚提取物能降低急性心肌梗死大鼠心电图ST段的抬高，抑制血清中肌酸磷酸激酶、乳酸脱氢酶含量的升高，减少心肌梗死面积[7]。6. 抗脑缺血　苦杏仁苷（amygdalin）能增加脑血流量，防止脑缺血，既能增加正常鼠脑中能量代谢细胞色素氧化酶的含量，也能增加脑缺血状态下的能量代谢细胞色素氧化酶的含量[8]。7. 抗凝血　种仁乙醇提取物对小鼠出血时间和凝血时间均具有延长作用[9]；种仁乙酸乙酯提取物能延长小鼠凝血时间，缩短二磷酸腺苷（ADP）诱导小鼠的肺栓塞引起的呼吸喘促时间，能明显延长实验性大鼠血栓形成的时间[10]；单方注射剂能显著降低由注射高分子右旋糖苷引起的家兔实验性高黏滞血症，并能降低红细胞的聚集[11]。8. 护肝　种仁乙醇提取物能降低四氯化碳和乙醇所致的急性肝损伤小鼠血清中的谷丙转氨酶、天冬氨酸氨基转移酶含量，降低肝匀浆天冬氨酸氨基转移酶活性和丙二醛含量，提高超氧化物歧化酶和谷胱甘肽的含量，对急性肝损伤有一定的保护作用，其机制可能与抗脂质过氧化作用有关[12]。9. 抗菌　种仁中提取的苯甲醛对常见霉菌和大肠杆菌的生长有一定的抑制作用[13]。10. 抗氧化　种仁水提醇沉提取物能防止乙醇所致小鼠肝谷胱甘肽耗竭及脂质过氧化产物丙二醛生成，对 Fe^{2+}- 半胱氨酸所致大鼠肝细胞脂质过氧化损伤也具有一定的保护作用[14]；种仁中提取的多糖对羟自由基和超氧阴离子自由基均有一定清除作用，在同等浓度下对超氧阴离子自由基的清除率要明显高于对羟自由基的清除率[15]；果肉中分离纯化的 2- 甲氧基 -5-（2- 甲基丙基酮）吡嗪对 1,1- 二苯基 -2- 三硝基苯肼自由基（DPPH）具有清除作用[16]。11. 抑制酪氨酸酶　种仁 50% 乙醇提取物对酪氨酸酶具有一定的抑制作用，且不影响酶促反应的平衡[17]；75% 乙醇提取物能促进黑色素瘤细胞酪氨酸酶蛋白的成熟、稳定及运输[18]。12. 抗老化　果肉中分离得到的 2- 甲氧基 -5-（2- 甲基丙基酮）吡嗪能抑制紫外线辐射人类皮肤成纤维细胞 MMP-1 表达，促进Ⅰ型胶原表达[16]。

【性味与归经】桃树根：苦，平。瘪桃干：苦，微温。桃仁：苦，甘，平。归心、肝、大肠经。桃枝：苦，平。归心、肝经。桃叶：苦，辛，平。归脾、肾经。桃树胶：苦，平。

【功能与主治】桃树根：行血活络。用于黄疸，吐血，衄血，经闭，风湿，痈肿，痔疮。瘪桃干：止汗。用于自汗，盗汗。桃仁：活血祛瘀，润肠通便。用于经闭，痛经，癥瘕痞块，跌扑损伤，肠燥便秘。桃枝：活血通络，解毒杀虫。用于心腹刺痛，风湿痹痛，跌打损伤，疮癣。桃叶：祛风清热，燥湿解毒，杀虫。用于外感风邪，头风头痛，风痹，湿疹，痈肿疮疡，癣疮，疟疾，阴道滴虫。桃树胶：调中和血，益气止痛。用于乳糜尿，糖尿病，尿路感染，痢疾，石淋，血淋。

【用法与用量】桃树根：60～90g；外用适量。瘪桃干：4.5～9g。桃仁：4.5～9g。桃枝：9～15g；外用适量，煎汤洗浴。桃叶：3～6g；外用适量，煎水洗；鲜品捣敷或捣汁涂。桃树胶：9～15g。

【药用标准】桃树根：上海药材 1994。瘪桃干：浙江炮规 2015、江苏药材 1989、上海药材 1994、甘肃药材 2009、湖北药材 2009 和山东药材 2012。桃仁：药典 1963～2015、浙江炮规 2015、四川药材 2010、贵州药材 1965、新疆药品 1980 二册、藏药 1979 和台湾 2004。桃枝：药典 2010 和贵州药材 2003。桃叶：湖南药材 2009 和广东药材 2011。桃树胶：上海药材 1994。

【临床参考】1. 小儿头疮：种子，烧黑研末，油调敷。

2. 盗汗：未成熟果实 9g，水煎服。（1 方、2 方引自《浙江天目山药用植物志》）

3. 膝骨关节炎：桃仁膝康丸（主要药物桃仁、红花、熟地、桑寄生，每袋 6g）口服，每次 1 袋，每日 2 次，4 周为 1 疗程[1]。

4. 缺血性心脏病：种子 12g，加红花 10g、丹参 15g 等，水煎取汁 600ml，分 2 次服，2 周为 1 疗程[2]。

【附注】桃核始载于《神农本草经》，列为果部下品。《本草经集注》云："今处处有，京口者亦好。当取解核种之为佳。又有山桃，其仁不堪用。"《图经本草》谓："京东、陕西出者尤大而美。大都佳果多是圃人以他木接根上栽之，遂至肥美，殊失本性，此等药中不可用之，当以一生者为佳。"《本草衍义》云："桃品亦多……山中一种正是《月令》中桃始华者，但花多子少，不堪啖，惟堪取仁……入药惟以山中自生者为正。"《本草纲目》载："桃品甚多，易于栽种，且早结实……惟山中毛桃，即《尔雅》所谓樲桃者，小而多毛，核黏味恶，其仁充满多脂，可入药用。"综上所述之桃，应包含本种与山桃 Amygdalus davidiana（Carrière）de Vos ex Henry。

本种的种子（药材称桃仁）无瘀滞者及孕妇禁服。过量服用可引起中毒，轻者可见头晕恶心，精神不振，虚弱乏力等，重者可因呼吸麻痹而死亡。桃叶孕妇禁用。

《中国药典》2015 年版一部收载的药材桃仁的植物基源除桃外，尚有山桃。

【化学参考文献】

[1] 颜永刚. 桃仁质量研究 [D]. 成都：成都中医药大学博士学位论文，2008.

［2］周静．红肉桃果实多酚类化学成分分析及其抗氧化活性研究［D］．武汉：武汉轻工大学硕士学位论文，2014．
［3］Andreotti C，Ravaglia D，Ragaini A，et al. Phenolic compounds in peach（Prunus persica）cultivars at harvest and during fruit maturation［J］．Ann Appl Biol，2008，153（1）：11-23．

【药理参考文献】

［1］韩志强，李摒非．浅谈桃仁的止咳作用［J］．山西中医，1998，14（4）：35．
［2］金英子，张红英，崔兰，等．桃仁提取物改善小鼠学习记忆障碍作用的研究［J］．中国现代医学杂志，2010，20（19）：2901-2905．
［3］Shin T Y，Park S B，Yoo J S，et al. Anti-allergic inflammatory activity of the fruit of Prunus persica：role of calcium and NF-κB［J］．Food & Chemical Toxicology，2010，48（10）：2797-2802．
［4］许惠玉，运晨霞，王雅贤．桃仁总蛋白对荷瘤鼠T淋巴细胞亚群及细胞凋亡的影响［J］．齐齐哈尔医学院学报，2004，25（5）：485-487．
［5］吕跃山，王雅贤，运晨霞，等．桃仁总蛋白对荷瘤鼠IL-2、IL-4水平的影响［J］．中医药信息，2004，21（4）：60-61．
［6］Kwon H Y，Hong S P，Hahn D H，et al. Apoptosis induction of Persicae Semen extract in human promyelocytic leukemia（HL-60）cells［J］．Archives of Pharmacal Research，2003，26（2）：157-161．
［7］耿涛，谢梅林，彭少平．桃仁提取物抗大鼠心肌缺血作用的研究［J］．苏州大学学报（医学版），2005，25（2）：238-240．
［8］杨小平，杨俊何，黄勤，等．苦杏仁甙对脑缺血能量代谢中细胞色素氧化酶的影响［J］．中药新药与临床药理，1996，7（2）：50-51．
［9］金松今，张红英，朴惠顺，等．桃仁乙醇提取物对小鼠出血时间和凝血时间的影响［J］．延边大学医学学报，2010，33（2）：98-99．
［10］汪宁，刘青云，彭代银，等．桃仁不同提取物抗血栓作用的实验研究［J］．中药材，2002，25（6）：414-415．
［11］翁维良，王怡，马惠敏，等．20种活血药对血液粘滞性作用的比较观察［J］．中医杂志，1984，（2）：69-71．
［12］许贞爱，张红英，朴惠顺，等．桃仁提取物对小鼠急性肝损伤的保护作用［J］．中国医院药学杂志，2011，31（2）：120-123．
［13］李雪玲，凌玮玮．桃仁中苯甲醛的提取及其抑菌作用研究［J］．生物学杂志，2010，27（3）：31-33．
［14］季光，胡梅，孙维强．桃仁抗肝脂质过氧化损伤作用的研究［J］．江西中医药大学学报，1995，7（3）：34-35．
［15］王亮．桃仁多糖对·OH及·O^{2-}的清除研究［J］．大连民族大学学报，2009，11（1）：96．
［16］Han S，Park K K，Chung W Y，et al. Anti-photoaging effects of 2-methoxy-5-（2-methyl propyl）pyrazine isolated from peach（Prunus persica，（L.）Batsch）［J］．Food Science & Biotechnology，2010，19（6）：1667-1671．
［17］闫军，李昌生，陈声利，等．14味中药对酪氨酸酶抑制作用的探讨［J］．中国药房，2003，14（7）：442-443．
［18］孙秀坤，许爱娥．七种中药乙醇提取物及补骨脂素对人黑素瘤YUGEN8细胞酪氨酸酶的影响［J］．中华皮肤科杂志，2006，39（6）：328-330．

【临床参考文献】

［1］闫飞鸿，程春生，李刚．桃仁膝康丸联合腓骨截骨术治疗膝骨关节炎的疗效观察［J］．中医药导报，2016，22（20）：96-98．
［2］黎均铭．桃仁红花煎治疗缺血性心脏病56例临床观察［J］．实用中医内科杂志，2016，30（5）：36-37．

18. 杏属 *Armeniaca* Mill.

落叶乔木。枝无刺，极少有刺。单叶互生，叶缘有锯齿，叶柄常具腺体。花常单生，稀2朵，先于叶开放，近无梗或有短梗；萼钟状，5裂；花瓣5枚，着生于花萼口部；雄蕊15～45枚；心皮1枚，花柱顶生；子房上位，具毛，1室，具2枚胚珠。果实为核果，两侧多少扁平，有明显纵沟，果肉肉质多汁，成熟时不开裂，稀干燥而开裂，外被短柔毛，稀无毛；核两侧扁平，表面光滑、粗糙或呈网状，罕具蜂窝状孔穴；种仁味苦或甜；子叶扁平。

约8种，主要分布于亚洲。中国7种，分布几遍及全国，法定药用植物3种1变种。华东地区法定

四三　蔷薇科 Rosaceae

药用植物2种1变种。

分种检索表

1. 一年生小枝绿色；叶先端尾状渐尖 ··· 梅 *A.mume*
1. 一年生小枝浅红褐色；叶先端急尖至短渐尖。
   2. 叶基部圆形至近心形；花单生，白色或带红色；果熟时黄色，微带红晕 ·················· 杏 *A.vulgaris*
   2. 叶基部楔形或宽楔形；花常2朵，淡红色；果熟时红色 ································· 野杏 *A.vulgaris* var. *ansu*

371. 梅（图371）· *Armeniaca mume* Sieb. [*Prunus mume*（Sieb.）Sieb.et Zucc.]

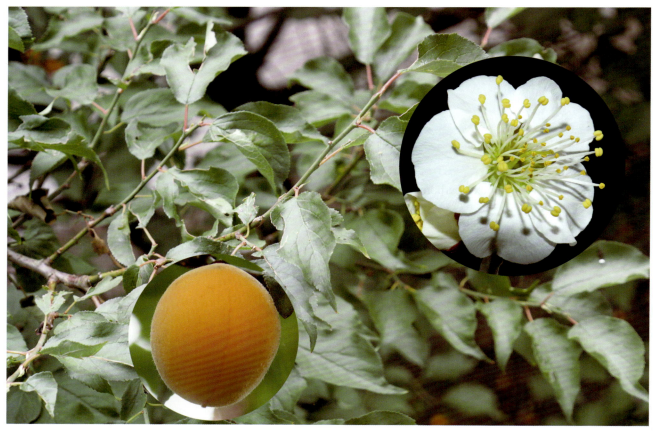

图371　梅　　　　　　　　　　　　　摄影　赵维良等

【别名】乌梅，春梅（江苏南通），红梅花（江苏），酸梅、梅子（江西吉安），梅树，梅花。

【形态】小乔木或灌木，高4～10m。一年生小枝绿色，光滑无毛。叶片卵形或椭圆形，长4～10cm，宽2.5～5cm，先端尾状渐尖，基部宽楔形或楔形，叶缘常具小锐锯齿，幼时两面被短柔毛，后逐渐脱落，或仅下面脉腋间具短柔毛；叶柄长1～2cm，常有腺体。花单生或有时2朵同生于1芽内，直径2～2.5cm，先于叶开放；花梗短或近无，常无毛；萼筒宽钟形，无毛或有时被短柔毛；萼片卵形或近圆形；花瓣倒卵形，白色至粉红色；子房密被柔毛，花柱短或稍长于雄蕊。核果近球形，直径2～3cm，黄色或绿白色，被柔毛，味酸；果肉与核黏贴；核椭圆形，顶端圆形而有小突尖头，基部渐狭呈楔形，两侧微扁，腹棱稍钝，腹面和背棱上均有明显纵沟，表面具蜂窝状孔穴。花期1～3月，果期5～6月。

【生境与分布】华东各省区及全国各地均有栽培；另日本和朝鲜亦有栽培。

【药名与部位】梅根，根。乌梅，未成熟果实。梅花（白梅花），花蕾。

【采集加工】梅根：全年均可采挖，洗净，趁鲜斫片，干燥。乌梅：夏季果实近成熟时采收，熏焖至色变黑，干燥。梅花：春初花未开放或初开放时采收，及时低温干燥。

【药材性状】梅根：为不规则的厚片，完整者类圆形，直径2～8cm。表面棕褐色至灰褐色，粗糙，具横向凸起的皮孔，栓皮脱落处呈红棕色或黄棕色。质坚硬，不易折断。断面韧皮部厚约0.2cm，黄棕色，木质部发达，黄棕色至棕黄色。气微，味微苦涩。

乌梅：呈类球形或扁球形，直径1.5～3cm。表面乌黑色或棕黑色，皱缩不平，基部有圆形果梗痕。果核坚硬，椭圆形，棕黄色，表面有凹点；种子扁卵形，淡黄色。气微，味极酸。

梅花：呈类球形，直径3～6mm，有短梗。苞片数层，鳞片状，棕褐色。花萼5枚，灰绿色或棕红色。花瓣5或多数，黄白色或淡粉红色。雄蕊多数；雌蕊1枚，子房密被细柔毛。质轻。气清香，味微苦、涩。

【质量要求】乌梅：色黑肉厚，性柔润，无霉，无枯粒。梅花：含苞或初开花，无遗枝杂屑。

【药材炮制】梅根：完整者除去杂质，洗净，润透，切段，干燥。

乌梅：除去杂质，洗净，干燥。乌梅肉：取乌梅饮片，水润使软或蒸软，去核。炒乌梅：取乌梅饮片，炒至表面棕黑色、微鼓起时，取出，摊凉。乌梅炭：取乌梅饮片，炒至皮肉鼓起，取出，摊凉。

梅花：除去花梗等杂质，筛去灰屑。

【化学成分】果实含羧酸及酯类：苹果酸（malic acid）、柠檬酸（citric acid）、草酸（oxalic acid）、乙醇酸（glycollic acid）、乳酸（lactic acid）、琥珀酸（succinic acid）、甲酸（methanoic acid）、乙酸（acetic acid）、丙酸（propionic acid）、延胡索酸（fumaric acid）[1]，柠檬酸三甲酯（trimethyl citrate）、3-羟基-3-羧基戊二酸二甲酯（dimethyl 3-hydroxy-3-carboxy glutarate）、3-羟基-3-甲酯基戊二酸（3-hydroxy-3-methoxy carbonyl glutaric acid）[2]，2-甲基丁酸（2-methylbutanoic acid）和十六酸（hexadecanoic acid）[3]；黄酮类：山奈酚（kaempferol）、染料木素（genistein）[4]，2β, 3β-环氧-5, 7, 4′-三羟黄烷-（4α→8）-表儿茶素［2β, 3β-epoxy-5, 7, 4′-trihydroxyflavan-（4α→8）-epicatechin］、异槲皮苷（isoquercitrin）、芦丁（rutin）和（-）-表儿茶素［（-）-epicatechin］[5]；生物碱类：2, 2, 6, 6-四甲基-4-哌啶酮（2, 2, 6, 6-tetramethyl-4-piperidone）和叔丁基脲（tertbutyl urea）[6]；皂苷类：熊果酸（ursolic acid）[2]；甾体类：β-谷甾醇（β-sitosterol）和胡萝卜苷（daucosterol）[2]；挥发油类：水杨酸甲酯（methyl salicylate）、糠醛（furfural）、5-甲基糠醛（5-methylfurfural）、愈创木酚（guaiacol）、2-甲氧基-4-甲基苯酚（2-methoxy-4-methylphenol）、4-乙基愈创木酚（4-ethyl-guaiacol）、丁香酚（eugenol）、4-（三甲基硅氧基）苯酚［4-（trimethyl siloxy）phenol］、α-当归内酯（α-angelica lactone）、乙酸苯酯（phenyl acetate）和苯甲醛（benzaldehyde）[3,7]。

种子含酚醛类：3, 4-二羟基苯甲醛（3, 4-dihydroxybenzaldehyde）[8]等。

【药理作用】1. 改善记忆　果汁对30%乙醇所致小鼠的记忆再现障碍具有改善作用[1]。2. 调节平滑肌　果实水提液能增强豚鼠离体膀胱逼尿肌肌条的张力、膀胱逼尿肌肌条的收缩频率和收缩波平均振幅，其作用机制可能与兴奋细胞膜上L型Ca^{2+}通道作用有关[2]；对豚鼠离体胆囊具有双向作用，即低浓度时对胆囊肌条为抑制作用，当累计至一定浓度时，对胆囊肌条的张力呈现为先降低后增高的双向性作用[3]。3. 抑制肠蠕动　果实水提醇沉物对小鼠、家兔肠运动功能具有抑制作用，在体内具有明显的肠蠕动抑制作用，能降低新斯的明所致肠蠕动亢进小鼠的肠炭末推进率，并能减少蓖麻油所致腹泻小鼠的稀便量；在体外能降低家兔离体小肠平滑肌张力，并可明显对抗毛果芸香碱和氯化钡所致的肠肌痉挛性收缩，同时可协同阿托品和肾上腺素所致的肠平滑肌松弛[4]；成熟和未成熟果实水提物均可改善低纤维饮食所致大鼠的便秘，增加排便频率及含水率，减少远端结肠的粪便颗粒，可呈剂量依赖性地刺激大鼠离体结肠自主收缩的幅度和频率，成熟果实的作用强于未成熟果实[5]。4. 抗菌　果实70%乙醇提取物对沙门菌、绿脓杆菌的生长有抑制作用[6]；水提物对临床分离的28株肠球菌的生长均有明显的抑制作用[7]；

果实悬浮剂（2g/ml）对变异链球菌、缓症链球菌、血链球菌、牙龈卟啉单胞菌、嗜酸乳杆菌、伴放线杆菌等口腔致病菌的生长有抑制作用，其中对牙龈卟啉单胞菌的抑制最为敏感[8]。5.抗肿瘤　果肉水提物和醇提物具有抑制人原始巨核白血病细胞和人早幼粒白血病细胞生长的作用[9]。6.调节生育　果肉水提物有明显的抗着床、抗早孕作用[10]。对未孕和早孕大鼠的子宫平滑肌有兴奋作用，对妊娠子宫尤为敏感；果实中提取的枸橼酸，即柠檬酸（citric acid）有较强的杀精子作用，可破坏精子的顶体、线粒体及膜结构，同时具有良好的阻碍精子穿透宫颈黏液的作用[11]；种子中提取的3,4-二羟基苯甲醛（3,4-dihydroxybenzaldehyde）可抑制过氧化氢（H_2O_2）诱导的卵巢颗粒细胞凋亡，提高类固醇生成因子-1的mRNA表达水平，具有预防和治疗不孕的作用[12]。7.抗氧化　花、枝、叶30%乙醇提取物对超氧阴离子自由基（$O_2^-\cdot$）、1,1-二苯基-2-三硝苯肼自由基（DPPH）和2,2′-联氮-二（3-乙基-苯并噻唑-6-磺酸）二铵盐自由基（ABTS）具有清除作用，清除作用强弱依次为：枝＞花＞叶；而在FRAP还原力的测定中，花的还原作用最强，还原作用强弱依次为：花＞枝＞叶[13]。8.抗病毒　果汁可防治和减少人流感病毒A的感染[14]，其机制可能是通过植物血凝素样活性，抑制病毒血凝素附着在宿主细胞表面。9.降尿酸　果实醇提取物的乙酸乙酯相和花醇提物的正丁醇相均能明显降低高尿酸血症小鼠的尿酸含量和白球比，并能明显升高血清肌酐和尿素氮含量[15,16]。10.抗衰老　果实乙醇提取物-苯甲基-β-D葡萄糖苷和绿原酸活性成分可减轻由乙醚所致更年期模型大鼠的症状，可影响体内促皮质肾上腺激素和儿茶酚胺（包括肾上腺素、去甲肾上腺素及多巴胺）的水平[17]。11.抗骨质疏松　果实中分离纯化的2β,3β-环氧-5,7,4′-三羟黄烷-（4α→8）-表儿茶素［2β,3β-epoxy-5,7,4′-trihydroxyflavan-（4α→8）-epicatechin］、异槲皮苷（isoquercitrin）、芦丁（rutin）和（-）-表儿茶素［（-）-epicatechin］等黄酮类成分能抑制核因子κB受体激动剂配体诱导RAW264.7细胞分化破骨细胞[18]。12.护肝　果实75%乙醇提取物-绿原酸成分能预防酒精肝，对酒精所致氧化应激引起的细胞损伤有保护作用，并能抑制酒精所致的细胞凋亡和MAPK活性[19]。13.降血糖　叶70%乙醇提取物（50mg/kg）能降低糖尿病小鼠的血糖水平，其乙酸乙酯相能抑制α-葡萄糖苷酶活性，半数抑制浓度（IC_{50}）为68.2mg/ml[20]。

【性味与归经】梅根：苦、微酸，平。乌梅：酸、涩，平。归肝、脾、肺、大肠经。梅花：微酸、涩，平。归肝、胃、肺经。

【功能与主治】梅根：祛风、利胆、消炎、止痛。用于胆结石、胆囊炎、休息痢、风痹、瘰疬。乌梅：敛肺，涩肠，生津，安蛔。用于肺虚久咳，久痢滑肠，虚热消渴，蛔厥呕吐腹痛，胆道蛔虫症。梅花：开郁和中，化痰，解毒。用于郁闷心烦，肝胃气痛，梅核气，瘰疬疮毒。

【用法与用量】梅根：15～30g。乌梅：6～12g。梅花：3～5g。

【药用标准】梅根：浙江药材2000。乌梅：药典1963～2015、浙江炮规2015、贵州药材1965、新疆药品1980二册和台湾1985二册。梅花：药典1963～2015、浙江炮规2015和山东药材2002。

【临床参考】1.咽喉异物感、上部食道痉挛：花3g，加玫瑰花3g，开水冲泡，代茶常饮。

2.鸡眼：果实30g，食盐9g，醋15ml，温开水50ml，先将食盐溶于温开水中，放入乌梅浸24小时，去核，取肉加醋捣成泥状，患处用温开水浸泡，用刀刮去表面角质层后涂药，每天换药1次，连续3～4次。（1方、2方引自《浙江药用植物志》）

3.病后食欲不振：根皮60g，加甘草、仙鹤草各15g，水煎，冲红糖，早晚饭前各服1次。（《浙江天目山药用植物志》）

4.久疟久泻：果实5枚，加铁苋菜15g、委陵菜10g，水煎服[1]。

5.胆道蛔虫：果实12g，加茵陈30g、延胡10g，水煎服[1]。

6.习惯性便秘：果实5枚，加海蚌含珠15g、委陵菜10g，水煎服[1]。

7.Ⅱ型糖尿病：果实20～50g，加黄芪50～200g（根据血糖高低调整），水煎服，7天为1疗程[2]。

8.寒热错杂腹泻型肠易激综合征：果实15g，加炮姜15g、黄连10g等，水煎，每日1剂，分2次服，4周为1疗程[3]。

9.腹型过敏性紫癜：乌梅丸中药配方颗粒（主要药物乌梅、细辛、干姜等）口服，每日1剂，分2次服，2周为1疗程[4]。

【附注】 以梅实一名始载于《神农本草经》，列为中品。《名医别录》载："梅实，生汉中川谷，五月采火干。"《本草衍义》载："熏之为乌梅，曝干藏密器中为白梅。"《本草纲目》引陆玑诗疏云："梅，杏类也。树、叶皆略似杏，叶有长尖，先众木而花。"范成大《梅谱》云："江梅，野生者，不经栽接，花小而香，子小而硬。消梅，实圆松脆，多液无滓，惟可生啖，不入煎造。绿萼梅，枝跗皆绿。重叶梅，花叶重叠，结实多双。红梅，花色如杏"。《百草镜》云："梅花，冬蕊春开，其花不畏霜雪，花后发叶，得先天气最足，故能解先天胎毒。有红、白、绿萼、千叶、单叶之分，惟单叶绿萼，入药尤良。含苞者力胜。"即本种。

本种的果实不宜多食久食。

【化学参考文献】

[1] 沈红梅，乔传卓，苏中武.乌梅的化学、药理及临床研究进展[J].中成药，1993，15（7）：35-36.

[2] 沈红梅，易杨华，乔传卓，等.乌梅的化学成分研究[J].中草药，1995，26（2）：105-106.

[3] 丁超，叶富根，李沨生.同时蒸馏萃取-气质联用分析乌梅中的挥发性成分[J].食品工业科技，2012，33（6）：113-116，127.

[4] 郭长海，侯雪，王红，等.乌梅中黄酮成分的分离与鉴定[J].中成药，2009，31（10）：1613-1614.

[5] Yan X T, Li W, Sun Y N, et al. Identification and biological evaluation of flavonoids from the fruits of *Prunus mume*[J]. Bioorg Med Chem Lett, 2014, 24（5）: 1397-1402.

[6] 任少红，付丽娜，王红，等.乌梅中生物碱的分离与鉴定[J].中药材，2004，27（12）：917-918.

[7] 苗志伟，刘玉平，孙宝国. SDE-GC-MS 分析乌梅中挥发性成分[J].食品科学，2011，32（24）：270-273.

[8] Kono R, Nomura S, Okuno Y, et al. 3, 4-Dihydroxybenzaldehyde derived from *Prunus mume* seed inhibits oxidative stress and enhances estradiol secretion in human ovarian granulosa tumor cells[J]. Acta Histochem Cytoch, 2014, 47（3）: 103-112.

【药理参考文献】

[1] 张怡，陈虹，郑宝东.青梅汁改善小鼠记忆障碍的研究[J].营养学报，2007，29（3）：306-307.

[2] 张英福，邱小青，田治锋，等.乌梅对豚鼠膀胱逼尿肌运动影响的实验研究[J].山西中医，2000，16（2）：43-45.

[3] 周旭，瞿颂义，邱小青，等.乌梅对豚鼠离体胆囊平滑肌运动的影响[J].山西中医，1999，15（1）：79-80.

[4] 侯建平，杨军英，韩志宏.乌梅对小鼠、家兔肠平滑肌运动的影响[J].中国中医药科技，1995，2（6）：24-25.

[5] NA J R, OH K N, PARK S U, et al. The laxative effects of Maesil (*Prunus mume* Siebold & Zucc.) on constipation induced by a low-fibre diet in a rat model[J]. International Journal of Food Sciences and Nutrition, 2013, 64（3）: 333–345.

[6] 陈星灿，刘定安，宫锡坤.中药抗菌作用研究[J].中医药学报，1998，（1）：36-37.

[7] 李仲兴，王秀华，张立志，等.应用 M—H 琼脂进行五倍子等5种中药对28株肠球菌的体外抗菌活性观察[J].中草药，2001，32（12）：1101-1103.

[8] Seneviratne C J, Wong R W, Hägg U, et al. *Prunus mume* extract exhibits antimicrobial activity against pathogenic oral bacteria[J]. International Journal of Paediatric Dentistry, 2011, 21（4）: 299–305.

[9] 沈红梅，程涛，乔传卓，等.乌梅的体外抗肿瘤活性及免疫调节作用初探[J].中国中药杂志，1995，20（6）：365-368.

[10] 杨东焱，马永明，田治峰，等.乌梅对未孕和早孕大鼠子宫平滑肌电活动的影响及其机理探讨[J].中成药，2000，22（12）：850-852.

[11] 黄庆玉，程传芬，王信胜，等.乌梅-枸橼酸对人精子穿透宫颈粘液阻抑作用的研究[J].实用妇产科杂志，1996，12：205-206.

[12] Kono R, Nomura S, Okuno Y, et al. 3, 4-Dihydroxybenzaldehyde Derived from *Prunus mume* Seed Inhibits Oxidative Stress and Enhances Estradiol Secretion in Human Ovarian Granulosa Tumor Cells[J]. Acta Histochemica Et Cytochemica, 2014, 47（3）: 103-112.

[13] 石嘉怿. 青梅花、枝、叶中多酚的抗氧化活性及稳定性的研究 [J]. 食品与发酵工业, 2011, 37 (9): 171-175.
[14] Yingsakmongkon S, Miyamoto D, Sriwilaijaroen N, et al. In vitro inhibition of human influenza A virus infection by fruit-juice concentrate of Japanese plum (*Prunus mume* SIEB. et ZUCC) [J]. Biological & Pharmaceutical Bulletin, 2008, 31 (3): 511-515.
[15] Yi L T, Li J, Su D X, et al. Hypouricemic effect of the methanol extract from *Prunus mume* fruit in mice [J]. Pharmaceutical Biology, 2012, 50 (11): 1423-1427.
[16] 夏道宗, 潘东曼, 张英, 等. 青梅提取物对酵母膏诱导小鼠高尿酸血症的拮抗效应研究 [J]. 中国食品学报, 2013, 13 (8): 15-20.
[17] Ina H, Yamada K, Matsumoto K, et al. Effects of benzyl glucoside and chlorogenic acid from *Prunus mume* on adrenocorticotropic hormone (ACTH) and catecholamine levels in plasma of experimental menopausal model rats [J]. Biological & Pharmaceutical Bulletin, 2004, 27 (1): 136-137.
[18] Yan X T, Li W, Sun Y N, et al. Dentification and biological evaluation of flavonoids from the fruits of *Prunus mume* [J]. Bioorganic & Medicinal Chemistry Letters, 2014, 24 (5): 1397-1402.
[19] Pan J H, Lee K Y, Kim J H, et al. *Prunus mume* Sieb. et Zucc. fruit ameliorates alcoholic liver injury in mice by inhibiting apoptosis and inflammation through oxidative stress [J]. Journal of Functional Foods, 2016, 25: 135-148.
[20] Lee M W, Kwon J E, Lee Y J, et al. *Prunus mume* leaf extract lowers blood glucose level in diabetic mice [J]. Pharmaceutical Biology, 2016, 54 (10): 2135-2140.

【临床参考文献】
[1] 万琦, 王华南, 赵能武, 等. 贵州六个少数民族治疗疾病常用的蔷薇科植物药(一)[J]. 中国民族医药杂志, 2012, 18 (10): 30-32.
[2] 苏秀玲, 高莉, 达春和. 黄芪乌梅汤干预治疗2型糖尿病效果分析 [J]. 甘肃医药, 2013, 32 (8): 582-584.
[3] 倪树文, 孙金蝉. 乌梅丸治疗寒热错杂腹泻型肠易激综合征的临床研究 [J]. 中医药报, 2014, 13 (2): 53-55, 58.
[4] 周复兴. 乌梅丸治疗腹型过敏性紫癜30例临床观察 [J]. 北方药学, 2011, 8 (12): 31-32.

372. 杏(图372)· *Armeniaca vulgaris* Lam.(*Prunus armeniaca* Linn.)

【别名】杏树、杏花,杏子(浙江绍兴、江苏苏州、常熟)。

【形态】落叶乔木,高5~8m。一年生枝浅红褐色,有光泽,无毛,具多数小皮孔。叶片宽卵形或圆卵形,长5~10cm,宽4~8cm,先端急尖至短渐尖,基部圆形至近心形,叶缘有圆钝锯齿,两面无毛或下面脉腋间具柔毛;叶柄长2~3.5cm,无毛,基部常具腺体。花单生,直径2~3cm,先于叶开放;花梗短或近无;萼筒圆筒形,外面基部被短柔毛;萼片卵形至卵状长圆形,花后反折;花瓣圆形至倒卵形,白色或带红色;子房被短柔毛,花柱稍长或几与雄蕊等长,下部具柔毛。核果近球形,稀倒卵形,直径约2.5cm以上,熟时黄色,常具红晕,微被短柔毛;核卵形或椭圆形,两侧扁平,顶端圆钝,表面稍粗糙或平滑。种仁味苦或甜。花期3~4月,果期6~7月。

【生境与分布】华东各省市及全国各地均有栽培。

【药名与部位】苦杏仁,种子。甜杏仁,种子。

【采集加工】苦杏仁:夏季果实成熟时采收,取出种子,干燥。甜杏仁:果实成熟时采收,除去果肉和核壳,取出种子,晒干。

【药材性状】苦杏仁:呈扁心形,长1~1.9cm,宽0.8~1.5cm,厚0.5~0.8cm。表面黄棕色至深棕色,一端尖,另端钝圆,肥厚,左右不对称,尖端一侧有短线形种脐,圆端合点处向上具多数深棕色的脉纹。种皮薄,子叶2枚,乳白色,富油性。气微,味苦。

甜杏仁:呈扁心形,长1.6~2.6cm,宽1.2~1.6cm,厚0.5~0.6cm,表面淡棕色至暗棕色,一端尖锐,另端钝圆,肥厚,左右略对称。尖端有珠孔,附近有短形的种脐。种脊明显,在合点处分出多数深棕色的脉纹。种皮甚厚。除去种皮,可见乳白色叶子2片,富油性,子叶结合面常不现空隙。气微,味微甜而不苦。

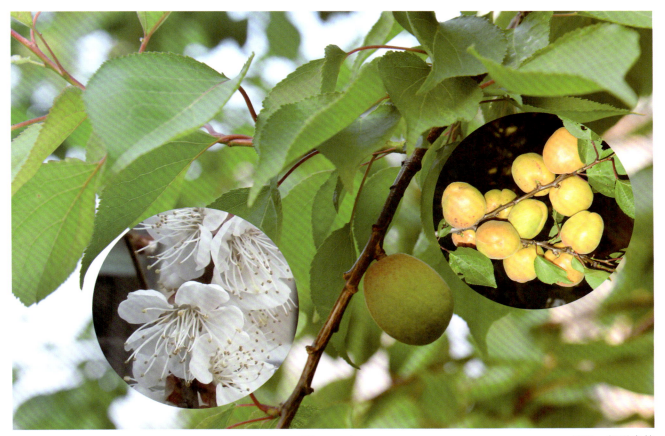

图 372 杏　　　　　　　　摄影　郭增喜等

【质量要求】苦杏仁：粒壮，不蛀，不油。

【药材炮制】苦杏仁：用时捣碎。㷂苦杏仁：取苦杏仁饮片，投入沸水中，翻动片刻，至种皮由皱缩至舒展时，取出，搓去种皮，用时捣碎。炒苦杏仁：取㷂苦杏仁，炒至黄色，取出，摊凉，用时捣碎。蒸苦杏仁：取原药，除去杂质及油黑者，置适宜容器内，蒸至上汽，续蒸半小时，取出，干燥。用时捣碎。

甜杏仁：除去杂质，用时捣碎。㷂甜杏仁：取甜杏仁饮片，投入沸水中，翻动片刻，至种皮由皱缩至舒展时，取出，搓去种皮，用时捣碎。炒甜杏仁：取净甜杏仁，炒至黄色，取出，摊凉，用时捣碎。

【化学成分】种子含氰苷类：苦杏仁苷（amygdalin）[1]；脂肪酸类：棕榈酸（palmitic acid）、棕榈油酸（palmitoleic acid）、硬脂酸（stearic acid）、油酸（oleic acid）、亚油酸（linoleic acid）和亚麻酸（linolenic acid）等[1, 2]；氨基酸：天冬氨酸（Asp）、谷氨酸（Glu）、丝氨酸（Ser）、甘氨酸（Gly）、丙氨酸（Ala）、脯氨酸（Pro）、组氨酸（His）、胱氨酸（Cys）、酪氨酸（Tyr）、苏氨酸（Thr）、缬氨酸（Val）、甲硫氨酸（Met）、异亮氨酸（Ile）、亮氨酸（Leu）、苯丙氨酸（Phe）、赖氨酸（Lys）、色氨酸（Trp）和精氨酸（Arg）[2, 3]。

【药理作用】1.抗氧化　花粉醇提物、结晶上清物和苦杏仁苷（amygdalin）对1,1-二苯基-2-三硝苯肼自由基（DPPH）、羟自由基和超氧阴离子自由基均有清除作用，并可抑制脂质过氧化[1]；种子正己烷提取物对1,1-二苯基-2-三硝苯肼自由基具有清除作用，其半数抑制浓度（IC_{50}）为165μg/ml[2]。2.抗菌　种子正己烷提取物对枯草杆菌、乳酸球菌、金黄色葡萄球菌、表皮葡萄球菌、大肠杆菌、绿脓杆菌、肺炎克雷伯菌等革兰氏阳性菌、革兰氏阴性菌及白色念珠菌、酵母菌、黑曲霉菌等真菌的生长均有一定的抑制作用[2]。3.抗肿瘤　种子中分离纯化的苦杏仁苷能被β-葡萄糖苷酶特异性激活，通过调节Bax与Bcl-2基因表达和Caspase活性导致大肠癌LoVo细胞凋亡[3]；杏多糖提取物（0.1g/ml）可促进人食管癌Eca9706细胞基因Bax的表达，并促进细胞的凋亡[4]。4.抗炎镇痛　种子乙醇提取物（去油和不去油)能改善三硝基苯磺酸所致大鼠的溃疡性结肠炎[5]；苦杏仁苷能改善福尔马林所致大鼠的炎性疼痛[6]。5. 抗衰老　种子CO_2超临界萃取物能减轻UVA对人皮肤成纤维细胞的损伤，其机制可能与其清除氧自由基、抗脂质过氧化、抑制氧化损伤和减少炎症细胞因子分泌有关[7]。6. 护肝　杏为饲料可改善四氯化碳（CCl_4）所致大鼠的肝脂肪变性和损伤[8]及酒精性大鼠肝损伤[9]，其机制可能与其抗氧化有关。7. 护肾　杏为饲料可消除甲氨蝶呤所致肾损伤，如肾小球硬化、细胞凋亡等[10]。8. 降血糖　种子中提取的多肽能有效调节糖尿病大鼠的血糖及血脂生化指标，能显著降低糖尿病大鼠的血糖含量，使血清中总胆固醇及甘油三酯含量显著降低，血清中胰岛素显著升高[11]。

【性味与归经】苦杏仁：苦，微温；有小毒。归肺、大肠经。甜杏仁：甘，平。归肺、大肠经。

【功能与主治】苦杏仁：降气止咳平喘，润肠通便。用于咳嗽气喘，胸满痰多，血虚津枯，肠燥便秘。甜杏仁：润肺，平喘，宽肠通便。用于虚劳咳喘，胸闷痰多，肠燥便秘。

【用法与用量】苦杏仁：4.5～9g；生品入煎剂宜后下。甜杏仁：4.5～9g。

【药用标准】苦杏仁：药典1963～2015、浙江炮规2015、新疆药品1980二册、内蒙古蒙药1986和台湾2013。甜杏仁：山东药材2002、上海药材1994、北京药材1998、甘肃药材2009和四川药材1987增补。

【临床参考】1. 咳嗽气喘：种仁9g，加苏子9g，麻黄、贝母、甘草各6g，水煎服。

2. 老年或产后大便干结：种仁9g，加火麻仁、柏子仁各9g，水煎服。（1方、2方引自《浙江药用植物志》）

3. 小儿疳积：种仁9g，加皮硝、山栀各9g，共研末，加葱白、艾头（1寸左右）各3根，面粉、白酒适量，同捣为泥，于睡前敷脐，白天除掉，第2天再制1剂敷脐[1]。

4. 慢性气管炎：种仁20g，加矮地茶、桑白皮各20g，前胡10g，水煎服，1日3次[2]。

5. 慢性咽炎：种仁500g，炒干、研碎，加红糖适量搅匀口服，每次6g，1日3次[3]。

6. 小儿支气管肺炎：种仁3g，加生石膏12g、麻黄3g、甘草3g，每日1剂，1次煎出150ml，分早、中、晚3次服，每两次间隔不少于4小时[4]。

【附注】杏仁之名始载于《神农本草经》，列为下品。《名医别录》云："生晋山川谷"。《图经本草》谓："今处处有之。其实亦数种，黄而圆者名金杏，相传云种出济南郡之分流山，彼人谓之汉帝杏，今近都多种之，熟最早。其扁而青黄者名木杏，味酢，不及金杏。杏子入药今以东来者为胜，仍用家园种者，山杏不堪入药。"《本草纲目》云："诸杏，叶皆圆而有尖，二月开红花，亦有千叶者，不结实。"综上所述，参考《图经本草》附图，本种及野杏皆在其中。

阴虚咳嗽及大便溏泻者禁服，婴儿慎服。

本种的种子（杏仁）有小毒，不宜过量服用。服用剂量过大，轻者可出现头晕乏力、吐泻、腹痛、上腹部烧灼感、血压升高、呼吸加快；严重者，呼吸明显减慢，昏迷，并可有强直性、阵发性痉挛，瞳孔散大，血压下降，最后因呼吸或循环衰竭而死亡。

本种的叶、花、枝及枝皮、根民间均药用。

【化学参考文献】

[1] 朱友平，乔传卓，苏中武，等. 志丹杏与其他苦杏仁原植物种子的化学分析[J]. 植物资源与环境，1993，2（1）：56-57.

[2] 朱绪春，姜仲茂，尹明宇，等. 4种杏属植物种仁主要营养成分分析[J]. 西北农林科技大学学报（自然科学版），2017，45（3）：147-152.

[3] 尹蓉，张倩茹，王贤萍，等. 不同杏品种种仁氨基酸组成分析[J]. 山西农业科学，2017，45（7）：1087-1090，1095.

【药理参考文献】

[1] 董捷，尹策，张红城，等. 杏花花粉中苦杏仁苷的抗氧化性研究[J]. 食品科学，2007，28（8）：65-68.

[2] Amiran F, Shafaghat A, Shafaghatlonbar M. Omega-6 Content, Antioxidant and Antimicrobial Activities of Hexanic Extract from *Prunus armeniaca*, L. Kernel from North-West Iran[J]. National Academy Science Letters, 2015, 38（2）：

107-111.

［3］连彦军，陈道达，黄韬，等．β-葡萄糖苷酶激活苦杏仁苷诱导 LoVo 细胞凋亡及活性对 Bax 与 bcl-2 基因表达和 Caspase-3 的影响［J］．中华肿瘤防治杂志，2005，12（6）：413-416.

［4］杨洪彩，张月明，曾献春．杏多糖与阿魏菇醇提物对食管癌细胞凋亡及其调控影响的体外实验研究［J］．中华疾病控制杂志，2008，12（1）：41-45.

［5］Minaiyan M，Ghannadi A，Asadi M，et al. Anti-inflammatory effect of *Prunus armeniaca* L.（Apricot）extracts ameliorates TNBS-induced ulcerative colitis in rats［J］. Research in Pharmaceutical Sciences，2014，9（4）：225-231.

［6］Hwang H J，Kim P，Kim C J，et al. Antinociceptive effect of amygdalin isolated from *Prunus armeniaca* on formalin-induced pain in rats［J］. Biological & Pharmaceutical Bulletin，2008，31（8）：1559-1564.

［7］陈巧云，王业秋，张宁，等．杏仁超临 CO_2 萃取物抗 UVA 对成纤维细胞的损伤作用［J］．中国现代应用药学，2012，（9）：778-781.

［8］Ozturk F，Gul M，Ates B，et al. Protective effect of apricot（*Prunus armeniaca* L.）on hepatic steatosis and damage induced by carbon tetrachloride in Wistar rats［J］. British Journal of Nutrition，2009，102（12）：1767-1775.

［9］Yurt B，Celik I. Hepatoprotective effect and antioxidant role of sun，sulphited-dried apricot（*Prunus armeniaca* L.）and its kernel against ethanol-induced oxidative stress in rats［J］. Food & Chemical Toxicology An International Journal Published for the British Industrial Biological Research Association，2011，49（2）：508-513.

［10］Vardi N，Parlakpinar H，Ates B，et al. The protective effects of *Prunus armeniaca* L（apricot）against methotrexate-induced oxidative damage and apoptosis in rat kidney［J］. Journal of Physiology & Biochemistry，2013，69（3）：371-381.

［11］刘雪峰，李磊，闫文亮，等．杏仁多肽的降血糖活性研究［J］．内蒙古农业大学学报（自然科学版），2010，31（2）：204-208.

【临床参考文献】

［1］孙克勤．敷脐方治疗小儿疳积简介［J］．安徽中医学院学报，1986，（1）：21.

［2］万琦，王华南，赵能武，等．贵州六个少数民族治疗疾病常用的蔷薇科植物药（一）［J］．中国民族医药杂志，2012，18（10）：30-32.

［3］陈家才．单味杏仁治愈慢性咽炎［J］．四川中医，1991，（10）：50.

［4］杜洪喆，晋黎，陈汉江，等．麻杏石甘汤随症施量模式治疗小儿支气管肺炎 18 例临床研究［J］．中医杂志，2014，55（10）：842-845.

373. 野杏（图373）· *Armeniaca vulgaris* Lam.var.*ansu*（Maxim.）Yü et Lu（*Prunus armeniaca* Linn.var.*ansu* Maxim.）

【别名】山杏。

【形态】本变种与原变种的区别在于，叶片基部楔形或宽楔形；花常2朵，淡红色；果实近球形，红色；核卵球形，离肉，表面粗糙而有网纹。

【生境与分布】分布于山东、上海，另北方各省区均有分布；日本、朝鲜亦有分布。

【药名与部位】苦杏仁，种子。甜杏仁，种子。

【采集加工】苦杏仁：夏季果实成熟时采收，取出种子，干燥。甜杏仁：果实成熟时采收，除去果肉和核壳，取出种子，晒干。

【药材性状】苦杏仁：呈扁心形，长1～1.9cm，宽0.8～1.5cm，厚0.5～0.8cm。表面黄棕色至深棕色，一端尖，另端钝圆，肥厚，左右不对称，尖端一侧有短线形种脐，圆端合点处向上具多数深棕色的脉纹。种皮薄，子叶2枚，乳白色，富油性。气微，味苦。

甜杏仁：呈扁心形，长1.6～2.6cm，厚0.5～0.6cm，表面深棕色至暗棕色，一端尖锐，另端钝圆，肥厚，左右略对称。尖端有珠孔，附近有短形的种脐。种脊明显，在合点处分出多数深棕色的脉纹。种皮甚厚。

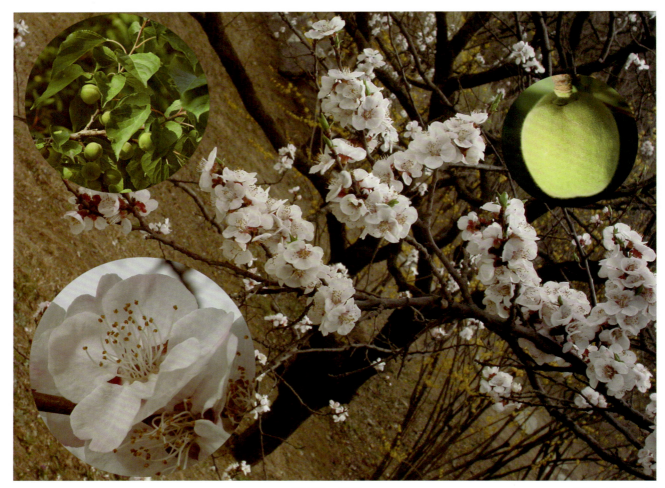

图 373　野杏　　　　摄影　徐克学等

除去种皮,可见乳白色叶子 2 枚,富油性,子叶结合面常不现空隙。气微,味微甜而不苦。

【药材炮制】苦杏仁:用时捣碎。燀苦杏仁:取苦杏仁饮片,投入沸水中,翻动片刻,至种皮由皱缩至舒展时,取出,搓去种皮,用时捣碎。炒苦杏仁:取燀苦杏仁,炒至黄色,取出,摊凉,用时捣碎。蒸苦杏仁:取原药,除去杂质及油黑者,置适宜容器内,蒸至上汽,续蒸半小时,取出,干燥。用时捣碎。

甜杏仁:除去杂质,用时捣碎。燀甜杏仁:取甜杏仁饮片,投入沸水中,翻动片刻,至种皮由皱缩至舒展时,取出,搓去种皮,用时捣碎。炒甜杏仁:取净甜杏仁,炒至黄色,取出,摊凉,用时捣碎。

【化学成分】种子含脂肪酸类:棕榈酸(palmitic acid)、硬脂酸(stearic acid)、油酸(oleic acid)、亚油酸(linoleic acid)和亚麻酸(linolenic acid)[1];氰苷类:苦杏仁苷(amygdalin)[2];多糖类:果胶多糖(pectic polysaccharide)[3]。

【药理作用】1. 镇咳祛痰　种子水提物能延长氨水引咳小鼠的咳嗽潜伏期,减少 2min 内小鼠咳嗽次数;并可增加小鼠气道酚红排泄量[1]。2. 促肠蠕动　果肉纤维能通过增加胃肠蠕动和节律性收缩明显促进便秘模型小鼠的小肠运动[2]。3. 降血脂　种子中超临界萃取的油酸、亚油酸可降低高血脂模型大鼠的总胆固醇(T.CHO)和甘油三酯(TG),具有降低大鼠血脂生物学效应的作用[3]。4. 抗溃疡　种子中分离纯化的苦杏仁苷(amygdalin)具有较好的抗溃疡作用,对慢性胃炎、慢性萎缩性胃炎和胃溃疡有一定的治疗作用,能降低冷浸法所致小鼠胃溃疡的溃疡指数、抑制小鼠束缚 - 冷冻应激性胃溃疡,减少醋酸烧灼所致大鼠胃溃疡的溃疡面积,促进大鼠醋酸烧灼溃疡愈合,减少幽门结扎所致大鼠胃溃疡的溃疡面积,抑制胃蛋白酶的活性,但对胃液量、游离酸度、总酸度无影响[4, 5]。

【性味与归经】苦杏仁：苦，微温；有小毒。归肺、大肠经。甜杏仁：甘，平。归肺、大肠经。

【功能与主治】苦杏仁：降气止咳平喘，润肠通便，用于咳嗽气喘，胸满痰多，血虚津枯，肠燥便秘。甜杏仁：润肺，平喘，宽肠通便。用于虚劳咳喘，胸闷痰多，肠燥便秘。

【用法与用量】苦杏仁：4.5～9g；生品入煎剂宜后下。甜杏仁：4.5～9g。

【药用标准】苦杏仁：药典1953～2015、内蒙古蒙药1986、新疆药品1980二册、中华药典1930和台湾2013。甜杏仁：上海药材1994、四川1992、山东药材2002和中华药典1930。

【临床参考】1. 牙痛：种子7枚，加大蒜7个，捣碎为泥，外敷太阳穴（左侧牙痛敷右侧，右侧牙痛敷左侧），用胶布固定4～8小时[1]。

2. 黄水疮：种子数个，用急火焙成深褐色，磨细后加入适量香油调匀，涂药前用生理盐水把疮面脓痂清洗干净，每日外涂患处1～2次，一般用药3～4日[2]。

3. 甲沟炎：种子20g（鲜品更优），加明矾20g、鲜仙人掌（2年以上）1片（约35g），用刀或镊子去净毛刺，共捣成稀稠适中的糊膏状，取适量外敷于指（趾）甲周围，纱布包扎固定，外裹清洁塑料薄膜保持水分，每天更换1次，7天1疗程[3]。

4. 哮喘：种子6g，加白果（去壳砸碎，炒黄）9g、麻黄9g、款冬花9g、桑白9g、半夏9g、苏子6g、黄芩6g、甘草3g，水煎分2次服，每日1剂[4]。

【附注】阴虚咳嗽及大便溏泻者禁服，婴儿慎服。

本种的种子（杏仁）有小毒，不宜过量服用。服用过量的中毒症状同杏。

本种的叶、花、枝及枝皮、根民间均药用。

《中国药典》2015年版一部收载的药材苦杏仁的植物基源除杏和野杏外，尚有西伯利亚杏 Armeniaca sibirica (L.) Lam. 及东北杏 Armeniaca mandshurica (Maxim.) Skv.。

【化学参考文献】

[1] 朱友平, 乔传卓, 苏中武, 等. 志丹杏与其他苦杏仁原植物种子的化学分析[J]. 植物资源与环境学报, 1993, (1): 56-57.

[2] 艾铁民, 陆玲娣. 中国药用植物志（第四卷）[M]. 北京: 北京大学医学出版社, 2015: 1036-1037.

[3] Pilegijn Odonmaig, Dagvijn Badga, Anna Ebringerová. Structures of pectic polysaccharides isolated from the Siberian apricot (*Armeniaca siberica* Lam.) [J]. Carbohyd Res, 1992, 226 (2): 353–358.

【药理参考文献】

[1] 张金艳, 何萍, 李贻奎. 苦杏仁、桔梗及二者配伍止咳、祛痰作用的研究[J]. 中国实验方剂学杂志, 2010, 16 (18): 173-175.

[2] 姚健, 罗俊富, 张继. 野山杏果肉成分分析及对小鼠小肠蠕动作用的研究[J]. 中兽医医药杂志, 2009, 28 (1): 18-20.

[3] 姚健, 侯天德, 程昉, 等. 野山杏杏仁油影响大鼠血脂生物学效应的研究[J]. 中兽医医药杂志, 2009, 28 (2): 19-22.

[4] 蔡莹, 李运曼, 钟流. 苦杏仁苷对实验性胃溃疡的作用[J]. 中国药科大学学报, 2003, 34 (3): 254-256.

[5] 邓嘉元, 李运曼, 鲁林琳. 苦杏仁甙对大鼠慢性胃炎的药效学研究[J]. 中国药科大学学报, 2002, 33 (1): 45-47.

【临床参考文献】

[1] 王有广, 王其瑞. 苦杏仁大蒜泥外敷巧治牙痛[J]. 新中医, 2004, 36 (5): 17.

[2] 王素香, 田华香. 苦杏仁油外治黄水疮[J]. 山东中医杂志, 1997, 16 (5): 232.

[3] 魏根红. 仙人掌苦杏仁明矾外敷治疗甲沟炎[J]. 中国社区医师（医学专业）, 2012, 14 (20): 211.

[4] 魏萍. 中药苦杏仁治疗哮喘的研究[J]. 内蒙古中医药, 2017, 36 (15): 132-133.

19. 李属 *Prunus* Linn.

落叶小乔木或灌木。单叶互生，幼叶在芽中为席卷状或对折状；有叶柄，在叶片基部边缘或叶柄顶端常有2小腺体；托叶早落。花单生或2～3朵簇生，具明显长梗或短梗，先叶开放或与叶同时开放；有小苞片，早落；萼钟状，5裂；花瓣5枚，覆瓦状排列；雄蕊20～30枚；雌蕊1枚，周位花，子房上位，心皮无毛，1室，2枚胚珠。核果，具有1粒成熟种子，外面有沟，无毛，常被蜡粉；核两侧扁平，平滑，稀有沟或皱纹。

约30余种，主要分布于北半球温带。中国7种，分布几遍及全国，法定药用植物6种1变种。华东地区法定药用植物1种。

374. 李（图374）• *Prunus salicina* Lindl.（*Prunus triflora* Roxb.）

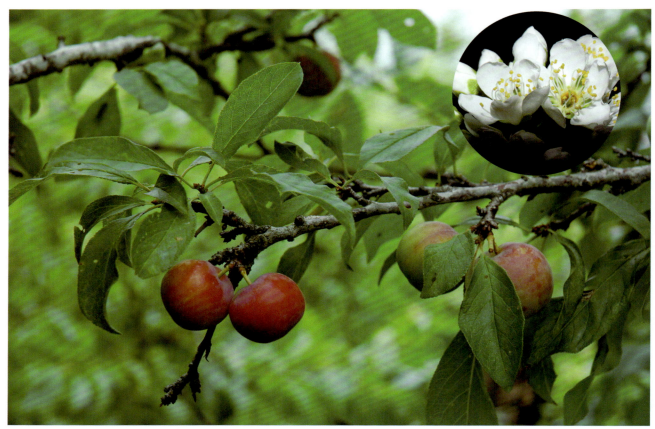

图374 李　　　　　　　　　　　　　　　　　　　　摄影　徐克学等

【别名】嘉庆子、嘉应子（江苏南京），李子树（浙江），李子（山东）。

【形态】落叶乔木，高9～12m。小枝红褐色，无毛。叶片长圆倒卵形、长椭圆形，长6～12cm，宽3～5cm，先端渐尖、急尖或短尾尖，基部楔形，边缘有圆钝重锯齿，有时杂有单锯齿；两面均无毛，有时下面沿主脉有稀疏柔毛或脉腋有簇生毛；叶柄长1～2cm，通常无毛，顶端有2个腺体或无。花通常3朵簇生；花梗1～2cm，通常无毛；花直径1.5～2.2cm；萼筒钟状；萼筒和萼片外面均无毛，内面在萼筒基部被疏柔毛；花瓣白色；雄蕊多数，花丝长短不等，排成不规则2轮；雌蕊1枚，柱头盘状，子房无毛。核果球形或卵球形，直径3.5～5cm，熟时黄色、淡红色或紫色，外被蜡粉；核卵圆形或长圆形，有皱纹。花期4～5月，果期7～8月。

【生境与分布】生于海拔400～2600m的山坡灌丛、疏林或路旁。华东各省区均有分布，另陕西、甘肃、湖北、湖南、广东、广西、四川、云南、贵州、台湾均有分布，全国各地均有栽培。

【药名与部位】 李仁（郁李仁），种子。野樱皮，干皮。

【采集加工】 李仁：初夏果实成熟后收集果核，除去核壳，取出种子，干燥。野樱皮：秋季采集，干燥。

【药材性状】 李仁：呈扁长椭圆形，不甚饱满，长 6～10mm，宽 4～6mm，厚约 3mm。表面棕黄色或黄褐色，一端尖，另一端稍钝。尖端一侧有一凸出的线形种脐，钝端有一浅棕色椭圆形合点，自合点处向上具数条纵向凹陷的脉纹（维管束）和纵皱纹。种皮薄，子叶 2 枚，黄白色，具油性。气微，味微苦，略甘。

野樱皮：为卷曲的皮片，或不规则形的碎片，厚不逾 8mm。表面常被有一层平滑菲薄红棕色的纸状栓皮及多数横生之皮孔。如栓皮已除去者，则表面的厚皮现绿棕色，有多数皮孔痕。内面现淡棕色，有细密的网形条纹及多数细小裂痕，折断面呈颗粒性。气特异，水湿后，似苦杏仁。味为收敛性，香而苦。

【药材炮制】 李仁：除去杂质，用时捣碎。炒李仁：取李仁，炒至黄色，取出，摊凉，用时捣碎。

【化学成分】 果实含挥发油类：乙酸丁酯（butyl acetate）、3-烯己醇（3-hexen-1-ol）、2-烯己醇（2-hexen-1-ol）、己酸（hexanoic acid）、乙酸 3-烯己醇酯（3-hexenol acetate）、乙酸己酯（henyl acetate）、乙酸 2-烯己醇酯（2-hexenol acetate）、芳樟醇（linalool）、6-烯壬醇（6-nonenol）、己酸丁酯（butyl hexanoate）、1-甲基-4-（异丙烯基）-环己醇乙酸酯［cyclohexanol 1-methyl-4-（1-isopropeyl）acetate］、辛酸乙酯（ethyl octanoate）、2-甲氧基苯酚乙酸酯（2-methoxy-phenol acetate）、2-烯癸醛（2-decenal）、壬酸（nonanoic acid）、顺 -4-烯癸酸乙酯（ethyl *cis*-4-decenoate）、十五烷（pentadecane）、十七烷（heptadecane）、2, 6, 10, 14-四甲基十六烷（2, 6, 10, 14 -tetramethyl hexadecane）等[1]，乙醇（ethanol）、1-丁醇（1-butanol）、顺式 -3-己烯 -1-醇（*cis*-3-hexen-1-ol）、1-己醇（1-hexanol）、1-丁基乙酸酯（1-butyl acetate）、顺式 -3-己烯基乙酸酯（*cis*-3-hexene acetate）和 1-己基乙酸酯（1-hexyl acetate）[2]；黄酮类：（-）-表儿茶素［（-）-epicatechin］、（+）-儿茶素［（+）-catechin］、矢车菊素（cyanidin）、矢车菊素 -3-葡萄糖苷（cyanidin-3-glucoside）、矢车菊素 -3-芸香糖苷（cyaniidin-3-rutinoside）、槲皮素（quercetin）、山柰酚（kampeferol）[3]，杨梅素（myricetin）[4]，异槲皮苷（isoquercitrin）、槲皮素 -3-阿拉伯糖苷（quercetin-3-arabinoside）[5]和槲皮苷（quercitrin）[6]；酚酸类：新绿原酸（neochlorogenic acid）、绿原酸（chlorogenic acid）[3]、咖啡酸（caffeic acid）和对香豆酸（*p*-coumaric acid）[3]；色素类：β-胡萝卜素（β-carotene）和 β-隐黄质（β-cryptoxanthin）[7]；糖类：蔗糖（sucrose）、葡萄糖（glucose）、果糖（fructose）和山梨醇（sorbitol）[8]。

【药理作用】 1. 抗氧化　树干提取物对 1, 1-二苯基 -2-三硝基苯肼自由基（DPPH）具有较强的清除作用，半数抑制浓度（IC_{50}）为 0.66g/L[1]。2. 降胆固醇　5% 李粉对胆固醇具有降低作用，可降低小鼠血和脑中的胆固醇含量，可缩短小鼠平均逃避潜伏期，增多穿台次数，改善高胆固醇膳食小鼠的认知功能[2]。3. 免疫调节　去核果实 80% 甲醇提取物能显著促进脾淋巴细胞自发增殖和巨噬细胞分泌一氧化氮（NO），抑制肿瘤细胞的生长[3]。

【性味与归经】 李仁：苦，平。归脾、大肠、小肠经。

【功能与主治】 李仁：润肠通便，利水消肿。用于津少肠枯，大便秘结，水肿胀满。

【用法与用量】 李仁：6～12g。

【药用标准】 李仁：四川药材 2010、宁夏药材 1993 和甘肃（试行）1991。野樱皮：中华药典 1930。

【临床参考】 1. 胃痛呕恶：果实 30g，加鲜鱼腥草根 120g，厚朴 15～18g，水煎，冲红糖，早晚饭前各服 1 次。

2. 小儿疳积：根皮 9g，水煎服。

3. 小儿壮热：叶，煎汤浴洗。（1 方至 3 方引自《浙江天目山药用植物志》）

4. 小儿疝气：种仁 10g，加小茴香 6g、橘子核 10g、猪尿包 1 个，炖熟后去药渣，服猪尿包[1]。

【附注】 李始载于《名医别录》。《本草经集注》："李类又多,京口有麦李,麦秀时熟,小而脆甜,核不入药。今此用姑熟所出南居李,解核如杏子者为佳。凡实熟食之皆好,不可合雀肉食;又不可临水上啖之。《本草纲目》云:"绿叶白花,树能耐久,其种近百,李子大者如卵,小者如弹如樱,其味有甘、酸、苦、涩数种,其色有青、绿、紫、朱、黄、赤色缥绮、胭脂、青皮、紫灰之殊,其形有牛心、马肝、奈李、杏李、水李、离核、合核、无核、匾缝之异。"所述特征,与本种相一致。

不宜多食,脾胃虚弱者慎服。

本种的叶、花、根及根皮、树脂民间均药用。

【化学参考文献】

[1] 潘雪峰,杨明非.李子挥发物质的分析[J].东北林业大学学报,2005,33(3):113-114.

[2] Forrey R R, Flath R A. Volatile components of *Prunus salicina*, var Santa Rosa [J]. J Agric & Food Chem, 1974, 22 (3): 496-498.

[3] Catalina V, Kaisu R, Jenny R, et al. Phenolic compounds in Rosaceae fruits from Ecuador [J]. J Agric Food Chem, 2009, 57 (4): 1204-1212.

[4] Sultana B, Anwar F. Flavonols (kaempeferol, quercetin, myricetin) contents of selected fruits, vegetables and medicinal plants [J]. Food Chem, 2008, 108 (3): 879.

[5] Williams B L, Wender S H. Isolation and identification of quercetin and some quercetin glycosides from plums (*Prunus salicina*) [J]. J Am Chem Soc, 1953, 75 (17): 4363-4364.

[6] 艾铁民,陆玲娣.中国药用植物志(第四卷)[M].北京大学医学出版社,2015:1050-1051.

[7] Gil M I, Tomás-Barberán F A, Hess-Pierce B, et al. Antioxidant capacities, phenolic compounds, carotenoids, and vitamin C contents of nectarine, peach, and plum cultivars from California [J]. J Agric Food Chem, 2002, 50 (17): 4976-4982.

[8] 唐根源,郭士雄,吴红京,等.油柰坐果中可溶性糖的高效液相色谱测定[J].福建分析测试,1999,(4):1126-1130.

【药理参考文献】

[1] 陆瑞利,胡丰林,徐斌.50种木材提取物清除自由基活性初探[J].林产化学与工业,2011,31(1):91-94.

[2] Kuo P H, Lin C I, Chen Y H, et al. A high-cholesterol diet enriched with polyphenols from Oriental plums (*Prunus salicina*) improves cognitive function and lowers brain cholesterol levels and neurodegenerative-related protein expression in mice [J]. British Journal of Nutrition, 2015, 113 (10): 1550-1557.

[3] Lee S H, Lillehoj H S, Soomuk C, et al. Immunostimulatory effects of oriental plum (*Prunus salicina* Lindl.) [J]. Comp Immunol Microbiol Infect Dis, 2009, 32 (5): 407-417.

【临床参考文献】

[1] 吴成忠,赵能武,万琦,等.贵州六个少数民族治疗疾病常用的蔷薇科植物药(二)[J].中国民族医药杂志,2012,18(12):23-25.

20. 樱属 *Cerasus* Mill.

落叶乔木或灌木。腋芽单生或三个并生,中间为叶芽,两侧为花芽。幼叶在芽中为对折状,后于花开放或与花同时开放;叶有叶柄和脱落的托叶,叶缘有锯齿或缺刻状锯齿,叶柄、托叶和锯齿常有腺体。花常数朵着生在伞形、伞房状或短总状花序上,有时1~2朵生于叶腋内;有长小花梗,花序基部有芽鳞宿存或有明显苞片;萼筒钟状或管状,萼片反折或直立开张;花瓣白色或粉红色,先端圆钝、微缺或深裂;雄蕊15~50枚;雌蕊1枚,子房上位。核果成熟时肉质多汁,不开裂;核球形或卵球形,核面平滑或稍有皱纹。

约100多种,主要分布于北半球温带。中国约40余种,分布几遍及全国,法定药用植物4种。华东地区法定药用植物4种。

分种检索表

1. 叶上表面无毛或近无毛，下表面无毛或被疏柔毛。
    2. 叶较小，宽 1～2.5cm，叶柄长 2～4mm。
        3. 叶中部以上最宽；萼片三角卵圆形 ··· 欧李 C.humilis
        3. 叶中部以下最宽；萼片椭圆形 ··· 郁李 C.japonica
    2. 叶较大，宽 3～8cm，叶柄长 0.5～1.5cm ··· 樱桃 C.pseudocerasus
1. 叶上表面被疏柔毛，下表面密被灰色绒毛或以后变为稀疏 ····························· 毛樱桃 C.tomentosa

375. 欧李（图 375）· *Cerasus humilis* (Bge.) Sok. (*Prunus humilis* Bge.)

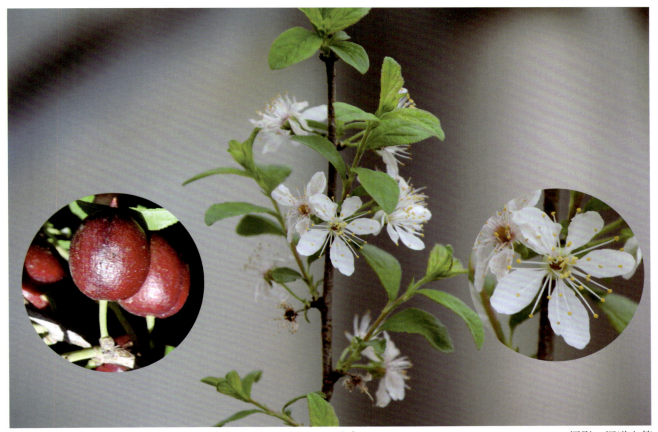

图 375　欧李　　　　　　　　　　　　　　　　　摄影　闫道良等

【别名】西洋李。

【形态】落叶灌木，高可达 1.5m。小枝灰褐色或棕褐色，被短柔毛。叶片倒卵状长椭圆形或倒卵状披针形，长 2.5～5cm，宽 1～2cm，中部以上最宽，先端急尖或短渐尖，基部楔形，边有单锯齿或重锯齿；上表面深绿色，无毛，下表面浅绿色，无毛或被稀疏短柔毛；叶柄长 2～4mm，无毛或被稀疏柔毛。花单生或 2～3 花簇生，与叶同开；小花梗长 5～10mm，被稀疏短柔毛；萼筒外面被稀疏柔毛，萼片三角卵圆形，先端急尖或圆钝；花瓣白色或粉红色；雄蕊 30～35 枚；花柱与雄蕊近等长，无毛。核果成熟后近球形，红色或紫红色，直径约 1.5cm；核表面除背部两侧外无棱纹。花期 4～5 月，果期 6～10 月。

【生境与分布】生于海拔 100～1800m 的山坡灌丛、阳坡砂地或庭院栽培。分布于山东，另黑龙江、吉林、辽宁、内蒙古、河北、河南均有分布。

【药名与部位】郁李仁，种子。

【采集加工】夏、秋二季果实成熟时采收，取出种子，干燥。

【药材性状】呈卵形，长 5～8mm，直径 3～5mm。表面黄白色或浅棕色，一端尖，另端钝圆。尖端一侧有线形种脐，圆端中央有深色合点，自合点处向上具多条纵向维管束脉纹。种皮薄，子叶 2 枚，乳白色，富油性。气微，味微苦。

【药材炮制】除去杂质。用时捣碎。

【化学成分】果实含挥发油类：2-己烯醇（2-hexenol）、2-己烯醛（2-hexenal）、苯甲醛（benzaldehyde）、3-己烯醇（3-hexenol）、乙酸乙酯（ethyl acetate）、己醛（hexanal）等[1]，乙酸己酯（hexyl acetate）、4-戊烯-1-乙酸酯（4-penten-1-acetate）和乙酸异戊酯（prenyl acetate）[2]；花色苷类：矢车菊-3-葡萄糖苷（cyanidin-3-glucoside）、天竺葵-3-葡萄糖苷（geranium-3-glucoside）、矢车菊-3-鼠李糖葡萄糖苷（cyanidin-3-rhamnosyl glucoside）、天竺葵-3-鼠李糖葡萄糖苷（geranium-3-rhamnose glucoside）、矢车菊-3-乙酰基葡萄糖苷（cyanidin-3-acetyl glucoside）和天竺葵-3-乙酰基葡萄糖苷（geranium-3-acetyl glucoside）[3]，欧李红色素（red pigment of *Cerasus humilis*）[4]。

种仁含氰苷类：苦杏仁苷（amygdalin）和郁李仁苷（prunuside）[5]。

【药理作用】1. 抗氧化　欧李果仁和果仁提取物中的欧李多酚和欧李仁油均能有效抑制由过氧自由基所致牛血清白蛋白的氧化，且能通过淬灭自由基的方式抑制因自由基所致的生物膜、脂蛋白和血清白蛋白的氧化损伤[1]；果仁提取的多肽对 1, 1-二苯基-2-三硝苯肼自由基（DPPH）、羟自由基和超氧阴离子自由基均有显著的清除作用，还可显著提高小鼠血清、肝脏中的超氧化物歧化酶和谷胱甘肽过氧化酶的含量，并显著降低小鼠体内丙二醛的含量[2]；提取的欧李仁油对羟基自由基有显著的清除作用，对超氧阴离子自由基也有一定的清除作用[3]。2. 免疫调节　提取分离的活性肽对小鼠具有一定的免疫调节作用[4]，对正常小鼠的胸腺指数、脾脏指数、淋巴细胞的增殖能力均有增强作用，还可明显促进小鼠的迟发型变态反应。

【性味与归经】辛、苦、甘，平。归脾、大肠、小肠经。

【功能与主治】润燥滑肠，下气，利水。用于津枯肠燥，食积气滞，腹胀便秘，水肿，脚气，小便不利。

【用法与用量】6～9g。

【药用标准】药典 1963～2015、浙江炮规 2005 和新疆药品 1980 二册。

【临床参考】1. 便秘：种仁 10～20g，加桃仁、松子仁各 10～20g，煮粥服[1]。

2. 脚气水肿、大小便不通：种仁 15g，加薏苡仁 15g，水煎去渣，白糖调服[1]。

3. 慢性肾炎：种仁 9g，加薏苡仁 12g、茯苓 12g、冬瓜皮 30g、黄芪 15g，水煎服[1]。

4. 肛门病术后便秘：种仁 24g，加火麻仁 24g、酒军 35g、枳实 15g 等，水煎两次混合，1 日 1 剂，分 2 次服[2]。

5. 小儿便秘：五仁通便栓（主要药物郁李仁、火麻仁、桃仁、杏仁、柏子仁）塞肛，每次 1 粒，每日 2 次，排便清洁肛门，温水坐浴 15min 后戴指套将药栓缓慢塞入肛内[3]。

6. 周围性面神经麻痹：种子（去壳）100g，加血竭 6g、没药 9g、乳香 9g、儿茶 6g、铅丹 9g、黄精 120g、麝香 1g，制成药膏，贴于患侧面部[4]。

【附注】孕妇慎服。

长梗郁李 *Cerasus japonica* (Thunb.) Lois.var.*nakaii* (Levl.) Bar.et Liou 在辽宁及黑龙江等地、毛叶叶欧 *Cerasus dictyoneura* (Diels) Yu 在陕西、蒙古扁桃 *Amygdalus mongolica* (Maxim.) Ricker 在内蒙古等地，其种子民间也作郁李仁药用。

【化学参考文献】

[1] 薛洁, 涂正顺, 常伟, 等. 中国特有野生水果欧李（Cerasus humilis）香气成分的 GC-MS 分析 [J]. 中国食品学报, 2008, 8 (1): 125-129.
[2] Ye L Q, Yang C X, Li W D, et al. Evaluation of volatile compounds from Chinese dwarf cherry (Cerasus humilis (Bge.) Sok.) germplasms by headspace solid-phase microextraction and gas chromatography-mass spectrometry [J]. Food Chem. 2017, 217: 389-397.
[3] 常虹, 兰彦平, 周家华, 等. 欧李花色苷的分离及其鉴定 [J]. 食品科学, 2011, 32 (9): 59-63.
[4] 毕红霞, 陈玮, 薛勇, 等. 欧李红色素的光谱特性研究 [J]. 郑州工程学院学报, 2003, 24 (2): 48-50.
[5] 王国强. 全国中草药汇编 (卷一) [M]. 北京: 人民卫生出版社, 2014: 363-364.

【药理参考文献】

[1] 程霜. 欧李多酚清除自由基活性研究 [J]. 食品科学, 2007, 28 (9): 57-61.
[2] 张玲, 王晓闻. 欧李仁多肽抗氧化作用的研究 [J]. 中国食品学报, 2012, 12 (7): 36-41.
[3] 林海. 欧李仁油抗氧化活性的研究 [J]. 食品工业科技, 2012, 33 (15): 105-107.
[4] 张玲. 欧李仁多肽的制备及其功能活性的研究 [D]. 晋中: 山西农业大学博士学位论文, 2014.

【临床参考文献】

[1] 郁李仁验方 3 款 [J]. 湖南中医杂志, 2014, 30 (8): 168.
[2] 周毅. 当归郁李仁汤加减治疗肛门病术后便秘 [J]. 大肠肛门病外科杂志, 2003, 9 (4): 269.
[3] 程鹏举, 谢培洪, 宋桂华. 五仁通便栓治疗小儿便秘临床疗效观察 [J]. 中国民间疗法, 2015, 23 (12): 16-17.
[4] 张园. 中药贴敷治疗周围性面神经麻痹 46 例 [J]. 中医外治杂志, 2000, 9 (1): 49.

376. 郁李（图 376）· Cerasus japonica (Thunb.) Lois. (Prunus japonica Thunb.)

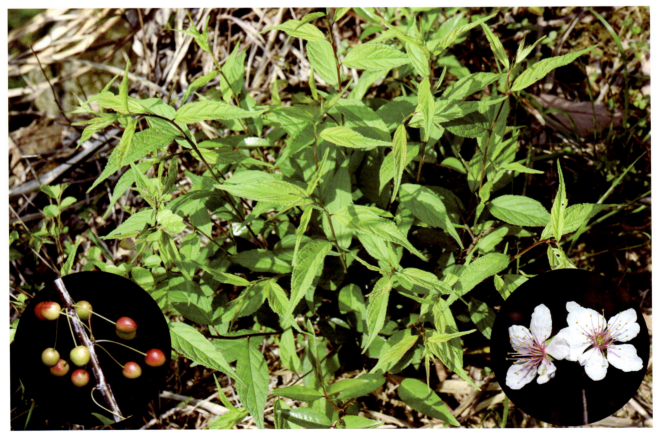

图 376　郁李

摄影　李华东等

【别名】麦李（浙江杭州），爵梅（江苏），赤李子。

【形态】落叶灌木，高1～1.5m。小枝灰褐色，嫩枝绿色或绿褐色，无毛。叶片卵形或卵状披针形，长3～7cm，宽1.5～2.5cm，先端渐尖，中部以下最宽，基部宽楔形或近圆形，边缘具缺刻状尖锐重锯齿；上表面深绿色，无毛，下表面淡绿色，无毛或脉上有稀疏柔毛；叶柄长2～3mm，无毛或被稀疏柔毛。花1～3朵，簇生，与叶同开；小花梗长5～10mm，无毛或被疏柔毛；萼筒陀螺形，无毛，萼片椭圆形，比萼筒略长，边有细齿；花瓣白色或粉红色，倒卵状椭圆形；雄蕊约32枚；花柱与雄蕊近等长，无毛。核果近球形，深红色，直径约1cm；核表面光滑。花期5月，果期7～8月。

【生境与分布】生于海拔100～200m的山坡林下、灌丛或栽培。分布于上海、江苏、山东、浙江、安徽、福建，另黑龙江、吉林、辽宁、河北均有分布；日本、朝鲜亦有分布。

【药名与部位】郁李仁，种子。

【采集加工】夏、秋二季果实成熟时采收，取出种子，干燥。

【药材性状】呈卵形，长5～8mm，直径3～5mm。表面黄白色或浅棕色，一端尖，另端钝圆。尖端一侧有线形种脐，圆端中央有深色合点，自合点处向上具多条纵向维管束脉纹。种皮薄，子叶2枚，乳白色，富油性。气微，味微苦。

【质量要求】颗粒饱满，不碎，不油。

【药材炮制】除去杂质。用时捣碎。

【化学成分】果实含皂苷类：熊果酸（ursolic acid）[1]；酚酸类：香草酸（vanillic acid）和原儿茶酸（protocatechuic acid）[1, 2]；黄酮类：阿福豆苷（afzelin）、山奈苷（kaempferitrin）[1, 2]，蔷薇苷A、B（multiflorin A、B）和营实糖苷A（multinoside A）[2]。

种仁含氰苷类：苦杏仁苷（amygdalin）[1]和郁李仁苷（prunuside）[1, 3]。

【药理作用】促肠蠕动　果仁水煎液具有显著的促进小肠运动作用，碳末在小肠的平均推进率为67.64%，高于生理盐水对照组平均推进率49.61%[1]。

【性味与归经】辛、苦、甘，平。归脾、大肠、小肠经。

【功能与主治】润燥滑肠，下气，利水。用于津枯肠燥，食积气滞，腹胀便秘，水肿，脚气，小便不利。

【用法与用量】6～9g。

【药用标准】药典1963～2015、浙江炮规2005和新疆药品1980二册。

【临床参考】1. 肝系缭乱综合征：种子（酒浸）3g，辨证加用安神类药，水煎服[1]。

2. 肛门病术后便秘：种子24g，加秦艽10g、当归10g、泽泻10g、桃仁15g等，水煎，分2次服[2]。

3. 无名肿毒：根皮1000g，用等量香油熬膏至滴水成珠，加300g黄丹搅拌，凉后成膏，以笋叶卷之备用，用时将药膏摊于布上外贴，5日1换[3]。

4. 小儿便秘：五仁通便栓（主要药物郁李仁、火麻仁、桃仁、杏仁、柏子仁）塞肛，每次1粒，每日2次，排便清洁肛门，温水坐浴15min后戴指套用手将药栓缓慢塞入肛内[4]。

5. 周围性面神经麻痹：种子（去壳）100g，加血竭6g、没药9g、乳香9g、儿茶6g、铅丹9g、黄精120g、麝香1g，制成药膏，贴于患侧面部[5]。

【附注】郁李仁始载于《神农本草经》，列为下品。《名医别录》云："生高山川谷及丘陵上。"又谓："山野处处有，子熟赤色，亦可啖之。"并在'雀梅'条下云："叶与实俱如麦李。"《蜀本草》载："树高五六尺，叶花及树并似大李，惟子小若樱桃，甘酸。"《本草图经》谓："核随子熟。六月采根并实，取核中仁用。"《本草纲目》云："其花粉红色，实如小李。"即本种和欧李。

孕妇慎服。

《中国药典》2015年版一部收载的药材郁李仁的植物基源除欧李和郁李外，尚有长梗扁桃 *Amygdalus pedunculata* Pall.（药材称大李仁）。榆叶梅 *Amygdalus triloba*（Lindl.）Ricker 的种子在辽宁作大李仁药用。

【化学参考文献】

[1] 王国强. 全国中草药汇编（卷一）[M]. 北京：人民卫生出版社，2014：363-364.
[2] Takagi S, Yamaki M, Masuda K, et al. Studies on the Purgative Drugs. V. On the Constituents of the Fruits of *Prunus japonica* Thunb[J]. Journal of the Pharmaceutical Society of Japan，1979，99：439-442.
[3] Oshio H, Miyamoto M, Sanno Y, et al. Studies on a New Purgative Constituent of *Prunus japonica* THUNB. Prunuside[J]. Journal of the Pharmaceutical Society of Japan，1975，95：484-486.

【药理参考文献】

[1] 余伯阳，杨国勤，王弘敏，等. 郁李仁类中药对小鼠小肠运动影响的比较研究[J]. 中药材，1992，15（4）：36-38.

【临床参考文献】

[1] 张志银. 顾丕荣辨治"肝系缭乱"证妙用酒浸郁李仁的经验[J]. 世界中医药，2009，4（5）：258.
[2] 周毅. 当归郁李仁汤加减治疗肛门病术后便秘[J]. 大肠肛门病外科杂志，2003，9（4）：269.
[3] 王明武. 郁李皮膏药外贴治疗无名肿毒100例[J]. 四川中医，1987，（5）：31.
[4] 程鹏举，谢培洪，宋桂华. 五仁通便栓治疗小儿便秘临床疗效观察[J]. 中国民间疗法，2015，23（12）：16-17.
[5] 张园. 中药贴敷治疗周围性面神经麻痹46例[J]. 中医外治杂志，2000，9（1）：49.

377. 樱桃（图377）· *Cerasus pseudocerasus* (Lindl.) G.Don (*Prunus pseudocerasus* Lindl.)

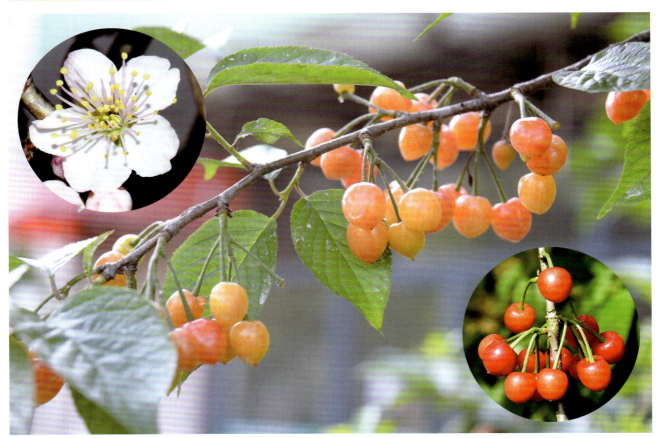

图377 樱桃　　　　　摄影　郭增喜等

【别名】樱球（浙江），樱珠（江苏），中国樱桃（山东），莺桃。

【形态】落叶乔木，高达6m。树皮灰白色，小枝灰褐色，嫩枝绿色，无毛或被疏柔毛。叶片卵形或长圆状卵形，长 5～12cm，宽 3～8cm，先端渐尖，基部圆形，边有尖锐重锯齿，齿端有小腺体；上表面暗绿色，近无毛，下表面淡绿色，沿脉或脉间有稀疏柔毛；叶柄长 0.5～1.5cm，被疏柔毛，先端有 2 个腺体。花序伞房状或近伞形，有花 3～6 朵，先叶开放；小花梗长 0.8～1.9cm，被疏柔毛；萼筒钟状，外面被疏柔毛，萼片三角卵圆形或卵状长圆形，花期反折；花瓣白色；雄蕊 30～35 枚；花柱与雄蕊近等长，无毛。核果近球形，红色，直径 0.9～1.3cm。花期 3～4 月，果期 5～6 月。

【生境与分布】生于海拔 300～600m 的山坡阳处或栽培。华东各省区均有分布，另辽宁、河北、陕西、甘肃、河南、四川均有分布。

【药名与部位】樱桃核，果核。

【采集加工】夏季果实成熟时采收，除去肉质果皮，洗净，晒干。

【药材性状】呈卵圆形或长圆形。长 6～9mm，直径约 5mm。表面黄白色或灰黄色，具网状纹理。先端呈鸟喙状，基部钝圆，有一凹孔。背缝线微凸出；腹缝线明显突出，其两侧各具一条纵向突起的肋纹。质坚硬，不易破碎。内有种子一粒，表面黄棕色，皱缩；子叶淡黄色，富油性。气微，味微苦。

【质量要求】色白洁净。

【化学成分】叶含黄酮类：山奈酚 -3-O-α-L- 吡喃鼠李糖苷（kaempferol-3-O-α-L-rhamnopyranoside）、槲皮素 -3-O-α-L- 吡喃鼠李糖苷（quercetin-3-O-α-L-rhamnopyranoside）[1]、木犀草苷（luteolin）、牡荆素（vitexin）、芦丁（rutin）、金丝桃苷（hyperoside）、紫云英苷（astragalin）、槲皮素 -3- 芸香糖葡萄糖苷（quercetin-3-rutinoyl glucoside）和山奈酚 -3-O- 芸香糖苷（kaempferol-3-O-rutinoside）[2,3]；酚酸类：绿原酸（chlorogenic acid）和奎宁酸（quinic acid）[2]；甾体类：胡萝卜苷（daucosterol）和 β- 谷甾醇（β-sitosterol）[1]；醇苷类：（3S, 5R, 6R, 7E, 9R）- 甲基环己烯 -7- 烯 -3, 5, 6, 9- 四醇 -9-O-β-D- 吡喃葡萄糖苷［（3S, 5R, 6R, 7E, 9R）-methyl cyclohexenol-7-en-3, 5, 6, 9-tetrol-9-O-β-D-glucopyranoside］[3]。

果实含花色苷类：花青素（anthocyanin）等[4]。

【药理作用】1. 抗氧化 叶中提取的多糖具有较强的体外抗氧化活性，对羟基自由基、超氧负离子自由基和 1, 1- 二苯基 -2- 三硝基苯肼自由基（DPPH）的半数抑制浓度（IC_{50}）依次为 100.5μg/ml、991.4μg/ml 和 135.1μg/ml，对大鼠肝脏自发性和由过氧化氢（H_2O_2）诱导产生的脂质过氧化均有较好的保护作用[1]；籽 40% 乙醇提取物具有较强的清除 1, 1- 二苯基 -2- 三硝基苯肼自由基和羟自由基的作用[2]；种子的蛋白水解物 - 抗氧化肽可清除 1, 1- 二苯基 -2- 三硝基苯肼自由基和 2, 2′, - 联氮 - 二（3- 乙基 - 苯并噻唑 -6- 磺酸）二铵盐自由基（ABTS）[3]；叶水煎剂能使免疫低下的小鼠血清中超氧化物歧化酶（SOD）、过氧化氢酶（CAT）活性明显升高，丙二醛（MDA）含量显著降低[4]。2. 抗炎 果实中提取分离的花青素苷类化合物在浓度为 300mg/kg 时对佐剂性关节炎大鼠模型的 T 淋巴细胞亚群和免疫功能均有调节作用，并能降低炎症细胞因子白细胞介素 -6 和足爪前列腺素 E_2（PGE_2）水平，从而减轻模型大鼠的关节炎损伤[5]；果核提取的挥发油可明显抑制角叉菜胶引起的大鼠足跖肿胀，且提取的挥发油低、中、高剂量组均可抑制二甲苯所致小鼠的耳肿胀程度，挥发油低、中、高剂量还可较明显地降低小鼠腹腔毛细血管通透性，且存在一定的量效关系[6]；新鲜果实的冻干粉对痛风性关节炎致大鼠足爪肿胀程度有明显的抑制作用，并可明显降低大鼠肿胀足爪组织中的炎性因子一氧化氮、前列腺素 E2 的水平，降低血清中促炎因子白细胞介素 -6 和肿瘤坏死因子 -α（TNF-α）的水平[7]。3. 降血糖 叶的水煎剂可显著抑制正常大鼠给予蔗糖后的血糖升高，体外实验中对 α- 葡萄糖苷酶活性具有明显的抑制作用，提示其水煎液具有增强免疫力低下小鼠抗氧化能力，并且通过抑制 α- 葡萄糖苷酶活性表现出降血糖作用[4]；4. 降血脂 果实乙醇提取分离的樱桃花色苷可显著降低人肝癌细胞脂质沉积模型内甘油三酯、总胆固醇、丙氨酸转氨酶、天冬氨酸转氨酶和低密度脂蛋白胆固醇的水平[8]。5. 增强免疫力 叶的水煎剂可增强免疫低下小鼠的免疫功能，使环磷酰胺造成的免疫低下小鼠血清中溶血素水平明显升高，炭粒廓清能力及迟发型变态反应明显增强[9]。

【性味与归经】辛、平。归肺经。

【功能与主治】发表透疹。用于麻疹初起，透发不畅。

【用法与用量】4.5～9g；用时捣碎，水煎服。外用适量，磨汁涂或煎汤熏洗患处。

【药用标准】药典1963、部标中药材1992、江苏药材1989、山西药材1987和贵州药材2003。

【临床参考】1.冻疮：嫩枝去外皮，小火焙后碾成细粉，麻油调成糊状，棉签蘸取药糊涂抹患处，每日2～3次[1]。

2.风湿腰腿痛：果实250g，加中度白酒500ml浸泡15日后服，每日2次，每次25ml[2]。

3.阴道滴虫：叶500g，加水煎汤坐浴，每日1次[3]。

4.咽喉炎症初起：鲜果实30～70g，嚼食，早晚各1次[3]。

5.麻疹透发不畅：核3～9g，煎汤服[3]。

【附注】樱桃始载于《吴普本草》。《图经本草》谓："樱桃，旧不著所出州土，今处处有之，而洛中、南都者最盛，其实熟时深红色者谓之朱樱，正黄明者谓之蜡樱……其木多阴，最先百果而熟，故古多贵之。"《本草纲目》载："其颗如璎珠，故谓之樱……樱树不甚高，春初开白花，繁英如雪。叶团有尖及细齿。结子一枝数十颗，三月熟时须守护……"据《植物名实图考》樱桃附图，即是本种。

本种的叶、果实、花、枝及根民间也入药。

有食用樱桃致过敏性休克的报道。樱桃含铁、大量大分子物质以及氰苷，水解生成酸，可导致双手发痒、过敏性休克等症状[1]。

【化学参考文献】

[1] 姜东莉.樱桃叶中新黄酮类化合物的结构鉴定[D].长春：吉林大学硕士学位论文，2005.

[2] 李晨，姜子涛，李荣.高效液相色谱-串联质谱联用技术鉴定樱桃叶中的黄酮成分[J].食品科学，2013，34（16）：226-230.

[3] 孙烨.樱桃叶化学成分的研究[D].长春：吉林大学硕士学位论文，2007.

[4] Wang H, Nair M G, Strasburg G M, et al. Antioxidant and antiinflammatory activities of anthocyanins and their aglycon, cyanidin, from tart cherries [J]. J Nat Prod, 1999, 62: 80.

【药理参考文献】

[1] 刘德胜，刘为忠，颜玲.樱桃叶多糖的抗氧化活性研究[J].中国生化药物杂志，2012，33（5）：571-574.

[2] 姚东瑞，郭雷，王淑军，等.樱桃籽中抗氧化物质的超声提取工艺及其抗氧化活性[J].食品与生物技术学报，2012，31（7）：733-740.

[3] Guo P, Qi Y, Zhu C, et al. Purification and identification of antioxidant peptides from Chinese cherry (*Prunus pseudocerasus*, Lindl.) seeds [J]. Journal of Functional Foods, 2015, 19: 394-403.

[4] 王志东，蒲春文，梁晗业，等.樱桃叶水煎液的抗氧化及降糖作用研究[J].儿科药学杂志，2017，23（12）：1-4.

[5] 何颖辉，周静，王跃生，等.樱桃花青素苷对佐剂性关节炎大鼠免疫功能和炎症因子的影响[J].中草药，2005，36（6）：874-878.

[6] 王松，张成义，陈曦.樱桃核挥发油的抗炎作用研究[J].新中医，2012，44（10）：139-140.

[7] 韩文婷，衣卫杰.樱桃冻干粉对大鼠痛风性关节炎抗炎作用的研究[J].现代预防医学，2013，40（17）：166-168.

[8] 韩雯.樱桃花色苷的降脂作用及其机制研究[D].杭州：浙江大学硕士学位论文，2017.

[9] 原新，徐志立，梁晗业，等.樱桃叶水煎液对环磷酰胺诱导免疫低下小鼠的免疫增强作用[J].转化医学电子杂志，2017，4（10）：43-46.

【临床参考文献】

[1] 方霞.樱桃枝治疗冻疮[J].中国民间疗法，2011，19（8）：27-28.

[2] 董健，赵国英.自制樱桃饮祛风湿[J].蜜蜂杂志，2013，33（7）：32.

[3] 蔡姮婧.樱桃的民间疗法[J].中国民族民间医药杂志，2003，（3）：182.

【附注参考文献】

[1] 夏秀梅，王爱里.食用樱桃致过敏性休克1例报告[J].实用医技杂志，2008，15（25）：3442.

378. 毛樱桃（图378）· *Cerasus tomentosa* (Thunb.) Wall. (*Prunus tomentosa* Thunb.)

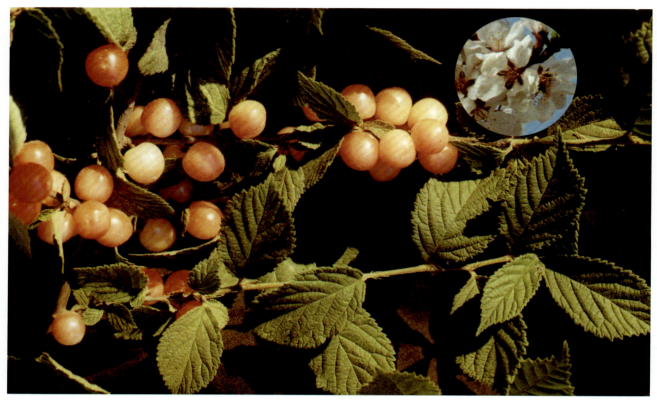

图378　毛樱桃　　　　　　　　　　　　摄影　徐克学

【别名】山豆子（山东），樱桃，山樱桃。

【形态】落叶灌木，通常高0.3～1m，稀呈小乔木状可达2～3m。小枝紫褐色或灰褐色，嫩枝密被茸毛。叶片卵状椭圆形或倒卵状椭圆形，长2～7cm，宽1～3.5cm，先端急尖或渐尖，基部楔形，边缘有急尖或粗锐锯齿，齿尖有时具腺体；上表面暗绿色或深绿色，被疏柔毛，下表面灰绿色，密被灰色茸毛或以后变为稀疏；叶柄长2～8mm，被茸毛或脱落稀疏。花单生或2朵簇生，花叶同开；小花梗较短，1～3mm或近无；萼筒管状，外被短柔毛或无毛，萼片三角卵形，先端圆钝或急尖，内外两面内被短柔毛或无毛；花瓣白色或粉红色；雄蕊20～25枚，短于花瓣；花柱伸出与雄蕊近等长或稍长；子房全部被毛或仅顶端或基部被毛。核果近球形，红色，直径0.5～1.2cm；核表面无明显腹缝纹沟。花期4～5月，果期6～9月。

【生境与分布】生于海拔100～3200m的山坡林中、林缘、灌丛或草地。分布于浙江、江苏、安徽、山东，另黑龙江、吉林、辽宁、内蒙古、河北、山西、陕西、甘肃、宁夏、青海、四川、云南、西藏均有分布。

【药名与部位】郁李仁（大李仁），种子。

【采集加工】夏秋二季果实成熟时采收，除去肉质果皮和核壳，取出种子，干燥。

【药材性状】呈圆卵形，长6～10mm，直径5～7mm。表面黄棕色，圆端中央有深色合点，自合点处向上具多条纵向维管束脉纹。种皮薄，子叶2枚，淡黄白色，富油性。气微，味微苦。

【药材炮制】除去杂质。用时捣碎。

【化学成分】叶含黄酮类：槲皮苷（quercitrin）、金丝桃苷（hyperoside）、槲皮素（quercetin）、山

奈酚（kaempferol）、阿福豆苷（afzelin）、山奈酚-3-O-芸香糖苷（kaempferol-3-O-rutinoside）、芦丁（rutin）[1]，（-）-表儿茶素［（-）-epicatechin］[2]；香豆素类：白蜡树精-6-β-D-吡喃半乳糖苷（fraxinol-6-β-D-galactopyranoside）[2]；木脂素类：（+）-丁香树脂酚［（+）-syringaresinol］、（+）-丁香树脂酚-4-O-β-D-吡喃葡萄糖苷［（+）-syringaresinol-4-O-β-D-glucopyranoside］、7S, 8R-二氢去氢双松柏醇（7S, 8R-dihydrodehydrodiconiferyl alcohol）、7S, 8R-5-甲氧基二氢去氢双松柏醇（7S, 8R-5-methoxydihydrodehydrodiconiferyl alcohol）、1-（4-羟基-3-甲氧基苯基）-2-［4-（3-羟丙基）-2-甲氧基苯氧基］丙烷-1, 3-二醇 {1-（4-hydroxy-3-methoxyphenyl）-2-［4-（3-hydroxypropyl）-2-methoxyphenoxy］propane-1, 3-diol} 和5, 5′-二甲氧基-7-氧化落叶松脂醇（5, 5′-dimethoxy-7-oxolariciresinol）[2]；脂肪酸酯类：棕榈酸酐（palmitic anhydride）、12E-11-甲基乙酸-12-十四烯酯（12E-11-methyl-12-tetradedenol acetate）和十四酸1-甲基乙酯（1-methyl ethyl tetradecanoate）等[3]。

核壳含挥发油类：苯甲醛（benzaldehyde）、3-甲基-2-丁醇（3-methyl-2-butanol）、苯甲醇（benzyl alcohol）、苯甲酸（benzoic acid）和苯乙醇腈（mandelonitrile）等[4]。

种仁含挥发油类：苯甲醛（benzaldehyde）、安息香乙醚（benzoin ethyl ether）、四氢异噁唑（tetrahydroisoxazole）、乙酸乙酯（ethyl acetate）、苯甲醇（benzyl alcohol）和苯甲酸乙酯（ethyl benzoate）[4]；长链三萜类：角鲨烯（squalene）[5]；环醚酚类：γ-生育酚（γ-tocopherol）；脂肪酸类：视黄酸甲酯（methyl retinoate）[5]；甾体类：γ-谷甾醇（γ-sitisterol）[5]；其他尚含：愈创醇（champacol）和顺-α-古巴烯-8-醇（cis-α-copaene-8-ol）等[5]。

【药理作用】1. 抗氧化　籽乙醚溶剂萃取的角鲨烯（squalene）、γ-生育酚（γ-tocopherol）、愈创醇（champacol）、γ-谷甾醇（γ-sitisterol）等脂溶性成分对1, 1-二苯基-2-三硝苯肼自由基（DPPH）具有较强的清除作用[1]；提取的多糖成分对羟自由基、氧负阴离子自由基和1, 1-二苯基-2-三硝苯肼自由基均有明显的清除作用，且随多糖浓度的增加而清除作用增强[2]。2. 抗炎　乙醇、石油醚、水和乙酸乙酯等提取纯化的黄酮类化合物可明显抑制巴豆油所致小鼠的耳肿胀[3]。

【性味与归经】辛、苦、甘、平。归脾、大肠、小肠经。

【功能与主治】润燥滑肠，下气，利水。用于津枯肠燥，食积气滞，腹胀便秘，水肿，脚气，小便不利。

【用法与用量】3～9g。

【药用标准】药典1985和辽宁药材2009。

【临床参考】冻疮：果实适量，泡酒饮用[1]。

【附注】本种以婴桃之名，始见于《名医别录》，云："一名牛桃，一名英豆，实大如麦，多毛，四月采，阴干。"《本草经集注》云："婴桃，此非今果实樱桃，形乃相似，而实乖异，山间乃时有。"《新修本草》归为有名未用类。《本草纲目》重新收入果部，以山婴桃为名，云："树如朱婴，但叶长尖不团。子小而尖，生青熟黄赤，亦不光泽。而味恶不堪食。"《本草纲目拾遗》云："山樱桃，有毛，与樱桃别是一种。"《植物名实图考》亦云："山樱桃，野生，子小不堪食。"并有附图。综上所述及附图特征均与本种相符合。

【化学参考文献】

[1] 姚彤, 金希儒, 毛煦, 等. HPLC-MS/MS法同时测定毛樱桃叶中7种黄酮类成分的含量[J]. 沈阳药科大学学报, 2017, 34（3）: 221-228.

[2] 于丽红, 赵伟, 黄肖霄, 等. 毛樱桃叶化学成分的分离与鉴定[J]. 沈阳药科大学学报, 2015, 32（4）: 256-260.

[3] 巩宏伟, 杨晓虹, 陈滴, 等. 毛樱桃叶片挥发油成分GC-MS分析[J]. 分子科学学报, 2008, 24（4）: 294-296.

[4] 孙晶波, 王洁, 刘春岩, 等. 毛樱桃核壳及核仁挥发油成分分析[J]. 吉林大学学报（理学版）, 2013, 51（1）: 145-147.

[5] 程霜, 崔庆新, 陈玮. 毛樱桃籽脂溶性抗氧化成分及其体外抗自由基活性[J]. 食品科学, 2006, 27（5）: 83-87.

【药理参考文献】

[1] 程霜, 崔庆新, 陈玮. 毛樱桃籽脂溶性抗氧化成分及其体外抗自由基活性[J]. 食品科学, 2006, 27（5）: 83-87.

［2］彭晶.毛樱桃多糖的分离纯化、结构分析及其抗氧化活性研究［D］.西安：陕西师范大学硕士学位论文，2014.
［3］师继超,赵东双,刘圆圆,等.不同制备工艺所得毛樱桃总黄酮的抗炎活性研究[J].北华大学学报(自然),2017,18(3):345-347.

【临床参考文献】

［1］孙晶波，徐晶，陈璐，等.毛樱桃乙醇提取物的试验研究［J］.中国实验方剂学杂志，2010，16（10）：33-35.

四四　豆科 Leguminosae

草本、灌木、乔木或藤本。叶互生，稀对生，一至二回羽状复叶或掌状复叶，稀单叶；托叶及小托叶常存在；叶轴顶端小叶有时退化成卷须状。花序总状、圆锥状、穗状或头状，腋生、顶生或与叶对生；花单生于叶腋，或2～3朵簇生，两性，稀为杂性，左右对称，稀为辐射对称；有苞片，通常小苞片2片；萼片5片，合生或分离，常为相等，有时为二唇形；花冠多为蝶形，花瓣5片，通常分离而不相等，稀为同形；雄蕊通常10枚，稀5枚或多数，花丝单体、二体或分离，花药2室，基着或背着；子房上位，单心皮，侧膜胎座，1室，含1个至多数着生于在腹缝线上的胚珠，花柱1枚，柱头头状。荚果，沿两缝线开裂，有时不开裂，1室，有时由于缝线伸入纵隔为2室或不完全2室，或在种子之间缢缩成节荚，或节荚退化仅具单节，有1粒种子。种子通常无胚乳，外种皮坚硬或革质，子叶大，肉质或叶状。

约690属，18000余种，广布于全世界。中国172属，1485余种，各地均有分布，法定药用植物74属，166种11变种。华东地区法定药用植物42属，70种1变种。

豆科法定药用植物主要含黄酮类、生物碱类、皂苷类等成分。黄酮类几乎包罗了各种类型，有些为豆科所特有，有些具有重要的生理活性，如甘草中的甘草苷（liquiritin）、异甘草苷（isoliquiritin）和葛根中的大豆苷（daidzin）均有解痉作用，葛根中的葛根素（puerarin）、补骨脂中的异补骨脂查耳酮（isobavachalcone）能扩张冠状动脉；生物碱类主要分布于蝶形花亚科，以吡啶类和吲哚类为主，前者主要分布于槐属、染料木属、鹰爪豆属、金雀花属、黄花木属、黄华属等，如苦参碱（matrine）、氧化苦参碱（oxymatrine）等具抗肿瘤作用，后者如毒扁豆碱（physostigmine）用于治疗青光眼；皂苷类苷元多为三萜环黄氏醇（cycloastragenol），如黄芪甲苷（astragaloside）等；此外尚含有蒽醌类、香豆素类、鞣质类等。

合欢属含皂苷类、黄酮类、酚酸类、木脂素类、香豆素类、生物碱类等成分。皂苷类多为齐墩果烷型，如合欢皂苷 J1、J2、J3、J4、J5、J6、J7、J8、J9、J10、J11、J12、J13、J14、J15（julibroside J1、J2、J3、J4、J5、J6、J7、J8、J9、J10、J11、J12、J13、J14、J15），齐墩果酸-28-O-β-D-吡喃葡萄糖苷（oleanolic acid-28-O-β-D-glucopyranoside）等；黄酮类包括黄酮醇、异黄酮、黄烷等，如槲皮苷（quercitrin）、异槲皮苷（isoquercetrin）、5-羟基-7,8-二甲氧基黄烷酮-5-O-α-L-吡喃鼠李糖苷（5-hydroxy-7,8-dimethoxyflavanone-5-O-α-L-rhamnopyranoside）等；酚酸类如没食子酸（gallic acid），原儿茶酸（protocatechuic acid）等。

云实属含黄酮类、皂苷类、二萜类等成分。黄酮类包括高异黄酮、色原烷醇、查耳酮、黄酮醇等，如原苏木素 A、B、C（protosappanin A、B、C）、巴西苏木素（brazilin）、异甘草苷元（isoliquiritigenin）、芦丁（rutin）等；皂苷类如齐墩果酸（oleanolic acid）、羽扇豆醇（lupeol）等。

决明属含蒽醌类、黄酮类、香豆素类、木脂素类、皂苷类、二苯乙烯类、生物碱类等成分。蒽醌类广泛存在于该属，如决明素（obtusin）、橙黄决明素-6-O-β-D-葡萄糖苷（aurantio-obtusin-6-O-β-D-glucoside）等；黄酮类包括黄酮、黄酮醇、花色素、黄烷、异黄酮、二氢黄酮等，如木犀草素（luteolin）、山柰酚-3-O-葡萄糖苷（kaempferol-3-O-glucoside）、矢车菊黄素（centaureidin）、商陆黄素（ombuin）等；香豆素及木脂素类如黄檀素（dalbergin）、决明子苷（cassiaside）、东莨菪素（scopoletin）等；皂苷类如羽扇豆醇（lupeol）、白桦脂酸（betulinic acid）、木栓酮（friedelin）等。

紫荆属含黄酮类、二苯乙烯类、酚酸类等成分。黄酮类包括黄酮醇、查耳酮、二氢黄酮、二氢黄酮醇、黄烷等，如杨梅树皮素（myricetin）、丁香黄素-3-O-芸香糖苷（syringetin-3-O-rutinoside）、异甘草苷元（isoliquiritigenin）、甘草苷元（liquiritigenin）、二氢洋槐黄素（dihydrorobinetin）、儿茶素（catechin）等；二苯乙烯类如白藜芦醇（resveratrol）、云杉茋酚（piceatannol）等；酚酸类如没食子酸（gallic acid）、没食子酸甲酯（methyl gallate）等。

羊蹄甲属含黄酮类、皂苷类、苯丙素类、木脂素类、生物碱类等成分。黄酮类包括黄酮醇、查耳酮、二氢黄酮、黄烷、花色素苷等，如槲皮素（quercetin）、异甘草苷元（isoliquiritigenin）、4'- 羟基 -7- 甲氧基黄烷酮（4'-hydroxyl-7-methoxyflavanone）等；皂苷类如蒲公英赛酮（taraxerone）、齐墩果酸（oleanolic acid）、羽扇豆醇（lupeol）等；苯丙素类如异洋丁香酚苷（isoacteoside）、桂皮酰 -β-D- 葡萄糖苷（cinnamoyl-β-D-glucoside）等；木脂素类如丁香树脂酚（syringaresinol）、松脂酚 -O-β-D- 吡喃葡萄糖苷（pinoresinol-O-β-D-glucopyranoside）等；生物碱类多为吲哚类，如吉九里香碱（girinimbine）等。

槐属含生物碱类、黄酮类等成分。生物碱主要为喹诺里西啶类，极少数为双哌啶类，喹喏里西啶类主要有苦参碱型、金雀花型、鹰爪豆型、羽扇豆碱型，如氧化苦参碱（oxymatrine）、金雀花碱（cytisine）、臭豆碱（anagyrine）、黄叶槐碱（mamanine）等；黄酮类包括黄酮、二氢黄酮醇、异黄酮、查耳酮等，如香叶木素（diosmetin）、异苦参酮（isokurarinone）、刺芒柄花素（formononetin）、苦参查耳酮醇（kuraridinol）等。

山蚂蝗属含黄酮类、皂苷类、生物碱类等成分。黄酮类包括黄酮、黄酮醇、异黄酮、二氢黄酮、黄烷等，如芹菜素 -7-O- 葡萄糖苷（apigenin-7-O-glycoside）、金丝桃苷（hyperoside）、染料木苷（genistin）、柚皮素（naringenin）等；皂苷类多为齐墩果烷型和羽扇豆烷型，如大豆皂苷Ⅲ（soyasaponin Ⅲ）、白桦脂醇（betulin）等；生物碱类如槐果碱（sophocarpine）、苦参碱（matrine）等。

黄檀属含黄酮类、萜类、挥发油等成分。黄酮类包括新黄酮、黄酮、异黄酮等，如黄檀素（dalbergin）、黄檀色烯（dalbergichromene）、2,5- 二羟基 -4- 甲氧基二苯甲酮（2,5-dihydroxy-4-methoxydibenzophenone），即赛州黄檀素（cearoin）、木犀草素（luteolin）、染料木素（genistein）等。

锦鸡儿属含黄酮类、木脂素类、香豆素类、皂苷类等成分。黄酮类包括黄酮醇、二氢黄酮、异黄酮等，如异鼠李素 -3-O-α-L- 鼠李糖苷（isorhamnetin-3-O-α-L-rhamnoside）、甘草苷元（liquiritigenin）、刺芒柄花素（formononetin）等；木脂素类如紫丁香树脂酚（syringaresinol）、松脂酚（pinoresinol）等；香豆素类如伞形花内酯（umbelliferone）、秦皮乙素（esculetin）、东莨菪素（scopoletin）等；皂苷类如齐墩果酸（oleanolic acid）、羽扇豆醇（lupeol）等。

野豌豆属含皂苷类、黄酮类、香豆素类等成分。皂苷类多为齐墩果烷型和熊果烷型，如木栓酮（friedelin）、大豆皂苷（soyasaponin）等；黄酮类包括黄酮、黄酮醇、二氢黄酮、黄烷、查耳酮、原花青素等，如芹菜素 -7-O- 半乳糖苷（apigenin 7-O-galactoside）、异槲皮苷（isoquercitrin）、芹菜素（apigenin）、杨梅素（myricetin）等。

崖豆藤属含黄酮类、生物碱类、香豆素类、皂苷类、木脂素类等成分。黄酮类包括黄酮、黄酮醇、二氢黄酮、异黄酮、异黄酮醇、查耳酮、黄烷等，如槲皮素 -3-O- 葡萄糖苷（quercetin-3-O-glycoside）、4- 羟基 -2',4- 二甲氧基查耳酮（4-hydroxy-2',4-dimethoxy chalcone）、鹰嘴豆芽素（biochanin）、异甘草苷元（isoliquiritigenin）、儿茶素（catechin）等；生物碱类如刺桐碱（hypaphorine）、橙黄胡椒酰胺乙酸酯（aurantiamide acetate）等；香豆素类如垂崖豆藤异黄烷醌（pendulone）、补骨脂素（psoralen）等；皂苷类如羽扇烯酮（lupenone）、木栓酮（friedelin）、表木栓醇（epifriedelanol）等；木脂素类如 8- 羟基松脂醇（8-hydroxypinoresinol）[1]、五味子醇乙（schisandrol B）等。

补骨脂属含黄酮类、香豆素类等成分。黄酮类包括黄酮醇、二氢黄酮、异黄酮、查耳酮等，如补骨脂异黄酮（corylin）、新补骨脂异黄酮（neobavaisoflavone）、异补骨脂查耳酮（isobavachalcone）、补骨脂色酚酮（bavachromanol）等；香豆素类如补骨脂素（psoralen）、异补骨脂素（isopsoralen）等。

猪屎豆属含生物碱类、黄酮类等成分。生物碱多为吡咯类，如响铃豆碱（croalbidine）、倒千里光碱（retrorsine）、单猪屎豆碱（monocrotaline）等；黄酮类包括黄酮、查耳酮、异黄酮等，如木犀草素（luteolin）、牡荆素木糖苷（vitexin-O-xyloside）、大豆素（daidzein）等。

千斤拔属含黄酮类、香豆素类、皂苷类、蒽醌类等成分。黄酮类包括黄酮醇、查耳酮、二氢黄酮、异黄酮等，如杨梅苷（myricitrin）、刺槐宁（robinin）、染料木素（genistein）等；香豆素类如滨蒿内酯

（scoparone）、苜蓿酚（medicagol）等；皂苷类如 α-香树脂醇（α-amyrin）、羽扇豆醇（lupeol）、白桦脂酸（betulinic acid）等。

胡枝子属含黄酮类、生物碱类、皂苷类等成分。黄酮类包括黄酮醇、异黄酮、二氢黄酮、二氢异黄酮、查耳酮、黄烷等，如槲皮素 -3-O-β-D-葡萄糖苷（quercetin-3-O-β-D-glucoside）、异槲皮苷（isoquercitrin）、异甘草素（isoliquiritigenin）、染料木素（genistein）、6, 8, 3′, 4′-四羟基 -2′-甲氧基 -7-甲基异黄烷酮（6, 8, 3′, 4′-tetrahydroxy-2′-methoxy-7-methylisoflavanone）等；生物碱类如 Nb-二甲基色胺（Nb-dimethyltryptamine）、胡枝子胺（lespedamine）等；皂苷类如 α-香树脂醇（α-amyrin）、蒲公英赛醇（taraxerol）、羽扇豆醇（lupeol）等。

苜蓿属含皂苷类、黄酮类、香豆素类等成分。皂苷类多为齐墩果烷型，如大豆皂苷Ⅰ、Ⅵ（soyasaponin Ⅰ、Ⅵ）、常春藤皂苷元（hederagenin）、苜蓿酸（medicagenic acid）等；黄酮类包括黄酮醇、异黄酮、异黄烷、查尔酮、二氢黄酮、二氢异黄酮、紫檀烷等，如芹菜素（apigenin）、芒柄花素（formononetin）、苜蓿素（tricin）、木犀草素 -7-O-葡萄糖苷（luteolin-7-O-glucoside）等；香豆素类如苜蓿酚（medicagol）、香豆雌酚（coumestrol）等。

草木樨属含黄酮类、皂苷类、香豆素类等成分。黄酮类包括黄酮醇、二氢黄酮、异黄酮等，如槲皮素（quercetin）、金丝桃苷（hyperoside）、染料木素（genistein）、芒柄花素（formononetin）等；皂苷类主要为齐墩果烷型和羽扇豆烷型，如齐墩果酸（oleanolic acid）、羽扇烯酮（lupanone）、羽扇豆醇（lupeol）、白桦脂酸（betulinic acid）等。

分亚科及分属检索表

1. 花辐射对称，花瓣镊合状排列，中部以下常合生；雄蕊多数或有定数·········含羞草亚科 Mimosoideae
    2. 花丝分离，稀内轮下部合生；荚果成熟时开裂或否································1. 金合欢属 Acacia
    2. 花丝多少合生，荚果成熟时不开裂···2. 合欢属 Albizia
1. 花两侧对称，花瓣覆瓦状排列；雄蕊定数（5～10 枚）。
    3. 花冠不为蝶形，各瓣多少不相似，花瓣呈上升覆瓦状排列，即最上的 1 枚旗瓣位于最内方···云实亚科 Caesalpinioideae
        4. 羽状复叶。
            5. 叶为一至二回羽状复叶；花药常纵裂。
                6. 花杂性或单性异株；种子具胚乳；落叶乔木。
                    7. 植株无刺；圆锥花序顶生；雄蕊 10 枚，5 长 5 短·················3. 肥皂荚属 Gymnocladus
                    7. 植株具分枝的硬刺；穗状花序或总状花序，通常侧生，雄蕊 6～10，较长···4. 皂荚属 Gleditsia
                6. 花两性；种子无胚乳；灌木，稀为小乔木·······························5. 云实属 Caesalpinia
            5. 叶多为一回偶数羽状复叶；能育雄蕊的花药常孔裂·······························6. 决明属 Cassia
        4. 叶为单叶，全缘或顶端 2 裂，有时深裂至基部成 2 小叶。
            8. 叶为单叶，全缘；花在老枝上簇生或排成总状花序；花瓣非等大，呈假蝶形花冠；荚果具狭翅···7. 紫荆属 Cercis
            8. 叶顶端 2 裂或全裂成 2 枚小叶；花在当年生枝条上排成总状或圆锥花序；花瓣直立或开展，不呈假蝶形；荚果无翅··8. 羊蹄甲属 Bauhinia
    3. 花冠蝶形，各瓣极不相似，花瓣呈下降覆瓦状排列，即最上 1 枚旗瓣位于最外方···蝶形花亚科 Papilionoideae
        9. 雄蕊 10 枚，分离或仅基部连合，荚果常在种子间缢缩呈念珠状··················9. 槐属 Sophora
        9. 雄蕊 10 枚，连合成单体或二体，有显著的雄蕊管。
            10. 荚果由数荚节组成，各含 1 种子，成熟时逐节脱落，有时仅具单荚节。

11. 掌状复叶，有 2～4 枚小叶；雄蕊单体，花药异型·················10. 丁癸草属 Zornia
　　11. 奇数羽状复叶，有时为单叶；雄蕊二体或单体，花药同型。
　　　　12. 小叶多数···11. 合萌属 Aeschynomene
　　　　12. 小叶 1 或 3 枚。
　　　　　　13. 叶柄具翅，小叶 1 枚···12. 葫芦茶属 Tadehagi
　　　　　　13. 叶柄无翅，小叶 3 枚或 1 枚··13. 山蚂蝗属 Desmodium
10. 荚果非由荚节组成，通常 2 瓣裂或不开裂。
　　14. 落叶或常绿乔木或攀缘灌木；若为攀缘灌木时小叶互生···························14. 黄檀属 Dalbergia
　　14. 灌木或草本，若为攀缘灌木时小叶对生。
　　　　15. 羽状复叶，小叶 4 枚以上，如为 2 枚时则托叶大而显著呈叶状，叶轴顶端有时有卷须
　　　　　　或少数变成刚毛状。
　　　　　　16. 偶数羽状复叶。
　　　　　　　　17. 直立草本，半灌木或灌木。
　　　　　　　　　　18. 灌木；托叶成硬刺，叶轴顶端常延伸成针刺·······················15. 锦鸡儿属 Caragana
　　　　　　　　　　18. 草本；托叶、叶轴顶端非上述。
　　　　　　　　　　　　19. 托叶线状披针形，中部以下与叶柄相连，全缘；荚果在土中成熟，表面网纹
　　　　　　　　　　　　　　明显，不开裂··16. 落花生属 Arachis
　　　　　　　　　　　　19. 托叶半箭头形或箭头形，边缘常有锯齿；荚果不在土中成熟，表面无网纹，
　　　　　　　　　　　　　　开裂，稀不裂··17. 野豌豆属 Vicia
　　　　　　　　17. 缠绕或攀缘草本。
　　　　　　　　　　20. 花柱圆柱形，在上部周围被柔毛或在其顶端有一丛髯毛···17. 野豌豆属 Vicia
　　　　　　　　　　20. 花柱扁平，仅在上部内侧有刷状柔毛··································18. 豌豆属 Pisum
　　　　　　16. 奇数羽状复叶。
　　　　　　　　21. 茎直立。
　　　　　　　　　　22. 灌木或半灌木；野生，稀栽培··19. 木蓝属 Indigofera
　　　　　　　　　　22. 草本；常栽培···20. 黄芪属 Astragalus
　　　　　　　　21. 茎缠绕或攀缘。
　　　　　　　　　　23. 缠绕草本··21. 土圞儿属 Apios
　　　　　　　　　　23. 攀缘灌木。
　　　　　　　　　　　　24. 荚果开裂，落叶···22. 紫藤属 Wisteria
　　　　　　　　　　　　24. 荚果迟裂或不裂；常绿。
　　　　　　　　　　　　　　25. 无托叶，具假种皮···23. 崖豆藤属 Millettia
　　　　　　　　　　　　　　25. 托叶宿存或脱落，无假种皮······································24. 鸡血藤属 Callerya
　　　　15. 单叶或为 3 小叶复叶。
　　　　　　26. 单叶或掌状 3 小叶复叶。
　　　　　　　　27. 叶片两面具透明腺点；雄蕊单体或二体，花药常同型；荚果不开裂，种子 1 粒，
　　　　　　　　　　多栽培···25. 补骨脂属 Psoralea
　　　　　　　　27. 叶片不具透明腺点；雄蕊单体，花药异型；荚果常开裂，种子 2 至多粒；栽培
　　　　　　　　　　或野生···26. 猪屎豆属 Crotalaria
　　　　　　26. 羽状 3 小叶复叶。
　　　　　　　　28. 小叶下面有明显腺点。
　　　　　　　　　　29. 荚果于种子间凹陷；荚果扁平··27. 木豆属 Cajanus
　　　　　　　　　　29. 荚果不于种子间凹陷；荚果肿胀···28. 千斤拔属 Flemingia
　　　　　　　　28. 小叶下面无腺点。

30. 灌木或木质藤本。
　　31. 直立灌木。
　　　　32. 茎有刺；荚果有多粒种子，种子间缢缩；花鲜红色，旗瓣远比其他花瓣大，栽培 ·· 29. 刺桐属 *Erythrina*
　　　　32. 茎无刺；荚果仅1粒种子，种子间不缢缩；花色多样，但非鲜红色，旗瓣短于或略长于其他花瓣；野生 ····························· 30. 胡枝子属 *Lespedeza*
　　31. 木质藤本。
　　　　33. 无块根；龙骨瓣远较其他花瓣长，花药异型；种脐几与种子等长或稍短 ·· 31. 油麻藤属 *Mucuna*
　　　　33. 有块根；各花瓣近等长，花药同型；种脐远较种子短 ··· 32. 葛属 *Pueraria*
30. 草本或草质藤本。
　　34. 小叶片边缘有锯齿，托叶常与叶柄相连；子房基部无鞘状腺体。
　　　　35. 荚果螺旋形或多弯曲，具刺或无刺；花序头状或短总状 ·· 33. 苜蓿属 *Medicago*
　　　　35. 荚果形状不如上述，无刺。
　　　　　　36. 花瓣宿存，花丝顶端膨大；荚果小，不裂，常包于宿存花被中 ·· 34. 车轴草属 *Trifolium*
　　　　　　36. 花瓣凋落，花丝顶端不膨大；荚果2瓣开裂或迟裂。
　　　　　　　　37. 总状花序细长；荚果近球形或卵形 ······ 35. 草木樨属 *Melilotus*
　　　　　　　　37. 总状花序短，有时呈头状或单生；荚果线形、线状披针形或圆锥形 ··· 36. 胡卢巴属 *Trigonella*
　　34. 小叶片全缘或具裂片，托叶不与叶柄相连；子房基部有鞘状腺体。
　　　　38. 荚果具1粒种子，不开裂；一年生铺地草本；托叶膜质 ··· 37. 鸡眼草属 *Kummerowia*
　　　　38. 荚果具2至多粒种子，常为缠绕性稀直立草本；托叶非膜质。
　　　　　　39. 总状花序的花序轴有肿胀而隆起的节瘤，花单生或数朵簇生于节上。
　　　　　　　　40. 花柱不具髯毛或茸毛。
　　　　　　　　　　41. 荚果较小，线形，多少扁平，通常密被长硬毛，背缝线上无隆起的脊；托叶盾状，稀基部着生；常具块根 ······ 32. 葛属 *Pueraria*
　　　　　　　　　　41. 荚果大，线形至长椭圆形，扁平或略肿胀，无毛或疏被毛，近背缝线有隆起的脊；托叶基部着生；不具块根 ·· 38. 刀豆属 *Canavalia*
　　　　　　　　40. 花柱上部沿内侧具纵列髯毛或柱头周围具茸毛。
　　　　　　　　　　42. 荚果长圆状镰形，扁平；龙骨瓣先端具喙，花柱顶端不旋卷 ··· 39. 扁豆属 *Lablab*
　　　　　　　　　　42. 荚果细长，圆柱形，有时稍扁；龙骨瓣先端圆钝，具喙或旋卷，花柱顶端旋卷或不旋卷。
　　　　　　　　　　　　43. 托叶常盾着；龙骨瓣具囊状附属物，先端圆钝，具喙或与花柱增厚部分旋卷不超过360° ········ 40. 豇豆属 *Vigna*
　　　　　　　　　　　　43. 托叶常基着；龙骨瓣不具囊状附属物，先端与花柱增厚部分旋卷常超过360° ················ 41. 菜豆属 *Phaseolus*
　　　　　　39. 花单生、簇生或呈总状花序，花序轴不具节瘤。
　　　　　　　　44. 直立草本或近半灌木；雄蕊单体，花药异型；荚果肿胀，球形、卵形或长圆形 ···························· 26. 猪屎豆属 *Crotalaria*
　　　　　　　　44. 直立或蔓性草本；雄蕊单体，花药同型；荚果线形或长椭圆形，扁平或稍膨胀，直或弯镰状 ·············· 42. 大豆属 *Glycine*

1. 金合欢属 *Acacia* Mill.

乔木或灌木，有刺或无刺，有时攀缘状。叶为二回羽状复叶，或退化；叶柄特化为叶状柄；托叶刺状或不明显，稀为膜质。花小，通常两性或杂性，5或3数，大多为黄色，很少白色；头状花序单个腋生，或再排成圆锥花序、穗状花序；花萼钟状或漏斗状，花瓣分离或于基部合生，有时缺如；雄蕊多数，花丝分离，伸出；子房无柄或具柄，胚珠多个，花柱丝状。荚果卵形、长圆形或线形，无节，多数扁平，少有肿胀，成熟时开裂。

800～900种，分布于热带和亚热带地区，尤以大洋洲和非洲为多。中国连同引种的约18种，分布在西南部到东南部，法定药用植物2种。华东地区法定药用植物1种。

379. 儿茶（图379）• *Acacia catechu*（Linn.f.）Willd.

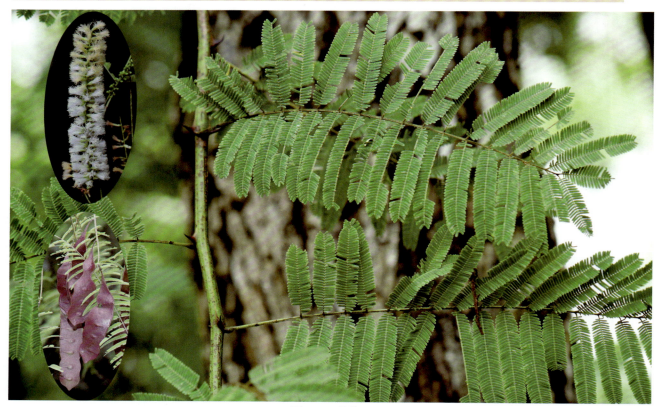

图379 儿茶　　　　　　　　　摄影 李华东等

【**别名**】黑儿茶（浙江），阿仙药（福建），孩儿茶，乌爹泥。

【**形态**】落叶乔木，高达10m。树皮棕色，呈条状剥离而不脱落；小枝棕色或深紫红色，枝上常有散生的刺。托叶变成刺，扁平，棕色，钩状，有光泽；二回羽状复叶，羽片10～27对；小叶32～100枚，条形，长2～5mm，宽约1mm，上面无毛，下面和边缘疏被长柔毛；羽片顶端的小叶变成刺状；总叶柄近基部及叶轴顶部数对羽片间有腺体，叶轴和羽轴疏被柔毛。花小，多数，排成球形头状花序，再组成穗状花序，腋生；花萼钟状，5齿裂，长约1mm，被白色柔毛；花冠淡黄色或白色，长约2.5cm，外面疏被白柔毛；雄蕊多数；子房无毛。荚果暗棕色，带形，长5～8cm，宽1～2.5cm，扁且薄，顶端骤尖，成熟时开裂。种子3～6粒，卵形，扁平，成熟时为黄棕色，边缘暗棕色。花果期6～12月。

【**生境与分布**】宜植于向阳、湿润的丘陵、溪沟边等处。浙江、福建有引种栽培，分布于云南等省，原产于印度及非洲东部。

【药名与部位】儿茶，浸膏。

【采集加工】冬季采收枝、干，除去外皮，砍成大块，加水煎煮，浓缩，干燥。

【药材性状】呈方形或不规则块状，大小不一。表面棕褐色或黑褐色，光滑而稍有光泽。质硬，易碎，断面不整齐，具光泽，有细孔，遇潮有黏性。气微，味涩、苦，略回甜。

【药材炮制】除去杂质，刷净；砸碎如黄豆大小；或用时打碎。

【化学成分】去皮枝、干的水煎物（儿茶）含黄酮类：山柰酚（kaempferol）、槲皮素（quercetin）、3,4',7-三羟基-3',5-二甲氧基黄酮（3,4',7-trihydroxyl-3',5-dimethoxyflavone）、儿茶素（catechin）、表儿茶素（epicatechin）、3,3',5,5',7-五羟基黄烷（3,3',5,5',7-pentahydroxyflavane）、3,3',4',7-四羟基黄烷（3,3',4',7-tetrahydroxyflavane）、3,3',4',5-四羟基-7-甲氧基黄酮（3,3',4',5-tetrahydroxy-7-methoxyflavone）、（2S,3S）-3,3',4',7,8-五羟基黄烷[（2S,3S）-3,3',4',7,8-pentahydroxyflavane]、香橙素（aromadendrin）、美斯克醇*（mesquitol）、瓶尔小草素*（ophioglonin）、阿福豆素（afzelechin）和表阿福豆素（epiafzelechin）[1,2]；酚及酚酸类：苯酚（phenol）、4-羟基苯甲酸（4-hydroxybenzoic acid）、4-羟基苯乙醇（4-hydroxyphenyl ethanol）、5-羟基-2-[2-(4-羟基苯基)乙酰基]-3-甲氧基苯甲酸{5-hydroxy-2-[2-(4-hydroxy phenyl)acetyl]-3-methoxybenzoic acid}[2]、（3R,4R）-3-(3,4-二羟基苯基)-4-羟基环己酮[（3R,4R）-3-(3,4-dihydroxyphenyl)-4-hydroxy cyclohexanone]、（4R）-5-[1-(3,4-二氢苯基)-3-氧丁基]-二氢呋喃-2-（3H）-酮{（4R）-5-[1-(3,4-dihydrophenyl)-3-oxobutyl]-dihydrofuran-2（3H）-one}[3]；脂肪烷类：正三十四烷（n-tetratriacontane）[2]。

【药理作用】1. 抗氧化 去皮枝干的干燥浸膏及提取的儿茶素在体外对氧自由基具有清除作用和对XH与XO体系产生O_2有抑制作用；可明显抑制小鼠肝肾组织过氧化脂质的生成[1,2]。2. 抗菌 提取分离的儿茶素（catechin）对革兰氏阳性球菌和革兰氏阴性杆菌的生长均有明显的抑制作用。对金黄色葡萄球菌（112株）、表皮葡萄球菌（112株）和肠球菌（28株）的生长均有显著的抑制作用，对肺炎克雷伯菌和大肠杆菌的生长也有一定的抑制作用[3]。3. 增强免疫 儿茶提取物可显著增强小鼠细胞免疫和体液免疫的功能，可增强流感病毒感染小鼠中和抗体的水平；对2,4-二硝基氟苯诱发的小鼠迟发型超敏反应的耳肿胀度和脾指数都有明显的增加作用，能显著增强小鼠T细胞免疫功能，且小鼠的中和抗体平均效价明显升高[4]；水提物对细胞和体液免疫均有显著的调节作用[5]，可防止环磷酰胺所致小鼠中性粒细胞的减少，增加小鼠血清免疫球蛋白含量、血细胞凝集滴度值，降低小鼠的死亡率。4. 保护细胞 提取分离的儿茶素对氧化应激损伤的N9细胞有保护作用。可明显抑制叔丁基过氧化氢自由基（TBHP）诱导小鼠胶质细胞的死亡，可有效清除细胞内过量的自由基，显著抑制叔丁基过氧化氢诱导的DNA损伤[6]。5. 抗肿瘤 提取的儿茶素有促进人口腔表皮样癌KBV200细胞凋亡的作用[7]，并能明显抑制人肝癌HepG2细胞的增殖和迁移作用[8]。6. 护肝 儿茶乙酸乙酯提取物对急性肝损伤有保护作用。能升高四氯化碳所致急性肝损伤的血清氨基转移酶，降低血清碱性磷酸酶和血清胆红素含量[9]。7. 抗炎 儿茶水煎剂能显著升高溃疡性结肠炎大鼠体内超氧化物歧化酶的活力，降低丙二醛和一氧化氮的含量，可通过抑制氧自由基反应，抑制一氧化氮的生成来减轻结肠炎炎症反应[10]。

【性味与归经】苦、涩，微寒。归肺、心经。

【功能与主治】活血止痛，止血生肌，收湿敛疮，清肺化痰。用于跌扑伤痛，外伤出血，吐血衄血，疮疡不敛，湿疹，湿疮，肺热咳嗽。

【用法与用量】1～3g，包煎；多入丸散服。外用适量。

【药用标准】药典1963～2015、部标进药1986、局标进药2004、浙江炮规2005、内蒙古蒙药1986、新疆药品1980二册、新疆维药1993、藏药1979和台湾2013。

【临床参考】1. 复发性口腔溃疡：儿茶50g，加五倍子50g，冰片5g，研末，香油调匀，用棉签蘸药涂患处，每日3次[1]。

2. 婴幼儿轮状病毒肠炎：儿茶50mg/（kg·d）碾碎，分2次口服[2]。

3. 慢性宫颈炎：儿茶，加枯矾、冰片等研末，将带线棉球蘸药置宫颈患处，留置8小时后取出，每日1次[3]。

4. 口腔霉菌感染：儿茶5g，研末，分4～5次涂于口腔黏膜处，除进食外一直留于口腔[4]。

5. 溃疡性结肠炎：儿茶3g，水煎，取400ml灌肠[5]。

6. 压疮：儿茶，加血竭、地榆、千里光、紫草、七叶一支花、茶油，制成膏剂，创面外敷[6]。

【附注】孩儿茶始载于《饮膳正要》。《本草纲目》收载于土部，名乌爹泥。曰："乌爹泥，出南番爪哇、暹罗、老挝诸国，今云南等地造之。云是细茶末入竹筒中，坚塞两头，埋污泥沟中。日久取出捣汁熬制而成。"所云孩儿茶的产地与现今药用的孩儿茶相符，此处的细茶末即为儿茶。

【化学参考文献】

[1] 李杏翠，王洪庆，刘超儿，等.儿茶化学成分研究[J].中国中药杂志，2010，35（11）：1425-1427.

[2] 李杏翠.儿茶化学成分及生物活性研究[D].北京：中国协和医科大学硕士学位论文，2010.

[3] Li X C, Yang L X, Wang H Q, et al. Phenolic compounds from the aqueous extract of *Acacia catechu* [J]. Chin Chem Lett, 2011, 22（11）：1331-1334.

【药理参考文献】

[1] 田金改，于健东，王钢力，等.儿茶对氧自由基的清除作用与抗氧化性的研究[J].中药新药与临床药理，1999，10（6）：344-346.

[2] 郭远华，邹国林.儿茶素对超氧阴离子自由基的清除及其自氧化作用研究[J].氨基酸和生物资源，2001，23（2）：10-12.

[3] 李仲兴，王秀华，岳云升，等.用新方法进行儿茶对308株临床菌株的体外抗菌活性研究[J].中国中医药信息杂志，2001，8（1）：38-39.

[4] 郑群，平国玲，赵文明.儿茶提取物对流感病毒感染小鼠免疫功能的影响[J].首都医科大学学报，2004，25（2）：180-182.

[5] Ismail S, Asad M. Immunomodulatory activity of *Acacia catechu* [J]. Indian Journal of Physiology & Pharmacology, 2009, 53（1）：25.

[6] 黄晴，吴立军，路平，等.儿茶素对tBHP诱导N9细胞DNA损伤的保护作用[J].中国药理学通报，2005，21（12）：1520-1523.

[7] 张肃，梁钢，黄志明，等.儿茶素对耐药人口腔表皮样癌细胞KBV200凋亡的影响[J].中国药理学通报，2004，20（2）：188-191.

[8] 吴育晶，金娟，胡姗姗，等.儿茶素对人肝癌细胞HepG2的影响[J].中国药理学通报，2010，26（12）：1598-1602.

[9] Jayasekhar P, Mohanan P V, Rathinam K. Hepatoprotective activity of ethyl acetate extract of *Acacia catechu* [J]. Indian Journal of Pharmacology, 1997, 29（6）：426-428.

[10] 陈蕾.儿茶水煎剂对大鼠实验性结肠炎治疗作用及机理的研究[J].内蒙古中医药，2010，29（8）：37-39.

【临床参考文献】

[1] 姜梅.倍茶散治疗复发性口腔溃疡48例[J].浙江中医杂志，2015，50（11）：810.

[2] 叶彩霞，符颖.儿茶辅助治疗婴幼儿轮状病毒肠炎的临床观察[J].儿科药学杂志，2013，19（9）：24-26.

[3] 朱雪莲，马毅.儿茶溃疡散治疗慢性宫颈炎临床观察[J].福建中医药，2003，32（5）：6-7.

[4] 胡健凤.儿茶硼砂汤治疗恶性肿瘤患者口腔霉菌感染30例[J].中国卫生产业，2014，11（10）：174-176.

[5] 陈蕾.儿茶水煎剂灌肠治疗溃疡性结肠炎的临床研究[J].中国民族民间医药，2010，（16）：169-170.

[6] 王秀葵.溃疡宁治疗压疮疗效观察[J].长春中医药大学学报，2015，31（1）：131-133.

2. 合欢属 *Albizia* Durazz.

落叶乔木或灌木，稀为藤本；通常无刺。叶为二回羽状复叶，互生，小叶通常多数；叶柄和叶轴具腺体。花小，5基数，两性，有梗或无梗，常为头状花序或圆柱状的穗状花序，再排成腋生或顶生的圆锥花序；花萼钟形或漏斗形，5齿裂；花冠小，漏斗形，花瓣在中部以下合生；雄蕊多数，花丝显著长于花冠，基部合生；子房有胚珠多个。荚果扁平，带状，不开裂或迟裂。种子圆形或卵形；扁平，种皮厚，具马蹄形痕。

约150种，分布于全球的热带地区和亚热带地区。中国17种，多分布在南方各省，法定药用植物3种。华东地区法定药用植物2种。

380. 合欢（图380）· *Albizia julibrissin* Durazz.

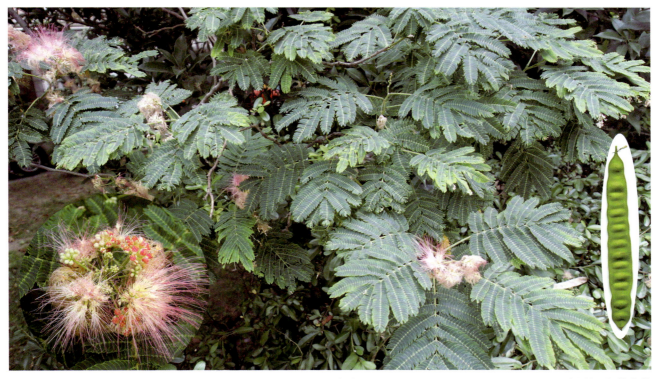

图380 合欢　　　　　　　　　　　　摄影　赵维良等

【别名】夜关门（浙江杭州），绒花树（江苏常熟、铜山、徐州），夜合树（江苏、山东），鸟绒树、夜花老（江苏常熟）。

【形态】落叶乔木，高达16m；树冠开展，树皮灰褐色，密被皮孔。二回羽状复叶，羽片4～12对；小叶10～30对，镰形或斜长圆形，长0.6～1.2cm，宽均0.2cm，顶端急尖，上面深绿色，无毛，下面淡绿色，中脉靠近上部边缘，具缘毛；叶柄近基部有1枚长圆形腺体；托叶小，线状披针形，早落。花无梗，多数聚生在总花梗的顶端呈头状；总花梗长约3cm，在上部腋生或排列成顶生的伞房花序；花序轴呈"之"字形弯曲；花淡红色；花萼和花冠密被短柔毛，连雄蕊长可达4cm。荚果带形，扁平，长8～17cm，宽1.2～2.5cm，幼时有毛，成熟时疏被短柔毛。花果期5～10月。

【生境与分布】常生于山坡、林缘及溪沟边疏林中。分布于华东各省、市，另华南、西南等地区及辽宁、河北、河南、陕西均有分布；日本、印度、伊朗也有。

【药名与部位】合欢花，花序及花蕾。合欢皮，树皮。

【采集加工】合欢花：夏季花开放时择晴天采收或花蕾形成时采收，及时晒干。前者习称"合欢花"，后者习称"合欢米"。合欢皮：夏、秋二季采剥，干燥。

【药材性状】合欢花：合欢花：头状花序，皱缩成团。总花梗长3～4cm，有时与花序脱离，黄绿色，有纵纹，被稀疏毛茸。花全体密被茸毛，细长而弯曲，长0.7～1cm，淡黄色或黄褐色，无花梗或几无花梗。花萼筒状，先端有5小齿；花冠筒长约为萼筒的2倍，先端5裂，裂片披针形；雄蕊多数，花丝细长，黄棕色至黄褐色，下部合生，上部分离，伸出花冠筒外。气微香，味淡。

合欢米：呈棒槌状，长2～6mm，膨大部分直径约2mm，淡黄色至黄褐色，全体被茸毛，花梗极短或无，花萼筒状，先端有5小齿；花冠未开放；雄蕊多数，细长并弯曲；基部连合，包于花冠内。气微香，味淡。

合欢皮：呈卷曲筒状或半筒状，长40～80cm，厚0.1～0.3cm。外表面灰棕色至灰褐色，稍有纵皱纹，有的呈浅裂纹，密生明显的椭圆形横向皮孔，棕色或棕红色，偶有突起的横棱或较大的圆形枝痕，常附有地衣斑；内表面淡黄棕色或黄白色，平滑，有细密纵纹。质硬而脆，易折断，断面呈纤维性片状，淡黄棕色或黄白色。气微香，味淡、微涩、稍刺舌，而后喉头有不适感。

【质量要求】合欢花：色黄绿，无梗、叶及泥杂。合欢皮：外皮细，有朱砂点，无粗皮及细枝皮。
【药材炮制】合欢花：除去叶等杂质，筛去灰屑。合欢皮：除去杂质，洗净，润软，切片块，干燥。
【化学成分】花含黄酮类：山柰酚（kaempferol）、槲皮素（quercetin）、山柰酚-3-O-α-L-鼠李糖苷（kaempferol-3-O-α-L-rhamnoside）[1]、槲皮苷（quercitrin）、异槲皮苷（isoquercetin）、芦丁（rutin）、异鼠李素（isorhamnetin）、木犀草素（luteolin）[2]和芒柄花素（formononetin）[3]；脂肪酸及酯类：二十四烷酸（lignoceric acid）[1]、硬脂酸（stearic acid）、软脂酸（palmitic acid）、十六烷酸2,3-二羟基丙酯（2,3-dihydroxypropyl hexadecanoate）、亚油酸（linoleic acid）、8-羟基-2,6-二甲基-2E,6Z-辛二烯酸（8-hydroxy-2,6-dimethyl-2E,6Z-octadienoic acid）、8-O-甲酰基-2,6-二甲基-2E,6Z-辛二烯酸（8-O-formyl-2,6-dimethyl-2E,6Z-octadienoic acid）、8-羟基-2,6-二甲基-2E,6E-辛二烯酸（8-hydroxy-2,6-dimethyl-2E,6E-octadienoic acid）、8-O-甲酰基-2,6-二甲基-2E,6E-辛二烯酸（8-O-formyl-2,6-dimethyl-2E,6E-octadienoic acid）、（2E,6S）-2,6-二甲基-6-O-β-D-吡喃木糖基-2,7-辛二烯酸[（2E,6S）-2,6-dimethyl-6-O-β-D-xylopyranosyl-2,7-menthiafolic acid][3]、棕榈酸甲酯（methyl palmitate）、反亚油酸甲酯（methyl trans-linoleate）和11,14,17-二十碳三烯酸甲酯（methyl 11,14,17-eicosatrienoate）[4]；萜类：克咯烷*-2β,9α-二醇（clovan-2β,9α-diol）、2β-O-甲酰克咯烷*-9α-醇（2β-O-formyl-clovan-9α-ol）、2β,9α-O-二甲酰克咯烷*（2β,9α-O-diformyl-clovan）和吐叶醇（vomifoliol）[3]；酚酸类：3-乙氧基-4-羟基苯甲酸（3-ethoxy-4-hydroxybenzoic acid）、没食子酸（gallic acid）、原儿茶酸（protocatechuic acid）、4-O-乙基没食子酸（4-O-ethyl gallic acid）[3]、邻苯二甲酸二异丁酯（diisobutyl phthalate）和邻苯二甲酸二丁酯（dibutyl phthalate）[4]；挥发油类：香草醛（vanillin）、对-羟基苯甲醛（p-hydroxybenzaldehyde）、3-吲哚甲醛（3-indole formaldehyde）、5-羟甲基糠醛（5-hydroxymethyl furfural）[3]、二十一烷（heneic-osane）、二十四烷（tetracosane）、植酮（phytone）、2,6-二叔丁基对甲苯酚（2,6-dibutyl p-methylphenol）、二十七烷（heptacosane）、2,2'-亚甲基-双（4-甲基-6-叔丁基苯酚）[2,2'-methylene-bis（4-methyl-6-tert-butylphenol）]、二十八烷（octacosane）等[4]；甾体类：3-乙酰氧基-7,8-环氧羊毛甾烷-11-醇（3-acetoxyl-7,8-cyclolanostan-11-ol）等[4]，α-菠甾醇-3-O-β-D-葡萄糖苷（α-spinostat-3-O-β-D-glucoside）、α-菠甾醇（α-spinasterol）[1]、（22E,24R）-5α,8α-表二氧麦角甾-6,22二烯-3β-醇[（22E,24R）-5α,8α-epidioxy-ergosta-6,22-dien-3β-ol]、（22E,24R）-5α,8α-表二氧基-麦角甾-6,9,22-三烯-3β-醇[（22E,24R）-5α,8α-epidioxy-ergosta-6,9,22-trien-3β-ol]；香豆素类：东莨菪内酯（scopolactone）[3]；生物碱类：（+）-秋水仙素-9'-硬脂酸酯[（+）-lariciresinol-9'-stearate][3]；苷类：（6S,9R）-长寿花糖苷[（6S,9R）-roseoside][3]；其他尚含：2-呋喃甲酸（2-furoic acid）和尿苷（uridine）[3]。

茎皮含皂苷类：金合欢皂苷元B（acacigenin B）[5]、剑叶沙酸内酯（machaerinic acid lactone）、剑叶沙酸甲酯（methyl machaerinate）[5]，合欢皂苷J_1～J_{35}（julibroside J_1～J_{35}）、普洛萨泼素*1～12（prosapognin 1～12）、合欢皂苷Ⅰ～Ⅲ（julibroside Ⅰ～Ⅲ）[5~11]，和乙酸-Δ^{12}-熊果烯-3-β-醇酯（acetyl-Δ^{12}-ursene-3-β-ol ester）[12]；萜类：合欢三萜内酯甲（julibrotriterpenoidal lactone A）[5,13]；木脂素类：（+）-来欧迈脂醇*[（+）-lyomiresinol]、（-）-丁香树脂酚-4-O-β-D-呋喃芹糖基-（1→2）-β-D-吡喃葡萄糖苷[（-）-syringaresinol-4-O-β-D-apiofuranosyl-（1→2）-β-D-glucopyranoside]、（-）-丁香树脂酚-4-O-β-D-吡喃葡萄糖苷[（-）-syringaresinol-4-O-β-D-glucopyranoside]、（-）-丁香树脂酚[（-）-syringaresinol]和5,5'-二甲氧基-7-氧化落叶松脂醇（5,5'-dimethoxy-7-oxolariciresinol）[5]；脂肪酸及其衍生物类：（6R）-2-反式-2,6-二甲基-6-O-β-D-吡喃鸡纳糖基-2,7-辛二烯酸[（6R）-trans-2,6-dimethyl-6-O-β-D-quinovosyl-2, 7-menthiafolic acid]和（6S）-2-反式-2, 6-二甲基-6-O-β-D-吡喃鸡纳糖基-2, 7-辛二烯酸[（6S）-2-trans-2, 6-dimethyl-6-O-β-D-quinovosyl-2, 7-menthiafolic acid][14]、1-（29-羟基-二十九碳酸）-甘油酯［1-（29-hydroxynonacosanoyl）-glyceride］、1-（24-羟基-二十四碳酸）-甘油酯［1-（24-hydroxy tetracosanoyl）-glyceride］、二十二碳酸乙酯（ethyl docosanoate）[13]；酚酸酯类：3, 4, 5-三甲氧基苯甲酸甲酯（methyl 3, 4, 5-trimethoxy benzoate）[5]；甾体类：β-谷甾醇（β-sitosterol）和α-菠甾醇-3-O-β-D-葡萄糖苷（α-spinasteryl-3-O-β-D-glucoside）[12]。

茎含挥发油类：水杨酸甲酯（methyl salicylate）、3, 7-二甲基-1, 6-辛二烯-3-醇（3, 7-dimethyl-1, 6-octadien-3-ol）、甲基环己烷（methyl cyclohexane）、甲苯（toluene）、植醇（phytol）、2-羟基苯甲酸乙酯（ethyl 2-hydroxy-benzoate）、甲氧基苯基肟（methoxy phenyl oxime）、乙酸仲丁酯（sec-butyl acetate）、反式-α, α, 5-三甲基乙烯基四氢呋喃-2-甲醇（trans-α, α, 5-trimethyl-ethenyltetrahydro-2-furanmethanol）等[15]。

叶含挥发油类：1, 1-二乙氧基乙烷（1, 1-diethoxyethane）、正十六烷酸（n-hexadecanoic acid）、三十四烷（tetratriacontane）、二十一烷（heneicosane）和植醇（phytol）等[15]。

【药理作用】1.抗菌　合欢提取的挥发油对鳗弧菌、哈维氏弧菌、灿烂弧菌、高卢弧菌和巨大芽孢杆菌的生长均有较强的抑制作用，且抑制作用随浓度升高而增强[1]。2.抗抑郁　合欢花水提物对"行为绝望"动物模型有明显抗抑郁的作用[2]。可明显缩短强迫游泳实验和悬尾实验小鼠的不动时间，可减少小鼠的自发活动；可明显延长用孤养加慢性轻度不可预见性应激结合方法构建的抑郁模型大鼠的逃避潜伏期，可明显减少水迷宫实验大鼠平台所在象限的游泳时间百分比和穿越站台次数，且能显著降低抑郁模型大鼠的海马腺苷酸环化酶和腺苷酸环化酶反应原件结合蛋白的平均光密度，可改善抑郁模型大鼠的抑郁症状，提高抑郁大鼠的学习记忆能力[3, 4]；提取的总黄酮类化合物可显著降低孤养加慢性轻度不可预见性应激结合方法构建的抑郁模型大鼠的行为学得分、学习记忆能力及脑中5-羟色胺、去甲肾上腺素、多巴胺含量，可增高脑中乙酰胆碱酯酶的活性[4]。3.抗肿瘤　茎皮的乙醇回流的冻干粉水溶液经水饱和正丁醇萃取的组分可改善荷瘤小鼠生活质量，抑制肿瘤的生长[5]；茎皮的醇提物可明显改善红细胞免疫指标，增强机体红细胞免疫功能[6]；茎皮提取分离的多糖类成分有明显的抗肿瘤作用，可明显促进S180荷瘤小鼠的T细胞转化，同时可减轻环磷酰胺所致的免疫抑制作用[7]；茎皮的乙醇提取液可明显增强荷瘤小鼠白细胞介素-2的生物活性[8]，可明显抑制小鼠荷瘤的生长速度，延长荷瘤鼠的存活时间[9]；茎皮中分离提取的总皂苷成分对小鼠肝癌H22实体瘤有不同程度的抑制、片状坏死、新生血管密度下降和有效抑制肝癌H22实体瘤小鼠肿瘤血管新生作用[10]。4.抗氧化　花中提取的黄酮类化合物对羟自由基有一定的清除作用，当合欢花总黄酮浓度达到0.06mg/ml时对羟自由基清除率可达到62.81%[11]。5.抗生育　茎皮提取的总皂苷可明显降低雌性小鼠的怀孕率、雄性小鼠睾丸脏器系数、精子活率，显著升高精子畸形率，且对小鼠睾丸和附睾均有一定程度的损失，睾丸生精细胞排列疏松，间质减少，可见曲细精管内有多核巨噬细胞浸润，各级生精细胞脱落，管腔内精子几乎消失[12, 13]；树皮提取的总苷液有抗早孕作用[14]。可使妊娠大鼠宫腔后胎胞萎缩死亡。6.镇静催眠　树皮水煎液可协同戊巴比妥钠缩短睡眠潜伏期及延长睡眠时间，具有双向调节作用[15]；叶的提取物可明显延长戊巴比妥钠所致小鼠的睡眠时间[16]；叶水煎剂对小鼠也有镇静催眠的作用，但在低浓度时起效较慢，并可协同戊巴比妥钠缩短睡眠潜伏期及延长睡眠时间，在高浓度时则对小鼠催眠作用起效快，效果好，但不能延长睡眠时间[17]。7.调节神经递质　花提取物对慢性应激引起的大鼠生长受抑有缓解作用，可调节脑内单胺类神经递质[18]，可使慢性应激大鼠海马中的高香草酸和多巴胺含量明显增高，而前额叶中的多巴胺和5-羟色胺以及纹状体中的5-羟色胺均明显降低。

【性味与归经】合欢花：甘，平。归心、肝经。合欢皮：甘，平。归心、肝、肺经。

【功能与主治】合欢花：解郁安神。用于心神不安，忧郁失眠。合欢皮：解郁安神，活血消肿。用于心神不安，忧郁失眠，肺痈疮肿，跌扑伤痛。

【用法与用量】合欢花：4.5～9g。合欢皮：6～12g；外用适量，研末调敷。

【药用标准】合欢花：药典1977～2015、浙江炮规2005和新疆药品1980二册。合欢皮：药典1963～2015、浙江炮规2005、新疆药品1980二册和台湾2004。

【临床参考】1. 屈指肌腱鞘炎：皮50g，水煎，加陈醋100ml，蒙上毛巾熏蒸患手，温度适宜时，患手浸泡20min，每日2次[1]。

2. 焦虑、失眠：皮24g，加生地21g，百合24g，白砂糖60g，苯甲酸钠0.6g，水煎浓缩至120ml，口服，每次15～30ml，每日2次[2]。

3. 肺痈、咳吐脓血：皮9g，水煎服；或加鱼腥草、冬瓜仁、桃仁适量，水煎服。

4. 外伤疼痛：皮研粉，每次6g，每天2次，黄酒冲服。

5. 疮疡肿痛：皮，加白芥子适量，研粉，调酒服或外敷。

6. 失眠：皮（或花）9g，加夜交藤15g，水煎服。（3方至6方引自《浙江药用植物志》）

【附注】合欢始载于《神农本草经》，列为中品。《新修本草》云："此树生叶似皂荚、槐等，极细，五月花发，红白色，所在山涧中有之，今东西京第宅山池间亦有种者，名曰合欢，或曰合昏。秋实作荚，子极薄细尔。"《本草图经》云："合欢，夜合也。生益州山谷，今近京、雍、洛间皆有之。人家多植于庭除间……五月花发红白色，瓣上若丝茸然。至秋而实作荚，子极薄细，采皮及叶用，不拘时月。"《本草衍义》曰："合欢花，其色如今之醮晕线，上半白，下半肉红，散垂如丝，为花之异，其绿叶至夜则合。"《植物名实图考》云："京师呼为绒树，以其花似绒线，故名。"即为本种。

风热自汗，外感不眠者禁服，孕妇慎服。

【化学参考文献】

[1] 李作平，张嫚丽，刘伟娜，等. 合欢花化学成分的研究（Ⅱ）[J]. 天然产物研究与开发，2005，17（5）：56-58.

[2] 耿红梅. 合欢花黄酮类化学成分的研究[J]. 衡水学院学报，2011，13（1）：28-29.

[3] 荣光庆，耿长安，马云保，等. 合欢花乙酸乙酯部位化学成分研究[J]. 中国中药杂志，2014，39（10）：1845-1851.

[4] 王一卓，罗慧，赵士贤. 合欢花挥发油化学成分及提取液抑菌作用研究[J]. 湖北农业科学，2012，51（6）：1245-1247.

[5] 郑璐. 合欢皮化学成分及其构效关系和抗肿瘤活性机制研究[D]. 沈阳：沈阳药科大学博士学位论文，2004.

[6] 邹坤，赵玉英，王邠，等. 两个非对映异构三萜皂甙的结构鉴定[J]. 高等学校化学学报，1999，20（12）：1877-1882.

[7] Zou K, Cui J R, Zhao Y Y, et al. A cytotoxic saponin with two monoterpenoids from *Albizia julibrissin* [J]. Chin Chem Lett, 2000, 11（1）: 39-42.

[8] 邹坤，王邠，赵玉英，等. 合欢中一对非对映异构九糖苷的分离鉴定[J]. 化学学报，2004，62（6）：625-629.

[9] 邹坤，王邠，赵玉英，等. 合欢皮中一个新的八糖苷[J]. 北京大学学报（医学版），2004，36（1）：18-20.

[10] 邹坤，崔景荣，冉福香，等. 合欢皮中两个新八糖苷的分离鉴定和活性研究[J]. 有机化学，2005，25（6）：608，654-659.

[11] 李海涛，徐东铭，吕刚，等. 合欢皮中三萜皂苷类化学成分的研究[J]. 长春中医药大学学报，2006，22（3）：62-64.

[12] 康少文，陈四平. 合欢三萜内酯甲的分离和鉴定[J]. 中国中药杂志，1992，17（6）：357-358.

[13] 邹坤，赵玉英，李德宇，等. 合欢皮的脂溶性成分[J]. 北京医科大学学报，1999，31（1）：36-38.

[14] 佟文勇，米靓，梁鸿，等. 合欢皮化学成分的分离鉴定[J]. 北京大学学报（医学版），2003，35（2）：180-183.

[15] 卫强，王燕红. 合欢叶、茎挥发油的化学成分研究[J]. 中药新药与临床药理，2016，27（6）：840-845.

【药理参考文献】

[1] 王一卓，罗慧，赵士贤. 合欢花挥发油化学成分及提取液抑菌作用研究[J]. 湖北农业科学，2012，51（6）：1245-1247.

[2] 李作平，赵丁，任雷鸣，等. 合欢花抗抑郁作用的药理实验研究初探[J]. 河北医科大学学报，2003，24（4）：214-216.

[3] 王爱梅，宋小明，陈亚奇，等. 合欢花水提物对抑郁模型大鼠学习记忆及海马CREB表达的影响[J]. 神经解剖学杂志，

2015, 31 (6): 771-776.
[4] 施学丽, 张琢, 银胜高, 等. 合欢花总黄酮对抑郁模型大鼠学习记忆能力的影响 [J]. 中药药理与临床, 2013, 29 (5): 61-64.
[5] 刘玲艳. 合欢皮不同提取组分抗肿瘤新生血管作用的研究 [D]. 无锡: 江南大学硕士学位论文, 2010.
[6] 田维毅, 马春玲, 白惠卿. 合欢皮醇提物的红细胞免疫效应及体内抗瘤机制研究 [J]. 四川中医, 2002, 20 (4): 10-11.
[7] 韩莉, 崔景荣. 合欢皮多糖对S180荷瘤小鼠的抑瘤及免疫调节作用的研究 [J]. 实用医学进修杂志, 2000, (3): 144-146.
[8] 田维毅, 尚丽江, 白惠卿, 等. 合欢皮乙醇提取物对荷瘤小鼠IL-2生物活性的影响 [J]. 贵州医药, 2002, 26 (5): 392-393.
[9] 田维毅, 马春玲. 合欢皮乙醇提取物在荷瘤鼠体内抗肿瘤作用的研究 [J]. 临沂医学专科学校学报, 2000, (1): 5-6.
[10] 陈丽敏, 王华, 康晓星, 等. 合欢皮总皂苷对小鼠肿瘤新生血管的抑制作用 [C]. 中国药理学会第十次全国学术会议. 2009.
[11] 袁建梅, 郭伟云, 汪应灵. 合欢花中总黄酮的提取工艺及对羟自由基清除作用的研究 [J]. 中国食品添加剂, 2012, (1): 87-91.
[12] 舒杨, 孙潇雅, 李平, 等. 合欢皮总皂苷对雄性小鼠的抗生育作用研究 [J]. 四川动物, 2013, 32 (5): 2, 112-116.
[13] 陈四平, 康少文, 于永芳, 等. 合欢皮抗生育化学成分中的皂甙及皂甙元的提取与分离 [J]. 承德医学院学报, 1989, (4): 211-213.
[14] 毛福祥, 石再琴, 田新刚, 等. 合欢总甙对大鼠宫腔给药的抗早孕作用 [J]. 中国药理学通报, 1988, (2).
[15] 霍长虹, 郝存书, 李作平, 等. 合欢皮水煎剂催眠作用的药理实验研究 [J]. 河北医科大学学报, 2002, 23 (4): 216-217.
[16] 张晓峰, 徐健, 施明, 等. 合欢树叶镇静催眠作用的药理实验研究 [J]. 中成药, 1996, (8): 48.
[17] 宋秀, 王谦. 合欢叶镇静催眠作用的药理研究 [J]. 赤峰学院学报 (自然版), 2010, 26 (10): 52-53.
[18] 张峰, 李发曾. 合欢花对慢性应激大鼠生长和脑单胺类神经递质含量的影响 [J]. 动物学研究, 2006, 27 (6): 621-625.

【临床参考文献】

[1] 霍乐乐, 李晓峰, 张晓东, 等. 单味合欢皮煎液熏洗治疗屈指肌腱鞘炎42例临床研究 [J]. 亚太传统医药, 2017, 13 (11): 142-143.
[2] 成国富. 百欢合剂的制备及临床应用 [J]. 中药材, 1997, 20 (11): 594.

381. 山槐（图381）· *Albizia kalkora* (Roxb.) Prain

【别名】 山合欢，山杨、山杨树（江苏连云港），白夜合（江西）。

【形态】 落叶乔木或小乔木，高达15m。树皮灰白色；幼枝被白色短柔毛。二回羽状复叶，羽片1～4对；小叶5～14对，对生，斜长圆形，长1～4cm，顶端急尖或圆，有小突尖，基部斜楔形或斜圆形；中脉明显偏向叶片的上侧，叶柄、叶轴和小叶的两面均被短柔毛；叶柄近基部具1枚腺体。头状花序2～5个，生于上部叶腋或多个排列成伞房花序；总花梗长可达7cm；花具短梗；花萼筒状，顶端5齿裂；花冠白色，5裂；雄蕊多数，长约2.5cm；子房长圆状披针形，黑褐色，疏被短柔毛。荚果带形，扁平，长7～20cm，宽1.5～3cm。种子黄褐色，广长圆形，长1～1.2cm。花果期5～9月。

【生境与分布】 生于丘陵地、石灰岩、疏林中、山坡灌丛中。分布于华东各省、市，另华北、华南、西南等地区和陕西、甘肃均有分布；越南、印度、缅甸也有。

山槐与合欢的区别点：山槐羽片2～6对，小叶长1.5～5cm，中脉偏向内侧边缘，但非紧靠内侧边缘；雄蕊花丝黄白色，稀粉红色。合欢羽片4～20对，小叶长通常在1.5cm以下，中脉紧靠内侧边缘；雄蕊花丝粉红色。

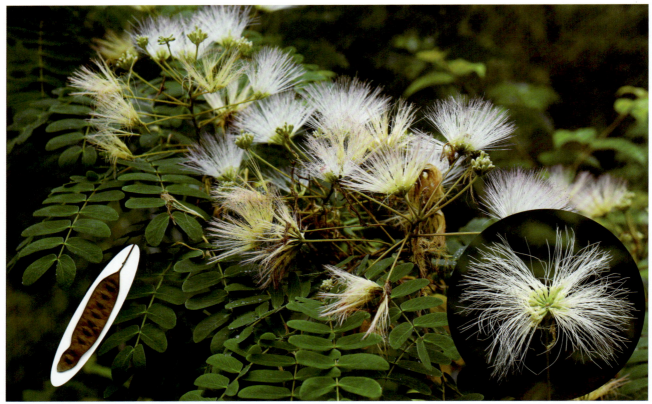

图 381　山槐　　　　　　　　　　　　　　摄影　李华东等

【药名与部位】山合欢皮（合欢皮），树皮。

【采集加工】夏、秋二季剥取，晒干。

【药材性状】呈卷曲筒状或半筒状，长短不等，厚 1～7mm。外表面淡灰褐色、棕褐色或灰黑色相间。较薄的树皮上可见棕色或棕黑色纵棱线，密生棕色或棕红色横向皮孔。老树皮粗糙，栓皮厚，常呈纵向开裂，无皮孔；内表面黄白色，有细密纵纹。质硬而脆，易折断，断面呈纤维性片状，淡黄色或黄白色。气微，味淡、微涩、稍有刺舌感。

【药材炮制】除去杂质，洗净，润透，切丝或块，干燥。

【化学成分】树皮含木脂素类：（-）-丁香树脂酚-4-O-β-D-呋喃芹糖基-l-（1→2）-β-D-吡喃葡萄糖苷［（-）-sringaresnol-4-O-β-D-apiofuranosyl-（1→2）-β-D-glucopyranoside］、（-）-丁香树脂酚-4-O-β-D-呋喃芹糖基-（1→2）-β-D-吡喃葡萄糖-4′-O-β-D-吡喃葡萄糖苷［（-）-sringaresnol-4-O-β-D-apiofuranosyl-（1→2）-β-D-glucopyranosyl-4′-O-β-D-glucopyranoside］[1]，（-）-丁香树脂酚-4-O-β-D-吡喃葡萄糖苷［（-）-sringaresnol-4-O-β-D-glucopyranoside］和（-）-丁香树脂酚-4, 4′-O-β-D-吡喃葡萄糖苷［（-）-sringaresnol-4, 4′-O-β-D-glucopyranoside］[2]；烷烃类：二十三烷（tricosane）和 1-甲氧基十八烷（1-methoxy octadecane）[1]；有机酸碱类：L-2-哌啶酸（L-2-pipecolic acid）[2]；黄酮类：淫羊藿次苷 E5（icariside E5）[2]；环烷醇类：6, 6′-（乙基-1, 2-环己烷氧基）双（5-甲氧基-1, 2, 3, 4-四醇）［6, 6′-（ethyl-1, 2-cyclohexanoxy）bis（5-methoxy-1, 2, 3, 4-tetraol）］[1]；糖类：β-D-呋喃果糖基-α-D-吡喃葡萄糖苷（β-D-fructofuranosyl-α-D-glucopyranoside）[2]。

【药理作用】镇静　树皮正丁醇提取物能降低小鼠的活动次数，在 200mg/kg 的剂量下对小鼠具有非常显著的协同戊巴比妥睡眠作用，表明具有较强的镇静作用[1]，其作用的主要成分之一是树皮正丁醇物中分离纯化的化合物（-）-丁香树脂酚-4-O-β-D-葡萄糖苷[2]；树皮水提物对小鼠的自发活动具有明显的抑制作用，与戊巴比妥钠有较好的催眠协同作用，并可延长小鼠睡眠时间[3]。

【性味与归经】甘，平。归心、肝、肺经。

【功能与主治】安神，活血，消肿。用于失眠，肺痈疮肿，跌扑伤痛。

【用法与用量】6～12g；外用适量，研末调敷。

【药用标准】药典1977、四川药材2010、河南1991、贵州药材2003和新疆药品1980二册。

【附注】本种的树皮在四川、河南、贵州及新疆作合欢皮药用。

【化学参考文献】

[1] 干国平，朱红，夏艺，等.山合欢皮化学成分的分离鉴定[J].湖北中医药大学学报，2008，10（4）：24-25.

[2] 干国平，朱红，江维，等.山合欢皮化学成分的研究[J].时珍国医国药，2008，19（8）：1869-1870.

【药理参考文献】

[1] 朱红.山合欢皮镇静活性成分及其质量分析研究[D].武汉：湖北中医学院硕士学位论文，2008.

[2] 文莉，朱红，干国平，等.山合欢皮镇静安神活性成分的研究[J].中药材，2008，31（7）：1056-1058.

[3] 李洁，Li J.合欢皮与山合欢皮镇静催眠作用的比较研究[J].时珍国医国药，2005，16（6）：488.

3. 肥皂荚属 Gymnocladus Lam.

落叶乔木，无刺。叶互生；二回羽状复叶；小叶卵形，全缘；托叶大，早落。花两性或单性，辐射对称；总状花序；花萼管状，5裂；有腺体花盘；花瓣4～5枚，分离，绿白色到紫色，长圆形，覆瓦状排列；雄蕊10枚，5长5短，离生；子房有胚珠2～8个。荚果肥厚，略扁，2瓣裂。种子大，外种皮硬，革质。

3～4种，分布于北美洲、缅甸和中国。中国1种，分布于华东、华南及西南地区，法定药用植物1种。华东地区法定药用植物1种。

382. 肥皂荚（图382）· Gymnocladus chinensis Baill.

【别名】肉皂（浙江杭州），肥皂树（浙江温州）。

【形态】落叶乔木，高5～12（20）m，小枝被淡黄色短柔毛。二回偶数羽状复叶；羽片3～6（～10）对，对生、近对生或互生；小叶8～12对，互生，长圆形或长卵状椭圆形，长1.5～4cm，宽1～1.5cm，顶端圆或微凹，基部斜圆形或楔形，两面被短柔毛；具很短的柄，柄的基部具1根短刺；羽轴具沟槽，被淡黄色短毛。花排成顶生总状花序；杂性，下垂，白色或带紫色；具长梗；花萼长5～6cm，萼筒很短，漏斗状，具10条脉，密被短柔毛，裂片5片，披针形；花瓣5枚，长圆形，较萼裂片长，被硬毛；雄蕊10枚（5长5短）；花丝被柔毛；子房无柄，无毛，花柱粗短，柱头顶生、头状。荚果长椭圆形或长圆形，长7～14cm，棕褐色，无毛，顶端有短喙。种子2～4粒。果期8～11月。

【生境与分布】生于山坡路旁、山谷疏林中。分布于江苏、安徽、浙江、江西、福建，另湖北、湖南、广东、四川均有分布；缅甸和北美洲也有。

【药名与部位】肥皂子，种子。

【采集加工】秋季果实成熟时采收，干燥后剥取种子，晒干。

【药材性状】呈类圆球形而稍扁，一端稍狭尖，直径1.2～1.8cm，厚0.6～1.2cm。表面黑褐色，平滑略具光泽。种脐位于狭尖端，呈棕色点状，常残留短小种柄，易摘除。种皮厚而呈硬角质，内有子叶2枚，黄白色。气微，味甘。

【化学成分】果实含皂苷类：2β, 23-二羟基-3-O-α-L-吡喃鼠李糖-21-O-{（6S）-2-反式-2, 6-二甲基-6-[（4-O-（6S）-2-反式-2, 6-二甲基-6-羟基-2, 7-辛二烯酸酯）-α-L-吡喃阿拉伯糖]-2, 7-辛二烯合金欢酸-28-O-β-D-吡喃木糖-（1→3）-β-D-吡喃木糖-（1→4）-α-L-吡喃鼠李糖-（1→2）-[α-L-吡喃鼠李糖-（1→6）]-β-D-吡喃葡萄糖苷 {2β, 23-dihydroxy-3-O-α-L-rhamnopyranosyl-21-O-{（6S）-2-trans-2, 6-dimethyl-6-[（4-O-（6S）-2-trans-2, 6-dimethyl-6-hydroxy-2, 7-octadienoate）-α-L-arabinopyranosyl]-2, 7-octadienoyl acacic acid- 28-O-β-D-xylopyranosyl-（1→3）-β-D-xylopyranosyl-（1→4）-α-L-rhamnopyranosyl-

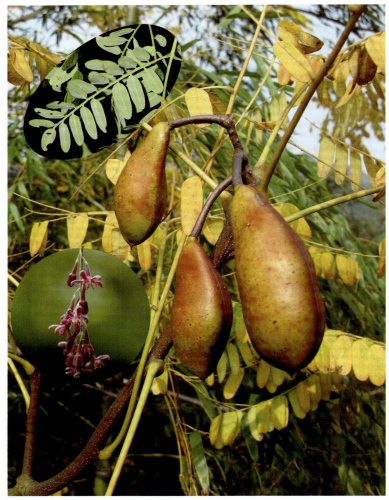

图 382　肥皂荚　　　摄影　李华东等

（1→2）-［α-L-rhamnopyranosyl-（1→6）］-β-D-glucopyranoside}[1]、2β, 23- 二羟基 - 金合欢酸 -3-O-α-L- 吡喃阿拉伯糖 -21-O-{（6S）-2-E-2, 6- 二甲基 -6-O-［4-O-（6S）-2-E-2, 6- 二甲基 -6-O-β-D- 吡喃葡萄糖 -α-L- 吡喃阿拉伯糖 -2, 7- 辛二烯 }-28-O-β-D- 吡喃木糖基（1→3）-β-D- 吡喃木糖基（1→4）-α-L- 吡喃鼠李糖（1→2）［α-L- 吡喃鼠李糖（1→6）］-β-D- 吡喃葡萄糖苷 {2β, 23-dihydroxy-acacic acid-3-O-α-L-arabinopyranosyl-21-O-{（6S）-2-E-2, 6-dimethyl-6-O-［4-O-（6S）-2-E-2, 6-dimethyl-6-O-β-D-glucopyranosyl-α-L-arabinopyranosyl-2, 7-octadienoyl}-28-O-β-D-xylopyranosyl（1→3）-β-D-xylopyranosyl（1→4）-α-L-rhamnopyranosyl（1→2）［α-L-rhamnopyranosyl（1→6）］-β-D-glucopyranoside}、2β, 23- 二羟基 - 金合欢酸 -3-O-α-L- 吡喃阿拉伯糖 -21-O-{（6S）-2-E-2, 6- 二甲基 -6-O-2-E-2, 6- 二甲基 -6-O-［3-O-β-D- 吡喃葡萄糖 -（4-O-（2- 甲基丁酰））-α- 吡喃阿拉伯糖 -2, 7- 辛二烯 }-28-O-β-D- 吡喃木糖基（1→3）-β-D- 吡喃木糖基（1→4）-α-L- 吡喃鼠李糖（1→2）［α-L- 吡喃鼠李糖（1→6）］-β-D- 吡喃葡萄糖苷 {2β, 23-dihydroxy-acacic acid-3-O-α-L-arabinopyranosyl-21-O-{（6S）-2-E-2, 6-dimethyl-6-O-2-E-2, 6-dimethyl-6-O-［3-O-β-D-glucopyranosyl-（4-O-（2-methylbutyroyl））-α-L-arabinopyranosyl］-2, 7-octadienoyl}-28-O-β-D-xylopyranosyl（1→3）-β-D-xylopyranosyl（1→4）-α-L-rhamnopyranosyl（1→2）［α-L-rhamnopyranosyl（1→6）］-β-D-glucopyranoside}[2], 肥皂荚皂苷 A、B、C、D、D1、E、F1、F2、G（gymnocladussaponin A、B、C、D、D1、E、F1、F2、G）[3~7]；黄酮类：2′, 4′- 二羟基 -4- 甲氧基酮（2′, 4′-dihydroxy-4-methoxychalcone）、5, 2′, 5′- 三羟基 -3, 7, 4′- 三甲氧基黄酮（5, 2′, 5′-trihydroxy-3, 7,

4'-trimethoxyflavone)、(2R, 3R)-3, 3', 5, 5', 7- 四羟基黄烷酮[(2R, 3R)-3, 3', 5, 5', 7-pentahydroxyflavanone]、山奈酚(kaempferol)、芹菜素(apigenin)、4', 7- 二羟基黄酮(4', 7-dihydroxyflavone)和 5, 7, 4'- 三羟基 -3'- 甲氧基黄酮(5, 7, 4'-trihydroxy-3'-methoxyflavone)[8];烯酸类:2- 甲基苯基(2E, 6S)-6- 羟基 -2, 6- 二甲基 -2, 7- 辛二烯酸酯[2-methyl pentyl(2E, 6S)-6-hydroxy-2, 6-dimethyl-2, 7-octadienoate]、(2E, 6S)-6-α-L-吡喃阿拉伯糖氧基 -2, 6- 二甲基 -2, 7- 辛二烯酸[(2E, 6S)-6-α-L-arabinopyranosyloxy-2, 6-dimethyl-2, 7-octadienoic acid]、乙基(2E, 6S)-6- 羟基 -2, 6- 二甲基 -2, 7- 辛二烯酸酯[ethyl(2E, 6S)-6-hydroxy-2, 6-dimethyl-2, 7-octadienoate][8]、(6S)2- 反式 -6-α-L- 吡喃阿拉伯糖氧基 -2, 6- 二甲基 -2, 7- 辛二烯酸[(6S)-2-trans-6-α-L-arabinopyranosyloxy-2, 6-dimethyl-2, 7-octadienoic acid]和(6S)2- 反式 -2, 6- 二甲基 -6-[3-O-(β-D- 吡喃葡萄糖基)-4-O-(2- 甲基丁酰基)-α-L- 吡喃阿拉伯糖氧基]-2, 7- 辛二烯酸{(6S)-2-trans-2, 6-dimethyl-6-[3-O-(β-D-glucopyranosyl-4-O-(2-methylbutyroyl)-α-L-arabinopyranosyloxy]-2, 7-octadienoic acid}[9]。

种子含抗菌肽(antibacterial peptide)[10]。

【药理作用】抗肿瘤 果实中提取分离的三萜皂苷成分可诱导人早幼粒白血病 HL-60 细胞的凋亡,当 GC-1 的浓度增加时,肿瘤坏死因子 -α 诱导的核因子 -kB 活性逐渐降低,从而诱导细胞凋亡[1]。

【性味与归经】辛,温。

【功能与主治】祛痰利水。用于痢疾,小便不利,风湿,疮癣。

【用法与用量】4.5 ～ 9g。

【药用标准】上海药材 1994。

【临床参考】跌打损伤:种子 30g,炖猪脚爪,加黄酒,食肉服汤,另取树皮、蛇葡萄根皮各适量,加酒或酒糟捣烂成饼,烘热包敷伤处,每天换 1 次。(《浙江药用植物志》)

【附注】《本草纲目》载:"肥皂荚生高山中,其树高大,叶如檀及皂荚叶,五六月开白花,结荚长三、四寸,状如云实之荚,而肥厚多肉,内有黑子数颗,大如指头,不正圆,其色如漆而甚坚,中有白仁如栗。" 即为本种。

肥皂荚含有皂荚皂素,为有毒物质,在酸性环境中极易水解,误食后多在食后 2 ～ 3 小时内感心窝部饱胀灼热,恶心呕吐,烦燥不安,10 ～ 12 小时后,发生腹泻,大便黄色水样,带多量白沫[1]。

【化学参考文献】

[1] Ma Y X, Fu H Z, Li M, et al. An anticancer effect of a new saponin component from *Gymnocladus chinensis* Baillon through inactivation of nuclear factor-kappa B [J]. Anti-Cancer Drugs, 2007, 18 (1): 41-46.

[2] Wang K, Fu H Z. Structural determination of two triterpenoid saponins from *Gymnocladus chinensis* Baill [J]. J Chin Pharma Sci, 2009, 18: 141-145.

[3] Konoshima T, Sawada T, Kimura T. Studies on the constituents of Leguminous plants. VII. The Structure of Triterpenoid Saponins from Fruits of *Gymnocladus chinensis* Baillon [J]. Chem Pharm Bull, 1984, 32 (12): 4833-4841.

[4] Konoshima T, Sawada T, Kimura T. Studies on the constituents of Leguminous plants. VIII. The Structure of Triterpenoid Saponins from Fruits of *Gymnocladus chinensis* Baillon [J]. Chem Pharm Bull, 1985, 33 (11): 4732-4739.

[5] Konoshima T, Kozuka M, Kimura T. Studies on the consituents of Leguminous plants. X. The structures of new triterpenoid saponins from the fruits of *Gymnocladus chinensis* Baillon [J]. Chem Pharm Bull, 1987, 35 (5): 1982-1990.

[6] Konoshima T, Kozuka M, Kimura T. Studies on the constituents of Leguminous plants. X. The structures of new triterpenoid saponins from the fruits of *Gymnocladus chinensis* Baillon [J]. Chem Pharm Bull, 1987, 35 (1): 46-52.

[7] 潘勤. 日本皂荚和肥皂荚果实中的抗 HIV 三萜皂甙及其构效关系研究 [J]. 国外医药・植物药分册, 1996, 11 (2): 74.

[8] Li H, Fu H Z. Chemical constituents from fruits of *Gymnocladus chinensis* [J]. Chin Herb Med, 2009, 1 (1): 66-70.

[9] Konoshima T, Sawada T. Studies on the constituents of leguminous plants. VI. The structure elucidations of monoterpene glycosides from fruits of *Gymnocladus chinensis* Baillon [J]. Chem Pharm Bull, 1984, 32 (7): 2617.

[10] 艾铁民,朱相云. 中国药用植物志(第五卷上册)[M]. 北京:北京大学医学出版社,2016:76-78.

四四 豆科 Leguminosae

【药理参考文献】

[1] Ma Y X, Fu H Z, Li M, et al. An anticancer effect of a new saponin component from *Gymnocladus chinensis* Baillon through inactivation of nuclear factor-kappaB [J]. Anti-Cancer Drugs, 2007, 18（1）：41.

【附注参考文献】

[1] 黄孟权. 肥皂荚果仁中毒24例报告（摘要）[J]. 江西医药, 1962,（1）：24.

4. 皂荚属 *Gleditsia* Linn.

落叶乔木或灌木；树干和分枝常有单生或分枝的粗刺。叶互生，一回或二回羽状复叶；小叶多数，近对生或互生，有不规则的钝齿；托叶小，早落。花杂性或单性异株，花序为侧生的总状花序或穗状花序，稀为顶生的圆锥花序；萼片和花瓣均为3～5枚，花瓣近相等，无爪；雄蕊5～10枚，离生，伸出，花药丁字形着生；子房近无柄，花柱短，柱头顶生，胚珠1至多颗。荚果扁平、劲直、弯曲或扭曲，不开裂或迟裂；种子卵形或压扁，有角质胚乳。

约16种，分布于热带和温带地区。中国6种，2变种，广布于南北各省、区，法定药用植物1种。华东地区法定药用植物1种。

383. 皂荚（图383）· *Gleditsia sinensis* Lam.（*Gleditsia officinalis* Hemsl.）

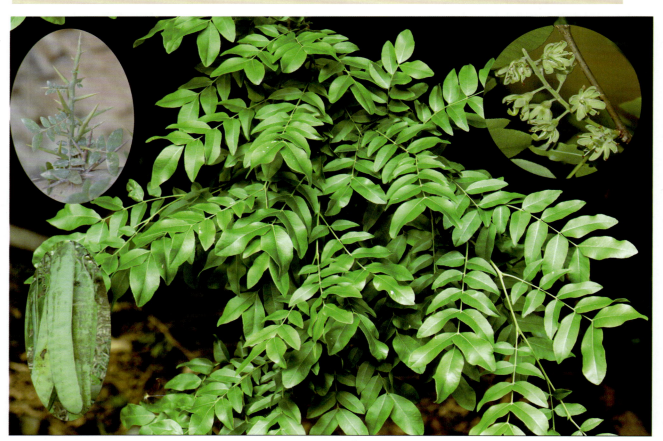

图383 皂荚　　　　摄影　李华东等

【别名】猪牙皂，皂荚树、皂角刺、牙皂树（浙江），皂角（浙江、山东），山皂荚、荚角刺（江苏连云港）。

【形态】落叶乔木，高达 15m，刺圆锥状，常分枝；小枝无毛。一回羽状复叶；小叶 3～8 对，长卵形、长椭圆形或卵状披针形，长 3～9cm，宽 1.5～3.5cm，顶端钝或略急尖，有小尖头，基部斜楔形或斜圆形，边缘具细锯齿，两面均无毛或仅在中脉上疏被短柔毛；小叶柄很短，具淡黄色短柔毛；叶轴具槽，被短柔毛。总状花序腋生或顶生，微被短柔毛；花杂性；花梗长 2～10mm；花萼钟状，裂片 4 枚；花瓣 4 枚，白色；雄蕊 6～8 枚；子房条形，沿两缝线有短柔毛。荚果带状，劲直或微弯呈镰刀形，长 8～30cm，宽 1～4cm，黑棕色或红棕色。种子多数或缺如。花果期 5～10 月。

【生境与分布】生于路旁、沟旁、宅旁或向阳处。分布于华东各省、市，另中南、西南、华北及东北等地区均有分布，常见栽培。

【药名与部位】猪牙皂，不育果实。大皂角（皂角），果实。皂角子（皂荚子），种子。皂角刺（天丁），棘刺。

【采集加工】猪牙皂：秋季采收，除去杂质，干燥。大皂角：秋季果实成熟时采摘，干燥。皂角子：秋季果实成熟时采收，取出种子，干燥。皂角刺：全年可采，干燥；或切段，干燥。

【药材性状】猪牙皂：呈圆柱形，略扁而弯曲，长 5～11cm，宽 0.7～1.5cm。表面紫棕色或紫褐色，被灰白色蜡质粉霜，擦去后有光泽，并有细小的疣状突起和线状或网状的裂纹。顶端有鸟喙状花柱残基，基部具果梗残痕。质硬而脆，易折断，断面棕黄色，中间疏松，有淡绿色或淡棕黄色的丝状物，偶有发育不全的种子。气微，有刺激性，味先甜而后辣。

大皂角：呈扁长的剑鞘状，有的略弯曲，长 15～40cm，宽 2～5cm，厚 0.2～1.5cm。表面棕褐色或紫褐色，被灰色粉霜，擦去后有光泽，种子所在处隆起。基部渐窄而弯曲，有短果柄或果柄痕，两侧有明显的纵棱线。质硬，摇之有声，易折断，断面黄色，纤维性。种子多数，扁椭圆形，黄棕色至棕褐色，光滑。气特异，有刺激性，味辛辣。

皂角子：呈长椭圆形，一端略狭尖，长 1.0～1.3cm，宽 0.7～0.8cm，厚约 0.7cm。表面红棕色，有光泽，具多数不明显不整齐的环形细裂缝，狭端常有微凹的点状种脐和种瘤。子叶 2 枚，肥大，鲜黄色。质坚硬。气微，味淡。

皂角刺：为主刺和 1～2 次分枝的棘刺。主刺长圆锥形，长 3～15cm 或更长，直径 0.3～1cm；分枝刺长 1～6cm，刺端锐尖。表面紫棕色或棕褐色。体轻，质坚硬，不易折断。切片厚 0.1～0.3mm，常带有尖细的刺端；木质部黄白色，髓部疏松，淡红棕色；质脆，易折断。气微，味淡。

【质量要求】猪牙皂：条细匀，色紫褐有光泽，不霉枯。大皂角：色红褐，完整不碎。皂角子：色红粒粗壮，不霉蛀。皂角刺：色红润，不枯无霉。

【药材炮制】猪牙皂：除去杂质，洗净，晒干。用时捣碎。

大皂角：除去杂质，洗净，稍润，切段，干燥。

皂角子：除去杂质，洗净，干燥。用时捣碎。

皂角刺：除去杂质；未切片者略泡，润透，切厚片，干燥。

【化学成分】果实含皂苷类：皂荚皂苷 A、B、C、D、E、F、G、N、O、P、Q（gleditsioside A、B、C、D、E、F、G、N、O、P、Q）[1-3]，猪牙皂苷 C′、E′（gleditsia saponin C′、E′）和皂荚皂苷 H、I、J、K（gleditsiosides H、I、J、K）[4]；挥发油类：右旋大根香叶烯（D-germacrene）、芳樟醇（linalool）、δ-杜松烯（δ-cadinene）、α-古巴烯（α-copaene）、α-芹子烯（α-selinene）、正己醛（n-hexanal）和 α-衣兰油烯（α-muurolene）等[5]。

皂荚刺含甾体类：豆甾醇（stigmasterol）、β-谷甾醇（β-sitosterol）、豆甾-4-烯-3,6-二酮（stigmast-4-ene-3,6-dione）和豆甾烷-3,6-二酮（stigmastane-3,6-dione）等[6]；皂苷类：D:C-浮来的尔-7-烯-3-酮*（D:C-friedours-7-en-3-one）[6]，白桦脂酸（betulinic acid）、麦珠子酸（alphitolic acid）和 3β-O-反式-对香豆酰基麦珠子酸（3β-O-trans-p-coumaroyl alphitolic acid）、3β-O-反式-对咖啡酰基麦珠子酸（3β-O-trans-p-caffeoyl alphitolic acid）和泽贝让那酸*（zizyberanalic acid）[7]；黄酮类：二氢山柰酚

（dihydrokaempferol）、北美圣草素（eriodictyol）、槲皮素（quercetin）、3，3′，5′，5，7-五氢基黄烷酮（3，3′，5′，5，7-pentahydroflavanone）、（-）-表儿茶素[（-）-epicatechin][8]、5，7-二羟基色原酮（5，7-dihydroxychromone）[9]；苯并呋喃类：2，3-二氢-5-（2-甲酰乙烯基）-7-羟基-2-（4-羟基-3-甲氧基苯基）-3-苯并呋喃甲醇[2，3-dihydro-5-（2-formylvinyl）-7-hydroxy-2-（4-hydroxy-3-methoxyphenyl）-3-benzofuranmethanol][9]；酚酸及其酯类：没食子酸乙酯（ethyl gallate）、咖啡酸（caffeic acid）、3-O-甲基鞣花酸-4′-（5″-乙酰基）-α-L-阿拉伯糖苷[3-O-methyl ellagic acid-4′-（5″-acetyl）-α-L-arabinofuranoside]、3-O-甲基鞣花酸-4′-O-α-L-鼠李吡喃糖苷（3-O-methyl ellagic acid-4′-O-α-L-rhamnopyranoside）[8,10]、E-肉桂酸（E-cinnamic acid）、3-O-反式阿魏酸酰基奎宁酸（3-O-trans-feruloyl quinic acid）、原儿茶酸（protocatechuic acid）、反式咖啡酸（trans-caffeic acid）和香草酸（vanillic acid）[9]、3-O-咖啡酰奎宁酸甲酯（methyl 3-O-caffeoylquinate）和3-O-咖啡酰奎宁酸乙酯（ethyl 3-O-caffeoyl quinate）[10]；生物碱类：2-氨基咪唑（2-aminoimidazole）[9]和4-羟基-3-甲氧基苯甲酰胺（4-hydroxy-3-methoxybenzamide）[10]；香豆素类：滨蒿内酯（scoparone）、异东莨菪内酯（isoscopoletin）和皂角香豆素A（gledisinmarin A）[11]；木脂素类：苏式-愈创木基甘油-β-松柏醚醛（threo-guaiacyl glycerol-β-coniferyl aldehyde ether）[9]。

【药理作用】1. 抗肿瘤　棘刺或果实乙醇提取物在体外对肿瘤Bel-7402、HeLa、HT1080、KB、A549、SGC-7901、Heps和SMMC-7721细胞的增殖均具有明显的抑制作用[1,2]，且对人肝癌SMMC-7721细胞的抑制作用最为明显[2]；成熟果实乙醇提取部位除60%乙醇低剂量组、30%+60%乙醇高剂量组、30%+60%+95%乙醇中剂量组外，其他不同浓度组及其高、中、低剂量组均能抑制人肝癌SMMC-7721细胞的增殖，且正丁醇部位与索拉非尼作用于肝癌细胞均出现mTOR基因、AKT基因、PI3K基因表达下调，说明其能通过调控mTOR基因、AKT基因、PI3K基因的下调，阻断PI3k/AKT/mTOR信号通路，从而抑制肝癌细胞的增殖[3]；果实提取物对乳腺癌MCF-7、MDA-MB231细胞、肝母细胞瘤HepG2细胞和食管鳞状癌SLMT-1细胞的增殖均有不同程度的抑制作用，且呈剂量依赖性[4]；果实提取物对8种ESCC细胞（KYSE30、KYSE150、KYSE450、KYSE510、KYSE520、HKESC-3、HKESC-4和SLMT-1）都具有剂量和时间依赖性的细胞毒作用，其作用机制与抑制环氧合酶-2（COX-2）有关[5]。2. 抗病毒　棘刺中分离得到的白桦脂酸（betulinic acid）等5个化合物对HIV具有较强的抑制作用[6]。3. 抑制内皮细胞　干燥不育果实提取的猪牙皂皂苷B，即皂荚皂苷B（gleditsioside B）具有明显抑制内皮细胞迁移的作用，可下调内皮细胞MMP-2和FAK的表达，抑制ERK、PI3K、AKT及FAK的活化，同时促进TIMP-1的表达[7]。4. 抗血管生成　果实提取的皂苷成分具有明显抑制纤维细胞生长因子诱导的人脐静脉内皮细胞增殖的作用，并可明显抑制纤维细胞生长因子诱导的人脐静脉内皮细胞的增殖、迁移和血管形成[8]。5. 抗炎　果实提取物与短乳杆菌KY21相互协同具有较强的协同抗炎作用，抑制促炎细胞因子的转录[9]；棘刺水提物对角叉菜胶所致大鼠的足肿胀具有明显的抑制作用，且以剂量依赖性方式降低LPS激活的巨噬细胞中环氧酶-2的表达，并可显著降低前列腺素E2、肿瘤坏死因子-α、白细胞介素-1β和白细胞介素-6的含量[10]；果实70%乙醇提取物可明显抑制乙酸引起的血管通透性，减少肥大细胞释放组胺等介质，减弱这些介质的炎症作用[11]。6. 抗真菌　乙醇提取部分分离得到的3-O-甲基鞣花酸-4′-（5′-乙酰基）-α-L-阿拉伯呋喃糖苷[3-O-methylellagic acid-4′-（5′-acetyl）-α-L-arabinofuranoside]和3-O-甲基鞣花酸-4′-O-α-L-吡喃鼠李糖苷（3-O-methylellagic acid-4′-O-α-L-rhamnopyranoside）具有明显的抗真菌作用[12]。7. 抗氧化　提取的皂荚多糖在体外具有较强清除羟自由基的作用，但清除超氧阴离子的作用较弱[13]。

【性味与归经】猪牙皂：辛、咸，温；有小毒。归肺、大肠经。大皂角：辛，温；有小毒。归肺、大肠经。皂角子：辛，温；有小毒。皂角刺：辛，温。归肝、胃经。

【功能与主治】猪牙皂：祛痰开窍，散结消肿。用于中风口噤，昏迷不醒，癫痫痰盛，关窍不通，喉痹痰阻，顽痰喘咳，咯痰不爽，大便燥结；外用于痈肿。大皂角：开窍，祛痰，解毒。用于中风口噤，喘咳痰壅，癫痫；外用于痈疮肿毒。皂角子：搜风，祛痰，开窍。用于中风，口噤，痰鸣喘咳，喉痹；外用于疥癣肿毒。皂角刺：消肿托毒，排脓，杀虫。用于痈疽初起或脓成不溃；外治疥癣麻风。

【用法与用量】猪牙皂：1～1.5g，多入丸散用；外用适量，研末吹鼻取嚏，或调敷患处。大皂角：1～1.5g；外用适量。皂角子：1～1.5g；外用适量。皂角刺：3～10g；外用适量，醋蒸取汁涂患处。

【药用标准】猪牙皂：药典1963～2015和浙江炮规2005。大皂角：药典1963、药典1977、药典2010、药典2015、浙江炮规2015、上海药材1994、北京药材1998、湖南药材2009、贵州药材2003、河南药材1993、江苏药材1989、山东药材2002、山西药材1987、甘肃药材2009、新疆药品1980二册和台湾2013。皂角子：浙江炮规2015、内蒙古药材1988、山西药材1987、河南药材1993、上海药材1994和山东药材2012。皂角刺：药典1963～2015、浙江炮规2015、贵州药材1965、新疆药品1980二册和台湾2004。

【临床参考】1. 面瘫：果实适量研粉，用醋调敷患侧颊车、下关、阳白穴，配合针灸治疗[1]。

2. 慢性盆腔炎：棘刺20g，加甲珠10g、三棱15g、莪术15g等，水煎，药液直肠滴灌，每日1次，10天为1疗程[2]。

3. 气滞型功能性便秘：果实10g研粉，放入中药熏蒸器，接通电源，待蒸汽冒出，换上一次性衣服进行熏蒸，每日1次[3]。

4. 支气管扩张：果实（去皮）120g研末，加大枣（去皮核）480g，蒸后捣泥作丸（每丸1g），每次1丸，每日2次口服[4]。

5. 小儿咳喘：果实加明矾、牵牛子各等分，研细末，以生姜汁、医用凡士林、防腐剂调成药膏，每晚温水泡脚后，用鲜生姜擦涌泉穴至皮肤发红，将药膏涂在纱布上，敷贴于双脚涌泉穴处[5]。

6. 中风昏迷、口噤不开：果实4.5g，加半夏4.5g，细辛1.5g，研细末，吹鼻取嚏，促其苏醒。

7. 顽癣：棘刺适量，加醋熬汁，外涂患处。（6方、7方引自《浙江药用植物志》）

【附注】皂荚始载于《神农本草经》。《名医别录》云："生雍州川谷及鲁邹县，如猪牙者良。九月十月采荚，阴干。"《新修本草》云："此物有三种，猪牙皂荚最下，其形曲戾薄恶，全无滋润，洗垢亦不去。其尺二寸者，粗大长虚而无润。若长六七寸，圆厚节促直者，皮薄多肉味浓，大好。"《本草纲目》谓："皂树高大。叶如槐叶，瘦长而尖。枝间多刺。夏开黄花。结实有三种，一种小如猪牙；一种长而肥厚，多脂而黏；一种长而瘦薄，枯燥不黏。以多脂者为佳。"李时珍所述的三种荚果均为皂荚树所结的不同形态的荚果，其中猪皂荚是皂荚因衰老或受伤后所结的发育不正常的果实，皂荚是正常发育的果实……，均来源于同一植物基源。

本种的果实（包括皂荚与猪牙皂）体虚者、孕妇、咯血者及吐血者禁服。

国内曾报导因服大剂量皂荚煎剂而中毒死亡的案例。服后呕吐、腹泻、继之痉挛、昏迷，终致死亡。

本种的叶、枝皮及根皮民间也药用。

【化学参考文献】

[1] 王蓟花，唐静，李端，等. 皂荚化学成分和生物活性的研究进展[J]. 中国野生植物资源，2008，27（6）：1-3.

[2] Zhang Z, Koike K Z, Nikaido T, et al. Triterpenoidal saponins acylated with two monoterpenic acids from Gleditsia sinensis [J]. Chem Pharma Bulletin, 1999, 62（5）：388-393.

[3] Zhang Z, Koike K, Jia Z, et al. Gleditsiosides N-Q, new triterpenoid saponins from Gleditsia sinensis [J]. J Nat Prod, 1999, 62（6）：877.

[4] Zhang Z, Koike K, Jia Z, et al. Triterpenoidal saponins from Gleditsia sinensis [J]. Phytochemistry, 1999, 52（4）：715-722.

[5] 周力，黎明，李凤，等. 猪牙皂挥发性成分GC-MS分析[J]. 中国实验方剂学杂志，2013，19（24）：156-159.

[6] Lim J C, Park J H, Budesinsky M, et al. Antimutagenic constituents from the thorns of Gleditsia sinensis [J]. Chem Pharm Bulletin, 2005, 53（5）：561-564.

[7] 李万华，李琴，王小刚，等. 皂角刺中5个白桦脂酸型三萜抗HIV活性研究[J]. 西北大学学报：自然科学版，2007，37（3）：401-403.

[8] Zhou L, Li D, Wang J, et al. Antibacterial phenolic compounds from the spines of Gleditsia sinensis Lam [J]. Nat Prod

Res, 2007, 21 (4): 283.

[9] 李岗, 仙云霞, 王晓, 等. 皂角刺化学成分及其抗肿瘤活性研究 [J]. 中草药, 2015, 46 (19): 2846-2850.

[10] Zhou L, Li D, Jiang W, et al. Two ellagic acid glycosides from *Gleditsia sinensis* Lam. with antifungal activity on Magnaporthe grisea [J]. Nat Prod Res, 2007, 21 (4): 303-309.

[11] 尹卫平, 刘华清, 高嘉屿, 等. 皂角刺中3个香豆素类化合物及其细胞毒活性研究 [J]. 中草药, 2016, 47 (14): 2424-2427.

【药理参考文献】

[1] 徐哲, 赵晓, 王漪檬, 等. 皂角刺抗肿瘤活性成分的分离鉴定与活性测定 [J]. 沈阳药科大学学报, 2008, 25 (2): 108-111.

[2] 汪红卫, 张赤志, 许汉林, 等. 猪牙皂正丁醇提取物含药血清抑制人肝癌细胞 SMMC-7721 的实验研究 [J]. 中西医结合肝病杂志, 2013, 23 (5): 279-281.

[3] 汪红卫. PI3K/AKT 相关信号通路在猪牙皂提取物抑制人肝癌细胞 SMMC-7721 中的表达 [D]. 武汉: 湖北中医药大学博士学位论文, 2014.

[4] Chow L M, Tang J C, Teo I T, et al. Antiproliferative activity of the extract of *Gleditsia sinensis* fruit on human solid tumour cell lines [J]. Chemotherapy, 2002, 48 (6): 303-308.

[5] Pak K C, Lam K Y, Law S, et al. The inhibitory effect of *Gleditsia sinensis* on cyclooxygenase-2 expression in human esophageal squamous cell carcinoma [J]. International Journal of Molecular Medicine, 2009, 23 (1): 121.

[6] 李万华, 李琴, 王小刚, 等. 皂角刺中5个白桦脂酸型三萜抗 HIV 活性研究 [J]. 西北大学学报: 自然科学版, 2007, 37 (3): 401-403.

[7] 童贝, 陆丹, 戴岳. 猪牙皂皂苷 B 抑制内皮细胞迁移的机制研究 [C]. 全国中药药理学会联合会学术交流大会论文摘要汇编. 2012.

[8] Lu D, Xia Y, Tong B, et al. In vitro Anti-angiogenesis effects and active constituents of the saponin fraction from *Gleditsia sinensis* [J]. Integrative Cancer Therapies, 2012, 13 (5): 446.

[9] Kim Y, Ji H K, Ahn Y J, et al. The synergic anti-inflammatory impact of *Gleditsia sinensis* Lam. and *Lactobacillus brevis* KY21 on intestinal epithelial cells in a DSS-induced colitis model [J]. Korean Journal for Food Science of Animal Resources, 2015, 35 (5): 604-610.

[10] Li K K, Zhou X, Wong H L, et al. In vivo and in vitro anti-inflammatory effects of Zao-Jiao-Ci (the spine of *Gleditsia sinensis* Lam.) aqueous extract and its mechanisms of action [J]. Journal of Ethnopharmacology, 2016, 192: 192.

[11] Dai Y, Chan Y P, Chu L M, et al. Antiallergic and anti-inflammatory properties of the ethanolic extract from *Gleditsia sinensis* [J]. Biological & Pharmaceutical Bulletin, 2002, 25 (9): 1179-1182.

[12] Zhou L G, Li D A, Jiang W B, et al. Two ellagic acid glycosides from *Gleditsia sinensis* Lam. with antifungal activity on *Magnaporthe grisea* [J]. Natural Product Research, 2007, 21 (4): 303-309.

[13] 刘芳, 赵声兰, 李玲, 等. 皂荚多糖提取工艺及其抗氧化活性的初步研究 [J]. 食品工业科技, 2011, 32 (8): 255-257.

【临床参考文献】

[1] 王红丽. 电针加穴位敷贴治疗面瘫208例疗效观察 [J]. 中国医药指南, 2013, 11 (5): 254-255.

[2] 纪晓丽. 皂刺汤灌肠治疗慢性盆腔炎60例分析 [J]. 中国误诊学杂志, 2010, 10 (13): 3198.

[3] 李漾, 郑德采, 方芳, 等. 皂荚子熏蒸治疗气滞型功能性便秘30例 [J]. 新中医, 2009, 41 (4): 82-83.

[4] 甘德堃, 孟泳, 李彬. 皂角丸辅助治疗痰浊阻肺型支气管扩张急性加重期32例 [J]. 中国中医药现代远程教育, 2017, 15 (7): 94-95.

[5] 喻闽凤, 曾荣香, 雷祥高, 等. 中药外敷涌泉穴治疗小儿咳喘的临床研究 [J]. 中医外治杂志, 2008, 17 (5): 8-10.

5. 云实属 *Caesalpinia* Linn.

乔木、灌木或藤本, 通常有刺。二回偶数羽状复叶。托叶各式, 小托叶缺或变为刺。花大小中等或大, 排成腋生或顶生的总状花序或圆锥花序; 苞片早落, 小苞片缺; 萼片5枚, 基部合生, 最下方1枚明显较大;

花冠黄色或橙黄色，花瓣5枚，稍不相等，通常具爪；雄蕊10枚，分离，2轮排列，花丝基部加粗，被毛，花药背着；子房1室，胚珠1～7枚。荚果卵形，长圆形或披针形，扁平或肿胀，平滑或有刺，革质或木质，开裂或不开裂。种子卵形或球形，无胚乳。

约100种，分布于热带和亚热带地区。中国约17种，主要分布于南部和西南部，法定药用植物4种。华东地区法定药用植物2种。

384. 云实（图384）· *Caesalpinia decapetala*（Roth）Alst.

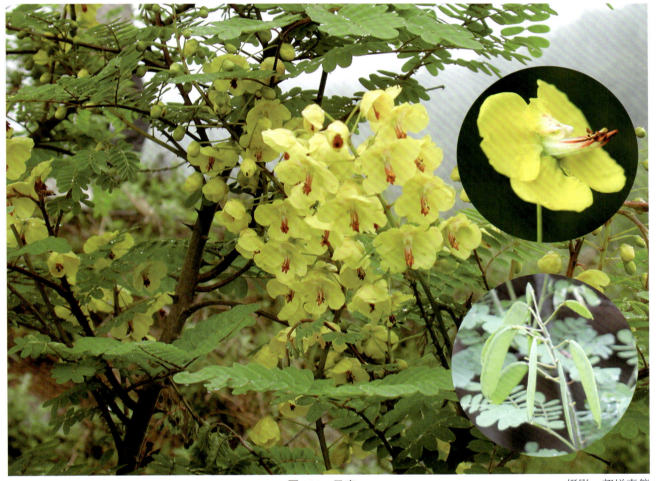

图384 云实　　　　　　　　　　　　　　摄影　郭增喜等

【别名】斗米虫树（浙江杭州），倒搭刺（浙江金华），多赖罗、野发柴（江苏南京），虎刺（江西赣州），铁场豆（福建）。

【形态】攀缘灌木。茎皮暗褐色，疏生倒钩刺；小枝被灰色或黄棕色短柔毛。二回羽状复叶，长20～30cm；羽片3～10对，基部各具倒钩刺1对；小叶6～8对，薄纸质，长圆形或长椭倒卵形，长10～26mm，宽6～11mm，顶端钝圆或微缺，基部略偏斜，上面无毛，下面疏被短柔毛。总状花序顶生；花序梗有刺，细弱，长3～4cm，顶端具关节；花萼基部合生，上部5裂，裂片椭圆形，被短柔毛；花瓣黄色，广椭圆形或倒卵形，长10～12mm，具短爪；雄蕊10枚，与花冠略等长，花丝下半部密被蛛丝状毛；子房疏被短柔毛。荚果长椭圆状，近木质，深褐色，稍肿胀，长达12cm，沿背缝具狭翅，顶端具喙。种子黑色，有光泽，长约1cm。花果期4～9月。

【生境与分布】生于山坡、山地路旁沟岸边。分布于安徽、江苏、浙江、江西、福建；广布于亚洲热带地区。

【药名与部位】云实根（牛王刺），根。云实皮（倒挂牛），根皮。云实茎叶，茎叶。云实子，种子。云实花，花。

【采集加工】云实根：秋季采收，除去泥沙，洗净，干燥。云实皮：秋末或春初采挖，除去泥沙，剥取根皮，晒干。云实茎叶：全年可采，干燥。云实花：夏季采集，晒干。

【药材性状】云实根：根呈圆柱形，弯曲，有分枝，长短不等，直径2～6cm。根头膨大。灰褐色，粗糙，具疣状突起及灰黄色横向皮孔，纵皱纹明显。质坚，不易折断，断面皮部棕黄色，木部黄白色、粉红色，占绝大部分。气微，味辛、涩、微苦。

云实皮：呈卷筒状、槽状或板片状，长3～10cm，厚0.2～0.5cm。外表面灰褐色，较粗糙，具疣状突起及横长皮孔，有的有环纹；内表面浅灰棕色，具纵纹，偶有木部残留。质硬而脆，断面不平坦，棕黄色或淡紫褐色，可见色较浅的筋脉点（纤维束）。气微，味涩、微苦。

云实茎叶：茎呈圆柱形，直径0.5～2cm，表面棕色至棕褐色，栓皮脱落处显绿色至灰绿色，有钩刺，质硬，不易折断，断面黄白色，中央具髓。叶轴绿色至黄绿色，钩刺较多，质脆，易折断。复叶易脱落，小叶片长卵形，绿色。气微香，味淡。

云实花：皱缩。展开后花萼黄绿色，深裂为5片。花瓣5，黄色，有1片较小、微凹，下部具红色条纹，其余4片类圆形。雄蕊10枚，花丝细长，下部密生柔毛。雌蕊圆柱形，弯曲。子房被毛。花梗细，长2～4cm。体轻。气微，味微甜。

【药材炮制】云实根：除去杂质，洗净，润软，切厚片，干燥；已切厚片者，筛去灰屑。

云实皮：除去杂质，洗净，润透，切片，晒干。

云实子：除去杂质，洗净，干燥。用时捣碎。

【化学成分】茎含黄酮类：2′,4,4′-三羟基查耳酮（2′,4,4′-trihydroxychalcone）和7,3′,5′-三羟基二氢黄酮（7,3′,5′-trihydroxyflavanone）[1]；二萜类：大托叶云实素*（bonducellin）[1]；脂肪酸酯类：3,5-二羟基-肉桂酸二十八酯（octacosyl 3,5-dihydroxy cinnamate）[1]；甾体类：β-谷甾醇（β-sitosterol）和胡萝卜苷（daucosterol）[1]；联苯类：6′-羟基-3,4-（1″-羟基-环氧丙烷）-2′,3′-（1‴β-羟基-2‴-羰基-环丁烷）-1,1′-联苯[6′-hydroxy-3,4-（1″-hydroxy-epoxypropane）-2′,3′-（1‴β-hydroxy-2‴-carbonyl-cyclobutane）-1,1′-diphenyl][1]。

全草含甾体类：豆甾醇（stigmasterol）、β-谷甾醇（β-sitosterol）[2]和菠菜甾醇（spinaterol）[3]；皂苷类：羽扇豆醇醋酸酯（lupeol acetate）、羽扇豆醇（lupeol）、齐墩果酸（oleanolic acid）[2]和3β-乙酰氧基-30-去甲羽扇豆烷-20-酮（3β-acetoxy-30-norlupan-20-one）[3]；脂肪酸酯类：二十五碳酸单甘油酯（monoglycerol pentacosanoate）和26-羟基二十六碳酸单甘油酯（monoglycerol 26-hydroxy-hexacosanoate）[2]；黄酮类：牡荆素（vitexin）和木犀草素-7-O-葡萄糖苷（luteolin-7-O-glucoside）[3]；氨基酸类：3-羟基-N-甲基-脯氨酸（3-hydroxy-N-methyl-proline）[3]。

根皮含黄酮类：（±）-原苏木素B[（±）-protosappanin B]、甘草素（liquiritigenin）、7-羟基-3-（4′-羟基亚苄基）-色原-4-酮[7-hydroxy-3-（4′-hydroxybenzylidene）-chroman-4-one]和3-去氧苏木查耳酮（3-deoxysappanchalcone）[4]；香豆素类：异莨菪亭（isoscopoletin）和东莨菪素-7-O-β-D-吡喃葡萄糖苷（scopoletin-7-O-β-D-glucopyranoside）[4]；萜类：（1′R,3′S,5′R,8′S,2Z,4E）-二氢红花菜豆酸-3′-β-D-吡喃葡萄糖苷[（1′R,3′S,5′R,8′S,2Z,4E）-dihydrophaseic acid-3′-O-β-D-glucopyranoside]和（1′R,3′S,5′R,8′S,2E,4E）-二氢红花菜豆酸-3′-O-β-D吡喃葡萄糖苷[（1′R,3′S,5′R,8′S,2E,4E）-dihydrophaseic acid-3′-O-β-D-glucopyranoside][4]；酚苷类：4-羟基-3-甲氧基苯-1-O-β-D-吡喃葡萄糖苷（4-hydroxy-3-methoxypheny-1-O-β-D-glucopyranoside）[4]。

种子含二萜类：云实子C（caesaldecape C）[5]，云实素*MQ（caesalpinin MQ）、新云实素*N（neocaesalpin

N）、南蛇勒素 F（caesalmin F）和 α-云实素*（α-caesalpin）[6]。

【药理作用】1.抗氧化　果皮甲醇提取的多酚和类黄酮等化合物对1,1-二苯基-2-三硝苯肼自由基（DPPH）、超氧化物自由基和一氧化氮自由基均具有清除作用，并有抑制脂质过氧化的作用，呈剂量依赖性[1]。2.抗炎镇痛　树叶和树枝70%甲醇与正丁醇提取液对醋酸所致小鼠的扭体反应、福尔马林所致的舔足和热板法所致小鼠的疼痛均具有明显的抗炎镇痛作用[2]。3.抗孕　地上部分的乙醇提取物对雌性仓鼠具有显著的避孕作用[3]。4.改善肾功能　全株提取物对四氧嘧啶所致糖尿病家兔有抗高血糖、抗高血脂和肾保护作用，并有显著的浓度依赖性[4]。

【性味与归经】云实根：苦、辛，平。归肺、肝、肾经。云实皮：辛、苦，微温。云实茎叶：微苦、辛，凉。归肺、胃经。云实花：甘，平。归脾、肾经。

【功能与主治】云实根：散瘀止痛，活血散结。用于伤风感冒头痛，筋骨疼痛及跌打损伤。云实皮：解表散寒，止咳祛痰。用于防治感冒、支气管炎。云实茎叶：疏风清热，解毒除湿。用于风热感冒，咳嗽，咽喉肿痛，牙痛，痄腮，乳痈，皮肤瘙痒，风湿疼痛，跌打损伤。云实子：止痢，驱虫，镇咳，祛痰。云实花：补气健脾，养阴益肾。用于脾胃虚弱，体倦乏力，口干食少，精血不足。

【用法与用量】云实根：10～15g。云实皮：15～30g。云实茎叶：10～20g；外用适量。云实花：5～9g。

【药用标准】云实根：浙江炮规2005、湖北药材2009、云南傣药Ⅱ2005五册和广西药材1996。云实皮：药典1977和贵州药材2003。云实茎叶：云南彝药Ⅲ2005六册。云实子：浙江炮规2005。云实花：贵州药材2003。

【临床参考】风湿性关节痛：茎30g，加八角枫根15g，用白酒1000ml浸泡3～7天，每次服20ml，每日2次[1]。

【附注】本种始载于《神农本草经》，列为上品。《新修本草》曰："云实实大如黍及大麻子等，黄黑似豆，故名天豆。丛生泽旁，高五六尺。叶如细槐，亦如苜蓿。枝间微刺。俗谓苗为草云母。"《蜀本草》曰："叶似细槐，花黄白色，其荚如大豆，实青黄色，大若麻子。今所在平泽中有。五、六月采实。"《本草图经》曰："叶如槐而狭长，枝上有刺。苗名臭草，又名羊石子草，花黄白色，实若麻子大，黄黑色，俗名马豆。十月采，曝干用，今三月、四月采苗，五月、六月采实，实过时即枯落。"《本草纲目》曰："此草山原甚多，俗名黏刺。赤茎中空，有刺，高者如蔓。其叶如槐。三月开黄花，累然满枝。荚长三寸许，状如肥皂角。内有子五六粒，正如鹊豆，两头微尖，有黄黑斑纹，厚壳白仁，咬之极坚，全有腥气。"即为本种。

本种的叶、茎部的蛀虫民间均药用。据天目山药用植物志介绍：茎中的天牛幼虫，焙干炒鸡蛋食用治小儿疳积甚效。

【化学参考文献】

[1] 张琼，刘雪婷，梁敬钰，等.云实的化学成分 [J].中国天然药物，2008，6（3）：168-171.

[2] 李茂星，张承忠，李冲.云实化学成分研究 [J].中药材，2002，25（11）：794-795.

[3] 李茂星，贾正平，张承忠，等.云实化学成分研究（Ⅱ）[J].中草药，2004，35（7）：26-27.

[4] 刘俊宏，汪石丽，胡露，等.云实皮抗炎活性部位的化学成分 [J].中国实验方剂学杂志，2014，20（20）：110-113.

[5] 马国需，孙忠浩，李朋飞，等.云实种子中1个新颖卡山烷二萜类化合物 [J].中草药，2016，47（11）：1838-1840.

[6] 魏华，郑杰，刘一涵，等.云实种子中的二萜类化学成分 [J].药学学报，2016，51（9）：1441-1444.

【药理参考文献】

[1] Pawar C R, Surana S J. Antioxidant properties of themethanol extract of the wood and pericarp of *Caesalpinia decapetala* [J]. Journal of Young Pharmacists, 2010, 2（1）: 45.

[2] Parveen A, Akash M S H, Rehman K, et al. Analgesic, anti-inflammatory and anti-pyretic activities of *Caesalpinia*

decapetala [J]. Bioimpacts Bi, 2014, 4 (1): 43.
[3] Keshri G, Singh M M, Lakshmi V, et al. Antifertility activity of *Caesalpinia decapetala*——a preliminary report [J]. Indian Journal of Medical Research, 1988, 87 (4): 377-378.
[4] Hussain L, Qadir M I, Rehman S. Antihyperglycemic and hypolipidemic potential of *Caesalpinia decapetala* in alloxan-induced diabetic rabbits [J]. Bangladesh Journal of Pharmacology, 2014, 9 (9): 529-532.

【临床参考文献】
[1] 朱国仁. 云风酒治疗风湿性关节痛 [J]. 安徽中医学院学报, 1982, (3): 62.

385. 喙荚云实（图 385）· *Caesalpinia minax* Hance

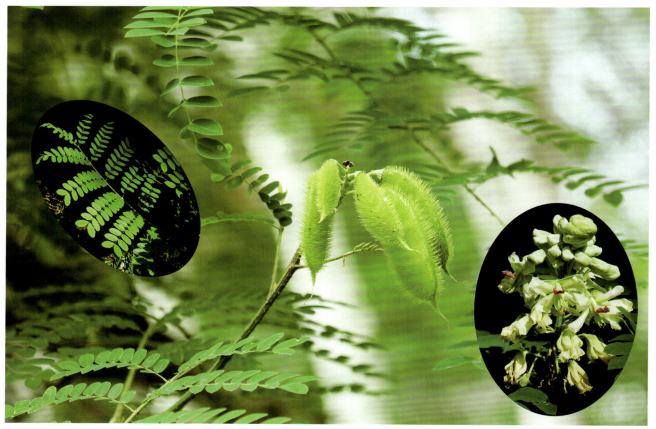

图 385　喙荚云实　　　　摄影　周重建等

【别名】南蛇簕。

【形态】藤本，具刺，全株被短柔毛。二回羽状复叶，长达 45cm；托叶锥状，坚硬；羽片 5～8 对；小叶 6～12 对，椭圆形或长圆形，长 2～4cm，宽 1～1.7cm，先端圆钝或急尖，基部圆形，微偏斜，两面沿中脉被短柔毛。总状花序或圆锥花序顶生；苞片卵状披针形，先端短渐尖；萼片 5 枚，密生黄色茸毛；花瓣 5 枚，白色，有紫色斑点，倒卵形，先端圆钝，基部靠合，外面和边缘有毛；雄蕊 10 枚，较花瓣稍短，花丝下部密被长柔毛；子房密生细刺，花柱稍超出于雄蕊，无毛。荚果长圆形，长 7.5～13cm，先端圆钝而有喙，果瓣表面密生棕色针状刺，具种子 4～8 粒，椭圆形，有环状纹。花期 4～5 月；果期 7 月。

【生境与分布】生于山沟、溪旁或灌丛中。福建有栽培，产于广东、广西、云南、贵州、四川。

喙荚云实与云实的区别点：喙荚云实子房密被针刺；荚果密被棕色针刺，无狭翅。云实子房被毛；荚果无针刺，背缝线处具狭翅。

【药名与部位】苦石莲（石莲子），种子。南蛇簕，茎。

【采集加工】苦石莲：8～9月果实成熟时采收，取出种子，晒干。南蛇簕：全年均可采收，切段，晒干。

【药材性状】苦石莲：呈椭圆形，长1.2～2.2cm，直径0.7～1.2cm。表面黑褐色或棕褐色，略具光泽，可见横环纹；两端钝圆，基部可见珠柄残基和小圆形合点。种皮坚硬，难破开，子叶2枚，黄白色至浅棕色。气微，味极苦，嚼之有豆腥气。

南蛇簕：呈圆柱状的段，直径1～5cm。韧皮部表面灰褐色或黑褐色，粗糙，部分脱落，露出木质部，有的残留皮刺基部。断面韧皮部薄，木质部黄白色，或近内侧呈棕褐色，密布小孔；质地疏松，易折断。髓部宽广，呈棕褐色或黄白色，海绵状，或完全脱落。气清香，味淡。

【药材炮制】苦石莲：除去杂质，洗净，干燥。用时捣碎。

南蛇簕：除去杂质，洗净，切片，晒干。

【化学成分】种子含脂肪酸及酯类：硬脂酸（stearic acid）[1]，棕榈酸甲酯（methyl palmitate）、亚油酸甲酯（methyl linoleate）、油酸乙酯（ethyl oleate）、油酸甲酯（methyl oleate）、硬脂酸甲酯（methyl stearate）、十九碳酸甲酯（methyl nonadecanoate）、3,6-十二碳三烯酸甲酯（methyl 3,6-dodecatrienate）和三十四碳酸甲酯（methyl gheddate）等[2]；酚酸类：咖啡酸十八醇酯（octadecyl caffeate）和2,5-二羟基苯甲酸乙酯（ethyl 2,5-dihydroxybenzoate）[1]；挥发油类：5-羟甲基-2-呋喃醛（5-hydroxymethyl-2-furan aldehyde）[1]，2-丙烯基-苯（2-propenyl-benzene）、对-甲基-异丙基-苯（p-methyl-isopropyl-benzene）、2-乙基-2,3-二氢-1H-茚（2-ethyl-2,3-dihydro-1H-indan）、1,2,4,5-四甲基苯（1,2,4,5-tetramethyl benzene）和1,2-二乙基苯（1,2-diethyl-benzene）等[2]；甾体类：β-谷甾醇（β-sitosterol）、胡萝卜苷（daucosterol）[3]和豆甾醇（stigmasterol）[7]；二萜类：降云实素*E（norcaesalpinin E）[1]，云实素*F（caesalpin F）[3]，新云实素*L1（neocaesalpin L1）[4]，喙荚云实星A（minaxin A）[5]，南蛇勒素A、B、C、D、E、F、G（caesalmin A、B、C、D、E、F、G）[6,7]，大南蛇勒素*（macrocaesalmin）[8]，新云实素*J、K、L、M、N（neocaesalpin J、K、L、M、N），ε-云实素*（ε-caesalpin）、7-乙酸基-ε-云实素*（7-acetoxy-ε-caesalpin）、14-去氧ε-云实素*（14-deoxy-ε-caesalpin）、大托叶云实素*C、D（bonducellin C、D）[9]，1α,7β-二乙酸基-5α,12α-二羟基卡山烷-13（15）-烯-16,12-内酯-17β-羧酸甲酯［methyl 1α,7β-diacetoxy-5α,12α-dihydroxy-cass-13（15）-en-16,12-olide-17β-carboxylate］、7β-乙酸基-1α,5α,12α-三羟基-卡山烷-13（15）-烯-16,12-内酯-17β-羧酸甲酯［methyl 7β-acetoxy-1α,5α,12α,-trihydroxy-cass-13（15）-en-16,12-olide-17β-carboxylate］、12α-乙氧基-1α,6α,7β-三乙酸基-5α,14β-二羟基-卡山烷-13（15）-烯-16,12-内酯［12α-ethoxyl-1α,6α,7β-triacetoxy-5α,14β-dihydroxy-cass-13（15）-en-16,12-olide］[10]和12α-甲氧基-5α,14β-二羟基-1α,6α,7β-三乙酸基-卡山烷-13（15）-烯-16,12-内酯［12α-methoxyl-5α,14β-dihydroxy-1α,6α,7β-triacetoxycass-13（15）-en-16,12-olide］[11]；皂苷类：β-香树脂醇（β-amyrin）[3]；生物碱类：咖啡因（caffeine）[3]；黄酮类：喙荚云实星（minaxin）[12]。

枝叶含倍半萜类：S（+）-去氢吐叶醇［S（+）-dehydrovomifoliol］、黑麦草内酯（loliolide）和吐叶醇（vomifoliol）[13]；皂苷类：蒲公英赛醇（taraxerol）、3,13-二羟基-12-齐墩果酮（3,13-dihydroxy-12-oleananone）和黏霉烯醇（glutinol）[13]；甾体类：3β-羟基谷甾-5-烯-7-酮（3β-hydroxysitost-5-en-7-one）[13]。

茎含皂苷类：木栓酮（friedelin）和表木栓醇（epifriedelinol）[14]。

【药理作用】1.抗肿瘤　种子提取物对肿瘤K562细胞、人肝癌HuH-7细胞的增殖具有明显的抑制作用[1,2]，对人体宫颈癌HeLa细胞、人结肠癌HCT-8细胞、人肝癌HepG-2细胞、人乳腺癌MCF-7细胞和人肺癌A549细胞均有一定的细胞毒作用[3]；种子甲醇提取物分离得到的卡山烷型二萜类化合物neocaesalpin A和caesalpinin MD对人肝癌HepG2细胞和人乳腺癌MCF-7细胞的增殖具有一定的抑制作用[4]。2.抗菌　种子提取物对革兰氏阴性菌的生长具有明显的抑制作用，对绿脓杆菌和大肠杆菌的抑制作用较为明显，对金黄色葡萄球菌和镰刀菌次之[5]。3. 抗炎镇痛 种仁水提取物和氯仿提取物对二甲苯所致小鼠的耳肿胀及角叉菜胶所致大鼠的足肿胀有明显的抑制作用，并能明显减少冰乙酸所致小鼠的扭体次数，提高热板所致小鼠的痛阈值[6]。4. 抗蛇毒 根、茎、叶和种子的提取物具有较强的抗眼镜蛇毒作用，在体外 0.5g/ml 浓度时可抗 10 倍量眼镜蛇毒的凝集反应[7]。5. 抗内毒素 干燥根、茎、叶的提取物具有较明显的抗细菌内毒素作用，在体外 0.5g/ml 浓度时有明显抑制鲎试剂的凝结作用[8]。6. 抗病毒 种子提取液具有明显的抗病毒作用[9, 10]，其中活性成分 4β- 二羟基 -1α-6α，7β- 三乙酰氧基 -13- 烯 -16，12- 内酯等二萜类化合物具有抗甲型流感病毒的作用，可缩短带状疱疹的止疱、止痛、结痂时间，并能提高阿昔洛韦对带状疱疹的治愈率及显效率。

【性味与归经】苦石莲：苦，寒。归心、脾、肾经。南蛇簕：苦，凉。归肺、脾经。

【功能与主治】苦石莲：清热利湿，散瘀止痛。适用于哕逆，痢疾，淋浊，尿血，跌扑损伤等症。南蛇簕：清热利湿，散瘀止痛。用于外感风热，痢疾，淋浊，呃逆，痈肿，疮癣，跌打损伤，毒蛇咬伤。

【用法与用量】苦石莲：3～9g。南蛇簕：6～15g；外用适量。

【药用标准】苦石莲：部标蒙药 1998、浙江炮规 2015、上海药材 1994、北京药材 1998、贵州药材 2003、内蒙古药材 1988、内蒙古蒙药 1986、广西药材 1990 和四川药材 1992。南蛇簕：广西壮药 2011 二卷和广西瑶药 2014 一卷。

【临床参考】带状疱疹：根茎 180g，加水 1000ml，煎煮 2 次，合并煎液成 500ml 外洗，每日 2～3 次（炎症明显者用汤液湿敷），治疗 10 天，同时用炉甘石洗剂外涂[1]。

【附注】脾肾虚寒者慎服。

本种的种子（药材称苦石莲），其名称易与石莲子相混淆，后者为睡莲科莲 Nelumbo nueifera Gaerta 的成熟果实，应注意区别。

【化学参考文献】

[1] 袁经权，邹忠杰，杨新洲，等. 苦石莲化学成分研究[J]. 药物分析杂志，2008，28（9）：1489-1493.

[2] 袁经权，冯洁，杨峻山，等. 苦石莲脂肪酸及挥发油成分的气相色谱 - 质谱分析研究[J]. 中草药，2007，38（12）：1797-1798.

[3] 吴兆华，王立波，高慧媛，等. 喙荚云实的化学成分[J]. 沈阳药科大学学报，2008，25（8）：639-641.

[4] 吴兆华，王立波，高慧媛，等. 喙荚云实中的一个新二萜类化合物[J]. 中国中药杂志，2008，33（10）：1145-1147.

[5] 吴兆华. 喙荚云实中一个新二萜类化合物[J]. 中草药，2008，39（8）：1127-1129.

[6] Jiang R W, But P P, Ma S C, et al. Furanoditerpenoid lactones from the seeds of Caesalpinia minax, Hance [J]. Phytochemistry, 2001, 57（4）：517-521.

[7] Jiang R W, Ma S C, But P P H, et al. New Antiviral Cassane Furanoditerpenes from Caesalpinia minax [J]. J Nat Prod, 2001, 64（10）：1266-1272.

[8] Jiang R W, But P P H, Ma S C, et al. ChemInform Abstract：Structure and Antiviral Properties of Macrocaesalmin, a Novel Cassane Furanoditerpenoid Lactone from the Seeds of Caesalpinia minax Hance [J]. Tetrahedron Lett, 2002, 33（29）：2415-2418.

[9] Li D M, Ma L, Liu G M, et al. Cassane diterpene-lactones from the seed of Caesalpinia minax HANCE [J]. Chem Biodiversity, 2006, 3（11）：1260.

[10] Liu Q, Bai B, Yang D P, et al. Three new cassane diterpenes from the seeds of Caesalpinia minax Hance [J]. J Asian Nat Prod Res, 2010, 12（9）：781.

[11] Cheng J, Ma L Y, Miao J H, et al. A new cassane diterpenoid lactone from the seed of Caesalpinia minax [J]. Chin Chem Lett, 2009, 20（4）：444-446.

[12] Xu N, Xu X D, Ma L Y, et al. A new homoflavonoid from the seed of Caesalpinia minax, Hance [J]. Chin Chem Lett, 2010, 21（6）：696-698.

[13] 马瑞婧，杨巡纭，和东阳，等. 喙荚云实的化学成分研究[J]. 云南师范大学学报：自然科学版，2014，34（2）：

66-69.

[14] Jiang R W, Ma S C, He Z D, et al. Molecular structures and antiviral activities of naturally occurring and modified cassane furanoditerpenoids and friedelane triterpenoids from *Caesalpinia minax* [J]. Bioorg Med Chem, 2002, 10（7）: 2161-2170.

【药理参考文献】

[1] 马国需, 吴海峰, 许旭东, 等. 壮药喙荚云实的抗肿瘤化学成分及其作用靶标的研究 [C]. 中药与天然药高峰论坛暨全国中药和天然药物学术研讨会, 2012.

[2] 谢军丽. 黔产喙荚云实与苏木提取物抗癌活性的体外筛选及谱效关系初步研究 [D]. 贵阳: 贵阳中医学院硕士学位论文, 2013.

[3] Ma G X, Xu X D, Cao L, et al. Cassane-type diterpenes from the seeds of *Caesalpinia minax* with their antineoplastic activity [J]. Planta Medica, 2012, 78（12）: 1363-1369.

[4] 刘慧灵, 马国需, 杨峻山, 等. 苦石莲的抗肿瘤化学成分研究 [J]. 中草药, 2012, 43（10）: 1901-1904.

[5] 余旭亚, 李涛, 汪帅, 等. 南蛇勒提取物抑菌作用研究 [J]. 昆明理工大学学报（自然科学版）, 2006, 31（3）: 69-71.

[6] 邹忠杰, 龚梦鹃. 苦石莲提取物抗炎镇痛作用的实验研究 [J]. 时珍国医国药, 2009, 20（12）: 3016-3017.

[7] 李景新, 蒋三员, 唐荣德, 等. 南蛇簕抗眼镜蛇毒的实验研究 [C] //广东省中医热病、急症、中西医结合急救、危重病、灾害医学学术会议学术. 2008: 96-97.

[8] 蒋三元, 罗治华, 张健民, 等. 南蛇簕抗细菌内毒素作用的实验研究 [J]. 中国医药导报, 2006, 3（30）.

[9] Cheng Y, Ma L Y, Miao J H, et al. A new cassane diterpenoid lactone from the seed of *Caesalpinia minax* [J]. 中国化学快报（英文版）, 2009, 20（4）: 444-446.

[10] 叶焕优, 唐荣德, 蒋三员, 等. 南蛇簕外用治疗带状疱疹的临床观察 [J]. 中国中西医结合皮肤性病学杂志, 2005, 4（2）: 105.

【临床参考文献】

[1] 叶焕优, 唐荣德, 蒋三员, 等. 南蛇簕外用治疗带状疱疹的临床观察 [J]. 中国中西医结合皮肤性病学杂志, 2005, 4（2）: 105.

6. 决明属 *Cassia* Linn.

乔木、灌木或草本。偶数羽状复叶；叶柄及叶轴上有腺体或无腺体；小叶对生，无小托叶。花黄色，两性，不整齐，近辐射对称；单生或排成腋生的总状花序或顶生的圆锥花序，有时1至数朵簇生在叶腋内；花萼管短，裂片5枚，覆瓦状排列；花瓣5枚，黄色，近相等或下面的较大，具爪；雄蕊10枚，常不等长，远轴3枚花丝弯曲，通常长于花药，另7枚花丝直而短，花药背着或基着，常顶孔开裂或有时短纵裂；子房有柄或无柄，胚珠多数。荚果细长，圆柱形或扁平，不开裂。种子多数，种子间有横隔膜。

约30种，分布于热带地区。中国20余种，广布于南北各省，法定药用植物5种。华东地区法定药用植物4种。

分种检索表

1. 灌木或半灌木；小叶4～10对；具腺体1枚，位于叶柄基部的上方。
  2. 小叶4～5对，顶端渐尖；荚果带状镰形，压扁，长10～13cm··············望江南 *C.occidentalis*
  2. 小叶5～10对，顶端急尖或短渐尖；荚果近圆筒形，长仅5～10cm··············槐叶决明 *C.sophera*
1. 半灌木状直立草本；小叶3对；具腺体1枚或2枚，位于最下面一对或两对小叶间的叶轴上。
  3. 腺体1枚，位于每1复叶最下面两小叶间的叶轴上··············钝叶决明 *C.obtusifolia*
  3. 腺体2枚，位于每1复叶下面和中间两小叶间的叶轴上··············决明 *C.tora*

386. 望江南（图386）· *Cassia occidentalis* Linn. [*Senna occidentalis* (Linn.) Link]

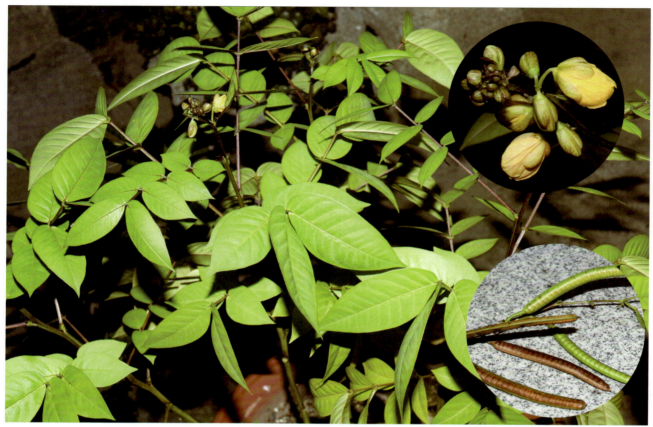

图386　望江南　　　　　　　　　　　　　　摄影　李华东

【别名】羊角豆，野扁豆、狗屎豆、羊角豆、黎茶。

【形态】直立灌木或半灌木，高0.8～2m。全株近无毛；小枝具条棱。叶互生，羽状复叶；小叶4～5对，薄纸质，卵状披针形或卵形，长2～9cm，宽1～3cm，有臭味，顶端尖，基部斜楔形，全缘，两面无毛，边缘具睫毛；叶柄基部具圆锥形、暗褐色的大型腺体1枚；托叶近膜质，卵状披针形，长约2mm。总状花序腋生或顶生；花黄色；苞片线状披针形或长卵状披针形，脱落；萼片5枚；花瓣5枚，长倒卵形至倒广卵形，具明显的脉；雄蕊10枚，最下面2枚花药较大，顶孔开裂，最上面3枚不育，无花药；子房线形，密被白色短毛。荚果扁，带状，黑褐色，长约11cm，沿两缝线边缘增厚，呈黄色，种子间具隔膜。种子多数。花期8～9月。果期9～10月。

【生境与分布】生于山坡草地、路旁或疏林下。分布于浙江、江西和福建，另广东、广西、云南等省区均有分布；广布于全球的热带地区。

【药名与部位】望江南子（望江南），种子。

【采集加工】秋、冬二季果实成熟时采收，取出种子，干燥。

【药材性状】呈扁卵形，直径3～4mm。表面灰绿色或灰棕色，微有光泽，两面中央均有一椭圆形凹陷，外周有多数放射状或白色易脱落网状细条纹，一端具一喙状突起。种脐位于喙状突起的一侧。质坚硬，子叶2枚。气微，味微苦。

【药材炮制】除去杂质，洗净，干燥。

【化学成分】全草含皂苷类：环望江南酸A、B、C*（cycloccidentalic acids A、B、C）和环望江南皂苷Ⅰ、

Ⅱ、Ⅲ、Ⅳ、Ⅴ、Ⅵ（cycloccidentalisides Ⅰ、Ⅱ、Ⅲ、Ⅳ、Ⅴ、Ⅵ）[1,2]；黄酮类：槲皮素（quercetin）、木犀草素（luteolin）、圣草酚（eriodictyol）、金圣草素（chrysoeriol）、3-甲基槲皮素（3-methylquercetin）、7,4′-二羟基-3′-甲氧基黄酮（7,4′-dihydroxy-3′-methoxyflavone）、7,3′,4′-三羟基黄酮（7,3′,4′-trihydroxyflavone）、3-甲氧基-7,3′,4′-三羟基黄酮（3-methoxy-7,3′,4′-trihydroxyflavone）、金圣草素-5-甲醚（chrysoeriol-5-methyl ether）、2′,3,4′,4-四羟基查耳酮（2′,3,4′,4-tetrahydroxychalcone）、刺槐因（robtein）[2]、3,2′-二羟基-7,8,4′-三甲氧基黄酮-5-O-[β-D-吡喃葡萄糖（1→2）]-β-D-吡喃半乳糖苷{3,2′-dihydroxy-7,8,4′-trimethoxyflavone-5-O-[β-D-glucopyranosyl（1→2）]-β-D-galactopyranoside}和芹菜素-7-O-β-D-吡喃别糖苷（apigenin-7-O-β-D-allopyranoside）[3]；甾体类：筋骨草甾酮C（ajugasterone C）、20-羟蜕皮素2-乙酸酯（20-hydroxyecdysone 2-acetate）、20-羟蜕皮素3-乙酸酯（20-hydroxyecdysone 3-acetate）、卡诺甾酮（calonysterone）和坡斯特甾酮（poststerone）[2]。

地上部分含黄酮类：西方林决明A、B、C（cassiaoccidentalin A、B、C）、珠节决明黄酮B-3′-O-葡萄糖苷*（torosaflavone B-3′-O-glucoside）[4]。

根含蒽醌类：大黄素（emodin）[5]，大黄素甲醚（physcion）[6]，金钟柏醇Ⅰ、Ⅱ（occidentalol Ⅰ、Ⅱ）、大黄酚（chrysophanol）、青霉赛灵（pinselin）、大黄素-8-甲醚（emodin-8-methyl ether）、即常现青霉素（questin）、计米大黄蒽酮（germichrysone）、甲基珠节决明胚芽酮（methyl germitorosone）和东非决明醇Ⅰ（singueanol-I）[7]；甾体类：β-谷甾醇（β-sitosterol）和菜油甾醇（campesterol）[6]。

细枝含萜类：3-异丙基-1,6-二甲氧基-5-甲基萘-7-醇（3-isopropyl-1,6-dimethoxy-5-methyl-naphthalen-7-ol）[8]。

叶含蒽醌类：大黄酚（chrysophanol）、4,4′,5,5′-四羟基-2,2′-二甲基-1,1′-二蒽醌（4,4′,5,5′-tetrahydroxy-2,2′-dimethyl-1,1′-bianthraquinone）[9]、1,3-二羟基-6,7,8-三甲氧基-2-甲基蒽醌-3-O-α-鼠李糖-（1→6）-β-吡喃葡萄糖-（1→6）-β-吡喃半乳糖苷[1,3-dihydroxy-6,7,8-trimethoxy-2-methylanthraquinone-3-O-α-rhamnopyranosyl-（1→6）-β-glucopyranosyl（1→6）-β-galactopyranoside]和1-羟基-3,6,7,8-四甲氧基-2-甲基蒽醌-1-O-α-鼠李糖-（1→6）-β-吡喃葡萄糖-（1→6）-β-吡喃半乳糖苷[1-hydroxy-3,6,7,8-tetramethoxy-2-methylanthraquinone-1-O-α-rhamnopyranosyl-（1→6）-β-glucopyranosyl（1→6）-β-galactopyranoside][10]；黄酮类：紫花杜鹃甲素-7-鼠李糖苷（matteucinol-7-rhamnoside）和棕鳞矢车菊黄酮素-7-鼠李糖苷（jaceidin-7-rhamnoside）[11]。

花含蒽醌类：大黄素甲醚（physcion）、大黄素（emodin）和大黄素甲醚-l-β-D-吡喃葡萄糖苷（physcion-l-β-D-glucopyranoside）[12]；甾体类：β-谷甾醇（β-sitosterol）[12]。

荚果含黄酮类：3,5,3′,4′-四羟基-7-甲氧基黄酮3-O-（2″-鼠李糖葡萄糖苷）[3,5,3′,4′-tetrahydroxy-7-methoxyflavone3-O-（2″-rhamnosyl glucoside)]和5,7,4′-三羟基-3,6,3′-三甲氧基黄酮7-O-（2″-鼠李糖葡萄糖苷）[5,7,4′-trihydroxy-3,6,3′-trimethoxyflavone7-O-（2″-rhamnosyl glucoside）][13]。

种子含挥发油类：香叶基丙酮（geranylacetone）、β-紫罗兰酮（β-ionone）和6-甲基-5-庚烯-2-酮（6-methyl-5-hepten-2-one）等[14]；甾体类：β-谷甾醇（β-sitosterol）和胡萝卜苷（daucosterol）[15]；蒽醌类：大黄素甲醚吡喃葡糖苷（physcion glucopyranoside）、大黄素甲醚（physcion）、芦荟大黄素（aloeemodin）、大黄酚（chrysophanol）、大黄酸（rhein）[15]和3-甲基-6-甲氧基-l,8-二羟基蒽醌（3-methyl-6-methoxy-l,8-dihydroxyanthrachinon）[16]；生物碱类：N-甲基吗啉（N-methylmorpholine）[17]；脂肪酸类：（Z）-7-氧化-11-十八烯酸[（Z）-7-oxo-11-octadecenoic acid][18]。

【药理作用】1. 抗肿瘤　茎的水提物分离的总蒽醌苷部位对肝癌HepS细胞、肺癌A549细胞、小鼠肉瘤S180腹水型细胞的增殖均有抑制作用，对荷瘤小鼠的肝癌细胞生长具有明显的抑制作用，同时可增加胸腺指数和脾指数[1]；种子中分离纯化的胡萝卜苷及大黄素甲醚、芦荟大黄素、大黄酚、大黄酸等蒽醌类化合物对肝癌HepG2细胞的增殖均具有抑制作用[2]；细枝中分离纯化的降倍半萜类化合物3-异丙基-1,6-二甲氧基-5-甲基萘-7-醇（3-isopropyl-1,6-dimethoxy-5-methyl-naphthalen-7-ol）对急性早幼粒细胞白血病 NB4 细胞、人肺腺癌 A549 细胞、人神经母细胞瘤 SHSY5Y 细胞、人前列腺癌 PC3 细胞和人乳腺癌 MCF7 细胞均具有细胞毒作用，半数抑制浓度（IC$_{50}$）分别为 1.8±0.2 μmol/L，1.2±0.2 μmol/L，0.9±0.1 μmol/L，2.2±0.3 μmol/L，2.6±0.3 μmol/L[3]。2.增强免疫　茎的水提物分离的总蒽醌苷部位能显著升高外周血的白细胞数，增强腹腔巨噬细胞的吞噬功能，能促进胸腺/脾淋巴细胞增殖，增加胸腺指数和脾指数[4]。

毒性　喂养 2% 种子 90 天，可使大鼠脾和骨髓细胞数减少，粒细胞与有核红细胞的比值减小，总白细胞计数减少，血红蛋白和红细胞下降，平均红细胞体积缩小，平均血红蛋白量降低，网织红细胞计数增加[5]。喂养 1%、2%、4% 种子 14 天，大鼠可出现乏力、嗜睡、消瘦、抑郁等症状，其中 4% 种子喂养组引起 2 只大鼠死亡，可见肝细胞空泡化、肾近曲小管轻度病变、中枢神经系统出现中或重度退化及海绵水肿、小脑病变；电镜观察发现：所有检查的组织器官均出现线粒体病变[6]。

【性味与归经】苦，平；有小毒。

【功能与主治】清肝明目，润肠解毒，用于毒蛇咬伤，高血压头痛，目赤口烂，便秘。

【用法与用量】9～15g。

【药用标准】浙江炮规 2015、湖北药材 2009、贵州药材 2003 和广西药材 1990。

【临床参考】1. 乳腺炎、蜂窝织炎、毛囊炎、鼻疮：种子 50g，水煎服，每日 2 次[1]。

2. 痔疮出血：鲜花 10g（干品 3g），泡水代茶饮[2]。

3. 老年便秘：种子 30g，加桃仁 10g，水煎服[3]。

4. 顽固性头痛：种子 15～30g，加川芎、丹皮各 10g、细辛 3g、蜈蚣 2 条、白芍、生地黄各 30g、甘草 6g[4]；或叶 30g，瘦猪肉适量，加盐少量，水煎，汤肉同服。（《浙江药用植物志》）

5. 下痢腹痛、慢性便秘：种子 6～12g，水煎服，或研粉，每次 3g，每天 3～4 次，开水送服。

6. 肺脓肿、肺结核：种子 24～30g，或全草 60g，水煎服。

7. 咽喉肿痛：种子 12g，煎汤含漱。

8. 蛇虫咬伤：叶 30～60g，水煎服；外用鲜叶适量，捣烂敷或水煎趁热熏洗患处。（5 方至 8 方引自《浙江药物植物志》）

【附注】望江南始载于《救荒本草》，云："其花名茶花儿，人家园圃中多种，苗高二尺许，茎微淡赤色，叶似槐叶而肥大微尖，又似胡苍耳叶颇大，及似皂角叶亦大，开五瓣金黄花，结角长三寸许，叶味微苦。""今人多挦其子作草决明代用。"《百草镜》："一名金花豹子。三月生苗，十月枯。虽豆类却不起蔓。本高一二寸，分枝成丛，叶似槐而稍大。处暑时，开黄花五出。磬口蜡梅似之。结荚向上，类蜂驭而短，长只二三寸，实似绿豆而扁，皮有紫斑，较绿豆稍大，味淡。"即望江南。

体虚者慎服。过量服用易引起呕吐，腹泻。

望江南中毒为慢性中毒，致严重中枢神经系统抑制表现，并有出血、皮疹、白细胞减少及消化道反应；解救方法：在急性中毒时，早期洗胃，给蛋清、活性炭或裸酸蛋白，静脉滴注葡萄糖等对症治疗[1]。

本种地上部分民间也药用。

【化学参考文献】

[1] Li S F, Li S L. Cycloartane triterpenoid and its glucoside isolated from Cassia occidentalis [J]. Chin J Nat Med，2017，15（12）：950-954.

[2] Li S F, Di Y T, Luo R H, et al. Cycloartane triterpenoids from Cassia occidentalis [J]. Planta Med, 2012, 78 (8)：821-827.

[3] Purwar C, Rai R, Srivastava N, et al. New flavonoid glycosides from Cassia occidentalis [J]. Indian J Chem, 2003, 42B（2）：434-436.

[4] Hatano T, Mizuta S, Ito H, et al. C-Glycosidic flavonoids from Cassia occidentalis [J]. Phytochemistry, 1999, 52 (7)：1379-1383.

[5] Chukwujekwu J C, Coombes P H, Mulholland D A, et al. Emodin, an antibacterial anthraquinone from the roots of Cassia

  occidentalis［J］. South African J Bot，2006，72（2）：295-297.

［6］Lal J，Gupta P C. Physcion and phytosterol from the roots of *Cassia occidentalis*［J］. Phytochemistry，1973，12（5）：1186.

［7］Kitanaka S，Takido M. Two new bitetrahydroanthracenes from Roots of *Cassia occidentalis* L［J］. Chem Pharm Bull，1989，37（2）：511-512.

［8］秦瑞欣，左茜，黄萧涵，等. 傣药望江南中的一个新的降倍半萜类化合物及其活性研究［J］. 中国中药杂志，2016，41（23）：4389-4392.

［9］Tiwari R D，Singh J. Anthraquinone pigments from *Cassia occidentalis*［J］. Planta Med，1977，32：375-377.

［10］Chauhan D，Chauhan J S，Siddiqui I R，et al. Two new Anthraquinone glycosides from the Leaves of *Cassia occidentalis*［J］. Indian J Chem，2001，40B（9）：860-863.

［11］Tiwari R D，Singh J. Flavonoids from the leaves of *Cassia occidentalis*［J］. Phytochemistry，1977，16（7）：1107-1108.

［12］Niranjan G S，Gupta P C. Chemical constituents of the flowers of *Cassia occidentalis*［J］. Planta Med，1973，23（3）：298-300.

［13］Singh M，Singh J. Two Flavonoid Glycosides from *Cassia occidentalis* Pods［J］. Planta Med，1985，51（6）：525-526.

［14］黎明，王巧荣，刘建华，等. 望江南子挥发性成分的 GC-MS 分析［J］. 中国实验方剂学杂志，2013，19（19）：122-126.

［15］曾斐，李晓飞，黄玉珊，等. 望江南蒽醌类成分的提取及抗肝癌活性研究［J］. 中华中医药学刊，2016，34（9）：2231-2235.

［16］Lal J，Gupta P C. Anthraquinone glycoside from the seeds of *Cassia occidentalis*，Linn［J］. Experientia，1973，29（2）：141-142.

［17］Kim H L，Camp B J，Grigsby R D. Isolation of N-methylmorpholine from the seeds of *Cassia occidentalis* L.（coffee senna）［J］. J Agric Food Chem，1971，19（1）：198-199.

［18］Daulatabad C D，Bhat G G，Jamkhandi A M. A novel keto fatty acid from *Cassia occidentalis* seed oil［J］. Lipid，1996，98（5）：176-177.

【药理参考文献】

［1］李月玲，张太平，彭士明，等. 望江南总蒽醌苷抗肿瘤作用的研究［J］. 天然产物研究与开发，2010，22（4）：596，701-704.

［2］曾斐，李晓飞，黄玉珊，等. 望江南蒽醌类成分的提取及抗肝癌活性研究［J］. 中华中医药学刊，2016，34（9）：2231-2235.

［3］秦瑞欣，左茜，黄萧涵，等. 傣药望江南中的一个新的降倍半萜类化合物及其活性研究［J］. 中国中药杂志，2016，41（23）：4389-4392.

［4］李月玲，张太平，李俊，等. 望江南蒽醌苷对小鼠免疫功能的影响［J］. 中国生化药物杂志，2009，30（2）：103-105.

［5］Teles A V，Fock R A，Górniak S L. Effects of long-term administration of *Senna occidentalis* seeds on the hematopoietic tissue of rats［J］. Toxicon，2015，108：73-79.

［6］Barbosaferreira M，Dagli M L，Maiorka P C，et al. Sub-acute intoxication by *Senna occidentalis* seeds in rats［J］. Food & Chemical Toxicology，2005，43（4）：497-503.

【临床参考文献】

［1］刘野，张岩. 民间草药望江南应用三则［J］. 中国民间疗法，2001，9（6）：10-11.

［2］陈元，袁凯文. 望江南花治疗痔疮出血［J］. 中国民族民间医药杂志，2005，（1）：59-60.

［3］曲丽卿. 望江南治疗老年便秘［J］. 山东中医杂志，1997，16（4）：42.

［4］徐惠华. 重用望江南治疗顽固性头痛体会［J］. 现代中西医结合杂志，2006，15（6）：767-768.

【附注参考文献】

［1］郑咏梅. 望江南籽中毒 5 例报告［J］. 实用医学杂志，1989，5（2）：34-35.

387. 槐叶决明（图 387）· *Cassia sophera* Linn.［*Senna sophera*（Linn.）Roxburgh；*Senna occidentalis*（Linn.）Link var.*sophera*（Linn.）X.Y.Zhu］

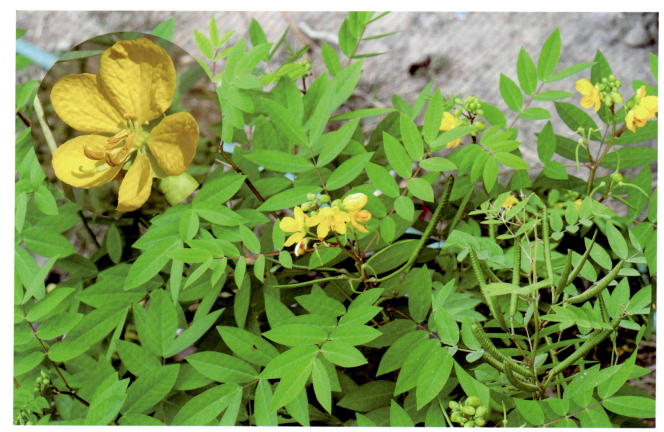

图 387　槐叶决明　　　　　　　　　　　　　　　　　　　　　摄影　李华东

【别名】茳芒决明（浙江）。

【形态】灌木或半灌木，高 90～150cm。羽状复叶有小叶 4～7 对；托叶早落；小叶片卵形至披针形，长 1.7～6cm，宽 1.2～2.5cm，先端急尖或短渐尖，基部近圆形，边缘有缘毛。总状花序伞房状，顶生或腋生，有少数花；花萼 5 枚；花冠黄色，直径约 2cm，长约 1.2cm；雄蕊 10 枚，其中仅 7 枚发育，余 3 枚退化。最下面 2 枚雄蕊花药较大。荚果近圆筒形，长 7～9cm，宽约 1cm，膨胀，边缘棕黄色，中间为棕色，疏被毛。有多粒种子。花期 8～9 月，果期 10～11 月。

【生境与分布】华东各省均有栽培，中国长江以南其他各省区也多有栽培，原产于热带亚洲。

【药名与部位】望江南子（茳芒决明），种子。

【采集加工】秋、冬二季果实成熟时采收，取出种子，干燥。

【药材性状】呈扁卵形，直径 3～4mm。表面灰绿色或灰棕色，微有光泽，两面中央均有一椭圆形凹陷，外周有多数放射状或白色易脱落网状细条纹，一端具一喙状突起。种脐位于喙状突起的一侧。质坚硬，子叶 2 枚。气微，味微苦。

【药材炮制】除去杂质，洗净，干燥。

【化学成分】心材含蒽醌类：1, 3, 6, 8- 四羟基 -2- 甲基 -7- 乙烯基蒽醌（1, 3, 6, 8-tetrahydroxy-2-methyl-7-vinyl anthraquinone）[1]；皂苷类：3β, 22β, 24, 29- 四羟基齐墩果 -12- 烯 -3, 24-*O*-β-D- 二吡喃木糖苷（3β,

22β, 24, 29-tetrahydroxy olean-12-en-3, 24-O-β-D-dixylopyranoside）[2]；甾体类：β-谷甾醇（β-sitosterol）[1]；酚苷类：3-（2′-羟基-3′-甲基-3′-丁烯基）乙酰苯-4-O-［β-D-吡喃阿拉伯糖-（1→3）］-O-β-D-吡喃半乳糖苷｛3-（2′-hydroxy-3′-methyl-3′-butenyl）acetophenone-4-O-［β-D-arabinopyranosy-（1→3）］-O-β-D-galactopyranoside｝[2]。

叶含黄酮类：3, 7, 4′-三羟基-7-甲氧基黄酮-5-O-β-D-吡喃木糖-（1→4）-O-β-D-吡喃葡萄糖-（1→4）-O-α-L-吡喃鼠李糖苷［3, 7, 4′-trihydroxy-7-methoxyflavone-5-O-β-D-xylopyranosyl-（1→4）-O-β-D-glucopyranosyl-（1→4）-O-α-L-rhamnopyranoside］和2, 8-异戊二烯基-3, 7, 4′-三羟基-5-甲氧基黄酮（2, 8-prenyl-3, 7, 4′-trihydroxy-5-methoxyflavone）[3]；挥发油类：丁二酸（butanedioic acid）、1, 2, 4-丁三醇三醋酸酯（1, 2, 4-butanetriol triacetate）、7-六癸烯（7-hexadecene）、E-15-庚醛（E-15-heptadecenal）、1, 2-苯二甲酸（1, 2-phthalic acid）、3-二十碳烯（3-eicosene）和10-二十一碳烯（10-heneicosene）[4]。

花含蒽醌类：4, 5-二羟基-2-甲基蒽醌（4, 5-dihydroxy-2-methyl anthraquinone）[5]；黄酮类：鼠李黄素-3-O-β-D糖苷（rhamnetin-3-O-β-D-glycoside）[5]。

种子含黄酮类：5, 7, 3′, 4′-四羟基-3-甲氧基黄酮-5-O-α-L-吡喃鼠李糖-7-O-β-D-吡喃葡萄糖（1→3）-O-β-D-吡喃木糖苷［5, 7, 3′, 4′-tetrahydroxy-3-methoxyflavone-5-O-α-L-rhamnopyranosyl-7-O-β-D-glucopyranosyl（1→3）-O-β-D-xylopyranoside］和5-羟基-7, 4′, 5′-三甲氧基异黄酮-3′-O-β-D-吡喃葡萄糖苷（5-hydroxy-7, 4′, 5′-trimethoxyisoflavone-3′-O-β-D-glucopyranoside）[6]；皂苷类：环槐叶决明皂苷A*（cyclosophoside A）[7]；蒽醌类：大黄素甲醚（physcion）[8]。

【药理作用】1. 抗菌　种子中分离纯化的黄酮苷类5, 7, 3′, 4′-四羟基-3-甲氧基黄酮-5-O-α-L-鼠李糖-7-O-β-D-吡喃葡萄糖（1→3）-O-β-D-吡喃木糖（5, 7, 3′, 4′-tetrahydroxy-3-methoxyflavone-5-O-α-L-rhamnopyranosyl-7-O-β-D-glucopyranosyl（1→3）-O-β-D-xylopyranoside）对凝结芽孢杆菌、金黄色葡萄球菌、大肠杆菌和绿脓杆菌的生长均有一定的抑制作用[1]；种子甲醇提取物能对抗多重耐药菌株结核杆菌[2]。2. 护肝　叶90%乙醇提取物的乙酸乙酯和三氯甲烷萃取部位对四氯化碳（CCl_4）所致大鼠的肝损伤具有保护作用，乙酸乙酯萃取部位作用较为明显，黄酮类可能为其有效成分[3]。3. 平喘　叶乙醇提取物母液及其硅胶层析柱吸附后的三氯甲烷、乙酸乙酯和乙醇洗脱部位均能抑制角叉菜胶所致小鼠的足肿胀和卵清蛋白所致大鼠的足肿胀；能抑制组胺诱导豚鼠的支气管痉挛，能抑制可乐定诱导小鼠的强直性昏厥，能抑制牛奶诱导小鼠的白细胞增多，其机制可能与扩张支气管、抗组胺、抗炎、抗过敏及生理性调节有关[4]。

【性味与归经】苦，平；有小毒。

【功能与主治】清肝明目，润肠解毒，用于毒蛇咬伤，高血压头痛，目赤口烂，便秘。

【用法与用量】9～15g。

【药用标准】浙江炮规2015、河南药材1993、山东药材2012、上海药材1994和江苏药材1989。

【临床参考】血脂异常综合征：种子（制成颗粒）6g，代茶饮，每日2次[1]。

【附注】茳芒始载于《名医别录》。《本草纲目》云："江芒决明，苗茎似马蹄决明，但叶之本小末尖，正似槐叶，夜亦不合。秋开深黄花五出，结角大如小指，长二寸许；角中子成数列，状如黄葵子而扁，其色褐，味甘滑。"上述植物形态特征与江芒决明相符。

本种的种、茎及叶民间也药用。

【化学参考文献】

[1] Malhotra S，Misra K. A new anthraquinone from *Cassia sophera* heartwood [J]. Planta Med，1982，46（4）：247-249.

[2] Sanghi R，Srivastava P，Singh J. Triterpenoid and Acetophenone Glycosides from *Cassia sophera* [J]. Cheminform，2002，33（45）：1535-1539.

[3] Yadava R N，Jain P. New biologically active flavonol glycoside from *Cassia sophera* Linn [J]. J Indian Chem Soc，2007，84（7）：683-687.

[4] Kharat A R，Kharat K R，Kumar A，et al. Identification of chemical compounds from the *Cassia sophera* [J]. Indo

American J Pharm Res, 2013, 3: 1762-1768.
[5] Tiwari R D, Misra G. Chemical examination of the flowers of *Cassia sophera* [J]. Planta Med, 1975, 28 (2): 182-185.
[6] Yadava R N, Jain P. A new flavone glycoside from the seeds of *Cassia sophera* Linn [J]. J Indian Chem Soc, 2006, 83 (11): 1175-1178.
[7] Zhao Y, Liu J P, Lu D, et al. A novel cycloartane triterpene glycoside from the seeds of *Cassia sophera* L [J]. Nat Prod Res, 2007, 21 (6): 494-499.
[8] 付秀英, 石月岭, 罗润芝, 等. 茳芒决明中蒽醌类化学成分研究 [J]. 光明中医, 2008, 23 (8): 1087.

【药理参考文献】
[1] Parul J, Rajeev N. Antibacterial activity of a new flavone glycoside from the seeds of *Cassia sophera* Linn [J]. International Research Journal of Pharmacy, 2012, 3 (4): 369-371.
[2] Singh R, Hussain S, Verma R, et al. Anti-mycobacterial screening of five Indian medicinal plants and partial purification of active extracts of *Cassia sophera* and *Urtica dioica* [J]. Asian Pacific Journal of Tropical Medicine, 2013, 6 (5): 366-371.
[3] Mondal A, Karan S K, Singha T, et al. Evaluation of hepatoprotective effect of leaves of *Cassia sophera* Linn [J]. Evidence-Based Complementray and Alternative Medicine, 2012, (1): 436139.
[4] Nagore D H, Ghosh V K, Patil M J. Evaluation of antiasthmatic activity of *Cassia sophera* Linn [J]. Pharmacognosy Magazine, 2009, 5 (19): 109-118.

【临床参考文献】
[1] 杨光福, 赵永辰, 魏凤菊, 等. 茳芒茶剂治疗血脂异常综合征97例疗效观察 [J]. 新中医, 2006, 38 (4): 54-55.

388. 钝叶决明（图388）· *Cassia obtusifolia* Linn. [*Senna tora* (Linn.) Roxb var. *obtusifolia* (Linn.) X.Y.Zhu; *Cassia tora* Linn.var.*obtusifolia* (Linn.) Haines]

【别名】马蹄决明，决明。

【形态】一年生半灌木状直立草本，高0.5～1.5m。全体被短柔毛。茎基部木质化。羽状复叶常有小叶3对；叶柄长1.5～3cm；在最下1对小叶间的叶轴上有1钻形腺体；托叶线形，被长柔毛，早落；小叶片倒卵形或倒卵状长圆形，长1.5～6.5cm，宽0.8～3cm，顶端1对较大，先端圆钝，有小尖头，基部不对称，幼叶两面疏生长柔毛。花腋生，常2朵；总花梗极短，花梗长1～2.5cm；花萼5裂，裂片常不等大；花瓣黄色，倒卵形或宽椭圆形，长约13mm，最下2枚稍长，具瓣柄及明显脉纹；雄蕊10枚，上方3枚不育；子房具柄，被白色柔毛。荚果条形，长15～24cm，宽约4mm，微弯，顶端有长喙，有多数种子。种子深褐色，有光泽，近菱形，两侧面各有1条线形淡褐色斜凹纹。花期6～9月，果期8～10月。

【生境与分布】广布于热带亚热带地区。华东地区有栽培，另黄河流域以南省区有栽培。原产古巴等美洲热带地区。

【药名与部位】决明子（草决明），种子。

【采集加工】秋季果实成熟时采收，取出种子，除去杂质，干燥。

【药材性状】略呈菱方形或短圆柱形，两端平行倾斜，长3～7mm，宽2～4mm。表面绿棕色或暗棕色，平滑有光泽。一端较平坦，另端斜尖，背腹面各有1条突起的棱线，棱线两侧各有1条斜向对称而色较浅的线形凹纹。质坚硬，不易破碎。种皮薄，子叶2枚，黄色，呈"S"形折曲并重叠。气微，味微苦。

【质量要求】肥壮无泥杂。

【药材炮制】决明子：除去杂质，洗净，干燥，用时捣碎。炒决明子：取决明子饮片，炒至表面色变深，微鼓起，有香气逸出时，取出，摊凉。

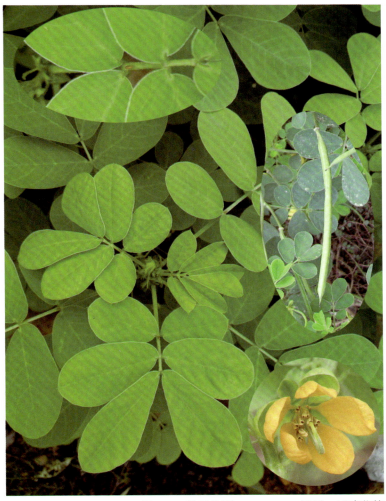

图 388　钝叶决明　　摄影　孟建荣等

【化学成分】根含蒽醌类：岛青霉素（islandicin）、长蠕孢菌素（helminthosporin）、大黄酚（chrysophanol）、大黄素甲醚（physcion）、咕吨灵（xanthorin）、8-O-甲基大黄酚（8-O-methylchrysophanol）、美决明子素（obtusifolin）、大黄素（emodin）和芦荟大黄素（aloeemodin）[1]；苯并吡喃酮类：红链霉素（rubrofusarin）[1]；苯醌类：2,5-二甲氧基苯醌（2,5-dimethoxybenzoquinone）[1]；甾体类：植物甾醇（phytosterols）[1]；皂苷类：白桦脂酸（betulinic acid）[1]。

叶含蒽醌类：大黄酚（chrysophanol）、1-O-甲基大黄酚（1-O-methylchrysophanol）、8-O-甲基大黄酚（8-O-methylchrysophanol）、大黄素甲醚（physcion）、1,2,8-三羟基-6,7-二甲氧基蒽醌（1,2,8-trihydroxy-6,7-dimethoxyanthraquinone）、美决明子素（obtusifolin）、1,5-二羟基-3-甲氧基-7-甲基蒽醌（1,5-dihydroxy-3-methoxy-7-methylanthraquinone）、芦荟大黄素（aloe-emodin）、1-羟基-7-甲氧基-3-甲基蒽醌（1-hydroxy-7-methoxy-3-methylanthraquinone）[2]和大黄素（emodin）[2,3]；黄酮类：1,8-二羟基-3-甲氧基-6-甲基叫酮（1,8-dihydroxy-3-methoxy-6-methylxantone）、1,7-二羟基-3-甲氧基叫酮（1,7-dihydroxy-3-methoxyxanthone）、3,7-二甲氧基-1-甲氧基叫酮（3,7-dihydroxy-1-methoxyxanthone）、1,3,6-三羟基-8-甲基叫酮（1,3,6-trihydroxy-8-methylxanthone）、优叫酮（euxanthone）[2]、山柰酚（kaempferol）、槲皮素（quercetin）、胡桃苷（juglanin）、紫云英苷，即黄芪苷（astragalin）、槲皮苷（quercitrin）和异槲皮苷（isoquercitrin）[4]；皂苷类：羽扇豆醇（lupeol）[2]和木栓酮（friedelin）[2,4]；甾体类：豆甾醇（stigmasterol）、（24S）-24-乙基胆甾-5,22（E）,25-三烯-3β-醇［（24S）-24-ethylcholesta-5,22（E）,25-trien-3β-ol］[2]

和 β- 谷甾醇 -β-D- 葡萄糖苷（β-sitosterol-β-D-glucoside）[4]；脂肪酸及酯类：（4R^*，5S^*，6E，8Z）- 乙基 -4-［（E）- 丁基 -1- 烯基］-5- 羟基十五烷基 -6，8- 二烯酸酯 ｛（4R^*，5S^*，6E，8Z）-ethyl-4-［（E）-butyl-1-enyl］-5-hydroxypentdeca-6，8-dienoate｝、(−)- 乙酰氧基 -9，10- 二甲基 -1，5- 二十八烷内酯［(−)-acetoxy-9，10-dimethyl-1，5-octacosanolide］、（E）- 二十烷 -14- 烯酸［（E）-eicos-14-enoic acid］[2]，棕榈酸（palmitic acid）、硬脂酸（stearic acid）、琥珀酸（succinic acid）和 d- 酒石酸（d-tartaric acid）[4]；烷醇类：1- 三十烷醇（triacontan-1-ol）、肌醇（inositol）和 d- 肌醇甲酯（d-ononitol）[4]；核苷类：尿苷（uridine）[4]。

种子含蒽醌类：美决明子素（obtusifolin）[5]、决明素（obtusin）、黄决明素（chryso-obtusin）、橙黄决明素（aurantio-obtusin）[6]，大黄素 -1-O-β- 龙胆二糖苷（emodin-1-O-β-gentiobioside）、大黄酚 -1-O- 龙胆二糖苷（chrysophanol-1-O-β-gentiobioside）、大黄素甲醚 -8-O-β- 龙胆二糖苷（physcion-8-O-β-gentiobioside）、大黄酚 -1-O-β-D- 吡喃葡萄糖 -（1→6）-β-D- 吡喃葡萄糖苷［chrysophanol-1-O-β-D-glucopyranosyl-（1→6）-β-D-glucopyranoside］[7]，1- 去甲基橙黄决明素 -2-O-β-D- 吡喃葡萄糖苷（1-demethylaurantio-obtusin-2-O-β-D-glucopyranoside）、橙黄决明素 -6-O-β-D- 吡喃葡萄糖苷（aurantio-obtusin-6-O-β-D-glucopyranoside）[8]，红链霉素 -6-O-β-D- 呋喃芹糖 -（1→6）-O-β-D- 吡喃葡萄糖苷［rubrofusarin-6-O-β-D-apiofuranosyl-（1→6）-O-β-D-glucopyranoside］、红链霉素 -6-O-β- 龙胆二糖苷（rubrofusarin-6-O-β-gentiobioside）[9]，茜草素（alizarin）、茜草素 -3- 甲基亚氨基二乙酸（alizarin-3-methyliminodiacetic acid）、1，4- 二羟基蒽醌（1，4-dihydroxyanthraquinone）、1，8- 二羟基蒽醌（1，8-dihydroxyanthraquinone）[10]，6，8- 二羟基 -1，2，7- 三甲氧基 -3- 甲基蒽醌（6，8-dihydroxy-1，2，7-trimethoxy-3-methylanthraquinone）、2-O-β-D- 吡喃葡萄糖氧基 -1，7，8- 三甲氧基 -3- 甲基蒽醌（2-O-β-D-glucopyranosyloxy-1，7，8-trimethoxy-3-methylanthraquinone）、2-O-β-D- 吡喃葡萄糖氧基 -8- 羟基 -1，7- 二甲氧基 -3- 甲基蒽醌（2-O-β-D-glucopyranosyloxy-8-hydroxy-1，7-dimethoxy-3-methylanthraquinone）、6-O-β-D- 吡喃葡萄糖氧基 -8- 羟基 -1，2，7- 三甲氧基 -3- 甲基蒽醌（6-O-β-D-glucopyranosyloxy-8-hydroxy-1，2，7-trimethoxy-3-methylanthraquinone）、6-O-β-D- 吡喃葡萄糖氧基 -1- 羟基 -2，8- 二甲氧基 -3- 甲基蒽醌（6-O-β-D-glucopyranosyloxy-1-hydroxy-2，8-dimethoxy-3-methylanthraquinone）[11]，大黄酚 -1-O-β-D- 吡喃葡萄糖 -（1→3）-O-β-D- 吡喃葡萄糖 -（1→6）-O-β-D- 吡喃葡萄糖 -（1→6）-O-β-D- 吡喃葡萄糖苷［chrysophanol-1-O-β-D-glucopyranosyl-（1→3）-O-β-D-glucopyranosyl-（1→6）-O-β-D-glucopyranosyl-（1→6）-O-β-D-glucopyranoside］、决明萘乙酮 -8-O-β-D- 吡喃葡萄糖 -（1→3）-O-β-D- 吡喃葡萄糖 -（1→6）-O-β-D- 吡喃葡萄糖 -（1→6）-O-β-D- 吡喃葡萄糖苷［torachrysone-8-O-β-D-glucopyranosyl-（1→3）-O-β-D-glucopyranosyl-（1→6）-O-β-D-glucopyranosyl-（1→6）-O-β-D-glucopyranoside］、红链霉素 -6-O-β-D- 吡喃葡萄糖 -（1→3）-O-β-D- 吡喃葡萄糖 -（1→6）-O-β-D- 吡喃葡萄糖 -（1→6）-O-β-D- 吡喃葡萄糖苷［rubrofusarin-6-O-β-D-glucopyranosyl-（1→3）-O-β-D-glucopyranosyl-（1→6）-O-β-D-glucopyranosyl-（1→6）-O-β-D-glucopyranoside］、决明内酯 -9-O-β-D- 吡喃葡萄糖 -（1→3）-O-β-D- 吡喃葡萄糖 -（1→6）-O-β-D- 吡喃葡萄糖 -（1→6）-O-β-D- 吡喃葡萄糖苷［toralactone-9-O-β-D-glucopyranosyl-（1→3）-O-β-D-glucopyranosyl-（1→6）-O-β-D-glucopyranosyl-（1→6）-O-β-D-glucopyranoside］、大黄酚 -1-O-β-D- 吡喃葡萄糖 -（1→3）-O-β-D- 吡喃葡萄糖 -（1→6）-O-β-D- 吡喃葡萄糖苷［chrysophanol-1-O-β-D-glucopyranosyl-（1→3）-O-β-D-glucopyranosyl-（1→6）-O-β-D-glucopyranoside］、钝叶镰刀菌素（obtusinfolin）、大黄素（emodin）、美决明子素 -2- 葡萄糖苷（obtusifolin-2-glucoside）、大黄酚（chrysophanol）、大黄素甲醚（physcion）、红链霉素龙胆二糖苷（rubrofusarin gentiobioside）[12]，意大利鼠李蒽醌 -1-O-β-D- 吡喃葡萄糖苷（alaternin-1-O-β-D-glucopyranoside）、黄决明素 -2-O-β-D- 吡喃葡萄糖苷（chryso-obtusin-2-O-β-D-glucopyranoside）、大黄素甲醚 -8-O-β-D- 吡喃葡萄糖苷（physcion-8-O-β-D-glucopyranoside）[13]，决明子苷 B、C（cassiaside B、C）[14]，去甲基红链霉素 -6-O-β-D-（6′-O- 乙酰基）吡喃葡萄糖苷［norrubrofusarin-6-O-β-D-（6′-O-acetyl）glucopyranoside］[15]，大黄素甲醚 -8-O-β-D- 葡萄糖苷（physcion-8-O-β-D-glucoside）、芦荟大黄素（aloe-emodin）[16]，大黄酸（rhein）、美决明子素甲醚（obtusifolin methyl ether），即 2- 甲氧基美决明子素（2-methoxy-obtusifolin）[17]，美决明子

素-2-O-β-D-葡萄糖苷（obtusifolin-2-O-β-D-glucoside）、大黄素-8-O-β-D-吡喃葡萄糖苷（emodin-8-O-β-D-glucopyranoside）、红链霉素龙胆双糖苷（rubrofusarin gentiobioside）、决明子苷（cassionin）、意大利鼠李蒽醌-2-O-β-D-吡喃葡萄糖苷（alaternin-2-O-β-D-glucopyranoside）[18]，大黄素-8-单甲醚（emodin-8-methyl ether）、即常现青霉素（questin）、2-羟基大黄素-1-甲醚（2-hydroxyemodin-1-methylether）[19]，1-去甲基黄决明素（1-desmethylchryso-obtusin）、1-去甲基决明素（1-desmethylobtusin）、1-去甲基橙黄决明素（1-desmethylaurantio-obtusin）、大黄酚-10, 10′-二蒽酮（chrysophanol-10, 10′-bianthrone）[20]，钝叶决明素苷（gluco-obtusin）和钝叶素苷（gluco-obtusifolin）[21]；酚酸类：苯甲酸（benzoic acid）[20]；黄酮类：大豆苷（daidzin）[21]和槲皮素（quercetin）[22]；皂苷类：木栓酮（friedelin）[22]；萘类：1-羟基-2-乙酰基-3, 8-二甲氧基萘-6-O-β-D-呋喃芹糖-（1→2）-β-D-吡喃葡萄糖苷［1-hydroxyl-2-acetyl-3, 8-dimethoxynaphthalene-6-O-β-D-apiofuranosyl-（1→2）-β-D-glucopyranoside］[23]；萘醌类：2-乙酰基-3-甲基-8-甲氧基-1, 4-萘醌-6-O-β-D-吡喃葡萄糖苷（2-acetyl-3-methyl-8-methoxyl-1, 4-naphthoquinone-6-O-β-D-glucopyranoside）[23]。

【药理作用】1. 抗菌　种子中分离纯化的 1, 2-二羟蒽醌对产气荚膜梭菌和大肠杆菌的生长具有非常明显的抑制作用；1, 4-二羟蒽醌和 1, 8-二羟蒽醌对产气荚膜梭菌的生长均有明显的抑制作用，同时三种化合物均对双歧杆菌有较明显促进生长的作用[1]。2. 护眼　种子水提物能提高家兔和狗睫状肌中乳酸脱氢酶（LDH）作用[2]。3. 抗炎　种子水提物能改善葡聚糖硫酸钠（DSS）诱导的小鼠溃疡性结肠炎，显著抑制白细胞介素-6（IL-6）水平及环氧合酶-2（COX-2）的表达，降低 DSS 处理的结肠组织中核因子-κB p65 活性[3]。4. 抗血小板聚集　种子中分离纯化的 1, 2-二羟蒽醌能抑制胶原蛋白诱导的血小板聚集[4]。5. 神经保护　种子乙醇提取物能降低双侧颈内动脉闭塞所致短暂性脑缺血小鼠的记忆损伤和神经破坏，其机制可能与抗炎和脑源性神经营养因子释放有关[5]；乙醇提取物能改善 β-淀粉样蛋白致小鼠海马 CA1 区长时程增强效应（LTP）损伤及记忆和认知损伤，其机制与抗炎和 Akt/GSK-3β 信号通路调节有关[6]。6. 降血糖　种子中分离纯化的黄决明素（chrysoobtusin）、8-O-甲基大黄酚（8-O-methylchrysophanol）、大黄素甲醚（physcion）均具有 α-葡萄糖苷酶抑制活性，呈浓度依赖性[7]；种子中分离纯化的 19 种蒽醌类（15 种）、萘并吡喃酮糖苷类（2 种）及含萘配糖体（2 种）化合物具有潜在的 α-葡萄糖苷酶和蛋白酪氨酸磷酸酯酶 1B（PTP1B）抑制活性，其中意大利鼠李蒽醌（alaternin）抑制活性最强，此外，意大利鼠李蒽醌（alaternin）和大黄素（emodin）能改善胰岛素敏感性，增加胰岛素抵抗 HepG2 细胞模型的葡萄糖摄取能力[8]。7. 护肝　种子中分离纯化的决明内酯-9-O-龙胆二糖苷（toralactone-9-O-gentiobioside）具有护肝作用，其机制与核因子 E2 相关因子 2（Nrf2）抗氧化信号通路有关[9]。8. 抗过敏　种子中分离的决明子苷 C_2（cassiasides C_2）具有抑制腹腔渗出巨噬细胞组胺释放活性[10]。

毒性　种子提取物能影响肌肉线粒体功能，其水混悬液及二氯甲烷提取物能轻微升高大鼠血浆肌酸激酶水平，这可能与肌损伤有关[11]。

【性味与归经】甘、苦、咸，微寒。归肝、大肠经。

【功能与主治】清热明目，润肠通便。用于目赤涩痛，羞明多泪，头痛眩晕，目暗不明，大便秘结。

【用法与用量】9～15g。

【药用标准】药典1977～2015、浙江炮规2005、内蒙古蒙药1986、新疆药品1980二册和藏药1979。

【临床参考】1. 脂代谢异常、单纯性肥胖症：种子10～15g，加姜黄10～15g，菟丝子10～15g，莱菔子6～10g，打粉水煎，每日1剂[1]。

2. 脂肪肝：决明山楂燕麦胶囊（主要药物决明、山楂、燕麦）口服，每次2粒，每日2次[2]。

3. 急性结膜炎：种子9g，加木贼草9g，菊花9g，水煎服；或再加白蒺藜或蔓荆子9g，水煎服。

4. 夜盲症：种子9g，加枸杞子9g，猪肝适量，水煎，食肝服汤。

5. 习惯性便秘：种子9～30g，水煎，连渣服下；或种子9g、瓜蒌仁9g、火麻仁9g，水煎服。

6. 霉菌性阴道炎：种子适量，水煎熏洗外阴及阴道。（3方至6方引自《浙江药用植物志》）

7. 口腔溃疡：种子适量，煎水漱口，每日3～5次，每次3分钟[3]。

8. 老年性痴呆患者手部湿疹：复方决明子手握小枕（种子60g，加红花、金银花各10g，放入6 cm×8 cm长方形棉布袋即成）握拳，每天使用13小时，潮湿的小枕晒干后继续使用，1周后更换[4]。

【附注】本种原产于美洲热带地区，我国何时开始栽培尚无考证。中国药典药材决明子的决明规格即来源于本种。

【化学参考文献】

[1] Kitanaka S, Takido M. Studies on the constituents in the roots of *Cassia obtusifolia* L. and the antimicrobial activities of constituents of the roots and the seeds [J]. Yakugaku Zasshi, 1986, 106（4）: 302-306.

[2] Sob S V T, Wabo H K, Tane P, et al. A xanthone and a polyketide derivative from the leaves of *Cassia obtusifolia*, (Leguminosae) [J]. Tetrahedron, 2008, 64（34）: 7999-8002.

[3] Mishra A N, Rajesh K, Mishra D B. Phytochemical investigation and anthelmintic activity of the leaf extract of *Cassia obtusifolia* (Linn) [J]. Asian J Environ Sci, 2008, 3（1）: 63-65.

[4] Matsuura S, Yoshioka S, Iinuma M. Studies on the constituents of the useful plants. VII. The constituents of the leaves of *Cassia obtusifolia* L (author's transl) [J]. Yakugaku Zasshi, 1978, 98（9）: 1288-1291.

[5] Kaneda M. Studies on the constituents of the seeds of *Cassia obtusifolia* L. I. The structure of Obtusifolin [J]. Chem Pharm Bull, 1958, 6: 397-400.

[6] Kaneda M. Studies on the constituents of the seeds of *Cassia obtusifolia* L. II. The structure of obtusin, chryso-obtusin, and aurantio-obtusin [J]. Chem Pharm Bull, 1960, 8: 246-251.

[7] Li C H, Wei X Y, Li X E, et al. A new anthranquinone glycoside from the Seeds of *Cassia obtusifolia* [J]. Chin Chem Lett, 2004, 15（12）: 1448-1450.

[8] Tang L Y, Wang Z J, Fu M H, et al. A new anthranquinone glycoside from the seeds of *Cassia obtusifolia* [J]. Chin Chem Lett, 2008, 19（9）: 1083-1085.

[9] Paudel P, Jung H A, Choi J S. Anthraquinone and naphthopyrone glycosides from *Cassia obtusifolia* seeds mediate hepatoprotection via Nrf2-mediated HO-1 activation and MAPK modulation [J]. Arch Pharm Res, 2018.

[10] Jeon J H, Song H Y, Kim M G, et al. Anticoagulant properties of alizarin and its derivatives derived from the seed extract of *Cassia obtusifolia* [J]. J Korean Soc Appl Biol Chem, 2009, 52（2）: 163-167.

[11] Xui Y L, Tang L Y, Zhou X D, et al. Five new anthraquinones from the seed of *Cassia obtusifolia* [J]. Arch Pharm Res, 2015, 38: 1054-1058.

[12] Tang L Y, Wu H W, Su H J, et al. Four new glycosides from the seeds of *Cassia obtusifolia* [J]. Phytochem Lett, 2015, 13: 81-84.

[13] Kitanaka S, Kimura F, Takido M. Studies on the Constituents of the Seeds of *Cassia obtusifolia* LINN. The Structures of Two New Anthraquinone glycosides [J]. Chem Pharm Bull, 1985, 33（3）: 1274-1276.

[14] Kitanaka S, Takido M. Studies on the Constituents of the Seeds of *Cassia obtusifolia* L. The Structures of Two Naphthopyrone Glycosides [J]. Chem Pharm Bull, 1988, 36（10）: 3980-3984.

[15] Zhang C, Li G L, Xiao Y Q, et al. Two new glycosides from the seeds of *Cassia obtusifolia* [J]. Chin Chem Lett, 2009, 20（9）: 1097-1099.

[16] 郝延军, 桑育黎, 赵余庆. 决明子蒽醌类化学成分研究 [J]. 中草药, 2003, 34（1）: 18-19.

[17] 张治雄, 梁永锋. 决明子化学成分的分离与鉴定 [J]. 中国药房, 2012, 23（19）: 1782-1783.

[18] 唐力英, 王祝举, 赫炎, 等. 决明子中苷类化学成分研究 [J]. 中国实验方剂学杂志, 2009, 15（7）: 35-37.

[19] 唐力英, 王祝举, 傅梅红, 等. 决明子中游离蒽醌类化学成分研究 [J]. 中药材, 2009, 32（5）: 717-719.

[20] Kitanaka S, Takido M. Studies on the Constituents of the Seeds of *Cassia obtusifolia* LINN. The Structures of Three New Anthraquinones [J]. Chem Pharm Bull, 1984, 32（3）: 860-864.

[21] 张加雄, 万丽, 王凌. 决明子降血脂有效部位的化学成分 [J]. 华西药学杂志, 2008, 23（6）: 648-650.

[22] Mishra A N, Ansari M H, Par M. Phytochemical investigation of seed extract of *Cassia obtusifolia* (Linn) [J]. Plant Arch, 2008, 65（1）: 787-788.

[23] Wang Z J, Wu Q P, Tang L Y, et al. Two new glycosides from the genus of *Cassia*[J]. Chin Chem Lett, 2007, 18(10): 1218-1220.

【药理参考文献】

[1] Sung B K, Kim M K, Lee W H, et al. Growth responses of *Cassia obtusifolia*, toward human intestinal bacteria[J]. Fitoterapia, 2004, 75(5): 505-509.
[2] 韩昌志. 决明子煎剂对家兔和狗睫状肌中乳酸脱氢酶活性的影响[J]. 华中科技大学学报(医学版), 1994, (6): 470-472.
[3] Kim S J, Kim K W, Kim D S, et al. The protective effect of *Cassia obtusifolia* on DSS-induced colitis[J]. American Journal of Chinese Medicine, 2011, 39(3): 565-577.
[4] Jeon J H, Song H Y, Kim M G, et al. Anticoagulant properties of alizarin and its derivatives derived from the seed extract of *Cassia obtusifolia*[J]. Journal of the Korean Society for Applied Biological Chemistry, 2009, 52(2): 163-167.
[5] Kim D H, Kim S, Jung W Y, et al. The neuroprotective effects of the seeds of *Cassia obtusifolia* on transient cerebral global ischemia in mice[J]. Food and Chemical Toxicology, 2009, 47(7): 1473-1479.
[6] Yi J H, Park H J, Lee S, et al. *Cassia obtusifolia* seed ameliorates amyloid β-induced synaptic dysfunction through anti-inflammatory and Akt/GSK-3β pathways[J]. J Ethnopharmacol, 2016, 178: 50-57.
[7] Kang W Y, Yu H L, Wang J X. α-Glucosidase inhibitory compounds from seeds of *Cassia obtusifolia*[J]. Chemistry of Natural Compounds, 2012, 48(3): 465-466.
[8] Jung H A, Ali M Y, Choi J S. Promising inhibitory effects of Anthraquinones, Naphthopyrone, and Naphthalene Glycosides, from *Cassia obtusifolia* on α-Glucosidase and Human Protein Tyrosine Phosphatases 1B[J]. Molecules, 2016, 22(28): 1-15.
[9] Seo Y, Song J S, Kim Y M, et al. Toralactone glycoside in *Cassia obtusifolia* mediates hepatoprotection via an Nrf2-dependent anti-oxidative mechanism[J]. Food Research International, 2017, 97: 340-346.
[10] Kitanaka S, Nakayama T, Shibano T, et al. Antiallergic agent from natural sources. Structures and inhibitory effect of histamine release of naphthopyrone glycosides from seeds of *Cassia obtusifolia* L[J]. Chem Pharm Bull, 1998, 46(10): 1650-1652.
[11] Lewis D C, Shibamoto T. Effects of *Cassia obtusifolia* (sicklepod) extracts and anthraquinones on muscle mitochondrial function[J]. Toxicon, 1989, 27(5): 519-529.

【临床参考文献】

[1] 文秀英, 刘浩, 张彩艳, 等. 决明方减肥的临床疗效评价及对脂代谢的影响[J]. 中国医院药学杂志, 2010, 30(24): 2097-2100.
[2] 杨立志, 尉杰忠, 刘世芳, 等. 决明山楂燕麦胶囊治疗脂肪肝82例[J]. 中国中西医结合消化杂志, 2012, 20(2): 84-85.
[3] 杨丽君, 周晓燕, 兰桂琴, 等. 决明子治疗口腔溃疡疗效观察[J]. 中医药信息, 1997, (3): 47.
[4] 沈国珍, 叶绿素. 复方决明子手握小枕配合氯雷他定治疗老年性痴呆患者手部湿疹33例[J]. 浙江中医杂志, 2015, 50(3): 168.

389. 决明(图389)· *Cassia tora* Linn. [*Senna tora* (Linn.) Roxb.]

【别名】 小决明, 咖啡茶(江西九江)。

【形态】 一年生半灌木状草本, 直立, 高0.5~2m。偶数羽状复叶, 小叶常3对; 小叶片倒卵形至倒卵状长圆形, 薄纸质, 长1.2~6.5cm, 宽0.8~3cm, 顶端圆或骤尖, 基部楔形, 上面被疏毛或近无毛, 下面被白色柔毛, 边缘具缘毛; 叶轴上靠下部两对小叶之间各具钻形腺体1枚; 叶柄无腺体; 托叶线状锥形, 被柔毛, 早落。花通常1~3朵腋生; 总花梗极短; 萼片5枚, 不等大, 离生, 被疏柔毛, 花瓣鲜黄色, 5枚, 不等大, 有明显的脉, 具爪; 可育雄蕊7枚, 花药较大, 长方形, 顶孔开裂, 不育雄蕊3枚, 花药较小; 子房无柄, 线形, 深褐色, 密被白色短柔毛; 花柱无毛。荚果线形, 长达15cm, 宽约4mm。种子

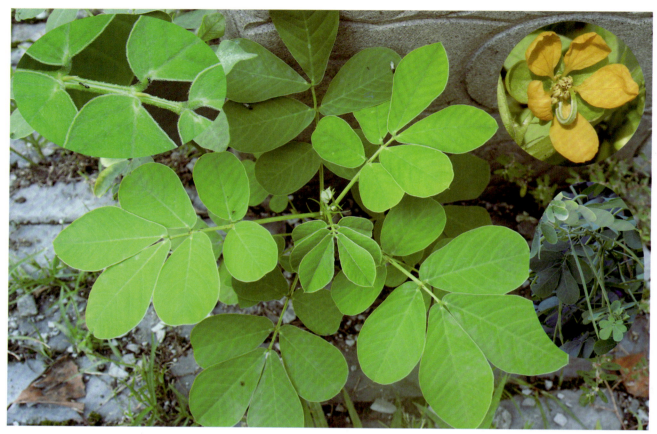

图389 决明　　　　　　　　　摄影　赵维良等

多数，褐色有光泽，近菱形。花期7～10月。果期9～11月。

【生境与分布】生于山坡灌丛中、草地、河边。华东各省有栽培，中国长江以南其他各省区也有栽培，全球热带地区均有分布。

【药名与部位】决明根，根。决明子（草决明），种子。

【采集加工】决明根：秋、冬季采挖，洗净，切段，干燥。决明子：秋季果实成熟时采收，取出种子，除去杂质，干燥。

【药材性状】决明根：为短柱状，长1～1.5cm，直径0.3～1.5cm。外表面棕褐色至深褐色，有须根。质硬。切面木质部类白色或灰白色，具放射状纹理。气微，味淡。

决明子：呈短圆柱形，较小，两端平行倾斜，长3～5mm，宽2～3mm。表面绿棕色或暗棕色，平滑有光泽。一端较平坦，另端斜尖，背腹面各有1条突起的棱线，棱线两侧各有1片宽广的浅黄棕色带。质坚硬，不易破碎。种皮薄，子叶2枚，黄色，呈"S"形折曲并重叠。气微，味微苦。

【质量要求】决明子：肥壮无泥杂。

【药材炮制】决明子：除去杂质，洗净，干燥，用时捣碎。炒决明子：取决明子饮片，炒至表面色变深，微鼓起，有香气逸出时，取出，摊凉。

【化学成分】茎皮含蒽醌类：大黄素（emodin）和大黄酸（rhein）[1]；黄酮类：3, 5, 8, 3′, 4′, 5′-六羟基黄酮（3, 5, 8, 3′, 4′, 5′-hexahydroxyflavone）[1]；香豆素类：橙皮油烯醇（auraptenol）[1]；皂苷类：大戟二烯醇（euphadienol）和椴树醇（basseol）[1]；脂肪酸及酯类：棕榈酸（palmitic acid）、硬脂酸（stearic acid）、花生四烯酸乙酯（ethyl arachidonate）和山嵛酸（behenic acid）[1]；甾体类：β-谷甾醇（β-sitosterol）[1]。

叶含蒽醌类：大黄素（emodin）[1,2]，大黄素甲醚（physcion）、大黄酸（rhein）[2]和芦荟大黄素（aloe-emodin）[3]；环烷酸酯类：赤霉素A3、A4、A7（gibberellin A3、A4、A7）[1]。

花含黄酮类：槲皮苷（quercetin）和金丝桃苷（hyperoside）[1]。

种子含蒽醌类：2-羟基-1,6,7,8-四甲氧基-3-甲基蒽醌（2-hydroxy-1,6,7,8-tetramethoxy-3-methylanthraquinone）[4]，意大利鼠李蒽醌-2-O-β-D-吡喃葡萄糖苷（alaternin-2-O-β-D-glucopyranoside）[5]，1-[（β-D-吡喃葡萄糖-（1→3）-O-β-D-吡喃葡萄糖-（1→6）-O-β-D-吡喃葡萄糖）氧基]-8-羟基-3-甲基-9,10-蒽醌{1-[（β-D-glucopyranosyl-（1→3）-O-β-D-glucopyranosyl-（1→6）-O-β-D-glucopyranosyl）oxy]-8-hydroxy-3-methyl-9,10-anthraquinone}、1-[β-D-吡喃葡萄糖-（1→6）-O-β-D-吡喃葡萄糖-（1→3）-O-β-D-吡喃葡萄糖-（1→6）-O-β-D-吡喃葡萄糖]氧基]-8-羟基-3-甲基-9,10-蒽醌{1-[（β-D-glucopyranosyl-（1→6）-O-β-D-glucopyranosyl-（1→3）-O-β-D-glucopyranosyl-（1→6）-O-β-D-glucopyranosyl）oxy]-8-hydroxy-3-methyl-9,10-anthraquinone}、2-（β-D-吡喃葡萄糖氧基）-8-羟基-3-甲基-1-甲氧基-9,10-蒽醌[2-（β-D-glucopyranosyloxy）-8-hydroxy-3-methyl-1-methoxy-9,10-anthraquinone][6]，大黄酸-9-蒽酮（rhein-9-anthrone）[7]，异大黄酚（isochrysophanol）[8]，大黄酚（chrysophanol）[8,11]，芦荟大黄素（aloe-emodin）[8,12]，黄决明素-2-O-β-D-葡萄糖苷（chryso-obtusin-2-O-β-D-glucoside）、钝叶素-2-O-β-D-葡萄糖苷（obtusifolin-2-O-β-D-glucoside）[9]、决明素（obtusin）[9,13]，大黄素甲醚（physcion）[9,11,14]，橙钝叶决明素（aurantio-obtusin）[9,11,13,14]，黄决明素（chryso-obtusin）[9~11,13,14]，大黄素（emodin）[9~11,12,14]，钝叶素（obtusifolin）[9,14]，大黄酚-8-甲醚（8-O-methylchrysophanol）、大黄素-1-甲醚（1-O-methylemodin）、1,2-二甲氧基-8-羟基-3-甲基-9,10-蒽醌（1,2-dimethoxy-8-hydroxy-3-methyl-9,10-anthraquinone）[10]，大黄酚三葡萄糖苷（chrysophanol-triglucoside）、去甲基红链霉素-6-β-D-葡萄糖苷（norrubrofusarin-6-β-D-glucoside）、红链霉素-6-β-D-龙胆二糖苷（rubrofusarin-6-β-D-gentiobioside）[11]，意大利鼠李蒽醌（alaternin）[11,13]，红链霉素三葡萄糖苷（rubrofusarin triglucoside）、去甲基红链霉素三葡萄糖苷（norrubrofusarin triglucoside）、去甲基黄曲霉酮龙胆二糖苷（demethylflavasperone gentiobioside）、决明萘乙酮龙胆二糖苷（torachrysone gentiobioside）、决明萘乙酮四葡萄糖苷（torachrysone tetraglucoside）、决明萘乙酮芹糖葡萄糖苷（torachrysone apioglucoside）、决明萘乙酮（toralactone）、大黄酸（rhein）[12]，决明柯酮（torachrysone）[12,15]，2-葡萄糖钝叶决明素（2-glucosyl obtusifolin）[13]，7-甲氧基钝叶决明素（7-methoxy-obtusifolin）、钝叶素-2-O-葡萄糖苷（obtusifolin-2-O-glucoside）、黄决明素-2-O-葡萄糖苷（chryso-obtusin-2-O-glucoside）、小决明苷*（cassitoroside）、决明子苷（cassiaside）[14]，红链霉素-6-O-β-D-龙胆双糖苷（rubrofusarin-6-O-β-D-gentiobioside）和决明内酯-9-O-β-D-龙胆双糖苷（toralactone-9-O-β-D-gentiobioside）[16]，9-[（β-D-吡喃葡萄糖-（1→6）-O-β-D-吡喃葡萄糖）-氧基]-10-羟基-7-甲氧基-3-甲基-1-氢-萘[2,3-c]吡喃-1-酮{9-[（β-D-glucopyranosyl-（1→6）-O-β-D-glucopyranosyl）oxy]-10-hydroxy-7-methoxy-3-methyl-1-H-naphtho[2,3-c]pyran-1-one}、6-[（α-呋喃芹菜糖-（1→6）-O-β-D-吡喃葡萄糖）-氧基]-红链霉素{6-[（α-apiofuranosyl-（1→6）-O-β-D-glucopyranosyl）oxy]-rubrofusarin}和红链霉素-6-β-龙胆双糖苷（rubrofusarin-6-β-gentiobioside）[17]；甾体类：β-谷甾醇（β-sitosterol）[11]；黄酮类：5,7,3′-三羟基-4′-甲氧基黄酮-7-O-α-L-吡喃鼠李糖（1→3）-O-β-D-吡喃葡萄糖-（1→4）-O-β-D-吡喃木糖苷[5,7,3′-trihydroxy-4′-methoxyflavone-7-O-α-L-rhamnopyranosyl（1→3）-O-β-D-glucopyranosyl-（1→4）-O-β-D-xylopyranoside][18]；糖类：含多糖，单糖组成为D-半乳糖（D-galactose）、D-葡萄糖（D-glucose）、D-甘露糖（D-mannose）和D-木糖（D-xylose）[19]。

【**药理作用**】1. 抗菌　叶90%甲醇提取物（100μg/ml、200μg/ml、300μg/ml）对白色念珠菌、黑曲菌、须发毛菌和啤酒菌的生长均有抑制作用，抑制强度为白色念珠菌＞黑曲菌＞须发毛菌＞啤酒菌，并呈浓度依赖性[1]。2. 抗氧化　叶乙醇提取物[2]具有清除1,1-二苯基-2-三硝基苯肼自由基和还原铁离子的作用；种子水提物具有抗亚油酸过氧化作用，其作用与种子炒制温度、时间呈负相关，此与加热过程中多酚类成分含量降低有关[3]。3. 抗炎镇痛　叶90%甲醇提取物能抑制角叉菜胶、右旋糖酐、组胺和5-羟色胺所致大鼠的足肿胀和肉芽肿[4]；叶甲醇提取物可减少乙酸致痛小鼠的腹壁收缩次数，提高外力刺激小鼠的甩尾反射痛阈值[5]。4. 护肝　种子中分离纯化的萘并-γ-吡喃酮类化合物决明子苷、红镰霉素-6-β-

龙胆二糖苷、红镰霉素-6-α-芹菜糖基-（1→6）-O-β-D-葡萄糖苷能对抗半乳糖胺引起的肝损伤[6]。5. 降脂　种子乙醇提取物及其乙醚萃取部位和水层均可降低英格兰大鼠的总胆固醇，降低甘油三酯（TG）、低密度脂蛋白胆固醇（LDLC），同时升高高密度脂蛋白胆固醇（HDLC）含量[7]；种子乙醇提取物能剂量依赖性地降低3T3-L1脂肪细胞中甘油三酯的蓄积，通过激活AMPK信号通道减少白色脂肪组织中的脂质积累[8]。6. 降血糖　种子中分离纯化的大黄素、钝叶素能抑制晚期糖基化终产物形成，半数抑制浓度（IC_{50}）分别为118μmol/L和28.9μmol/L；橙黄决明素、甲基钝叶决明素-2-O-β-D-葡萄糖苷和大黄素能抑制大鼠晶状体醛糖还原酶，半数抑制浓度分别为13.6μmol/L、8.8μmol/L和15.9μmol/L[9]；种子甲醇提取物的正丁醇萃取部位通过刺激糖尿病大鼠胰腺的胰岛素分泌调节餐后血糖[10]。7. 抗突变　种子甲醇提取物及其二氯甲烷、正丁醇萃取部位，从中提取分离的大黄酚、甲基钝叶决明素、决明子内酯和红镰霉素-6-β-龙胆二糖苷对黄曲霉B1引起的突变有明显的抑制作用，水层提取部位未呈现明显作用，此外蒽醌成分比萘吡酮苷的抗突变作用比较明显，其中橙黄决明素作用最强[11]。8. 泻下　叶90%甲醇提取物及从中分离纯化的芦荟大黄素均能增加大鼠的排便次数和粪便排泄物水分[12]。

【性味与归经】决明根：淡、微涩，凉。归肝、胆、胃、膀胱经。决明子：甘、苦、咸，微寒。归肝、大肠经。

【功能与主治】决明根：清热解毒，镇静安神，除风止痛，利胆退黄。用于风火气血不调所致的头昏头痛，失眠多梦，夜卧惊惕；土塔不足脘腹胀痛（傣医）；六淋证出现的尿频、尿急、尿痛；胆汁病出现的黄疸、胁痛；疟疾、癫痫；痤疮。决明子：清热明目，润肠通便。用于目赤涩痛，羞明多泪，头痛眩晕，目暗不明，大便秘结。

【用法与用量】决明根：10～30g。决明子：9～15g。

【药用标准】决明根：云南傣药2005；决明子：药典1963～2015、浙江炮规2005、内蒙古蒙药1986、新疆药品1980二册、贵州药材1965、藏药1979和台湾1985一册。

【临床参考】癣、痒病：叶适量，煎水外洗[1]。

【附注】决明始载于《神农本草经》，列为上品。《图经本草》云："夏初生苗，高三四尺许。根带紫色，叶似苜蓿而大，七月有花黄白色，其子作穗如青绿豆而锐。"《本草衍义》谓："决明子，苗高四五尺，春亦为蔬，秋深结角，其子生角中如羊肾。今湖南北人家园圃所种甚多。"《本草纲目》云："决明有二种：一种马蹄决明，茎高三四尺，叶大于苜蓿，而本小末茇，昼开夜合，两两相帖，秋开淡黄色花五出，结角如初生细豇豆，长五六寸，角中子数十粒，参差相连，状如马蹄，青绿色，入眼目药最良。"即为本种。

脾胃虚寒及便溏者慎服。

决明的种子和叶均有毒，误食大量能引起腹泻。解救方法：早期可催吐，洗胃，服鞣酸蛋白及活性炭，多饮淡盐水或静脉滴注葡萄糖盐水等对症治疗。（《浙江药用植物志》）

中国药典药材决明子的规格之一小决明的基源植物即为本种，另本种全株及叶民间也作药用。

望江南 *Cassia occidentalis* Linn. 的种子是常见的混淆品，望江南子呈扁圆形，一端具突尖，表面灰绿色或灰棕色，四周有薄膜包被，两面平，中央有一椭圆形凹斑。应注意区别。

【化学参考文献】

[1] 艾铁民，朱相云. 中国药用植物志（第5卷上册）[M]. 北京：北京大学医学出版社，2016：59-61.

[2] Manojlović I, Bogdanović-Dusanović G, Gritsanapan W, et al. Isolation and identification of anthraquinones of *Caloplaca cerina*, and *Cassia tora* [J]. Chem Pap, 2006, 60（6）: 466-468.

[3] Maity T K, Mandal S C, Bhakta T, et al. Metabolism of 1, 8-dihydroxy 3-hydroxy methyl anthraquinone（aloe-emodin）isolated from the leaves of *Cassia tora* in albino rats [J]. Phytother Res, 2001, 15（5）: 459-460.

[4] Zhu L C, Zhao Z G, Yu S J. 2-Hydroxy-1, 6, 7, 8-tetramethoxy-3-methylanthraquinone [J]. Acta Crystallogr Sect E Struct Rep, 2008, E64: 0371. [doi: 10.1107/S1600536807067864].

[5] Lee H J, Choi J S, Jung J H, et al. Alaternin glucoside isomer from *cassia tora* [J]. Phytochemistry, 1998, 49（5）: 1403-1404.

[6] Sui-Ming W, Wong M M, Seligmann O, et al. Anthraquinone glycosides from the seeds of *Cassia tora* [J]. Phytochemistry, 1989, 28 (1): 211-214.

[7] Acharya T K, Chatterjee I B. Isolation of chrysophanic acid-9-anthrone, the major antifungal principle of *Cassia tora* [J]. Lloydia, 1975, 38 (3): 218-220.

[8] Chung H S. Anthraquinones with Immunostimulating Activity from *Cassia tora* L [J]. J Food Sci Nutr, 2005, 10 (4): 267-271.

[9] Jang D S, Lee G Y, Kim Y S. et al. Anthraquinones from the seeds of *Cassia tora* with inhibitory activity on protein glycation and aldose reductase [J]. Biol Pharm Bull, 2007, 30 (11): 2207.

[10] 贾振宝, 陈文伟, 蒋家新, 等. 决明子中蒽醌类化学成分的研究 [J]. 林产化学与工业, 2009, 29 (3): 100-102.

[11] Choi J S, Lee H J, Kang S S. Alaternin, cassiaside and rubrofusarin gentiobioside, radical scavenging principles from the seeds of *Cassia tora* on 1, 1-diphenyl-2-picrylhydrazyl (DPPH) radical [J]. Arch Pharm Res, 1994, 17 (6): 462-466.

[12] Hatano T, Uebayashi H, Ito H, et al. Phenolic constituents of *Cassia* seeds and antibacterial effect of some naphthalenes and anthraquinones on methicillin-resistant Staphylococcus aureus [J]. Chem Pharm Bull, 1999, 47 (8): 1121-1127.

[13] Choi J S, Jung J H, Lee H J, et al. The NMR assignments of anthraquinones from *Cassia tora* [J]. Arch Pharm Res, 1996, 19 (4): 302-306.

[14] Lee G Y, Cho B O, Shi J Y, et al. Tyrosinase inhibitory components from the seeds of *Cassia tora* [J]. Arch Pharm Res, 2018.

[15] Shibata S, Morishita E, Kaneda M. Chemical studies on the oriental plant drugs. XX. I) The constituents of *Cassia tora* L. (1). The structure of Torachrysone [J]. Chem Pharm Bull, 1969, 17 (3): 454-457.

[16] Lee G Y, Jang D S, Yun M L, et al. Naphthopyrone glucosides from the seeds of *Cassia tora* with inhibitory activity on advanced glycation end products (AGEs) formation [J]. Arch Pharm Res, 2006, 29 (7): 587-590.

[17] Wong S M, Wong M M, Seligmann O, et al. New antihepatotoxic naphtho-pyrone glycosides from the seeds of *Cassia tora* [J]. Planta Med, 1989, 55 (3): 276-280.

[18] Yadava R N, Satnami D K. New flavone glycoside from *Cassia tora* Linn [J]. Int J Chem Sci, 2008, 6 (4): 2130-2135.

[19] Varshney S C, Rizvi S A I, Gupta P C. Structure of a polysaccharide from *Cassia tora* seeds I [J]. J Agr Food Chem, 1973, 21 (2): 222-226.

【药理参考文献】

[1] Mukherjee P K, Saha K, Saha B P, et al. Antifungal activities of the leaf extract of *Cassia tora* Linn. (Fam. Leguminosae) [J]. Phytotherapy Research, 1996, 10 (6): 521-522.

[2] Ashwini P, Krishnamoorthy M. Antioxidant activity of ethanolic extract of *Cassia tora* L [J]. International Journal of Research in Ayurveda & Pharmacy, 2011, 2 (1): 250-252.

[3] Yen G C, Chuang D Y. Antioxidant properties of water extracts from *Cassia tora* L. in relation to the degree of roasting [J]. J Agric Food Chem, 2000, 48 (7): 2760-2765.

[4] Maity T K, Mandal S C, Mukherjee P K, et al. Studies on antiinflammatory effect of *Cassia tora* leaf extract (Fam. Leguminosae) [J]. Phytotherapy Research, 1998, 12 (3): 221-223.

[5] Chidume F C, Kwanashie H O, Adekeye J O, et al. Antinociceptive and smooth muscle contracting activities of the methanolic extract of *Cassia tora* leaf [J]. Journal of Ethnopharmacology, 2002, 81 (2): 205-209.

[6] Wong S M, Wong M M, Seligmann O, et al. New antihepatotoxic naphtho-pyrone glycosides from the seeds of *Cassia tora* [J]. Planta Medica, 1989, 55 (3): 276-280.

[7] Patil U K, Saraf S, Dixit V K. Hypolipidemic activity of seeds of *Cassia tora* Linn [J]. Journal of Ethnopharmacology, 2004, 90 (2): 249-252.

[8] Tzeng T F, Lu H J, Liou S S, et al. Reduction of lipid accumulation in white adipose tissues by *Cassia tora* (Leguminosae) seed extract is associated with AMPK activation [J]. Food Chemistry, 2013, 136 (2): 1086-1094.

[9] Jang D S, Lee G Y, Kim Y S, et al. Anthraquinones from the seeds of *Cassia tora* with inhibitory activity on protein

glycation and aldose reductase [J]. Biological & Pharmaceutical Bulletin, 2007, 30 (11): 2207-2210.
[10] Nam J, Choi H. Effect of butanol fraction from *Cassia tora* L. seeds on glycemic control and insulin secretion in diabetic rats [J]. Nutrition Research & Practice, 2008, 2 (4): 240-246.
[11] Choi J S, Lee H J, Park K Y, et al. In vitro antimutagenic effects of anthraquinone aglycones and naphthopyrone glycosides from *Cassia tora* [J]. Planta Medica, 1997, 63 (1): 11-14.
[12] Maity T K, Dinda S C. Purgative activity of *Cassia tora* leaf extract and isolated aloe-emodin [J]. Indian Journal of Pharmaceutical Sciences, 2003, 65 (1): 93-95.

【临床参考文献】
[1] 李宗友. 小决明叶提取物的抗真菌作用 [J]. 国外医学中医中药分册, 1998, 20 (1): 49.

7. 紫荆属 *Cercis* Linn.

落叶乔木或灌木。单叶，互生，全缘，掌状脉；具柄；托叶小，早落。花稍两侧对称，通常先叶开放，簇生于老枝上或排成总状花序；花梗短；花萼红色，萼管偏斜，短陀螺状或钟状，萼齿短；花瓣不相等，旗瓣、翼瓣较小，位于上面，龙骨瓣最大，位于下面；雄蕊10枚，分离，花丝下部常有毛，花药背着；子房有短柄，具2～10粒种子。荚果长圆形、带形或披针形，沿腹缝线有狭翅。种子倒卵形，扁平，无胚乳。

约8种，分布于欧洲东南部及邻接亚洲的部分，亚洲东部和北美洲。中国约5种，分布于北至河北、陕西南至广东、广西的广大地区，法定药用植物1种。华东地区法定药用植物1种。

390. 紫荆（图390）· *Cercis chinensis* Bunge

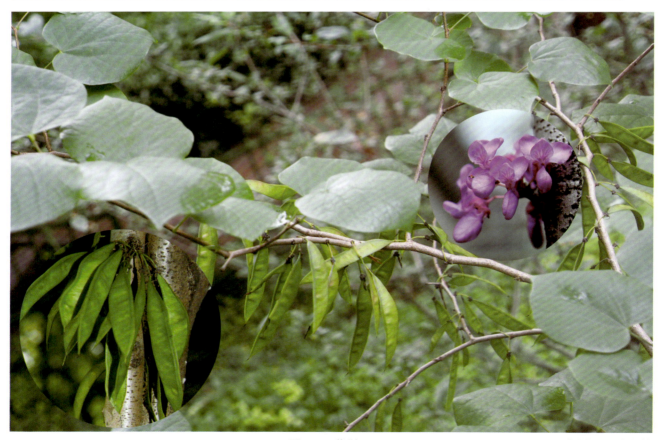

图390　紫荆　　　　　　摄影　赵维良等

【别名】紫荆皮，满条红。

【形态】落叶灌木或乔木，高可达15m，栽培后常为丛生灌木。树皮灰色；小枝无毛，有明显皮孔。单叶，互生，近圆形，4～14cm，宽3～14cm，顶端骤尖，基部心形，全缘，上面无毛，有光泽，下面疏被短柔毛；托叶早落。花先叶开放；多数簇生于老枝上；花梗细，长约1cm，上部有关节；小苞片2枚，生于花梗基部，长约2.5mm，边缘被锈色柔毛；花萼宽钟形，5裂；花冠蝶形，紫红色，长1～1.8cm，花瓣5枚，离生，基部具短爪；雄蕊10枚，离生；子房无毛，柱头线状。荚果带形，扁平，长4～14cm，沿腹缝线有狭翅，顶端稍缢缩呈喙。种子深褐色，1～8粒，近圆形。花期4～5月，果期6～9月。

【生境与分布】多生于山坡沟边、灌丛中。分布于华东各省、市，我国西南、中南、华北等地区以及甘肃、陕西、辽宁均有分布。

【药名与部位】紫荆皮，树皮。紫荆花，花。

【采集加工】紫荆皮：7～8月剥取树皮，晒干。紫荆花：4～5月采收，晒干。

【药材性状】紫荆皮：呈筒状、槽状或不规则的块片，向内卷曲，长6～25cm，宽约3cm，厚0.3～0.6cm，外表灰棕色，粗糙，有皱纹，常显鳞甲状；内表面紫棕色或红棕色，有细纵纹理。质坚实，不易折断，断面灰红棕色。对光照视可见细小的亮点。无臭，味涩。

紫荆花：花蕾呈椭圆形，开放的花蝶形，长约10mm。花萼钟状，先端5裂，钝齿状，长约3mm，黄绿色。花冠蝶形，花瓣5枚，大小不一，紫色，有黄白色晕纹。雄蕊10，分离，基部附着于萼内，花药黄色。雌蕊1枚，略扁，有柄，光滑无毛，花柱上部弯曲，柱头短小，呈压扁状，色稍深。花梗细，长1～1.5mm。体轻脆。具茶叶样气，味酸略甜。

【化学成分】地上部分含黄酮类：3-甲氧基槲皮素（3-O-methyl quercetin）、槲皮素（quercetin）、（2R, 3R）-3, 3′, 5, 5′, 7-五羟基黄烷［（2R, 3R）-3, 3′, 5, 5′, 7-pentahydroxyflavan］、3′, 5, 5′, 7-四羟基二氢黄酮（3′, 5, 5′, 7-tetrahydroxyflavanone）、（+）-紫杉叶素［（+）-taxifolin］、（2R）-柚皮素［（2R）-naringenin］、槲皮苷（quercitrin）、陆地棉苷（hirsutrin）、芹菜素-6-C-吡喃葡萄糖苷（apigenin-6-C-glucopyranoside）、芦丁（rutin）[1,2]；阿福豆苷（afzclin）、山柰酚（kaempferol）、异甘草素（isoliquiritigenin）、2′, 4′-二羟基-4-甲氧基查耳酮（2′, 4′-dihydroxy-4-methoxychalcone）、甘草素（liquiritigenin）、二氢杨梅素（dihydromyricetin）、二氢洋槐黄素（dihydrorobinetin）、（+）儿茶素［（+）–catechin］、（-）表没食子儿茶素-3-O-没食子酸酯［（-）-epigallocatechin-3-O-gallate］和（2R, 3R）-3, 5, 7, 3′, 5′-五羟基黄烷［（2R, 3R）-3, 5, 7, 3′, 5′-pentahydroxylflavane］[3]；苯并杂䓬类：6-甲氧基-7-甲基-8-羟基二苯［b, f］氧杂䓬（6-methoxy-7-methyl-8-hydroxydibenz［b, f］oxepin）、8-二甲氧基-7-羟基-8-甲基二苯［b, f］氧杂䓬（8-dimethoxy-7-hydroxy-8-methyldibenz［b, f］oxepin）、1-羟基-6, 8-二甲氧基-7-甲基二苯［b, f］氧杂䓬（1-hydroxy-6, 8-dimethoxy-7-methyldibenz［b, f］oxepin）、帕差素*（pacharin）和羊蹄甲素*4（bauhiniastatin 4）[1]；环烯醚萜类：都桷子苷（geniposide）[1]；二苯乙烯类：3-甲氧基-2-羟基二苯乙烯（3-methoxy-2-hydroxystibene）[1]、白藜芦醇（resveratrol）和白皮杉醇（piceatannol）[3]；皂苷类：木栓酮（friedelin）[1,2]；酚酸及苷类：水杨酸（salicylic acid）、它乔糖苷（tachioside）和3,4,5-三甲氧基苯基-1-O-β-呋喃芹糖基-（1″→6′）-β-吡喃葡萄糖苷［3, 4, 5-trimethoxyphenyl 1-O-β-apiofuranosyl（1″→6′）-β-glucopyranoside］[1]；甾体类：β-谷甾醇（β-sitosterol）和胡萝卜苷（daucosterol）[1,2]。

花含黄酮类：芦丁（rutin）、槲皮素（quercetin）、山柰酚（kaempferol）[4]、山柰酚-3-O-α-L-吡喃鼠李糖苷（kaempferol-3-O-α-L-rhamnopyranoside）和非瑟酮（fisetin）[5]；酚酸类：没食子酸乙酯（ethyl gallate）和香草酸（vanillic acid）[5]；脂肪酸类：十八烷酸（octadecanoic acid）和二十二烷酸（docosanoic acid）[5]；甾体类：5α-豆甾-9（11）-烯-3β-醇［5α-stigmast-9（11）-en-3β-ol］和β-谷甾醇（β-sitosterol）[5]；元素：钾（K）、钙（Ca）、镁（Mg）、铁（Fe）、锌（Zn）、铜（Cu）和锰（Mn）等[6]。

【药理作用】1.抗炎镇痛　叶及皮水提物和醇提物均可明显减少醋酸所致小鼠的扭体次数[1]，可明显提高热辐射所致大鼠的痛阈值，可延长热板法所致小鼠的舔足时间[2]。2.抗疲劳　叶醇提物可明显增强游泳和耐缺氧小鼠的耐缺氧和抗疲劳的能力[3]。3.抗氧化　果中的总黄酮具有抗氧化的作用[4]。对Fenton反应体系产生的羟自由基和邻苯三酚自氧化产生超氧阴离子自由基及羟自由基（OH·）均有明显的清除作用[5]。

【性味与归经】紫荆皮：苦，平。归肝经。紫荆花：苦，平。归心、肝、膀胱经。

【功能与主治】紫荆皮：活血通淋，解毒消肿。用于月经不调、瘀滞腹痛、风湿痹痛，小便淋痛，痈肿，疥癣，跌扑损伤。紫荆花：清热凉血，通淋解毒。用于热淋，血淋，疮疡。

【用法与用量】紫荆皮：6～15g；外用适量，研末调敷。紫荆花：3～6g；外用适量，研末敷。

【药用标准】紫荆皮：湖南药材2009、贵州药材2003和新疆药品1980二册。紫荆花：贵州药材2003。

【附注】《开宝本草》始载紫荆木入药。《图经本草》载："紫荆，旧不著所生州郡，今处处有之，人多于庭院间种植，木似黄荆，叶小，无桠，花深紫可爱。"《本草衍义》载："紫荆木，春开紫花甚细碎，共作朵生，出无常处，或生于木身之上，或附根上枝下，直出花。花罢叶出，光紧微圆，园圃间多植之。"《本草纲目》曰："高树柔条，其花甚繁，岁二三次。其皮入药，此川中厚而紫色味苦如胆者为胜。"即为本种。孕妇禁服。

南五味子 *Kadsura longipedunculata* Finet et Gagn. 在内蒙、山东、四川、黑龙江等地、美丽胡枝子 *Lespedeza formosa*(Vog.)Koehne 在湖北、余甘子 *Phyllanthus emblica* Linn. 在北京，其根皮均作紫荆皮药用。

【化学参考文献】

［1］穆丽华.紫荆属植物紫荆地上部分的化学成分及生物活性研究［D］.北京：中国协和医科大学硕士学位论文，2007.

［2］穆丽华，张东明.紫荆化学成分的研究［J］.中国中药杂志，2006，31（21）：1795-1797.

［3］Na M K, Yoo J K, Lee C B, et al. Extract of *Cercis chinensis* having anti-oxidant activity and anti-aging activity, and cosmetical composition containing the extract for anti-oxidation, kin-agingprotection and wrinkle improvement：Korea，WO/2004/058213［P］.2004-07-15.

［4］徐美奕，韩雅莉，东野广智，等.紫荆花总黄酮的分离纯化与光谱分析［J］.中药材，2007，3（10）：1252-1255.

［5］张娟娟.紫荆花和禹白芷化学成分与生物活性研究［D］.开封：河南大学硕士学位论文，2016.

［6］王林森，封春春，李玉芹，等.紫荆花微量元素分析［J］.山东医药工业，1996，15（1）：23.

【药理参考文献】

［1］张颖，张立木，李同德，等.紫荆叶与紫荆皮消炎镇痛作用比较［J］.中国医院药学杂志，2011，31（1）：45-47.

［2］卢珑，沈丽，王雪妮，等.紫荆皮、紫金皮、昆明山海棠镇痛作用比较研究［J］.天津中医药大学学报，2012，31（3）：163-165.

［3］张颖，张立木，李同德，等.紫荆叶对模型小鼠的消炎镇痛及耐缺氧抗疲劳作用研究［J］.中国药房，2009，20（36）：2817-2818.

［4］陈志红，徐美奕，龚先玲.紫荆花黄酮类化合物体外抗氧化活性研究［J］.化学世界，2010，51（7）：401-403.

［5］尤晓琳.正交试验研究紫荆果总黄酮提取工艺及对羟自由基清除活性［J］.粮食与油脂，2014，35（3）：54-57.

8. 羊蹄甲属 *Bauhinia* Linn.

乔木、灌木或具卷须藤本。单叶，互生，顶端常2裂，稀为全缘或分裂到基部成为2枚小叶，基出脉3至多条；托叶常早落。总状花序常呈伞房状或分枝呈圆锥花序；苞片和小苞片常呈线形；萼管长而呈圆柱状或短而为陀螺形或钟形，萼片全缘呈佛焰苞状或分裂为2或5齿；花瓣5枚，近等大，通常有爪；雄蕊10枚或退化为3～5枚，很少1枚，花丝分离，花药丁字着生或基生，纵裂或顶孔开裂；子房具柄，胚珠多数，花柱长短不一，柱头顶生或偏斜。荚果线形或长圆形，扁平，开裂或不开裂，果瓣木质或革质，稀为膜质，种子间常无隔膜。种子近圆形，压扁，有或无胚乳。

约600种，分布于热带和亚热带地区。中国40种4亚种11变种，主要分布于南部和西南部，法定药用植物 4 种。华东地区法定药用植物 2 种。

391. 龙须藤（图 391）· *Bauhinia championii*（Benth.）Benth.

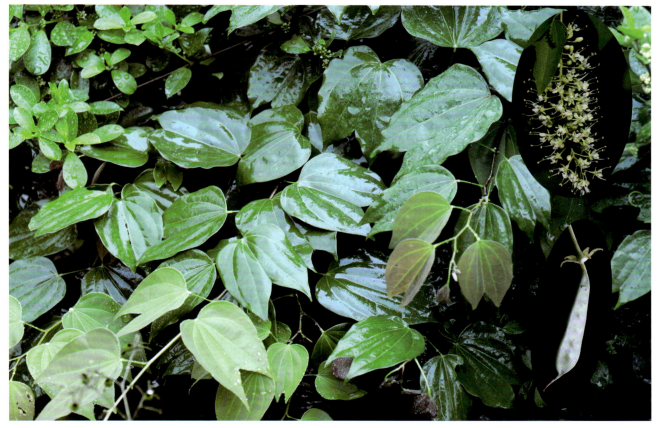

图 391　龙须藤　　　　　　　　　　　摄影　李华东等

【别名】之益藤、双木蟹（浙江温州），田螺虎树（江西）。

【形态】常绿木质藤本。小枝、叶下面、花序被锈色短柔毛，老枝有明显棕红色小皮孔；卷须不分枝，单生或对生。单叶，互生，厚纸质，卵形、长卵形或心形，先端 2 裂达叶片的 1/3 或微裂，稀不裂，裂片先端渐尖，基部心形至圆形，具 5～7 条凸起的掌状脉。叶柄纤细，略被毛。总状花序腋生或数个聚生于枝顶，形成圆锥花序；花萼钟状，5 裂，连裂片长约 5mm；花瓣与萼片互生，白色，长约 4mm，具爪，钝头；能育雄蕊 3 枚，退化雄蕊 2 枚；子房具短柄，密被白色短柔毛。荚果扁平，黑褐色，厚革质，长圆形，长 5～10cm，顶端具喙，果瓣多皱纹。种子 2～6 粒，扁平，黑褐色。花期 6～9 月，果期 8～12 月。

【生境与分布】生于灌木丛中、林缘、山坡灌木丛中。分布于浙江、江西和福建，另广东、广西、湖南、湖北、云南、贵州、四川、台湾等省区均有分布；越南、印度尼西亚和印度也有。

【药名与部位】龙须藤（九龙藤），新鲜或干燥藤茎。

【采集加工】全年可采收，割取藤茎，趁鲜切片，晒干。

【药材性状】呈圆形或椭圆形横切片或不规则斜切片状，直径 3～8cm，粗者可达 10cm 以上，厚 0.3～1cm，栓皮灰棕色，具粗的纵棱和多数横向的皮孔。质硬，难折断。切面淡棕色，韧皮部薄，色泽深棕色。木质部宽广，呈多个扇形的块状排列，各具放射状纹理，形如梅花，导管孔密集。气微，味淡微涩。

【药材炮制】原条的浸润透心，切片，晒干。已切片的整理洁净；过厚的片润透，切薄。

【化学成分】藤茎含黄酮类：槲皮苷（quercitrin）、杨梅苷（myricitrin）、（-）表儿茶素没食子酸酯［（-）epicatechin gallate］、5,6,7,3′,4′,5′-六甲氧基黄酮（5,6,7,3′,4′,5′-hexamethoxyflavone）、5,6,7,5′-四甲氧基-3′,4′-亚甲二氧基黄酮（5,6,7,5′-tetramethoxy-3′,4′-methylenedioxyflavone）[1]、岭南山竹子𠮿酮*A（oblongixanthone A）[2]、木犀草素（luteolin）和二氢杨梅素（dihydromyricetin）[3]；甾体类：β-谷甾醇（β-sitosterol）和胡萝卜苷（daucosterol）[4]；酚酸类：2,4,6-三甲氧基苯酚-1-O-β-D-（6′-O-没食子酰基）-吡喃葡萄糖苷［2,4,6-trimethoxyphenol-1-O-β-D-（6′-O-galloyl）-glucopyranoside］和没食子酸（gallic acid）[4]；木脂素类：（±）南烛木树脂酚［（±）-lyoniresinol］[4]；烷烃类：正三十烷（n-triacontane）和正六十烷（n-hexacontane）[2]；其他尚含：多糖（polysaccharide）等[5]。

【药理作用】1.改善心肌　提取的黄酮具有较明显改善心肌功能的作用。可明显增加大鼠血流动力学，降低大鼠心率、左心室舒张末期压及丙二醛、肌酸激酶同工酶的含量，减少心肌梗死面积，升高左心室内压最大上升/下降速率、超氧化物歧化酶，增加Na^+-K^+-ATPase、Ca^{2+}-Mg^{2+}-ATPase活性[1]；能有效增强抗氧化酶活性，提高自由基清除作用，改善心肌组织病理学改变，抑制细胞凋亡[2]。对垂体后叶素所致大鼠急性心肌缺血能剂量依赖性地抑制心电图 ST 段抬高，减少心率、左心室内压最大上升速率、左心室内压最大下降速率的降低和左心室舒张末期压升高的幅度，增加血清总抗氧化力，改善Na^+-K^+-ATPase、Ca^{2+}-Mg^{2+}-ATPase活力，减少心肌损伤标志物肌酸激酶同工酶、肌钙蛋白、肌红蛋白的漏出[3]，能有效改善心肌细胞缺氧/复氧损伤模型乳鼠的缺氧/复氧损伤心肌细胞形态、提高细胞存活率、改善抗氧化酶活性、抑制氧化应激损伤、并降低细胞凋亡率[4]；能降低肿瘤坏死因子-α、诱导型一氧化氮合酶、维持内皮型一氧化氮合酶水平，上调 Bcl-2、下调 Bax、核转录因子（NF-κβ）蛋白表达，抑制心肌细胞凋亡，其机制可能与调节诱导型一氧化氮合酶、核转录因子-κβ信号通路，上调 Bcl-2、下调 Bax 和核转录因子-κB 蛋白表达，抑制心肌细胞凋亡有关[5]。2.抗炎　乙酸乙酯提取物能抑制胶原所致关节炎大鼠的足趾肿胀及滑膜组织中肿瘤坏死因子（TNF-α）、白细胞介素-6（IL-6）及白细胞介素-8（IL-8）的表达[6]。龙须藤总黄酮能降低 4% 木瓜蛋白酶骨关节炎大鼠的骨关节直径、足趾容积、Makin's 评分，能显著降低大鼠血清中白细胞介素-1β（IL-1β）和肿瘤坏死因子的含量[7]。龙须藤总黄酮能使佐剂关节炎大鼠的关节炎指数、继发性足肿胀度下降，并能显著降低大鼠血清中的白细胞介素-1β、白细胞介素-6 和肿瘤坏死因子的含量[8]。3.抗凝血　龙须藤总黄酮能延长小鼠体内凝血时间、出血时间和体外凝血时间，且能显著提高小鼠的血浆复钙时间[9]。

【性味与归经】甘、微苦，温。归肝、大肠经。

【功能与主治】祛风除湿，行气活血。用于风湿痹痛，中风偏瘫，胃脘胀痛，跌打损伤，小儿疳积，痢疾。

【用法与用量】6～15g；鲜用 50～60g；外用适量，煎水洗，或鲜品捣烂敷。

【药用标准】广东药材 2011、贵州药材 2003、广西药材 1996、广西壮药 2008 和广西瑶药 2014 一卷。

【临床参考】1.神经根型颈椎病：藤茎，加五香血藤等分，研末，每次取药粉 30～40g，用淡米醋（米醋与水比例为 1∶3）调成糊状，睡前敷于颈部，胶布固定，次晨取下，每日 1 次，10 天 1 疗程[1]。

2.坐骨神经痛：藤茎 15g，加清风藤、海风藤、雷公藤、鸡血藤各 15g，全蝎各 7g，蜈蚣 2 条等，水煎服，每日 1 剂[2]。

3.类风湿关节炎：藤茎，加飞龙掌血、大钻、八角枫、两面针、青风藤等，水煎服，1 剂，每日 2 次，同时，药物剂量加倍，水煎外洗[3]。

4.偏瘫：根 30g，黄酒、猪肉共煮熟，食肉服汤。

5.疳积：根 9～15g，水煎服。

6.癫痫：根、藤茎 15～24g，水煎服。（4 方至 6 方引自《浙江药用植物志》）

【附注】本种以过岗龙之名始载于《生草药性备要》。《植物名实图考》中载有田螺虎树，云："小树生田塍上。叶似金刚叶，上分两叉。土人薪之。"即为本种。

本种的藤茎入药须久煎，用量不可过大，否则易恶心呕吐。

本种的叶和种子民间也药用。

【化学参考文献】

［1］白海云，詹庆丰，夏增华，等.九龙藤化学成分研究（Ⅱ）［J］.天然产物研究与开发，2004，16（4）：312-313.

［2］徐伟，李煌，褚克丹，等.龙须藤的化学成分研究［J］.天然产物研究与开发，2013，25（9）：1209-1211.

［3］张玉琴.龙须藤抗类风湿关节炎的药效物质基础及作用机制研究［D］.福州：福建中医药大学硕士学位论文，2013.

［4］白海云，詹庆丰，夏增华，等.九龙藤化学成分研究（Ⅰ）［J］.中国中药杂志，2005，25（1）：43-44.

［5］汪艳娟，朱倩倩，叶蕻芝，等．微波提取龙须藤多糖的最佳条件研究［J］.分析测试技术与仪器，2011，17（2）：92-95.

【药理参考文献】

［1］高杰，付丽香，李冬兰，等.九龙藤黄酮对大鼠心肌缺血再灌注损伤的保护作用［J］.中国医院药学杂志，2014，34（3）：175-178.

［2］刘俊法.九龙藤总黄酮对大鼠心肌缺血再灌注损伤后自由基代谢和细胞凋亡的影响［J］.中药药理与临床，2015，（1）：83-86.

［3］方瑜，孙瑶，简洁.九龙藤总黄酮对垂体后叶素致大鼠急性心肌缺血的保护作用［J］.中国药理学通报，2013，29（11）：1592-1596.

［4］刘俊法，郝亚逢，李杨.九龙藤总黄酮对乳鼠心肌细胞缺氧/复氧损伤的保护作用［J］.世界中西医结合杂志，2016，11（3）：325-329.

［5］林炜鑫，廖月，李冬兰，等.九龙藤总黄酮对缺氧/复氧心肌损伤的作用［J］.中国药学杂志，2014，49（1）：36-39.

［6］郑海音，徐伟，李煌，等.龙须藤提取物对胶原诱导性关节炎模型大鼠的影响［J］.康复学报，2013，23（1）：31-34.

［7］黄叶东，周毅生，莫海珊，等.龙须藤总黄酮对大鼠骨关节炎治疗作用及机制［J］.广东药学院学报，2017，33（1）：98-102.

［8］莫海珊，周毅生，黄叶东，等.龙须藤总黄酮对佐剂关节炎大鼠的治疗作用及机制［J］.中成药，2017，39（3）：593-596.

［9］夏俊伟，周毅生，杨俊腾，等.龙须藤总黄酮抗凝血的作用［J］.广东药学院学报，2016，32（2）：210-213.

【临床参考文献】

［1］韦英才.经筋针刺法结合壮药外敷治疗神经根型颈椎病128例临床分析［J］.河北中医，2001，23（1）：42-43.

［2］蔡俊.藤蚣汤治疗坐骨神经痛［J］.江苏中医杂志，1986，（9）：19.

［3］庞宇舟，邢沙沙，方刚，等.壮药龙钻通痹方治疗类风湿关节炎的临床观察［J］.中国民族医药杂志，2013，19（1）：1-2.

392. 粉叶羊蹄甲（图392）· *Bauhinia glauca* Wall.ex Benth.

【别名】 粉背羊蹄甲。

【形态】 木质藤本。小枝具条棱，茎卷须略扁，旋转。叶长5～9cm，叶片顶端2裂，裂片为叶长的1/3～1/2，顶端圆，基部心形或近截形，上面无毛，下面被锈色短柔毛，具脉9～11条；叶柄长2～4cm。伞房状的总状花序顶生或侧生；花萼管状，长1.3～1.9cm，裂片长约0.6cm，反折，外被锈色短柔毛；花瓣白色，倒卵形，长约1cm，具爪；能育雄蕊3枚，退化雄蕊5～7枚；子房无毛，具短柄，柱头小。荚果扁平，长15～30cm，暗褐色，果荚具网脉。种子长圆形，暗褐色，长约10mm。花期5～6月，果期8～10月。

【生境与分布】 生于山地路旁灌丛中。分布于江西，另湖南、广西、广东等省区均有分布；印度、中南半岛、印度尼西亚也有分布。

四四 豆科 Leguminosae

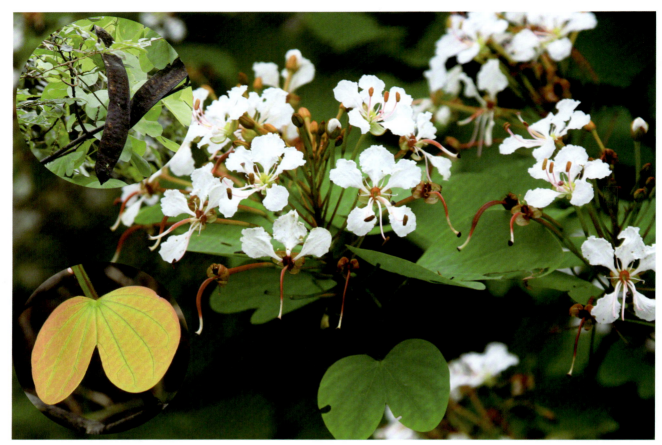

图 392　粉叶羊蹄甲　　　　　　　　　　　摄影　张水利等

粉叶羊蹄甲与龙须藤的区别点：粉叶羊蹄甲叶片全部 2 裂，裂至中部或中部以下，裂片先端钝圆，下面脉上有红棕色毛；子房无毛；荚果较大，长 15 ～ 30cm。龙须藤叶片先端 2 裂达叶片的 1/3 或微裂，裂片先端渐尖；子房密被白色短柔毛；荚果长 5 ～ 10cm。

【药名与部位】九龙藤，根。

【采集加工】春、秋采挖，除去须根及泥沙，干燥。

【药材性状】呈圆柱形，略弯曲，长 20 ～ 50cm，直径 0.5 ～ 3cm。表面灰黑色，粗糙，可见凹陷的根痕。质坚硬，断面韧皮部棕色，木质部黄白色，有多数细孔状导管，射线呈放射状排列。气微，味微涩，嚼之微有豆腥味。

【功能与主治】祛风定惊、利尿化瘀。用于劳伤腰痛，跌打损伤，遗尿。

【用法与用量】3 ～ 9g，水煎服或泡酒。

【药用标准】贵州药品 1994。

9. 槐属 *Sophora* Linn.

乔木或灌木，稀草本。奇数羽状复叶，稀单叶；小叶全缘，对生或近对生；托叶小，有时呈刺状，早落或宿存。总状花序或圆锥花序顶生、腋生或与叶对生；苞片小，线形，或缺如；花萼宽钟状，不整齐，顶端截形或具 5 浅齿裂；花冠白色、黄色。稀为蓝紫色，长约为花萼的 2 倍，旗瓣圆形、椭圆形或宽倒卵形，较龙骨瓣短，稀较长，翼瓣长圆形，有耳或无，龙骨瓣近于直立，顶端有时呈凸尖；雄蕊 10 枚，离生或基部稍合生为环状，有时二体，花药背着；子房具短柄，有毛，胚珠多数，花柱内弯，柱头头状。荚果圆筒形或稍扁，种子间缢缩成念珠状，肉质至木质，有时具4条软木质翅。种子倒卵形或球形，具种阜。

52种，分布于温带和亚热带地区。中国约23种，南北各省区均产，法定药用植物7种。华东地区法定药用植物3种。

分种检索表

1. 灌木、亚灌木或草本；总状花序；荚果非肉质。
  2. 灌木；托叶变成刺；小叶长1.5cm以下·················白刺花 S.davidii
  2. 亚灌木或草本；托叶不变成刺；小叶长2cm以上·················苦参 S.flavescens
1. 乔木；圆锥花序；荚果肉质·················槐 S.japonica

393. 白刺花（图393）· *Sophora davidii*（Franch.）Skeels

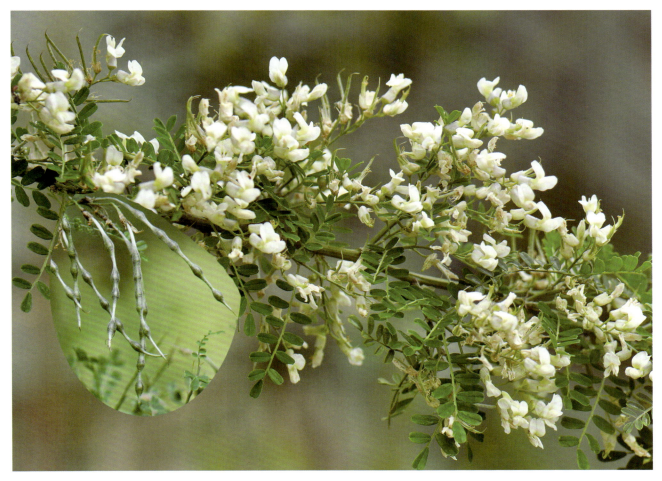

图393 白刺花　　　　　　摄影　叶喜阳

【别名】马蹄针。

【形态】落叶灌木，高 1～2.5m。小枝棕褐色，具尖锐枝刺，幼时被短柔毛。羽状复叶，长 4～7cm，小叶 11～21 枚；托叶细小，呈针刺状，有绒毛；小叶片椭圆形或长倒卵形，长 5～12mm，宽 4～5mm，先端钝圆，有时微凹，有小尖头，上面近无毛，下面被稀疏白色绢毛。总状花序生于有叶短枝枝顶，具 6～12 朵花。花疏生，下垂；花萼紫色，杯状，萼齿三角形，被短柔毛；花冠白色或蓝白色，旗瓣匙形，反曲，翼瓣、龙骨瓣砍刀状，龙骨瓣基部有钝耳，均具瓣柄；花丝下部 1/3 合生；子房纤细，被毛。荚果串珠状，长 2～6cm，顶端有长喙，无毛，果皮近革质，开裂；有 1～5 粒种子。种子椭圆状，长约 4mm。花期 5～6 月，果期 8～10 月。

【生境与分布】生于阳坡或河谷山地灌丛中。分布于江苏和浙江，另湖北、湖南、四川、贵州、云南、河南、河北、陕西、甘肃等省均有分布。

【药名与部位】白刺花根，根。白刺花籽，种子。白刺花，带枝花。

【采集加工】白刺花根：全年可采挖，洗净，干燥。白刺花籽：秋季采集，拣净杂质，干燥。白刺花：春季采集，晾干或晒干。

【药材性状】白刺花根：呈类圆柱形，外皮灰棕色至棕褐色，粗糙。质坚硬，断面韧皮部灰棕色，木质部外侧黄色，内侧棕色至棕褐色。气微，味苦涩。

白刺花籽：呈椭圆形，两端钝圆，长 3～4mm，直径 1.5～2mm；表面黄色、棕黄色；光滑微有光泽，一侧具点状种脊；种皮薄而韧，子叶 2 枚，黄色。气微，味微甘而苦。

白刺花：为带枝总状花序，皱缩成团。展平后，花萼钟状，长 0.3～0.4cm，密生短柔毛，萼齿三角形；花冠类白色，长约 1.5cm，旗瓣倒卵形或匙形，龙骨瓣基部有钝耳；花丝下部合生；子房被毛。体轻，气微，味苦。

【化学成分】花含生物碱类：氧化苦参碱（oxymatrine）、氧化槐果碱（oxysophocarpine）、槐果碱（sophocarpine）、苦参碱（matrine）、槐胺碱（sophoramine）和槐定碱（sophoridine）[1]；黄酮类：染料木素（genistein）、5-羟基-7,3',4'-三甲氧基-二氢黄酮（5-hydroxy-7,3',4'-trimethroxy-flavanone）、5,4'-二羟基-7,3'-二甲氧基-二氢黄酮（5,4'-dihydroxy-7,3'-dimethroxy-flavanone）、三叶豆紫檀苷（trifolirhizin）[2]，木犀草素（luteolin）、槲皮素（quercetin）、新西兰牡荆苷-2（vicenin-2）、皂草苷（saponarin）、3',5,7-三羟基-4'-甲氧基黄酮-3-O-α-L-吡喃鼠李糖基（1→6）-β-D-吡喃葡萄糖苷［3',5,7-trihydroxy-4'-methoxyflavone-3-O-α-L-rhamnopyranosyl（1→6）-β-D-glucopyranoside］、染料木素-4'-葡萄糖苷（genistein-4'-glucoside）、8-O-甲基草棉黄素-3-O-槐糖苷（8-O-methyl herbacetin-3-O-sophoroside）、异野樱黄苷（isosakuranin）、小麦黄素-7-O-β-D-吡喃葡萄糖苷（tricin-7-O-β-D-glucopyranoside）、田蓟苷（tilianin）和印度黄檀苷（sissotrin）[3]；皂苷类：齐墩果酸-28-O-β-吡喃糖葡萄糖苷（oleanoic acid 28-O-β-D-glucopyranoside）[2]；甾醇类：β-谷甾醇（β-sitosterol）和胡萝卜苷（daucosterol）[2]；酰胺类：大豆脑苷 I（soya-cerebroside I）[3]。

种子含生物碱类：氧化苦参碱（oxymatrine）、氧化槐果碱（oxysophocarpine）、槐果碱（sophocarpine）、苦参碱（matrine）、槐胺碱（sophoramine）和槐定碱（sophoridine）[4]；黄酮类：5,7,3'-三羟基-4'-甲氧基黄酮（5,7,3'trihydroxy-4'-methoxyflavone）、7,3'-二羟基-4'-甲氧基黄酮（7,3'-dihydroxy-4'-methoxyflavone）、7,4'-二羟基黄酮（7,4'-dihydroxyflavone）和 7,3',4'-三羟基黄酮（7,3',4'-trihydroxyflavone）[5]；脂肪酸类：亚油酸（linoleic acid）、油酸（oleic acid）、十六烷酸（hexadecanoic acid）、十七烷酸（heptadecanoic acid）、二十烷酸（eicosanoic acid）、十八二烯酸（octadecenedioic acid）、6,9,12-十八三烯（6,9,12-octadecenetrioic acid）和 9,12,15-十八三烯酸（9,12,15-octadecenetrioic acid）等[6]；氨基酸类：天冬氨酸（Asp）、丝氨酸（Ser）、谷氨酸（Glu）、甘氨酸（Gly）、丙氨酸（Ala）、缬氨酸（Val）、甲硫

氨酸（Met）、异亮氨酸（Ile）、亮氨酸（Leu）、苯丙氨酸（Phe）、组氨酸（His）、精氨酸（Arg）、脯氨酸（Pro）和酪氨酸（Tyr）[7]。

根茎含黄酮类：7-羟基-3′,4′-亚甲基二氧异黄酮（7-hydroxy-3′,4′-methylenedioxyisoflavone）、山槐素（maackiain）和红车轴草苷（trifolirhizin）[8]；香豆素类：伞形花内酯（umbelliferone）、东莨菪内酯（scopoletin）和皮契荔枝苷（fabiatrin）[8]；脂肪酸类：正二十六烷酸（n-hexacosanoic acid）、正三十烷酸（n-triacontanie acid）、正三十二烷酸（n-dotriacontanic acid）、棕榈酸单甘油酯（glycerol monopalmitate）和二十六烷酸甘油酯（glyceryl hexaccsanoate）[8]；甾醇类：β-谷甾醇（β-sitosterol）和胡萝卜苷（daucosterol）[8]；多酚类：白藜芦醇（resveratrol）[8]；糖类：蔗糖（sucrose）[8]等。

【药理作用】1. 抗炎　茎叶和花提取物对二甲苯所致小鼠的耳肿胀和角叉菜胶所致小鼠的足趾肿胀均有一定的抑制作用，并可降低小鼠毛细血管的通透性。2. 抗过敏　茎、叶、花提取物可减少2,4-二硝基氯苯（DNGB）所致小鼠皮肤的瘙痒次数和瘙痒持续时间[1]。

【性味与归经】白刺花根：苦，寒。归肺、大肠经。白刺花籽：甘、苦，微温。归脾、胃经。白刺花：苦，平。归脾、胃经。

【功能与主治】白刺花根：清热利湿，消积通便，杀虫止痒。用于腹痛腹胀，食积虫积，痢疾；带下阴痒；疥癞疮癣。白刺花籽：健脾，理气，消积化食。用于消化不良，腹痛腹胀。白刺花：清热凉血，解毒杀虫。用于暑热烦渴，衄血，便血，疔疮肿毒，疥癣，烫伤，阴道滴虫。

【用法与用量】白刺花根：10～15g。白刺花籽：3～6g；研末吞服，1～2g。白刺花：9～15g；泡茶饮，1～3g；外用适量，捣烂敷。

【药用标准】白刺花根：云南彝药Ⅱ2005四册。白刺花籽：贵州药材2003。白刺花：贵州药材2003。

【临床参考】1. 痛风：根皮100g，加八角枫根皮2g，威灵仙35g，卷柏15g，当归15g，土鸡肉500g，共炖，汤肉同服，每日3次，分2天服[1]。

2. 便血：根9g，加苦参9g，煨水服。（《贵州草药》）

【附注】《植物名实图考》载："白刺花生云南田塍。长条横刺、刺上生刺，就刺发茎，如初生槐叶。春开花似金雀而小，色白，袅袅下垂，瓣皆上翘，园田以为樊。"从其性状描述并观其附图，应与本种相符。

化学参考文献

[1] 阎玉凝，王秀冲，李家实，等. 白刺花的花中生物碱成分研究［J］. 中国中药杂志，1996，21（4）：232-233.
[2] 温敏，马云宝，毛晓健，等. 白刺花的花中化学成分研究［J］. 中国药学杂志，2010，45（19）：1451-1454.
[3] 董刘宏，太志刚，杨亚滨，等. 白刺花的化学成分研究［J］. 华西药学杂志，2010，25（6）：636-640.
[4] 王秀坤，李家实，魏璐雪，等. 白刺花种子生物碱成分的研究［J］. 中国中药杂志，1995，20（3）：168-169.
[5] 王秀坤，李家实，魏璐雪，等. 白刺花种子黄酮成分的研究［J］. 中国中药杂志，1996，21（3）：165-166，191.
[6] 王秀坤，李家实，阎玉凝. 白刺花种子中脂肪酸成分的研究［J］. 中草药，1995，（9）：498.
[7] 王秀坤，李家实，阎玉凝. 白刺花种子游离氨基酸成分的研究［J］. 中国中药杂志，1994，29（12）：747.
[8] 陈青，朱海燕，杨小生，等. 黔产白刺花化学成分研究［J］. 中成药，2009，31（2）：269-271.

药理参考文献

[1] 毛晓健，李金艳，却翎. 白刺花茎叶抗炎抗过敏作用的实验研究［J］. 云南中医中药杂志，2009，30（5）：53-54.

临床参考文献

[1] 彭南国. 根治痛风的民间验方［J］. 农村新技术，2013，（3）：47.

394. 苦参（图 394）· *Sophora flavescens* Ait.

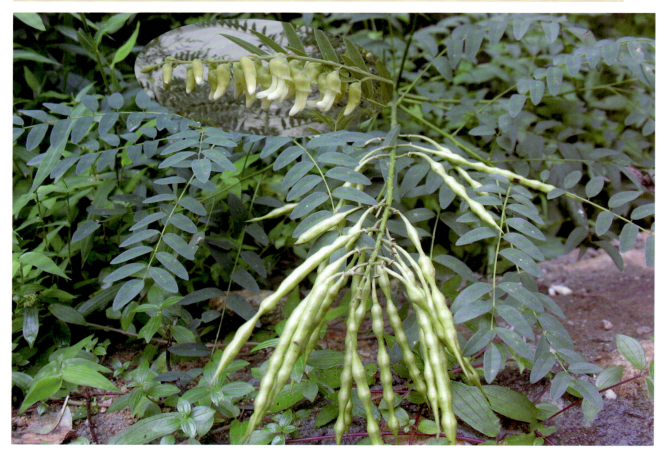

图 394　苦参　　　　摄影　郭增喜

【别名】牛人参（浙江），小槐树（江苏徐州），山槐树（江苏淮安），地参（江苏镇江），地槐（安徽），白茎地骨。

【形态】灌木，高达3m。茎皮黄色，具纵纹和易剥落的栓皮，味苦。奇数羽状复叶，长20～25cm；小叶25～29枚，狭卵形或线状披针形，长3～4cm，宽0.7～2cm，顶端锐尖或钝，基部圆形，上面近无毛，下面密被伏柔毛；托叶线形，长5～8mm。总状花序顶生或侧生，长15～25cm；花淡黄色；苞片极小；花萼斜钟状，萼齿短三角形，疏被锈色短柔毛或近无毛；花冠长15～18mm，旗瓣匙形，翼瓣无耳，与龙骨瓣近等长；雄蕊有毛，基部合生；子房线形，密被淡黄色柔毛，花柱纤细。荚果线形，革质，长5～10cm，种子间缢缩成念珠状，顶端具1～1.5cm长的喙。种子数个，暗褐色，卵圆形，长约6mm。花果期5～9月。

【生境与分布】生于山坡灌丛中或阴湿草地。分布于华东各省、市，另中国南北各省区均有分布；朝鲜、日本也有。

【药名与部位】苦参，根。苦参子，种子。苦参草，全草。

【采集加工】苦参：春、秋二季采挖，除去根头及小支根，洗净，干燥；或趁鲜切成厚3～6mm的片，干燥。苦参子：9～10月种子成熟时采收，除净杂质，晒干。苦参草：秋季采挖，干燥。

【药材性状】苦参：呈长圆柱形，下部常有分枝，长10～30cm，直径1～6.5cm。表面灰棕色或棕黄色，具纵皱纹和横长皮孔样突起，外皮薄，多破裂反卷，易剥落，剥落处显黄色，光滑。质硬，不易折断，断面纤维性；切片厚3～6mm；切面黄白色，具放射状纹理和裂隙，有的具异型维管束呈同心性环列或不规则散在。气微，味极苦。

苦参子：类卵圆形，长 4mm，直径 3mm。表面棕褐色，有光泽，腹面具短鹰嘴状突起、凹窝及暗色条纹，背面浑圆。断面淡黄色。质坚脆。气微，味苦，有豆腥气。

苦参草：根呈圆柱形，外皮黄色。茎枝具不规则纵沟纹，灰绿色。叶为单数羽状复叶，互生，下具线形托叶，叶片长 20～25cm，叶轴上被细毛，小叶 5～21 枚，有短柄，卵状椭圆形至长椭圆状披针形，先端圆形或钝尖，基部圆形或广楔形，全缘。总状花序顶生。味苦。

【质量要求】苦参：内色黄白，不霉烂。

【药材炮制】苦参：除去残留根头等杂质，略浸，洗净，润软，切成厚 3～6mm 的片，干燥；产地已切片者，筛去灰屑。

苦参子：除净杂质，用时粉碎。

【化学成分】根含挥发油类：1-辛烯-5-醇（1-coten-5-ol）、α-松油醇（α-terpinool）、香叶基丙酮（geranylacetone）、月桂酸（lauric acid）、n-十六烷（n-hexadecane）、n-十七烷（n-dioctylmethane）、2,6,10,14-四甲基十五烷（2,6,10,14-tetramethyl pentadecane）、十八烷（octadecane）、2,6,10,14-四甲基十六烷（2,6,10,14-tetramethyl hexadecane）、2,6,10,14-四甲基十七烷（2,6,10,14-tetramethyl heptadecane）、十九烷（nonadecane）和二十烷（eicosane）等[1]；生物碱类：苦参碱[（-）matrine]、（-）-14β-羟基苦参碱[（-）-14β-hydroxymatrine]、氧化苦参碱[（+）-oxymatrine]、9α-羟基苦参碱[（+）-9α-hydroxymatrine]、槐定碱[（-）-sophoridine]、异槐定碱[（+）-isosophoridine]、异苦参碱[（+）-isomatrine]、别苦参碱[（+）-allomatrine]、顺式新苦参碱（cis-neomatrine）、反式新苦参碱（trans-neomatrine）、（-）槐果碱[（-）-sophocarpine]、（+）氧化槐果碱[（+）-oxysophocarpine]、（-）9α-羟基槐果碱[（-）-9α-hydroxysophocarpine]、9α-羟基氮氧化槐果碱（9α-hydroxysophocarpine N-oxide）、12α-羟基槐果碱[（+）-12α-hydroxysophocarpine]、（+）-7,11-去氢苦参碱[（+）-7,11-dehydromatrine]、（-）-9α-羟基-7,11-去氢苦参碱[（-）-9α-dihydroxy-7,11-dehydromatrine]、（-）-氮氧化勒它宾碱*[（-）-leontalbinine N-oxide]、（+）槐胺碱[（+）-sophoramine]、（-）-12-乙基槐胺碱[（-）-12-ethylsophoramine]、9α-羟基槐胺碱[（-）-9α-hydroxysophoramine]、（+）莱曼碱[（+）-lehmannine]、7,8-二去氢槐胺碱[（-）-7,8-didehydrosophoramine]、13,14-二去氢槐定碱（13,14-didehydrosophoridine）、（-）5α-羟基槐果碱[（-）-5α-hydroxysophocarpine]、（+）5α,9α-二羟基苦参碱[（+）-5α,9α-dihydroxymatrine]、（+）槐花醇[（+）-sophoranol]、（+）氧化槐醇[（+）-oxysophoranol]、四氢新槐胺碱（tetrahydroneosophoramine）、异槐果碱（isosophocarpine）、（-）-金雀花碱[（-）-cytisine]、（-）-N-甲基金雀花碱[（-）-N-methylcytisine]、（-）-菱叶黄花碱，即（-）-菱叶野决明碱[（-）-rhombifoline]、羽扇豆碱（lupanine）、（-）-5,6-去氢羽扇豆碱[（-）-5,6-dehydrolupanine]、（-）-臭豆碱[（-）-anagyrine]、（-）-赝靛叶碱[（-）-baptifoline]、（+）-黄叶槐碱[（+）-manmanine]、（+）-苦参胺碱，即（+）-苦拉拉碱[（+）-kuraramine]、异苦参胺碱，即异苦拉拉碱（isokuraramine）、苦参辛*（flavascensine）[2]、槐醇（sophoranol）、（+）-槐醇氮氧化物[（+）-sophoranol-N oxide]、（+）-别苦参碱[（+）-allomatrine]、（-）-臭豆碱[（-）-anagyrine]、贯叶赝髓碱（baptifoline）和葳严仙碱（caulophylline）[3]；黄酮类：苦参酮（kurarinone）、异苦参酮（isokurarinone）、2′-甲氧基苦参酮（2′-methoxykurarinone）、苦参醇（kurarinol）、去甲苦参醇（norkurarinol）、新苦参醇（neokurarinol）、异黄腐醇（isoxanthohumol）、里查酮 A、G（leachianone A、G）、苦参黄酮 B、G、K、L（sophoraflavanone B、G、K、L）、（+）-去甲苦参酮[（+）-norkurarinone]、柚皮素（naringenin）、5-甲氧基-7,2′,4′-三甲氧基-8-异戊烯基黄烷酮（5-methoxy-7,2′,4′-trihydroxy-8-prenyl flavanone）、柚皮素-7-O-β-D-木糖-（1→6）-β-D-吡喃葡萄糖苷[naringenin-7-O-β-D-xylose-（1→6）-β-D-glucopyranoside]、（2S）-7,4′-二羟基-5-甲氧基-8-（γ,γ-二甲基烯丙基）-黄烷酮[（2S）-7,4′-dihydroxy-5-methoxy-8-（γ,γ-dimethyl allyl）-flavanone]、4′-三羟基-8-异戊烯基黄烷酮（4′-trihydroxy-8-prenyl flavanone）、苦参黄酮醇（sophoflavescenol）、4′-羟基异合生果素（4′-hydroxyisolonchocarpin）、

5-甲基苦参新醇C（5-methyl kushenol C）、去甲去水淫羊藿黄素（noranhydroicaritin）、异脱水淫羊藿黄素（isoanhydroicaritin）、8-熏衣草山奈酚（8-lavandulyl kaempferol）、8-异戊烯山奈酚（8-prenyl kaempferol）、5-去羟山奈酚（5-dehydroxykaempferol）、槲皮素（quercetin）、芦丁（rutin）、（2R, 3R）-8-熏衣草基-5, 7, 4'-三羟基-2'-甲氧基二氢黄酮［（2R, 3R）-8-lavandulyl-5, 7, 4'-trihydroxy-2'-methoxyflavanone］、（2R, 3R）-8-异戊烯基-7, 2', 4'-三羟基-5-甲氧基二氢黄酮［（2R, 3R）-8-prenyl-7, 2', 4'-trihydroxy-5-methoxyflavanone］、（2R, 3R）-8-异戊烯基-7, 4'-二羟基-5-甲氧基二氢黄酮［（2R, 3R）-8-prenyl-7, 4'-dihydroxy-5-methoxyflavanone］、苦参定（kuraridin）、苦参二醇（kuraridinol）、黄腐酚（xanthohumol）、2', 4-二羟基-4', 6'-二甲氧基查尔酮（2', 4-dihydroxy-4', 6'-dimethoxychalcone）、环苦参素（cyclokuraridin）、刺芒柄花素（formononetin）、3'-羟基-苦参新醇（3'-hydroxykushenol）、大豆素-7-O-β-D-木糖-（1→6）-β-D-吡喃葡萄糖苷［daidzein-7-O-β-D-xylose-（1→6）-β-D-glucopyranoside］、3'-羟基-4'-甲氧基-异黄酮-7-O-β-D-芹糖-（1→6）-β-D-吡喃葡萄糖苷［3'-hydroxy-4'-methoxy-isoflavone-7-O-β-D-apiosyl-（1→6）-β-D-glucopyranoside］、3'-甲氧基-4'-羟基异黄酮-7-O-β-D-木糖-（1→6）-β-D-吡喃葡萄糖苷［3'-methoxy-4'-hydroxyisoflavone-7-O-β-D-xylose-（1→6）-β-D-glucopyranoside］、4'-羟基异黄酮-7-O-β-D-芹糖-（1→6）-β-D-吡喃葡萄糖苷［4'-hydroxyl isoflavone-7-O-β-D-apiosyl-（1→6）-β-D-glucopyranoside］、3'-甲氧基-4'-羟基-异黄酮-7-O-β-D-芹糖-（1→6）-β-D-吡喃葡萄糖苷［3'-methoxy-4'-hydroxyl-isoflavone-7-O-β-D-apiosyl-（1→6）-β-D-glucopyranoside］、3', 4'-二羟基异黄酮-7-O-β-D-吡喃葡萄糖苷（3', 4'-dihydroxyl isoflavone-7-O-β-D-glucopyranoside）、4'-羟基-5'-甲氧基异黄酮-3'-O-β-D-吡喃葡萄糖苷（4'-hydroxyl-5'-methoxyisoflavone-3'-O-β-D-glucopyranoside）、4'-甲氧基异黄酮-7-O-β-D-芹糖-（1→6）-β-D-吡喃葡萄糖苷［4'-methoxyisoflavone-7-O-β-D-apiosyl-（1→6）-β-D-glucopyranoside］、5, 4'-二羟基异黄酮-7-O-β-D-芹糖-（1→6）-β-D-吡喃葡萄糖苷［5, 4'-dihydroxyl isoflavone-7-O-β-D-apiosyl-（1→6）-β-D-glucopyranoside］、5, 5-二羟基-4'-甲氧基异黄酮-7-O-β-D-木糖-（1→6）-β-D-吡喃葡萄糖苷［5, 5-dihydroxyl-4'-methoxyisoflavone-7-O-β-D-xylose-（1→6）-β-D-glucopyranoside］、5-羟基-4'-甲氧基异黄酮-7-O-β-D-芹糖-（1→6）-β-D-吡喃葡萄糖苷［5-hydroxyl-4'-methoxyisoflavone-7-O-β-D-apiosyl-（1→6）-β-D-glucopyranoside］、芒柄花苷（ononin）、大豆素（daidzein）、7-甲氧基-4'-羟基异黄酮（7-methoxy-4'-hydroxyl isoflavone）、毛蕊异黄酮（calycosin）、伪野靛素（pseudobaptigenin）、伪野靛素-7-O-β-D-木糖-（1→6）-β-D-吡喃葡萄糖苷［pseudobatigenin-7-O-β-D-xylose-（1→6）-β-D-glucopyranoside］、7-羟基-4'-甲氧基-二氢黄酮-3'-O-β-D-吡喃葡萄糖苷（7-hydroxyl-4'-methoxy-dihydroflavone-3'-O-β-D-glucopyranoside）、2, 3-二羟基-4'-甲氧基二氢黄酮-7-O-β-D-木糖-（1→6）-β-D-吡喃葡萄糖苷［2, 3-dihydroxyl-4'-methoxydihydroflavone-7-O-β-D-xylose-（1→6）-β-D-glucopyranoside］、2, 3-二羟基-4'-甲氧基二氢黄酮-7-O-β-D-芹糖-（1→6）-β-D-吡喃葡萄糖苷［2, 3-dihydroxyl-4'-methoxydihydroflavone-7-O-β-D-apiosyl-（1→6）-β-D-glucopyranoside］、2, 3, 4'-三羟基高异黄酮-7-O-β-D-吡喃葡萄糖苷（2, 3, 4'-trihydroxyl homoisoflavone-7-O-β-D-glucopyranoside）、2, 3-二羟基-4'-甲氧基-高异黄酮-7-O-木糖（2, 3-dihydroxy-4'-methoxy-homoisoflavone-7-O-xyloside）、l-高丽槐素（l-maackiain）、紫檀素（pterocarpin）、红车轴草苷（trifolirhizin）、3-羟基-4-甲氧基-8, 9-亚甲基二氧紫檀碱（3-hydroxy-4-methoxy-8, 9-methylene dioxypterocarpan）、高丽槐素-7-O-β-D-芹糖-（1→6）-β-D-吡喃葡萄糖苷［maackiain-7-O-β-D-apiosyl-（1→6）-β-D-glucopyranoside］、美迪紫檀素-3-O-β-D-芹糖-（1→6）-β-D-吡喃葡萄糖苷［medicarpin-3-O-β-D-apiosyl-（1→6）-β-D-glucopyranoside］、苦参黄酮A、B、C、D（kushecarpin A、B、C、D）、槐酮A、B（sophoflavone A、B）、5, 7-二羟基-8-熏衣草色酮（5, 7-dihydroxy-8-lavandulyl chromone）、5, 7-二羟基-8-（R, R-二甲基烯丙基）色酮［5, 7-dihydroxy-8-（R, R-dimethylallyl）chromone］、苜蓿酚（medicagol）、苦参二酮*（sophoradione）、2-羟基-6-[2-（4-羟苯基）-2-羰基]苯甲酸-3-O-β-D-芹糖-（1→6）-β-D-吡喃葡萄糖苷｛2-hydroxyl-6-[2-（4-hydroxyphenyl）-2-carbonyl]benzoic acid-3-O-β-D-apiosyl-（1→6）-β-D-glucopyranoside｝、2-羟基-6-

［2-（4-羟苯基）-2-羰基］苯甲酸-3-O-β-D-木糖-（1→6）-β-D-吡喃葡萄糖苷［2-hydroxyl-6-［2-（4-hydroxyphenyl）-2-carbonyl］benzoic acid-3-O-β-D-xylose-（1→6）-β-D-glucopyranoside］、墨沙酮-4-O-β-D-吡喃葡萄糖苷（maesopsin-4-O-β-D-glucopyranoside）[2-6]，芒柄花素（formononetin）、三叶豆紫檀苷-6'-单乙酸酯（trifolirhizin-6'-monoacetate）[7]，异黄腐醇（isoxanthohumol）[8]、5-甲氧基-7,2',4'-三羟基-8-（3,3-二甲基烯丙基）-黄烷酮［5-methoxy-7,2',4'-trihydroxy-8-（3,3-dimethylallyl）-favanone］[9]、槐诺色烷A、B、C（sophoranodichromane A、B、C）[10]、苦参色满A、B、C（flavenochromane A、B、C）[11]、［（2S）-7,4-二羟基-5-甲氧基-8-（γ,γ-二甲基烯丙基）-黄烷酮］［（2S）-7,4-dihydroxy-5-methoxy-8-（γ,γ-dimethylallyl）-flavanone］[12]、苦豆子酮G（alopecurone G）、8-异戊烯基柚皮苷元（8-prenylnaringenin）、槐黄酮J（sophoraflavone J）[13]、4-甲氧基高丽槐素（4-methoxymaackiain）、降脱水淫羊藿素（noranhydroicaritin）、槐黄烷酮B（sophoraflavanone B）、降苦参酮（norkurarinone）、苦参诺醇（sophoflavescenol）、苦参酚，即苦参新醇A、B、C、D、E、F、G、H、I、J、K、L、M、N、O、P、Q、R、S、T、U、V、W、X（kushenol A、B、C、D、E、F、G、H、I、J、K、L、M、N、O、P、Q、R、S、T、U、V、W、X）、降苦参醇（norkurarinol）、利奇槐酮4G（leachianone G）、染料木素（genistein）、3'-甲氧基大豆苷元（3'-methoxydaidzein）、（2S）-8-［2-（3-羟基异丙基）-5-甲基-4-己烯基］-2'-甲氧基-5,7,4'-三羟基黄烷酮｛（2S）-8-［2-（3-hydroxyisopropyl）-5-methyl-4-hexenyl］-2'-methoxy-5,7,4'-trihydroxyflavanone｝、（2S）-6［2（3-羟基异丙基）-5-甲基-4-已烯基］-5-甲氧基-7,2',4-三羟基黄烷酮［（2S）-6［2（3-hydroxyisopropyl）-5-methyl-4-hexenyl］-5-methoxy-7,2',4'-trihydroxyflavanone］、（2S）-5,4'-二甲氧基-8-熏衣草基-7,2-二羟基黄烷酮［（2S）-5,4'-dimethoxy-8-lavandulyl-7,2'-dihydroxyflavanone］、（2S）-8-（5-羟基-2-异丙烯基-5-甲基己基）-7-甲氧基-5,2,4-三羟基黄烷酮［（2S）-8-（2-isopropenyl-5-methylhexyl）-7-methoxy-5,2,4-trihydroxyflavanone］、2'-甲氧基苦参酮（2'-methoxykurarinone）、7,9,2,4-四羟基-8-异戊烯基-5-甲氧基查耳酮（7,9,2',4-tetrahydroxy-8-isopentenyl-5-methoxychalcone）、（2R,3R）-8-薰衣草基-2'-甲氧基-5,7,4'-三羟基黄酮醇［（2R,3R）-8-lavandulyl-2'-methoxy-5,7,4-trihydroxyfavanonol］、8-薰衣草基-5,7,4'-三羟基黄酮醇（8-lavanduly1-5,7,4'-trihydroxyflavonol）、槐黄烷酮（sophoraflavanone）、8-薰衣草基山奈酚（8-lavandulyl kaempferol）、环苦参定K（cyclokuraridin K）、环苦参定L（cyclokuraridin L）、8-异戊烯基山奈酚（8-prenyl kaempferol）和车轴草根苷-6'-单乙酸酯（trifolirhizin-6'-monoacetate）[14]；苯并呋喃类：2-（2,4-二羟基-5-异戊烯基苯基）-5,6-亚甲二氧基苯丙呋喃［2-（2,4-dihydroxy-5-prenylphenyl）-5,6-methylene dioxybenzofuran］[14]；三萜类：苦参皂苷Ⅰ、Ⅱ、Ⅲ、Ⅳ（sophoraflavoside Ⅰ、Ⅱ、Ⅲ、Ⅳ）、大豆皂苷Ⅰ（soyasaponin Ⅰ）[2]，羽扇烯酮（lupenone），β-香树脂醇（β-amyrin）、羽扇豆醇（lupeol）[4]，大豆皂醇B（soyasapogenol B）和羽扇豆烯酮（lupenone）[5]；木脂素类：柑属苷A、B（citrusin A、B）、阿拉善尼木脂苷A*（alaschanioside A）和（3R,4S）-6,4'-二羟基-5,7,3',5'-四甲氧基-3,4-二氢芳基萘二酸-（二）-十六烷酯［（3R,4S）-6,4'-dihydroxy-5,7,3',5'-tetramethoxy-3,4-dihydroaryltetralin-（bis）-hexadecyl acetate］[2]；香豆素类：伞形花内酯（umbelliferone）[2]和7-甲氧基香豆素（7-methoxycoumarin）[4]；酚酸类：对羟基苯甲酸（p-hydroxybenzoic acid）和阿魏酸十六烷酯（hexadecyl ferulate）[5,14]；酚类：大黄酚（chrysophanol）[10]、槐二酮（sophoradione）[14]、芥子酸十六酯（hexadecyl sinapate）和伞形酮（skimmetin）；甾体类：β-谷甾醇（β-sitosterol）[14]；糖类：蔗糖（sucrose）[15]；脂肪酸类：二十四酸（tetracosanoic acid）[14]。

花含生物碱类：异苦参胺（isokuraramine）、α-苦参碱（α-matrine）、（-）-7,11-二氢苦参碱［（-）-7,11-dihydromatrine］、13,14-二氢苦参碱（13,14-dihydromatrine）、氧化槐果碱（oxysophocarpine）、N-甲基金雀花碱（N-methyl cytisine）、5-羟基苦参碱（5-hydroxymatrine）、氧化苦参碱（oxymatrine）、（+）-槐醇N-氧化物［（+）-sophoranol N-oxide］、贯叶赝髓碱、（+）-5α,9α-二羟基苦参碱［（+）-5α,9α-dihydroxymatrine］、羽扇豆碱（lupanine）、苦参胺（kuraramine）、（+）-黄叶槐碱［（+）-mamanine］、（-）-菱叶野决明碱［（-）-rhombifolinel］、（-）-9α-羟基槐胺［（-）-9α-hydroxysophoramine］和（-）-槐胺［（-）-sophoramine］[16]。

【药理作用】1. 保护心肌 根所含的苦参总碱能明显降低心肌缺血再灌注模型血清中的肌酸激酶（CK）、乳酸脱氢酶（LDH）、天冬氨酸氨基转移酶（AST）的含量，减少缺血再灌注导致的心肌细胞结构的破坏和心肌细胞凋亡，其机制可能与增加 Bcl-2 蛋白的表达，降低 Bax 蛋白表达有关[1]，也可能通过下调 PI3K/Akt 通路减少血小板源性生长因子诱导心肌成纤维细胞胶原分泌、抑制表型转化，从而发挥抗心肌纤维化的作用有关[2]。氧化苦参碱（oxymatrine）可显著改善醛固酮诱导的心肌细胞存活率，可使细胞恢复至正常形态；可显著抑制醛固酮诱导的 p-JNK、JNK mRNA 表达增加，其作用可能与抑制 JNK 蛋白磷酸化密切有关[3]。2. 神经保护 不含生物碱的乙酸乙酯部位可显著减少大鼠局灶性脑缺血再灌注模型梗死体积和神经功能缺损；可明显减少硝普钠预处理的人类 SH-SY5Y 细胞的凋亡[4]。氧化苦参碱在激活小胶质细胞研究中发现，可通过抑制 HSP60 信号通路降低炎症因子的产生而发挥神经保护作用[5]。3. 抗肿瘤 根所含的苦参碱（matrine）具有明显的抗肿瘤作用。能明显抑制亚硝基胺诱发大鼠膀胱癌的生长，其作用可能与抑制前列腺素通路相关蛋白表达促进蛋白表达有关，且其作用具有剂量依赖性[6]。多糖提取物可明显促进 H22 荷瘤小鼠脾细胞的增殖并抑制肿瘤组织的增长；在体外可通过上调一氧化氮（NO）的活性，刺激巨噬细胞产生一氧化氮，吞噬 H22 肿瘤细胞而发挥抗肿瘤作用[7]；可降低表皮生长因子受体酪氨酸蛋白激酶活性和 HIF-1α、内皮细胞生长因子（VEGF）的表达，激活 caspase3 活性，可抑制肺肿瘤 A549 细胞的侵袭、增殖和血管生成[8]。苦参提取物苦参总碱对人脐静脉内皮 ECV304 细胞的增殖、迁移具有明显的抑制作用[9]。苦参对环磷酰胺所致外周血白细胞和中性粒细胞数下降具有对抗和促恢复作用，能增加骨髓有核细胞、粒－巨噬系祖细胞数的增殖并诱导其向粒系、巨噬系分化；苦参可明显诱导白血病 HL-60 细胞凋亡，呈浓度－效应关系[10]。4. 抗感染 根所含的苦参碱能调节铜绿假单胞菌感染大鼠铜绿假单胞菌肺部转录因子 T-bet 和 Gata-3 的表达，诱导大鼠机体由 Th2 型向 Th1 型分化，促进诱生干扰素（INF-γ）炎症因子合成抑制白细胞介素 -4（IL-4）的合成，从而减轻肺部组织感染损伤[11]。氧化苦参碱可提高 HepG2.2.15 细胞中微小核糖核酸 122 的表达而抑制病毒的复制和抗原的表达[12]。5. 平喘 根所含的氧化苦参碱可降低卵蛋白激发哮喘大鼠气道中炎症促进因子白细胞介素 -7（IL-7）的浓度，升高炎症抑制因子白细胞介素 -10（IL-10）的浓度，从而抑制哮喘大鼠气道炎症反应，并呈剂量相关性[13]。6. 抗炎镇痛 苦参胶囊可明显减少醋酸所致小鼠的扭体次数，延长热板所致小鼠的舔后足时间，明显减轻二甲苯所致小鼠的耳廓肿胀，减轻角叉菜胶所致大鼠的足跖肿胀，显著降低小鼠腹腔毛细血管通透性[14]。苦参提取液能明显减轻二甲苯所致小鼠的耳廓肿胀，抑制 10% 鸡蛋清所致大鼠的足肿胀，其机制可能与苦参碱抑制磷脂酶活性有关[15]。7. 抗菌抗病毒 苦参胶囊对痢疾杆菌、大肠杆菌、伤寒杆菌、金黄色葡萄球菌的生长具有一定的抑制作用[16]。苦参黄酮类化合物对金黄色葡萄球菌、大肠杆菌、啤酒酵母菌、产黄青霉、黑曲霉的生长有一定的抑制作用，说明苦参中黄酮类化合物对细菌和真菌都有抑制作用，对革兰氏阳性菌的作用强于革兰氏阴性菌，对单细胞真菌作用强于丝状真菌[15]。苦参生物碱对柯萨奇 B3 病毒所致小鼠的心肌细胞损伤有防治作用[17, 18]。8. 耐缺氧 苦参水提物能明显延长小鼠的耐低氧存活时间、低耗氧量、增强心肌低氧小鼠的耐低氧能力，并具有一定的剂量依赖性[19]。9. 利尿 苦参提取物有一定程度的利尿作用[15]。

【性味与归经】苦参：苦，寒。归心、肝、胃、大肠、膀胱经。苦参子：苦，寒。苦参草：苦，寒。归心、肝、肾、大肠经。

【功能与主治】苦参：清热燥湿，杀虫，利尿。用于热痢，便血，黄疸尿闭，赤白带下，阴肿阴痒，湿疹，湿疮，皮肤瘙痒，疥癣麻风；外用于滴虫性阴道炎。苦参子：清热解毒，燥湿止痛。用于热性痢疾，肠炎，腹痛。苦参草：清利湿热，杀虫。用于赤白带下，阴肿阴痒，湿疮，皮肤瘙痒，滴虫性阴道炎。

【用法与用量】苦参：4.5～9g；外用适量，煎汤洗患处。苦参子：15～20g。苦参草：3～10g；外用适量。

【药用标准】苦参：药典 1963～2015、浙江炮规 2005、内蒙古蒙药 1986、新疆药品 1980 二册、香港药材四册和台湾 2013。苦参子：吉林药品 1977。苦参草：贵州药材 2003。

【临床参考】1. 阴道炎：根 50g，加黄柏、地肤子、蛇床子、蒲公英、贯众各 30g，冰片 2g，生大黄 15g，水温适宜后先熏蒸后泡洗外阴和阴道，每晚 1 次[1]。

2. 痔术后肛缘水肿：根30g，加大黄20g、黄柏20g、金银花20g、野菊花20g、石菖蒲20g、蒲公英20g、地肤子15g、蛇床子15g，水煎坐浴，每日2次[2]。

3. 急性肛周湿疹：根20g，加白鲜皮、黄柏、地肤子、蛇床子各20g等，熏洗坐浴，每日2次[3]。

4. 烧伤、烫伤：根适量，研细粉，植物油调敷患处。（《浙江药用植物志》）

【附注】苦参始载于《神农本草经》，列为上品。《本草经集注》载："今出近道，处处有。叶极似槐树，故有槐名。花黄，子作荚，根味至苦恶。"《图经本草》载："其根黄色，长五七寸许，两指粗细。三五茎并生，苗高三二尺以来。叶碎青色，极似槐叶，故有水槐名。春生冬凋。其花黄白，七月结实如小豆子。"《本草纲目》载："七八月结角如萝卜子，角内有子二三粒，如小豆而坚。"即为本种。

脾胃虚寒者禁服。反藜芦。

苦参的根和种子均有毒。中毒主要症状为流涎，步伐不整，呼吸及脉搏急速，惊厥，最后呼吸停止而死亡。

【化学参考文献】

[1] 王秀坤，李家实，魏璐雪. 苦参挥发油成分的研究[J]. 中国中药杂志，1994，19（9）：552-553.

[2] 张翅，马悦，高慧敏，等. 苦参化学成分研究进展[J]. 中国实验方剂学杂志，2014，20（4）：205-214.

[3] 赵玉英，宠青云，刘京渤，等. 苦参生物碱的研究[J]. 天然产物研究与开发，1994，6（01）：10-13.

[4] 赵月珍. 苦参化学成分及质量控制研究[D]. 长沙：中南大学硕士学位论文，2008.

[5] 曹美爱. 苦参化学成分及生物活性研究[D]. 兰州：兰州大学硕士学位论文，2007.

[6] 申毅，张培成. 中药苦参的化学成分及药理活性研究[C]. 杭州：第十一届全国青年药学工作者最新科研成果交流会，2012：663-669.

[7] 李丹，左海军，高慧援，等. 苦参的化学成分[J]. 沈阳药科大学学报，2004，21（5）：346-348.

[8] 王夕红，韩桂秋. 苦参中黄酮类化合物成分研究[J]. 天然产物研究与开发，1996，8（04）：7-9.

[9] 李巍，梁鸿，尹婷，等. 中药苦参主要黄酮类成分的研究[J]. 药学学报，2008，43（08）：833-837.

[10] Ding P L, Hou A J, Chen D F. Three new isoprenylated flavonoids from the roots of *Sophora flavescens* [J]. Asian Natural Products Research，2005，7（3）：237-243.

[11] Ding P L, Chen D F, Bastowb K F, et al. Cytotoxic isoprenylated flavonoids from the roots of *Sophora flavescens* [J]. Helvetica Chimica Acta，2004，87（10）：2574-2580.

[12] Kang S S, Kim J S, Son K H, et al. A new prenylated flavanone from the roots of *Sophora flavescens* [J]. Ftoterapia，2000，71（5）：511-515.

[13] Matsuo K J, Ito M C, Honda G H, et al. Trypanocidal flavonoids from *Sophora flavescens* [J]. Nat Med，2003，57（6）：253-255.

[14] 艾铁民，朱相云. 中国药用植物志（第五卷上册）[M]. 北京：北京大学医学出版社，2016：171-173.

[15] 张俊华，赵玉英，刘沁舡，等. 苦参化学成分的研究[J]. 中国中药杂志，2000，25（01）：39-40.

[16] Murakoshi I, Kidoguchi E, Haginiwa S, et al. Isokuraramine and (−)-7, 11-dehydromatrine, lupin alkaloids from flowers of *Sophora flavescens* [J]. Phytochemistry，1982，21（9）：2379-2384.

【药理参考文献】

[1] 樊美玲，刘博，王鑫，等. 苦参总碱对大鼠心肌缺血再灌注损伤的保护作用[J]. 中国老年学，2017，37（8）.

[2] 李晓娜，常煜胤，路明，等. 苦参碱对PDGF诱导心肌成纤维细胞胶原分泌及表型转化的保护作用及其可能机制[J]. 临床心血管病杂志，2017，（6）：592-595.

[3] 杨李强，孙爱华，徐旖旎，等. 氧化苦参碱通过调控MAPK信息通路改善醛固酮诱导的心肌细胞损伤[J]. 中国实验方剂学杂志，2017，（15）：130-135.

[4] Park S J, Nam K W, Lee H J, et al. Neuroprotective effects of an alkaloid-free ethyl acetate extract from the root of *Sophora flavescens* Ait. against focal cerebral ischemia in rats[J]. Phytomedicine，2009，16（11）：1042-1051.

[5] 张燕，李玲，王俊燕，等. 氧化苦参碱对活化的小胶质细胞的抑制作用[J]. 教育教学论坛，2017，（18）：279-280.

[6] 王明复，李艳秀，杨述海. 苦参碱对膀胱癌大鼠COX-2、cPLA2及PGDH蛋白表达水平的影响[J]. 中医学报，2017，

32（8）：1363-1367.
［7］Bai L，Zhu L Y，Yang B S，et al. Antitumor and immunomodulating activity of a polysaccharide from *Sophora flavescens* Ait［J］. International Journal of Biological Macromolecules，2012，51（5）：705-709.
［8］卓新凤，姬颖华. 苦参碱对人肺癌 A549 细胞增殖、侵袭和血管生成的抑制作用及其机制研究［J］. 现代药物与临床，2017，32（5）：767-771.
［9］蒋红艳，王贵学，唐舒棠. 苦参总碱对血管内皮细胞增殖和迁移的抑制作用［J］. 中国药学杂志，2009，44（13）：982-985.
［10］罗志勇，谭孟群. 苦参促粒系造血机制及对白血病 HL-60 细胞的诱导凋亡作用［J］. 中国现代医学杂志，2001，11（8）：26-27.
［11］王培媛，方泓，吴银根，等. 苦参碱对大鼠铜绿假单胞菌感染肺组织 Th1/Th2 调节机制的研究［J］. 上海中医药杂志，2017，（7）：70-75.
［12］张轩，党秀敏，肖倩，等. 氧化苦参碱对乙肝病毒的抑制作用及对 miR-122 表达的影响［J］. 实用医学杂志，2017，33（9）：1402-1404.
［13］侯善群，卢平，钟小健，等. 氧化苦参碱对哮喘大鼠气道中 IL-10 和 IL-17 表达的影响［J］. 湘南学院学报（医学版），2017，（2）：13-16.
［14］张小超，申莹，陈鹏，等. 苦参胶囊抗炎镇痛作用研究［J］. 昆明医科大学学报，2013，34（2）：4-10.
［15］周莹，孙秀梅，张兆旺，等. 苦参 3 种方法提取液抗炎和利尿作用对比研究［J］. 药学研究，2012，31（7）：375-376.
［16］郑津辉，王威，黄辉. 苦参提取液中黄酮类化合物的抑菌作用［J］. 武汉大学学报（理学版），2008，54（4）：439-442.
［17］陈曙霞，彭旭，刘晶星. 苦参对感染柯萨奇 B3 病毒乳鼠搏动心肌细胞的保护作用［J］. 中华实验和临床病毒学杂志，2000，14（2）：137-140.
［18］刘晓玲，张勇，刘小雷. 苦参系列生物碱体外抗 CVB3 病毒活性［J］. 沈阳药科大学学报，2006，23（11）：724-730.
［19］徐晓燕，王晓丹，辛晓明，等. 苦参水提物对心肌低氧小鼠的保护作用［J］. 医药导报，2008，27（5）：520-522.

【临床参考文献】
［1］孟如丹，吕焰. 自拟苦参黄柏汤洗剂治疗阴道炎疗效观察［J］. 浙江中医杂志，2016，51（4）：265.
［2］徐世文，朱国羿，李风华. 苦参汤加减方联合肛门熏洗坐浴治疗痔术后肛缘水肿的临床疗效［J］. 临床合理用药杂志，2017，10（9）：97-98.
［3］汤晓榕，杨桃，肖天保. 苦参汤加味治疗急性肛周湿疹的临床疗效研究［J］. 世界最新医学信息文摘，2017，17（68）：98-99，101.

395. 槐（图 395） · *Sophora japonica* Linn.

【别名】槐树，国槐、家槐（安徽）。

【形态】落叶乔木，高达 25m。枝棕色，幼时绿色，疏被短柔毛；冬芽被锈色毛，着生于叶痕中央，芽鳞不显著。羽状复叶，长 15～25cm；小叶 7～15 枚，卵状长圆形或卵状披针形，顶端渐尖或钝，具细突尖，基部圆形或宽楔形，上面深绿色，无毛，下面苍白色，疏被短伏毛；叶轴具槽，叶柄基部膨大；托叶早落，小托叶宿存。圆锥花序顶生；花乳白色或黄白色；小苞片极小；花萼钟状，5 浅齿裂，疏被白色柔毛；旗瓣宽心形，有紫脉，具短柄，翼瓣较龙骨瓣稍长，有爪；雄蕊 10 枚，不等长，基部合生；子房有柄，密被白绢毛。荚果肉质，念珠状，黄绿色，无毛，有光泽，不开裂。种子黑褐色，肾形，长约 8mm。花期 7～8 月，果期 9～10 月。

【生境与分布】分布于华东各省、市，另中国南北各省区普遍栽培，少有野生；越南、朝鲜、日本也有。

【药名与部位】槐角，果实。槐花（槐米），花或花蕾。槐枝，嫩枝。

【采集加工】槐角：冬季果实成熟时采收，除去杂质，干燥。槐花：夏季花开放或花蕾形成时采收，及时干燥。槐枝：春末夏初采收，去叶，晒干。

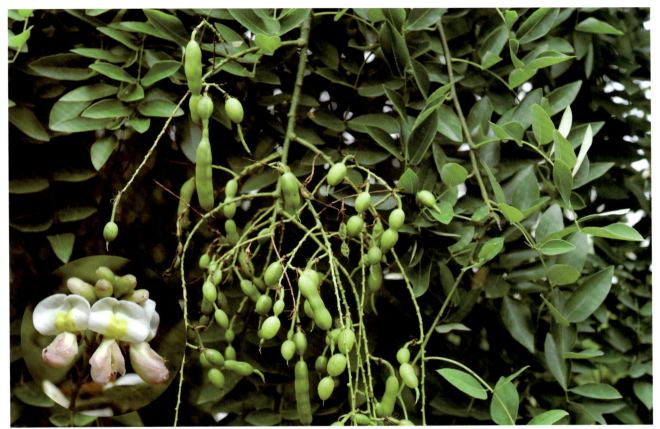

图 395 槐　　　　　　　　　　　　　　　摄影　李华东

【**药材性状**】槐角：呈连珠状，长 1～6cm，直径 0.6～1cm。表面黄绿色或黄褐色，皱缩而粗糙，背缝线一侧呈黄色。质柔润，干燥皱缩，易在收缩处折断，断面黄绿色，有黏性。种子 1～6 粒，肾形，长约 8mm，表面光滑，棕黑色，一侧有灰白色圆形种脐；质坚硬，子叶 2 枚，黄绿色。果肉气微，味苦，种子嚼之有豆腥气。

槐花：槐花：皱缩而卷曲，花瓣多散落。完整者花萼钟状，黄绿色，先端 5 浅裂；花瓣 5 枚，黄色或黄白色，1 片较大，近圆形，先端微凹，其余 4 片长圆形。雄蕊 10 枚，其中 9 个基部连合，花丝细长。雌蕊圆柱形，弯曲。体轻。气微，味微苦。

槐米：呈卵形或椭圆形，长 2～6mm，直径约 2mm。花萼下部有数条纵纹。萼的上方为黄白色未开放的花瓣。花梗细小。体轻，手捻即碎。气微，味微苦涩。

槐枝：呈长圆柱形，长短不一，直径 0.5～1.5cm，表面浅绿色至绿色，有的有纵棱线、细皱纹，具多数突起的类圆形皮孔。质坚硬，不易折断，断面纤维性。韧皮部较薄，木质部黄白色，髓部类白色或黄绿色。气特异，味淡。

【**药材炮制**】槐角：除去果梗等杂质，切段，筛去灰屑。蜜槐角：取槐角饮片，与炼蜜拌均，稍闷，炒至外皮光亮、不黏手时，取出，摊凉。槐角炭：取槐角饮片，炒至表面焦黑色，内部棕褐色时，微喷水，灭尽火星，取出，晾干。

槐花：除去杂质及灰屑。炒槐花：取槐花饮片，炒至表面微黄色，微具焦斑时，取出，摊凉。槐花炭：取槐花饮片，炒至表面焦褐色时微喷水，灭尽火星，取出，晾干。

槐枝：洗净，润透，切厚片，晒干。

【**化学成分**】种子含黄酮类：山奈酚-3-O-α-L-鼠李吡喃糖基（1→6）-β-D-葡萄糖（1→2）-β-D-吡喃葡萄糖苷-7-O-α-L-吡喃鼠李糖苷［kaempferol 3-O-α-L-rhamnopyranosyl（1→6）-β-D-glucopyranosyl

（1→2）-β-D-glucopyranoside-7-O-α-L-rhamnopyranoside］、槐属双苷（sophorabioside）、槐属黄酮苷（sophoraflavonoloside）、染料木素-7,4′-二-O-β-D-葡萄糖苷（genistein-7,4′-di-O-β-D-glucopyranoside）、异黄芩素（isoscutellarein）、山柰酚-7-O-α-L-鼠李吡喃糖苷（kaempferol-7-O-α-L-rhamnopyranoside）、槐属苷（sophororicoside）[1]，染料木素-7-O-β-D-吡喃葡萄糖苷-4′-O-β-D-吡喃葡萄糖苷（genistein-7-O-β-D-glucopyranoside-4′-O-β-D-glucopyranoside）、染料木素-7-O-β-D-吡喃葡萄糖苷-4′-O-［α-L-吡喃鼠李糖基-（1→2）-β-D-吡喃葡萄糖苷］{genistein-7-O-β-D-glucopyranoside-4′-O-［α-L-rhamnopyranosyl-（1→2）-β-D-glucopyranoside］}、鸢尾苷元（tectorigenin）、鸢尾苷（tectoridin）[2]、染料木素（genistein）、槐角苷（sophoricoside）、山柰酚-3-O-α-L-吡喃鼠李糖（1→6）-β-D-吡喃葡萄糖（1→2）-β-D-吡喃葡萄糖苷［kaempferol-3-O-α-L-rhamnopyranosyl（1→6）β-D-glucopyranosyl（1→2）-β-D-glucopyranoside］、芦丁（rutin）[3]、印度黄檀苷（sissotrin）[4]；皂苷类：红豆皂苷*II、V（adzukisaponin II、V）、大豆皂苷I、III（soyasaponin I、III）和大豆皂醇B 3-O-β-D-吡喃葡糖醛酸苷（soyasapogenol B 3-O-β-D-glucopyranuronoside）[5]；酚酸类：1,6-二-O-没食子酰-β-D-葡萄糖（1,6-di-O-galloyl-β-D-glucose）[1]，没食子酸乙酯（ethyl gallate）[2]和没食子酸（gallic acid）[4]。

果皮含黄酮类：槐角酚酮*（sophorophenolone）、L-高丽槐素（L-maackiain）、7-O-甲基野靛苷（7-O-methylpseudobaptigenin）、野靛黄素（pseudobaptigenin）、7,3′-二-O-甲基香豌豆苷元（7,3′-di-O-methylorobol）、染料木素（genistein）、樱黄素（prunetin）、7,4′-二羟基异黄酮（7,4′-methyldaidzein），即大豆苷（daidzein）、芒柄花黄素（formononetin）、二-O-7,4′-二羟基异黄酮（di-O-7,4′-methyldaidzein）、槲皮素（quercetin）、山柰酚（kaempferol）、异鼠李素（isorhamnetin）、苜蓿酚（medicagol）[6]，染料木素-7-O-β-D-吡喃葡萄糖苷-4′-O-［（α-L-吡喃鼠李糖基）-（1→2）-β-D-吡喃葡萄糖苷］{genistein 7-O-β-D-glucopyranoside-4′-O-［（α-L-rhamnopyranosyl）-（1→2）-β-D-glucopyranoside］}、染料木素-7-O-β-D-吡喃葡萄糖苷-4′-O-［（β-D-吡喃葡萄糖基）-（1→2）-β-D-吡喃葡萄糖苷］{genistein 7-O-β-D-glucopyranoside-4′-O-［（β-D-glucopyranosyl）-（1→2）-β-D-glucopyranoside］}、染料木素7-O-α-L-吡喃鼠李糖苷-4′-O-［（β-D-吡喃葡萄糖基）-（1→2）-β-D-吡喃葡萄糖苷］{genistein 7-O-α-L-rhamnopyranside-4′-O-［（β-D-glucopyranosyl）-（1→2）-β-D-glucopyranoside］}、染料木素7-O-α-L-吡喃鼠李糖苷-4′-O-［（β-D-吡喃葡萄糖基）-（1→2）-β-D-吡喃葡萄糖苷］{genistein 7-O-α-L-rhamnopyranside-4′-O-［（β-D-glucopyranosyl）-（1→2）-β-D-glucopyranoside］}、染料木素-7-O-β-D-吡喃葡萄糖苷-4′-O-β-D-吡喃葡萄糖苷［genistein-7-O-β-D-glucopyranoside-4′-O-β-D-glucopyranoside］、槐属双苷（sophorabioside）、樱黄素-4′-O-β-D-吡喃葡萄糖苷（prunetin-4′-O-β-D-glucopyranoside）、槐角苷（sophororicoside）、芦丁（rutin）、山柰酚-3-O-β-D-芸香糖苷（kaempferol 3-O-β-D-rutinoside）、槲皮素-3-O-β-D-葡萄糖苷（quercetin 3-O-β-D-glucopyranoside）、山柰酚-3-O-β-D-吡喃葡萄糖苷（kaempferol 3-O-β-D-glucopyranoside）[7]，染料木素-7,4′-二-O-β-D-葡萄糖苷（genistein-7,4′-di-O-β-D-glucoside）、染料木苷（genistin）[8]，山柰酚-3-O-β-D-槐糖苷-7-O-α-L-鼠李糖苷（kaempferol-3-O-β-D-sophoroside-7-O-α-L-rhamnoside）、山柰酚-3-O-（2″-O-β-D-葡萄糖基）-β-D-芸香糖苷［kaempferol-3-O-（2″-O-β-D-glucosyl）-β-D-rutinoside］[9]，山柰酚-3-O-α-L-吡喃鼠李糖基-（1→6）-β-D-吡喃葡萄糖基-（1→2）-β-D-吡喃葡萄糖苷［kaempferol-3-O-α-L-rhamnopyranosyl-（1→6）-β-D-glucopyranosyl-（1→2）-β-D-glucopyranoside］、山柰酚-3-O-［α-L-吡喃鼠李糖基-（1→6）］-［β-D-吡喃葡萄糖基-（1→2）］-β-D-吡喃葡萄糖苷{kaempferol-3-O-［α-L-rhamnopyranosyl-（1→6）］-［β-D-glucopyranosyl-（1→2）］-β-D-glucopyranoside}、山柰酚-3-O-β-D-吡喃葡萄糖基-（1→2）-β-D-吡喃葡萄糖苷-7-O-α-L-吡喃鼠李糖苷［kaempferol-3-O-β-D-glucopyranosyl-（1→2）-β-D-glucopyranoside-7-O-α-L-rhamnopyranoside］[10]，山柰酚-3-O-β-D-槐糖苷（kaempferol-3-O-β-D-sophoroside）、槲皮素-3-O-β-L-吡喃鼠李糖基-（1→6）-β-D-吡喃葡萄糖苷［quercetin-3-O-β-L-ramnopyranosyl-（1→6）-β-D-glucopyranoside］、染料木素-4′-β-L-吡喃鼠李糖基-（1→2）-α-D-吡喃葡萄糖苷［genistein-4′-β-L-rhamnopyransoyl-（1→2）-α-D-glucopyranoside］、山柰

酚-3-O-β-L-吡喃鼠李糖基-（1→6）-β-D-吡喃葡萄糖苷［kaempferol-3-O-β-L-ramnopyranosyl-（1→6）-β-D-glucopyranoside］[11]；生物碱类：（Z）-1,1'-联吲哚烯［（Z）-1,1'-biindenyliden］[12]，皂苷类：羽扇豆烯酮（lupenone）[12]；甾体类：β-谷甾醇（β-sitosterol）[12]；酚酸类：p-乙氧基苯甲酸（p-ethoxybenzoic acid）[12]；脂肪酸醇类：二十六烷酸（hexacosoic acid）、十九醇（nonadecanol）和二十醇（eicosanol）[12]。

果实（槐角）含黄酮类：鹰嘴豆芽素A（biochanin A）、葛花苷元（irisolidone）、染料木素（genistein）、印度黄檀苷（sissotrin）、槐属双苷（sophorabioside）、染料木苷（genistin）、射干苷（tectoridin）、芹菜素（apigenin）、槲皮苷（quercitrin）、芦丁（rutin）[13]、槐属苷（sophororicoside）、染料木素-7,4'-二-O-β-D-葡萄糖苷（genistein-7,4'-di-O-β-D-glucoside）、刺芒柄花素（formononetin）、芒柄花苷（ononin）、大豆苷（daidzin）、阿弗罗莫辛（afrormosin）[14]、山柰酚（kaempferol）[15]、鸢尾苷（tectoridin）、α-鼠李异洋槐素（α-rhamnoisorobin）、南酸枣苷（choerospondin）、黄花夹竹桃黄酮*（thevetiaflavon）、香豌豆酚-7-O-β-D-葡萄糖苷（orobol-7-O-β-D-glucoside）、山柰酚-7-O-β-D-葡萄糖苷（kaempferol-7-O-β-D-glucoside）、山柰酚-3-O-β-D-槐糖苷（kaempferol-3-O-β-D-sophoroside）、染料木素-7,4'-O-β-D-二葡萄糖苷（genistein-7,4'-O-β-D-diglucoside）和槲皮素-3-O-β-D-槐糖苷（quercetin-3-O-β-D-sophoroside）[16]；皂苷类：槐二醇（sophoradiol）[15]；脂肪酸类：二十六酸（hexacosanic acid）和甘油-α-单二十六酸酯（glycerol-α-monohexacosanate）[15]；酚酸类：麦芽酚（maltol）[15]；生物碱类：α-乙酰基吡咯（α-acetylpyrrole）[15]；甾体类：β-谷甾醇（β-sitosterol）[15]；烷醇类：二十六醇（ceryl alcohol）和二十八醇（octacosanol）[15]。

树皮内层含黄酮类：芦丁（rutin）、山柰酚-3-O-（6″-没食子酰）-β-葡萄糖苷［kaempferol-3-O-（6″-galloyl）-β-glucopyranoside］、槲皮苷（quercitrin）和山柰酚-3-O-（4″-顺-p-香豆酰）-α-吡喃鼠李糖苷［kaempferol-3-O-（4″-cis-p-coumaroyl）-α-rhamnopyranoside］[17]；酚酸类：反式-阿魏酸（trans-ferulic acid）[17]；生物碱类：（+）-氧化苦参碱［（+）-oxymatrine］、异槐定（isosophoridine）、白金雀儿碱（lupanine）、（+）-苦参碱［（+）-matrine］、（+）-槐胺碱［（+）-sophoramine］、（-）-14β-羟基苦参碱［（-）-14β-hydroxymatrine］、（-）-7,11-去氢苦参碱［（-）-7,11-dehydromatrine］、苦豆素*A（alopecurin A）和（+）-别苦参碱［（+）-allomatrine］[18]；皂苷类：（+）-槐花醇［（+）-sophoranol］和α-异羽扇豆烷（α-isolupanine）[18]。

茎皮含黄酮类：6-甲氧基-7-羟基-4'-O-β-D-葡萄糖基异黄酮（6-methoxy-7-hydroxy-4'-O-β-D-glucosyl isoflavone）、黄豆黄素-4'-O-β-D-葡萄糖苷（glycitein-4'-O-β-D-glucoside）、大豆苷元（daidzein）、野葛醇A（puerol A）和红车轴草素-7-O-葡萄糖苷（pratensein-7-O-glucoside）[19]。

树枝含黄酮类：染料木素-4'-O-（6″-O-α-L-吡喃鼠李糖基）-β-槐糖苷［genistein-4'-O-（6″-O-α-L-rhamnopyranosyl）-β-sophoroside］、染料木素-4'-O-（6‴-O-α-L-吡喃鼠李糖基）-β-槐糖苷［genistein-4'-O-（6‴-O-α-L-rhamnopyranosyl）-β-sophoroside］、槐糖苷（sophorabioside）、染料木苷（genistin）、芦丁（rutin）、槲皮素-3-O-β-D-吡喃葡糖苷（quercetin-3-O-β-D-glucopyranoside）和山柰酚-3-O-β-D-吡喃葡糖苷（kaempferol-3-O-β-D-glucopyranoside）[20]。

叶含黄酮类：槐素*A、B（japonicasin A、B）[21]，染料木素-7-O-β-D-吡喃葡萄糖苷-4'-O-（6‴-O-α-L-吡喃鼠李糖基）-β-槐糖苷［genistein-7-O-β-D-glucopyranoside-4'-O-（6‴-O-α-L-rhamnopyranosyl）-β-sophoroside］、染料木素-7-O-α-L-吡喃鼠李糖苷-4'-O-（6‴-O-α-L-吡喃鼠李糖基）-β-槐糖苷［genistein-7-O-α-L-rhamnopyranoside-4'-O-（6‴-O-α-L-rhamnopyranosyl）-β-sophoroside］[22]，槲皮素（quercetin）、山柰酚（kaempferol）、异鼠李素（isorhamnetin）、染料木素（genistein）、樱黄素（prunetin）、大豆黄素（daidzein）、毛蕊异黄酮（calycosin）[23]，柽柳黄素（tamarixetin）、印度黄檀苷（sissotrin）、芦丁（rutin）[24]；酚酸类：儿茶酚（pyrocatechol）、原儿茶酸（protocatechuric acid）[23]、鞣花酸-4-O-α-L-阿拉伯呋喃糖苷（ellagic acid-4-O-α-L-arabinofuranoside）和鞣花酸（gallic acid）[24]；甾体类：β-谷甾醇（β-sitosterol）、豆甾醇（stigmasterol）和胡萝卜苷（daucosterol）[23]；脂肪酸类：二十二烷酸二十烷酯（eicosyl behenate）和二十二烷酸（behenic acid）[23]；烷醇类：二十醇（eicosanol）[23]。

花含黄酮类：芦丁（rutin）、槲皮素（quercetin）[25]，山柰酚-3-芸香糖苷（kaempferol-3-rutinoside）、异鼠李素-3-O-β-D-芸香糖苷（isorhamnetin-3-O-β-D-rutinoside）[26]，3′-甲基槲皮素（3′-methylquercetin）和香豌豆酚（orobol）[27]；皂苷类：槐花皂苷Ⅰ、Ⅱ、Ⅲ（kaikasaponinⅠ、Ⅱ、Ⅲ）[28]；生物碱类：N, N′-二阿魏酰腐胺（N, N′-diferuloyl-putrescine）、N, N′-二香豆酰腐胺（N, N′-dicoumaroyl-putrescine）、N-对-香豆酰-N′-阿魏酰腐胺（N-p-coumaroyl-N′-feruloyl-putrescine）和N-对-二阿魏酰-N′-顺阿魏酰腐胺（N-p-feruloyl-N′-cis-feruloyl-putrescine）[27]；酚酸类：麦芽酚-3-O-4′-O-p-香豆酰-6′-O-（3-羟基-3-甲基戊二酰基）-β-吡喃葡萄糖苷［maltol-3-O-4′-O-p-coumaroyl-6′-O-（3-hydroxy-3-methylglutaroyl）-β-glucopyranoside］和麦芽酚-3-O-4′-O-顺-对香豆酰-6′-O-（3-羟基-3-甲基戊二酰基）-β-吡喃葡萄糖苷［maltol-3-O-（4′-O-cis-p-coumaroyl-6′-O-（3-hydroxy-3-methylglutaroyl）-β-glucopyranoside］[26]。

花蕾含皂苷类：大豆皂苷Ⅰ、Ⅲ（soyasaponinⅠ、Ⅲ）和赤豆皂苷Ⅰ、Ⅱ、Ⅴ（azukisaponinⅠ、Ⅱ、Ⅴ）[28]。

根含黄酮类：槐根苷A（sophoraside A）和野葛醇A、B（puerol A、B）[29]。

【药理作用】1. 抗氧化　叶80%甲醇提取物中的柽柳黄素（tamarixetin）、鞣花酸4-O-a-L-阿拉伯糖苷（ellagic acid-4-O-a-L arabinofuranoside）、印度黄檀苷（sissotrin）、芦丁（rutin）、没食子酸（gallic acid）和槲皮素（quercetin）对1,1-二苯基-2-三硝苯肼自由基（DPPH）、羟基自由基和超氧阴离子自由基均具有明显的清除作用[1]。花多糖具有一定的还原作用，且呈剂量依赖性[2]。2. 抗肿瘤　叶80%甲醇提取物中分离得到的部位对乳腺癌MCF7细胞及大肠癌HCT116细胞具有明显的细胞毒作用[1]。花蕾提取物对肺癌Lewis小鼠的肺癌移植瘤的生长有抑制作用，能显著增加G_0/G_1期细胞比例，降低S期细胞比例[3]。花蕾70%乙醇提取物在体外对S180细胞的增殖具有明显的抑制作用，且呈剂量依赖性，可增加S180荷瘤小鼠体重、胸腺系数、脾系数，升高小鼠血清中超氧化物歧化酶及白细胞介素-2含量，降低丙二醛、肿瘤坏死因子-α、血管内皮生长因子、碱性成纤维细胞生长因子、基质金属蛋白酶-9的含量，且在100mg/kg剂量下作用最明显[4]。3. 降血糖　叶80%甲醇提取物中分离得到的部位可显著降低蔗糖酶的活性[1]。花的乙醇提取物可降低烟碱和链脲霉素诱导的Ⅱ型糖尿病模型小鼠的血糖，促进3T3-L1前脂肪细胞的分化[5]。4. 抑制络氨酸酶　槐花50%乙醇提取物具有显著的络氨酸酶抑制作用[6]。5. 抗菌　花水提物对金黄色葡萄球菌、大肠杆菌、枯草芽孢杆菌的生长均有一定的抑制作用[7]。花精油对金黄色葡萄球菌ATCC6538、伤寒沙门氏菌CMCC50013、志贺氏痢疾杆菌CMCC51334、埃希氏大肠杆菌ATCC8099的生长均有抑制作用[8]。6. 修复细胞　花蕾50%乙醇提取物可降低含有葡萄糖及胎牛血清的低糖培养基建立的细胞损伤模型内皮细胞NO的分泌量，增强细胞活性[9]。7. 调节心血管　花水煎液可显著延长麻醉家兔Q-T间期和R-R间期，显著降低收缩压、舒张压和平均动脉压，显著减少心肌收缩力、左心室收缩压峰值、零负荷下心肌收缩成分最大缩短速度值，显著增大左心室射血时间，显著降低心肌耗氧指标[10]。8. 调节免疫　花水提物可显著促进小鼠外周血和脾脏淋巴细胞的增殖，提高小鼠巨噬细胞活性，促进小鼠免疫器官的生长发育[11]。9. 抗炎　果实乙醇提取物可减轻二甲苯所致小鼠的耳廓肿胀，可显著减轻小鼠滤纸肉芽组织的重量，可显著抑制醋酸所致小鼠腹腔毛细血管通透性的增高，可显著缓解角叉菜胶所致大鼠的足肿胀，其作用均呈一定的量效关系[12]。10. 止血　果实乙醇提取物可缩短玻璃毛细管法和断尾法所致小鼠出、凝血时间[12]。11. 抗溃疡　果实乙醇提取物可明显减轻10%醋酸所致直肠溃疡模型大鼠的直肠黏膜损伤，明显消退创面的水肿和充血[12]。12. 抗骨质疏松　果实70%乙醇提取物中分离得到的染料木素、山柰酚、鸢尾苷、芒柄花苷、α-鼠李异洋槐素、鹰嘴豆芽素A-7-O-β-D-葡萄糖苷、thevetiaflavon、香豌豆酚-7-O-β-D-葡萄糖苷、山柰酚-7-O-β-D-葡萄糖苷、槲皮苷、山柰酚-3-O-β-D-槐糖苷、染料木素-7,4′-双葡萄糖苷、槲皮素-3-O-β-D-槐糖苷均具有促进成骨MC3T3-E1细胞的增殖作用[13]。13. 保护骨髓　槐白皮水提物可显著提高放射损伤小鼠骨髓组织中血管内皮细胞生长因子及粒细胞集落刺激因子的表达[14]。

【性味与归经】槐角：苦，寒。归肝、大肠经。槐花：苦，微寒。归肝、大肠经。槐枝：苦，平。归心、肝经。

【功能与主治】槐角：清热泻火，凉血止血。用于肠热便血，痔肿出血，肝热头痛，眩晕目赤。槐花：凉血止血，清肝泻火。用于便血，痔血，血痢，崩漏，吐血，衄血，肝热目赤，头痛眩晕。槐枝：清肝明目，清热利湿。用于崩漏带下，心痛，目赤，痔疮，疥疮。

【用法与用量】槐角：6～9g。槐花：5～9 g。槐枝：15～30g。

【药用标准】槐角：药典1963～2015、浙江炮规2015、新疆药品1980二册、香港药材五册和台湾1985二册。槐花：药典1963～2015、浙江炮规2015、新疆药品1980二册和台湾2013。槐枝：贵州药材2003和湖北药材2009。

【临床参考】1.急性咽炎：嫩枝100g，水煎（药液浓度为0.2g生药/ml），每次口服250ml，每日2次[1]。

2. 高血压：复方槐花降压冲剂（槐花、菊花、夏枯草、草决明、桑寄生等量，1ml含上述药物5mg）口服，每日2次[2]。

3. 溃疡性结肠炎：花蕾（炒）12g，加柏叶（杵，焙）12g、荆芥穗6g、枳壳（麸炒）6g，研末，温开水送服，每次6g，每日1次[3]。

4. Ⅰ期内痔出血：花蕾12g，加荆芥6g、枳壳6g、侧伯叶12g，或果实10g，加地榆5g、当归5g、防风5g、黄芩5g、枳壳5g，水煎服，每日1剂，分3次服[4]。

5. 细菌性痢疾：花蕾30g，加白头翁30g、马齿苋30g、黄连10g、木香10g，水煎服[5]。

6. 痤疮、黄褐斑：花蕾20g，加黄芩12g、夏枯草15g、连翘12g等，水煎服[6]。

7. 牙周炎：花蕾60g，加玄参15g、牛膝9g、地骨皮12g等，水煎服[7]。

8. 经期延长、赤白带下：花蕾20g，加土茯苓20g，水煎服[8]。

9. 烫伤、烧伤：花蕾30g，炒黄研末，用芝麻油60g调成糊状，涂擦患处，每日3次[9]。

10. 银屑病：花蕾15g，加金银花10g、土茯苓30g、白鲜皮10g等，水煎服[10]。

【附注】本种始载于《神农本草经》。《名医别录》载："槐生河南，平泽，可作神烛。"《本草图经》云："今处处有之，其木有极高大者。按《尔雅》，槐有数种，……叶细而青绿者，但谓之槐，其功用不言别有。四月、五月开花，六月、七月结实。七月七日采嫩荚，捣汁作煎，十月采老实入药。"又《本草纲目》云："其花未开时，状如米粒，炒过煎水染黄甚鲜。其实作荚连珠，中有黑子，以子连多者为好……。"以上所述及附图形均与本种一致。

本种的叶、树皮、树脂民间也作药用。

本种的果实（槐角）脾胃虚寒、食少便溏者及孕妇慎服。花蕾（槐米）脾胃虚寒及阴虚发热而无实火者慎服。

【化学参考文献】

[1] Wang J H, Lou F C, Wang Y L, et al. A flavonol tetraglycoside from *Sophora japonica* seeds [J]. Phytochemistry, 2003, 63 (4): 463-465.

[2] 王景华，李明慧，王亚琳，等.槐种子化学成分研究（Ⅱ）[J].中草药，2002，33（7）：586-588.

[3] Abdallah H M, Al-Abd A M, Asaad G F, et al. Isolation of antiosteoporotic compounds from seeds of *Sophora japonica* [J]. Plos One, 2014, 9 (6): e98559.

[4] Wang J H, Wang Y L, Lou F C. Study on the chemical constituents from seeds of *Sophora japonica* L [J]. J China Pharmaceutical University, 2001.

[5] Grishkovets V I, Gorbacheva L A. Triterpene glycosides of *Sophora japonica* seeds [J]. Chem Nat Compd, 1995, 31 (5): 596-599.

[6] Tang Y P, Hu J, Wang J H, et al. A new Coumaronochromone from *Sophora japonica* [J]. J Asian Nat Prod Res, 2002, 4 (1): 1-5.

[7] Tang Y P, Lou F C, Wang J H, et al. Four new isoflavone triglycosides from *Sophora japonica* [J]. J Nat Prod, 2001, 64 (8): 1107.

[8] 唐于平，楼凤昌，马雯，等．槐果皮中的异黄酮甙类成分［J］．中国药科大学学报，2001，32（3）：187-189.
[9] 唐于平，楼凤昌，王景华．槐果皮中两个山柰酚三糖苷成分［J］．中国中药杂志，2001，26（12）：839-841.
[10] Tang Y P, Li Y F, Hu J, et al. Isolation and identification of antioxidants from *Sophora japonica*［J］. J Asian Nat Prod Res, 2002, 4（2）: 23.
[11] Sun A, Sun Q, Liu R. Preparative isolation and purification of flavone compounds from *Sophora japonica* L. by high-speed counter-current chromatography combined with macroporous resin column separation［J］. J Separation Sci, 2007, 30（7）: 3.
[12] 唐于平，楼凤昌，胡杰，等．槐果皮中的脂溶性成分［J］．天然产物研究与开发，2001，13（3）：4-7.
[13] Kim J M, Yunchoi H S. Anti-platelet effects of flavonoids and flavonoid-glycosides from *Sophora japonica*［J］. Arch Pharmacal Res, 2008, 31（7）: 886-890.
[14] 马磊，楼凤昌．槐角中的抗癌活性成分［J］．中国天然药物，2006，4（2）：151-153.
[15] 周金娥，陈聪颖，谢一凡，等．槐角中脂溶性化学成分的研究［J］．上海交通大学学报（医学版），2006，26（11）：1245-1248.
[16] 张庆贺，柏金辰，孙冰雪，等．槐角化学成分及其抗骨质疏松作用研究［J］．天然产物研究与开发，2017，（9）：1517-1522.
[17] Si C L, Yu G J, Du Z G, et al. A new cis-p-coumaroyl flavonol glycoside from the inner barks of *Sophora japonica* L［J］. Holzforschung, 2016, 70（1）: 39-45.
[18] 潘龙，张曼，陈河如．槐白皮的生物碱化学成分研究［J］．中药材，2016，39（9）：2027-2029.
[19] Park H Y, Kim S H, Kim G B, et al. A new isoflavone glycoside from the stem bark of *Sophora japonica*［J］. Arch Pharmacal Res, 2010, 33（8）: 1165-1168.
[20] Tang Y P, Zhu H X, Duan J A. Two new isoflavone triglycosides from the small branches of *Sophora japonica*［J］. J Asian Nat Prod Res, 2008, 10（1）: 65-70.
[21] Zhang L B, Lv J L, Chen H L. Japonicasins A and B, two new isoprenylated flavanones from *Sophora japonica*［J］. Fitoterapia, 2013, 87（6）: 89.
[22] Tang Y, Yang R, Duan J, et al. Isoflavone Tetraglycosides from *Sophora japonica* Leaves［J］. J Nat Prod, 2008, 71（3）: 448.
[23] 刁义平，束晓云，唐于平．槐叶化学成分研究［J］．中国实验方剂学杂志，2011，17（6）：89-92.
[24] Mohamed I S Abdelhady, Amel M Kamal, Samir M Othman, et al. Total polyphenolic content, antioxidant, cytotoxic, antidiabetic activities, and polyphenolic compounds of *Sophora japonica* grown in Egypt［J］. Med Chem Res, 2014, 24（2）: 482-495.
[25] Li X, Zhang Y, Yuan Z. Separation and determination of rutin and quercetin in the flowers of *Sophora japonica* L. by capillary electrophoresis with electrochemical detection［J］. Chromatographia, 2002, 55（11-12）: 767.
[26] Yang W Y, Won T H, Ahn C H, et al. Streptococcus mutans, sortase A inhibitory metabolites from the flowers of *Sophora japonica*［J］. Bioorg Med Chem Lett, 2015, 25（7）: 1394-1397.
[27] Yuanhsin Lo, Lin R D, Lin Y P, et al. Active constituents from *Sophora japonica* exhibiting cellular tyrosinase inhibition in human epidermal melanocytes［J］. J Ethnopharmacology, 2009, 124（3）: 625.
[28] Kitagawa I, Taniyama T, Hong W W, et al. Saponin and Sapogenol. XLV.: Structures of Kaikasaponins I, II, and III from *Sophorae Flos*, the Buds of *Sophora japonica* L［J］. J Pharm Soc Jpn, 1988, 108（6）: 538-546.
[29] Shirataki Y, Tagaya Y, Yokoe I, et al. Sophoraside A, a new aromatic glycoside from the roots of *Sophora japonica*［J］. Chem Pharm Bulletin, 2009, 35（4）: 1637-1640.

【药理参考文献】
[1] Abdelhady M I S, Kamal A M, Othman S M, et al. Total polyphenolic content, antioxidant, cytotoxic, antidiabetic activities, and polyphenolic compounds of *Sophora japonica* grown in Egypt［C］. Medicinal Chemistry Research. 2014, 24: 482-495.
[2] 王丽华，段玉峰，马艳丽，等．槐花多糖的提取工艺及抗氧化活性研究［J］．西北农林科技大学学报：自然科学版，2008，36（8）：213-217.

［3］金念祖，茅力，朱燕萍，等．槐米提取物对小鼠Lewis肺癌移植瘤细胞周期和PCNA表达的影响［J］．中药新药与临床药理，2005，16（3）：164-168.
［4］陈宇杰，马丽杰，胡雷，等．槐米对S180荷瘤小鼠的抑瘤作用及机制［J］．中药药理与临床，2014，（5）：100-102.
［5］张伟云，王丽荣，许长江，等．槐花提取物降血糖活性研究［J］．上海中医药杂志，2017，（5）：93-97.
［6］Lai J S，Lin C C，Chiang T M．Tyrosinase Inhibitory Activity and Thermostability of the Flavonoid Complex from *Sophora japonica* L.（Fabaceae）［J］．Tropical Journal of Pharmaceutical Research，2014，13（2）：243-247.
［7］胡喜兰，姜琴，尹福军，等．正交实验优选槐花多糖的最佳提取工艺及抑菌活性研究［J］．食品科技，2012（4）：164-167.
［8］陈屹，章银珠，孙石磊，等．槐花精油的化学成分及其抑菌活性的研究［J］．现代食品科技，2008，24（4）：318-321.
［9］安金蒙，杨中林，郑琢，等．槐米及其不同成分对内皮细胞损伤修复作用比较研究［J］．亚太传统医药，2015，11（10）：27-30.
［10］王天仕，郑合勋．槐花煎液对家兔在位心功能的影响［J］．山东中医杂志，2001，20（8）：490-492.
［11］陈忠杰，李利红，李存法，等．槐花多糖对小鼠免疫调节作用的试验［J］．中国兽医杂志，2016，52（3）：115-117.
［12］王永红，冉茂娟，姜艳，等．槐角黄酮栓抗炎、止血、抗溃疡作用的实验研究［J］．现代生物医学进展，2014，14（27）：5247-5252.
［13］张庆贺，柏金辰，孙冰雪，等．槐角化学成分及其抗骨质疏松作用研究［J］．天然产物研究与开发，2017（9）：1517-1522.
［14］张庆贺，柏金辰，孙冰雪，等．槐角化学成分及其抗骨质疏松作用研究［J］．天然产物研究与开发，2017（9）：1517-1522.

【临床参考文献】

［1］乔钦才，柴天川，乔钦增，等．“槐枝汤”治疗急性咽炎65例临床观察［J］．江苏中医药，2008，40（5）：49.
［2］徐京育，苏润泽，张良．复方槐花降压冲剂治疗胰岛素抵抗性高血压［J］．中西医结合心脑血管病杂志，2005，3（6）：489-490.
［3］刘志威，王学群，李甜甜．槐花散对溃疡性结肠炎急性期糖皮质激素用量影响及疗效［J］．牡丹江医学院学报，2017，38（4）：66，69-71.
［4］那云朗，富羽翔，苏震宇，等．槐花散与槐角丸治疗Ⅰ期内痔出血疗效对比探讨［J］．中外医疗，2015，34（15）：152-153.
［5］邓存国．槐花治疗细菌性痢疾［J］．中医杂志，2007，48（12）：1104.
［6］潘学柱，徐文．槐花善治痤疮、黄褐斑［J］．中医杂志，2007，48（12）：1104.
［7］刘流．槐花治疗牙周炎效果好［J］．中医杂志，2007，48（12）：1104-1105.
［8］陈佩明．槐花治疗经期延长赤白带下［J］．中医杂志，2007，48（12）：1105.
［9］苏海荣．槐花外用治疗烫伤烧伤［J］．中医杂志，2007，48（12）：1105.
［10］宋志英．槐花善治牛皮癣［J］．中医杂志，2007，48（12）：1105.

10. 丁癸草属 *Zornia* J. F. Gmel.

一年生或多年生草本。掌状复叶，小叶片2～4枚，常具透明腺点；托叶基部下延，呈盾状着生，小托叶缺如。花小，稀疏，包藏于1对披针形的苞片内，组成总状和穗状花序；花萼小，二唇形，上唇齿短，合生，侧面2齿较小，最下面1齿与上唇近等长；花冠黄色，较花萼长，花瓣近等长，具爪；雄蕊10枚，单体，花药二型；子房无柄，胚珠多个，花柱丝状，柱头头状。荚果线形，扁平，腹缝线直，背缝线深波状，荚节近圆形，扁平，粗糙，具刺或刚毛，每节有种子1粒。

约75种，分布于热带美洲。中国2种，分布于福建、广东、广西、海南、江苏、四川、台湾、云南、浙江等地，法定药用植物1种。华东地区法定药用植物1种。

396. 丁癸草（图 396） · *Zornia diphylla* (Linn.) Pers.（*Zornia gibbosa* Spanog.）

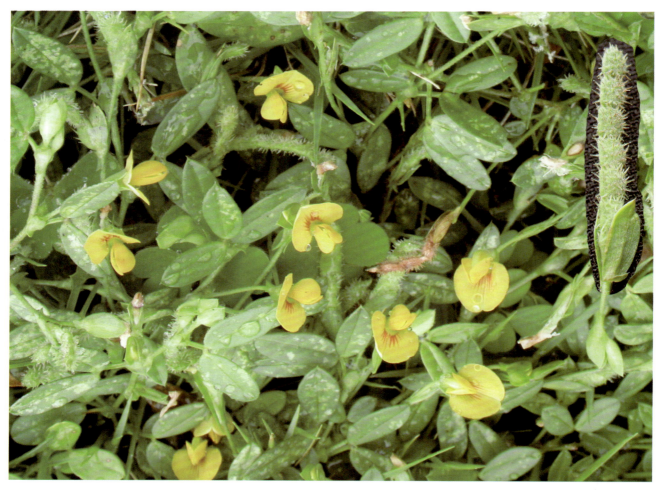

图 396　丁癸草　　　　　　　　　　　　摄影　徐克学

【别名】人字草（浙江），二叶丁癸草。

【形态】多年生草本，高 15～60cm。茎基部多分枝，直立或披散状，疏被短柔毛，后渐无毛。小叶 2 枚，对生于叶柄顶端，披针形，长 8～15mm，宽约 3mm，下部叶长可达 25mm，顶端急尖，具小凸尖，基部偏斜，上面无毛，下面被褐色或黑色腺点，中脉疏被长伏毛；叶柄长 1～1.5cm；托叶盾状着生，两端渐尖，具纵脉数条，无毛。总状花序腋生，有花 2～6 朵，排列疏松；花无梗；苞片 2 片，倒卵形，长约 8mm，顶端急尖，基部延长成距，具纵脉和白色缘毛；花萼钟状，二唇形，被短柔毛；花冠黄色，长约 1.2cm；雄蕊单体，花药异型；子房无柄，密被短柔毛。荚果长约 1.5cm，2～6 节，被短柔毛。种子暗紫红色，半圆形。花期 6～8 月。

【生境与分布】生于稍干旱的旷野地上、山坡草地、路旁。分布于浙江、江西和福建，另广东、广西、云南、四川等省区均有分布，全世界的热带地区也有。

【药名与部位】丁葵草，全草。

【采集加工】夏季采挖，洗净泥土，晒干。

【药材性状】主根圆锥形，多弯曲，细长，粗约 5mm；外表土黄褐色。茎长 20～30cm，细圆柱形，黄绿色，多丛生，质轻脆，易折断。叶卷曲皱缩，黄绿色，展平后，小叶一对，着生叶轴顶端，披针形，长 1～2cm，宽 0.5～0.8cm，两面无毛；托叶多已脱落。花多已脱落、枯谢。荚果有时见存在，具 2～6

荚节。种子肾形，暗棕褐色。气微，味淡。

【化学成分】 茎含黄酮类：二氢槲皮素（dihydroquercetin）[1]；多糖类：海藻酸（alginic acid）[1]；蛋白质类：纤维素酶（cellulase）和半纤维素酶（hemicatalepsy）[1]。

地上部分含香豆素（coumarin）[1]。

全草含黄酮类：7,4′-二甲氧基异黄酮（7,4′-dimethoxyisoflavone）、7-羟基-4′-甲氧基异黄酮（7-hydroxy-4′-methoxyisoflavone）、7,3′-二羟基-4′-甲氧基异黄酮（7,3′-dihydroxy-4′-methoxyisoflavone）、7,8-二羟基-4′-甲氧基异黄酮（7,8-dihydroxy-4′-methoxyisoflavone）、7,4′-二羟基-8-甲氧基异黄酮（7,4′-dihydroxy-8-methoxyisoflavone）和7,4′-二羟基异黄酮（7,4′-dihydroxy-isoflavone）[2]。

【药理作用】 1. 抗惊厥　全草甲醇提取物可明显降低小鼠最大电休克引起的惊厥和戊四唑引起的后肢僵直期，延长惊厥潜伏期并减少小鼠死亡率，发挥抗惊厥作用[1]。2. 抗炎　全草挥发油可明显抑制角叉菜胶所致小鼠的足趾肿胀[2]。3. 抗病原微生物　全草挥发油对伤寒沙门氏菌的生长有较强的抑制作用，对黏质沙雷氏菌、变形杆菌、肺炎克雷伯菌、铜绿假单胞菌、大肠杆菌和枯草芽孢杆菌的生长具有一定的抑制作用，对白色念珠菌、红色毛癣菌和烟曲霉菌的生长有轻微的抑制作用[2]；正己烷提取物在体外对白色念珠菌、尼日尔曲霉、烟曲霉菌、镰刀菌和红色毛癣菌的生长具有较强的抑制作用[3]。

【性味与归经】 甘，凉。

【功能与主治】 清热解毒，去瘀消肿。用于感冒，疮疖蛇咬。

【用法与用量】 15～30g；外用适量。

【药用标准】 上海药材1994。

【化学参考文献】

[1] 艾铁民，朱相云. 中国药用植物志（第5卷上册）[M]. 北京：北京大学医学出版社，2016：276-277.

[2] 任风芝，高月麒，成晓迅，等. 丁癸草的异黄酮类化学成分研究[J]. 中国药学杂志，2012，47（3）：179-181.

【药理参考文献】

[1] Geetha K M, Bhavya S P, Murugan V.Anticonvulsant activity of the methanolic extract of whole plant of *Zornia diphylla*（Linn）Pers[J]. Journal of Pharmacy Research 2012，5（7）：3670-3672.

[2] Arunkumar R, Nair S A, Subramoniam A.The essential oil constituents of *Zornia diphylla*（L.）Pers, and anti-Inflammatory and antimicrobial activities of the oil[J]. Records of Natural Products，2014，8（4）：385-393.

[3] R Arunkumar, S Ajikumaran Nair, A Subramoniam.Effectiveness of *Zornia diphylla*（L.）Pers.against fungal diseases[J]. Annals of Phytomedicine，2012，1（1）：81-89.

11. 合萌属 *Aeschynomene* Linn.

直立草本或灌木。奇数羽状复叶；小叶多数，细小，条形，敏感常闭合；托叶卵形至针形，无小托叶。花小，腋生，排成总状花序；花萼深裂为二唇形，两唇均全缘或上唇2齿裂，下唇3齿裂；花冠黄色，旗瓣圆形，无瓣柄，翼瓣近匙形，较短而具瓣柄，龙骨瓣弯曲，稍有喙；雄蕊二体（5+5），花药同型；子房线形，有柄，胚珠多数，花柱丝状，内弯，柱头顶生。荚果线形，扁平，荚节2个至数个，平滑或具小疣点，不开裂或很少沿背缝线开裂，每节有种子1粒。

约30种，分布于热带和亚热带地区。中国1种，除草原、荒漠外，全国林区及其边缘均有分布，法定药用植物1种。华东地区法定药用植物1种。

397. 合萌（图397）• *Aeschynomene indica* Linn.

【别名】 田马葛（浙江杭州），锯没子、烂莲子、葛麦、水固麦子（江苏连云港），田皂角。

【形态】 一年生亚灌木状草本。茎直立，圆柱状，高30～120cm，无毛，具小凸点。羽状复叶；小

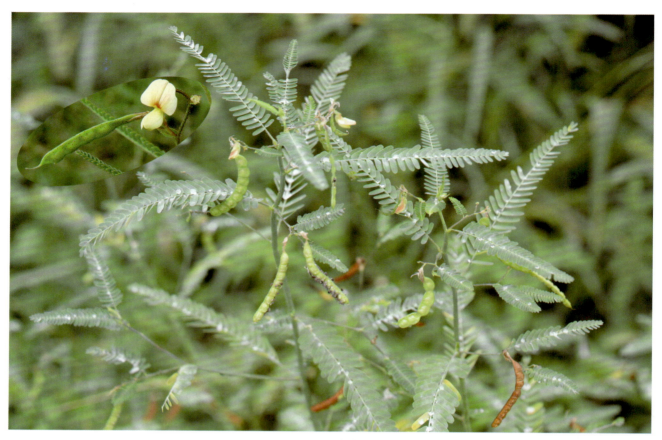

图 397　合萌　　　　　　　　　　　　　　摄影　郭增喜等

叶 20～30 对或更多，条状椭圆形或长圆形，长 2～10mm，宽 1～2.5mm，顶端圆钝，有短尖头，基部斜形，两面无毛；小叶近无柄；羽轴长 3～10cm，与叶柄均疏被短小的糙硬毛；托叶膜质，披针形，基部延长呈耳状。总状花序腋生，有花 1～4 朵；花序轴和花梗疏被短刺毛；苞片 2 片，膜质，形状似托叶，宿存；花萼二唇形，上唇 2 裂，下唇 3 裂；花冠黄色；雄蕊二体（5+5），子房有柄，疏被短柔毛。荚果条形，污褐色，微弯或劲直，背缝线呈浅波状，荚节 4～8 个，近方形，平滑或有小瘤状凸起，成熟时逐节脱落。种子近肾形，黑色，有光泽。花期 7～8 月，果期 9～11 月。

【生境与分布】生于海边、田埂及路旁草地。分布于华东各省、市，另华南、华中、西南和东北等地区均有分布；全世界热带地区均有。

【药名与部位】梗通草，去外皮的主茎。田皂角（水皂角），全草。

【采集加工】梗通草：秋季采收，除去根、茎梢及枝叶，剥去外皮，晒干。田皂角：夏、秋二季采收，去根或不去根，晒干。

【药材性状】梗通草：呈圆柱形，长 20～70cm，直径 0.7～3cm；常具枝和根的断条或其残痕，有时略带棕黄色须根。表面白色或淡黄白色，平滑，具略突起的纵纹及细密的网络状纹理，有小凹点。质地松软，易折断。断面白色，不平整，隐约可见同心环纹和放射状纹理，中央有小孔。气微，味淡。

田皂角：长 50～100cm。根表面黄白色至棕黄色，断面白色，质轻松软。茎圆柱形，具细纵纹，无毛，常有红褐色不规则斑点，上部中空，下部实心或中央有一小孔，木质部白色，松软。叶多皱缩卷曲，展平后，偶数羽状复叶，互生；小叶长椭圆形，长 3～8mm，宽 1～3mm，全缘，近无毛，顶端圆钝，有短尖头，基部圆形，无柄；托叶膜质，披针形，长约 1cm，顶端锐尖。总状花序腋生，花 1～4 朵。荚果线状长圆形，扁平，长 2～5cm，宽不及 1cm，有 4～10 荚节，平滑或中央有小瘤状突起，成熟时逐节脱落，常见最后一荚节留在果柄上，每个荚节有种子 1 粒。种子肾形，黄棕色至黑棕色，有光泽。气微，味淡。

【质量要求】梗通草：梗粗色白，无泥。

【药材炮制】梗通草：除去杂质，洗净，润软，切厚片，干燥。

【化学成分】全草含黄酮类：槲皮素（quercetin）、萹蓄苷（avicularin）、异槲皮苷（isoquercitrin）、芦丁（rutin）[1]，去甲珠节决明黄酮C、D*（demethyltorosaflavone C、D）、（±）-7,3′,4′-三羟基黄烷酮［（±）-7,3′,4′-trihydroxyflavanone］、牡荆素（vitexin）、木犀草素（luteolin）、木犀草素-7-葡萄糖苷（luteolin-7-glucoside）、木犀草素-7-O-β-D-葡萄糖苷（luteolin-7-O-β-D-glucoside）[2]，新西兰牡荆苷-2（vicenin-2）、虎杖素（reynoutrin）、杨梅苷（myricetrin）和刺槐苷（robinin）；氨基酸衍生物：合萌酸钾（potassium aeschynomate）[3]；生物碱类：胡芦巴碱（trigonelline）[4]；蒽醌类：1,8-二羟基-3-甲基-6-甲氧基蒽醌（1,8-dihydroxy-3-methyl-6-methoxyl anthroquione）[2]；脂肪酸类：棕榈酸（palmitic acid）、亚油酸（linoleic acid）、月桂酸（dodecanoic acid）、十七酸（heptadecanoic acid）、9-十八烯酸（9-octadecenoic acid）、硬脂酸（stearic acid）和花生酸（eicosanoic acid）等[5]；挥发油类：1-甲基-茚满（1-methyl indan）、萘（naphthalene）、α-古芸烯（α-gurjunene）、石竹烯（caryophyllene）、β-桉叶烯（β-eudesmene）和2,4-二（1,1-二丁基）苯酚［2,4-bis（1,1-dibutyl）phenol］[5]等。

果实含黄酮类：（+）-儿茶素［（+）-catechin］、（2S）-3′,4′,7′-三羟基黄烷-（4β→8）-儿茶素［（2S）-3′,4′,7′-trihydroxyflavan-（4β→8）-catechin］、（2S）-3′,4′,7′-三羟基黄烷-（4α→8）-儿茶素［（2S）-3′,4′,7′-trihydroxyflavan-（4α→8）-catechin］和原花青素B3（procyanidin B3）[2]。

【药理作用】1.抗炎镇痛　地上部分水提物和醇提物均能明显抑制巴豆油所致小鼠的耳廓肿胀；能明显减少醋酸所致小鼠的扭体次数[1,2]。2.抗过敏　地上部分水提物和醇提物对天花粉所致小鼠皮肤有抗过敏作用[1,2]。3.抗菌　地上部分水提物和醇提物在体外对金黄色葡萄球菌及枯草芽孢杆菌的生长有较强的抑制作用，对白色念珠菌、大肠杆菌、表皮葡萄球菌的生长具有一定的抑制作用，对乙型副伤寒沙门菌、福氏志贺氏菌、铜绿假单胞菌的生长具有抑制作用，但作用不明显[1,2]。4.抗氧化　全草乙酸乙酯及乙醇提取物在体外对1,1-二苯基-2-三硝基苯肼自由基（DPPH）及过氧化氢具有较强的清除作用[3]。

【性味与归经】梗通草：甘、淡，寒。田皂角：甘，平。

【功能与主治】梗通草：利湿清热，通淋下乳。用于湿热内蕴，小便不利，乳汁稀少。田皂角：清热解毒，利尿，明目。用于小便不利，肠炎，夜盲症；外治荨麻疹。

【用法与用量】梗通草：3～4.5g。田皂角：15～30g；外用适量，煎汤外洗。

【药用标准】梗通草：浙江炮规2005和上海药材1994；田皂角：上海药材1994和四川药材1980。

【临床参考】1.湿热内蕴、小便不利：茎，加滑石、米仁，水煎服。

2.血淋：鲜全草30g，加鲜车前草30g，水煎服。

3.夜盲症：全草30g，水煎服；或加猪（羊）肝60～90g，煮食。

4.疳积：全草15～60g，水煎服。

5.荨麻疹：全草适量，煎汤外洗。（1方至5方引自《浙江药用植物志》）

6.原发性肾病综合征：全草80g，水煎服，配合张锡纯宣阳汤、济阴汤两方加减[1]。

【附注】合明之名始载于《本草拾遗》，云："生下湿地，叶如四出花，向夜即叶合。"《嘉佑本草》收为正品，《本草纲目》列于决明条的附录中。《植物名实图考》名田皂角，云："江西、湖南坡阜多有之。丛生绿茎，叶如夜合树叶，极小而密，亦能开合。夏开黄花如豆花；秋结角如绿豆，圆满下垂。土人以其形如皂角树，故名。俚医以为去风、杀虫之药"上述特征及附图形态均指本种。

本种的地上部分、根、叶民间也药用。

【化学参考文献】

[1]朱媛媛.合萌黄酮类成分的提取分离及其生物活性的研究[D].镇江：江苏大学硕士学位论文，2017.

[2]王娟，胡倩，刘铃.合萌的化学成分及药理作用研究概况[J].中国民族民间医药，2017，26（9）：72-74.

[3] 艾铁民，朱相云. 中国药用植物志（第5卷上册）[M]. 北京：北京大学出版社，2016：276-277.
[4] Ueda M, Niwa M, Yamamura S. Trigonelline, a leaf-closing factor of the nyctinastic plant, *Aeschynomene indica* [J]. Phytochemistry, 1995, 39（4）：817-819.
[5] 陈家源，谭晓，卢文杰，等. 田皂角中的脂溶性成分分析 [J]. 广西科学，2011，18（3）：226-227，232.

【药理参考文献】
[1] 李燕婧，钟正贤，陈家源，等. 田皂角水提物药理作用的实验研究 [J]. 云南中医中药杂志，2011，32（12）：63-64.
[2] 李燕婧，钟正贤，陈家源，等. 田皂角醇提取物药理作用的实验研究 [J]. 广西医学，2013，（10）：1308-1310.
[3] Bharathi M P, Rao D M. Evaluation of In vitro Antioxidant Activity of *Aeschynomene indica* [J]. Journal of Pharmacy Research, 2015, 9（1）：21-26.

【临床参考文献】
[1] 李波. 以合萌为主药治疗肾脏病体会 [J]. 河南中医，1991，11（6）：33-34.

12. 葫芦茶属 *Tadehagi* Ohashi

灌木或亚灌木。单小叶，叶柄有宽翅，翅顶有小托叶2枚。总状花序顶生或腋生，通常每节生2～3朵花；花萼钟状，5裂，上部2裂片完全合生而成4裂状或有时先端微2裂；花瓣具脉，旗瓣圆形、宽椭圆形或倒卵形，翼瓣椭圆形、长圆形，较龙骨瓣长，基部具耳和瓣柄，先端圆，龙骨瓣先端急尖或钝；雄蕊二体（9+1）；雌蕊无柄，子房基部具明显花盘，子房被柔毛，胚珠5～8枚，花柱无毛，柱头头状。荚果通常有5～8荚节，腹缝线直或稍呈波状，背缝线稍缢缩至深缢缩；种脐周围具带边假种皮。

约6种，分布亚洲热带、太平洋群岛和澳大利亚北部。中国2种，产南岭以南各省区，法定药用植物1种。华东地区法定药用植物1种。

398. 葫芦茶（图398）• *Tadehagi triquetrum*（Linn.）Ohashi（*Desmodium triquetrum*（Linn.）DC.）

【别名】懒狗舌（江西寻乌）。

【形态】直立亚灌木或灌木，高达2m；枝三棱柱状，沿着棱上被白色短糙毛，后渐无毛。叶单一，革质，卵状长椭圆形至披针形，长6～12cm，宽1～3.5cm，顶端急尖，基部浅心形或圆形，上面无毛，下面仅在脉上被长伏毛，叶缘稍反卷，侧脉不达叶缘；叶柄长1～3cm，具宽翅，两侧顶端各具小托叶1枚；托叶狭卵状披针形，有条纹。总状花序顶生和腋生，长15～30cm，每1～3朵花成束在总轴上排列疏松；花萼宽钟形，裂齿较筒部长；花冠淡红色或紫红色，长约7mm，旗瓣近圆形，具细爪，翼瓣倒卵形，龙骨瓣镰刀状弯曲，具长爪；雄蕊二体；子房密被短柔毛。荚果带形，长2～4cm，密被短伏毛。种子近圆形，暗紫褐色。花期6～10月，果期10～12月。

【生境与分布】生于山坡、路旁、草地和灌丛中。分布于江西和福建，另广东、广西、云南等省区均有分布。印度、缅甸、泰国、菲律宾和澳大利亚北部也有。

【药名与部位】葫芦茶，全草。

【采集加工】夏、秋二季采挖，晒干，或趁鲜切段，晒干。

【药材性状】长40～120cm。根近圆柱形，扭曲，表面灰棕色或棕红色，质硬稍韧，断面黄白色。茎基部圆柱形，灰棕色至暗棕色，木质，上部三棱形，草质，疏被短毛。叶矩状披针形，薄革质，长6～15cm，宽1.5～3cm，灰绿色或棕绿色，先端尖，基部钝圆或浅心形，全缘，两面稍被毛；叶柄长约1.5cm，有阔翅；托叶披针形，与叶柄近等长，淡棕色。有的带花、果；总状花序腋生，长15～30cm，蝶形花多数，长不及1cm，花梗较长；荚果扁平，长2～4cm，有5～8近方形的荚节。气微，味淡。

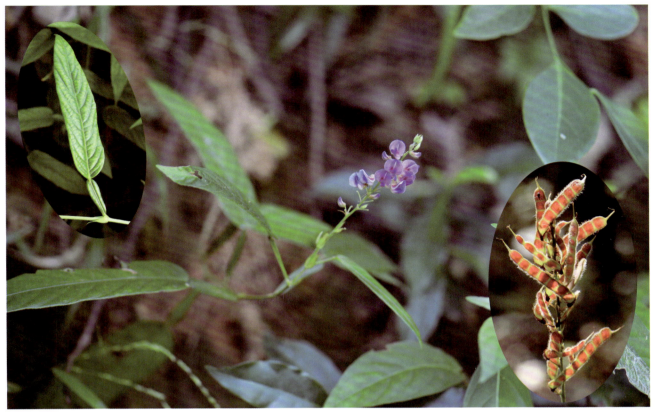

图 398　葫芦茶　　　　　　　　　　　　　　　　摄影　叶喜阳等

【药材炮制】除去杂质；未切段者，切段。

【化学成分】全草含黄酮类：二氢槲皮素（dihydroquercetin）[1]，山柰酚-3-O-β-D-吡喃葡萄糖苷（kaempferol-3-O-β-D-glucopyranoside）、山柰酚-3-O-β-D-半乳吡喃糖苷（kaempferol-3-O-β-D-galactopyranoside）、槲皮素-3-O-β-D-葡萄糖（6→1）-α-L-鼠李糖苷［quercetin-3-O-β-D-glucose（6→1）-α-L-rhamnoside］、山柰酚-3-O-β-D-半乳糖（6→1）-α-L-吡喃鼠李糖苷［kaempferol-3-O-β-D-galactose（6→1）-α-L-rhamnopyranoside］、（+）-儿茶素［(+)-catechin］[2]，山柰酚（kaempferol）、山柰酚-3-O-α-L-鼠李糖苷（kaempferol-3-O-α-L-rhamnoside）、山柰酚-3-O-β-D-葡萄糖苷（kaempferol-3-O-β-D-glucoside）、山柰酚-3-O-β-D-芸香糖苷（kaempferol-3-O-β-D-rutinoside）、槲皮素-3-O-α-L-鼠李糖苷（quercetin-3-O-α-L-rhamnoside）、山柰酚-3-O-α-L-鼠李糖（1→6）-β-D-半乳糖苷［kaempferol-3-O-α-L-rhamnosyl（1→6）-β-D-galactopyranoside］、槲皮素-3-O-β-D-葡萄糖苷（querceitin-3-O-β-D-glucopyranoside）、槲皮素-3-O-α-L-鼠李糖（1→6）-β-D-吡喃半乳糖苷［quercetin-3-O-α-L-rhamnosyl（1→6）-β-D-galactopyranoside］、芦丁（rutin）[3]，黄芪苷（astragalin）、葫芦茶酮*A、B、C（triquetrumone A、B、C）、(R)-葫芦茶酮D*［(R)-triquetrumone D］、山柰酚（kaempferol）、环维酮*（cyclokievitone）和玉克柑橘酚（yukovanol）[4]；脂肪酸类：山嵛酸（docosanoic acid）[4]；香豆素类：3,4-二氢-4-（4′-羟基苯基）-5,7-二羟基香豆素［3,4-dihydro-4-（4′-hydroxyphenyl）-5,7-dihydroxycoumarin］[1]；皂苷类：熊果酸（ursonic acid）、冬青素A（ilicin A）[2]，香树素（aromadendrin）[4]，木栓酮（friedelin）、表木栓醇（epifriedelanol）[6]和白桦脂酸（betulinic acid）[4]；酚酸类：丁香酸（syringic acid）、对羟基苯甲酸（p-hydroxybenzoic acid）、4-羟基-3-甲氧基苯甲酸（4-hydroxy-3-methoxybenzoic acid），即香草酸（vanillic acid）、原儿茶酸乙酯（ethyl protocatechuate）[1]，Z-对羟基肉桂酸（Z-p-hydroxy-cinnmamic acid）、E-对羟基肉桂酸（E-p-hydroxy-cinnmamic acid）[2]，对羟基桂皮酸（p-hydroxycinnamic acid）[3]，水杨酸（salicylic acid）和原儿茶酸（protocatechuic acid）[5]；甾体类：豆甾醇（stigmasterol）[6]，β-谷甾醇（β-sitosterol）、胡萝卜苷（daucosterol）、5,22-二烯豆甾3-O-β-D-吡喃葡萄糖苷（stigmasta-5,22-dien-3-

O-β-D-glucopyranoside）[4]；木脂素类：葫芦茶素*（tadehaginosin）[7]，葫芦茶苷（tadehaginoside）[2,8]，葫芦茶苷*A、B、C、D、E、F、G、H、I、J（tadehaginoside A、B、C、D、E、F、G、H、I、J）[8]；酚苷类：3,5-二羟基苯基-β-D-吡喃葡萄糖苷（3,5-dihydroxybenzene-β-D-glucopyranoside）[2]和间苯三酚-1-O-β-D-吡喃葡萄糖苷（phloroglucinol-1-O-β-D-glucopyranoside）[4]；萜类：长寿花糖苷Ⅱ（roseoside Ⅱ）[3]；环烷醇类：2-O-甲基-L-手性肌醇（2-O-methyl-L-chiro-inositol）[4]；糖类：半乳糖醇（galactitol）和蔗糖（saccharose）[4]。

【药理作用】1. 抗过敏　丙酮－水提取物、乙酸乙酯萃取物和水溶物均可显著降低大鼠血清免疫球蛋白E和白三烯的含量，显著减少全血和肺泡灌洗液中嗜酸性粒细胞的数量和肺组织炎症面积[1,2]。2. 护肝　乙醇提取物可降低四氯化碳所致肝损伤小鼠的肝脏指数、脾脏指数和胸腺指数，升高血清蛋白含量及总抗氧化能力，降低肝微粒体一氧化氮含量和丙二醛含量，增加肝组织匀浆超氧化物歧化酶、谷胱甘肽过氧化物酶活性、还原型谷胱甘肽含量及肝微粒体细胞色素P450含量[3]。3. 抗病毒　所含化合物葫芦茶苷（tadehaginoside）能有效抑制HepG2.2.15细胞分泌HBsAg和HBeAg，明显降低HBV DNA的含量，明显升高细胞内信号转导和转录活化因子STAT1、STAT2、STAT3、JAK2 mRNA的水平[4]。4. 降血糖　乙酸乙酯部位、正丁醇部位、60%乙醇部位对链脲佐菌素所致糖尿病小鼠的空腹血糖有显著的降低作用，能降低胰岛素抵抗指数（IR）及甘油三酯（TG）、总胆固醇（T.CHO）、低密度脂蛋白胆固醇（LDLC），显著提高胰岛素敏感指数（ISI）和高密度脂蛋白胆固醇（HDLC）的含量[5]。

【性味与归经】微苦，凉。归肺、大肠经。

【功能与主治】清解热毒，利湿。用于预防中暑，感冒发热，咽喉肿痛，肠炎，菌痢，急性肾炎水肿，小儿疳积。

【用法与用量】15～30g，鲜品30～60g。

【药用标准】药典1977、广西壮药2008和海南药材2011。

【临床参考】1. 婴儿脓疱疮：地上部分50g，煮水洗浴，每日2次，洗浴后涂抹2%莫匹罗星软膏，每日2次，共3天[1]。

2. 前列腺增生：地上部分10g，加蒲公英15g、冬葵子10g、车前子（包）10g、瞿麦10g、石韦10g、藿香10g、王不留行10g、三棱10g、莪术10g、木通10g、牛膝10g、滑石（包）20g，肾阴虚者加生地15g、丹皮10g，肾阳虚者加仙灵脾10g，前列腺质地较硬者加当归10g、炒甲片10g，每日早、晚9时水煎服，同时补中益气丸口服，每次5g，每日3次[2]。

3. 荨麻疹：鲜茎、叶30g，水煎服，或用鲜全草适量，水煎熏洗。（《福建中草药》）

4. 风湿性关节酸痛：茎60g，加猪脚节炖服。（《泉州本草》）

【附注】本种的根民间也作药用。近似种蔓茎葫芦茶 Tadehagi pseudotriquetrum（DC.）Yang et Huang ［Tadehagi triquetrum（L.）Ohashi subsp.pseudotriquetrum（DC.）Ohashi］的茎叶在广西、福建等省区民间也作葫芦茶药用。

【化学参考文献】

[1] 金燕，林娜，任少琳. 葫芦茶化学成分的研究 [J]. 中国药物化学杂志，2015，25（4）：303-305.

[2] 文东旭，陆敏仪，唐人九. 葫芦茶化学成分的研究（Ⅱ）[J]. 中草药，2000，31（1）：3-5.

[3] 周旭东，吕晓超，史丽颖，等. 葫芦茶地上部分化学成分的研究 [J]. 广西植物，2013，33（4）：575-578.

[4] Xiang W, Li R T, Mao Y L, et al. Four new prenylated isoflavonoids in Tadehagi triquetrum [J]. Journal of Agricultural & Food Chemistry, 2005, 53（2）：267.

[5] 吕华冲，何蔚珩，杨其蕴，等. 葫芦茶化学成分的研究（Ⅱ）[J]. 中草药，1995，（4）：176，180.

[6] 杨其蕴，梁锡辉，王亚平. 葫芦茶化学成分的研究（Ⅰ）[J]. 植物学报，1989，31（2）：128-131.

[7] Wu J, Zhang C Y, Zhang T, et al. A new lignan with hypoglycemic activity from Tadehagi triquetrum [J]. Natural Product Research, 2015, 29（18）：1723-1727.

[8] Zhang X P, Chen C Y, Li Y H, et al. Tadehaginosides A-J, phenylpropanoid glucosides from Tadehagi triquetrum,

enhance glucose uptake via the upregulation of PPARγ and GLUT-4 in C2C12 myotubes [J]. J Nat Prod, 2016, 79 (5): 1249-1258.

【药理参考文献】

[1] 于大永, 周旭东, 史丽颖, 等. 葫芦茶地上部分抗 IgE 介导 I 型过敏反应的研究 [J]. 中药材, 2010, 33 (11): 1785-1787.

[2] 周旭东, 史丽颖, 于大永, 等. 葫芦茶抗 IgE 介导 I 型过敏有效部位的研究 [J]. 中南药学, 2011, 9 (1): 35-38.

[3] 唐爱存, 陈兆霓, 梁韬, 等. 葫芦茶乙醇提取物对肝损伤小鼠的保护作用 [J]. 医药导报, 2016, 35 (3): 242-245.

[4] 唐爱存, 王明刚, 卢秋玉, 等. 葫芦茶苷调控 JAK/STAT 信号通路抗乙肝病毒作用及其机制研究 [J]. 中药药理与临床, 2017, (1): 74-77.

[5] 李海英, 唐爱存, 梁丽英, 等. 葫芦茶不同提取物对链脲佐菌素致糖尿病小鼠的影响 [J]. 中国实验方剂学杂志, 2012, 18 (20): 251-254.

【临床参考文献】

[1] 田小华. 葫芦茶治疗婴儿脓疱疮 50 例观察 [J]. 中国社区医师 (医学专业), 2013, 15 (1): 203-204.

[2] 王占忠. 公英葫芦茶合补中益气丸治疗前列腺增生 98 例 [J]. 江苏中医, 1995, 16 (8): 19.

13. 山蚂蝗属 *Desmodium* Desv.

灌木或半灌木, 稀草本, 有时攀缘状。羽状复叶, 通常具 3 枚小叶, 有时为单叶, 稀具 5~7 枚小叶; 有托叶及小托叶; 叶柄具翅或无翅; 小叶片全缘, 稀为波状。花排成顶生、总状花序或圆锥花序腋生或顶生, 稀为头状或伞形花序腋生或簇生; 花序轴每节具 2~4 朵花; 苞片干膜质, 具条纹, 或与托叶相似; 花常较小; 花萼钟状或狭钟状, 4 或 5 齿裂, 上方 2 枚多少合生; 花冠通常白色、粉红色、淡黄色或紫色, 长于花萼, 花瓣具瓣柄; 雄蕊 10 枚, 二体 (9+1) 或单体; 子房线形, 无柄, 有 2 至数颗胚珠。荚果两缝线或仅背缝线多少缢缩而成 2 至数荚节, 每荚节有 1 粒种子, 通常不开裂。萌发时子叶出土。

约 280 种, 分布于热带、亚热带地区。中国 34 种, 主要分布于西南部至东南部, 法定药用植物 3 种。华东地区法定药用植物 2 种。

399. 小槐花 (图 399) · *Desmodium caudatum* (Thunb.) DC [*Ohwia caudata* (Thunb.) Ohashi]

【别名】拿身草、豆荚树柴、豆荚马料肖、山高枝 (浙江), 粘人麻 (江西赣州), 山扁豆 (江苏常熟)。

【形态】灌木或亚灌木, 高 1~2m。茎直立, 分枝细弱, 近无毛。小叶 3 枚, 顶生小叶披针形或广披针形, 长 4~9cm, 宽 1.5~4cm, 上面深绿色, 疏被短毛, 下面灰绿色, 被短毛, 侧生小叶较小, 近无柄。叶柄长 1~3.5cm, 有槽, 具很狭的翅, 被短毛; 托叶被长伏毛, 宿存。总状花序腋生或顶生, 花序轴密被柔毛; 苞片钻状, 宿存; 小苞片 2 枚, 生于萼基部, 密被伏生短柔毛; 花萼狭钟形, 萼齿二唇形, 上 2 齿几合生, 下 3 齿披针形, 密被长伏毛和钩状毛; 花冠淡绿白色或淡黄白色, 旗瓣近圆形, 基部渐狭或具爪, 翼瓣较龙骨瓣短, 基部耳状有爪; 子房针形, 具短柄, 密被绢毛。荚果条形, 扁平, 有 4~6 荚节, 荚节长圆形, 长为宽的 2 倍以上, 暗棕色。花果期 7~12 月。

【生境与分布】生于沟边、路旁草丛中、林内灌丛中及林缘。分布于华东的长江流域以南各省区及其他各地, 印度、缅甸、朝鲜、日本和马来西亚等地也有。

【药名与部位】嘎狗粘 (小槐花), 全草。

【采集加工】采收全株, 洗净泥沙, 干燥。

【药材性状】主根与粗茎直径 1.5~3.0cm, 表面灰褐色或棕褐色。断面韧皮部窄, 易脱落, 木质部发达, 黄白色, 质坚韧, 不易折断。细茎圆柱形, 直径 0.1~1.0cm, 棕绿色或灰褐色, 具细纵皱纹。叶片完整

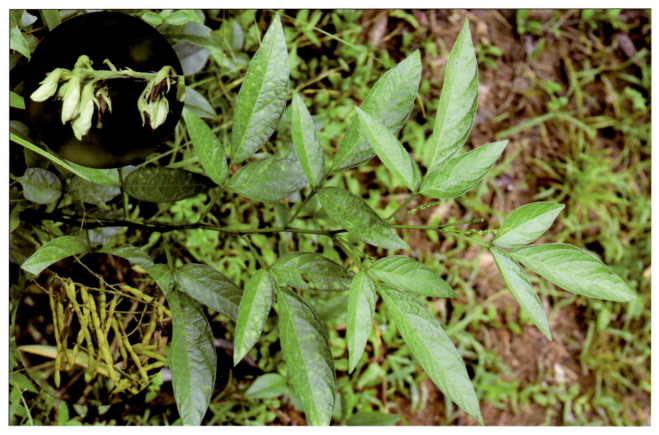

图 399　小槐花　　　　　　　　　　　　　摄影　李华东

者展平后呈阔披针形，长 1～10cm，宽 1～3 cm，先端渐尖或锐尖，基部楔形，全缘，上表面深绿色，下表面淡灰绿色。叶柄长 1.0～2.8cm，一面平整，另一面有突起的细棱，小叶柄长约 0.1cm。荚果少见，呈条形，长 4～8 cm，被钩状短毛，可黏附人及动物。气微，味淡。

【药材炮制】除去杂质，洗净，根及茎切厚片，其他切段，干燥。

【化学成分】全草含黄酮类：当药黄素，即当药素（swertisin）、7-O-α-L- 吡喃鼠李糖 - 山奈酚 -3-O-β-D-吡喃葡萄糖苷（kaempferol-3-O-β-D-glucopyranoside-7-O-α-L-rhamnopyranoside）、异牡荆素（isovitexin）、牡荆素（vitexin）、2″-α- 吡喃鼠李糖 -7-O- 甲基牡荆素（2″-α-rhamnopyranosyl-7-O-methyl vitexin）、异报春黄苷（isosinensin）、白藜芦醇苷（resveratroloside）[1]，柠檬酚（citrusinol）、可奴萨酮 I*（kenusanone I）、山奈酚（kaempferol）、8- 异戊烯基槲皮素（8-prenyl quercetin）、里查酮 G（leachianone G）、5, 7, 4′- 三羟基二氢黄酮醇（5, 7, 4′-trihydroxydihydroflavonol）、新黄檗素*（neophellamuretin）、清酒缸酚（desmodol）[2]和异柠檬酚（yukovanol）[2,3]；皂苷类：黄槿酮 A、D（hibiscone A、D）和古柯三醇（erythrotriol）[2]；甾体类：豆甾醇（stigmasterol））和 β- 谷甾醇（β-sitosterol）[2]；生物碱类：吲哚 -3- 甲醛（indole-3-aldehyde）[1]；酚酸类：水杨酸（salicylic acid）和香草醛（vanillin）[1]；酚苷类：糖枫苷 C*（saccharumoside C）、假费金（nothofagin）[1]；萜类：黑麦草内酯（loliolide）[1]；吡喃类：（2R- 反式)-（9CI) 2-（3, 4- 二羟苯）-2, 3- 二氢 -3, 5, 7- 三羟基 -8-（3- 甲基 -2- 丁烯）-4H-1- 苯并吡喃 -4- 酮［(2R-trans) -（9CI) 2-（3, 4-dihydroxyphenyl) -2, 3-dihydro-3, 5, 7-trihydroxy-8-（3-methyl-2-butenyl) -4H-1-benzopyran-4-one］[2]。

地上部分含黄酮类：柠檬酚（citrusinol）、异柠檬酚（yukovanol）和山奈酚（kaempferol）[4]；脂肪酸类：三十二烷酸（lacceroic acid）和三十四烷酸（gheddic acid）[4]；酚酸类：原儿茶酸（protocatechuic acid）[4]；生物碱类：槐果碱（sophocarpine）、苦参碱（matrine）、N, N- 二甲基色胺（N, N-dimethyl tryptamine）和 5-羟基 -N, N- 二甲基色胺（5-hydroxy-N, N-dimethyl tryptamine）[4]；甾体类：豆甾醇（stigmasterol）[4]；

皂苷类：白桦脂醇（betulin）[4]。

根含黄酮类：里查酮 G（leachianone G）、可奴萨酮 I*（kenusanone I）、槐属二氢黄酮 B（sophoraflavanone B）、柚皮素（naringenin）、8-（γ, γ- 二甲基烯丙基）-5, 7, 4′- 三羟基二氢黄酮 [8-（γ, γ-dimethylallyl）-5, 7, 4′-trihydroxyflavanone]、二氢山柰酚（dihydrokaempferol）、8-C- 异戊烯基二氢异鼠李素（8-C-prenyldihydroisorhamnetin）、异柠檬酚（yukovanol）[5]、甘草黄酮醇（licoflavonol）、甘草素 -3′-O- 甲基醚（gancaonin-3′-O-methyl ether）、柑橘西诺（citrusinol）和清酒缸酚（desmodol）[6]。

根和茎含黄酮类：清酒缸酚（desmodol）[7]；生物碱类：N, N- 二甲基色胺（N, N-dimethyl tryptamine）、蟾蜍色胺（bufotenine）和蟾蜍色胺氮氧化物（bufotenine N-oxide）[7]。

茎叶含黄酮类：当药黄素（swertisin）、斯皮诺素（spinosin）、7- 甲基 - 芹菜素 -6-C-β- 吡喃葡萄糖 -2″-O-β-D- 吡喃木糖苷（7-methyl-apigenin-6-C-β-glucopyranosyl-2″-O-β-D-xylopyranoside）、异柠檬酚（yukovanol）、香橙素（aromadendrin）、1, 3, 5, 6- 四羟基屾酮（1, 3, 5, 6-tetrahydroxyxanthone）、2′- 羟基异柠檬酚（2′-hydroxyl yokovanol）、2′- 羟基新黄檗素*（2′-hydroxyl neophellamuretin）[8]、6-C- 异戊烯基 -5, 7, 2′, 4′- 四羟基二氢黄烷醇（6-C-prenyl-5, 7, 2′, 4′-tetrahydroxydihydroflavanonol）、8-C- 异戊烯基 -5, 7, 2′, 4′- 四羟基二氢黄烷醇（8-C-prenyl-5, 7, 2′, 4′-tetrahydroxyldihydroflavanonol）、8-C- 异戊烯基二氢异鼠李素（8-C-prenyldihydroisohamnetin）、3- 羟基 -8-C- 异戊烯基柚皮素（3-hydroxy-8-C-prenyl naringenin）、胡枝子黄烷酮 C（lespedezaflavanone C）、二氢山柰酚（dihydrokaempferol）、7, 8-（2, 2- 二甲基 -2H- 吡喃）-5, 2′- 二羟基 -4′- 甲氧基黄烷醇 [7, 8-（2, 2-dimethyl-2H-pyran）-5, 2′-dihydroxy-4′-methoxyflavanonol]、葛拉赛酚*（glysapinol）、短梗胡枝子素 A1*（lespecyrtin A1）、3, 4′, 7- 三羟基黄烷酮（3, 4′, 7-trihydroxyflavanone），即鹰嘴豆黄酮（garbanzol）、山柰酚（kaempferol）、木樨草素（luteoline）、柠檬酚（citrusinol）、里查酮 G（leachianone G）和芹菜素（apigenin）[9]。

【药理作用】1. 解热镇痛　全株的水提物能明显减少醋酸所致小鼠的扭体次数[1]；85% 乙醇提取物能剂量依赖性地减少醋酸所致小鼠的扭体次数，提高热板致痛小鼠的痛阈值，并能显著降低脂多糖发热模型大鼠的体温[2]。2. 抗炎　全株的 85% 乙醇提取物能明显抑制二甲苯所致小鼠的耳肿胀及角叉菜胶所致大鼠的足肿胀[2]；茎叶中分离纯化的 2′- 羟基异柠檬酚（2′-hydroxy yokovanol）和 2′- 羟基新黄檗素*（2′-hydroxy neophellamuretin）对小鼠骨髓源性树突状细胞起作用，可抑制脂多糖诱导炎性细胞因子白细胞介素 -6（IL-6）、白细胞介素 -12（IL-12）和肿瘤坏死因子 -α（TNF-α）的分泌[3]。3. 镇静催眠　全株的水提物能明显促进戊巴比妥钠小鼠睡眠并延长其睡眠时间[1]。4. 抗氧化　全株的水提物对正常小鼠具有显著的抗氧化作用，能降低小鼠血清丙二醛（MDA）含量，提高超氧化物歧化酶（SOD）活力[1]；茎叶中分离纯化的 1, 3, 5, 6- 四羟基屾酮（1, 3, 5, 6-tetrahydroxyxanthone）有较好的清除 1, 1- 二苯基 -2- 三硝基苯肼自由基（DPPH）作用及清除人 HaCaT 角质细胞内的活性氧（ROS）作用[3]。5. 增强免疫　全株的水提物能显著提高单核巨噬细胞吞噬指数[1]。6. 降血糖　全草乙醇提取物的石油醚和乙酸乙酯萃取部位对 α- 葡萄糖苷酶活性具有明显的抑制作用，并呈浓度依赖性[4]。7. 抗菌　根的甲醇提取物中分离纯化的异戊二烯型黄酮具有抑制耐甲氧西林金黄色葡萄球菌和金黄色葡萄球菌的作用，最低抑菌浓度（MIC）为 15.6～31.3μg/ml[5]。

【性味与归经】辛、微苦，平。归脾、肾经。

【功能与主治】清热利湿，消积散瘀。用于痰湿瘀阻，腰扭伤，风湿痛，带下病。

【用法与用量】9～30g。

【药用标准】浙江炮规 2015、四川药材 2010、广西壮药 2008 和广西药材 1990。

【临床参考】1. 儿童腹泻：儿滞灵冲剂（主要药物为小槐花、广山楂、茯苓、槟榔），1～3 岁每次 1 块，4～6 岁每次 1～2 块，开水冲服，每日 2～3 次[1]。

2. 小儿厌食症：神效儿宝（主要药物小槐花、麦芽、白术、茯苓）3～5g 外涂脐部，每晚 1 次，7 天为 1 疗程[2]。

3. 风湿腰痛：根 15～30g，加猪尾 1 条，水煎服；或根 15g，加六月雪根、野荞麦根各 30g，酒水各半煎服。

4. 肾盂肾炎：根 30g，加瘦猪肉适量，炖服。（3 方、4 方引自《浙江药用植物志》）

【附注】 始载于《植物名实图考》，云："小槐花，江西田野有之，细茎发枝，一枝三叶，如豆叶而尖长。秋结豆荚，细如绿豆而有毛。茎、叶略似山蚂蝗，而结角不同。" 即为此种。

本种全草有催吐作用，孕妇忌服。

【化学参考文献】

[1] 朱丹，王帝，王光辉，等. 小槐花大极性部位的化学成分研究 [J]. 中国中药杂志, 2014, 39 (16): 3112-3116.

[2] 吴瑶，罗强，孙翠玲，等. 小槐花的化学成分研究 [J]. 中国中药杂志, 2012, 37 (12): 1788-1792.

[3] 陆国寿，叶勇，卢文杰，等. 壮、瑶药小槐花中异柠檬酚的分离鉴定及含量测定研究 [J]. 天然产物研究与开发, 2014, 26 (9): 1450-1453.

[4] 卢文杰，陆国寿，谭晓，等. 壮瑶药小槐花化学成分研究 [J]. 中药材, 2013, 36 (12): 1953-1956.

[5] Sasaki H, Kashiwada Y, Shibata H, et al. Prenylated flavonoids from *Desmodium caudatum*, and evaluation of their anti-MRSA activity [J]. Phytochemistry, 2012, 82 (1): 136-142.

[6] Sasaki H, Kashiwada Y, Shibatav H, et al. Prenylated flavonoids from the roots of *Desmodium caudatum* and evaluation of their antifungal activity [J]. Planta Med, 2012, 78 (17): 1851-1856.

[7] Ueno A, Ikeya Y, Fukushima S, et al. Studies on the Constituents of *Desmodium caudatum* DC [J]. Chem Pharma Bull, 1978, 26 (8): 2411-2416.

[8] Li W, Sun Y N, Yan X T, et al. Phenolic compounds from *Desmodium caudatum* [J]. Nat Prod Sci, 2013, 19 (3): 215-220.

[9] Sasaki H, Shibata H, Imabayashi K, et al. Prenylated flavonoids from the stems and leaves of *Desmodium caudatum* and evaluation of their inhibitory activity against the film-forming growth of *Zygosaccharomyces rouxii* F51 [J]. J Agri Food Chem, 2014, 62 (27): 6345-6353.

【药理参考文献】

[1] 李燕婧，钟正贤，卢文杰. 小槐花水提物药理作用研究 [J]. 中医药导报, 2013, 19 (4): 76-78.

[2] Ma K J, Zhu Z Z, Yu C H, et al. Analgesic, anti-inflammatory, and antipyretic activities of the ethanol extract from *Desmodium caudatum*. [J]. Pharmaceutical Biology, 2011, 49 (4): 403-407.

[3] Li W, Sun Y N, Yan X T, et al. Anti-inflammatory and antioxidant activities of phenolic compounds from *Desmodium caudatum* leaves and stems [J]. Archives of Pharmacal Research, 2014, 37 (6): 721-727.

[4] 刘超，王俊霞，顾雪竹，等. 小槐花提取物对α-葡萄糖苷酶抑制活性研究 [J]. 中国实验方剂学杂志, 2013, 19 (20): 91-93.

[5] Sasaki H, Kashiwada Y, Shibata H, et al. Prenylated flavonoids from *Desmodium caudatum*, and evaluation of their anti-MRSA activity [J]. Phytochemistry, 2012, 82 (1): 136-142.

【临床参考文献】

[1] 周文光. 神效儿宝治疗小儿厌食症的临床与实验研究 [J]. 中国乡村医生, 1997, (2): 35.

[2] 湖南主治医师罗伟. 儿童腹泻的常用中成药 [N]. 家庭医生报, 2015-09-28 (18).

400. 小叶三点金（图 400）· *Desmodium microphyllum*（Thunb.）DC. [*Codoriocalyx microphyllus*（Thunb.）H.Ohashi]

【别名】 小叶山绿豆，红漆筋、红关门、红盲夹、金七枝（浙江）。

【形态】 草本或亚灌木，常匍匐或稍直立，高 50～150cm。小枝具棱，无毛。小叶 3 枚，常有单小叶混生，顶生小叶长圆形或倒卵形，顶端圆或钝，有时微凹，具短尖，基部浅心形，上面近无毛，下面疏被白色伏毛，侧生小叶较小，基部斜形，近无柄；托叶膜质，卵状披针形，宿存。花常 6 朵疏生在

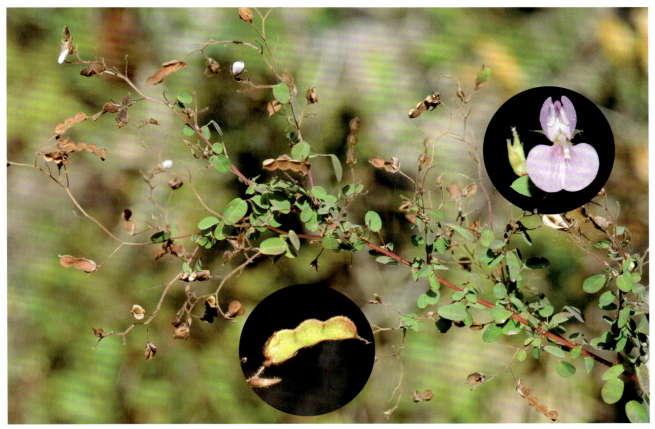

图 400 　小叶三点金　　　　　摄影　李华东等

花序轴上，排成腋生或顶生的总状花序，花序轴被细钩状毛和开展的软毛；苞片凋落；花长约5mm；花萼5深裂，外被白色软毛；花冠淡紫色、紫红色，旗瓣近圆形，翼瓣顶端圆，基部具耳，龙骨瓣较翼瓣长，上部弯曲；雄蕊10枚，二体；子房无柄，被毛。荚果扁平，有2～4荚节，荚节长稍大于宽，或长宽近相等，棕褐色，近无毛或被细钩状毛。种子长圆形，暗褐色。花期7～8月，果期9～10月。

【生境与分布】生于山坡草地、路旁草丛中、林缘等地。分布于华东的长江流域各地和广东、广西、台湾等省区；中南半岛、印度、澳大利亚和日本也有。

小槐花与小叶三点金的区别点：小槐花为灌木或亚灌木，高1～2m，茎直立；叶柄具狭翅；有4～6荚节，荚节长为宽的2倍以上。小叶三点金为草本或亚灌木，常匍匐或稍直立；叶柄无翅；有2～4荚节，荚节长稍大于宽，或长宽近相等。

【药名与部位】小叶三点金（斑鸠窝），全草。

【采集加工】全年可采，洗净，干燥。

【药材性状】根细长，圆柱形，具分支，须根细小；表面黄棕色或灰褐色，质硬脆，易折断，断面黄白色。茎细长，长达60～120cm，表面红棕色至紫红色，质硬脆，易折断，断面绿色。叶细小，多已脱落。气微香，味淡、微甘。

【化学成分】全草含黄酮：（-）-表儿茶素［（-）-epicatechin］、染料木素-4'-O-β-葡萄糖苷（genistein-4'-O-β-glucoside）、异荭草苷（isoorientin）、荭草苷（orientin）、木犀草素（luteotin）、异日本獐牙菜素（isoswertiajaponin）、木犀草素-7-O-β-D-葡萄糖苷（luteolin-7-O-β-D-glucoside）和木犀草素-7-O-鼠李糖苷（luteolin-7-O-rhamnoside）[1]；酚酸类：水杨酸（salicylic acid）、水杨酸十三烷酯（tridecane salicylate）、水杨酸十六烷酯（cetyl salicylate）[2]，1-（对香豆酰）-α-L-鼠李吡喃糖苷［1-（p-coumaroyl）-α-L-rhamnopyranoside］、丁香甘油-8-O-β-D-吡喃葡萄糖苷（syringoylglycerol-8-O-β-D-glucopyranoside）和咖

啡酸（caffeic acid）[3]；脂肪酸酯类：癸酸十一烷三烯酯（undecyl decanate）、2-（2-甲基丁酰氧基）乙基-十四酸酯［2-（2-methyl-butyryloxy）ethyl-tetradecyl ester］[2]；生物碱类：辛基-4,5-二羟基-3-（壬-4-烯酰氧基）吡咯烷-2-羧酸酯［octyl-4,5-dihydroxy-3-（non-4-enoyl）pyrrolidine-2-carboxylate］[2]；甾体类：β-谷甾醇-3-β-D-葡萄糖苷（β-sitosterol-3-β-D-glucoside）[2]；烷醇类：松醇（pinitol）[2]；其他尚含：2-甲基-3-羰基-二恶烷并-1-甲氧基-4,5,6-三羟基环己烷（2-methyl-3-carbonyl-dioxane-1-methoxy-4,5,6-trihydroxy cyclohexane）[2]。

叶含挥发油类：2-甲基庚烷（2-methyl-heptane）、3-甲基庚烷（3-methyl-heptane）、甲苯氧基丁酯（methyl phenoxybutyl ester）和2-异丙基-8-二甲基-八氢萘（2-isopropyl-8-dimethyl-octahydronaphthalene）等[4]。

茎含挥发油类：甲苯氧基丁酯（methyl phenoxybutyl ester）、辛烷（octane）、3,4,5-三甲基庚烷（3,4,5-trimethyl heptane）和2-甲基庚烷（2-methyl heptane）等[4]。

根含皂苷类：28-降-17-α-羽扇豆烷（28-reduced-17-α-lupane）[4]；甾体类：谷甾烷（sitostane）和豆甾烷（stigmastane）[4]；挥发油类：4,4,8,10-四甲基-9-乙基十氢萘（4,4,8,10-tetramethyl-9-ethyl decahydronaphthalene）和1,2-二羟基-6,6′-二甲基-5,5′,8,8′-四羰基1,2′-联萘（1,2-dihydroxy-6,6′-dimethyl-5,5′,8,8′-tetracarbonyl-1,2′-binaphthalene）等[4]。

【药理作用】1.抗氧化 总黄酮对1,1-二苯基-2-三硝基苯肼自由基（DPPH）具有较强的清除作用[1]。2.抗蛇毒 水提取物在体外能拮抗蛇毒S6b及其内皮素ET-1对血管的收缩作用[2]。

【性味与归经】微苦，凉。归肝、脾、肾经。

【功能与主治】清热解毒，活血调经，除湿止带。用于月经不调，赤白带下，外阴瘙痒；虚火牙痛。

【用法与用量】15～30g。外用适量。

【药用标准】云南彝药Ⅱ 2005和四川药材1979。

【临床参考】1.毒蛇咬伤：全草50～100g，加红背丝绸（毛叶白粉藤）15～30g、通城虎10～15g、东风菜10～30g、石柑子30～60g[1]；或再加半边莲10～20g，水煎服[2]。

2.疳积：全草30g，加雪见草15g，鸡肝1只，水炖，食肝服汤。

3.胃痛：根30～60g，加庐山野桐根、牡蒿根各30～60g，新鲜猪肚适量，同煮食。

4.慢性支气管炎：全草75g，水煎，每天3次分服；亦可加猪肉适量同煎服。（2方至4方引自《浙江药用植物志》）

【化学参考文献】
[1] 刘小辉，王长虹，俞桂新，等.小叶三点金的黄酮类成分研究[J].天然产物研究与开发，2010，22（6）：976-978.
[2] 毛绍春，李竹英，李聪.小叶三点金化学成分研究[J].中草药，2007，38（8）：1157-1159.
[3] 刘小辉，华燕.小叶三点金的苯丙素类成分分析[J].西南林业大学学报，2009，29（2）：92-93.
[4] 田茂军，郭孟璧，张举成，等.小叶三点金挥发油化学成分的研究[J].云南化工，2005，32（5）：17-19.

【药理参考文献】
[1] 刘艳娥，刘迎梅，史俊友.小叶三点金黄酮含量及其抗氧化活性测定[J].山东化工，2015，44（24）：59-60.
[2] 王峰，杨连春，刘敏，等.抗蛇毒中草药拮抗ET-1和S6b作用的初步研究[J].中国中药杂志，1997，22（10）：128-130.

【临床参考文献】
[1] 谭爱群.中药治疗蝮蛇咬伤5例[J].广西中医药，1988，11（5）：27.
[2] 梁平.余培南主任医师诊治毒蛇咬伤经验[J].蛇志，2005，17（2）：89-91.

14. 黄檀属 *Dalbergia* Linn.f.

落叶或常绿，乔木、灌木或木质藤本。奇数羽状复叶，稀为单叶；小叶互生，全缘，托叶早落，无小托叶。花小，通常多数，排成顶生或腋生的二歧聚伞花序或圆锥花序；苞片小，常宿存；小苞片极小，早落；花萼钟状，5齿裂，上部2齿通常较短而宽，部分合生，最小1齿通常最长；花冠伸出花萼外，白色、紫色或黄色，旗瓣直立或反折，翼瓣基部楔形或戟形，龙骨瓣钝，稍合生；雄蕊9枚，单体，或为10枚（5+5，稀9+1），花药小，顶裂；子房具柄，有胚珠1个至数个，柱头小，顶生。荚果长圆形或带状，薄而扁平，不开裂，无翅。种子肾形，扁平。

约100种，分布于热带和亚热带地区。中国约28种，分布于西南部至东南部，法定药用植物2种。华东地区法定药用植物2种。

401. 藤黄檀（图401）· *Dalbergia hancei* Benth.

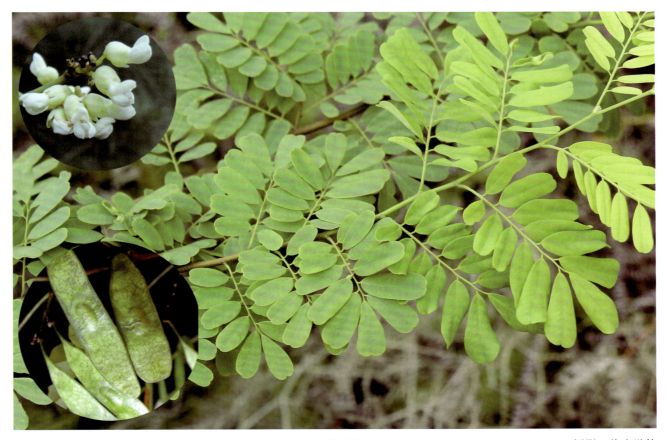

图401　藤黄檀　　　　　　　　　　　　　摄影　徐克学等

【别名】桦果藤、檀树、丁香柴、龙毛香藤、草钩藤（浙江温州），大金刚黄檀（浙江丽水），孟葛（浙江台州）。

【形态】藤本。幼枝略被柔毛，小枝有时变钩状或旋扭。奇数羽状复叶；托叶早落；小叶（5）9～13枚；小叶长圆形或宽椭圆形，长1～2.5cm，宽0.5～1.5cm，顶端钝，微缺，基部圆形或宽楔形，上面无毛或疏被短伏毛，下面微被短柔毛，后变无毛。圆锥花序顶生，花梗被锈色短柔毛；花萼钟状，疏被锈色短柔毛，5齿裂，最下面1齿较长，披针形，上面2齿宽卵形，近合生，两侧2齿卵形，较短；花冠淡紫色或白色，均具长爪；雄蕊9枚，单体，有时10枚，2体（9+1）；子房线形，柱头头状。荚果长圆形，扁平，无毛。种子扁肾形。花期3～4月，果期7～8月。

【生境与分布】生于多石山坡灌丛中、溪边疏林中。分布于安徽、江苏、浙江、江西和福建，另广东、广西、湖南、湖北、贵州、四川等省区均有分布。

【药名与部位】藤黄檀，根。

【采集加工】夏、秋二季采挖，除去泥沙，晒干。

【药材性状】完整者呈圆柱形，直径 0.4～2.6cm，表面棕褐色，粗糙，栓皮易破裂脱落，破裂后向外卷曲，脱落后呈红褐色，栓皮未脱落处有突起的皮孔及支根痕，质硬，难折断，断面黄棕色或灰白色，导管孔密集。气微，味微甜。

【药材炮制】除去杂质，洗净，稍润，切段，干燥。

【性味与归经】辛，温。归肝经。

【功能与主治】理气止痛，舒筋活络，强壮筋骨。用于胸胁痛，胃脘痛，腹痛，腰腿痛，关节痛，劳伤疼痛，跌打损伤。

【用法与用量】3～6g。

【药用标准】广西壮药 2011 二卷。

【临床参考】1. 腰、腿关节痛：根 3～6g，水煎服。

2. 胸胁痛、胃痛、腹痛：茎 6～9g，水煎服。（1方、2方引自《浙江药用植物志》）

【附注】本种的树脂民间也作药用。

402. 降香（图 402）· *Dalbergia odorifera* T. Chen

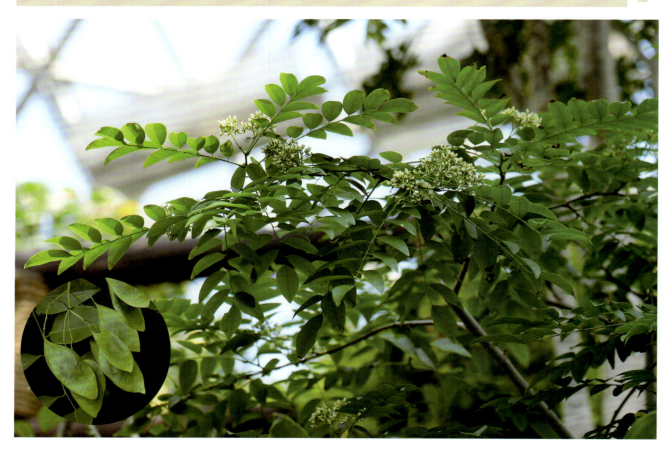

图 402　降香　　　　　　　　　　　　　　　摄影　叶喜阳等

【别名】降香檀。

【形态】乔木，高达 20m。树皮灰褐色，小枝皮孔密集。奇数羽状复叶；小叶（7）9～13 枚，卵形或椭圆形，长 3～7 cm，宽 1.5～3.5cm，顶端急尖，基部圆或宽楔形，上面无毛，下面疏被短柔毛，后无毛；托叶早落。多数聚伞花序组成腋生的圆锥花序；花序轴及花梗疏被短柔毛；苞片和小苞片广卵形，长约0.5mm，凋落；花萼钟状，长约2.5mm，5齿裂，下面1齿较长，披针形，其余4齿均为广卵形；花冠淡黄色或乳白色，旗瓣倒心状长圆形，顶端微凹，各瓣近等长，均具爪；雄蕊9枚，单体；子房狭椭圆形，具柄，略被短柔毛。荚果长椭圆形，顶端钝或急尖，基部楔形；果瓣革质，黄褐色。种子通常1粒。花期4～5月，果期10～11月。

【生境与分布】多生于山坡疏林中或村旁旷地上。华东长江以南有引种，原产于海南。

降香与藤黄檀的区别点：降香为乔木；小叶顶端急尖；花冠淡黄色或乳白色。藤黄檀为木质藤本；小叶顶端钝，微缺；花冠淡紫色或白色。

【药名与部位】降香，树干和根的干燥心材。降香油，树干和根干燥心材经蒸馏后得到的挥发油。

【采集加工】降香：全年可采，除去粗皮及边材，阴干。

【药材性状】降香：呈类圆柱形或不规细块状。表面紫红色或红褐色，切面有致密的纹理。质硬，有油性。气微香，味微苦。

降香油：为淡黄色至黄棕色的澄清液体；气芳香，味微苦。

【药材炮制】降香：取原药，镑、刨成薄片；或劈成丝。

【化学成分】根含黄酮类：降香异黄烯（odoriflavene）、5'-甲氧基维斯体素，即5'-甲氧基驴食草酚（5'-methoxy-vestitol）、2'-O-甲基异甘草素（2'-O-methyl-isoliquiritigenin）、芒柄花黄素（formononetin）[1]、2',3',7-三羟基-4'-甲氧基二氢异黄酮（2',3',7-trihydroxy-4'-methoxyisoflavanone）、3'-甲氧基大豆苷元（3'-methoxydaidzein）、4',5,7-三羟基-3-甲氧基黄酮（4',5,7-trihydroxy-3-methoxyflavone）、维斯体素，即驴食草酚（vestitol）和美迪紫檀素（medicarpin）[2]；脂肪酸酯类：2-丙烯基己酸酯（2-propenyl hexanoate）和棕榈酸乙酯（ethyl hexadecanoate）[2]；酚类：2,4-二羟基-5-甲氧基苯甲酮（2,4-dihydroxy-5-methoxybenzophenone）[2]；烯酮类：3,8,-壬二烯-2-酮（3,8,-nonadien-2-one）[2]。

心材含黄酮类：黄檀素（dalbergin）、黑特素*（melanettin）、3'-羟基黑特素*（3'-hydroxymelanettin）、3'-羟基-2,4,5-三甲氧基黄檀醌醇*（3'-hydroxy-2,4,5-trimethoxydalbergiquinol）[3]、羟基黄檀内酯（stevenin）、4-甲氧基黄檀烯酮*（4-methoxydalbergione）[3]、黄颜木素（fisetin）、木犀草素（luteolin）、染料木素（genistein）、异半皮桉苷（sohemiphloin）、木犀草素-6-C-葡萄糖苷（luteolin-6-C-glycopyranoside）、高北美圣草素（homoeriodictyol）、大豆素（daidzein）[4]、柯蒲素*（koparin）、2',4',5-三羟基-7-甲氧基异黄酮（2',4',5-trihydroxy-7-methoxyisoflavone）、刺芒柄花素（formononetin）、2'-羟基刺芒柄花素（2'-hydroxyformononetin）、7,2',3'-三羟基-4'-甲氧基异黄烷（7,2',3'-trihydroxy-4'-methoxyisoflavan）、2',7-二羟基4',5'-二甲氧基异黄酮（2',7-dihydroxy-4',5'-dimethoxyisoflavone）、3-羟基-4,9-二甲氧基紫檀烷（3-hydroxy-4,9-dimethoxypterocarpan）、3,8-二羟基-9-甲氧基紫檀烷（3,8-dihydroxy-9-methoxypterocarpan）、3-羟基-9-甲氧基紫檀烷-6α-乙烯（3-hydroxy-9-methoxypterocarp-6α-en）[5]、（6αR,11αR）-6α,3,9-三甲氧基紫檀碱［（6αR,11αR）-6α,3,9-trimethoxypterocarpan］、（6αR,11αR）-6α,9-二甲氧基-6α,9-二甲氧基-3-羟基紫檀碱［（6αR,11αR）-6α,9-dimethoxy-3-hydroxypterocarpan］、（3R）-7,30-二羟基-6,20,40-三甲氧基-异黄烷酮［（3R）-7,30-dihydroxy-6,20,40-trimethoxy-isoflavanone］、（6αR,11αR）-易变黄檀素［（6αR,11αR）-variabilin］、左旋白香草木犀紫檀酚A、D［(-) melilotocarpan A、D］、驴食草果酚*（vesticarpan）、3-甲氧基-9-羟基紫檀素（3-methoxy-9-hydroxypterocarpan）[6]、7-O-甲基维斯体素（7-O-methylvestitol）、3,7-二羟基-2',4'-二甲氧基异黄烷酮（3,7-dihydroxy-2',4'-dimethoxyisoflavanone）、3'-羟基-8-甲氧基维斯体素（3'-hydroxy-8-methoxyvestitol）和微尖头酚（mucronulatol）[7]、（3R）-4'-甲氧基-2',3,7-三羟基异黄烷酮［（3R）-4'-methoxy-2',3,7-trihydroxyisoflavanone］、7-甲氧基-3,3',4',6-四羟基黄酮（7-methoxy-3,3',4',6-tetrahydroxyflavone）、2',7-二羟基-4',5'-二甲氧基异黄酮（2',7-dihydroxy-4',5'-dimethoxyisoflavone）、美迪紫檀素（medicarpin）、紫苜蓿烷酮（sativanone）、异甘草素（isoliquiritigenin）、甘草素（liquiritigenin）、3',4',7-三羟基黄烷酮（3',4',7-trihydroxyflavanone）、

紫铆因（butein）、蕊木灵（koparin）、鲍迪木醌（bowdichione）、硫磺菊素（sulfuretin）、3′-羟基大豆苷元（3′-hydroxydaidzein）、3′-O-甲基堇紫黄檀酮（3′-O-methylviolanone）、豌豆查耳酮 B（xenognosin B）、草木犀紫檀烷 A（meliotocarpan A）[8]、4, 2′, 5′-三羟基-4′-甲氧基查耳酮（4, 2′, 5′-trihydroxy-4′-methoxychalcone）、（2S）-6, 7, 4′-三羟基黄烷[（2S）-6, 7, 4′-trihydroxyflavan]、（2S）-6, 4′-二羟基-7甲氧基黄烷[（2S）-6, 4′-dihydroxy-7-methoxyflavan]、7, 3′-二羟基-5′-甲氧基异黄酮（7, 3′-dihydroxy-5′-methoxyisoflavone）、6, 7, 4′-三羟基黄烷酮（6, 7, 4′-trihydroxyflavanone）、6, 4′-二羟基-7甲氧基黄烷[6, 4′-dihydroxy-7-methoxyflavanone][9]、（3R, 4R）-3, 4-反式-3′, 7-二羟基-2′, 4′-二甲氧基-4-[（2S）-4′, 5, 7-三羟基黄烷-6-酮]异黄烷{（3R, 4R）-3, 4-trans-3′, 7-dihydroxy-2′, 4′-dimethoxy-4-[（2S）-4′, 5, 7-trihydroxyflavan-6-one] isoflavan}[10]、鸢尾黄素（tectorigenin）、微凸剑叶莎酚（mucronulatol）、（3R）-5′-甲氧基维斯体[（3R）-5′-methoxyvestitol][11]、（±）-维斯体素[（±）-vestitol]、（-）-甲基尼森香豌豆紫檀酚[（-）-methylnissolin]、（-）-降香卡朋 C[（-）-meliotocarpan C]、（-）-草木犀卡朋 D[（-）-meliotocarpan D]、（+）-豆素[（+）-duartin]、（±）-异豆素[（±）-isoduartin]、（-）-降香卡朋[（-）-odoricarpan]、降香黄烯（odoriflavene）[12]、（3S）-2′, 4′, 5′-三甲氧基-7-羟基异黄烷酮[（3S）-2′, 4′, 5′-trimethoxy-7-hydroxyisoflavanone]、（3R）-4′-甲氧基-2′, 3′, 7-三羟基异黄烷酮[（3R）-4′-methoxy-2′, 3′, 7-trihydroxyisoflavanone]、（3R）-堇紫黄檀酮[（3R）-violanone]、2′-O-甲基刺芒柄花素（2′-O-methylformononetin）、（2S）-北美乔松黄烷酮[（2S）-pinostrobin]、（2S）-7-甲氧基-4′, 6-二羟基黄烷酮[（2S）-7-methoxy-4′, 6-dihydroxyflavanone]、3′, 4′, 5, 7-四羟基异黄酮（3′, 4′, 5, 7-tetrahydroxyisoflavone），即香豌豆酚（orobol）、（2S）-3′, 5, 5′, 7-四羟基黄烷酮[（2S）-3′, 5, 5′, 7-tetrahydroxyflavanone]、4, 5-二甲氧基-2-羟基黄檀醌醇*（4, 5-dimethoxy-2-hydroxydalbergiquinol）、α, 2′, 3, 4, 4′-五羟基二氢查耳酮（α, 2′, 3, 4, 4′-pentahydroxydihydrochalcone）、α, 2′, 4, 4′-四羟基二氢查耳酮（α, 2′, 4, 4′-tetrahydroxydihydrochalcone）、2-甲氧基-3-羟基𠮿酮（2-methoxy-3-hydroxyxanthone）和（2S）-乔松素[（2S）-pinocembrin][13]；酚和酚酸衍生物类：2, 5-二羟基-4-甲氧基二苯甲酮（2, 5-dihydrozy-4-methoxybenzophenone）[3]、2, 5-二羟基-5-甲氧基二苯甲酮（2, 5-dihydroxy-5-methoxybenzophenone）[5]、2-（2-（2, 4-二甲氧基苯基-2-氧代乙氧基）-4-羟基苯甲酸[2-（2-（2, 4-dimethoxyphenyl）-2-oxoethoxy）-4-hydrobenzoic acid]、2-（2, 4-二羟基苯基）-1-（4-羟基-2-甲氧基苯基）乙酮[2-（2, 4-dihydroxyphenyl）-1-（4-hydroxy-2-methoxyphenyl）ethanone]、6-甲氧基-5, 20, 40-三羟基-3-苯甲酰苯并呋喃（6-methoxy-5, 20, 40-trihydroxy-3-benzoylbenzofuran）[6]、2′, 6-二羟基-4′-甲氧基-2-芳基苯并呋喃（2′, 6-dihydroxy-4′-methoxy-2-arylbenzofuran）[7]、2-羟基-3, 4-二甲氧基苯甲醛（2-hydroxy-3, 4-dimethoxybenzaldehyde）、羟基钝叶黄檀苏合香烯（hydroxyobtustyrene）[11]、钝叶黄檀苏合香烯（obtustyrene）和甲基 2-羟基-3, 4-二甲氧基安息香酸盐（methyl 2-hydroxy-3, 4-dimethoxybenzoate）[12]；木脂素类：落叶松脂醇（lyoniresinol）[5]和丁香脂素（syringaresinol）[7]；香豆素类：3-羟基-9甲氧基香豆雌烷（3-hydroxy-9-methoxycoumestan）[8]；苯并呋喃类：异小花黄檀呋喃（isoparvifuran）、（2R, 3R）-钝叶黄檀呋喃[（2R, 3R）-obtusafuran][9]和 2′, 6-二羟基-4′-甲氧基-2-芳基苯并呋喃（2′, 6-dihydroxy-4′-methoxy-2-arylbenzofuran）[10]；苯丙素类：（S）-4-甲氧基黄檀醌[（S）-4-methoxydalbergione][8]、9-羟基-6, 7-二甲氧基黄檀氢醌（9-hydroxy-6, 7-dimethoxydalbergiquinol）、4′-羟基-4-甲氧基黄檀烯酮（4′-hydroxy-4-methoxydalbergione）、R-（-）-阔叶黄檀素[R-（-）-latifolin]、R-（-）-5-O-甲基阔叶黄檀素[R-（-）-5-O-methylatifolin]和 R-（+）-黄檀酚[R-（+）-dalbergiphenol][9]；挥发油类：（3S, 6R, 7R）-3, 7, 11-三甲基-3, 6-环氧基-1, 10-癸二烯-7-醇[（3S, 6R, 7R）-3, 7, 11-trimethyl-3, 6-epoxy-1, 10-dodecadien-7-ol]、（3S, 6S, 7R）-3, 7, 11-三甲基-3, 6-环氧基-1, 10-癸二烯-7-醇[（3S, 6S, 7R）-3, 7, 11-trimethyl-3, 6-epoxy-1, 10-dodecadien-7-ol][14]、氧化石竹烯（caryophyllene oxide）、7, 11-二甲基-10-十二碳烯-1-醇（7, 11-dimethyl-10-dodecen-1-ol）、6, 11-二甲基-2, 6, 10-十二碳三烯-1-醇（6, 11-dimethyl-2, 6, 10-dodecatrien-1-ol）、橙花叔醇（nerolidol）等[15]；倍半萜类：rel-（3R, 6R, 7S）-3, 7, 11-三甲基-3, 7-环氧基-1, 10-癸二烯-6-醇[rel-（3R, 6R, 7S）-3, 7,

11-trimethyl-3, 7-epoxy-1, 10-dodecadien-6-ol]、rel-(3S, 6R, 7S, 9E)-3, 7, 11- 三甲基 -3, 6- 环氧基 -1, 9, 11- 癸三烯 -7- 醇[rel-(3S, 6R, 7S, 9E)-3, 7, 11-trimethyl-3, 6-epoxy-1, 9, 11-dodecatrien-7-ol]、rel-(3S, 6R, 7S)-3, 7, 11- 三甲基 -3, 6- 环氧基 -1- 十二碳烯 -7, 11- 二醇[rel-(3S, 6R, 7S)-3, 7, 11-trimethyl-3, 6-epoxy-1-dodecen-7, 11-diol]、rel-(3S, 6R, 7S, 10S)-2, 6, 10- 三甲基 -3, 6；7, 10- 二环氧基 -2- 十二碳烯 -11- 醇[rel-(3S, 6R, 7S, 10S)-2, 6, 10-trimethyl-3, 6：7, 10-diepoxy-2-dodecen-11-ol]和(3S, 5E)-3, 11- 三甲基 -3, 6；7, 10- 亚甲基十二碳 -1, 5, 10- 三烯 -3- 醇[(3S, 5E)-3, 11-trimethyl-3, 6：7, 10-methylenedodaca-1, 5, 10-trien-3-ol][16]；其他尚含：新卡里醇*A (neokhriol A)[5]。

叶含挥发油类：2- 甲氧基 -4- 乙烯基苯酚 (2-methoxy-4-vinylphenol)、n- 十六烷酸 (n-hexadecanoic acid) 和苯酚 (phenol) 等[17]。

【药理作用】1. 抗炎　心材乙醇提取物中分离得到的异甘草素 (isoliquiritigenin) 可显著抑制脂多糖所致的一氧化氮的量及白细胞介素 -1β、肿瘤坏死因子 -α 的表达，诱导 RAW264.7 巨噬细胞中血红素氧化酶 -1 的表达[1]。2. 抗肿瘤　心材甲醇提取物可显著抑制人子宫瘤 MES-SA 细胞及 MES-SA/DX5 细胞的增殖[3]。3. 保护心肌　心材水提取物和挥发油可显著降低心肌缺血/再灌注损伤模型大鼠的血清乳酸脱氢酶及血清肌酸激酶同工酶含量，显著减少大鼠心肌梗死面积[4]。分离得到的新黄酮拉替弗林 (latifolin) 可抑制垂体后叶素及异丙肾上腺素所致急性心肌缺血大鼠 ST 段的变化，抑制垂体后叶素引起的心率减慢，降低血清中心肌肌钙蛋白的含量、天冬氨酸转氨酶和血清乳酸脱氢酶活性，升高心肌中超氧化物歧化酶的活性，降低心肌中丙二醛含量，降低心肌组织炎细胞浸润、肌纤维断裂及坏死的程度；减弱心肌 2′7′- 二乙酰二氯荧光素荧光染色的荧光强度，抑制 Keap1 蛋白表达，促进 Nrf2 核转移，促进血红素氧化酶 -1 及 NQO1 的蛋白表达[5]。4. 抗氧化　乙酸乙酯部位中的 2′, 3′, 7- 三羟基 -4- 甲氧基 - 异黄烷酮和 4′, 5, 7- 三羟基 -3- 甲氧基黄酮具有显著的抗氧化作用[6]；叶中提取得到的挥发油可清除 1, 1- 二苯基 -2- 三硝苯肼自由基 (DPPH) 及一氧化氮[7]；种子 70% 乙醇粗提物的石油醚、乙酸乙酯、正丁醇及水 4 个部位均具有一定的抗氧化作用[8]。5. 促酪氨酸酶　心材水提取物和 90% 乙醇提取物具有显著激活酪氨酸酶的作用[9]。6. 抗菌　叶提取的挥发油可显著抑制金黄色葡萄球菌、白色葡萄球菌、枯草芽孢杆菌、黑曲霉和白色念珠菌等真菌和革兰氏阳性菌的生长[10]。

【性味与归经】降香：辛，温。归肝、脾经。

【功能与主治】降香：行气活血，止痛，止血。用于脘腹疼痛，肝郁胁痛，胸痹刺痛，跌扑损伤，外伤出血。

【用法与用量】降香：9～15 g，入煎剂宜后下；外用适量，研细末敷患处。

【药用标准】降香：药典 1977～2015、浙江炮规 2015、内蒙古蒙药 1986 和新疆药品 1980 二册。降香油：广东药材 2011。

【临床参考】1. 小儿肺炎：树干、根部心材 2g，加丹参 2g，水煎服[1]。

2. 冠心病：树干、根部心材 9g，加炙甘草 25g，红参 9g 等，水煎服[2]。

【附注】本种始载于唐《海药本草》云："生南海山中及大秦国。其香似苏方木，烧之初不甚香，得诸香和之则特美，入药以番降紫而润者为良。"朱辅《溪蛮丛笑》云："鸡骨香即降香，本出海南。今溪峒僻处所出者，似是而非，劲瘦不甚香。"周达观《真腊记》云："降香生丛林中，番人颇费砍斫之功，乃树心也。"又谓："俗呼舶上来者为番降，亦名鸡骨，与沉香同名。"由此可见古代降香药材就有进口与国产之别。国产者应为本种。

阴虚火旺，血热妄行者禁服。

近似种海南黄檀 Dalbergia hainanensis Merr et Chun，其树干无红紫色或红褐色心材，应注意区别。

【化学参考文献】

[1] Yu X, Wang W, Yang M. Antioxidant activities of compounds isolated from *Dalbergia odorifera* T. Chen and their inhibition effects on the decrease of glutathione level of rat lens induced by UV irradiation [J]. Food Chem, 2007, 104 (2)：715-720.

［2］Wang W，Weng X，Cheng D. Antioxidant activities of natural phenolic components from *Dalbergia odorifera* T. Chen［J］. Food Chem，2000，71（1）：45-49.

［3］Shiuh-Chuan Chan，Yuan-Shiun Chang，Sheng-Chu Kuo. Neoflavonoids from *Dalbergia odorifera*［J］. Phytochemistry，1997，46（5）：947-949.

［4］郭丽冰，王蕾. 降香中黄酮类化学成分研究［J］. 中药材，2010，33（6）：1147-1149.

［5］王昊，梅文莉，郭志凯，等. 降香的化学成分研究［J］. 中国中药杂志，2014，39（9）：1625-1629.

［6］Wang H，Mei W L，Zeng Y B，et al. Phenolic compounds from *Dalbergia odorifera*［J］. Phytochem Lett，2014，（9）：168-173.

［7］王昊，梅文莉，杨德兰，等. 降香中的酚性化合物［J］. 天然产物研究与开发，2014，26（6）：856-859.

［8］Chan S C，Chang Y S，Wang J P，et al. Three new flavonoids and antiallergic，anti-inflammatory constituents from the heartwood of *Dalbergia odorifera*［J］. Planta Med，1998，64（2）：153-158.

［9］An R B，Jeong G S，Kim Y C. Flavonoids from the heartwood of *Dalbergia odorifera* and their protective effect on glutamate-induced oxidative injury in HT22 cells［J］. Chem Pharm Bull，2008，56（12）：1722-1724.

［10］Ogata T，Yahara S，Histsune R，et al. Isoflavan and Related Compounds from *Dalbergia odorifera* II［J］. Chem Pharm Bull，1990，38（10）：2750-2755.

［11］Choi C W，Choi Y H，Cha M R，et al. Antitumor components isolated from the heartwood extract of *Dalbergia odorifera*［J］. J Korean Soc Appl Biol Chem，2009，52（4）：375-379.

［12］Goda Y，Kiuchi F，Shibuya M，et al. Inhibitors of prostaglandin biosynthesis from *Dalbergia odorifera*［J］. Chem Pharm Bull，1987，30（2）：2675-2677.

［13］Lee C，Lee J W，Jin Q，et al. Inhibitory constituents of the heartwood of *Dalbergia odorifera* on nitric oxide production in RAW 264.7 macrophages［J］. Bioorg Med Chem Lett，2013，23（14）：4263-4266.

［14］Tao Y，Wang Y. Bioactive sesquiterpenes isolated from the essential oil of *Dalbergia odorifera* T. Chen［J］. Fitoterapia，2010，81（5）：393.

［15］赵夏博，梅文莉，龚明福，等. 降香挥发油的化学成分及抗菌活性研究［J］. 广东农业科学，2012，39（3）：95-99.

［16］Wang H，Dong W H，Zuo W J，et al. Five new sesquiterpenoids from *Dalbergia odorifera*［J］. Fitoterapia，2014，95（6）：16-21.

［17］毕和平，宋小平，韩长日，等. 降香檀叶挥发油成分的研究［J］. 中药材，2004，27（10）：733-735.

【药理参考文献】

［1］Lee S H，Kim J Y，Seo G S，et al. Isoliquiritigenin，from *Dalbergia odorifera*，up-regulates anti-inflammatory heme oxygenase-1 expression in RAW264.7 macrophages［J］. Inflammation Research：Official Journal of the European Histamine Research Society.［et al.］，2009，58（5）：257-262.

［2］Dong-Cheol Kim，Dong-Sung Lee，Wonmin Ko，et al. Heme Oxygenase-1-inducing activity of 4-Methoxydalbergioneand 4′-Hydroxy-4-methoxydalbergione from *Dalbergia odorifera* and their Anti-inflammatory and Cytoprotective effectsin murine hippocampal and BV2 Microglial cell lineand Primary Rat Microglial Cells［J］. Neurotox Res，2017.

［3］Choi C W，Choi Y H，Cha M R，et al. Antitumor components isolated from the heartwood extract of *Dalbergia odorifera*［J］. Journal of the Korean Society for Applied Biological Chemistry，2009，52（4）：375-379.

［4］牟菲，段佳林，边海旭，等. 降香水提物和挥发油对心肌缺血／再灌注损伤大鼠预防作用的代谢组学研究［J］. 中国药理学通报，2016，32（10）：1377-1382.

［5］李雪亮，陈兰英，官紫祎，等. 降香新黄酮 latifolin 对大鼠急性心肌缺血影响及介导 Nrf2 信号通路机制研究［J］. 中国中药杂志，2017，（20）.

［6］姜爱莉，孙利芹. 降香抗氧化成分的提取及活性研究［J］. 精细化工，2004，21（7）：525-528.

［7］武菲. 降香叶挥发油成分分析及其抗菌、抗氧化活性研究［D］. 哈尔滨：东北林业大学硕士学位论文，2012.

［8］黄星，郑联合，王莉，等. 降香黄檀籽提取物体外抗氧化活性研究［J］. 食品工业科技，2012，33（5）：49-51.

［9］吴可克，王舫. 中药降香对酪氨酸酶激活作用的动力学研究［J］. 日用化学工业，2003，33（3）：204-206.

［10］宋辞，邵靖宇，贾琦. 降香叶精油总体抗菌活性的研究［J］. 黑龙江医药科学，2014，37（6）：44-45.

【临床参考文献】

［1］鲁静.丹参降香汤治疗小儿肺炎38例疗效观察［J］.湖南中医杂志，2014，30（7）：80-81.

［2］朱其恩，赵西金.自拟桃仁降香汤治疗冠心病的体会［J］.中国中医急症，2016，25（3）：559-560.

15. 锦鸡儿属 Caragana Fabr.

落叶灌木，稀乔木；有刺或无刺。偶数羽状复叶或假掌状复叶；叶轴顶端常有1刺或刺毛；托叶膜质或硬化成针刺，脱落或宿存。花单生或很少为2～3朵组成的小伞形花序，着生于老枝的节上或新枝的基部；花梗常具关节；苞片1～2枚，生于关节处，常退化成刚毛状或不存在；小苞片缺如或1至数枚生于花萼下方；花萼筒状或钟状，基部偏斜，呈浅囊状或囊状，5齿裂，萼齿近相等或上方2枚较小；花冠黄色，稀紫红色或白色；雄蕊10枚，二体（9+1）；子房近无柄，花柱直或稍内弯，无髯毛，胚珠多数。荚果线形，成熟时圆柱状，2瓣裂。种子横长圆形或近球形，无种阜。

约100余种，分布于东欧及亚洲。中国约62种，分布于西南、东北、西北及东部，法定药用植物6种。华东地区法定药用植物1种。

403. 锦鸡儿（图403）· Caragana sinica（Buc'hoz）Rehd.

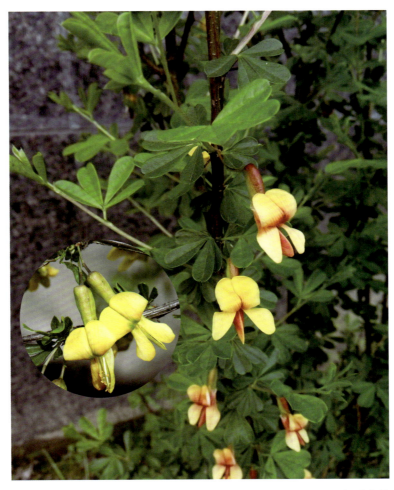

图403 锦鸡儿　　摄影 郭增喜等

【别名】土黄芪（浙江），娘娘袜子。

【形态】灌木，高1～2m。枝直伸或开展，小枝黄褐色或灰色，多少有棱，无毛。一回羽状复叶有小叶4枚，上面1对通常较大；叶轴长约2.5cm，先端硬化成针刺；托叶三角状披针形，先端硬化成针刺；小叶片革质或硬纸质，倒卵形，倒卵状楔形或长圆状倒卵形，长1～3.5cm，宽0.5～1.5cm，先端圆或微凹，通常具短尖头。花两性，单生叶腋；花梗长0.8～1.5cm，中部具关节，关节上有极细小苞片；花萼钟状，萼齿宽三角形，基部凸起；花冠黄色带红，凋谢时红褐色，长2～3cm，旗瓣狭倒卵形，基部带红色，翼瓣长圆形，先端圆钝，耳极短而圆，龙骨瓣紫色，先端钝；子房线形，无毛。荚果稍扁，长3～3.5cm，无毛。花期4～5月，果期5～8月。

【生境与分布】生于山坡、山谷、路旁灌丛中或栽培。分布于江苏、浙江、江西和福建，另华南、西南、华北均有分布。

【药名与部位】金雀根，根及地下茎。金雀花，花。锦鸡儿（阳雀花根皮），根皮。

【采集加工】金雀根：夏、秋二季采挖，除去须根及泥沙，干燥。金雀花：春末采收，干燥。锦鸡儿：秋季采挖，除去粗皮，剥取根皮，干燥。

【药材性状】金雀根：呈圆柱形，直径0.5～1.8cm。外皮棕褐色或黑褐色，有的易剥落，具横向突起的皮孔。切面黄白色至淡黄棕色，韧皮部较厚，具纤维性，有的可见绵毛状纤维外露，形成层环明显。质硬。气微，味微甘，嚼之有豆腥气。

金雀花：呈长条形而扁，长2～2.8cm，黄色或黄棕色。花萼钟状，长约1cm，基部具囊状凸起，顶端5裂，裂片宽三角形，具缘毛；花瓣几等长，旗瓣狭倒卵形，翼瓣顶端圆钝，基部呈短耳形，具长爪，龙骨瓣直立，宽而钝；雄蕊10枚，二体（9+1）；子房狭长，花柱丝状，稍弯曲。气微，味淡。

锦鸡儿：呈卷筒状或半卷筒状，长12～20cm，厚3～7mm。外表面淡黄色，有不规则的细纹和棕褐色的横长皮孔样疤痕。内表面淡棕色，有细纵纹。质坚脆，不易折断，断面淡黄色或棕黄色，略显粉性。气微香，味苦，嚼之微有豆腥味。

【质量要求】金雀根：刮去表皮。金雀花：色金黄，无叶及屑。

【药材炮制】金雀根：除去杂质，水浸，润软，切厚片，干燥。

金雀花：除去杂质，筛去灰屑。

锦鸡儿：除去杂质，洗净，稍润，切厚片，干燥。

【化学成分】茎含烷烯类：十六烷（hexadecane）、十七烷（heptadecane）、十八烷（octadecane）、6,9-十七碳二烯（6,9-heptadecadiene）、8-十七碳烯（8-heptadecene）、(E)-5-十八碳烯[(E)-5-octadecene]、Z-5-十九碳烯（Z-5-nonadecene）、10-二十碳烯（10-eicosylene）、6,10,14-三甲基-2-十五烷酮（6,10,14-trimethyl-2-pentadecanonel）、十九烷（nonadecane）、二十烷（eicosane）、二十一烷（heneicosane）、二十二烷（docosane）和二十八烷（octacosane）[1]；脂肪酸及酯类：十六酸甲酯（methyl hexadecanoate）和正十六烷酸（n-hexadecanoic acid）[1]；挥发油类：乙酸（acetic acid）、甲氧基苯基肟（methoxyphenyl oxime）和癸醛（decanal）[1]。

根含黄酮类：墨江千斤拔素B*（flemichapparnin B）、芒柄花素（formononetin）、鹰靛黄素（pseudobaptigenin）、5-羟基-7,4'-二甲氧基异黄酮（5-hydroxy-7,4'-dimethoxyisoflavone）、5-羟基-7-甲氧基-3',4'-二氧亚甲基异黄酮（5-hydroxy-7-methoxy-3',4'-methylenedioxyisoflavone）[2]、6,3'-二甲氧基-7,5'-二羟基异黄酮（6,3'-methoxy-7,5'-dihydroxyisoflavone）、(-)高丽槐素[(-)maackiain]、3'-甲氧基-5'-羟基异黄酮-7-O-β-D-葡萄糖苷（3'-methoxy-5'-hydroxyisoflavone-7-O-β-D-glucoside）、紫藤苷（wistin）、三叶豆紫檀苷（trifolirhizin）[3]和芳香膜菊素（odoratin）[4]；二苯乙烯类：(+)-α-葡萄素[(+)-α-viniferin]、苍白粉藤醇（pallidol）、筛草酚A（kobophenol A）[5]、(+)-狭叶槐酚*B[(+)-stenophyllol B]、白藜芦醇（resveratrol）、锦鸡儿醇A*（cararosinol A）、锦鸡儿酮*（carasinaurone）[4]、宫边苔草酚C（miyabenol C）和(-)-蛇葡萄素F[(-)-ampelopsin F][6]；生物碱类：海帕刺桐碱（hypaphorine）[7]；皂苷类：齐墩果酸（oleanolic acid）[7]；甾体类：β-谷甾醇（β-sitosterol）和胡萝卜苷（daucosterol）[7]；酚酸类：

对羟基苯甲酸（p-hydroxybenzoic acid）[4]；脂肪酸类：蜡酸（cerotic acid）[7]。

全草含皂苷类：白桦脂酸（betulinic acid）、齐墩果酸（oleanolic acid）、熊果酸（ursolic acid）和羽扇豆醇（lupeol）[8]。

【药理作用】1.抗炎 根皮（金雀根）可降低弗氏完全佐剂所致类风湿性关节炎中的踝关节组织病理改变，降低关节炎评分，抑制SD大鼠足爪肿胀，减少关节炎发生率[1]。2.免疫调节 根皮（金雀根）可增强Ⅱ型胶原诱导小鼠关节炎中的脾细胞刺激指数、脾细胞黏附Ⅱ型胶原水平、致敏脾T淋巴细胞黏附作用、黏附百分数、原代滑膜细胞的增殖作用，可使滑膜细胞培养上清液中白细胞介素1β（IL-1β）、肿瘤坏死因子-α（TNF-α）水平明显低于模型对照组，并可降低小鼠脾细胞MMP-2表达，增强小鼠脾细胞TIMP-2的表达能力而发挥免疫调节作用[2]。3.抗疲劳 根皮（阳雀花根）提取物可明显提高小鼠负重游泳能力，延长负重游泳时间；能增加小鼠肝糖原含量；能降低血清乳酸和尿素氮含量；减少运动后体内乳酸和尿素氮的含量；并能加速体内乳酸和尿素氮的清除；提高小鼠的耐运动疲劳的能力[3]。

【性味与归经】金雀根：甘、微辛，平。金雀花：甘，温。归肺、脾经。锦鸡儿：苦、辛，平。归肺、脾经。

【功能与主治】金雀根：理气活血，祛风利湿。用于关节风痛，劳伤无力，盗汗，虚肿。金雀花：活血祛风，止咳化痰。用于头晕耳鸣，肺虚久咳，风湿痹痛，小儿疳积。锦鸡儿：补肺健脾，活血祛风。用于虚劳倦怠，肺虚久咳，妇女血崩，白带，乳少，风湿骨痛，痛风，半身不遂，跌打损伤。

【用法与用量】金雀根：9～15g。金雀花：3～6g。锦鸡儿：15～30g。

【药用标准】金雀根：浙江炮规2015和上海药材1994；金雀花：浙江炮规2015和上海药材1994；锦鸡儿：湖南药材2009和四川药材1977。

【临床参考】1.头晕耳鸣、肺虚咳嗽：花15g，蒸鸡蛋服；或鲜根皮30g，鸡蛋2个，炖服。

2.疳积：花3g，蒸鸡蛋服。

3.劳伤乏力、风湿痹痛、盗汗：鲜根皮30～60g，猪脚蹄1个，黄酒、水各半共炖，食肉服汤。

4.牙周炎：根15g，水煎服。（1方至4方引自《浙江药用植物志》）

5.高血压病：根皮30g，加草决明30g，青木香15g，加水200ml，煎至100ml，加糖适量，分2次服，7日为1疗程[1]。

【附注】本种始载于《救荒本草》，云："坝齿花本名锦鸡儿，又名酱瓣子，生山野间，中州人家园宅间亦多栽。叶似枸杞子叶而小，每四叶攒生一处，枝梗亦似枸杞，有小刺。开黄花，状类鸡形，结小角儿，味甜。"《植物名实图考》云："白心皮生长沙山坡。丛生，细茎，高尺余。附茎四叶攒生一处，叶小如鸡眼草叶，叶间密刺，长三四分。自根至梢，叶刺四面抱生，无着手处。横根无须，褐黑色。"根据以上叙述及附图即为本种。

本种的根皮，四川作阳雀花根皮药用。

【化学参考文献】

[1] 孙慧玲，张倩，李东，等.固相微萃取/气相色谱/质谱法分析锦鸡儿茎挥发性成分[J].中国实验方剂学杂志，2010，16（10）：63-64.

[2] 张礼萍，鞠美华，胡昌奇.金雀根中的异黄酮类成分[J].中草药，1996，27（3）：134-136.

[3] 亓建斌，舒娜，马大友，等.金雀根中的异黄酮成分[J].中国天然药物，2007，5（2）：101-104.

[4] 马大友，胡昌奇.金雀根化学成分研究[J].中国中药杂志，2008，33（5）：517-521.

[5] 骆宏丰，张礼萍，胡昌奇.金雀根二苯乙烯低聚体成分的研究[J].中草药，2000，31（9）：17-19.

[6] 陈步云，梁高林，梅其春.金雀根中两种有效成分的分离鉴定及其生理活性测定[J].复旦学报：医学版，2005，32（6）：721-724.

[7] 张礼萍，胡昌奇.金雀根化学成分的研究[J].中国药学杂志，1994，29（10）：600-602.

[8] 郭秀春，张志娟，夏照洋，等.锦鸡儿中4种三萜类化合物的含量测定及其对糖苷酶的抑制活性[J].中国药学杂志，2017，52（6）：488-493.

1140 | 四四 豆科 Leguminosae

【药理参考文献】

[1] 乔丽君, 汪悦, 陈华尧, 等. 金雀根对类风湿性关节炎动物模型抗炎作用的研究[J]. 中成药, 2009, 31(10): 1508-1511.

[2] 乔丽君, 汪悦, 周腊梅, 等. 金雀根对类风湿性关节炎动物模型免疫调节作用的研究[J]. 免疫学杂志, 2009, 25(6): 646-654.

[3] 何前松, 何峰, 冯泳. 阳雀花根提取物对小鼠抗运动疲劳能力的影响[J]. 中国实验方剂学杂志, 2012, 18(2): 177-180.

【临床参考文献】

[1] 武汉市第九医院. 复方锦鸡儿治疗高血压病64例疗效分析[J]. 武汉新医药, 1972, 2(3): 19-20.

16. 落花生属 Arachis Linn.

一年生草本。茎常匍匐。偶数羽状复叶；通常小叶片2～3对；托叶大，基部与叶柄合生，小托叶缺如。花单生于叶腋或数朵簇生于叶腋内；开花时几无梗；花萼管细长，似花梗状，裂片膜质；花冠黄色，和雄蕊同着生于花萼管顶部；雄蕊二体（9+1）或9枚合生成一管，花药二型，长短间生；子房近无柄，着生于花萼管的基部，胚珠2～3个，胚珠受精后子房柄延长，将子房推入土中。荚果长椭圆形，种子间稍缢缩，有网纹，不开裂；种子1～3（4）个。

约19种。分布于热带美洲及非洲，现全世界各地已广泛栽培。中国1种，全国大部分地区均有栽培，法定药用植物1种。华东地区法定药用植物1种。

404. 落花生（图404） · Arachis hypogaea Linn.

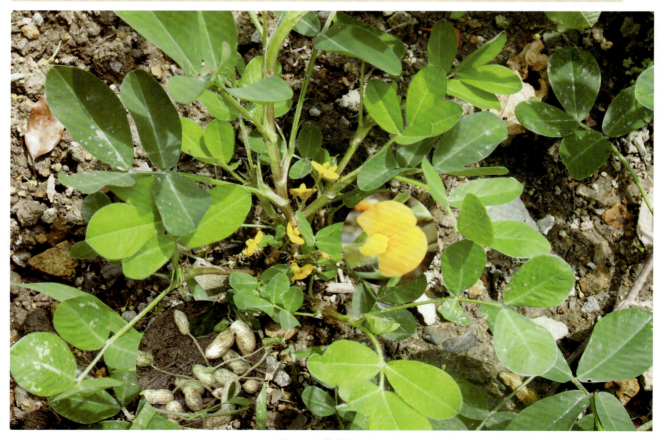

图 404 落花生　　　　摄影　赵维良等

【别名】花生、长生果(浙江),南京豆(江苏南京)。

【形态】一年生草本。茎高20～80cm,初时直立,后渐匍匐,多分枝,被毛。偶数羽状复叶;小叶2对,长椭圆形至倒卵形,长2.5～5cm,宽1.5～2.5cm,顶端圆或微凹,基部宽楔形,两面无毛,全缘,具疏长睫毛;叶柄长2～5cm,疏被长柔毛;托叶大,披针形,长1.5～3cm,下部与叶柄基部合生。花单生或数朵簇生于叶腋内;花萼管细长,线形,萼齿二唇形;花冠黄色,长约0.8cm,与雄蕊着生于花萼管的咽部,旗瓣近圆形,龙骨瓣最短,内弯;雄蕊(9)单体,1枚退化,花药二型;柱头疏被短柔毛。荚果长圆形,肿胀,具凸起的网纹,种子间缢缩,在土中成熟,不开裂。种子1～3(4)个,近卵形或椭圆形,淡红色。花期6～7月,果期9～10月。

【生境与分布】华东乃至中国南北各省多有栽培。原产于巴西。

【药名与部位】花生衣,种皮。落花生枝叶,地上部分。花生壳,果皮。

【采集加工】落花生枝叶:夏、秋两季采收,割取地上部分,除去杂质,干燥。花生壳:洗净,干燥。

【药材性状】花生衣:为极薄的不规则碎片。外表面紫红色至红棕色,可见纵向的筋脉纹。内表面黄白色至淡黄色,较光滑。质轻,易碎。气微,味涩。

落花生枝叶:下部茎呈圆柱形,表面有纵纹;上部茎及枝呈类方形,长30～70cm,直径0.3～0.5cm。表面黄绿色至黄棕色,有棱及柔毛。质较脆,断面有髓或中空。偶数羽状复叶,互生;小叶片长圆形至卵圆形,长2.5～5.5cm,宽1.5～3cm,先端钝或有小突尖,基部渐窄,全缘;表面黄绿色至棕褐色,侧脉明显;叶柄长2～5cm,被毛。气微,味淡。

花生壳:呈类舟形,两端钝圆,可见果柄残痕或喙状小突起,长2～5cm,宽1～1.5cm,厚1～1.5mm,外表面黄白色至灰褐色,自果柄处发出5～7条向外凸起的脉纹,间有下凹的类方形或不规则网纹。内表面具有一层白色薄膜,时有褐色斑纹,其膜层不易脱,有光泽。体轻质脆,易折断。断面不整齐,亮白色或黄白色。气微,味淡。

【药材炮制】花生衣:除去残留花生仁等杂质,筛去灰屑。

落花生枝叶:除去杂质,洗净,切段片,干燥。

【化学成分】茎叶含挥发油类:芳樟醇(linalool)、6,10,14-三甲基-2-十五烷酮(6,10,14-trimethyl-2-pentadecanone)和3,7,11,15-四甲基-2-十六碳-1-醇(3,7,11,15-tetramethyl-2-hexadecen-1-ol)等[1];萜类:落花生苷A(arachiside A)、狗筋蔓内酯(cucubalactone)、长春花苷(roseoside)和柑橘苷A(citroside A)[2];黄酮类:芒柄花素(formononetin)、汉黄芩素(wogonin)、美迪紫檀素,即苜蓿紫檀素(medicarpin)[3],苜蓿酚(medicagol)[4];脂肪酸类:棕榈酸(palmitic acid)[1],十五碳酸(pentadecanoic acid)和肉豆蔻酸(myristic acid)[3];酚酸类:邻苯二甲酸二丁酯(dibutyl phthalate)、异香草酸(isovanillic acid)[3]、香草酸(vanillic acid)、阿魏酸(ferulic acid)、邻羟基苯甲酸(2-hydroxybenzoic acid)[4],原儿茶酸(protocatechuic acid)、对羟基苯甲酸(4-hydroxybenzoic acid)、对甲氧基苯甲酸(4-methoxybenzoic acid)、对羟基肉桂酸(4-hydroxycinnamic acid)、对甲氧基肉桂酸(4-methoxycinnamic acid)和异阿魏酸(isoferulic acid)[5];低碳羧酸类:丁二酸(amber acid)和丁二酸单甲酯(monomethyl succinate)[4];生物碱类:3-异丙基-吡咯并哌嗪-2,5-二酮(3-isopropyl pyrrolopiperazine-2,5-dione)和3-异丁基吡咯并哌嗪-2,5-二酮(3-isobutyl pyrrolopiperazine-2,5-dione)[4];核苷类:尿嘧啶(uracil)、胸腺嘧啶(thymine)和胸腺嘧啶脱氧核苷(thymidine)[4];甾体类:β-谷甾醇(β-sitosterol)[3];氧杂环类:2-呋喃甲酸(2-furancarboxylic acid)和3-羟基-9-甲氧基-6H-苯并呋喃[3,2-C]苯并吡喃-6-酮(3-hydroxy-9-methoxy-6H-benzofuran[3,2-C]benzopyran-6-one)[4];氨基酸类:L-(-)-苯丙氨酸[L-(-)-Phe][4];维生素类:烟酸(nicotinic acid)[4]。

果壳含黄酮类:木犀草素(luteolin)、香叶木素(diosmetin)和5,7-二羟基色原酮(5,7-dihydroxychromone)[6];元素:铜(Cu)、锌(Zn)、铁Fe和锰(Mn)[7]。

种皮含黄酮类:二聚原花色苷元-A(dimer of proanthocyanidin A)和D-(+)-儿茶素[D-(+)-catechin][8]。

种仁含脂肪酸类：十六碳烯酸（hexadecencic acid）、棕榈酸（palmitic acid）、十七烯酸（heptadecenoic acid）、十七烷酸（heptadecanoic acid）、亚油酸（linoleic acid）、油酸（oleic acid）、硬脂酸（stearic acid）、花生烯酸（gondoic acid）、花生酸（arachidic acid）、二十一烷酸（heneicosancic acid）、二十二碳烯酸（docosenoic acid）和山嵛酸（behenic acid）等[9]。

【药理作用】1. 护脑　枝叶水煎液能改善阿尔茨海默病转基因小鼠海马组织形态学，明显降低细胞凋亡，降低活性氧，发挥脑保护作用[1]；落花生枝叶提取物可减少小鼠的自发活动，增强机体细胞免疫功能的作用[2]。2. 改善心血管　枝叶水煎液可明显降低大鼠高蛋氨酸饮食所致的血清超氧化物歧化酶含量下降、胸主动脉血管内膜增厚、内皮细胞脱落、内膜下泡沫细胞增加、中层平滑肌细胞排列紊乱和内壁白细胞介素-8 增高等内皮细胞受损程度[3]；落花生煎液对离体蛙心有正性肌力作用，但无正性频率作用，心得安、异搏定均能拮抗落花生煎液对心肌的正性肌力作用。认为落花生煎液对离体蛙心的正性肌力作用与心肌细胞膜上 β 受体和 Ca^{2+} 通道有关[4]。3. 凝血　花生茎叶细末悬液可显著缩短小鼠断尾出血时间和血凝时间，还能拮抗 ^{60}Co 照射所致小鼠血小板数减少；花生水溶液静脉注射可使犬凝血酶原活性增强和血栓形成，对纤维蛋白溶解活性明显受抑制或纤维蛋白原浓度显著降低，能增进第Ⅸ及第Ⅷ因子含量；花生衣能使血友病患者的凝血时间缩短至正常，优球蛋白溶解时间明显延长，血浆复钙时间缩短，血浆凝血致活酶活性增强，血栓弹性增加[5]。

【性味与归经】花生衣：甘、涩，平。归脾、肺经。落花生枝叶：甘，平。归肝、心经。花生壳：淡，涩，平。归肺，脾经。

【功能与主治】花生衣：止血。用于咯血，吐血，衄血，崩漏；外伤性渗血，血小板减少性紫癜，过敏性紫癜。落花生枝叶：散瘀消肿，解毒，止汗。用于跌打损伤，各种疮毒，盗汗。花生壳：健脾化痰、敛肺止咳。用于痰浊咳嗽。

【用法与用量】花生衣：9～30g。落花生枝叶：9～15g；外用适量。花生壳：10～30g。

【药用标准】花生衣：浙江炮规 2015、上海药材 1994、山东药材 2012 和湖北药材 2009；落花生枝叶：湖南药材 2009；花生壳：云南药材 2005 七册和云南药品 1996。

【临床参考】1. 失眠：落花生口服液（每支 10ml，每毫升含生药 3g），每日早上服 1 支，睡前服 1～2 支[1]。

2. 产后少乳：生落花生仁 120g，加糯米酒 120g，将落花生仁放容器内，加开水浸泡 3～5min，滤去水，用手揉搓去落花生仁外皮，置臼中捣极碎，注入水、糯米酒各半共煮沸，煎后 1 次饮毕[2]。

【附注】本种始载于《本草纲目拾遗》，称土豆。《福清县志》载："出外国，昔年无之，蔓生园中，花谢时，其中心有丝垂入地结实，故名落花生。一房可二三粒，炒食味甚香美。"《本经逢原》云："长生果产闽地，花落土中即生，从古无此，近始有之。"《调疾饮食辨》记载："二月下种，自四月至九月，叶间接续开细黄花。跗长寸许，素弱如丝。花落后，节间另出一小茎，如棘刺，钻入土中，生子，有一节、二节者，有三四节者。或离土远或遇天旱，土干其刺不能入土即不能结子。"以上记载中，所指即本种。

体寒湿滞、肠滑便泄者慎服。

本种的果壳及根民间也作药用。

【化学参考文献】

[1] 何晶晶，解静，王国华，等. 落花生茎叶挥发性成分 GC-MS 分析[J]. 中成药，2007，29（9）：1371-1373.

[2] 何晶晶，解静，韩竹箴，等. 落花生枝叶正丁醇部位的化学成分研究[J]. 中草药，2009，40（5）：681-683.

[3] 杨杰，纪瑞峰，王丽莉，等. 落花生茎叶醋酸乙酯部位化学成分研究[J]. 现代药物与临床，2013，28（2）：147-149.

[4] 高聪，付红伟，裴月湖，等. 落花生枝叶化学成分的分离与鉴定[J]. 中国药学杂志，2016，51（14）：1176-1178.

[5] 付红伟，郑春辉，曹家庆，等. 落花生枝叶化学成分的研究（Ⅱ）[J]. 中国药物化学杂志，2006，16（5）：309-310.

[6] 牛丹丹，刘彩霞，刘绣华，等. 高速逆流色谱法分离制备花生壳中的黄酮类化合物[J]. 天然产物研究与开发，

2011，23：110-113，158.

[7] 周萍，季守莲，张海珠. 云南不同产地花生壳微量元素含量测定［J］. 江苏农业科学，2010，6：447-448.

[8] 张秀尧，凌罗庆，戴荣兴. 花生衣的化学成分研究［J］. 中国中药杂志，1990，15（6）：36-38.

[9] 李京华，李国琛，等. 王晓钰花生仁脂肪酸GC-MS指纹图谱研究［J］. 食品研究与开发，2013，34（17）：65-68.

【药理参考文献】

[1] 冯蓓蕾，王翘楚. 落花生枝叶对阿尔茨海默病转基因小鼠氧化损伤潜在保护作用研究［J］. 四川中医，2017，35（11）：48-51.

[2] 胡鹏飞，范荣培，李亚萍，等. 落花生枝叶提取物药理作用研究［J］. 中成药，2001，23（12）：919-920.

[3] 王璐玲，钱春美，李宁，等. 落花生枝叶水煎剂提升SOD作用对高甲硫氨酸灌胃大鼠血管内皮的保护作用［J］. 陕西中医，2016，37（8）：1092-1094.

[4] 李娜，陈伟，刘春霞，等. 落花生煎液对离体蛙心收缩活动的探讨［J］. 宁夏医科大学学报，2008，30（2）：226-227.

[5] 艾铁民，朱相云. 中国药用植物志（第5卷上册）［M］. 北京：北京大学医学出版社，2016：275.

【临床参考文献】

[1] 王翘楚，徐建，施明，等. 落花生枝叶制剂治疗失眠症疗效观察［J］. 上海中医药杂志，2001，35（5）：8-10.

[2] 刘迨运. 黑豆饮与落花生汁［J］. 河南赤脚医生，1978，（5）：37.

17. 野豌豆属 *Vicia* Linn.

一年生或多年生缠绕草本，常有卷须。偶数羽状复叶；叶轴顶端常有分枝或不分枝的卷须，或有外弯的刚毛；小叶多数，稀1～3对；托叶半箭头形，小托叶缺如。花单生或数朵排成腋生的总状花序；苞片小，早落，小苞片缺如；花萼钟状，基部常偏斜，5齿裂，裂片短而宽；花冠通常蓝色、紫色或黄色，旗瓣倒卵形或为长圆形，顶端微凹，基部渐狭成1个短爪，翼瓣与龙骨瓣较短而黏合；雄蕊二体（9+1），花药同型；子房无柄，胚珠2个至数个，花柱线形，内弯，顶端背部有一丛髯毛或周围绕着一圈柔毛。荚果略扁平，无隔膜，有种子2个至数个。种子球形，略扁。

200多种，分布于北温带和南美洲。中国40种，南北各省区均有分布，法定药用植物4种1变种。华东地区法定药用植物2种。

405. 广布野豌豆（图405） · *Vicia cracca* Linn.

【别名】野豌豆（苏南），兰花草，苕草。

【形态】多年生蔓性草本，高60～150cm。茎具棱，微被短柔毛。小叶8～24枚，互生或对生，膜质，条状椭圆形或狭披针形，长10～30mm，宽2～8mm，顶端钝或圆，具细尖，基部圆形，两面疏被短柔毛或无毛；无柄；叶轴顶端有分枝的卷须；托叶披针形或戟形。总状花序腋生，有花7～25朵，生于花序轴的一侧；总花梗长；花萼斜钟状，5齿裂，上面2齿较长，疏被短柔毛；花冠紫色或蓝色，长约12mm，旗瓣提琴形，顶端圆而微凹，翼瓣与旗瓣近等长，龙骨瓣较短；子房具长柄，无毛，花柱顶端四周被柔毛。荚果长圆形，褐色，长2.5～3cm，两端急尖，无毛，有不明显的网纹。种子4～9粒，黑色。花期4～9月，果期6～10月。

【生境与分布】生于山坡草地、岩石上或田边。分布于华东各省、市，另中国其他各省区均有分布。

【药名与部位】透骨草（东北透骨草），地上部分。

【采集加工】夏、秋两季采割，除去杂质，晒干。

【药材性状】山野豌豆　茎呈四棱形，直径1～3mm，表面黄绿色、灰绿色或棕紫色。质轻脆，易折断。偶数羽状复叶互生，叶轴末端有卷须，小叶片多已脱落。完整小叶片呈窄披针形或窄长圆形，

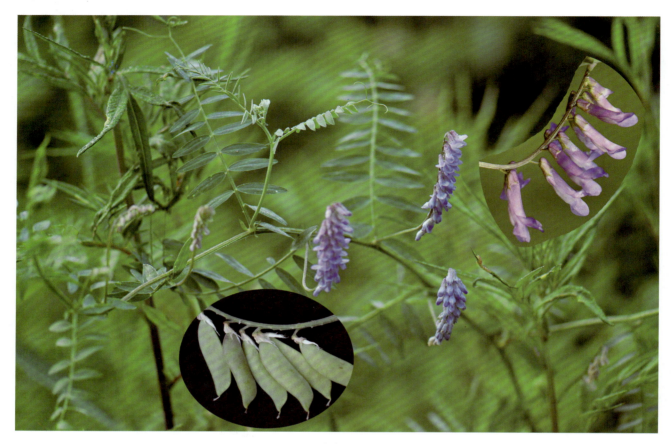

图 405　广布野豌豆　　　　　　　　　　　　摄影　叶喜阳等

先端急尖，全缘，膜质，长1～3cm，宽0.2～0.6cm。总状花序腋生，小花蝶形。有时可见荚果，长2～3cm。种子圆形球，黑褐色。气微，味淡。

【药材炮制】除去杂质及残根，洗净，切段，干燥。

【化学成分】叶含吡喃酮类：2-甲氧基-6［2-（4-甲氧基苯基）乙烯基］吡喃-4-酮 {2-methoxy-6-［2-（4-methoxyphenyl）ethenyl］pyran-4-one} 和 2-甲氧基-6［2-（苯基）乙烯基］吡喃-4-酮 {2-methoxy-6-［2-（phenyl）ethenyl］pyran-4-one}[1]。

地上部分含元素：镁（Mg）、铝（Al）、钾（K）、钙（Ca）、锰（Mn）和铁（Fe）等[2]。

【性味与归经】甘，平。

【功能与主治】散风除湿，活血止痛。用于风湿疼痛，筋脉拘挛，阴囊湿疹，疮疡肿毒。

【用法与用量】10～25g；外用适量，煎水熏洗。

【药用标准】辽宁药材2009、黑龙江药材2001、内蒙古药材1988和吉林药品1977。

【附注】山野豌豆 *Vicia amoena* Fisch. 及大叶野豌豆 *Vicia pseudorobus* Fisch.C.A.Mcy. 的全草在内蒙古作东北透骨草药用、地上部分在东北作透骨草药用。

【化学参考文献】

[1] Saleh M M，Glombitza K W. Antifungal stress compounds from *Vicia cracca*［J］. Phytochemistry，1997，45（4）：701-703.

[2] 常安，杨燕云，许亮，等. ICP-MS测定不同来源和不同产地透骨草25种无机元素及统计分析［J］. 中国实验方剂学杂志，2016，22（5）：54-59.

406. 蚕豆（图 406）· *Vicia faba* Linn.

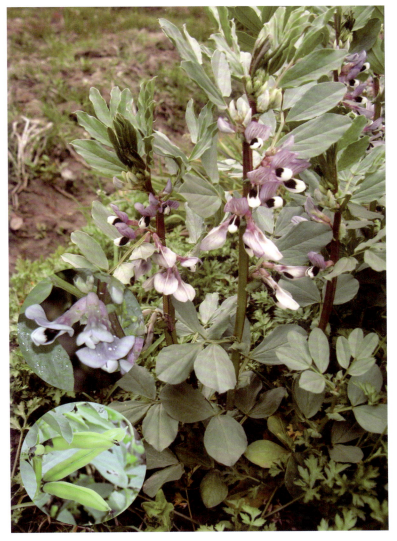

图 406　蚕豆　　　　摄影　徐克学等

【别名】罗汉豆、佛豆、川豆（浙江），南豆、胡豆。

【形态】一年生直立草本，不分枝，高 0.3～1.8m，无毛。偶数羽状复叶；小叶 2～6 枚，通常互生，椭圆形、卵形至长椭圆形，长 3.5～8cm，宽 2.5～4cm，顶端圆或钝，具小突尖，基部宽楔形，两面无毛；叶轴顶端具不发达的针状卷须；托叶大，半箭头形，边缘有锯齿。花大，长 2～3cm，1 朵至数朵腋生；花萼钟状，膜质，5 齿裂，裂片披针形；花冠白带红色，有紫斑纹，长 3.2～3.5cm，旗瓣狭倒卵形，顶端圆或微凹，翼瓣较短，具长爪（10～13cm），龙骨瓣最短；子房无毛，花柱顶端的背部具髯毛。荚果大而肥厚，长 4～10cm。种子椭圆形，略扁，淡绿色或褐色。花期 3～4 月，果期 5～6 月。

【生境与分布】华东各省、市均有栽培。另中国其他各地也广为栽培，原产于里海南部至非洲北部。

蚕豆与广布野豌豆的区别点：蚕豆叶轴顶端小叶退化成小刺毛；一年生草本，无毛；花冠白色带红色，有紫色斑块，长 3.2～3.5cm，栽培。广布野豌豆叶轴顶端小叶退化成卷须，分枝或不分枝；多年生草本，疏被短柔毛；花冠蓝色或淡红色，长 0.9～1.2cm；野生。

【药名与部位】蚕豆花，花。

【采集加工】四月开花时采收，除去杂质，晒干。

【药材性状】皱缩，长 1.7～2.2cm，黑褐色，常 1 至数朵着生在极短的总花梗上。花萼钟形，膜质，萼齿 5，披针形，不等长；花冠蝶形；花柱顶端背部有一丛髯毛。气微香，味淡。

【质量要求】无叶、梗，不霉。

【化学成分】叶含黄酮类：山奈酚 -3-O-（2″-α-L- 吡喃鼠李糖 -6″- 乙酰 -β-D- 半乳糖）-7-O-α-L- 吡喃鼠李糖苷［kaempferol-3-O-（2″-α-L-rhamnopyranosyl-6″-acetyl-β-D-galactopyranosyl）-7-O-α-L-rhamnopyranoside］、山奈酚 -3-O-（6″- 乙酰 -β-D- 吡喃半乳糖）-7-O-α-L- 吡喃鼠李糖苷［kaempferol-3-O-（6″-acetyl-β-D-galactopyranosyl）-7-O-α-L-rhamnopyranoside］、槲皮素 -3-O-（6″- 乙酰 -β-D- 吡喃半乳糖）-7-O-α-L- 吡喃鼠李糖苷［quercetin-3-O-（6″-acetyl-β-D-galactopyranosyl）-7-O-α-L-rhamnopyranoside］[1]，山奈酚 -3-O- 鼠李糖苷（kaempferol-3-O-rhamnoside）、山奈酚 -3-O- 鼠李葡萄糖苷（kaempferol-3-O-rhamnoglucoside）、槲皮素 -3-O- 鼠李葡萄糖苷（quercetin-3-O-rhamnoglucoside）、山奈酚 -3-O- 鼠李糖 -7-O- 鼠李糖苷（kaempferol-3-O-rhamnosyl-7-O-rhamnoside）、槲皮素 -3-O- 鼠李糖 -7-O- 鼠李糖苷（quercetin-3-O-rhamnosyl-7-O-rhamnoside）、山奈酚 -3-O- 半乳糖 -7-O- 鼠李糖苷（kaempferol-3-O-galactosyl-7-O-rhamnoside）、山奈酚 -3-O- 阿拉伯糖 -7-O- 鼠李糖苷（kaempferol-3-O-arabinosyl-7-O-rhamnoside）、槲皮素 -3-O- 鼠李糖 -7-O- 阿拉伯糖苷（quercetin-3-O-rhamnosyl-7-O-arabinoside）、山奈酚 -3-O- 鼠李半乳糖 -7-O- 鼠李糖苷（kaempferol-3-O-rhamnogalactosyl-7-O-rhamnoside）、槲皮素 -3-O- 鼠李半乳糖 -7-O- 鼠李糖苷（quercetin-3-O-rhamnogalactosyl-7-O-rhamnoside）、山奈酚 -3-O- 鼠李葡萄糖 -7-O- 鼠李糖苷（kaempferol-3-O-rhamnoglucosyl-7-O-rhamnoside）、槲皮素 -3-O- 鼠李葡萄糖 -7-O- 鼠李糖苷（quercetin-3-O-rhamnoglucosyl-7-O-rhamnoside）、山奈酚 -3-O- 鼠李阿拉伯糖 -7-O- 鼠李糖苷（kaempferol-3-O-rhamnoarabinosyl-7-O-rhamnoside）、槲皮素 -3-O- 鼠李阿拉伯糖 -7-O- 鼠李糖苷（quercetin-3-O-rhamnoarabinosyl-7-O-rhamnoside）、山奈酚 -3-O- 二鼠李糖 -7-O- 鼠李糖苷（kaempferol-3-O-dirhamnosyl-7-O-rhamnoside）、山奈酚 -3-O- 鼠李葡萄糖 -7-O- 鼠李糖 -4′- 鼠李糖苷（kaempferol-3-O-rhamnoglucosyl-7-O-rhamnosyl-4′-rhamnoside）、山奈酚 -3-O- 乙酰半乳糖 -7-O- 鼠李糖苷（kaempferol-3-O-acetyl galactosyl-7-O-rhamnoside）和山奈酚 -3-O- 乙酰鼠李半乳糖 -7-O- 鼠李糖苷（kaempferol-3-O-acetyl rhamnogalactosyl-7-O-rhamnoside）[2]；酚酸及苷类：咖啡酰基葡萄糖苷（caffeoyl glucoside）、阿魏酰基葡萄糖苷（feruloyl glucoside）和芥子酰基葡萄糖苷（sinapoyl glucoside）[2]；环酮脂肪酸类：黑种草酸*（nigellic acid）[3]。

花含挥发油类：芳樟醇（linalool）、α- 松油醇（α-terpineol）、4- 甲氧苯基 -1- 乙酮［4-methoxyphenyl-1-ethanone］、丁香酚（eugenol）、异丁香酚（isoeugenol）、甲氧基丁香酚（methoxyeugenol）和十四碳烷酸（tetradeeanoic acid）等[4]；环戊酮羧酸类：（+）茉莉酸［（+）jasmonic acid］和（+）甲基茉莉酸［（+）methyl jasmonic acid］[5]；环戊酮氨酸类：N-（-）- 茉莉酸 -S- 酪氨酸［N-（-）-jasmonoyl-S-tyrosine］、N-（-）- 茉莉酸 -S- 酪氨酸甲酯［N-（-）-jasmonoyl-S-tyrosine methyl ester］和 N-（-）- 茉莉酸 -S- 酪氨酸甲酯 -O- 甲酯［N-（-）-jasmonoyl-S-tyrosine methyl ester-O-methyl ether］[5]。

种子含黄酮类：山奈酚 -3-O- 半乳糖苷（kaempferol-3-O-galactoside）、山奈酚 -7-O- 鼠李糖苷（kaempferol-7-O-rhamnoside）[6]，槲皮素 -3-O- 芦丁糖苷（quercetin-3-O-rutinoside）、芹菜素 -7-O- 半乳糖苷（apigenin-7-O-galactoside）、槲皮素 -3-O- 半乳糖苷（quercetin-3-O-galactoside）、杨梅素（myricetin）、杨梅素 -3-O- 葡萄糖苷（myricetin-3-O-glucoside）和槲皮素 -3-O- 葡萄糖苷（quercetin-3-O-glucoside）[7]。

【药理作用】抗氧化　壳中提取的原花青素具有显著清除 1,1- 二苯基 -2- 三硝基苯肼自由基（DPPH）及羟基自由基（OH·）的作用，且具有一定的脂质过氧化抑制作用。

【性味与归经】甘、微辛，平。

【功能与主治】止血，降血压。用于呕血，咯血，衄血，高血压。

【用法与用量】4.5～9g。

【药用标准】上海药材 1994。

【临床参考】1. 咯血、呕血：茎，焙研细粉，每次 3g，每天 3 次，吞服；或嫩苗 60～90g，洗净，捣汁服。

2. 脓疱疮：荚壳，炒炭研细粉，麻油调敷。（1 方、2 方引自《浙江药用植物志》）

3. 水肿：种子 45g，加花生仁 45g，大蒜 30g，水煎服[1]。

4. 高血压引起的头晕、耳鸣、失眠：花 50g，沸水冲泡代茶饮[1]。

【附注】始载于《食物本草》。《农书》云："蚕豆，百谷之中，最为先登，蒸煮皆可食，……今山西人用豆多麦少，磨面可作饼饵而食。"《本草纲目》云："蚕豆南土种之，蜀中尤多。八月下种，冬生嫩苗可茹。方茎中空。叶状如匙头，本圆末尖，面绿背白，柔厚，一枝三叶。二月开花如蛾状，紫白色，又如豇豆花。结角连缀如大豆，颇似蚕形。蜀人收其子以备荒歉。"即本种。

本种的种子、种皮、荚壳、叶及茎民间皆药用。

有少数人在食用蚕豆或吸入花粉后，可发生急性溶血性贫血，症状有血尿、乏力、眩晕、胃肠道功能紊乱，重者有脸色苍白、黄疸、呕吐、休克，应予注意。

【化学参考文献】

[1] Tomás-Lorente F, García-Grau M M, Tomás-Barberán F A, et al. Acetylated flavonol glycosides from *Vicia faba*, leaves [J]. Phytochemistry, 1989, 28 (7): 1993-1995.

[2] Neugart S, Rohn S, Schreiner M. Identification of complex, naturally occurring flavonoid glycosides in *Vicia faba*, and *Pisum sativum*, leaves by HPLC-DAD-ESI-MS^n, and the genotypic effect on their flavonoid profile [J]. Food Res Int, 2015, 76: 114-121.

[3] Lehmann H, Schwenen L. Nigellic acid-an endogenous abscisic acid metabolite from *Vicia faba*, leaves [J]. Phytochemistry, 1988, 27 (3): 677-678.

[4] 傅桂香，徐永珍，芮和恺，等. 蚕豆花精油化学成份的研究 [J]. 有机化学，1986，6 (3): 213-215.

[5] Brückner C, Kramell R, Schneider G, et al. N-[(-)-Jasmonoyl]-S-tyrosine: A conjugate of jasmonic acid from *Vicia faba* [J]. Phytochemistry, 1986, 25 (9): 2236-2237.

[6] Vierstra R D, Poff K L. Kaempferol 3-*O*-Galactoside, 7-*O*-Rhamnoside Is the Major Green Fluorescing Compound in the Epidermis of *Vicia faba* [J]. Plant Physiol, 1982, 69 (2): 522-525.

[7] Baginsky C, Álvaro Peña-Neira, Cáceres A, et al. Phenolic compound composition in immature seeds of fava bean (*Vicia faba* L.) varieties cultivated in Chile [J]. J Food Compos Anal, 2013, 31 (1): 1-6.

【药理参考文献】

[1] 阎娥，刘建利，原江锋，等. 蚕豆壳中原花青素的提取及抗氧化性研究 [J]. 食品工业科技，2009，30 (2): 65-67.

18. 豌豆属 *Pisum* Linn.

一年生或多年生草本。偶数羽状复叶；小叶 2～6 枚，叶轴顶端有分枝的卷须；托叶大，叶状。花单生或排成腋生总状花序；苞片小，早落，小苞片缺；花萼斜钟状或基部浅囊状，萼齿 5 枚，近相等或上方 2 枚较宽；花冠白色、紫色或红色，旗瓣大，有爪，翼瓣长于龙骨瓣，而且在中部贴生；雄蕊二体（9+1），雄蕊管口部截形；花柱内弯，沿内侧有纵列髯毛。荚果长圆形，肿胀，顶端具短尖。种子数个，球形。

约 6 种，分布于地中海和亚洲西部。中国栽培 1 种，全国各地多有栽培，法定药用植物 1 种。华东地区法定药用植物 1 种。

407. 豌豆（图 407）· *Pisum sativum* Linn. [*Pisum sativum* var. *arvense* (Linn.) Poiret.]

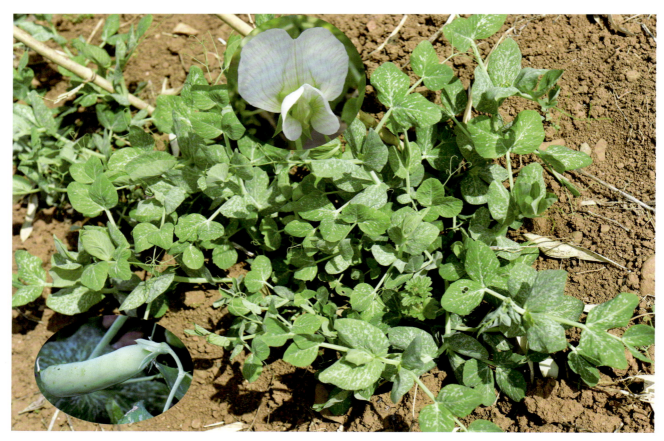

图 407　豌豆　　　　　　　　摄影　李华东等

【别名】寒豆、麦豆（浙江）。

【形态】一年生攀缘草本，高可达 2m。全株无毛，有白霜。小叶 4～6 枚，小叶广卵形或广椭圆形，长 2～5cm，宽 1～2.5cm，顶端圆或急尖，基部楔形，全缘或有不规则的疏齿；叶轴顶端有羽状分枝卷须；托叶叶状，较小叶大，斜卵形或广椭圆形，下缘具齿；花大，长 2～3cm，单生或数朵组成腋生的总状花序；花萼钟状，5 齿裂，裂片披针形；花冠通常白色或紫色，旗瓣具极宽而短的爪；翼瓣一侧具耳，与龙骨瓣均具内弯的爪；雄蕊二体（9+1）；花柱扁，内面有髯毛。荚果略扁平，长 5～10cm；种子 2～10 粒，球形，青绿色，干后黄色。花果期 4～5 月。

【生境与分布】华东各省、市有栽培。中国其他各地均有栽培，欧洲和亚洲其他各国也有栽培。

【药名与部位】豌豆花，花。

【采集加工】夏、秋两季花将开放时采摘，除去杂质，阴干。

【药材性状】多皱缩，扁卵圆形，长 1～1.5cm。花萼钟状，长 0.5～1.3cm，绿色，先端 5 齿裂，不等长，裂片披针形；花冠淡黄白色、浅紫红色至深紫红色；花瓣 5 枚，雄蕊 10 枚，其中 9 个基部连合，花丝细长。子房条形，花柱弯曲。气微，味甘淡。

【化学成分】种子含皂苷类：发色皂苷 I（chromosaponin I）[1]；元素：铜（Cu）、锌（Zn）、锰（Mn）和铁（Fe）[2]；蛋白类：抗真菌活性蛋白（antifungal protein）[3]。

叶含黄酮类：槲皮素-3-O-鼠李半乳糖-7-O-鼠李糖苷（quercetin-3-O-rhamnogalactosyl-7-O-rhamnoside）、槲皮素-3-O-鼠李葡萄糖-7-O-鼠李糖苷（quercetin-3-O-rhamnoglucosyl-7-O-rhamnoside）、山奈酚-3-O-鼠李半乳糖-7-O-鼠李糖苷（kaempferol-3-O-rhamnogalactoside-7-O-rhamnoside）、山奈酚-3-O-鼠李葡萄糖-7-O-鼠李糖苷-4′-鼠李糖苷（kaempferol-3-O-rhamnoglucosyl-7-O-rhamnosyl-4′-rhamnoside）、山奈酚-3-O-鼠李葡萄糖-7-O-鼠李糖苷（kaempferol-3-O-rhamnoglucosyl-7-O-rhamnoside）、槲皮素-3-O-鼠李阿拉伯糖-7-O-鼠李糖苷（quercetin-3-O-rhamnoarabinosyl-7-O-rhamnoside）、槲皮素-3-O-鼠李糖-7-O-鼠李糖苷（quercetin-3-O-rhamnosyl-7-O-rhamnoside）、山奈酚-3-O-鼠李葡萄糖苷（kaempferol-3-O-rhamnoglucoside）和山奈酚-3-O-半乳糖-7-O-鼠李糖苷（kaempferol-3-O-galactosyl-7-O-rhamnoside）[4]；酚酸苷类：咖啡酰基-葡萄糖苷（caffeoyl-glucoside）、阿魏酰基-葡萄糖苷（feruloyl-glucoside）和芥子酰基-葡萄糖苷（sinapoyl-glucoside）[4]。

【性味与归经】甘、涩，凉。

【功能与主治】止血，止泻。用于吐血，便血，崩漏等各种出血，肠刺痛，腹痛，腹泻，赤白带下。

【用法与用量】6～9g。

【药用标准】部标蒙药1998和内蒙古蒙药1986。

【临床参考】糖尿病：种子，煮熟淡食。（《食物中药与便方》）

【附注】豌豆始载于《绍兴本草》，谓："其豆如梧桐子，小而圆。其花青红色，引蔓而生。"《品汇精要》云："引蔓而生，花开青红色，作荚长寸余，其实有苍、白二种，皆如梧桐子差小而少圆，四、五月熟，南人谓之寒豆。"《本草纲目》收载于谷部菽豆类，云："八、九月下种，苗生柔弱如蔓，有须，叶似蒺藜叶，两两对生，嫩时可食。三四月开小花，如蛾形，淡紫色。结荚长寸许，子圆如药丸，亦似甘草子。"《植物名实图考》亦载："豌豆叶、豆皆为佳蔬，南方多以豆饲马，与麦齐种齐收。"即为本种。

本种的荚果、嫩茎叶（苗）、种子民间也药用。

【化学参考文献】

[1] Tsurumi S，Takagi T，Hashimoto T. A gamma-pyronyl-triterpenoid saponin from *Pisum sativum*［J］. Phytochemistry，1992，31（7）：2435-2438.

[2] 袁晓玲. 原子吸收光谱法测定豌豆中的微量元素［J］. 湖北农业科学，2013，52（18）：4492-4493.

[3] Wang H X，Ng T B. An antifungal protein from the pea *Pisum sativum* var. *arvense* Poir［J］. Peptides，2006，27（7）：1732-1737.

[4] Neugart S，Rohn S，Schreiner M. Identification of complex，naturally occurring flavonoid glycosides in *Vicia faba*，and *Pisum sativum*，leaves by HPLC-DAD-ESI-MS^n，and the genotypic effect on their flavonoid profile［J］. Food Res Int，2015，76：114-121.

19. 木蓝属 *Indigofera* Linn.

草本、亚灌木或灌木，稀小乔木。植株多少被伏生的丁字毛，有时杂生单毛。奇数羽状复叶，有时3枚小叶，稀为单叶；小叶对生或互生，全缘；具小托叶，托叶小，通常针状，着生于叶柄上。花小，组成腋生的总状或穗状花序；苞片早落；花萼钟状，5齿裂，各齿近等长或最下一齿较长；花冠通常淡红色、淡紫色，稀白色、绿色或黄色，旗瓣倒卵形或圆形，龙骨瓣直；雄蕊二体（9+1），花药同型，药隔顶端通常具腺体或延伸而成小髯毛；子房无柄，胚珠通常多数，稀为1～2个，花柱短，内弯，柱头头状。荚果通常线状圆柱形，稀为卵状圆柱形、球形或半月形，劲直或弯曲，开裂。种子间具横隔膜。

约700种，分布于热带和温带地区。中国约80余种，主要分布于西南部和南部，法定药用植物8种。华东地区法定药用植物2种。

408. 宜昌木蓝（图408）· *Indigofera ichangensis* Craib.

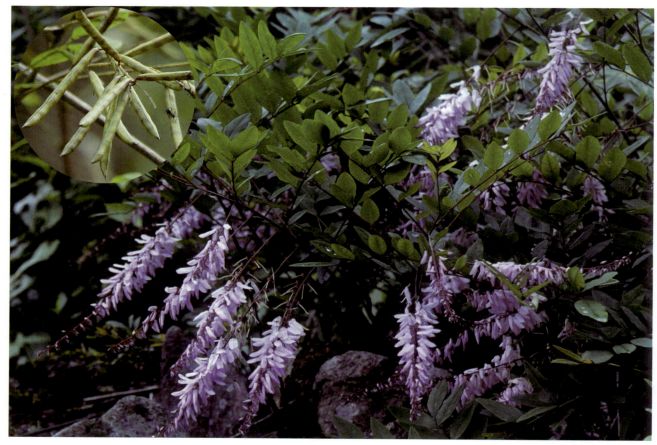

图408　宜昌木蓝　　　　　　　　摄影　徐克学

【别名】宜昌槐蓝（安徽）。

【形态】灌木。茎圆柱形或有棱，无毛或近无毛。羽状复叶，叶轴扁平或圆柱形；托叶早落；小叶3～6对，对生或近对生；小叶片通常卵状披针形、卵状长圆形或长圆状披针形，长2～6.5cm，宽1～3.5cm，先端渐尖或急尖，稀圆钝，具小尖头，基部楔形或阔楔形，两面被平贴白色丁字毛；小托叶钻形。总状花序长13～21cm，直立；花序轴具棱，无毛；苞片线状披针形，早落；花梗无毛；花萼杯状，顶端被短毛或近无毛，萼齿三角形；花冠淡紫色或粉红色，稀白色，旗瓣椭圆形，长1.2～1.8cm，外面被棕褐色短柔毛，翼瓣具缘毛；花药顶端有小突尖，两端有毛；子房无毛。荚果棕褐色，圆柱形，长2.5～6.5cm，近无毛，内果皮有紫色斑点，有种子7～8粒。种子椭圆形。花期4～6月，果期6～10月。

【生境与分布】生于灌丛或杂木林中。分布于安徽、浙江、江西、福建，另湖北、湖南、广东、广西、贵州均有分布。

【药名与部位】山豆根（木蓝豆根），根及根茎。

【采集加工】春秋采挖，除去杂质，干燥。

【药材性状】根茎呈不规则结节状或圆柱状，具有多数残留茎基；根呈长圆柱形或略呈长圆锥形，长30～50cm，直径0.5～1.5cm，顺直或稍弯曲，有的3～6条根簇生或呈分枝状，表面灰黄色或灰棕色，较粗糙，有时栓皮呈鳞片状脱落，具纵纹及横长皮孔样疤痕，皮孔多呈红棕色点状，稍突起，须根纤细。质坚实，易折断，折断时有粉尘飞扬，断面韧皮部呈黄棕色至棕色，木质部黄白色至黄色，具放射状纹理，略显纤维性。根茎断面中央具髓。气微，味苦或微苦。

【药材炮制】除去杂质,洗净,润透,切厚片,干燥。
【性味与归经】苦,寒。归肺、胃经。
【功能与主治】清热解毒,消肿止痛。用于咽喉肿痛,肺热咳嗽,齿龈肿痛,痈疮。
【用法与用量】6~9g;外用适量。
【药用标准】河南药材1991。
【附注】以野红花之名始载于《植物名实图考》,云:"野红花,生庐山,赭茎绿枝,对叶红花,与朱藤相类,唯叶短微团,有微毛,花皆倒垂为异,春时长条,……,惟牧竖樵子攀枝尝叹耳。"所述似即本种。

苏木蓝 Indigofera carlesii Craib. 在河南也作山豆根(木蓝豆根)药用。此外,多花木蓝 Indigofera amblyantha Craib、华东木蓝 Indigofera fortunei Craib、花木蓝 Indigofera kirilowii Maxim.ex Palibin 在民间作山豆根(木蓝山豆根)药用。

409. 野青树(图409)· *Indigofera suffruticosa* Mill.

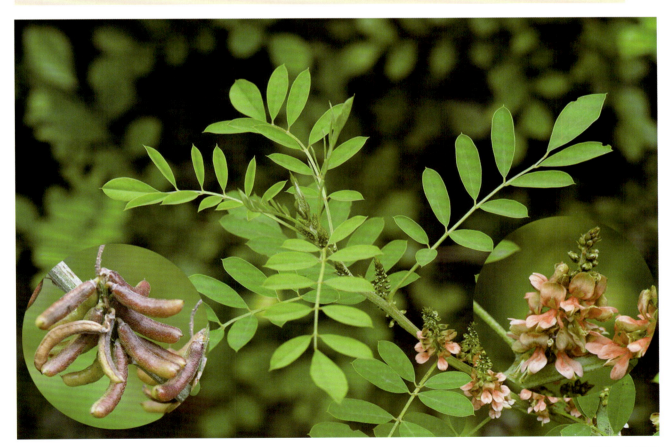

图 409 野青树　　　　　　　　　　　　摄影　徐晔春

【形态】直立亚灌木。基部木质化,多分枝,幼枝疏被白色柔毛。奇数羽状复叶;小叶7~17(21)枚,长椭圆状倒披针形,长1~4cm,宽0.5~1.5cm,顶端钝圆或微凹,有小凸尖,基部狭楔形,上面绿色,无毛,下面苍绿色,被白色伏毛,侧脉多而密;小叶柄与叶轴均被白色短柔毛;托叶线状披针形,长达4mm。总状花序顶生、腋生或与叶对生,长10~20cm,密被白色伏柔毛,每2~4朵花聚生在花序轴的节上;苞片线状披针形,被毛,早落;花萼裂齿与萼筒近等长;花冠红色,旗瓣外被白色伏柔毛;

雄蕊二体（9+1）；子房在腹缝线上密被毛。荚果呈钩状弯曲，长1～1.5cm，疏被短柔毛；有种子6～8粒。种子长圆形。花期3～5月，果期6～10月。

【生境与分布】生于山坡或旷野。分布于福建，浙江有栽培，另广东、广西、云南和台湾等省区均有分布；全世界热带地区也有。

野青树与宜昌木蓝的区别点：野青树为亚灌木；小叶7～17（21）枚，上面无毛，下面被白色伏毛；子房在腹缝线上密被毛；荚果呈钩状弯曲，长1～1.5cm，疏被短柔毛。宜昌木蓝为灌木；小叶6～12枚，两面被平贴白色丁字毛；子房无毛；荚果圆柱形，长2.5～6.5cm，近无毛。

【药名与部位】青黛，叶或茎叶经加工制得的干燥粉末或团块。

【药材性状】为深蓝色的粉末，体轻，易飞扬；或呈不规则多孔性的团块，用手搓捻即成细末。微有草腥气，味淡。

【化学成分】叶含挥发油类：（Z）-3-己烯苯甲酸酯［（Z）-3-hexenyl benzoate］、甲基棕榈酸酯（methyl palmitate）、植醇（phytol）、甲基亚油酸酯（methyl linoleate）、正二十三烷（n-tricosane）、正二十五烷（n-pentacosane）、正二十七烷（n-heptacosane）和正二十九烷（n-nonacosane）等[1]。

根含硝基丙酸类：3-硝基丙酸（3-nitropropanoic acid）、6-O-3-硝基丙酰基-α-D-吡喃葡萄糖［6-O-（3-nitropropanoyl）-α-D-glucopyranose］、6-O-3-硝基丙酰基-β-D-吡喃葡萄糖［6-O-（3-nitropropanoyl）-β-D-glucopyranose］、2,3,4,6-四-O-（3-硝基丙酰基）-α-D-吡喃葡萄糖［2,3,4,6-tetra-O-（3-nitropropanoyl）-α-D-glucopyranose］、2,6-二-O-（3-硝基丙酰基）-α-D-吡喃葡萄糖［2,6-di-O-（3-nitropropanoyl）-α-D-glucopyranose］[2]和硝基丙酰吡喃葡萄糖苷（nitropropanoyl glucopyranoside）[3]；黄酮类：野青树酮（louisfieserone）[4]。

全草含黄酮类：野青树酮（louisfieserone）[5]；多元醇类：（+）-松醇［（+）-pinitol］[5]；甾体类：β-谷甾醇（β-sitosterol）[5]。

【性味与归经】咸，寒。归肝经。

【功能与主治】清热解毒，凉血，定惊。用于温毒发斑，血热吐衄，胸痛咳血，口疮，痄腮，喉痹，小儿惊痫。

【用法与用量】1.5～3g，宜入丸散用；外用适量。

【药用标准】药典1977、药典1985和新疆药品1980二册。

【附注】《中国药典》2015年版一部收载青黛的为爵床科植物板蓝（马蓝）*Baphicacanthus cusia*（Nees）Bremek.蓼科植物蓼蓝 *Polygonum tinctorium* Ait. 或十字花种植物菘蓝 *Isatis indigotica* Fort. 的叶或茎叶经加工制得的干燥粉末、团块或颗粒。

【化学参考文献】

[1] Angela M C Arriaga, Telma L G Lemos, Gilvandete M P Santiago, et al. Chemical composition and antioxidant activity of *Indigofera suffruticosa*［J］. Chem Nat Compd, 2013, 49（1）: 150-151.

[2] Garcez W S, Garcez F R, Barison A. Additional 3-nitropropanoyl esters of glucose from *Indigofera suffruticosa*（Leguminosae）［J］. Biochem Syst Ecol, 2003, 31（2）: 207-209.

[3] Garcez W S, Garcez F R, Honda N K, et al. A nitropropanoyl-glucopyranoside from *Indigofera suffruticosa*［J］. Phytochemistry, 1989, 28（4）: 1251-1252.

[4] Dominguez X A, Martinez C, Calero A, et al. Louisfieserone, an unusual flavanone derivative from *Indigofera suffruticosa* Mill［J］. Tetrahedron Lett, 1978, 19（5）: 429-432.

[5] Domínguez X, Martínez C, Calero A, et al. Mexican Medicinal Plants XXXI Chemical Components from "Jiquelite" *Indigofera suffruticosa* Mill［J］. Planta Med, 1978, 34（6）: 172-175.

20. 黄芪属 *Astragalus* Tourn.et Linn.

草本或亚灌木。奇数羽状复叶，稀为3小叶或单叶；无小托叶。总状花序腋生或小伞形花序密集呈头状；花萼管状，裂齿近相等；花冠紫色、白色或淡黄色，各瓣均具长柄，旗瓣直，较长，卵形、长圆形或提琴形，翼瓣与龙骨瓣较短；雄蕊二体（9+1），花药同型；子房有胚珠多个，花柱内弯，柱头头状。荚果线形或长圆形，肿胀，2瓣裂；种子肾形，无种阜。

约1600种，除大洋洲外，全世界亚热带和温带地区均有。中国约300种，南北各省均产，法定药用植物14种1变种。华东地区法定药用植物1种。

410. 紫云英（图410）· *Astragalus sinicus* Linn.

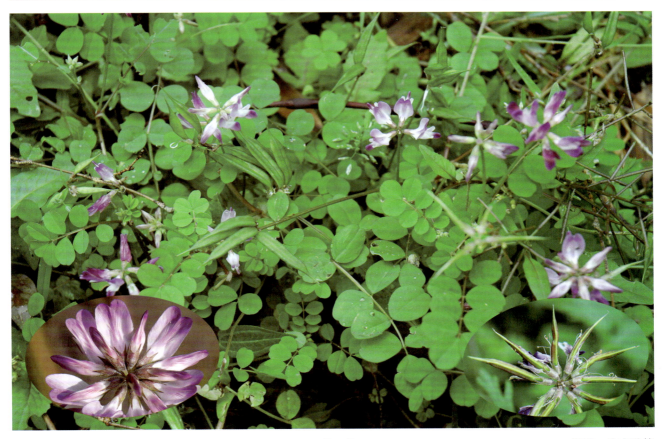

图410 紫云英　　　　　　摄影 徐克学等

【别名】草籽、花草（浙江）。

【形态】一至二年生草本，直立或匍匐生根，高10～40cm。羽状复叶，小叶7～13枚，膜质，倒卵形或倒心形，长5～20mm，宽5～12mm，顶端圆或凹入，基部宽楔形，上面无毛，下面稍被白柔毛；托叶广卵形，长3～6mm，膜质，宿存。伞房花序聚生于总花梗的顶端，呈头状；总花梗长4～15cm，疏被白柔毛；花萼钟状，长约4mm，被白色微毛，5齿裂，裂齿三角状披针形，较管部短；花冠紫色或白色，长约12mm；雄蕊二体，花药同型；子房无毛，有短柄。荚果劲直，长圆形，微弯，有凸起的网纹，长1～2cm，宽约0.5cm，顶端具喙，成熟时黑色，无毛。种子棕褐色，近肾形，长约2mm，宽约1.5mm。花果期2～8月。

【生境与分布】长江流域各地均有分布，现多栽培，原产于中国中南部；日本也有。

【药名与部位】沙苑子，种子。

【化学成分】种子含皂苷类：大豆皂苷Ⅰ甲酯（soyasaponin Ⅰ methyl ester）、大豆皂苷Ⅱ甲酯（soyasaponin Ⅱ methyl ester）、大豆皂苷Ⅲ甲酯（soyasaponin Ⅲ methyl ester）、大豆皂苷Ⅳ（soyasaponin Ⅳ）、大

豆皂苷 B-3-O-β-D- 吡喃葡萄糖醛酸苷（soyasapogenol B-3-O-β-D-glucuronopyranoside）和 3-O-α-L- 吡喃鼠李糖基（1→2）-β-D- 吡喃木糖（1→2）-β-D- 吡喃葡萄糖醛酸 -3β, 22β, 24- 三羟基 -11- 氧代 -12- 齐墩果烯［3-O-α-L-rhamnopyranosyl（1→2）-β-D-xylopyranosyl（1→2）-β-D-glucuronopyranosyl 3β, 22β, 24-trihydroxy-11-oxoolean-12-en］[1]。

【药理作用】抗菌　茎及根水及乙酸乙酯提取部位可抑制枯草芽孢杆菌等的生长，多酚类成分为潜在的抗菌成分[1]。

【药用标准】四川药材 1979。

【临床参考】1. 肝炎、营养性浮肿、白带：鲜根 60～90g，水煎服，或炖猪肉服。

2. 带状疱疹、脓疡、疮疖、外伤出血：鲜全草捣烂外敷。（1 方、2 方引自《浙江药用植物志》）

【附注】本种以翘摇之名始载于《本草拾遗》，云："翘摇幽州人谓之苕摇，……蔓生细叶，紫花，可食"。《救荒本草》，云："生田野中，苗塌地生。叶似泽漆叶而窄，其叶顺茎排生。梢头攒结三四角，中有子如黍粒大，微扁。味甘。"《植物名实图考》云："吴中谓之野蚕豆，江西种以肥田，谓之红花菜。"即为本种。

《中国药典》2015 年版一部收载沙苑子的基源为背扁黄芪（扁茎黄芪）Astragalus complanatus R.Br. 的种子。

大量食用本种种子后，皮肤经日光照晒，可致日光性灰菜性皮炎。

【化学参考文献】

[1] Cui B, Inoue J, Takeshita T, et al. Triterpene glycosides from the seeds of *Astragalus sinicus* L［J］. Chem Pharm Bull, 1992, 40（12）：3330.

【药理参考文献】

[1] Islam M T, Ahn S Y, Bajpai V K, et al. In vitro studies on the antimicrobial activity and chemical characterization of six cover crops against the grapevine crown gall pathogen.［J］. Journal of Plant Pathology, 2012, 94（3）：591-599.

21. 土圞儿属 *Apios* Fabr.

多年生缠绕草本，有块根。羽状复叶，小叶 3～7 枚；具小托叶，花排成短总状花序；苞片与小苞片小，早落；花萼多少呈二唇形，上面 2 齿合生，下面 1 齿最长；花冠暗紫色或猩红色，旗瓣阔，向外反折，龙骨瓣最长，卷成半圆形，翼瓣最短；雄蕊 10 枚，二体（9+1）；花药同型；子房基部有腺体，花柱无毛，胚珠多个。荚果带形，扁平。种子数个。

约 10 种。分布于北美洲和东亚。中国 6 种，分布于东北部至西南部，法定药用植物 1 种。华东地区法定药用植物 1 种。

411. 土圞儿（图 411）· *Apios fortunei* Maxim.

【别名】黄皮狗卵（浙江），九子羊。

【形态】多年生缠绕草本。块根宽椭圆形或纺锤形。茎细弱，幼时被淡褐色短柔毛，后渐无毛。羽状复叶，有小叶 3～5 枚，顶生小叶片较大，椭圆形或卵状椭圆形，长 4～10cm，宽 2～6cm，顶端急尖或短尾尖，基部圆形或宽楔形，上面疏被短伏毛，下面近无毛。总状花序短，2～4 朵花着生在花序轴的节上，被细茸毛；苞片和小苞片早落；花萼钟状，萼齿 5 枚，上面 2 齿合生，下面 1 齿最长；花冠淡黄绿色有时带紫晕，旗瓣长宽近相等，翼瓣最短，龙骨瓣最长，条形，弯曲成半圆形；子房近无柄，花柱弯成半圆形；雄蕊二体，花柱长，卷曲。荚果宽线形，长 5～8cm，顶端具喙，被极短的伏毛。种子多数，黑褐色，具光泽。花期 6～7 月，果期 9～10 月。

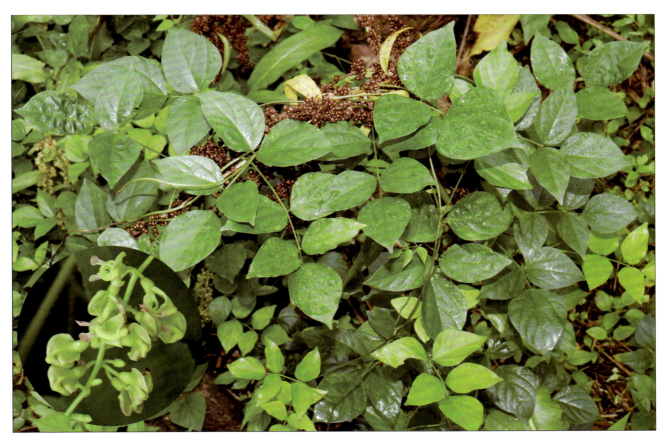

图 411　土圞儿　　　　　　　　　　　　　　　　　　　　　摄影　李华东等

【生境与分布】生于疏林边缘、水沟边、林下。分布于华东地区长江以南各省区；日本也有。

【药名与部位】土圞儿，块根。

【采集加工】秋季采挖，除去须根，洗净，干燥。

【药材性状】呈球形或卵圆形，直径 1～4cm。外表棕黄色，皱缩，多具纵皱纹，有的可见横向突起的皮孔及点状须根痕。质坚实。断面韧皮部薄，黄棕色，木质部宽广，黄白色，粉性。气微，味微甘，嚼之有豆腥味。

【药材炮制】除去杂质，洗净，润软，切厚片，干燥。

【化学成分】根含甾体类：β-谷甾醇（β-sitosterol）和胡萝卜苷（daucosterol）[1]；脂肪酸及酯类：14-甲基-十五酸甲酯（methyl 14-methyl-pentadecanoate）、9,11-二烯十八酸甲酯（methyl 9,11-diene octadecanoate）[1]，9,12-十八碳二烯酸（9,12-octadecadienoic acid）、二十七烷酸甘油酯（glycerol heptadecanoate）和十六酸（hexadecanoic acid）[2]；香豆素类：西瑞香素（cedrus）[1]；皂苷类：阿江榄仁酸（arjunicacid）[2]。

【性味与归经】甘，平。

【功能与主治】清热解毒，祛痰止咳。用于感冒咳嗽，咽喉肿痛，百日咳，疮疡肿痛，毒蛇咬伤。

【用法与用量】15～30g；外用捣敷或磨汁涂。

【药用标准】浙江药材 2000。

【临床参考】1. 小儿感冒咳嗽、百日咳：鲜块根 9～12g，洗净切碎，放于碗中，加糖或蜂蜜 15g，加水，蒸半小时，取汁，分 3 次服。

2. 疔毒：块根，煨熟，加盐捣烂，敷患处。

3. 蛇咬伤：块根，捣烂，敷伤口。

4. 痛经：块根15g，去皮切片，加黄酒蒸汁，饭后服。

5. 咳血：块根，水煎服。（1方至5方引自《浙江天目山药用植物志》）

【附注】本种始载于《救荒本草》，《植物名实图考》转载："土圞儿，一名地栗子，出新郑山野中，细茎延蔓而生，叶似绿豆叶微尖梢，每三叶攒生一处，根似土瓜儿根微团，味甜。"

生食可导致急性中毒，出现恶心、呕吐、腹痛腹泻、头晕等急性胃肠道症状，少数中毒伴有脱水、血压下降[1]。内服宜慎。

【化学参考文献】

[1] 王冉冉. 土圞儿根化学成分研究[D]. 济南：山东中医药大学硕士学位论文，2015.

[2] 胡轶娟，程林，浦锦宝，等. 土圞儿石油醚萃取物的GC-MS分析[J]. 医学研究杂志，2012，41（12）：79-81.

【附注参考文献】

[1] 黄启淦，杨顺泰，石强. 土圞儿急性中毒65例报告[J]. 福建医学院学报，1993，27（4）：359.

22. 紫藤属 *Wisteria* Nutt.

落叶木质藤本。奇数羽状复叶，互生，小叶9～19枚，对生或近对生，全缘；托叶早落。总状花序顶生，长而下垂；花萼钟形，5短齿，上2齿短，常合生，下3齿较长；花冠蓝色、青紫色、淡紫色或白色，旗瓣大，反折，基部有2个胼胝状附属体，翼瓣基部有耳，龙骨瓣最短；雄蕊10枚，二体（9+1）；子房有柄，密被蛛丝状短伏毛，花柱无毛，内弯。荚果长条形，扁平，种子间通常收缩呈念珠状，2瓣裂。种子多数，扁圆形。

约10种，分布于东亚、大洋洲和美洲东北部。中国7种，各地多有栽培，西部地区亦有野生的，法定药用植物1种。华东地区法定药用植物1种。

412. 紫藤（图412）· *Wisteria sinensis* Sweet

【别名】猪花藤（江苏宜兴），轿藤（江西九江），藤花、朱藤（安徽），藤萝树。

【形态】落叶木质藤本。嫩枝被伏生丝状毛，后渐无毛。奇数羽状复叶；小叶7～13枚，对生或近对生，卵状披针形或长圆状披针形，长4～11cm，宽2～5cm，顶端渐尖，基部圆形或宽楔形，嫩叶两面疏被白色短伏毛，后渐无毛；托叶早落，小托叶针刺状；叶柄具浅槽，小叶柄密被短柔毛。总状花序长15～30cm，下垂，被短柔毛；花大，长约2cm，紫色或深紫色，旗瓣近圆形，基部具2枚胼胝状附属物，翼瓣基部耳状，龙骨瓣较短；雄蕊二体（9+1）；子房有柄，密被短绒毛，胚珠数个，花柱内弯，无毛。荚果扁平，长条形，长10～20cm，密被短茸毛。种子1～3粒，扁圆形。花期4～5月，果期5～10月。

【生境与分布】生于向阳山坡、沟谷林缘或疏林下。华东各省、市普遍栽培，另广东、湖南、湖北、河南、陕西、甘肃等省均有栽培。

【药名与部位】藤罗子（紫藤子），种子。

【采集加工】冬季果实成熟时采收，晒干，除去果壳。

【药材性状】呈扁圆形，直径1～1.8cm。表面暗红褐色，微有光泽，有的有皱纹，一端有明显的种脐，线形，白色或浅棕色，长1～3mm。质硬，不易破碎。子叶2，肥厚，黄绿色。气微，味淡，嚼之有豆腥味。

【药材炮制】除去杂质，洗净，干燥。用时捣碎。

【化学成分】茎瘤含皂苷类：蒲公英赛醇（taraxerol）、蒲公英赛酮（taraxerone）、木栓酮（friedelin）、表木栓醇（epifriedelanol）[1]、齐墩果酸（oleanolic acid）、12-齐墩果烯-3-酮-22,24-二醇（olean-12-en-3-oxo-22,24-diol）、白桦脂酸（betulinic acid）[2]，11α,12α-环氧蒲公英赛醇（11α,12α-oxidotaraxerol）、羽扇豆醇（lupeol）、12-齐墩果烯-3β,24-二羟基-22-酮（22-oxo-3β,24-dihydroxyolean-12-en）、12-齐墩果烯-2α,3β,23-三醇（2α,3β,23-trihydroxyolean-12-en）、12-齐墩果烯-3,22,24-三醇（3,22,24-trihydroxyolean-

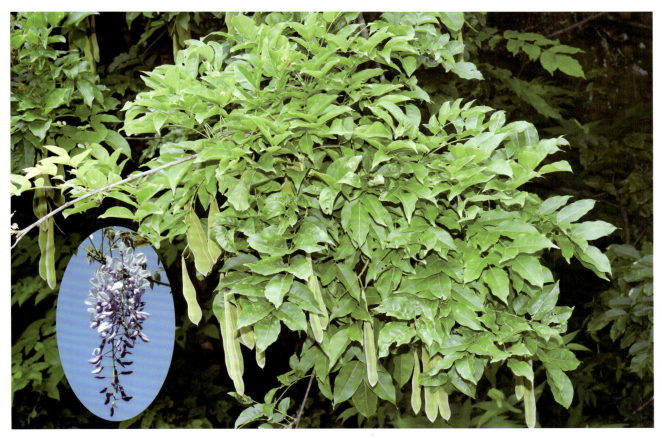

图 412　紫藤　　摄影　李华东等

12-en），即大豆皂醇 E（soyasapogenol E）和 12-齐墩果烯-3α,21β-二醇（3α,21β-dihydroxy-olean-12-en）[3]；甾体类：β-谷甾醇（β-sitosterol）、胡萝卜苷（daucosterol）[1]，星鱼甾醇（stellasterol）[2]，β-谷甾醇棕榈酸酯（β-sitosterol palmitate）、α-菠甾醇（α-spinasterol）、（22E,24R）-5α,8α-表二氧麦角甾-6,22-二烯-3β-醇［（22E,24R）-5α,8α-epidioxy-ergosta-6,22-dien-3β-ol］、（22E,24R）-麦角甾-5,7,22-三烯-3β-醇［（22E,24R）-ergosta-5,7,22-trien-3β-ol］、（22E,24R）-麦角甾-7,22-二烯-3β-醇［（22E,24R）-ergosta-7,22-dien-3β-ol］[3]和豆甾醇（stigmasterol）[4]；木脂素类：松脂醇（pinoresinol）[2]和表丁香脂素（episyringaresinol）[4]；黄酮类：7,4′-二羟基-二氢黄酮（7,4′-dihydroxy-dihydroflavone）、3′,7-二羟基-4′-甲氧基-二氢黄酮醇（3′,7-dihydroxy-4′-methoxyl-dihydroflavonol）、2′,4′-二羟基-4-甲氧基查耳酮（2′,4′-dihydroxy-4-methoxylchalcone）、4,4′-二羟基-2′-甲氧基查耳酮（4,4′-dihydroxy-2′-methoxylchalcone）[4]，2′,4′,4-羟基-查耳酮（2′,4′,4-hydroxy-chalcone）、扁蓄苷（avicularin）和槲皮素-3-O-β-D-吡喃葡萄糖苷（quercetin-3-O-β-D-glucopyranoside）[2]；酚酸类：3,4,5-三甲氧基-苯甲酸（3,4,5-trimethoxylbenzoic acid）、丁香酸（syringate）[4]，邻苯二甲酸二丁酯（dibutyl phthalate）[2]；对羟基苯酚（p-hydroxyphenol）和间二苯酚（resorcinol）[4]；其他尚含：双丙酮醇（diacetonealcohol）[2]。

花含挥发油类：2-（3-甲基-环氧乙基）-甲醇［2-（3-methyl-epoxyethyl）-methanol］、甲酸正己酯（n-hexyl formate）、沉香醇（linalool）、苯乙醇（phenethyl alcohol）、6,10,14-三甲基-2-十五烷酮（6,10,14-trimethyl-2-pentadecanone）、3-烯丙基-2-甲氧基苯酚（3-allyl-2-metoxyphenol）、（9Z）-1,1-二甲氧基-9-十八烯［（9Z）-1,1-dimethoxyl-9-octadecene］、10-甲基十九烷（10-methyl-nonadecane）、苯甲酸-2-苯乙酯（ethyl 2-phenyl benzoate）、棕榈酸甲酯（methyl palmitate）[5]，2,3-二氢-苯并呋喃（2,3-dihydro-benzofuran）、α-松油醇（α-terpineol）、吲哚（indole）、苯丙酮（benzyl propanone）、异丁香酚甲醚（isoeugenol methylether）、7,8-二羟基香豆素（7,8-dihydroxycoumarin）、龙涎香精内酯

（ambreinolide）、苯甲酸苄酯（benzyl benzoate）、7-十三酮（7-tridecanone）[6]、反式罗勒烯［(E)-ocimene］、2-壬酮（2-nonanone）、草蒿脑（estragole）、反式茴香脑（trans-anethol）、2-十一酮（2-undecanone）、β-石竹烯（β-caryophyllene）、2-十三酮（2-tridecanone）、3-（4,8-二甲基-3,7-壬二烯基）-呋喃［3-（4,8-dimethyl-3,7-nonadienyl）-furan］[7]、6-甲基-5-庚烯-2-酮（6-methyl-5-hepten-2-one）和4-己烯-1-醇乙酸酯（4-hexen-1-ol acetate）等[8]。

叶含黄酮类：荭草苷（orientin）、异荭草苷（isoorientin）、牡荆素（vitexin）、异牡荆素（isovitixen）、芹菜素（apigenin）、木犀草素（luteolin）和金圣草素-7-O-［2″-O-（5‴-O-咖啡酰）-β-D-呋喃芹糖基］-β-D-吡喃葡萄糖苷 {chrysoeriol-7-O-［2″-O-（5‴-O-caffeoyl）-β-D-apiofuranosyl］-β-D-glucopyranoside}[9]；皂苷类：齐墩果酸（oleanolic acid）和常春藤苷（hedragenin）[9]。

果荚含挥发油类：甲基异丙基醚（methyl isopropyl ether）、乙酸乙酯（ethyl acetate）、乙基仲丁基醚（ethyl sec-butyl ether）、乙酸（acetic acid）、2,3-环氧基-1-丁醇（2,3-epoxyl-1-butanol）、苯甲醛（benzaldehyde）、2-甲氧基乙酰苯（2-methoxy-acetophenone）、苯甲酸（benzoic acid）和正十五酸（n-pentadecanoic acid）等[10]。

【性味与归经】甘、温。

【功能与主治】驱虫，止痛。用于肠道虫疾，虫瘀，虫牙，"亚玛"（蒙医），皮肤瘙痒。

【用法与用量】1.5～3g。

【药用标准】部标蒙药1998、浙江炮规2005和内蒙古蒙药1986。

【临床参考】风湿痹痛：根15g，加锦鸡儿根15g，水煎服。（《浙江药用植物志》）

【附注】《本草拾遗》载："藤皮着树，从心重重有皮，四月生紫花可爱，长安人亦种之以饰庭池，江东呼为招豆藤，其子作角，角中仁熬香着酒中，令酒不败。"《梦溪笔谈》云："黄镮即今之朱藤也。天下皆有，叶如槐，其花穗悬，紫色如葛花，可作菜食，火不熟，亦有小毒。京师人家园圃中，作大架种之，谓之紫藤花者是也。实如皂荚，……。其根入药用，能吐人。"

本种的茎、茎皮及根民间也作药用。

有小毒，紫藤苷及树脂均有毒，能引起呕吐、腹泻乃至虚脱。种子含有氰化物，用量过大有中毒可能，不宜久服。（《全国中草药汇编》）

【化学参考文献】

[1] 陈爱民，吴培云，刘劲松，等.紫藤瘤化学成分研究［J］.安徽医药，2012，16（1）：18-20.

[2] 王国凯，刘劲松，许应生，等.紫藤瘤抗农作物病原性真菌活性部位化学成分研究［J］.中药材，2014，37（7）：1187-1189.

[3] 刘劲松，陈爱民，许应生，等.紫藤瘤三萜类化学成分研究［J］.中药材，2012，35（8）：1246-1249.

[4] 吴培云，蔡百祥，王国凯，等.紫藤瘤化学成分研究（Ⅱ）［J］.中药材，2017，40（2）：338-341.

[5] 杨华，马荣萱，田锐.紫藤花挥发油的提取与化学成分的研究［J］.安徽农业科学，2011，39（29）：17862-17864.

[6] 李峰，傅佑丽.紫藤花油化学成分的气相色谱/质谱法分析［J］.曲阜师范大学学报（自然科学版），2002，28（2）：81-83.

[7] 李祖光，卫雅芳，芮昶，等.紫藤鲜花香气化学成分的研究［J］.香料香精化妆品，2005，4（2）：1-3.

[8] 李祖光，李建亮，曹慧，等.紫藤鲜花在不同开花期的头香成分［J］.浙江农林大学学报，2009，26（3）：308-313.

[9] Mohamed M A, Hamed M M, Abdou A M, et al. Antioxidant and cytotoxic constituents from *Wisteria sinensis*［J］. Molecules, 2011, 16（16）：4020-4030.

[10] 金振国，刘萍，王香婷.气相色谱/质谱法分析紫藤荚挥发油化学成分［J］.商洛学院学报，2012，26（4）：3-5.

23. 崖豆藤属 *Millettia* Wight & Arnott

乔木、灌木或藤本。奇数羽状复叶，小叶对生，全缘；无托叶。总状花序腋生或顶生，顶生于小枝者常由数个花序组成圆锥状；苞片和小苞片宿存；花萼钟状或管状，4～5齿裂，裂齿短，稀近截平；花冠紫色、红色或白色，旗瓣宽，外被丝状毛或无毛，里面基部有时具胼胝体状附属物，翼瓣镰状长圆形，龙骨瓣内弯，钝头；雄蕊 10 枚，单体或二体（9+1）；子房无柄，稀具短柄，花柱线形，无毛。荚果扁平或肿胀，果瓣革质或木质，开裂或不开裂。种子 1 至数粒，扁圆形、凸镜形至肾形，具珠柄发育的假种皮。

约 100 种，分布于热带和亚热带的非洲、亚洲、澳大利亚。中国 18 种，其中特有 6 种，分布于西南部到台湾，法定药用植物 2 种。华东地区法定药用植物 1 种。

413. 厚果崖豆藤（图 413）· *Millettia pachycarpa* Benth.

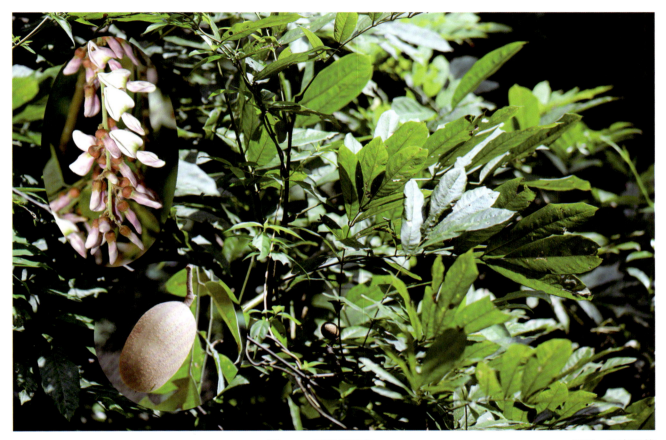

图 413　厚果崖豆藤　　　　　　　　　　　　　摄影　叶喜阳等

【别名】厚果鸡血藤。

【形态】大型攀缘灌木。幼枝棕黄色，被白色绒毛，后渐无毛。奇数羽状复叶，长 30～50cm；小叶 13～17 枚，对生，长圆形、长圆状倒披针形或披针形，长 5～16 cm，宽 2～8 cm，顶端钝或短渐尖，基部圆楔形，上面无毛，下面被锈色绢状毛；小叶柄长约 5mm；小托叶缺如。总状花序 2～6 个，腋生，长 15～30cm，有花 2～5 朵簇生于花序轴的节上；花淡紫色；花萼被短柔毛；旗瓣无毛；雄蕊 10 枚，单体；子房被茸毛，具 5～7 胚珠。荚果厚，木质，长圆形或卵球形，长 6～23cm，干时密被皮孔与皱纹。种子 1～5 粒，肾形，长约 3cm。花期 5 月，果期 9～11 月。

【生境与分布】生于山间灌丛中、疏林中，各地也常见栽培。分布于浙江、江西、福建，另广东、广西、湖南、四川、云南、贵州、台湾等省均有分布；缅甸、泰国、越南、老挝、孟加拉、印度、尼泊尔也有。

【药名与部位】苦檀子，种子。

【药材性状】扁圆而略呈肾形，着生于果实两端的种子，一面圆形，另一面平截，居于果实中间的种子，两面均平截，长约 4cm，厚约 3cm。表面红棕色至黑褐色，有光泽，或带有灰白色的薄膜。脐点位于中腰凹陷处。子叶2枚，肥厚，角质样，易纵裂；近脐点周围有规则的突起，使子叶纵裂而不平。气微，味淡而后有窜透性的麻感。

【药材炮制】除去杂质，用时研末。

【化学成分】根含黄酮类：去氢鱼藤素（dehydrodeguelin）、鱼藤素（deguelin）、灰叶素（tephrosin）、降香素（formononetin）、毛蕊异黄酮（calycosin）[1]，5-甲氧基-7,8-呋喃并黄酮（5-methoxy-7,8-furanoflavone）、厚果鸡血藤乙素（pachycarin B）[2]，3,3′,4′-三甲氧基-7,8-呋喃骈黄酮（3,3′,4′-methoxy-7,8-furanoflavone），即厚果鸡血藤甲素（pachycarin A）、水黄皮素（karanjin）[3]、台湾崖豆藤素*G、H（millewanins G、H）、呋万素*B（furowanin B）[4]、厚果鸡血藤丙素（pachycarin C）、厚果鸡血藤丁素（pachycarin D）、厚果鸡血藤戊素（pachycarin E）[5]，顺式-12α-羟基鱼藤酮（cis-12α-hydroxyrotenone）、鱼藤-2′-烯酸（rot-2′-enonic acid）和顺式-12α-羟基鱼藤-2′-烯酸（cis-12α-hydroxyrot-2-enonic acid）[6]；皂苷类：齐墩果酸（oleanolic acid）[3]；甾体类：β-谷甾醇（β-sitosterol）[3]。

种子含黄酮类：一品红叶琉桑素（dorspoinsettifolin）、4-甲氧基矛果豆素（4-methoxylonchocarpin）[7,8]，3-羟基-4-甲氧基矛果豆素（3-hydroxy-4-methoxylonchocarpin）、异补骨脂色烯查耳酮（isobavachromene）[7]、髯毛灰毛豆酮（barbigerone）[8,9]，5-羟基-4′-甲氧基-6′,6″-二甲基吡喃（2″,3″：7,8）异黄酮[5-hydroxy-4′-methoxy-6′,6″-dimethylpyrano（2″,3″：7,8）isoflavone]、5,7,4′-三羟基-6,8-二异戊烯基异黄酮（5,7,4′-trihydroxy-6,8-diprenylisoflavone）、5,7,3′,4′-四羟基-6,8-二异戊烯基异黄酮（5,7,3′,4′-tetrahydroxy-6,8-diprenyl isoflavone）、柘橙素（pomiferin）[10]、鱼藤素（deguelin）、4-羟基矛果豆素（4-hydroxylonchocarpin）、灰叶素（tephrosin）、（E）-1-（5-甲氧基-2,2-二甲基-2氢-6-色烯）-3-（3-甲氧基苯基）-丙烯酮[（E）-1-（5-methoxy-2,2-dimethyl-2H-6-chromen）-3-（3-methoxyphenyl）-propenone]、4′,5′-二甲氧基-6,6-二甲基吡喃异黄酮（4′,5′-dimethoxy-6,6-dimethylpyranoisoflavone）、6″,6″-二甲基-5-羟基-3′,4′-二甲氧基吡喃[2″,3″：7,6]异黄酮{6″,6″-dimethyl-5-hydroxy-3′,4′-dimethoxypyrano[2″,3″：7,6]isoflavone}、6″,6″-二甲基-5-羟基-3′-甲氧基-4′-羟基吡喃[2″,3″：7,6]异黄酮{6″,6″-dimethyl-5-hydroxy-3′-methoxy-4′-hydroxypyrano[2″,3″：7,6]isoflavone}、6α,12α-去氢鱼藤素（6α,12α-dehydrodeguelin）[8]和6α,12α-二氢鱼藤素（6α,12α-dihydrodeguelin）[11]。

叶含黄酮类：台湾崖豆藤素*F（millewanin F）、呋万素*A（furowanin A）、攀缘鱼藤酮（warangalone）、异塞内加尔刺桐素E（isoerysenegalensein E）、台湾山豆根黄烷酮b_{10}（euchrenone b_{10}）、6,8-二-γ,γ-二甲基丙烯基鹰嘴豆芽素（6,8-di-γ,γ-dimethylallylorobol）[12]和羽扇豆叶灰毛豆醇（lupinifolol）[13]。

地上部分含黄酮类：5,7,4′-三羟基-6,8-二异戊烯基异黄酮（5,7,4′-trihydroxy-6,8-diprenylisoflavone）、5,7,4′-三羟基-6,3′-二异戊烯基异黄酮（5,7,4′-trihydroxy-6,3′-diprenylisoflavone）、5,7,3′,4′-四羟基-6,8-二异戊烯基异黄酮（5,7,3′,4′-tetrahydroxy-6,8-diprenylisoflavone）和（2R,3R）-5,4′-二羟基-8-异戊烯基-6″,6″-二甲基吡喃[2″,3″：7,6]-二氢黄酮醇[（2R,3R）-5,4′-dihydroxy-8-prenyl-6″,6″-dimethylpyrano[2″,3″：7,6]-dihydroflavonol][14]。

茎含皂苷类：木栓酮（friedelin）和木栓酮-3β-醇（friedelin-3β-ol）[15]。

【药理作用】1.抗炎 分离得到的化合物可抑制LPS诱导RAW-264.7巨噬细胞一氧化氮的产生，抑制卡拉胶诱导小鼠的爪肿胀，显著降低卡拉胶所致小鼠血浆中的一氧化氮含量[1]。2.雌激素样作用 分离得到的异黄酮类化合物在17-β-雌二醇诱导下对β-半乳糖苷酶的活性有抑制作用[2]。

【性味与归经】苦、辛，热；有大毒。

【功能与主治】杀虫，攻毒，止痛。用于疥疮，癣，癞，痧气腹痛，小儿疳积。

【用法与用量】0.9~1.5g，研末或煅存性研末，或磨汁服；外用研末调敷。

【药用标准】内蒙古药材1988。

【附注】本种种子和根有毒，内服宜慎。过量服用可引起中毒，出现头昏、口吐白沫、恶心、呕吐、全身乏力、神志模糊、四肢麻木，并伴一过性肢体抽搐等症状[1]。早期解救可考虑洗胃，给润滑保护剂，补充体液等对症治疗。

本种的叶及根民间也作药用。

【化学参考文献】

[1] 康洁，陈若芸，于德泉．厚果崖豆藤化学成分的研究［J］．中草药，2003，34（3）：209-210.

[2] 陆江海，曾静星，邝柱庭，等．厚果鸡血藤化学成分的研究（Ⅱ）［J］．中草药，1999，30（10）：721-723.

[3] 陈凤庭，陆江海，陈祺聪，等．厚果鸡血藤化学成分的研究（Ⅰ）［J］．中草药，1999，30（1）：3-4.

[4] Chihiro Ito, Masataka Itoigawa, Minako Kumagaya, et al. Isoflavonoids with Antiestrogenic Activity from *Millettia pachycarpa*［J］. J Nat Prod, 2006, 69（1）: 138-41.

[5] 邵伟艳，黄雄飞，祝亚非，等．3个新呋喃黄酮的NMR研究［J］．分析测试学报，2001，20（1）：8-11.

[6] Singhal A K, Sharma R P, Baruah J N, et al. Rotenoids from roots of *Millettia pachycarpa*［J］. Phytochemistry, 1982, 21（4）: 949-951.

[7] Su X H, Li C Y, Zhong Y J, et al. A new prenylated chalcone from the seeds of Millettia pachycarpa［J］. J Chin Nat Med, 2012, 10（3）: 222-225.

[8] Ye H, Fu A, Wu W, et al. Cytotoxic and apoptotic effects of constituents from *Millettia pachycarpa* Benth［J］. Fitoterapia, 2012, 83（8）: 1402-1408.

[9] Ye H, Zhong S, Li Y, et al. Enrichment and isolation of barbigerone from *Millettia pachycarpa* Benth. using high speed countercurrent chromatography and preparative HPLC［J］. J Sep Sci, 2010, 33（8）: 1010-1016.

[10] A K Singhai, N C Barua, R P Sharma, et al. A chalcone and an isoflavone from *Millettia pachycarpa* seeds［J］. Phytochemistry, 1983, 22（4）: 1005-1006.

[11] Ye H, Chen L, Li Y, et al. Preparative isolation and purification of three rotenoids and one isoflavone from the seeds of *Millettia pachycarpa* Benth by high-speed counter-current chromatography［J］. J Chromatogr A, 2008, 1178（1）: 101-107.

[12] Ito C, Murata T, Itoigawa M, et al. Induction of apoptosis by isoflavonoids from the leaves of *Millettia taiwaniana* in human leukemia HL-60 cells［J］. Planta Med, 2006, 72（5）: 424-429.

[13] Singhal A K, Sharma R P, Madhusudanan K P, et al. New prenylated isoflavones from *Millettia pachycarpa*［J］. Phytochemistry, 1981, 20（4）: 803-806.

[14] Singhal A K, Sharma R P, Thyagarajan G, et al. New prenylated isoflavones and a prenylated dihydroflavonol from *Millettia pachycarpa*［J］. Phytochemistry, 1980, 19（5）: 929-934.

[15] Hui W H, Chan W S, Leung H K. Triterpenoids and sterols from three *Millettia* species［J］. Phytochemistry, 1973, 12（2）: 474-475.

【药理参考文献】

[1] 叶昊宇，谢彩凤，李延芳，等．厚果鸡血藤中黄酮类化合物的体内体外抗炎活性研究［C］．中医药现代化国际科技大会，2010.

[2] 杨雪琼．从厚果鸡血藤中分得抗雌激素样活性的异黄酮类化合物［J］．现代药物与临床，2007，（2）：73.

【附注参考文献】

[1] 罗华，段继祥，彭明权．一起食用厚果鸡血藤果实引起的食物中毒［J］．中华预防医学杂志，2010，44（9）：840-841.

24. 鸡血藤属 *Callerya* Endlicher.

木质藤本，稀乔木。奇数羽状复叶，小叶对生，全缘；托叶狭三角形，宿存或脱落。总状花序腋生或顶生，顶生于小枝者常由数个花序组成圆锥状；苞片和小苞片通常早落；花萼钟状或管状，4～5齿裂，裂齿短，稀近截平；花冠紫色、红色或白色，旗瓣宽，外被丝状毛或无毛，内面基部有时具胼胝体状附属物，翼瓣镰状长圆形，龙骨瓣内弯，钝头；雄蕊10枚，单体或二体（9+1）；子房无柄，稀具短柄，花柱线形，无毛。荚果扁平或肿胀，果瓣革质或木质，开裂或不开裂。种子1至9粒，扁圆形、凸镜形至肾形，无种阜。

约30种，分布于亚洲南部和东南部、澳大利亚、新几内亚。中国18种，分布于西南部到台湾，法定药用植物5种。华东地区法定药用植物3种1变种。

分种检索表

1. 小叶5～9枚，圆锥花序顶生。
  2. 小叶5枚，旗瓣与荚果均密被毛。
    3. 小叶下面疏被短柔毛或无毛……………………………………………香花鸡血藤 C.dielsiana
    3. 小叶下面密被红褐色硬毛……………………………………………丰城鸡血藤 C.nitida var.hirsutissima
  2. 小叶5～9枚，旗瓣与荚果均无毛……………………………………………网络鸡血藤 C.reticulata
1. 小叶13枚，总状花序腋生……………………………………………………美丽鸡血藤 C.speciosa

414. 香花鸡血藤（图414）· *Callerya dielsiana* Harms（*Millettia dielsiana* Harms）

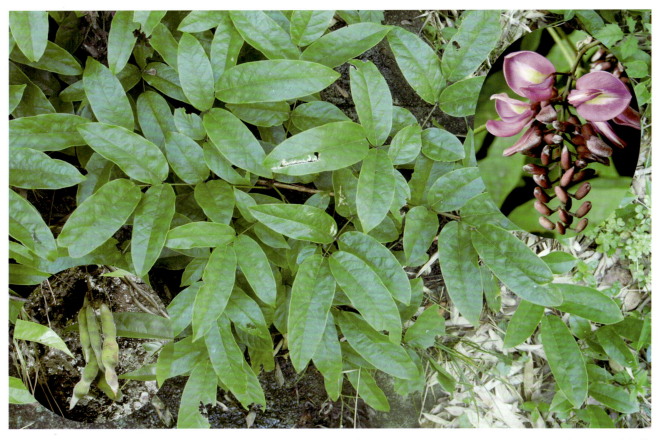

图414 香花鸡血藤　　　　　　摄影　赵维良等

【别名】香花崖豆藤，大巴豆。

【形态】常绿木质藤本。根状茎及根粗壮，折断可见有红色汁液。羽状复叶，小叶5枚，披针形或长椭圆形，长5～15cm，宽2～5cm，顶端渐尖，基部钝或圆形，上面无毛，下面疏被短柔毛或无毛，网脉突起；叶轴和叶柄具槽。圆锥花序顶生，长达15cm，密被黄褐色茸毛，分枝细弱而开展；花单生于花序轴的节上；花萼钟状，长约5mm，密被锈色茸毛；花冠紫红色，长1.2～2.4cm，旗瓣外侧稍带白色，密被锈色茸毛，基部无胼胝状附属物；雄蕊二体（9+1）；子房线形，无柄，密被短柔毛。荚果条形，略扁，长5～12cm，顶端具喙，密被黄褐色茸毛。种子3～5粒，长圆形。花期6～7月，果期9～11月。

【生境与分布】生于山坡灌丛中、疏林下。分布于安徽、浙江、江西，另广东、广西、湖南、湖北、云南、贵州、四川、甘肃（南部）等省均有分布；越南、老挝也有。

【药名与部位】血风藤，藤茎。

【采集加工】秋、冬两季采收，除去枝叶，切片，干燥。

【药材性状】呈椭圆形、类圆形或不规则的斜切片，厚0.2～3cm。表面灰褐色或棕褐色，较粗糙，有的可见略突起的纵纹。切面韧皮部较窄，内侧有一圈红棕色的树脂状物，向外颜色逐渐变浅。木质部宽广，淡黄色或黄色，有多数细孔（导管）。髓小。质坚硬，气微，味涩、微苦。

【药材炮制】除去杂质，洗净，润透，切碎，干燥。

【化学成分】藤茎含黄酮类：香花崖豆藤素*C、D（millesianin C、D）、苦瓜酮*（durallone）、巴比格酮*（barbigerone）、爱克赛酮*（ichthynone）、德米尔酮*（durmillone）、甲氧基毛蔓豆异黄酮*A（methoxycalpogonium isoflavone A）、毛蔓豆异黄酮*A（calopogonium isoflavone A）、7-羟基-6-甲氧基-3-（4-亚甲基二氧）-8-（3,3-二甲基烯丙基）异黄酮[7-hydroxy-6-methoxy-3-（4-methylenedioxy）-8-（3,3-dimethylallyl）-isoflavone][1]、6-甲氧基毛蔓豆异黄酮*A（6-methoxycalpogonium isoflavone A）、牙买黄素（jamaicin）、毒灰酚异黄酮（toxicarol isoflavone）、染料木素（genistein）[2]、异甘草素（isoliquiritigenin）、2′,4′,3,4-四羟基查耳酮（2′,4′,3,4-tetrahydroxychalcone）[3]、香花崖豆藤素*F、G（millesianin F、G）[4]、阿佛洛莫生（afrormosin）、黑黄檀素（caviunin）、香槐素（cladrastin）、大豆苷元（daidzein）和门克里素*（hernancorizin）[5]、异紫苜蓿异黄烷（isosativan）、异木可马妥醇（isomucromatol）、垂崖豆藤异黄烷醌（pendulone）、驴食草酚（vestitol）、野靛黄素，即伪野靛素（pseudobaptigenin）和美皂异黄酮A（biochain A）[6]；皂苷类：羽扇烯酮（lupenone）、木栓酮（friedelin）和表木栓醇（epifriedelanol）[3]；甾体类：豆甾醇（stigmasterol）和β-谷甾醇（β-sitosterol）[3]。

【药理作用】1.抗炎 茎乙醇提取物的氯仿部位可抑制血小板活化因子刺激的多形核白细胞β-葡萄糖苷酸酶的释放[1]。2.抗肿瘤 茎乙醇提取物的氯仿部位对人肝癌BGC-823细胞的生长具有抑制作用[1]。3.造血 茎中分离得到的化合物可刺激小鼠粒单系祖细胞、红系祖细胞、前红系祖细胞及巨核系祖细胞的增殖[1]。

【性味与归经】苦、甘、温。归肝、肾经。

【功能与主治】行血，补血，通经络，强筋骨。用于血虚体弱，月经不调，闭经，产后腹痛，恶露不尽，各种出血，骨湿痹痛，劳伤筋骨，跌打损伤。

【用法与用量】9～30g。

【药用标准】湖南药材2009。

【临床参考】手脚酸麻：根、藤茎60～90g，水煎，冲黄酒、红糖，早晚空腹服。（《浙江天目山药用植物志》）

【附注】《植物名实图考》始载昆明鸡血藤，云："大致即朱藤，而花如刀豆花，娇紫密簇，艳于朱藤，即紫藤耶，褐蔓瘦劲，与顺宁鸡血藤异，浸酒亦主和血络。"观其所附昆明鸡血藤图，应是本种。

本种的根及花在民间也作药用，藤茎在湖南及四川作鸡血藤或山鸡血藤药用。

【化学参考文献】

[1] Ye H Y, Wu W H, Liu Z W, et al. Bioactivity-guided isolation of anti-inflammation flavonoids from the stems of *Millettia dielsiana* Harms [J]. Fitoterapia, 95: 154-159.

[2] 巩婷, 王洪庆, 陈若芸. 香花崖豆藤中异黄酮类化合物的研究 [J]. 中国中药杂志, 2007, 32（20）: 2138-2140.

[3] 宋建兴, 胡旺云, 罗士德. 香花崖豆藤化学成分的研究 [J]. 西南林业大学学报, 1992, 12（1）: 40-43.

[4] Gong T, Zhang T, Wang D X, et al. Two new isoflavone glycosides from the vine stem of *Millettia dielsiana* [J]. J Asian Nat Prod Res, 2014, 16(2): 181-186.
[5] Gong T, Wang D X, Chen R Y, et al. Novel benzil and isoflavone derivatives from *Millettia dielsiana* [J]. Planta Medica, 2009, 75(3): 236-242.
[6] 王瑞, 耿培武. 香花崖豆藤化学成分的研究（Ⅱ）[J]. 中草药, 1990, 12(9): 2-3.

【药理参考文献】
[1] 巩婷. 白花油麻藤和香花崖豆藤化学成分及生物活性研究 [D]. 北京: 中国协和医科大学硕士学位论文, 2010.

415. 丰城鸡血藤（图415）· *Callerya nitida* (Benth.) R. Geesink var. *hirsutissima* (Z. Wei) X. Y. Zhu（*Millettia nitida* Benth. var. *hirsutissima* Z. Wei）

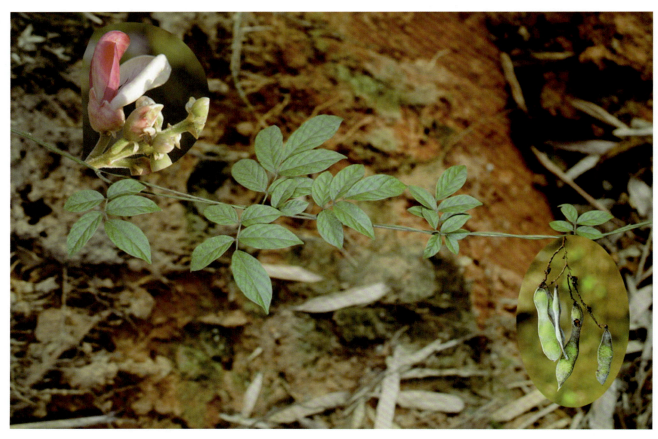

图415 丰城鸡血藤　　　　　摄影　林向东等

【别名】丰城崖豆藤。

【形态】攀缘灌木。幼枝被锈色短柔毛，后渐无毛。羽状复叶，长15～20cm；小叶5枚，披针形、椭圆形或卵形，顶端渐尖，基部圆形或钝形，上面暗淡，下面密被红褐色硬毛；网脉明显；叶柄、叶轴及小叶柄均被锈色短柔毛；小托叶钻状。圆锥花序顶生，开展，长10～20cm，花序轴密被锈黄色短伏毛；花单生于花序轴的节上，紫色；花萼钟状，密被短伏毛，旗瓣外面密被绢状伏毛，基部有2个胼胝状附属物；雄蕊二体（9+1）。荚果条状长圆形，长10～14cm，宽1.2～2cm，密被黄褐色茸毛，顶端具尖喙，基部具颈。果瓣木质，开裂。种子3～5粒，扁圆形，长约1cm。花期5～9月，果期7～11月。

【生境与分布】生于林下或灌木丛中。分布于江西、福建，另广东、广西、台湾、湖南等省区均有分布。

【药名与部位】丰城鸡血藤，藤茎。

【采集加工】秋、冬两季采收，除去枝叶，干燥。

【药材性状】呈圆柱形，长 30～50cm，直径 1～8cm。表面棕褐色至深褐色，有纵长或横长的皮孔。质坚硬，难折断，断面韧皮部约占半径的 1/4，内有 1 圈渗出的红棕色至黑棕色树脂状物；木质部淡黄色或黄色，可见细密的导管孔；髓小居中。气微，味微涩。

【药材炮制】除去杂质，洗净，润透，切厚片，干燥。

【化学成分】藤茎含黄酮类：丰城鸡血藤异黄酮苷 A、B、C（hirsutissimiside A、B、C）、刺芒柄花素-7-O-β-D-呋喃芹菜糖基-（1→6）-β-D-吡喃葡萄糖苷［formononetin-7-O-β-D-apiofuranosyl-（1→6）-β-D-glucopyranoside］、染料木素 -8-C- 芹菜糖 -（1→6）- 吡喃葡萄糖苷［genistein-8-C-apiosyl-（1→6）-glucopyranoside］[1]，（+）- 儿茶素［（+）-catechin］、槲皮素 -O- 己糖苷（quercetin-O-hexoside）、3, 7, 3′, 4″- 四羟基黄烷酮（3, 7, 3′, 4″-tetrahydroxyflavanone）、异牡荆素（isovitexin）、毛蕊异黄酮 -O- 己糖苷（calycosin-O-hexoside）、二氢槲皮素（dihydroquercetin）、染料木苷（genistin）、3′-O- 甲基异香豌豆苷元（3′-O-methyl isoorobol）、异毛蕊异黄酮（isocalycosin）、异刺芒柄花素（isoformononetin）、三羟基黄烷酮 -O- 去氧己糖基 -O- 己糖苷（trihydroxyflavanone-O-deoxyhexosyl-O-hexoside）、毒鼠豆素 -O- 己糖苷（gliricidin-O-hexoside）、毒鼠豆素（gliricidin）、3′, 4′- 三羟基黄烷酮（3′, 4′-trihydroxyflavanone）、四羟基异黄酮 -O- 己糖苷（tetrahydroxyisoflavone-O-hexoside）、刺芒柄花素（formononetin）、染料木素（genistein）、甘草素（liquiritigenin）、7- 甲氧基 -3′, 4′- 二羟基黄烷酮（7-methoxy-3′, 4′-dihydroxyl flavanone）、毛蕊异黄酮（calycosin）、澳白檀苷（lanceolarin）、3, 4, 2′, 4′- 四羟基查耳酮（3, 4, 2′, 4′-tetrahydroxychalcone）、3′-O- 甲基香豌豆苷元（3′-O-methylorobol）、异甘草素（isoliquiritigenin）、8-O- 甲基巴拿马黄橙异黄酮（8-O-methyl retusin）、7, 2′- 二羟基 -4- 甲氧基异黄烷（7, 2′-dihydroxy-4-methoxyl isoflavan）、高丽槐素（maackiain）、3, 2′, 4′- 三羟基 -4- 甲氧基查耳酮（3, 2′, 4′-trihydroxy-4-methoxychalcone）[2]，8- 甲基雷杜辛（8-methylretusin）、紫藤苷（wistin）、3′, 4′, 7- 三羟基黄酮（3′, 4′, 7-trihydroxy flavone）、紫铆花素（butein）、印度黄檀苷（sissotrin）、恩克典素*F（mncodianin F）、芒柄花苷（ononin）、牡荆素（vitexin）、4′, 8- 二甲氧基 -7-O-β-D- 吡喃葡萄糖基异黄酮（4′, 8-dimethoxyl-7-O-β-D-glucopyranosyl isoflavone）[3]，阿夫罗摩辛 -7-O-β-D- 吡喃葡萄糖苷（afromosin-7-O-β-D-glucopyranoside）、山矾苷*（symplocoside）[4]，鹰嘴豆芽素 A-7-O-β-D- 吡喃葡萄糖苷（biochanin A-7-O-β-D-glucopyranoside）、圆荚草双糖苷（sphaerobioside）、8- 甲基雷杜辛 -7-O-β-D- 吡喃葡萄糖（8-methylretusin-7-O-β-D-glucopyranoside）、β- 半乳糖基 1-6β- 半乳糖基刺芒柄花素（β-galactosyl 1-6β-galactosyl formononetin）、雷杜辛 -8- 甲基乙酯（retusin-8-methyl ether）、7- 羟基 -4′, 6- 二甲氧基异黄酮（7-hydroxy-4′, 6-dimethoxyisoflavone）、4′- 甲氧基 -7- 羟基异黄酮（4′-methoxy-7-hydroxyisoflavone）、鹰嘴豆芽素 A-7-O-β-D- 葡萄糖苷（biochanin A-7-O-β-D-glucoside）、6- 甲氧基异刺芒柄花素（6-methoxyisoformononetin）[5]，丰城鸡血藤异黄酮苷 F（hirsutissimiside F）、奥刀拉亭 -7-O-β-D- 吡喃葡萄糖苷（odoratin-7-O-β-D-glucopyranoside）、阿夫罗摩辛（afromosin）[6]，柚皮素（naringenin）、马卡因（maackiain）、3R- 牛角花酮（3R-vestitol）[7]，5-O- 甲基染料木素（5-O-methyl genistein）、7- 羟基 -3′, 4′- 二甲氧基异黄酮（7-hydroxy-3′, 4′-dimethoxyisoflavone）、儿茶素（catechin）、没食子儿茶素（gallocatechin）、大豆苷（daidzoside）[8]、鹰嘴豆芽素 A（biochanin A）[9]、（2R）-7, 3′- 二羟基 -6, 4′- 甲氧基黄烷［（2R）-7, 3′-dihydroxy-6, 4′-methoxyflavan］、（3R）-7, 4′- 二羟基 -2′- 甲氧基异黄烷［（3R）-7, 4′-dihydroxy-2′-methoxyisoflavan］、7, 30, 40- 三羟基黄酮（7, 30, 40-trihydroxyflavone）和木犀草素（luteolin）[10]；皂苷类：羽扇豆醇（lupeol）、3β- 木栓烷醇（3β-friedelanol）[4]、蒲公英赛酮（taraxeron）和表羽扇豆醇（epilupeol）[5]；木脂素类：（+）- 南烛木树脂酚 -3α-O-D- 吡喃葡萄糖苷［（+）-lyoniresinol-3α-O-D-glucopyranoside］[5]；醌类：黄芪醌（astragaluquinone）[3]；酚酸类：水杨酸（salicylic acid）[3]；烷醇类：（2S）-1-O- 三十七烷基丙三醇［（2S）-1-O-heptatriacontanoyl glycerol］[3]。

【药理作用】1. 抗凝血　藤茎的乙醇提取物中分离得到的黄酮类化合物可抑制血小板凝聚；7, 30, 40-三羟基黄酮（7, 30, 40-trihydroxyflavone）、木犀草素（luteolin）、异甘草素（isoliquiritigenin）及紫铆花素（butein）可抑制脂多糖诱导的 RAW264.7 巨噬细胞中一氧化氮的释放[1]；藤茎中提取的总黄酮可抑制二磷酸腺苷、胶原和凝血酶诱导大鼠血小板的聚集，并能减少血栓形成量[2]。2. 抗肿瘤　H-103 树脂提取物对人乳腺癌 MCF-7 细胞及人肺癌 A549 细胞具有较强的抑制作用，且随时间和剂量的增加而增强[3]。3. 抗氧化　藤茎的乙醇提取物可清除 1, 1-二苯基-2-三硝苯肼自由基（DPPH）及超氧阴离子自由基[4]。4. 造血　藤茎乙醇提取物可减缓 60Co-γ 射线照射所致造血系统损伤小鼠的外周血白细胞、红细胞、血红蛋白和血小板计数的下降，升高小鼠脾脏指数和胸腺指数[5]。

【性味与归经】甘，微温。归心、肝经。

【功能与主治】补血活血，舒筋通络。用于肢体麻木，瘫痪，腰膝酸痛，月经不调，贫血。

【用法与用量】10～15g。

【药用标准】湖南药材 2009 和江西药材 2014。

【化学参考文献】

[1] Cheng J, Zhao Y Y, Wang B. Flavonoids from *Millettia nitida* var. *hirsutissima* [J]. Chem Pharm Bull, 2005, 53（4）：419-421.

[2] Ye M, Yang W Z, Liu K D, et al. Characterization of flavonoids in *Millettia nitida* var. *hirsutissima* by HPLC/DAD/ESI-MSn [J]. J Pharm Anal, 2012, 2（1）：35-42.

[3] 廖辉, 张凌, 金晨, 等. 丰城鸡血藤的化学成分分析 [J]. 中国实验方剂学杂志, 2017, 23（16）：62-67.

[4] 成军, 王京丽, 梁鸿, 等. 丰城鸡血藤化学成分的研究 [J]. 中国中药杂志, 2009, 34（15）：1921-1926.

[5] 何玉琴, 金晨, 黄斌, 等. 丰城鸡血藤化学成分分离及鉴定 [J]. 中国实验方剂学杂志, 2018, 24（2）：96-101.

[6] 向诚, 成军, 梁鸿, 等. 丰城鸡血藤异黄酮类化合物的分离鉴定 [J]. 药学学报, 2009, 44（2）：158-161.

[7] Feng J, Liang H, Zhao Y Y. Flavonoids from *Millettia nitita* var. *hirsutissima* [J]. J Chin Pharm Sci, 2006, 15（3）：178-181.

[8] 余弯弯, 金晨, 双鹏程, 等. 丰城鸡血藤异黄酮及黄烷类化学成分的研究 [J]. 中国中药杂志, 2015, 40（12）：2363-2366.

[9] 冯洁, 向诚, 梁鸿, 等. 丰城鸡血藤异黄酮类成分的研究 [J]. 中国中药杂志, 2007, 32（4）：321-322.

[10] Liao X L, Luo J G, Kong L Y. Flavonoids from *Millettia nitida* var. *hirsutissima* with their anticoagulative activities and inhibitory effects on NO production [J]. J Nat Med, 2013, 67（4）：856.

【药理参考文献】

[1] Liao X L, Luo J G, Kong L Y. Flavonoids from *Millettia nitida* var. *hirsutissima* with their anticoagulative activities and inhibitory effects on NO production [J]. Journal of Natural Medicines, 2013, 67（4）：856-861.

[2] 李才堂, 王小青, 康明, 等. 丰城鸡血藤总黄酮抗血小板聚集及抗血栓作用研究 [J]. 中国现代应用药学, 2015, 32（11）：1316-1318.

[3] 刘婷, 傅颖媛. 丰城鸡血藤 H-103 树脂提纯物体外抗肿瘤作用研究 [J]. 时珍国医国药, 2010, 21（6）：1537-1539.

[4] 余燕影, 章丽华, 曹树稳. 丰城鸡血藤黄酮提取物清除自由基活性研究 [J]. 天然产物研究与开发, 2007, 19（5）：741-744.

[5] 张凌, 刘亚丽, 饶志军, 等. 丰城鸡血藤对小鼠造血系统损伤保护作用 [J]. 中国现代应用药学, 2009, （5）：349-353.

416. 网络鸡血藤（图 416）· *Callerya reticulata*（Benth.）Schot（*Millettia reticulata* Benth.）

【别名】网络崖豆藤，鸡血藤，昆明鸡血藤。

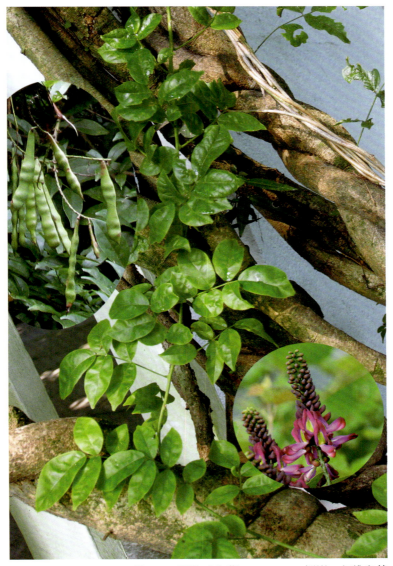

图 416　网络鸡血藤　　摄影　赵维良等

【形态】半常绿或落叶木质藤本；茎无毛。羽状复叶，小叶5～9枚，顶端钝而微凹，基部圆形，两面网脉明显，无毛；叶轴和叶柄具槽，无毛；托叶针刺状，基部突起而成1短距，小托叶钻状，长约2mm。圆锥花序顶生，下垂，长10～20cm，在基部分枝，花序轴被黄褐色茸毛；花多而密集，单生于花序轴的节上；苞片卵状披针形，微被毛；小苞片卵形，宿存；花萼钟状，4齿裂；花冠紫色或玫瑰红色，无毛，旗瓣较龙骨瓣略短，基部无胼胝体状附属物；雄蕊二体（9+1）；子房线形，无毛。荚果条形，长可达16cm，扁平，顶端有喙，果瓣近木质，种子间缢缩。种子3～10粒，扁圆形。花期6～8月，果期10～11月。

【生境与分布】生于山地、沟谷灌丛或疏林下。分布于华东各省、市，另华南、中南及四川、贵州、云南等省均有分布，越南北部也有。

【药名与部位】海南鸡血藤，藤茎。

【采集加工】全年可采，除去枝叶，洗净，切片或切成短小段，晒干。

【药材性状】呈圆柱形、扁圆形或斜切片状，厚0.2～0.3cm，直径1～3cm。表面栓皮灰黄色，粗糙，有的可见白色的斑纹。皮孔椭圆形。切面木质部淡黄色至淡黄棕色，导管孔不明显，韧皮部有一红棕色或黑棕色树脂状分泌物形成的环。髓小，位于茎中央。质坚硬，气微，味涩。

【药材炮制】未切片者用水润透,切片,或蒸软后乘热切片,干燥。

【化学成分】花含挥发油:蒎烯(pinene)、桉叶油精(cineole)和萘(naphthalene)等[1]。

茎含黄酮类:(-)- 表儿茶素[(-)-epicatechin]、柚皮素(naringenin)、5,7,3′,5′- 四羟基黄烷酮(5,7,3′,5′-tetrahydroxyflavanone)、刺芒柄花素(formononetin)、异甘草素(isoliquiritigenin)和染料木素(genistein)[2]。

【药理作用】抗凝血 煎液可显著延长加入凝血因子 Ca^{2+} 兔血清的凝血时间。乙醇提取物能抑制胶原蛋白诱导兔的血小板聚集[1]。

【性味与归经】苦、甘,性温。归肝、肾经。

【功能与主治】补气补血,通经活络,壮筋骨,祛风湿。用于风湿痹痛,腰腿痛,瘫痪,月经不调,闭经,白带,遗精,胃痛,血虚亏损。

【用法与用量】9~30g;水煎服或浸酒服,或熬膏。外用适量,煎水洗。

【药用标准】海南药材 2011。

【临床参考】麻木瘫痪、腰膝酸痛:藤茎 9~15g,水煎服。(《浙江天目山药用植物志》)

【附注】本种以羊桃之名始载于《植物名实图考》。

本种的根民间也作药用,具镇静安神作用,主治狂燥型精神分裂症。但服后有出汗、恶心、呕吐等反应,可作对症处理。孕妇不宜内服。

【化学参考文献】

[1] 龚铮午,吴楚材. 鸡血藤花香气化学成分初步研究[J]. 林产化学与工业,1998,18(1):65-68.

[2] Fang S C, Hsu C L, Lin H T, et al. Anticancer effects of flavonoid derivatives isolated from *Millettia reticulata* Benth in SK-Hep-1 human hepatocellular carcinoma cells[J]. J Agric Food Chem, 2010, 58(2): 814-820.

【药理参考文献】

[1] 艾铁民,朱相云. 中国药用植物志(第 5 卷上册)[M]. 北京:北京大学医学出版社,2016:354.

417. 美丽鸡血藤(图 417)· *Callerya speciosa*(Champ.ex Benth.)Schot(*Millettia speciosa* Champ.)

【别名】美丽崖豆藤、牛大力藤、美丽岩豆藤、牛大力。

【形态】攀缘灌木。嫩枝被褐色茸毛。羽状复叶,小叶 13 枚,长椭圆形或长椭圆状披针形,稀卵形或倒卵形,长 3~8(9)cm,宽 1~3cm,顶端钝或短渐尖,基部圆形或楔形,上面有光泽,无毛或疏被短柔毛,下面被疏柔毛,脉上的毛较密;叶柄和叶轴被黄褐色短柔毛;小托叶钻状,长约 1mm,早落。总状花序腋生,花序轴、花梗及花萼均密被茸毛;花在花序轴上单生;花冠白色或粉红色,旗瓣近圆形,基部有 2 枚胼胝状附属物,翼瓣基部一侧有耳,龙骨瓣最长,呈镰刀状弯曲;雄蕊二体(9+1),子房密被茸毛。荚果条形,扁平,长 10~15cm,密被褐色茸毛,果瓣木质,开裂后扭曲。种子 4~6 粒,卵圆形。花期 7~9 月,果期 8~10 月。

【生境与分布】生于灌丛、疏林和旷野中。分布于福建,另广东、广西、海南、湖南、云南、贵州等省均有分布,越南也有。

【药名与部位】牛大力,块根。

【采集加工】全年均可采挖,洗净,除去芦头及须根,切厚片,晒干。

【药材性状】呈圆柱形或似多个纺锤形连接在一起呈念珠状,常切成不规则的块片,大小不一。表面灰黄色至黄褐色,粗糙,有环状细横纹和不规则的纵向粗皱纹,偶有须根痕,外皮粗糙。体重,质硬,不易折断,断面不平坦,韧皮部灰白色,有裂隙;放射状纹理明显,纤维性,中间灰白色而略松泡,富粉性。

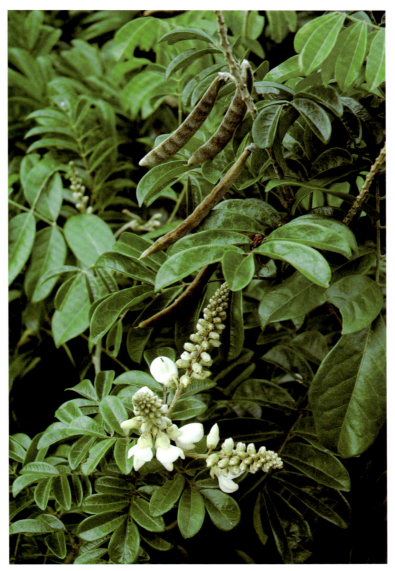

图 417　美丽鸡血藤　　　摄影　徐克学

气微，味微甜。

【药材炮制】 除去杂质，洗净，润透，切片，干燥。

【化学成分】 根含皂苷类：3β, 11α- 二羟基 -6（7），12（13）- 二烯 - 熊果烷［3β, 11α-dihydroxy-6（7），12（13）-diene ursane］、3β, 11α- 二羟基 -12（13）- 烯 - 熊果烷［3β, 11α-dihydroxy-12（13）-en-ursane］[1]，紫菀酮（shionone）、咖啡酸羽扇豆醇酯（lupeol caffeate）、甘草酸（glycyrrhizic acid）[2]和圆齿火棘酸（pyracrenic acid）[3]；萜类：7- 羟基千金二萜醇（7-hydroxylathyrol）[2]；黄酮类：高丽槐素（maackiain）、异甘草素（isoliquiritigenin）、2′, 4, 4′, α- 四羟基二氢查耳酮（2′, 4, 4′, α-tetrahydroxydihydrochalcone）、2′, 4- 二羟基 -4′- 甲氧基查耳酮（2′, 4-dihydroxy-4′-methoxychalcone）、3′, 4′- 二羟基 -7- 甲氧基异黄酮（3′, 4′-dihydroxy-7-methoxyisoflavone）、4- 羟基 -2′, 4- 二甲氧基查耳酮（4-hydroxy-2′, 4-dimethoxychalcone）、2′, 4′, α- 三羟基 -4- 甲氧基二氢查耳酮（2′, 4′, α-trihydroxy-4-methoxy-dihydrochalcone）、毛蕊异黄酮（calycosin）、异甘草黄酮醇（isolicoflavonol）、3′, 4′, 7- 三羟基异黄酮（3′, 4′, 7-trihydroxyisoflavone）[1]，刺芒柄花素（formononetin）、3, 4, 2′, 4′- 四羟基查耳酮（3, 4, 2′, 4′-tetrahydroxychalcone）[3]，2′, 4, 4′- 三羟基查耳酮（2′, 4, 4′-trihydroxychalcone）、3′, 7- 二羟基 -2′, 4′- 二甲氧基异黄酮（3′, 7-dihydroxy-2′, 4′-dimethoxyisoflavone）[4]，补骨脂甲素（corylifolin）、槲皮素（quercetin）、异槲皮苷（isoquercitrin）、甘草查耳酮 A（licochalcone A）、

鸢尾黄酮（tectorigenin）、甘草素（liquiritigenin）、硫黄菊素（sulfuretin）、阿曼托黄酮（amentoflavone）[5]和美丽鸡血藤苷*D（millettiaspecoside D）[6]；生物碱类：橙黄胡椒酰胺乙酸酯（aurantiamide acetate）、N-甲基金雀花碱（N-methylcytisine）、6-甲氧基二氢血根碱（6-methoxydihyrosanguinarine）[2]和刺桐碱（hypaphorine）[7]；脂肪酸和低碳羧酸类：顺丁烯二酸（cis-maleic acid）[2]、棕榈酸甲酯（methyl palmitate）、棕榈酸乙酯（ethyl palmitate）、十五烷酸乙酯（ethyl pentadecanoate）、硬脂酸（stearic acid）、（Z,Z）-9, 12-十八烷二烯酸［（Z, Z）-9, 12-octadecalic acid］、亚油酸乙酯（ethyl linoleate）、（Z,Z,Z）-9, 12, 15-十八碳三烯酸乙酯［ethyl （Z, Z, Z）-9, 12, 15-octadecatrienoate］、油酸乙酯（ethyl oleate）和硬脂酸乙酯（ethyl stearate）[8]；二苯乙烯类：（E）-3, 3′-二甲氧基-4, 4′-二羟基-1, 2-二苯乙烯［（E）-3, 3′-dimethoxy-4, 4′-dihydroxy-1, 2-stilbene］[2]；酚酸类：香草酸（vanillic acid）、丁香酸（syringic acid）[2]、2, 5-二羟基苯甲酸（2, 5-dihydroxybenzoic acid）[3]、1, 2-苯二羧酸异丁基酯（isobutyl 1, 2-benzene dicarboxylate）、邻苯二甲酸二丁酯（dibutyl phthalate）、1, 2-苯二甲酸双（苯甲基）酯（diphenmethyl 1, 2-benzenedicarboxylate）、邻苯二甲酸二仲丁酯（disec-butyl phthalate）和邻苯二甲酸二异辛酯（diisooctyl phthalate）[8]；香豆素类：补骨脂素（psoralen）[2]；木脂素类：8-羟基松脂醇（8-hydroxypinoresinol）[1]、五味子醇乙（schisandrol B）[2]、二氢去氢二松柏醇（dihydrodehydrodiconiferyl alcohol）、（-）-丁香脂素［（-）-syringaresinol］[3]；甾体类：7-羰基-β-谷甾醇（7-oxo-β-sitosterol）[2]、豆甾醇（stigmasterol）、豆甾醇-3-O-β-D-吡喃葡萄糖苷（stigmasterol-3-O-β-D-glucopyranoside）、β-谷甾醇（β-sitosterol）和胡萝卜苷（daucosterol）[3]；苯并吡喃类：美迪紫檀素（medicarpin）[1]、紫檀素（pterocapin）[4]、高紫檀素（homopterocarpin）[9]和苷松新酮（nardosinone）[2]；苯并吡喃酮类：美丽鸡血藤酮*A、B（millettiaosas A、B）、3-（1-甲基乙氧基）-6H-二苯并［b, d］吡喃-6-酮{3-（1-methylethoxy）-6H-dibenzo［b, d］pyran-6-one}、2, 9-二甲氧基-6H-二苯并［b, d］吡喃-6-酮{2, 9-dimethoxy-6H-dibenzo［b, d］pyran-6-one}、12-甲氧基-6H-苯并［d］石脑油［1, 2-b］吡喃-6-酮{12-methoxy-6H-benzo［d］naphtha［1, 2-b］pyran-6-one}和8, 9-二甲基-3-（1-甲基乙氧基）-6H-二苯并［b, d］吡喃-6-酮{8, 9-dimethoxy-3-（1-methylethoxy）-6H-dibenzo［b, d］pyran-6-one}[10]；元素：铝（Al）、钡（Ba）、钙（Ca）、铜（Cu）、铁（Fe）、钾（K）、镁（Mg）、锰（Mn）、钠（Na）、锶（Sr）、钛（Ti）、锌（Zn）[11, 12]、硒（Se）、镍（Ni）和锡（Sn）[10]；其他尚含：双去甲氧基姜黄素（bisdemethoxycurcumin）[2]、5-羟甲基-2-糠醛（5-hydroxymethyl-2-furaldehyde）、α-甲氧基-2, 5-呋喃二甲醇（α-methoxy-2, 5-furandimethanol）[3]和维生素E（vitamin E）[8]。

茎含黄酮类：（-）-高丽槐素［（-）-maackiain］、4, 2′, 4′-三羟基查耳酮（4, 2′, 4′-trihydroxychalcone）和4′-羟基-7-甲氧基二氢黄酮（4′-hydroxy-7-methoxy flavanone）[13]；甾体类：谷甾-5-烯-3, 7-二醇（stigmast-5-ene-3, 7-diol）、β-谷甾醇（β-sitosterol）、豆甾醇（stigmasterol）和胡萝卜苷（daucosterol）[13]。

藤叶含挥发油及脂肪酸类：植二烯（phytadiene）、新植二烯（neophytadiene）、棕榈酸乙酯（ethyl palmitate）、叶绿醇（phytol）、亚油酸（linoleic acid）、亚麻酸甲酯（methyl linolenate）、亚油酸乙酯（ethyl linoleate）、亚麻酸乙酯（ethyl linolenate）、硬脂酸乙酯（ethyl stearate）和角鲨烯（spualene）[14]；甾体类：豆甾醇（stigmasterol）、γ-谷甾醇（γ-clionasterol）、环阿屯醇（cycloartenol）和蒲公英甾醇（taraxasterol）[14]；其他尚含：维生素E（vitamin E）[14]等。

【药理作用】1. 抗疲劳　全株水提物可延长小鼠游泳力衰竭时间，能增加血浆中肌酸磷酸激酶、乳酸脱氢酶和丙二醛含量，降低超氧化物歧化酶和谷胱甘肽含量。总多糖能增加葡萄糖和肌糖原含量，降低血尿素氮和乳酸的积累[1]。水提物可增加小鼠脂肪利用率，延缓血尿素的累积，延长小鼠游泳与攀爬时间[2]。多糖能延长小鼠爬杆时间，增加小鼠游泳耐力，降低血乳糖、血尿素氮的含量、提高血中血乳酸脱氢酶含量[3]。2. 护肝　水煎液能降低四氯化碳和酒精所致急性肝损伤模型小鼠血清中天冬氨酸氨基转移酶和谷丙转氨酶的含量，减少肝匀浆丙二醛含量，降低肝脏指数，提高胸腺指数[4]；牛大力多糖可抑制肝损伤引起的肝脏肿大，保护肝细胞和结构，降低小鼠血清中谷丙转氨酶和天冬氨酸氨基转移酶的含量，明显降低丙二醛的含量，同时降低炎性介质关键酶环氧化酶的表达[5]。3.抗炎镇痛　水提物能减轻二甲苯所致小鼠耳廓的肿胀度，抑制醋酸所致腹腔毛细血管通透性的增高，对大鼠棉球肉芽肿有明显的抑制作用，减少醋酸所致小鼠的扭体次数和提高小鼠对热刺激的痛阈值[6]。4.祛痰镇咳平喘　水提物能显著增加小鼠气管酚红排泌量，促进家鸽气管内墨汁运动，减少氨水引发小鼠和枸橼酸引发豚鼠咳嗽反应的次数，延长咳嗽潜伏期，对抗组胺-乙酰胆碱所致豚鼠支气管哮喘[7]。5.增强免疫　水提液可增加免疫低下小鼠的脾脏指数、胸腺指数及廓清指数，显著提高小鼠血清溶血素含量[8]。6.抗氧化　根油脂提取物对1,1-二苯基-2-三硝苯肼自由基（DPPH）具有显著的清除作用[9]。

【性味与归经】味甘，性平。归肺、脾、肾经。

【功能与主治】补虚润肺，强筋活络。用于病后虚弱、阴虚咳嗽、腰肌劳损、风湿痹痛、遗精、白带。

【用法与用量】15～30g。

【药用标准】海南药材2011、北京药材1998、广东药材2004和广西壮药2008。

【临床参考】1.类风湿关节炎并间质性肺炎：根20g，加干姜10g、制半夏10g、麻黄6g、桂枝12g、白芍15g、五味子5g、地龙12g、陈皮9g、细辛3g、海风藤15g，炙甘草3g，每日1剂，分2次水煎服[1]。

2.腰肌劳损、肾虚腰痛：根20g，加千斤拔30g，猪尾椎骨250g，炖食[2]。

3.胸膜炎：藤15g，加一见喜3g，水煎服。（《福建药物志》）

【化学参考文献】

[1] 沈茂杰，叶春秀，钟霞军，等．牛大力的化学成分研究［J］．华西药学杂志，2015，32（5）：456-458．

[2] 王呈文，陈光英，宋小平，等．牛大力的化学成分研究［J］．中草药，2014，45（11）：1515-1520．

[3] 王春华，王英，王国才，等．牛大力的化学成分研究［J］．中草药，2014，45（11）：972-975．

[4] 王祝年，赖富丽，王茂媛，等．牛大力根的化学成分研究［J］．热带作物学报，2011，32（12）：2378-2380．

[5] 王呈文，陈光英，宋小平，等．牛大力中黄酮类成分［J］．中成药，2014，36（10）：2111-2114．

[6] Yin T，Hong L，Wang B，et al. A new flavonol glycoside from *Millettia speciosa*［J］．Fitoterapia，2010，81（4）：274．

[7] 张宏武，丁刚，李榕涛，等．牛大力中刺桐碱的分离鉴定和含量测定［J］．药物分析杂志，2011，31（6）：1024-1026．

[8] 陈德力，弓宝，刘洋洋，等．牛大力根脂溶性成分的GC-MS分析［J］．陕西中医，2015，36（9）：1248-1250．

[9] 宗鑫凯，赖富丽，王祝年，等．牛大力化学成分研究［J］．中药材，2009，32（4）：520-521．

[10] Chen D L，Liu Y Y，Ma G X，et al. Two new rotenoids from the roots of *Millettia speciosa*［J］．Phytochemistry Lett，2015，12：196-199．

[11] 徐晓铭，赖志辉，管艳艳，等．ICP-AES法测定牛大力中的微量元素含量［J］．现代中药研究与实践，2010，24（4）：62-64．

[12] 李移，陈杰，李尚德．中药牛大力微量元素含量的测定［J］．广东微量元素科学，2008，15（2）：56-58．

[13] 王茂媛，赖富丽，王建荣，等．牛大力茎的化学成分研究［J］．天然产物研究与开发，2013，25：53-55，91．

[14] 赖富丽，王祝年，王建荣，等．牛大力藤叶脂溶性成分的GC-MS分析［J］．热带作物学报，2009，30（5）：714-717．

【药理参考文献】

[1] Zhao X N，Liang J L，Chen H B，et al. Anti-fatigue and antioxidant activity of the polysaccharides isolated from *Millettiae speciosae* Champ. Leguminosae［J］．Nutrients，2015，7（10）：8657-8669．

[2] Zhao X N，Wang X F，Liao J B，et al. Antifatigue effect of *Millettiae speciosae*，Champ（Leguminosae）extract in mice［J］．Tropical Journal of Pharmaceutical Research，2015，14（3）．

[3] 罗轩，林翠梧，陈洁晶，等．牛大力多糖对小鼠抗疲劳作用的研究［J］．天然产物研究与开发，2014，26（3）：324-328．

[4] 周添浓，刘丹丹，唐立海，等．牛大力对四氯化碳及酒精所致小鼠急性肝损伤的保护作用［J］．时珍国医国药，2009，20（10）：2585-2587．

[5] 曹志方, 郝赫宣, 杨雨辉, 等. 牛大力多糖在小鼠模型抗肝炎作用的试验观察[J]. 中国兽医杂志, 2015, 51(12): 57-59.
[6] 刘丹丹, 魏志雄. 牛大力水提物抗炎镇痛作用的实验研究[J]. 中国现代中药, 2014, 16(7): 538-541.
[7] 刘丹丹, 唐立海, 王艳, 等. 牛大力祛痰、镇咳和平喘作用的实验研究[J]. 广州中医药大学学报, 2009, 26(3): 266-269.
[8] 韦翠萍, 刘丹丹, 唐立海, 等. 牛大力对小鼠免疫功能的影响[J]. 广州中医药大学学报, 2009, 26(6): 539-542.
[9] 弓宝, 陈德力, 刘洋洋, 等. 牛大力根油脂抗氧化活性研究[J]. 中国现代中药, 2015, 17(10): 1033-1036.

【临床参考文献】
[1] 赫军, 李丽华, 孙捷, 等. 牛大力合小青龙汤加味辨治类风湿关节炎并间质性肺炎30例[J]. 中国中医药科技, 2014, 21(2): 137.
[2] 蓝日春. 壮医食疗70方[J]. 中国民族医药杂志, 2013, 19(1): 38-40.

25. 补骨脂属 *Psoralea* Linn.

草本或亚灌木。全体具黑色或透明腺点。奇数羽状复叶或单叶；托叶宽，基部抱茎。花排成腋生的头状花序、穗状花序、总状花序或丛生花序，稀为单生；苞片膜质，小苞片缺如；花萼钟状，5齿裂，裂片近相等或下面的最大，上面2裂常合生；花冠紫色、蓝色、淡红色或白色，较花萼稍长，各瓣具爪，旗瓣卵形或圆形，有小而内弯的耳，翼瓣镰状长圆形，龙骨瓣钝，顶端稍内弯；雄蕊10枚，单体或二体，花药同型或稍异型；子房无柄或具短柄，胚珠1个，花柱丝状或基部宽大，上部内弯。荚果卵形或长椭圆形，不开裂；种子1粒，果皮与种子粘连。

约130种，分布于热带和亚热带地区。中国1种，产于云南（西双版纳）、贵州、四川金沙江河谷等地，多省有栽培，法定药用植物1种。华东地区法定药用植物1种。

418. 补骨脂（图418）· *Psoralea corylifolia* Linn.

【别名】破故纸（通称）。

【形态】一年生直立草本，高50～150cm。茎有条棱，被白色柔毛及暗褐色腺点。叶为单叶或有时有1片侧生小叶，宽卵形，长4.5～9cm，宽3～6cm，顶端圆或钝，基部圆形、心形或偏斜，边缘有不规则的粗锯齿，两面近无毛，有暗褐色腺点；叶柄长2～4.5cm；托叶狭卵状披针形，长约1cm，有腺点。花小，密集成头状的总状花序，腋生；总花梗长约2cm；花长3～5mm；花萼钟状，5齿裂，上面2齿合生；花冠淡紫色、白色或黄色；雄蕊10枚，合生成单体；子房倒卵形或线形。荚果卵形，长约5mm，黑色，不开裂，有宿存花萼。种子扁，近肾形，长3～5mm，具细网纹，有香气。花期7～8月，果期9～10月。

【生境与分布】安徽、浙江、江西和福建有栽培。另广东、河南、四川、山西、陕西等省多有栽培，原产于中国四川、贵州和云南。

【药名与部位】补骨脂（破故纸、黑故子），果实。

【采集加工】秋季果实成熟时采收，除去杂质，干燥。

【药材性状】呈肾形，略扁，长3～5mm，宽2～4mm，厚约1.5mm。表面黑色、黑褐色或灰褐色，具细微网状皱纹。顶端圆钝，有1小突起，凹侧下方有果柄痕。质硬。果皮薄，与种子不易分离；种子1枚，子叶2枚，黄白色，有油性。气香，味辛、微苦。

【质量要求】粒饱满，无杂屑。

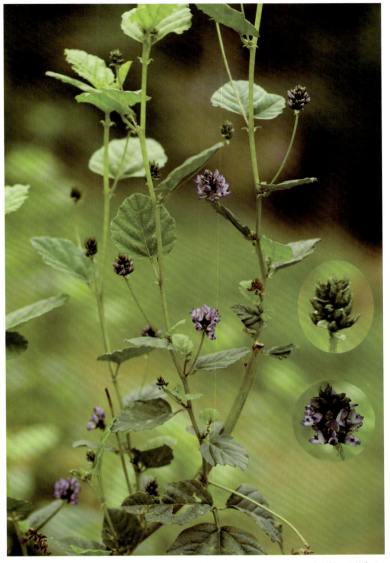

图 418　补骨脂　　　摄影　叶喜阳

【药材炮制】补骨脂：除去杂质。盐补骨脂：取补骨脂饮片，与盐水拌匀，稍闷，炒至微鼓起。芝麻补骨脂：取补骨脂饮片，与黑芝麻拌炒至香气逸出，继续炒至无爆裂声时，取出，筛去黑芝麻，摊凉。

【化学成分】叶含香豆素类：异补骨脂素（isopsoralen）和补骨脂素（psoralen）[1]。

果实含挥发油类：乙酸乙酯（ethyl acetate）、芳樟醇（linalool）、反 - 石竹烯（trans-caryophyllene）、白菖油烯（calarene）、α- 律草烯（α-humulene）、1S- 顺卡拉烯（1S-ciscalamenene）和石竹烯氧化物（caryophyllene oxide）等[2]；香豆素类：异补骨脂素（isopsoralen）、补骨脂素（psoralen）[3]，补骨脂定（psoralidin）、异补骨脂定（isopsoralidin）、补骨脂 2′, 3′- 环氧化物（psoralidin-2′, 3′-epoxide）、双羟基异补骨脂定（corylidin）、新补骨脂素（neopsoralen）、补骨脂葡萄糖苷（psoralenoside）、异补骨脂葡萄糖苷（isopsoralenoside）和补骨脂可素*（bakuchicin）[4]；黄酮类：补骨脂查耳酮（bavachalcone）、补骨脂甲素（bavachin）、大豆苷（daidzin）[3]，补骨脂异黄酮（psoralen isoflavone）[5]，5、7、4′- 三羟基异黄酮（5、7、4′- trihydroxyisoflavone），即染料木素（genistein）、呋喃（2″、3″、7、6）-4′- 羟基二氢黄酮［furano（2″、3″、7、6）-4′-hydroxyflavanone］[6]，黄芪苷（agtragalin）、4- 甲氧基黄酮

（4-methoxyflavone）、补骨脂二氢黄酮甲醚，即补骨脂辛宁（bavachinin）、3、5、3'、4'-四羟基-7-甲氧基黄酮-3'-O-α-L-吡喃木糖（1→3）-O-α-L-吡喃阿拉伯糖（1→4）-O-β-D-吡喃半乳糖苷［3，5，3'，4'-tetrahydroxy-7-methoxyflavone-3'-O-α-L-xylopyranosyl（1→3）-O-α-L-arabinopyranosyl（1→4）-O-β-D-galactopyranoside］、5，7，4'-三羟基黄酮（5，7，4'-trihydroxyflavone），即染料木素（genistein）、6-异戊烯柚皮素（6-prenyl naringenin）、7、8-二氢-8-（4-羟基苯基）-2，2-二甲基-2H，6H-苯骈［1，2-b；5，4-b'］二吡喃-6-酮｛7，8-dihydro-8-（4-hydroxyphenyl）-2，2-dimethyl-2H，6H-benzo［1，2-b；5，4-b'］dipyran-6-one｝、呋喃（2"，3"，7，6）-4'-羟基二氢黄酮［furan（2"，3"，7，6）-4'-hydroxy flavanone］、6-异戊二烯基-4，5，7-三羟基二氢黄酮（6-prenyl naringenin）、补骨脂乙素（corylifolinin）、新补骨脂查耳酮（neobavachalcone）、异新补骨脂查耳酮（isoneobavachalcone）、补骨脂色酚酮（bavachromanol）、补骨脂呋喃查耳酮（bakuchalcone）、补骨弗醇B*（corylifol B）、异补骨脂色烯素（isobavachromene）、补骨脂色烯素（bavachromene）、1-［2，4-二羟基-3-2（羟基-3-甲基-3-丁烯）苯基］-3-（4-羟基苯基）-2-丙烯-1-酮｛1-［2，4-dihydroxy-3-2（hydroxyl-3-methyl-3-butenyl）phenyl］-3-（4-hydroxyphenyl）-2-propen-1-one｝、补骨脂宁（corylin）、补骨脂异黄酮醛（corylinal）、补骨脂醇（psoralenol）、7、4'-二羟基-3'［（E）-3，7-二甲基-2，6-辛二烯］-异黄酮｛7，4'-dihydroxy-3'［（E）-3，7-dimethyl-2，6-octadien］-isoflavone｝，即补骨脂宁素*（corylinin）、新补骨脂宁（neocorylin）、异新补骨脂异黄酮（isoneobavaisoflavone）、8-异戊烯基大豆苷（8-prenyl daidzein）、新补骨脂异黄酮（neobavaisoflavone）、补骨脂异黄酮苷（bavadin）[4]，紫云英苷（astragalin）和大豆苷元（daidzein）[7]，2-（3，4-二羟基）苯基-8，8-二甲基-8H-吡喃并［2，3-h］色烯-4-酮｛2-（3，4-dihydroxyphenyl）-8，8-dimethyl-8H-pyrano［2，3-h］chromen-4-one｝和5-（1-甲基-2-羟基）-乙基-4，5-二氢呋喃［2，3-h］并（4'-羟基-3'，5'-二甲氧基）-异黄酮｛5-（2-hydroxyl-1-methyl）-ethyl-4，5-dihydrofurano［2，3-h］（4'-hydroxyl-3'，5'-dimethoxy）-isoflavone｝[8]；补骨脂查耳酮（bavachalcone）、补骨脂定（psoralidin）和补骨脂异黄酮苷（bavadin）[9]；拟雌内酯类：补骨脂香豆雌烷A、B（bavacumestan A、B）、槐属香豆雌烷A（sophoracoumestan A）[4]和4"、5"-去氢异补骨脂定（4"、5"-dehydroisopsoralidin）[5]；萜酚类：补骨脂酚（bakuchiol）、2，3-环氧补骨脂酚（2，3-epoxybakuchiol）、Δ¹，3-羟基补骨脂酚（Δ¹，3-hydrxybakuchiol）、Δ³，2-羟基补骨脂酚（Δ³，2-hydroxybakuchiol）、12，13-二氢-12，13-二羟基补骨脂酚（12，13-dihydro-12，13-dihydroxybakuchiol）、12，13-二氢-12，13-环氧补骨树脂酚（12，13-dihydro-12，13-epoxybakuchiol）、（12'S）-双补骨脂酚C［（12'S）-bisbakuchiol C］、环补骨脂酚C（cyclobakuchiol C）、双补骨脂酚A、B（bisbakuchiol A、B）和补骨脂酚醇A、B、C、D、E*（psoracorylifols A、B、C、D、E）[4]；核苷类：尿嘧啶（uracil）[4]；酚酸酯类：对羟基苯甲酸甲酯（methyl p-hydroxybenzoate）[4]。

种子含香豆素类：6，7-（2'，3'-二氢呋喃）-苯并吡喃-2-酮［6，7-（2'，3'-dihydrofurano）-benzopyran-2-one］、补骨脂定-2'，3'-氧化物二乙酸酯（psoralidin-2'，3'-oxide diacetate）和香豆雌酚（coumestrol）[10]；黄酮类：补骨脂黎酚A、B、C、D、E（corylifol A、B、C、D、E）、补骨脂辛宁（bavachinin）、异补骨脂查耳酮（isobavachalcone）、4'-O-甲基补骨脂查耳酮（4'-O-methyl bavachalcone）、4，2'-二羟基-2"-（1"-甲基）-2"，3"-二氢-（4"，5"，3，4）呋喃查耳酮［4，2'-dihydroxy-2"-（1"-methyl）-2"，3"-dihydro-（4"，5"，3'，4'）furanochalcone］、4，2'-二羟基-4'-甲氧基-5-（3'''，3'''-二甲基烯丙基）查耳酮［4，2'-dihydroxy-4'-methoxy-5-（3'''，3'''-dimethyl allyl）chalcone］、6-羟基-6"，6"二甲基吡喃并-（2"，3"：4'，3'）异黄酮［6-hydroxy-6"，6"-dimethyl pyrano-（2"，3"：4'，3'）isoflavone］、5'-甲酰基-2'，4二羟基-4'-甲氧基查耳酮（5'-formyl-2'，4-dihydroxy-4-methoxychalcone）、异补骨脂辛（isobavachin）、尖叶饱食桑素G（brosimacutin G）、刺桐素A（erythrinin A）和2'-羟基-3'，4'-（2"，3"-二氢呋喃）查耳酮［2'-hydroxy-3'-4'-

（2″、3″-dihydrofurano）chalcone］[10]；萜酚类：13-羟基异补骨脂酚（13-hydroxyisobakuchiol）、12-羟基异补骨脂酚（12-hydroxyisobakuchiol）、4-［（1E）-3、3-二甲基-1、4-戊二烯］苯酚｛4-（1E）-3、3-dimethyl-1, 4-pentadienyl］phenol｝、补骨脂萜酚A、B、C、D、E（psoracorylifol A、B、C、D、E）[10]，新补骨脂林素（neocorylin）、补骨脂查耳酮（bavachalcone）和7, 8-二氢-8-（4-羟基苯基）-2, 2-二甲基-2H, 6H-［1, 2-b：5, 4-b］二吡喃-6-酮｛7, 8-dihydro-8-（4-hydroxyphenyl）-2, 2-dimethyl-2H, 6H-［1, 2-b：5, 4-b］dipyran-6-one｝[11]；苯并呋喃类：补骨脂酮酚（corylifonol）和异补骨脂酮酚（isocorylifonol）[10]；内酯类：补骨脂酯（psoralester）[10]；甾体类：豆甾醇（stigmasterol）[10]。

【药理作用】1. 抗氧化　果实生品及炮制品提取物对2, 2′-联氮-二（3-乙基-苯并噻唑-6-磺酸）二铵自由基（ABTS）和1, 1-二苯基-2-三硝基苯肼自由基（DPPH）以及铁离子还原/抗氧化（FRAP）均有不同程度的清除作用[1]。分离得到的补骨脂定、补骨脂甲素、大豆苷、大豆苷元和紫云英苷在体外对2, 2′-联氮-二（3-乙基-苯并噻唑-6-磺酸）二铵自由基和1, 1-二苯基-2-三硝基苯肼自由基均有清除作用[2]。2. 抗病原微生物　分离得到的化合物补骨脂乙素和新补骨脂异黄酮在体外对金黄色葡萄球菌、耐甲氧西林的金黄色葡萄球菌和β-内酰胺酶阳性的金黄色葡萄球菌的生长均有一定的抑制作用[2]；挥发油对金黄色葡萄球菌、耐甲氧西林的金黄色葡萄球菌、肠球菌属、大肠杆菌、铜绿假单胞菌、肺炎克雷伯菌的生长均有一定的抑制作用[3, 4]；并不同炮制方法对抗菌作用有明显的影响，其中酒炙品的抗菌作用较为明显[5]。3. 调节血糖　果实水提物可有效提高链脲佐菌素诱导小鼠糖尿病模型中的糖耐量及血清胰岛素水平，改善高血糖病症，其机制可能与其能改善胰岛细胞氧化应激反应有关[6]；提取物补骨脂定、补骨脂甲素和大豆苷元对葡萄糖苷酶活性有较明显的抑制作用[2]。4. 抗衰老　种子水提物可明显抑制老年及氧化应激所致肝细胞活性氧产物的产生及肝细胞线粒体功能障碍[7]。5. 神经保护　种子提取物可明显减少三硝基丙酸所致线粒体功能紊乱的嗜铬细胞瘤细胞中的细胞凋亡，降低腺苷三磷酸（ATP）含量、线粒体通透性和缓解细胞氧化损伤[8]。6. 免疫调节　补骨脂可提高由绵羊红细胞和卵白蛋白所致激发态模型小鼠的绵羊红细胞抗体和卵清抗体生成水平，显著升高白细胞介素-2、干扰素-γ的激发水平和体液免疫[9~12]。7. 平喘　补骨脂总香豆素可明显提高卵蛋白过敏性哮喘模型大鼠血清环磷酸腺苷含量，增加血清环磷酸腺苷/环磷酸鸟苷的比值[13]；补骨脂总香豆素对过敏性哮喘和组胺性哮喘的潜伏期均有显著的延长作用，显著降低动物死亡率[14]；补骨脂乙醇提取物浸膏、石油醚萃取物和甲醇洗脱物能通过调节血清哮喘炎症因子的含量发挥平喘作用[15]。8. 抗肿瘤　补骨脂可使乳腺癌骨转移大鼠50%缩足阈提高，双足负重差异下降，肿瘤体积减小，放射评分减低，骨密度和骨矿物质含量升高，减轻癌性疼痛，其机制可能与抑制肿瘤生长、减轻骨破坏有关[16]；补骨脂素对白血病HL60细胞的生长具有抑制作用，促进细胞凋亡比率，细胞凋亡与Ca^{2+}浓度呈正相关[17]；补骨脂提取物对小鼠接种可移植性前胃鳞状细胞癌组织瘤株肿瘤转移有一定的抑制作用[18]。9. 抗骨质疏松　补骨脂对切除双侧卵巢所致骨质疏松模型大鼠的高骨密度、血清1, 25-二羟基维生素D3、骨钙素水平均有明显的升高作用，能显著降低血清肿瘤坏死因子α水平，可改善去卵巢骨质疏松大鼠骨代谢指标和血清细胞因子水平[19]；补骨脂水提物对骨转换的影响可能包括抑制骨吸收和促进骨形成两方面，而且对雌激素依赖性骨丢失具有防治作用[20]。10. 调节血脂　补骨脂水提物对血脂代谢也有一定的调节作用[20]，可降低去卵巢大鼠的体重和血甘油三酯水平，表明补骨脂对去卵巢引起的脂代谢紊乱有一定的调节作用[21]。11. 肝药酶诱导　补骨脂水煎剂能显著增加肝脏微粒体的蛋白含量及NADPH-细胞色素c还原酶的活性，并能降低血清肌酐浓度，提示补骨脂水煎剂具有肝药酶的诱导作用，并能增加药物从肾脏清除的速度，加快药物在体内的代谢转化及向体外清除的过程[22]。

【性味与归经】辛、苦，温。归肾、脾经。

【功能与主治】温肾助阳，纳气，止泻。用于阳痿遗精，遗尿尿频，腰膝冷痛，肾虚作喘，五更泄泻；

外用于白癜风、斑秃。

【用法与用量】6～9g；外用20%～30%酊剂涂患处。

【药用标准】药典1963～2015、浙江炮规2015、贵州药材1965、新疆药品1980二册、香港药材三册和台湾2013。

【临床参考】1. 遗尿：种子，研粉，每夜用热汤送服1.5～6g。

2. 子宫出血：种子，加赤石脂等分，研末，每次用温开水送服3g，每日3次。（1方、2方引自《浙江药用植物志》）

3. 颈椎病：种子，研末，加红糖口服，每次10g，每日3次[1]。

4. 疣：种子10g，加僵蚕10g，75%酒精100ml浸泡1周，药液外涂患处[2]。

5. 泌尿结石：种子33g，加金钱草、车前草、白茅根各21g等，水煎3次，合并药液800ml，分2次顿服，服药30min后大量饮用白开水，站立活动，必要时做跳跃运动，10天为1疗程[2]。

6. 牙痛：种子30g，加青盐10g，同炒，研末，擦患处，每日3～5次[2]。

7. 花斑癣：种子100g，加雄黄20g，研末，浸于75%酒精250ml 1周，药液外涂患处，1天4～5次[3]。

8. 鼻出血：种子10g，加三七4g，赤石脂10g，研末，早晚分服[4]。

【附注】补骨脂始载于《雷公炮炙论》。《开宝本草》云："生广南诸州及波斯国，树高三四尺，叶小似薄荷，其舶上来者最佳。"《本草图经》谓："今岭外山坂间多有之，不及番舶者佳。茎高三四尺，叶似薄荷，花微紫色，实如麻子，圆扁而黑，九月采。"即为本种。

阴虚内热者禁服。

【化学参考文献】

[1] 畅行若, 冯铭. 补骨脂叶药用成分的分离鉴定 [J]. 陕西新医药, 1981, 10（03）: 54-55.

[2] 杨再波, 钟才宁, 邓维先, 等. 顶空气相色谱－质谱法分析补骨脂挥发油化学成分 [J]. 分析试验室, 2008, 2（4）: 87-90.

[3] 阮博, 孔令义. 补骨脂化学成分的研究 [J]. 中药研究与信息, 2005, 7（4）: 7-9.

[4] 邱蓉丽, 李璘, 乐巍. 补骨脂的化学成分与药理作用研究进展 [J]. 中药材, 2010, 33（10）: 1656-1659.

[5] 邱蓉丽, 李璘, 朱苗花, 等. 补骨脂化学成分研究 [J]. 中药材, 2011, 34（8）: 1211-1213.

[6] 刘桦, 白焱晶, 陈亚云, 等. 中药补骨脂化学成分的研究 [J]. 中国中药杂志, 2008, 33（12）: 1410-1412.

[7] 王天晓, 尹震花, 张伟, 等. 补骨脂抗氧化、抑制α-葡萄糖苷酶和抗菌活性成分研究 [J]. 中国中药杂志, 2013, 38（14）: 2328-2333.

[8] 杨彤彤, 李静, 秦民坚, 等. 补骨脂中两个新的黄酮类化合物 [J]. 药学学报, 2009, 44（12）: 1387-1390.

[9] 杨彤彤, 秦民坚. 补骨脂中新异黄酮成分的分离与结构鉴定 [J]. 药学学报, 2006, 41（01）: 76-79.

[10] 艾铁民, 朱相云. 中国药用植物志（第五卷上册）[M]. 北京: 北京大学医学出版社, 2016: 585-589.

[11] Choi Y H, Yon G H, Hong D S, et al. In vitro BACE-1 inhibitory phenolic components from the seeds of *Psoralea corylifolia* [J]. Planta Med, 2008, 74: 1405-1408

【药理参考文献】

[1] 张伟, 尹震花, 彭涛, 等. 补骨脂生品及炮制品抗氧化活性 [J]. 中国实验方剂学杂志, 2013, 19（15）: 250-254.

[2] 王天晓, 尹震花, 张伟, 等. 补骨脂抗氧化、抑制α-葡萄糖苷酶和抗菌活性成分研究 [J]. 中国中药杂志, 2013, 38（14）: 2328-2333.

[3] Purkayastha S, Dahiya P. Phytochemical screening and antibacterial potentiality of essential oil from *Psoralea corylifolia* Linn [J]. International Journal of Bioscience, 2012, 2（3）: 188-191.

[4] Purkayastha S, Dahiya P. Phytochemical analysis and antibacterial efficacy of babchi Oil (*Psoralea corylifolia*) against multi-drug resistant clinical isolates [J]. International Proceedings of Chemical Biological & Environmenta, 2012.

[5] 李昌勤, 赵琳, 康文艺. 补骨脂生品及炮制品体外抑菌活性研究 [J]. 中成药, 2012, 34（1）: 109-112.

[6] Seo E, Lee E K, Lee C S, et al. *Psoralea corylifolia* L. Seed Extract Ameliorates Streptozotoc*in*-Induced Diabetes in Mice

by Inhibition of Oxidative Stress [J]. Oxidative Medicine & Cellular Longevity, 2014, 2014 (1): 897296.
[7] Seo E, Oh Y S, Kim D, et al. Protective Role of *Psoralea corylifolia* L. Seed Extract against Hepatic Mitochondrial Dysfunction Induced by Oxidative Stress or Aging [J]. Evidence-Based Complementray and Alternative Medicine, 2013, 2013 (9): 678028.
[8] Im A R, Chae S W, Zhang G J, et al. Neuroprotective effects of *Psoralea corylifolia* Linn. seed extracts on mitochondrial dysfunction induced by 3-nitropropionic acid [J]. Bmc Complementary & Alternative Medicine, 2014, 14 (1): 370.
[9] 姜宪辉, 张健, 刘辉. 补骨脂对激发态小鼠的体液免疫影响的实验研究 [J]. 辽宁中医药大学学报, 2004, 6 (2): 116-117.
[10] 杨光, 李发胜, 刘辉. 补骨脂多糖对小鼠激发态免疫功能的影响 [J]. 中药材, 2004, 27 (1): 42-44.
[11] 徐志立, 张旭. 补骨脂对小鼠免疫功能的影响 [J]. 儿科药学杂志, 2004, 10 (3): 1-2.
[12] 李发胜, 杨光, 徐恒瑰, 等. 补骨脂多糖的提取及免疫活性的研究 [J]. 中国药师, 2008, 11 (2): 140-142.
[13] 余文新, 李伟英, 李鸿燕, 等. 补骨脂总香豆素对哮喘大鼠血清cGMP/cGMP的影响 [J]. 现代中药研究与实践, 2006, 20 (5): 27-29.
[14] 邓时贵, 李爱群, 欧润妹, 等. 补骨脂总香豆素的平喘作用 [J]. 中国现代应用药学, 2001, 18 (6): 439-440.
[15] 胡学军, 邓时贵, 韩凌, 等. 补骨脂平喘作用有效部位的筛选 [J]. 时珍国医国药, 2008, 19 (8): 1903-1905.
[16] 姚暄, 贾立群, 谭煌英, 等. 补骨脂对乳腺癌骨痛大鼠痛行为及肿瘤生长的影响 [J]. 中国中医急症, 2009, 18 (3): 417-419.
[17] 蔡宇, 陈冰, 张荣华, 等. 补骨脂素对HL60细胞凋亡及细胞内Ca^{2+}浓度影响的探讨 [J]. 中国肿瘤临床, 2006, 33 (2): 64-66.
[18] 蔡宇, 蔡天革. 补骨脂提取物对PI13K/Art信号通路影响的实验研究 [J]. 数理医药学杂志, 2009, 22 (1): 72-73.
[19] 蔡玉霞, 张剑宇. 补骨脂水煎剂对去卵巢骨质疏松大鼠骨代谢的影响 [J]. 中国组织工程研究, 2009, 13 (2): 268-271.
[20] 邓平香, 徐敏. 补骨脂对去卵巢大鼠骨转换及血脂代谢影响的实验研究 [J]. 新中医, 2005, 37 (7): 94-96.
[21] 常燕琴, 朱家恩, 白延斌, 等. 补骨脂对去卵巢大鼠体重及脂代谢的影响 [J]. 时珍国医国药, 2007, 18 (12): 2880-2881.
[22] 宓穗卿, 洪馨, 黄天来, 等. 补骨脂和补骨脂内酯对NADPH-细胞色素c还原酶及血清肌酐的影响 [J]. 中药新药与临床药理, 1998, (3): 147-150.

【临床参考文献】
[1] 徐波. 单味补骨脂治疗颈椎病 [J]. 中医杂志, 2002, 43 (6): 412.
[2] 郑昱. 补骨脂外用治疣效佳 [J]. 中医杂志, 2002, 43 (5): 331.
[3] 马帮义. 自拟补骨脂酊治疗花斑癣18例 [J]. 中医外治杂志, 2010, 20 (6): 19.
[4] 石红霞. 补骨脂赤石脂联合三七治疗鼻出血的疗效观察. 临床医药文献杂志, 2017, 19 (4): 3723

26. 猪屎豆属 *Crotalaria* Linn.

草本、亚灌木或灌木。单叶或三出复叶，全缘；托叶叶状或缺如。花单生或排成顶生、腋生或与叶对生的总状花序，也有密集呈头状；花萼二唇形或近钟形，顶端5齿裂，各齿近等长，披针形或三角形；花冠黄色或紫色，旗瓣基部通常有2枚胼胝体，龙骨瓣顶端长喙状；雄蕊（5+5）连合成单体，花药异型，5枚长的花药，长圆形，基着，5枚短的花药，球形，背着；子房有胚珠2至多数，花柱基部弯曲，中部以上有毛。荚果球形、卵形或长圆形，肿胀，无隔膜；种子通常肾形或马蹄形，棕色或黑紫色。

约550种，主要分布在美洲、非洲、澳大利亚及亚洲热带、亚热带地区。中国37种1变种，南北各省多有分布，法定药用植物3种。华东地区法定药用植物3种。

分种检索表

1. 花冠较大，长在 1.5cm 以上，明显伸出花萼外；荚果长 4～6cm ·················大猪屎豆 C. assamica
1. 花冠较小，长在 1.5cm 以下，比花萼短、近等长或略伸出；荚果长不超过 3cm。
   2. 荚果较大，长圆形，长 2～2.5cm；托叶披针形，反折 ·················假地蓝 C. ferruginea
   2. 荚果较小，长在 1.5cm 以下；托叶线形或钻形，不甚明显或缺 ·················野百合 C. sessiliflora

419. 大猪屎豆（图 419）· Crotalaria assamica Benth.

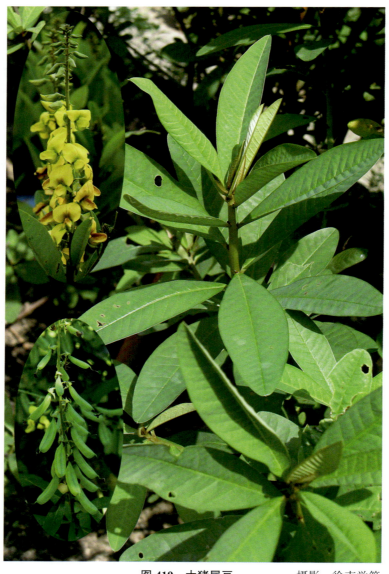

图 419　大猪屎豆　　摄影　徐克学等

【别名】大猪屎青（浙江）。

【形态】一年生半灌木状草本，高 1～1.5m。茎及分枝粗壮，有绢毛。单叶互生；叶片倒披针状长椭圆形或长椭圆形，长 5～15cm，宽 1.7～3.5cm，先端圆钝，有小尖头，基部楔形，上面无毛，下面被紧贴绢状短柔毛；托叶小。总状花序长达 30cm，疏生 20～40 朵花；花梗短，被毛；小苞片 2 枚，细小，锥状，着生于花萼的基部；花萼长 0.8～1.5cm，被绢毛，5 深裂，上方 2 齿较短，下方 3 齿较狭长；花冠金黄色，较花萼长，长 1.8～2.2cm，旗瓣近方形，有短瓣柄，近瓣柄处有半月形附属体及 2 腺体，龙骨瓣喙部向上旋卷；雄蕊单体，花药异型；子房无柄，近无毛，花柱线形，上部有毛。荚果倒卵状圆柱形，长 4～6cm，无毛。种子黑色，有光泽，卵球形。花果期 9～11 月。

【生境与分布】华东各省市有栽培，分布于台湾、广东、海南、广西、贵州和云南；越南、缅甸、泰国、马来西亚、印度、菲律宾也有。

【药名与部位】大狗响铃，去皮根及茎木。

【采集加工】夏、秋季采收，除去根皮及茎皮，切片，干燥。

【药材性状】为短柱状或不规则块片。黄白色至浅褐色。质轻而硬，茎的块片可纵向撕裂，髓部色深。气微，味淡。

【化学成分】种子含生物碱类：野百合碱（monocrotaline）[1]；黄酮类：花旗松素（taxifolin）、柚皮素（naringenin）、槲皮素-7-O-β-D-吡喃葡萄糖苷（quercetin-7-O-β-D-glucopyranoside）、柚皮素-7-O-β-D-吡喃葡萄糖苷（naringenin-7-O-β-D-glucopyranoside）、5,7,4′-三羟基-2′-甲氧基异黄酮（5,7,4′-trihydroxy-2′-methoxyisoflavone）、2′-羟基染料木素（2′-hydroxygenistein）、大豆苷元（daidzein）、2′-羟基大豆苷元（2′-hydroxydaidzein）和桑色素（morin）[2]；皂苷类：羽扇豆醇（lupeol）[2]；甾体类：β-谷甾醇（β-sitosterol）[2]；苯并呋喃类：猪屎豆呋喃 D*（crotafuran D）[3]。

【性味与归经】苦，寒。归肺、肝、肾、膀胱经。

【功能与主治】清热凉血，利水解毒，消肿止痛。用于发热咳嗽，咯血，久咳，牙痛。胆汁病（黄疸病、白疸病、黑疸病）；水肿，六淋证（尿黄、尿血、血尿、脓尿、石尿、白尿）；风湿痹痛；跌打损伤，瘀肿疼痛；疔疮痈疖。

【用法与用量】15～30g；外用适量。

【药用标准】云南傣药Ⅱ 2005 五册。

【附注】本种的种子民间也药用。

孕妇禁服。本种全株有毒，对肝脏有直接损害，对骨髓及肾脏也有损害，不宜过量或久服。肝病或肾病患者禁服。

【化学参考文献】

[1]《浙江药用植物志》编写组. 浙江药用植物志（上册）[M]. 杭州：浙江科学技术出版社，1980：571.

[2] Ko H, Weng J, Tsao L, et al. Antiinflammatory flavonoids and pterocarpanoid from *Crotalaria pallida* and *C. assamica*[J]. Bioorg Med Chem Lett，2004，14（4）：1011-1014.

[3] Weng J R, Yen M H, Lin C N. New pterocarpanoids of *Crotalaria pallida* and *Crotalaria assamica*[J]. Helv Chim Acta，2002，85（85）：847-851.

420. 假地蓝（图 420）· *Crotalaria ferruginea* Grah. ex Benth.

【别名】野花生、野蚕豆、风铃草、响马铃（浙江），黄花野百合（江西），假地兰。

【形态】多年生草本，高 30～180cm。全株密被金黄色开展的长硬毛。茎直立，多分枝。单叶互生，叶形变异大，宽椭圆形，椭圆形以至披针形，长 2～7cm，宽 1～3cm，先端钝圆或急尖，基部宽楔形，两面被毛，下面较密，侧脉不明显；叶柄极短；托叶披针形，反折，宿存。总状花序顶生或腋生，有 2～8 朵花；苞片与小苞片均与托叶相似；花萼长 1～1.3cm，花后可增长至 1.5cm；5 深裂几达基部，上方 2 齿披针形，下方 3 齿线形；花冠黄色，约与花萼近等长，旗瓣宽椭圆形，沿脊部有毛，具短瓣柄，翼瓣

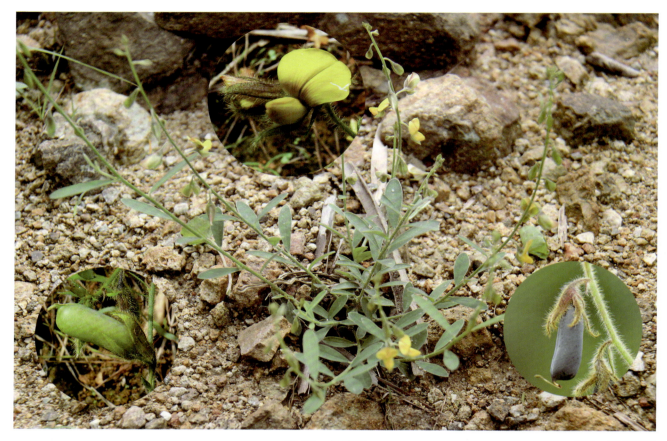

图 420　假地蓝　　　　摄影　张芬耀等

倒卵状长圆形,与龙骨瓣近等长;雄蕊单体,花药异型;子房无毛,花柱中部有毛。荚果长圆形,长 2～2.5cm,无毛。种子 20～30 粒,肾形。花期 7～8 月,果期 9～10 月。

【生境与分布】生于山坡路旁、灌木丛中及山脚田埂边。分布于华东的长江以南各省市,越南、缅甸、泰国、马来西亚、印度及菲律宾也有。

【药名与部位】响铃草,全草。

【采集加工】秋季果实成熟时采收,除去杂质,干燥。

【药材性状】长 50～100cm。除根和果实外,其余各部分均被长糙毛,外表暗绿色。根少分枝,呈长圆锥形,长可达 30cm,近根头部直径可达 1cm,外表黄褐色。茎圆柱形,长可达 60cm,直径约 4mm。单叶对生,完整的叶片呈长椭圆形或矩圆状卵形,长 2～6cm,宽 0.5～2cm,先端钝或微尖,基部渐呈楔形,全缘,叶柄短;托叶披针形,常反折。总状花序顶生或腋生,有花 2～6 朵,苞片及小苞片与托叶相似;花冠蝶形,黄色。荚果圆柱形,长 2～3cm,直径约 5mm,顶端具喙。种子肾形,20～30 粒,长约 2mm,宽约 1.5mm。

【药材炮制】除去杂质,切成节。

【化学成分】全草含黄酮类:高山金莲花素(alpinumisoflavone)、染料木素(genistein)、3′,5- 二羟基 -4′- 甲氧基 -2″,2″- 二甲基吡喃 -(5″,6″,6,7)- 异黄酮[3′,5-dihydroxy-4′-methoxy-2″,2″-dimethylpyrano-(5″,6″,6,7)-isoflavone]、4′,5,7- 三羟基 -6-(2- 羟基 -3- 甲基 -3- 丁烯基)异黄酮[4′,5,7-trihydroxy-6-(2-hydroxy-3-methyl-3-butenyl)isoflavone][1] 和 5,7- 二羟基 -4- 甲氧基黄酮 -7-O-β-D- 吡喃葡萄糖苷(5,7-dihydroxy-4-methoxy-flavone-7-O-β-D-glycopyranoside)[2];甾体类:β- 谷甾醇(β-sitosterol)、胡萝卜苷(daucosterol)[1],豆甾醇(stigmasterol)和 $\Delta^{5,22}$ 豆甾醇 -3-O-β-D- 吡喃葡萄糖苷($\Delta^{5,22}$ stigmasterol-

3-O-β-D-glycopyranoside）[2]；皂苷类：大豆皂醇 B（soyasapogenol B）和白桦脂酸（betulinic acid）[1]；脂肪酸类：正四十二烷酸（n-dotetracontanoic acid）、正三十二烷酸（n-dotriacontanoic acid）[1]和硬脂酸（stearic acid）[2]；酚酸类：对羟基苯甲酸（p-hydroxybenzoic acid）[2]；萜类：催吐萝芙木醇（vomifolilol）[2]；烷醇类：正三十一烷醇（n-hentriacontanol）[1]和二十八烷醇（octacosanol）[2]；酰胺类：（$2S, 3S, 4R, 12E, 2'R$）-2-（2'-羟基-二十二碳酰胺基）二十碳-1, 3, 4-三羟基-12-烯［（$2S, 3S, 4R, 12E, 2'R$）-2-（2'-hydroxyl docosanoylamino）eicosane-1, 3, 4-trihydroxy-12-en］[1]。

【药理作用】1. 抗菌　全草水、乙醇和醋酸乙酯浸提物对金黄色葡萄球菌、大肠杆菌、藤黄微球菌、绿脓杆菌以及黄霉菌的生长均具有不同程度的抑制作用[1, 2]。2. 抗炎镇痛　全草正丁醇提取部位可明显减轻二甲苯所致小鼠的耳廓肿胀，提高小鼠痛阈值，减少醋酸所致小鼠的扭体次数[3]。3. 抗氧化　全草所含总黄酮对羟自由基和超氧阴离子自由基有一定的清除作用[4]。

【性味与归经】甘，温。

【功能与主治】补中气，养肝肾。用于气虚及肝肾不足引起的耳鸣，耳聋。

【用法与用量】15～30g。

【药用标准】四川药材1980和云南彝药2005五册。

【临床参考】1. 久咳、痰中带血：全草20g，加茜草15g，胆南星3g，水煎服[1]。

2. 气虚耳鸣：全草50g，加猪耳朵一对，食盐适量，炖服[1]。

3. 肺热咳嗽：全草15g，加紫丹参10g，金银花10g，水煎服[1]。

4. 疔疮、虫毒、蛇咬伤：鲜全草适量捣敷，并水煎内服[1]。

5. 肾炎、胆道阻塞：全草12g，水煎服[1]。

6. 胃疼：根30g，水煎服[1]。

7. 肾亏遗精：全草30～60g，炖猪腰服。

8. 扁桃体炎、淋巴结炎、膀胱炎、慢性肾炎：全草15～30g，水煎服。（7方、8方引自《浙江药用植物志》）

【附注】以响铃草之名始载于《滇南本草》，云："生田野间，软枝绿叶，叶下有一大菓，似豆荚形。内有细子，老黑色，气味辛、酸、苦。"即本种。

本种的根民间也药用。

【化学参考文献】

[1] 李林珍, 杨小生, 朱海燕, 等. 假地蓝化学成分研究 [J]. 中草药, 2008, 39（2）: 173-175.

[2] 张旭, 龙飞, 邓赟, 等. 响铃草化学成分研究 [J]. 中草药, 2008, 39（2）: 176-178.

【药理参考文献】

[1] 周英, 王慧娟, 段震, 等. 民族药响铃草的体外抑菌活性研究 [J]. 时珍国医国药, 2009, 20（1）: 67-69.

[2] 吴贞建, 周英, 卢国峰, 等. 响铃草黄酮提取物体外抗菌活性研究 [J]. 贵州农业科学, 2009, 37（5）: 83-85.

[3] 夏勇兵, 李林珍, 马琳, 等. 响铃草抗炎镇痛活性部位的确定及其质量控制方法的建立 [J]. 药物分析杂志, 2010,（9）: 1599-1603.

[4] 叶敏, 邵艳萍. 响铃草总黄酮清除自由基及抑制亚硝化作用的研究 [J]. 天然产物研究与开发, 2013, 25（5）: 667-671.

【临床参考文献】

[1] 闻焜, 代欣桃. 响铃草的研究进展 [J]. 中国民族民间医药, 2016, 25（17）: 51-54.

421. 野百合（图 421）·*Crotalaria sessiliflora* Linn.

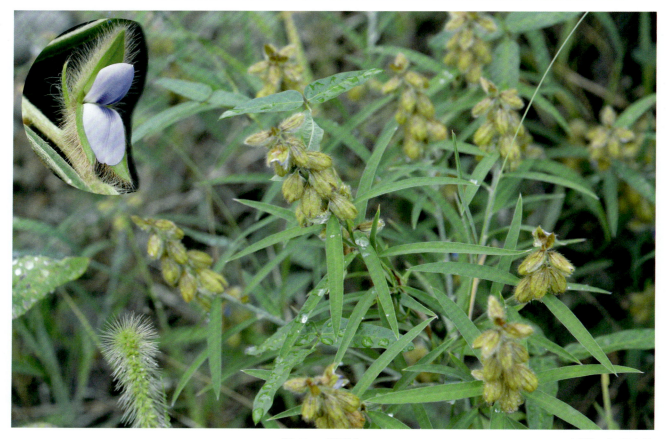

图 421　野百合　　　　　　　　　　　　　　摄影　郭增喜等

【别名】农吉利、倒挂野芝麻、倒挂山芝麻、小号芝麻铃（浙江），紫花野百合（江西），羊屎蛋（山东）。

【形态】一年生直立草本，高 0.2～1m。茎密被淡褐色伏柔毛。单叶，条形或披针形，长 2～10cm，宽 0.3～1cm，两端狭尖，上面无毛，下面被黄褐色蛛丝状伏毛；近无柄；托叶线形。总状花序顶生或腋生，有花 2～20 朵，排列紧密；苞片、小苞片及花萼均被黄褐色长硬毛；花萼长 1～1.4cm，5 齿裂，上面裂片椭圆形，下面裂片披针形；花冠紫色或淡蓝色，与花萼等长，无毛或仅爪部被微毛；雄蕊单体（5+5），花药二型；子房无毛，无柄，矩形。荚果圆柱形，与花萼等长，成熟时暗褐色，无毛。种子 10～15 粒，棕褐色，有光泽。花果期 7～10 月。

【生境与分布】生于山坡草地、路旁、溪边。分布于华东的长江以南各省、市及西南各省；朝鲜、日本、越南、缅甸、印度、菲律宾也有。

【药名与部位】农吉利，全草。

【采集加工】秋季采挖，除去杂质，晒干或鲜用。

【药材性状】主根呈细圆锥形，侧根细长，浅黄棕色。茎圆柱形，稍有分枝，长 20～90cm，表面灰绿色，密被灰白色茸毛。单叶互生，叶片多皱缩，展开后呈宽披针形或条形，暗绿色，全缘；下表面有丝状长毛。花萼 5 裂，外面密生棕黄色长毛。荚果矩形，长约 7mm，包于宿存化萼内，果壳灰褐色。种子肾状圆形，深棕色，有光泽。无臭，味淡。

【药材炮制】除去杂质，切段。

【化学成分】全草含黄酮：异牡荆苷（isovitexin）、芹菜素（apigenin）、染料木素（genistein）、木犀草素（luteolin）、金丝桃苷（hyperoside）、槲皮苷（quercitrin）、槲皮素（quercetin）、槲皮素-3-O-β-D-吡喃半乳糖-7-O-β-D-吡喃葡萄糖苷（quercetin-3-O-β-D-galactopyranosyl-7-O-β-D-glucopyranoside）、4′, 7-二羟基黄酮（4′, 7-dihydroxylflavone）、3′, 5′, 5, 7-四羟基二氢黄酮（3′, 5′, 5, 7-tetrahydroxylflavanone）、5-羟基-7, 3′, 4′-三甲氧基黄酮醇（5-hydroxy-7, 3′, 4′-trimethoxyflavonol）[1]，6, 7, 2′-三甲氧基-4′-羟基异黄酮（6, 7, 2′-trimethoxy-4′-hydroxyl isoflavone）、7, 4′-二羟基-5-甲氧基异黄酮（7, 4′-dihydroxy-5-methoxy isoflavone）、大豆苷元（daidzein）、2′-羟基染料木素（2′-hydroxyl genistein）、3′-羟基大豆苷元（3′-hydroxyl daidzein）、染料木素-7-O-β-D-呋喃芹菜糖-(1→6)-O-β-D-吡喃葡萄糖苷[genistein-7-O-β-D-apiofuranosyl-(1→6)-O-β-D-glucopyranoside]、染料木苷（genistin），即染料木素-7-O-葡萄糖苷（genistein-7-O-glucoside）、光果甘草酮（glabrone）、高山金莲花素（alpinumisoflavone）、猪屎巴卡素*（barbacarpan）、3′-羟基染料木素（3′-hydroxyl genistein）、4′, 7-二甲氧基-5-羟基异黄酮（4′, 7-dimethoxy-5-hydroxyl isoflavone）、红车轴草素（pratensein）、8-O-甲基雷杜辛（8-O-methylreyusin）、黄甘草异黄酮 A（eurycarpin A）、樱黄素（prunetin）、芒柄花素（formononetin）、2′-甲基高山金莲花素（2′-methyl alpinumisoflavone）、羟基高山金莲花素（hydroxyl alpinumisoflavone）、山蚂蝗素 A*（desmoxyphllin A）[2]，野百合素 B（sessiliflorin B）、山柰酚（kaempferol）、5, 7-二羟基色原酮（5, 7-dihydroxychromone）、艳紫铆素 B*（butesuperin B）、响铃豆素 A（crotadihydrofuran A）[3]，2′, 4′, 5, 7-四羟基异黄酮（2′, 4′, 5, 7-tetrahydroxyisoflavone）、2′, 4′, 7-三羟基异黄酮（2′, 4′, 7-trihydroxyisoflavone）、4′, 7-二羟基黄酮（4′, 7-dihydroxyflavone）、异牡荆素（isovitexin）[4]，（2R）-圣草素-7-O-β-D-吡喃葡萄糖苷[（2R）-eriodictyol-7-O-β-D-glucopyranoside]、牡荆素（vitexin）、荭草素（orientin）和异荭草素（isoorientin）[5]；酚及酚酸类：对羟基苯甲酸乙酯（ethyl 4-hydroxybenzoate）、咖啡酸乙酯（ethyl caffeate）[3]，氢醌（hydroquinone）、红果酸（eucomic acid）和羟基红果酸（hydroxyeucomic acid）[5]；生物碱类：新海胆灵 A（neoechinulin A）和橙黄胡椒酰胺乙酸酯（aurantiamide acetate）[3]；皂苷类：大豆皂醇 B（soyasapogenol B）和羊齿烯醇（fernenol）[3]。

【药理作用】1. 抗肿瘤　种子水、乙醇粗提取物对小鼠肉瘤 180、白血病 615 及大鼠瓦克癌 256 细胞的增殖均有一定的抑制作用；有效成分野百合碱对移植瘤 S-180 的生长有抑制作用[1~3]。2. 抗氧化　地上部分的乙酸乙酯提取物对 1, 1-二苯基-2-三硝基苯肼（DPPH）和叔丁基过氧化氢自由基（TBHP）有清除作用[4]。3. 降血压　地上部分提取物可通过促进细胞外 Ca^{2+} 流入和释放影响 NO/cGMP 信号通路，诱导动脉内皮依赖性舒张，使正常大鼠血压短暂下降[5]。

毒性　大鼠皮肤接触野百合碱乙醇饱和液，每周 5 次，连续 5 周，可引起大部分动物死亡[6]。野百合碱对雏鸡的致死量为 65mg/kg[7]。野百合碱可诱导肝脏内皮细胞损伤和纤维蛋白沉积[8]。皮下注射野百合碱 5mg/kg 剂量，每两周 1 次，连续 12 个月，可诱发动物产生胰腺癌、肝癌、急性白血病以及肾上腺及肾肿瘤[9]。

【性味与归经】淡，平。

【功能与主治】滋阴益肾，抗癌。用于皮肤癌，疮疖，虫蛇咬伤，耳鸣耳聋、头晕眩晕。

【用法与用量】15～30g；外用鲜品捣烂或干品研细粉醋调外敷。

【药用标准】药典 1977 和上海药材 1994。

【临床参考】1. 皮肤癌：鲜全草捣成糊状，外敷患处，每天换药 2～3 次；或研粉，患处消毒后用生理盐水调敷。（《浙江药用植物志》）

2. 银屑病：全草 30～40g，水煎服，药渣煎水外洗皮损处，每日 1 次[1]。

3. 小儿鞘膜积液：全草 25g（年龄增大剂量可适当增加），每次水煎取液 300ml，早晚分服 150ml，可适当加红糖或白糖，7 天为 1 疗程[2]。

【附注】本种以野百合之名始载于《植物名实图考》，云："野百合，建昌、长沙洲渚间有之。高不盈尺，圆茎直韧。叶如百合而细，面青，背微白。枝梢开花，先发长苞有黄毛，蒙茸下垂，苞坼花见，如豆花而深紫。俚医以治肺风。南昌西山亦有之，或呼为佛指甲。"并附有野百合图，即为本种。

本种有毒，毒性比较隐袭，潜伏期长，肝、脾、肺损害可在停药后才明显并恶化，严重者可致死亡。内服宜慎。有肝肾疾患者禁服。

【化学参考文献】

[1] 曾军英，李胜华，伍贤进. 野百合黄酮类化学成分研究[J]. 中国药学杂志，2014，49（14）：1190-1193.

[2] 范翠梅，田新宇，渠田田，等. 野百合中异黄酮类成分研究[J]. 中草药，2015，46（22）：3297-3303.

[3] 范翠梅，俞桂新，朱恩圆. 野百合的化学成分研究[J]. 药学学报，2016，51（5）：775-779.

[4] Yoo H S, Lee J S, Kim C Y, et al. Flavonoids of *Crotalaria sessiliflora* [J]. Arch Pharm Res, 2004, 27（5）：544.

[5] Mun'Im A, Negishi O, Ozawa T. Antioxidative compounds from *Crotalaria sessiliflora* [J]. Biosci Biotech Biochem, 2003, 67（2）：410-414.

【药理参考文献】

[1] 佚名. 农吉利治癌的研究[J]. 中国医药工业杂志，1973，（3）.

[2] 黄量，吴克美，薛智，等. 农吉利抗癌有效成分的分离及其衍生物的合成[J]. 药学学报，1980，（5）.

[3] 王序，韩桂秋，崔季巧，等. 双稠吡咯啶类生物碱结构与抗肿瘤作用及毒性关系的研究[J]. 北京大学学报（医学版）医学版，1981，（4）.

[4] Mun'Im A, Negishi O, Ozawa T. Antioxidative compounds from *Crotalaria sessiliflora* [J]. Bioscience Biotechnology & Biochemistry, 2003, 67（2）：410-414.

[5] Koh S B, Kang M H, Kim T S, et al. Endothelium-dependent vasodilatory and hypotensive effects of *Crotalaria sessiliflora* L. in rats [J]. Biological & Pharmaceutical Bulletin, 2007, 30（1）：48.

[6] Schoental R, Head M A. Pathological Changes in Rats as a Result of Treatment with Monocrotaline [J]. British Journal of Cancer, 1955, 9（1）：229-237.

[7] Neal W M, Rusoff L L, Ahmann C F. The isolation and some properties of an alkaloid from *Crotalaria spectabilis* Roth 1 [J]. Journal of the American Chemical Society, 2002, 57（12）：2560-2561.

[8] Copple B L, Banes A, Ganey P E, et al. Endothelial cell injury and fibrin Deposition in rat liver after Monocrotaline Exposure [J]. Toxicological Sciences, 2002, 65（2）：309-318.

[9] Shumaker R C, Robertson K A, Hsu I C, et al. Neoplastic transformation in tissues of rats exposed to monocrotaline or dehydroretronecine [J]. J Natl Cancer Inst, 1976, 56（4）：787-790.

【临床参考文献】

[1] 苏爱莲，林丽华. 用农吉利治疗银屑病38例疗效观察[J]. 沂水医专学报，1981，8（1）：53-54.

[2] 王宗战. 农吉利治疗小儿鞘膜积液[J]. 山东医药，1982，（10）：27.

27. 木豆属 *Cajanus* DC.

直立灌木或亚灌木。复叶具羽状3小叶，小叶片全缘，下面有松脂状腺体。总状花序腋生；花萼钟状，5裂，裂片披针形，上部2裂片合生；花冠黄色，有时带紫色线纹，旗瓣有附属体，旗瓣和翼瓣基部有耳，龙骨瓣内弯；雄蕊二体（9+1）；子房无柄，胚珠数个，花柱长，线形，无毛，柱头顶生。荚果扁平，果瓣在种子间具斜槽纹。种子圆形，略扁，无种阜。

2种，分布于非洲和亚洲的热带地区。中国常见栽培的有1种，西南部和东南部多有栽培，法定药用植物1种。华东地区法定药用植物1种。

422. 木豆（图422）• *Cajanus cajan*（Linn.）Millsp.

【别名】三叶豆。

【形态】直立灌木，高1～3m，多分枝。茎上具槽纹，被灰色短柔毛。羽状3小叶复叶，小叶片纸质，椭圆状披针形，长2.5～10cm，宽1～3.5cm，顶端渐尖或急尖，基部宽楔形，上面被极短的柔毛，下面毛更密，呈灰绿色，具不明显的黄色腺点；托叶很小，卵状披针形，小托叶钻形，均被短伏毛。总

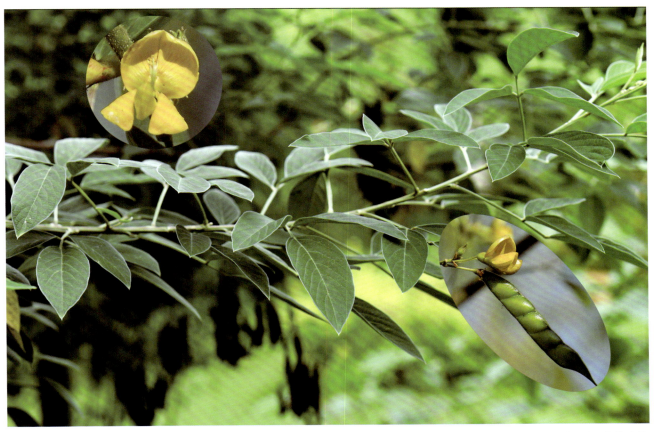

图 422　木豆　　　　　　　　　　　　　　　　　摄影　李华东等

状花序腋生，长 3～7cm；花萼长约 6mm，5 齿裂，裂片披针形，被疏毛和腺点；花冠黄色，旗瓣背面有紫色脉纹，基部有附属体和耳；雄蕊二体（9+1）；子房有毛。荚果长 4～7cm，宽 6～10mm，被黄色柔毛，果瓣在种子间有凹陷的斜槽；种子 3～5 个，球形，略扁，种皮暗红色，有时有褐色斑点。花果期 3～11 月。

【生境与分布】江苏、福建和浙江有栽培，另广东、广西、云南、四川、台湾等省区均有分布；全球的热带和亚热带地区广为栽培。

【药名与部位】木豆叶，叶。

【采集加工】夏、秋二季采收，除去枝梗及杂质，晒干。

【药材性状】为三出复叶，互生；小叶常卷缩，完整叶片展平后呈卵状披针形或披针形，长 5～10cm，宽 2～3cm；先端锐尖，基部楔形，全缘。上表面绿褐色或棕褐色；下表面灰绿色；两面均有白色柔毛，下表面毛密并有黄白色腺点。叶柄长 1～3.5cm。质脆，易碎。气微，味淡。

【药材炮制】除去杂质及枝梗，筛去灰屑。

【化学成分】叶含芪类：长柱矛果豆素 A、C（longistylin A、C）[1,2]，木豆素（cajanine）、木豆内酯 A（cajanolactone A）[1] 和 3-羟基-4-异戊二烯基-5-甲氧基二苯乙烯-2-羧酸（3-hydroxy-4-prenyl-5-methoxystilbene-2-carboxylic acid）[3]；黄酮类：牡荆苷（vitexin）、异牡荆苷（isovitexin）、木豆异黄酮（cajanin）、樱黄素（prunetin）、红车轴草素（pratensein）、（2R, 3R）-2, 3-二氢-5-7, 4′-二甲氧基黄酮 [（2R, 3R）-2, 3-dihydro-5-7, 4′-dimethoxyflavone]、球松素（pinostrobin）、荭草苷（orientin）、木豆醇*（cajaninol）、芒柄花苷（ononin）、印度黄檀苷（sissotorin）、牡荆苷（vitexin）、染料木素（genistein）、芹菜素（apigenin）、木犀草素（luteolin）、柚皮素-4′, 7-二甲醚（naringgenine-4′, 7-dimethyl ether）[1,3~5]，异槲皮素（isoquercitrin）、槲皮素（quercetin）、槲皮素-3-甲醚（quercetin-3-methyl ether)[6]和球松素(pinostrobin)[2];酚及酚酸类:香草酸(vanillic acid)[1],对羟基苯甲酸(p-hydroxybenzoic acid)[5]和儿茶酚(catechol)[4];脂肪酸及酯类:2,3,4-三羟基异戊酸(2,3,4-trihydroxy-isovaleric acid)[1],10′,16′-二羟基棕榈酸乙酯(ethyl 10′,16′-dihydroxy hexadecanoate)、十七烷酸乙酯(ethyl heptadecanoate)、十七烷酸(heptadecanoic acid)[1]和硬脂酸(tearic acid)[5];皂苷类:白桦脂酸(betulinic acid)[1];甾体类:豆甾醇(stigmasterol)[1],胡萝卜苷(daucosterol)[5]和β-谷甾醇(β-sitosterol)[3];其他尚含:2-O-甲基肌醇(2-O-quebrachitol)[1]和正二十二烷(n-dodecane)[5]。

根含皂苷类:白桦脂酸(betulinic acid)[2];黄酮类:鹰嘴豆芽素A(biochaninA)、木豆酚(cajanol)和2′-羟基染料木素(2-hydroxygenistein)[2]。

种子含甾体类:24α-甲基-5α-胆甾-8(14)-烯-3β-醇[24α-methyl-5α-cholest-8(14)-en-3β-ol]、24β-甲基-5α-胆甾-8(14)-烯-3β-醇[24β-methyl-5α-cholest-8(14)-en-3β-ol]、24α-乙基-5α-胆甾-8(14)-烯-3β-醇[24α-ethyl-5α-cholest-8(14)-en-3β-ol]、14α,24α-二甲基-5α-胆甾-9(11)-烯-3β-醇[14α,24α-dimethyl-5α-cholest-9(11)-en-3β-ol]、14α,24β-二甲基-5α-胆甾-9(11)-烯-3β-醇[14α,24β-dimethyl-5α-cholest-9(11)-en-3β-ol]、14α-甲基-24α-乙基-5α-胆甾-9(11)-烯-3β-醇[14α-methyl-24α-ethyl-5α-cholest-9(11)-en-3β-ol]和14α-甲基-24β-乙基-5α-胆甾-9(11),25-二烯-3β-醇[14α-methyl-24β-ethyl-5α-cholest-9(11),25-dien-3β-ol][7];黄酮类:2′-O-甲基木豆酮(2′-O-methylcajanone)[8]和木豆黄烷酮*(cajaflavanone)[9]。

【药理作用】1.改善骨细胞 叶提取的总黄酮类化合物能增加液氮冷冻所致大鼠股骨头坏死的新生骨钙的沉积,提高磷和碱性磷酸酶含量,强化对股骨头坏死区的修复作用,并能增强血管内皮细胞的阳性表达,增加股骨头坏死区血管数量,促进再血管化过程,改善股骨头的血液供应[1,2];叶提取物能剂量依赖性地抑制破骨细胞样细胞的形成;叶提取物均能明显抑制破骨细胞样细胞形成的骨吸收陷窝数及表面积,提示木豆叶不但可治疗股骨头缺血性坏死,而且对骨质疏松症也可能有一定的疗效[3];叶80%乙醇提取的木豆素等物质均具有刺激成骨细胞的形成、促进细胞间质矿化及抑制破骨细胞形成的作用,可不同程度地促进成骨TE85细胞的增殖,减少破骨细胞的数量[4];叶提取物对破骨细胞生成具有抑制作用,并在不影响血清雌激素水平、不刺激子宫增生的情况下,可明显改善大鼠股骨的骨丢失,降低血清中卵泡刺激素和黄体酮生成素的含量[5]。2.降血脂 叶提取物可降低高脂饲料诱导的高脂小鼠血清和肝脏中总胆固醇含量,降低率分别达31.5%和22.7%;可减少血清和肝脏中甘油三酯含量,减少率分别达23.0%和14.4%;可降低血清低密度脂蛋白含量,降低率达53.0%,同时叶提取物还可上调肝脏组织CYP7A1和LDL-R的mRNA表达水平,提示木豆叶芪类提取物能显著降低高脂小鼠的血清和肝脏脂质水平[6];高剂量木豆叶总提取物可降低高血脂模型兔血清中的总胆固醇、甘油三酯和低密度脂蛋白含量[7]。3.护脑 叶水提物可显著降低急性脑缺血再灌注模型小鼠脑内丙二醛的含量,显著提高超氧化物歧化酶活性,并可显著减少急性脑缺血模型大鼠脑组织的含水量及脑指数,显著减少急性脑缺血模型大鼠脑毛细血管伊文思蓝的渗出量,明显延长小鼠断头喘气时间,提示木豆叶水提物对大鼠和小鼠的脑缺血、缺氧损伤均有一定的保护作用[8]。4.抗炎镇痛 叶提取的木豆素可明显抑制巴豆油所致小鼠的耳肿胀,且作用强于水杨酸,可提高热板所致小鼠的痛阈值[9]。5.抗氧化 叶提取的荭草苷和木犀草素对1,1-二苯基-2-三硝基苯肼自由基(DPPH)、2,2′-联氮-二(3-乙基-苯并噻唑-6-磺酸)二铵自由基(ABTS)、氧负离子自由基和羟自由基均有较好的清除作用,且清除率均达到80%以上[10];叶中甲醇超声提取分离的球松素对1,1-二苯基-2-三硝基苯肼自由基(DPPH)有较强的清除作用[11]。6.抗菌 叶乙醇提取物对表皮葡萄球菌、金黄色葡萄球菌和枯草芽孢杆菌的生长均有抑制作用,乙醇提取物和乙酸乙酯萃取物均对革兰氏阳性菌有较强的抑制作用,且乙酸乙酯萃取物对革兰氏阴性菌也有较强的抑制作用[12]。7.抗肿瘤 木豆叶黄酮类成分可抑制PC-3前列腺癌细胞的增殖,且随时间的延长和剂量的增加而作用增强[13]。

【性味与归经】甘,平。归肝、脾、肾经。

【功能与主治】 清热解毒，消肿止痛。用于小儿水痘，痈肿疮疖。

【用法与用量】 15～60g，水煎服；外用适量，煎水洗或捣敷患处。

【药用标准】 广东药材 2004 和海南药材 2011。

【临床参考】 1. 水肿：根 15g，加薏苡仁 15g，水煎服，忌食盐。

2. 血淋：根 9g，加车前子 9g，水煎服。

3. 痔疮下血：根，浸酒 12 小时，取出，焙干研粉，每次 9g，黄酒冲服。（1 方至 3 方引自《浙江药用植物志》）

4. 心虚水肿、喘促无力：根 30g，加猪心 1 个，炖服。（《泉州本草》）

【附注】 本种的种子、根民间也药用。根在四川民间作山豆根药用。

【化学参考文献】

[1] 刘亚旻，姜保平，沈胜楠，等．木豆叶的化学成分研究［J］．中草药，2014，45（4）：466-470．

[2] DukerEshun G，Jaroszewski J W，Asomaning W A，et al. Antiplasmodial constituents of *Cajanus cajan*［J］．Phytother Res，2010，18（2）：128-130．

[3] 林励，谢宁，程紫骅．木豆黄酮类成分的研究［J］．中国药科大学学报，1999，30（1）：21-23．

[4] 张嫩玲，蔡佳仲，胡英杰，等．木豆叶的化学成分研究［J］．中药材，2017，40（5）：1116-1118．

[5] 田润，尹爱武，王盼．木豆叶化学成分分析［J］．湖南科技学院学报，2012，33（4）：68-69．

[6] Green P W，Stevenson P C，Simmonds M S，et al. Phenolic compounds on the pod-surface of pigeonpea，*Cajanus cajan*，mediate feeding behavior of *Helicoverpa armigera larvae*［J］．J Chem Ecol，2003，29（4）：811-821．

[7] Akihisa T，Nishimura Y，Nakamura N，et al. Sterols of *Cajanus cajan*，and three other leguminosae seeds［J］．Phytochemistry，1992，31（5）：1765-1768．

[8] Bhanumanti S，Chhabra S C，Gupta S R，et al. 2′-*O*-methylcajanone：a new isoflavanone from *Cajanus cajan*［J］．Phytochemistry，1979，18（4）：693-693．

[9] Bhanumati S，Chhabra S C，Gupta S R，et al. Cajaflavanone：A new flavanone from *Cajanus cajan*［J］．Phytochemistry，1978，17（11）：2045．

【药理参考文献】

[1] 吕志强．中药木豆叶总黄酮对股骨头坏死治疗作用的实验研究［D］．郑州：郑州大学硕士学位论文，2009．

[2] 罗文正，刘红，郑稼，等．木豆叶总黄酮对股骨头坏死大鼠的作用及机制研究［J］．中国药师，2009，12（7）：857-859．

[3] 张金超，王立伟，孙静，等．木豆叶水提物对兔破骨细胞样细胞的形成及其骨吸收功能的影响［J］．河北大学学报（自然科学版），2009，29（1）：45-50．

[4] 郑元元，杨京，陈迪华，等．木豆叶提取物对人的类成骨细胞 TE85 成骨功能和体外破骨细胞分化的影响［J］．药学学报，2007，42（4）：386-391．

[5] 郑元元．木豆叶提取物对雌激素缺乏性骨丢失的影响［D］．北京：中国协和医科大学、中国医学科学院硕士学位论文，2006．

[6] 骆庆峰，孙兰，斯建勇，等．木豆叶芪类提取物对高脂模型小鼠血脂和肝脏胆固醇的降低作用［J］．药学学报，2008，43（2）：145-149．

[7] 郭显蓉，骆庆峰，康晓敏，等．木豆叶总芪对高脂模型兔的降脂作用及调节机制［J］．基础医学与临床，2011，31（6）：661-666．

[8] 黄桂英，廖雪珍，廖惠芳，等．木豆叶水提物抗脑缺血缺氧损伤的作用研究［J］．中药新药与临床药理，2006，17（3）：172-174．

[9] 孙绍美，宋玉梅，刘俭，等．木豆素制剂药理作用研究［J］．中草药，1995，（3）：147-148．

[10] 金时．木豆叶黄酮微波提取工艺及其抗氧化活性研究［D］．哈尔滨：东北林业大学硕士学位论文，2014．

[11] 付丽楠，袁肖寒，顾成波，等．木豆叶球松素的超声提取工艺及其抗氧化活性研究［J］．食品工业科技，2013，34（14）：224-228．

[12] 侯春莲．木豆叶中牡荆苷与异牡荆苷提取纯化工艺及其抗菌活性研究［D］．哈尔滨：东北林业大学硕士学位论文，

2006.

[13] 刘威. 木豆叶具有雌激素样活性的黄酮类成分提取分离及其抗肿瘤活性研究 [D]. 哈尔滨: 东北林业大学博士学位论文, 2010.

28. 千斤拔属 *Flemingia* Roxb.ex W.T.Ait.

灌木或亚灌木，稀为草本。茎直立、蔓性或缠绕。叶为羽状3小叶复叶或为单叶，小叶下面有腺点；托叶宿存或早落，小托叶缺如。总状花序腋生，具早落的苞片，或为小聚伞花序，每一聚伞花序藏于1片大型苞片内，苞片2列，小苞片缺如；花萼管短，裂片狭长，渐尖；花冠略长于花萼或与花萼近等长，各瓣近等长；雄蕊二体（9+1）；子房近无柄，胚珠2枚。荚果椭圆形或长椭圆形，肿胀，通常具种子2粒。种子近圆形，无种阜，种柄位于种子中央。

约40种，分布于非洲热带、亚洲及澳大利亚。中国16种1变种，分布于西南部至东部，法定药用植物3种。华东地区法定药用植物2种。

423. 大叶千斤拔（图423）· *Flemingia macrophylla* (Willd.) Merr. [*Moghania macrophylla* (Willd.) Kuntze]

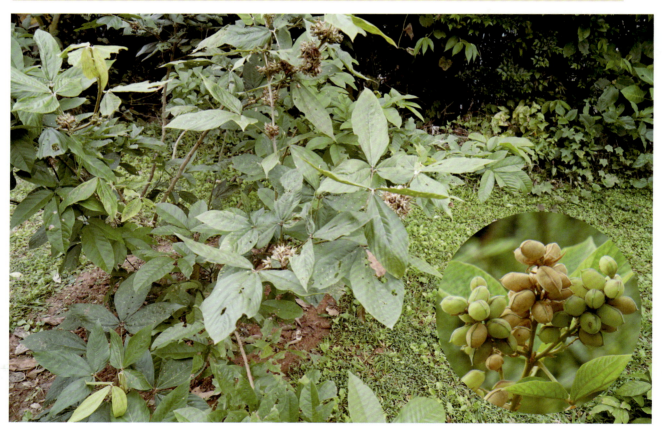

图423 大叶千斤拔　　　　　摄影 叶喜阳等

【形态】直立亚灌木，高可达3m。嫩枝上槽棱，密被锈色短伏毛。羽状三出，小叶片质薄，顶生小叶长椭圆形或宽披针形，长6～18cm，宽2.5～7cm，顶端渐尖，具细尖头，基部楔形，上面近无毛，下面沿脉上被黄色伏柔毛，基出脉3条；侧生小叶片较小，偏斜；叶柄长3～6cm，具狭翅，被锈色伏柔毛；托叶线形，早落。总状花序腋生，长3～6cm；总花梗及花梗密被锈黄色伏柔毛；每苞片内具1朵花；

花萼钟状，5 齿裂；花冠紫红色，较花萼稍长，各瓣具爪，翼瓣较短，无耳；雄蕊二体（9+1）；子房椭圆形，被丝状毛。荚果椭圆形，暗褐色，肿胀，被短柔毛，顶端具小喙。种子 1～2 粒，球形，黑色，有光泽。花期 6～9 月，果期 10～12 月。

【生境与分布】生于空旷草地或灌木丛中。分布于江西和福建，另广东、广西、云南、四川、台湾等省均有分布；印度、马来西亚等地也有。

【药名与部位】千斤拔，根和茎。

【采集加工】全年均可采挖，除去泥沙，洗净，趁鲜切段，干燥。

【药材性状】完整者根有多数分枝，头部常呈结节状膨大。长 5～10cm，直径 0.5～8cm。表面灰棕色或红棕色，有细纵纹及横长皮孔样斑痕。质硬，不易折断。切面韧皮部薄，棕红色；木质部淡红色，具放射状纹理。茎呈圆柱形，直径 0.5～2cm。表面红棕色，有细纵纹及点状皮孔。质坚硬，切面韧皮部薄，棕红色；木质部黄白色，具放射状纹理。髓居中，多中空。微具豆腥气，味微甘涩。

【药材炮制】除去杂质，洗净，浸泡，润透，切片，干燥。

【化学成分】根含黄酮类：染料木素（genistein）、奥洛波尔，即香豌豆酚（orobol）、5, 7, 4′- 三羟基异黄酮 -7-O-β-D- 吡喃葡萄糖苷（5, 7, 4′-trihydroxyisoflavone-7-O-β-D-glucopyranoside）、5, 7, 4′- 三羟基 -8, 3′- 二异戊烯基双氢黄酮（5, 7, 4′-trihydroxy-8, 3′-diprenylflavanone）、5, 7, 4′- 三羟基 -6- 异戊烯基异黄酮（5, 7, 4′-trihydroxy-6-prenylisoflavone）、千斤拔素 D（flemichin D）、胡枝子黄烷酮 A（lespedezaflavanone A）、赛金莲木儿茶素（ourateacatechin）[1]、芒柄花黄素（formononetin）、2′- 羟基染料木素（2′-hydroxygenistein）、染料木苷（genistin）[2]、5- 羟基 -7, 4′- 二甲氧基黄酮（5-hydroxy-7, 4′-dimethoxyflavone）、5- 羟基 -7, 3′- 二甲氧基黄酮 -4′- 葡萄糖苷（5-hydroxy-7, 3′-dimethoxyflavone-4′-glucoside）[3]；酚酸类：咖啡酸二十二酯（docosyl caffeate）[2]、邻苯二甲酸（o-phthalic acid）、2, 4- 二叔丁基苯酚（2, 4-ditert-butylphenol）和 4- 甲氧基苯丙酸（4-methoxy benzenepropanoic acid）[4]；脂肪酸类：硬脂酸（stearic acid）[2]和二十一烷酸（heneicosanoic acid）[4]；甾体类：豆甾醇（stigmasterol）、豆甾醇 -3-O-β-D- 吡喃葡萄糖苷（stigmasterol-3-O-β-D-glucopyranoside）[1]、豆甾醇 -3-O- 葡萄糖苷（stigmasterol-3-O-glucoside）、β- 谷甾醇（β-sitosterol）和胡萝卜苷（daucosterol）[2]；糖类：3, 4, 5- 三甲氧基 -O-β-D- 吡喃葡萄糖苷（3, 4, 5-trimethoxy-O-β-D-glucopyranoside）[1]；挥发油类：α- 杜松醇（α-cadinol）和 β- 红没药醇（β-bisabolol）[4]。

地上部分含黄酮类：千斤拔素*（fleminginin）、千斤拔色原酮*（flemingichromone）、千斤拔查耳酮*（flemingichalcone）、5, 7, 4′- 三羟基 -6, 8- 二异戊基异黄酮（5, 7, 4′-trihydroxy-6, 8-diprenylisoflavone）、5, 7, 4′- 三羟基 -6, 3′- 二异戊基异黄酮（5, 7, 4′-trihydroxy-6, 3′-diprenylisoflavone）、奥沙京（osajin）、奥利异黄酮*（aureole）[5]、5, 2′- 二羟基 -4′- 甲氧基 -6-（3- 甲基丁 -2- 烯基）-6″, 6″- 二甲基吡喃并（2″, 3″: 7, 8）黄烷酮 {5, 2′-dihydroxy-4′-methoxy-6-（3-methylbut-2-enyl）-6″, 6″-dimethyl pyrano（2″, 3″: 7, 8）flavanone}[6]和 5, 7, 4′- 三羟基 -3′, 5′, 8- 三（3- 甲基丁 -2- 烯基）异黄酮 [5, 7, 4′-trihydroxy-3′, 5′, 8-tri（3-methylbut-2-enyl）isoflavone][7]。

【药理作用】1. 抗氧化　根水提物对 2, 2′- 联氮 - 二（3- 乙基 - 苯并噻唑 -6- 磺酸）二铵自由基（ABTS）和 1, 1- 二苯基 -2- 三硝基苯肼自由基（DPPH）具有较强的清除作用，并可使磷脂免受氧化[1]。2. 护肝　水提物可明显降低四氯化碳所致的肝损伤动物血清中的谷丙转氨酶和天冬氨酸氨基转移酶含量，且肝组织损伤程度显著减轻[2]。3. 抗菌　90% 乙醇超声提取液对金黄色葡萄球菌、枯草芽孢杆菌和大肠杆菌的生长具有良好的抑制作用[3]。4. 抗炎　根 95% 乙醇提取液可明显抑制二甲苯所致小鼠的耳廓肿胀[4]；水提物可减少乙酸所致小鼠的扭体次数和福尔马林所致的舔足时间，可抑制交叉菜胶所致小鼠的爪水肿，降低小鼠爪水肿中丙二醛和一氧化氮的含量[5]。5. 抗血栓　根水提醇沉提取物可明显升高二磷酸腺苷（ADP）诱导大鼠的血小板聚集率、红细胞压积率和红细胞沉降率，提示水提物具有较好的改善血液流变学的作用和增强血液红细胞变形能力，抑制红细胞聚集的作用[6]。

【性味与归经】甘，温。归肝、肾经。

【功能与主治】祛风除湿，强筋壮骨，活血解毒。用于风湿骨痛，腰肌劳损，偏瘫，痈肿，带下。

【用法与用量】10～30g。

【药用标准】湖南药材2009、广西药材1996、广西壮药2008和广西瑶药2014卷。

【临床参考】1. 风湿性关节炎：根30g，加两面针9g，水煎服。

2. 跌打损伤：根30g，加大罗伞30g、九节茶30g，水煎服。

3. 慢性腰腿痛：根15g，加龙须藤15g、杜仲15g，水煎服。（1方至3方引自《香港中草药》）

4. 阳痿：根15g，泡酒服。（《贵州民间药物》）

5. 外伤出血：根适量，研末撒布患处。

6. 骨折：鲜根，捣烂敷于患处。（5方、6方引自《云南中草药》）

7. 气虚脚肿：根30g，加黄芪30g、川木瓜15g、牛膝15g，水煎冲酒服。

8. 慢性气管炎：根30g，加苏子15g、白芥子10g、莱菔子12g，水煎服。（7方、8方引自《中国民间生草药原色图谱》）

【化学参考文献】

[1] 李宝强，宋启示. 大叶千斤拔根的化学成分[J]. 中草药，2009，40（2）：179-182.

[2] 黄建猷，卢文杰，谭晓，等. 壮药大叶千斤拔化学成分的研究[J]. 中医药导报，2015，21（5）：48-49.

[3] 石红，郑红杰，杨明旺. 甘肃产大叶千斤拔化学成分初步研究[J]. 甘肃医药，2017，36（3）：233-234.

[4] 曾春兰，卢文杰，牙启康，等. 大叶千斤拔脂溶性成分分析[J]. 广西科学，2011，18（2）：151-152.

[5] Shiao Y J，Wang C N，Wang W Y，et al. Neuroprotective flavonoids from *Flemingia macrophylla*[J]. Planta Med，2005，71（9）：835-840.

[6] Rao K N，Srimannarayana G. Fleminone, a flavanone from the stems of *Flemingia macrophylla*[J]. Phytochemistry，1983，22（10）：2287-2290.

[7] Rao K N，Srimannarayana G. Flemiphyllin, an isoflavone from stems of *Flemingia macrophylla*[J]. Phytochemistry，1984，23（4）：927-929.

【药理参考文献】

[1] Wang B S，Juang L J，Yang J J，et al. Antioxidant and antityrosinase activity of *Flemingia macrophylla* and *Glycine tomentella* Roots[J]. Evid Based Complement Alternat Med，2012，2012（2）：431081.

[2] Hsieh P C，Ho Y L，Huang G J，et al. Hepatoprotective effect of the aqueous extract of *Flemingia macrophylla* on carbon tetrachloride-induced acute hepatotoxicity in rats through anti-oxidative activities[J]. American Journal of Chinese Medicine，2011，39（2）：349-365.

[3] 韦坤华，蔡锦源，熊建文，等. 大叶千斤拔的微波预处理-超声波提取工艺及其抑菌活性研究[J]. 天然产物研究与开发，2016，（11）：1822-1829.

[4] 周舟. 大叶千斤拔化学成分及抗炎作用的研究[D]. 南宁：广西中医药大学硕士学位论文，2015.

[5] Ko Y J，Lu T C，Kitanaka S M，et al. Analgesic and anti-inflammatory activities of the aqueous extracts from three *Flemingia* species[J]. American Journal of Chinese Medicine，2010，38（3）：625.

[6] 牛艳秋. 大叶千斤拔中黄酮的提取及其预防血栓作用的研究[D]. 长春：吉林大学硕士学位论文，2007.

424. 千斤拔（图424）·*Fleminigia philippinensis* Merr.et Rolfe［*Flemingia prostrata* Roxb. f. ex Roxb；*Moghania philippinensis*（Merr.et Rolfe）Li］

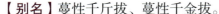

【别名】蔓性千斤拔、蔓性千金拔。

【形态】直立或蔓性灌木，高1～2m。嫩枝具棱，被短柔毛。羽状三出，小叶片质厚，顶生小叶长椭圆形或卵状披针形，长6～10cm，宽2～3cm，顶端钝或急尖，有时具小凸尖，基部楔形或圆形，上

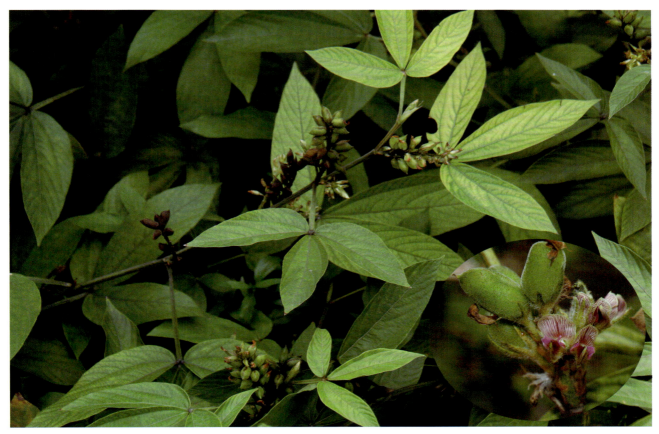

图 424　千斤拔　　　　　摄影　周重建等

面疏被短柔毛，下面密被锈黄色伏柔毛，侧生小叶较小，基部斜形；叶柄长 1～3cm，被短伏柔毛。总状花序腋生，长 2～2.5cm；苞片卵状披针形；花长约 8mm，密集；花萼 5 齿，齿裂披针形，下面 1 齿较长，外面密被白色长硬毛，有密集的腺点；花冠紫色，稍长于花萼，旗瓣椭圆形，具不明显的耳和爪，翼瓣具钝耳及细爪，龙骨瓣无耳，有细爪；雄蕊二体（9+1）；子房椭圆形，被毛。荚果长圆形，被黄色短柔毛。种子 2 粒，球形，黑色。花果期 4～12 月。

【生境与分布】生于山坡草地和灌丛中。分布于福建，另广东、广西、湖南、湖北、贵州、台湾等省均有分布；菲律宾也有。

千斤拔与大叶千斤拔的区别点：千斤拔为直立或蔓性灌木；小叶片质厚；顶生小叶长 6～10cm，宽 2～3cm，顶端钝或急尖，有时具小凸尖；总状花序长 2～2.5cm。大叶千斤拔为直立亚灌木；小叶片质薄；顶生小叶长 6～18cm，宽 2.5～7cm，顶端渐尖，具细尖头；总状花序长 3～6cm。

【药名与部位】千斤拔，根。

【采集加工】全年均可采挖，洗净，晒干或切斜片，晒干。

【药材性状】呈长圆锥形，长可达 50cm，上部粗达 2cm，中、下部渐细，稀见有分枝。外表棕红色、灰褐色至棕褐色，顶端具残茎或其痕迹，并可见环状皱纹，外皮粗糙，具纵长裂纹或裂隙，深可见木质部。质坚硬，折断面不整齐，纤维状，韧皮部红棕色，木质部黄白色，并具放射状纹理。有时商品为斜切片。气微，味淡。

【化学成分】根茎含挥发油类：己醛（hexanal）、1-己醇（1-hexanol）、2-戊基呋喃（2-pentylfuran）、1,8-桉叶素（1,8-cineole）、α-萜品油烯（α-terpinolene）、L-樟脑（L-camphor）、邻羟基苯乙酮（o-hydroxyacetophenone）、薄荷醇（menthol）、萜品烯-4-醇（trpinen-4-ol）、α-萜品醇（α-terpineol）、对烯丙基茴香醚（p-allylanisole）、反式茴香脑（trans-anethole）、α-长叶松烯（α-longipinene）、α-依

兰烯（α-ylangene）、α-枯杷烯（α-copanene）、β-榄香烯（β-elemene）、刺柏烯（junipene）、反式石竹烯（trans-caryophyllene）、反式-α-香柠檬烯（trans-α-bergamotene）、α-雪松烯（α-himacha-lene）、α-草烯（α-humulene）、γ-荜澄茄烯（γ-cadinene）、γ-雪松烯（γ-himachalene）、β-蛇床烯（β-selinene）、α-蛇床烯（α-selinene）、β-雪松烯（β-himachalene）、E,E-α-金合欢烯（E,E-α-farnesene）、α-紫穗槐烯（α-amorphene）、杜松-1（10），6,8-三烯［cadina-1（10），6,8-triene］、α-白菖（α-calacorene）、石竹烯氧化物（caryophyllene oxide）、长叶龙脑（longiborneol）、β-愈创烯（β-guaiene）、朱栾倍半萜（valencene）、γ-桉叶油醇（γ-eudesmol）、意大利烯*（italicene）、α-桉叶油醇（α-eudesmol）、吉莉酮（zierone）和十六烷酸（hexadecanoic acid）[1]。

根含黄酮类：羽扇豆福林酮*（lupinifolin）、千斤拔素D（flemichin D）、5,7,2′,3′,4′-五羟基异黄酮（5,7,2′,3′,4′-pentahydroxyisoflavone）、染料木苷（genistin）、槐属苷（sophororicoside）[2]、千斤拔查耳酮C（flemichapparin C）、奥沙京（osajin）、6,8-二（3,3-二甲基烯丙酯）染料木素［6,8-di-（3,3-dimethylallyl）genistein］[3]、蔓性千斤拔素A、B、C、D、E、F、G（flemiphilippinin A、B、C、D、E、F、G）[4]、刺果甘草素（pallidiflorin）、毒鱼豆苷元（piscigenin）、蔓性千斤拔苷（flemiphilippininside）[5]、千斤拔苷（flemingoside）、芒柄花苷（ononin）、印度黄檀苷（sissotrin）、3-O-甲基香豌豆酚-7-O-β-D-吡喃葡萄糖苷（3-O-methylorobol-7-O-β-D-glucopyranoside）、山奈酚-6-C-β-D-吡喃葡萄糖苷（kaempferol-6-C-β-D-glucopyranoside）[6]、青兰苷（dracocephaloside）[4]、异大鱼藤树酮（isoderrone）、小花黄檀素A（dalparvin A）、樱黄素（prunetin）、7,3′-二羟基-5,4′,5′-三甲氧基异黄酮（7,3′-dihydroxy-5,4′,5′-trimethoxyisoflavone）、红车轴草素-7-O-β-D-葡萄糖苷（pratensein-7-O-β-D-glucoside）、奥洛波尔，即香豌豆酚（orobol）、鹰嘴豆芽素A（biochanin A）[7]、大豆苷元（daidzein）[4]、5,7-二羟基-6,8-二异戊烯基色原酮（5,7-dihydroxy-6,8-diprenylchromone）、5,7,4′-三羟基-3′-甲氧基-6,8-二异戊烯基异黄酮（5,7,4′-trihydroxy-3′-methoxy-6,8-diprenylisoflavone）、6,8-二异戊烯基柚皮素（6,8-diprenylnaringenin）、5,7,4′-三羟基-6,8-二异戊烯基异黄酮（5,7,4′-trihydroxy-6,8-diprenylisoflavone）、5,7,3′,4′-四羟基-6,8-二异戊烯基异黄酮（5,7,3′,4′-tetrahydroxy-6,8-diprenylisoflavone）、橙桑黄酮（pomiferin）、锐叶山蚂蝗黄酮A*（desmoxyphyllin A）、5,7,2′,4′-四羟基-8-（1,1-二甲基-2-丙烯基）异黄酮［5,7,2′,4′-tetrahydroxy-8-（1,1-dimethylprop-2-enyl）isoflavone］、5,7,4′-三羟基-2′-甲氧基异黄酮（5,7,4′-trihydroxy-2′-methoxy-isoflavone）、Ψ-赝靛素（Ψ-baptigenin）、芒柄素（ormononetin）、槲皮素（quercetin）、染料木素（genistein）[8]、多斯曼素I*（dorsmanin I）、鸡头薯素*（eriosematin）、羽扇豆奈素A*（lupinalbin A）和3′-O-甲基香豌豆苷元（3′-O-methylorobol）[8]；蒽醌类：大黄酚（chrysophanol）、大黄素甲醚（physcion）、大黄素（emodin）和岛青霉素（islandicin）[2]；香豆素类：滨蒿内酯（scoparone）[2]和苜蓿酚（medicagol）[3]、千斤拔香豆素A（flemicoumarin A）、4,2′-环氧4′,5-二羟基-7,5′-二甲氧基-3-苯基香豆素（4,2′-epoxy-4′,5-dihydroxy-7,5′-dimethoxy-3-phenylcoumarin）、千斤拔香豆雌烷A（flemicoumestan A）[4]；苯并吡喃呋喃类：绿豆酚（aureol）、5,7,-二羟基-6,8-二异戊烯基色酮（5,7-dihydroxy-6,8-diprenylchromone）和千斤拔酮A（flemiphilippinone A）[4]；皂苷类：白桦脂酸（betulinic acid）和羽扇豆醇（lupeol）[2]；脂肪酸及酯类：咖啡酸二十八烷酯（octacosyl caffeate）、单棕榈酸甘油酯（monopalmitin）[2]、棕榈酸（palmitic acid）、咖啡酸二十四烷酯（tetracosyl caffeate）和正木蜡酸（n-tetracosanoic acid）[9]；酚酸类：水杨酸（salicylic acid）、对甲氧基苯丙酸（p-methoxyphenyl propionic acid）[2]和对甲基苯丙酸［3-（4-methoxyphenyl）propionic acid］[3]；甾体类：β-谷甾醇（β-sitosterol）[3]；其他尚含：4-羟基邻茴香醛（4-hydroxy-o-anisaldehyde）[3]。

【药理作用】1. 抗氧化 根氯仿萃取部位和正丁醇萃取部位在体外对1,1-二苯基-2-三硝基苯肼自由基（DPPH）有清除作用，其作用强度氯仿萃取部位强于正丁醇萃取部位[1]。2. 抗疲劳 根乙醇提取物能显著增加小鼠负重游泳时间，增加肝糖原含量，减少血清尿素氮的含量，降低血乳酸脱氢酶含量[2]。3. 抗肿瘤 根黄酮类化合物在体外对肿瘤MCF-7、HeLa、HepG2、B16细胞的增殖均具有较强的抑制作用[3]。

【性味与归经】 甘、涩，平。

【功能与主治】 舒筋壮骨，敛肺清咽。用于腰肌劳损，偏瘫痿痹，风湿痛及肺虚久咳，咽喉肿痛。

【用法与用量】 15～30g。

【药用标准】 上海药材 1994、湖南药材 2009、北京药材 1998、广西药材 1996、广西壮药 2008、广西瑶药 2014 一卷、湖北药材 2009、云南药材 2005 七册、江西药材 1996、四川药材 2010、贵州药材 2003、海南药材 2011 和广东药材 2004。

【临床参考】 1. 类风湿性关节炎：根 30g，加雷公藤 9g（先煎）、青风藤 15g、海风藤 15g、络石藤 15g、鸡血藤 15g、当归 9g、川芎 6g、熟地 12g、白芍 9g，寒甚者加附片 6g（先煎）、制川乌 6g（先煎），湿盛者加薏苡仁 20g，热甚者加银华藤 20g、知母 10g，关节肿痛者加全蝎、蜈蚣、穿山甲适量，每日 1 剂，分 2 次水煎服，2 个月为 1 疗程[1]。

2. 脾肾气虚型痛风性肾病：根 30g，加生黄芪 20g、党参 15g、炒白术 15g、茯苓 15g、山药 15g、白扁豆 15g、山萸肉 15g、淫羊藿 15g、薏苡仁 20g、土茯苓 20g、绵萆薢 20g，夜尿频加桑螵蛸、益智仁，腰痛甚加杜仲、菟丝子，每日 1 剂，水煎服 2 次[2]。

3. 更年期综合征：千斤拔饮（由千斤拔、蛤蚧、玫瑰花、糯稻根等组成）口服，每次 1 袋（每袋 3 克），每日 2 次，连服 3 月[3]。

4. 跌打损伤：根 30g，加牛筋草 30g、丝瓜络 15g，白酒和水各半共煎，饭后服，1 日 3 服[4]。

5. 腰腿痛：根 30g，加土牛膝 30g、寄生 30g、杜仲 15g、威灵仙 15g，水煎，加酒少许，饭前服，1 日 2 服[4]。

6. 急性乳腺炎、乳房纤维瘤、乳腺囊性增生症：根 30g，加丝瓜络 30g、甲珠 6g、益母草 30g，少许薄荷，水煎，饭后服，1 日 3 服[4]。

7. 痛经、白带增多：根 30g，加炒小茴香 15g，水煎服，饭前服，1 日 3 服[4]。

8. 痹证：根 15g，加黄芪 30g、桂枝 15g、白芍 15g、白术 10g、藤杜仲 15g、透骨草 15g、扁担藤 15g、九牛力 15g、宽筋草 15g、鸡血藤 15g、薏苡仁 15g、甘草 6g，上肢疼痛加羌活，下肢疼痛加牛膝、独活，肩周疼痛加葛根、威灵仙，局部红肿发热去桂枝加二妙汤、生石膏，每日 1 剂，水煎服 2 次[5]。

9. 风湿骨痛、产后关节痛：根 30g，加猪蹄 250g，酒、水各半炖食[6]。

【附注】 因其根单一，入地深长，上粗下细如鼠尾状，难以拔起，故称千斤拔。《植物名实图考》云："千斤拔产湖南岳麓，江西南安亦有之。丛生，高二尺许，圆茎淡绿，节间微红。附茎参差生小枝，一枝三叶，长几二寸，宽四五分，面背淡绿，皱纹极细。夏间就茎发苞，攒密如球，开紫花。独根，外黄内白，直韧无须，长至尺余。"根据其记述及附图与本种似相符。也有学者认为，本种应为《植物名实图考》收载的"山豆"。

本种的根在四川作钻地风药用。

【化学参考文献】

[1] 刘建华，高丽欣，高玉琼，等. 千斤拔挥发性成分的研究[J]. 中成药，2003，25（6）：55-57.

[2] 李华，杨美华，斯建勇，等. 千斤拔化学成分研究[J]. 中草药，2009，40（4）：512-516.

[3] 孙琳，李占林，韩国华，等. 千斤拔化学成分研究[J]. 中国药物化学杂志，2009，19（5）：364-367.

[4] 艾铁民，朱相云. 中国药用植物志（第 5 卷上册）[M]. 北京：北京大学医学出版社，2016：390-391.

[5] Fu M Q, et al. A new prenylated isoflavone and a new flavonol glycoside from *Fleminigia philippinensis*[J]. Helv Chim Acta，2012，95（4）：598-605.

[6] 李丹毅，富艳彬，华会明，等. 蔓性千斤拔根的化学成分研究[J]. 中草药，2012，43（7）：1259-1262.

[7] Fu M Q, et al. Chemical constituents from roots of *Fleminigia philippinensis*[J]. Chin Herb Med，2012，4（1）：8-11.

[8] 闫利华，蒙蒙，张启伟，等. 蔓性千斤拔抗氧化活性部位的化学成分研究[J]. 中国药学杂志，2013，48（15）：1249-1254.

[9] 李华,杨美华,马小军.千斤拔黄酮类化学成分研究[J].中国中药杂志,2009,34(6):724-726.

【药理参考文献】

[1] 闫利华,蒙蒙,张启伟,等.蔓性千斤拔抗氧化活性部位的化学成分研究[J].中国药学杂志,2013,48(15):1249-1254.

[2] 周卫华,米长忠,吴仕筠,等.千斤拔醇提物抗小鼠运动疲劳的作用[J].中国老年学,2013,33(13):3095-3097.

[3] 王娇,范贤,岑颖洲.千斤拔的抗肿瘤活性成分研究[J].天然产物研究与开发,2013,25(10):1315-1319.

【临床参考文献】

[1] 杜战国.四物五藤汤加千斤拔治疗类风湿性关节炎76例[J].实用中医药杂志,2017,33(9):1031-1032.

[2] 禹建春,孙捷,徐冠,等.重用千斤拔治疗脾肾气虚型痛风性肾病60例[J].中国中医药科技,2015,22(4):407.

[3] 韦丽君,罗纳新.壮药千斤拔饮治疗更年期综合征的临床研究[J].北京中医,2007,26(9):561-563.

[4] 陈元,杨世丁.千斤拔的临床应用[J].中国民族民间医药杂志,2001,(6):363.

[5] 陆璇霖.芪桂千斤拔汤内服外用治疗痹证80例[J].中国民间疗法,2001,9(1):20-21.

[6] 蓝日春.壮医食疗70方[J].中国民族医药杂志,2013,19(1):38-40.

29. 刺桐属 Erythrina Linn.

乔木或灌木。枝具皮刺,髓心大,松软。叶互生,羽状3小叶复叶;托叶早落;小叶片全缘,羽状脉;小托叶腺体状。花大,红色,排成总状花序,在花序轴上常数朵簇生或成对着生;花萼偏斜,佛焰苞状,分裂至基部,或钟形、二唇形;花瓣极不相等,旗瓣阔或狭,翼瓣短,有时极小或缺如,龙骨瓣较旗瓣短小;雄蕊10枚,单体或二体(9+1);子房有柄,胚珠多数,花柱稍上弯,无毛。荚果具长柄,线形,肿胀,种子间多少有皱缩。

约200种,分布于全球的热带和亚热带地区。中国6种,分布于西南部至南部,法定药用植物2种。华东地区法定药用植物1种。

425. 刺桐(图425) • *Erythrina variegata* Linn. [*Erythrina variegata* Linn. var. *orientalis* (Linn.) Merr.]

【形态】落叶乔木,高达20m;树皮灰色,有圆锥形皮刺。羽状3小叶复叶,顶生小叶片菱状卵形,长7~20cm,宽6~19cm,顶端渐尖,稍钝,基部宽楔形或近截形,两面无毛;侧生小叶片较小,斜卵形;叶柄长可达20cm;小叶柄长不到1cm;小托叶腺体状,绿色,宿存。总状花序长约15cm,花密集;总花梗木质,粗壮,长7~15cm;花萼佛焰苞状,长1.5~3cm,萼口偏斜,一边开裂;花冠鲜红色,旗瓣长5~6cm,翼瓣和龙骨瓣近相等,短于花萼;雄蕊二体(9+1);子房具长柄,线形,密被褐色短柔毛。荚果厚,长15~30cm,串珠状。种子暗红色,长约1.5cm。花期3月,果期9月。

【生境与分布】生于河岸边,常栽培于庭园。浙江、江西和福建有引种,另广东及海南岛、云南、台湾等省均有分布;印度、马来西亚也有。

【药名与部位】海桐皮,干皮。

【采集加工】初夏采剥具"钉刺"者,干燥。

【药材性状】呈板片状,两边略卷曲,厚0.3~1cm。外表面淡棕色,常有宽窄不等的纵凹纹,并散布钉刺;钉刺长圆锥形,高0.5~0.8cm,顶锐尖,基部直径0.5~1cm。内表面黄棕色,较平坦,有细密网纹。质硬而韧,断面裂片状。气微香,味微苦。

【药材炮制】除去杂质,洗净,润软,击平刺尖,先切成3cm的条,再横切成片块,干燥。

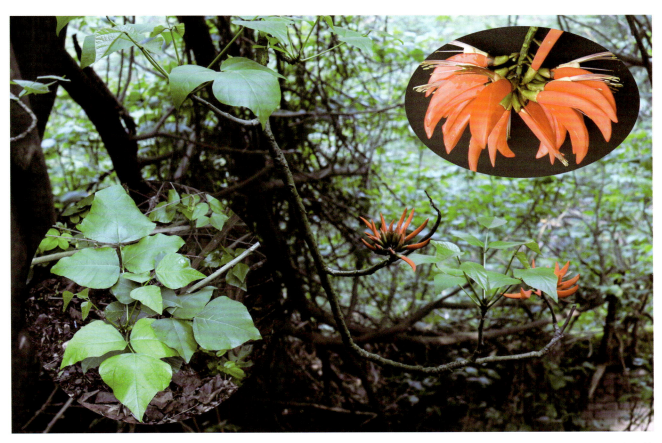

图 425 刺桐　　　　　　　　　　　摄影　李华东等

【化学成分】根含间苯二酚类：刺桐醇 A、B（eryvarinols A、B）[1]和刺桐苯乙烯（eryvariestyrene）[9]；黄酮类：刺桐灵素 C、D、E[2]、F、G[3]、H、I、J、K、L[4]、M、N、O、P、Q、R[5]、S、T、U[6]、V、W、X[7]、Y、Z[8]（eryvarins C、D、E、F、G、H、I、J、K、L、M、N、O、P、Q、R、S、T、U、V、W、X、Y、Z）、攀登鱼藤异黄酮（warangalone），即攀登鱼藤酮（scandenone）、5, 7, 4′- 三羟基 -6, 8-二异戊稀基异黄酮（5, 7, 4′-trihydroxy-6, 8-diprenylisoflavone）、鸡冠刺桐素（erycristagallin）、阿比西尼亚刺桐素 II（erythrabyssin II）、菜豆素（phaseollin）、菜豆定（phaseollidin）和异补骨脂辛（isobavachin）[9]。

茎皮含黄酮类：5, 4′- 二羟基 -8-（3, 3- 二甲基烯丙基）-2″, 2″- 二甲基吡喃 [5, 6：6, 7] 异黄酮 {5, 4′-dihydroxy-8-（3, 3-dimethylally）-2″, 2″-dimethylpyrano [5, 6：6, 7] isoflavone}、5, 7- 二羟基 -8-（3, 3- 二甲基烯丙基）- 二氢黄酮 [5, 7-dihydroxy-8-（3, 3-dimethylally）-dihydroflavanone]、5, 4′- 二羟基 -2″, 2″- 二甲基吡喃 [5, 6：6, 7] 异黄酮 {5, 4′-dihydroxy-2″, 2″-dimethylpyrano [5, 6：6, 7] isoflavone}、5, 7, 4′- 三羟基 -6, 8- 二（3, 3- 二甲基烯丙基）异黄酮 [5, 7, 4′-trihydroxy-6, 8-di（3, 3-dimethylally）isoflavone]、5, 2, ′4′- 三羟基 -8-（3, 3- 二甲基烯丙基）-2″, 2″- 二甲基吡喃 [5, 6：6, 7] 异黄酮 {5, 2′, 4′-trihydroxy-8-（3, 3-dimethylally）-2″, 2″-dimethylpyrano [5, 6：6, 7] isoflavone}、5, 4′- 二羟基 -6-（3, 3- 二甲基烯丙基）-2″, 2″- 二甲基吡喃 [5, 6：7, 8] 异黄酮 {5, 4′-dihydroxy-6-（3, 3-dimethylally）-2″, 2″-dimethylpyrano [5, 6：7, 8] isoflavone} 和 3- 羟基 -2′, 2′- 二甲基吡喃 [5, 6：9, 10] 紫檀烷 {3-hydroxy-2′, 2′-dimethylpyrano [5, 6：9, 10] pterocarpan}[10]；5, 4′- 二羟基 -8-（3, 3- 二甲基烯丙基）-2″- 甲氧基异丙基呋喃 [4, 5：6, 7] 异黄酮 {5, 4′-dihydroxy-8-（3, 3-dimethylallyl）-2″-methoxyisopropylfurano [4, 5：6, 7] isoflavone}、5, 7, 4′- 三羟基 -6-（3, 3- 二甲基烯丙基环氧乙烷甲基）异黄酮 [5, 7, 4′-trihydroxy-6-（3, 3-dimethylallyloxiranylmethyl）isoflavone]、5, 4′- 二羟基 -8-（3, 3- 二甲基烯丙基）-2″- 羟甲基 -2″- 甲基吡喃 [5, 6：6, 7] 异黄酮 {5, 4′-dihydroxy-8-（3, 3-dimethylallyl）-2″-hydroxymethyl-2″-methylpyrano [5, 6：6, 7] isoflavone}、5, 4′- 二羟基 -2′-

甲氧基 -8-（3, 3- 二甲基烯丙基）-2″, 2″- 二甲基吡喃［5, 6：6, 7］异黄酮 {5, 4′-dihydroxy-2′-methoxy-8-（3, 3-dimethylallyl）-2″, 2″-dimethylpyrano［5, 6：6, 7］isoflavanone}、山豆根黄酮 b_{10}（euchrenone b_{10}）、异塞内加尔刺桐素 E（isoerysenegalensein E）、怀特大豆酮（wighteone）、毒豆亭（laburnetin）、羽扇豆怀特酮（lupiwighteone）[11]、4′- 羟基 -3′, 5′- 二异戊二烯基异黄烷酮（4′-hydroxy-3′, 5′-diprenylisoflavonone），即埃塞俄比亚刺桐二氢黄酮 V（abyssinone V）、3, 9- 二羟基 -2, 10- 二异戊二烯基紫檀 -6α- 烯（3, 9-dihydroxy-2, 10-diprenylpterocarp-6α-en），即海鸡冠刺桐素（erycrystagallin）、4′- 羟基 -6, 3′, 5′- 三异戊二烯基异黄烷酮（4′-hydroxy-6, 3′, 5′-triprenylisoflavonone）[12]、刺桐酮 A、B（erythrivarones A、B）和高山金莲花素（alpinumisoflavone）[13]；皂苷类：古柯二醇（erythrodiol）和齐墩果酸（oleanolic acid）[11]；生物碱类：刺桐特灵碱（erysotrine）、刺桐定碱（erysodine）、刺桐灵碱（erythraline）、刺桐平碱（erysopine）、刺桐文碱（erysovine）、刺桐宁（erysonine）、刺桐匹亭碱（erysopitine）、刺桐二烯酮碱（erysodienone）、刺桐亭碱（erysotine）、刺桐替定（erytyratidine）、表刺桐替定（epierytyratidine）和 11- 羟基－表刺桐替定（11-hydroxy-epierytyratidine）[14, 15]、海帕刺桐碱（hypaphorine）、海帕刺桐碱甲酯（hypaphorine methyl ester）和水苏碱（stachydrine）[16]；甾体类：豆甾醇（stigmasterol）[10]；氨基酸酯类：N, N- 二甲基色氨酸甲酯（N, N-dimethyltryptophan methyl ester）[16]。

木部含黄酮类：刺桐灵素 A、B（eryvarins A、B）[17]。

花含黄酮类：异鼠李素 -3-O- 吡喃鼠李糖苷（isorhamnetin-3-O-rhamnpyranoside），芦丁（rutin），槲皮素 -4-O- 吡喃葡萄糖 -3-O- 吡喃鼠李糖苷（quercetin-4-O-glucopyranosyl-3-O-rhamnpyranoside）和槲皮素（quercetin）[18]；生物碱类：刺桐阿亭碱（erythrartine）、异衡州乌药里宁（isococcolinine）、刺桐特拉米定（erysotramidine）、刺桐亚氧二烯酮（erythrosotidienone）和刺桐甲氧二烯酮（erythromotidienone）[18]；甾体类：3β- 乙酰氧基 - 降胆甾 -5- 烯（3β-acetoxyl-norcholest-5-en）和 β- 谷甾醇花生四烯酸酯（β-sitosterol arachidonate）[18]；皂苷类：29- 降环木菠萝烷醇（29-norcycloartanol）[18]。

【药理作用】1. 抗骨质疏松　干皮醇提物可显著抑制尿钙排泄，有效改善去卵巢大鼠低血钙水平，能呈剂量依赖性地显著上调大鼠小肠近端 VDR 基因表达以及肾脏 CaBP-9k 基因表达，达到维持去卵巢大鼠体内钙稳态[1]。2. 抗肿瘤　干皮的醇提物在体外对肿瘤 HepG-2、BEL-7402、HCT-8、A-549 细胞的增殖均有一定程度的抑制作用，对人肝癌 HepG-2 细胞的增殖也具有抑制作用，半数抑制浓度（IC_{50}）为 56.13μg/ml；在体内也具有明显的抗肿瘤作用，通过稳定 G- 四链体结构，进而抑制端粒酶的活性，破坏肿瘤细胞的永生化，最终导致肿瘤细胞凋亡[2]，其抗肿瘤作用可能与 G- 四链体稳定作用有关。3. 抗氧化　全草乙酸乙酯提取物和正丁醇提取物对 1, 1- 二苯基 -2- 三硝基苯肼自由基（DPPH）具有较强的清除作用，清除作用强于维生素 C；乙酸乙酯提取物和正丁醇提取物的抗氧化能力相当于维生素 C 的 2 倍多，是刺桐的主要抗氧化作用部位[3]。

【性味与归经】辛、微苦，温。

【功能与主治】祛风湿，通络，止痛。用于腰膝肩臂疼痛；外治皮肤湿疹。

【用法与用量】3～9 g；外用适量。

【药用标准】药典 1977、浙江炮规 2015、黑龙江药材 2001、内蒙古药材 1988、新疆药品 1980 二册、湖南药材 2009、山东药材 2002、四川药材 2010 和台湾 1985 一册。

【附注】本种始载于《南方草木状》，云："刺桐，其木为材，三月三时，布叶繁密，后有花赤色，间生叶间，旁照他物，皆朱殷，然三五房凋，则三五复发，如是者竟岁，九真有之。"《本草图经》云："海桐皮，出南海已南山谷，今雷州及近海州郡亦有之。叶如手大，作三花尖。皮若梓白度而坚韧，可作绳，入水不烂。"又云："岭南有刺桐，叶如梧桐，花侧敷如掌，枝干有刺，花色深红。"《本草纲目》云："海桐皮有巨刺，如鼋甲之刺，或云即刺桐皮也。"即为本种。

血虚者慎用。

椿叶花椒（樗叶花椒）*Zanthoxylum ailanthoides* Sieb.et Zucc. 及朵花椒（朵椒）*Zanthoxylum molle*

Rehd. 的茎皮在上海、北京、黑龙江作海桐皮药用；刺楸 Kalopanax septemlobus（Thunb.）Koidz. 的茎皮贵州、湖南作海桐皮药用。

【化学参考文献】

［1］Tanaka H，Hirata M，Etoh H，et al. Two Diphenylpropan-1，2-diol Syringates from the Roots of *Erythrina variegata*［J］. J Nat Prod，2002，65（12）：1933-1935.

［2］Tanaka H，Hirata M，Etoh H，et al. Three New Isoflavonoids from *Erythrina variegata*［J］. Heterocycles，2001，55（12）：2341-2347.

［3］Tanaka H，Hirata M，Etoh H，et al. Eryvarins F and G, two 3-phenoxychromones from the roots of *Erythrina variegata*［J］. Phytochemistry，2003，62（8）：1243-1246.

［4］Tanaka H，Hirata M，Etoh H，et al. Four New Isoflavonoids and a New 2-Arylbenzofuran from the Roots of *Erythrina variegata*［J］. Heterocycles，2003，60（12）：2767-2773.

［5］Tanaka H，Hirata M，Etoh H，et al. Six New Constituents from the Roots of *Erythrina variegata*［J］. Chem Biodivers，2010，1（7）：1101-1108.

［6］Tanaka H，Etoh H，Shimizu H，et al. Two New Isoflavonoids and a New 2-Arylbenzofuran from the Roots of *Erythrina variegata*［J］. Heterocycles，2005，65（4）：871-877.

［7］Tanaka H，Atsumi I，Shirota O，et al. Three new constituents from the roots of *Erythrina variegata* and their antibacterial activity against methicillin-resistant Staphylococcus aureus［J］. Chem Biodivers，2011，8（3）：476-482.

［8］Tanaka H，Atsumi I，Hasegawa M，et al. Two new isoflavanones from the roots of *Erythrina variegata*［J］. Nat Prod Commun，2015，10（3）：499-501.

［9］Telikepalli H，Gollapudi S R，Keshavarz-Shokri A，et al. Isoflavonoids and a cinnamyl phenol from root extracts of *Erythrina variegata*［J］. Phytochemistry，1990，29（6）：2005-2007.

［10］李晓莉，王乃利，姚新生. 刺桐化学成分的研究［J］. 中草药，2005，36（7）：20-23.

［11］Li XL，Wang NL，Man SW，et al. Four new Isoflavonoids from the Stem Bark of *Erythrina variegata*［J］. Chem Pharm Bull，2010，37（32）：570-573.

［12］Hegde V R，Dai P，Patel M G，et al. Phospholipase A2 inhibitors from an *Erythrina* species from Samoa［J］. J Nat Prod，1997，60（6）：537-539.

［13］Huang K，Yen Y. Three Prenylated Isoflavones from *Erythrina variegate*［J］. J Chin Chem Soc，2013，43（6）：515-518.

［14］Chawla A S，Krishnan T R，Jackson A H，et al. Alkaloidal constituents of *Erythrina variegata* bark［J］. Planta Med，1988，54（6）：526-528.

［15］Soto-Hernandez M，Jackson A H. *Erythrina* alkaloids：isolation and characterisation of alkaloids from seven *Erythrina* species［J］. Planta Med，1994，60（2）：175-177.

［16］Ghosal S，Dutta S K，Bhattacharya S K. Erythrina--chemical and pharmacological evaluation II：alkaloids of *Erythrina variegata* L［J］. J Pharm Sci，1972，61（8）：1274-7.

［17］Tanaka H，Etoh H，Shimizu H，et al. Two new isoflavonoids from *Erythrina variegata*［J］. Planta Med，2000，66（6）：578-579.

［18］艾铁民，朱相云. 中国药用植物志（第5卷上册）［M］. 北京：北京大学医学出版社，2016：424.

【药理参考文献】

［1］张岩，李晓莉，黄文秀. 刺桐醇提取物对去卵巢大鼠体内钙稳态的影响及作用机制分析［J］. 中国中药杂志，2007，（7）：627-630.

［2］张虹，向俊锋，谭莉，等. 海桐皮提取物的抗肿瘤活性及其机制研究［J］. 药学学报，2009，44（12）：1359-1363.

［3］孙孟琪，齐瑶，宋凤瑞，等. 中药刺桐抗氧化成分的分离与活性评价研究［J］. 中华中医药学刊，2010，28（8）：1762-1765.

30. 胡枝子属 *Lespedeza* Michx.

多年生草本至灌木。羽状3小叶复叶；小叶片全缘，先端有刺尖；托叶钻状，宿存，小托叶缺如。花序腋生，总状或头状；苞片小，在花萼基部宿存；花萼钟状，4或5深裂，裂片近相等，披针形或线状披针形；花冠紫色至红色，或白色至黄色，龙骨瓣顶端钝，无耳，有时部分花无花冠，能结实，有花冠的花结实或不结实；雄蕊10枚，二体（9+1）；子房上位，有胚珠1个，花柱内曲，柱头顶生。荚果卵形至椭圆形，扁平，不开裂，常具网纹。

约60余种，分布于亚洲、澳大利亚和北美洲。中国约30余种，广布于全国，法定药用植物6种1变种。华东地区法定药用植物6种1变种。

分种检索表

1. 直立灌木，植株较高大，通常高于1m；无闭锁花。
   2. 小叶先端急尖；花期4～6月···绿叶胡枝子 L. buergeri
   2. 小叶先端圆钝，微凹缺，稀钝尖；花期7～10月。
      3. 萼齿长于萼筒，上方2齿连合部分远较分离部分短··························大叶胡枝子 L. davidii
      3. 萼筒长于、等于或短于萼筒，上方2齿连合部分较分离部分长，直至几全部连合。
         4. 花冠紫色···美丽胡枝子 L. formosa
         4. 花冠白色···白花美丽胡枝子 L. formosa var. albiflora
1. 灌木或半灌木，直立或平卧，植株较矮小，通常低于1m，稀1～2m；具闭锁花。
   5. 植株直立，稀呈披散状；有短伏毛或无毛。
      6. 总状花序几无总花梗，明显短于复叶···截叶铁扫帚 L. cuneata
      6. 总状花序具明显总花梗，长于复叶···细梗胡枝子 L. virgata
   5. 植株平卧或斜升；密被棕黄色或淡黄色粗毛···铁马鞭 L. pilosa

426. 绿叶胡枝子（图426）· *Lespedeza buergeri* Miq.

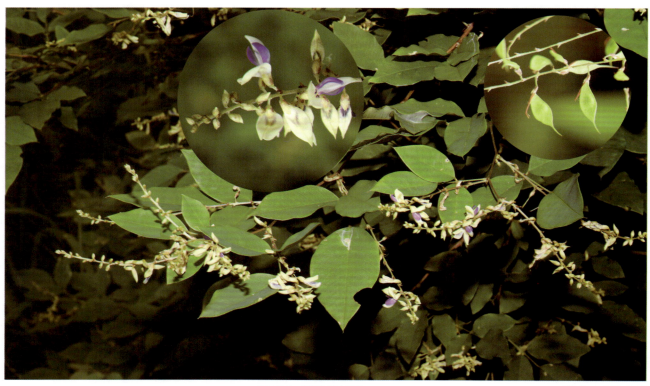

图426 绿叶胡枝子　　　　　　摄影　李华东等

【形态】落叶灌木，高1～3m。幼枝密被毛，二年生枝灰黄色或灰褐色；芽单生，芽鳞通常左右排列，压扁状。叶柄上面常有沟槽；托叶线状披针形；小叶片纸质，顶生小叶卵状椭圆形至卵状披针形，长1.8～7cm，宽1～3cm，先端急尖或短渐尖，有小尖头，基部钝圆形，上面无毛，下面有伏贴长粗毛；侧生小叶片略小。总状花序腋生，近枝顶常分枝呈圆锥状；总花梗短或几无总花梗；苞片及小苞片长卵形，密被柔毛；花萼钟状，萼齿5枚，上方2枚近合生；花冠淡黄绿色或绿白色，旗瓣近圆形，基部两侧有耳，翼瓣较旗瓣短，龙骨瓣长于旗瓣；子房有毛，花柱丝状，柱头头状。荚果长圆状卵形，有网纹和长柔毛。花期4～6月，果期8～10月。

【生境与分布】生于向阳山坡、沟边、路旁灌丛中或林缘。分布于安徽、江苏、浙江、江西和福建，另台湾、湖北、四川、河南、山西、陕西和甘肃均有分布。

【药名与部位】血人参，根。

【采集加工】全年可挖，洗净，晒干。

【药材性状】根头部形大而不规则，表面粗糙，下部较细长，表面有细微纵纹，全体均有皮孔，外皮呈灰棕色，内皮显灰紫色。质坚硬，断面淡黄色，纤维性，稍有香气。

【功能与主治】活血、利湿、化痰、解表。用于妇女血、腰痛、血崩、痈疽、淋浊等症。

【用法与用量】10～25g。

【药用标准】贵州药品1994。

427. 大叶胡枝子（图427）· *Lespedeza davidii* Franch.

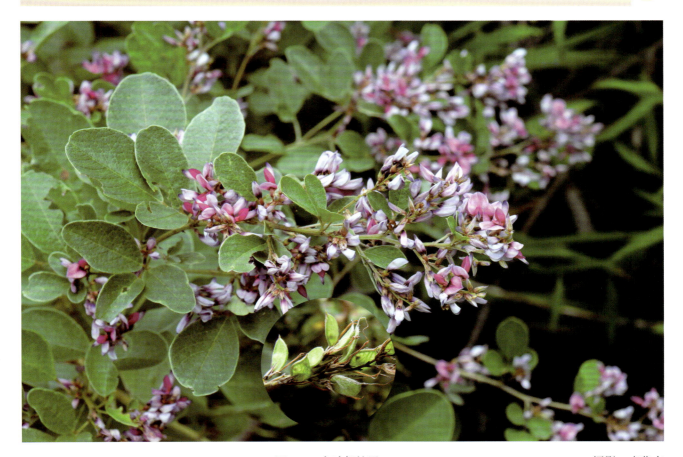

图 427　大叶胡枝子　　　　摄影　李华东

【别名】翅茎胡枝子（浙江），和血丹、山苜蓿（浙江台州），大叶马料梢（浙江杭州），粗筋胡枝子（浙江绍兴）。

【形态】落叶灌木，高1～3m。小枝较粗壮，具较明显的条棱，密被柔毛，老枝具木栓翅。叶柄长1～3cm；托叶卵状披针形，密被短柔毛；小叶片宽椭圆形、宽倒卵形或近圆形，长3.5～9（～11）cm，宽2.5～6（～7）cm，先端钝圆或微凹，基部圆形或宽楔形，两面密被短柔毛，下面尤密。总状花序腋生，或在枝顶呈圆锥花序，花密集；总花梗及花梗均密被柔毛，苞片及小苞片卵形至披针形，密被柔毛；花萼宽钟状，5深裂达中部以下，萼齿狭披针形，密被柔毛；花冠紫红色，旗瓣均具耳及瓣柄；子房密被柔毛。荚果斜卵形、倒卵形或椭圆形，长0.8～1（～1.2）cm，顶端具短尖，密被绢毛。种子成熟时豆青色，干后暗色，扁平。花期7～9月，果期9～11月。

【生境与分布】生于向阳山坡、沟边灌草丛中或疏林下。分布于安徽、江苏、浙江、江西和福建，另湖南、广东、广西、四川、贵州和河南均有分布。

【药名与部位】草大戟，根皮。

【化学成分】根皮含黄酮类：胡枝子甲素、乙素、丙素、丁素（lespedezaflavanone A、B、C、D）[1,2]。茎皮含黄酮类：胡枝子辛素（lespedezaflavanone H）和槐树苷，即染料木素-7-葡萄糖苷（genistein-7-glucoside）[3]；皂苷类：白桦脂酸（betulinic acid）[3]；脂肪酸类：正廿二酸（n-docosanoic acid）[3]。

【药理作用】抗早孕　根皮中提取的鞣质有显著的抗早孕作用，可影响妊娠黄体的正常生理功能，导致孕酮水平下降，胚胎发育受阻，终止妊娠[1]。

【药用标准】上海药材1994附录。

【临床参考】外感头痛：叶根30g，加紫苏9g，檵木15g、白茅根15g、煨熟老姜3片，水煎，加红糖服。（《浙江药用植物志》）

【附注】以和血丹之名始载于清《植物名实图考》山草类，一名胡枝子，云："和血丹生长沙山坡、独茎小科，一枝三叶，面青黄，背粉白，有微毛，似豆叶而长。茎有方棱，赭黑色。直根四出，有细须。俚医以为破血之药。"根据其描述及附图，与本种近似。

本种民间全株及叶供药用。

【化学参考文献】

[1] Wang M S, Li J R, Li W G. Two flavanones from the root bark of *Lespedeza davidii* [J]. Phytochemistry, 1987, 26（4）: 1218-1219.

[2] Li J R, Wang M S. Two flavanones from the root bark of *Lespedeza davidii* [J]. Phytochemistry, 1989, 8（12）: 3564-3566.

[3] 申文吉，李景荣，丁南平，等. 大叶胡枝子化学成分的研究 [J]. 中国药科大学学报, 1991, 22（3）: 148-149.

【药理参考文献】

[1] 张颂，张宗禹，刘桦，等. 大叶胡枝子根皮中鞣质对小鼠的抗早孕作用 [J]. 中国药科大学学报, 1990, 21（1）: 57-58.

428. 美丽胡枝子（图428）· *Lespedeza formosa*（Vog.）Koehne

【别名】马扫帚。

【形态】直立灌木，高1～2m。枝稍具棱；幼时密被白色短柔毛。小叶3枚，顶生小叶卵形、卵状椭圆形或长椭圆形，长1.5～5cm，宽1～3cm，顶端尖，圆钝或微凹，基部楔形，上面绿色，近无毛，下面苍绿色，密被短伏毛；叶柄具槽，密被短柔毛；托叶披针形，宿存。总状花序较叶长，腋生，或在枝端形成圆锥状；总花梗1～3cm；密被白色短柔毛；苞片卵形或卵状披针形，宿存；花梗很短；花萼钟状，4齿裂，裂齿较萼筒长，有时上齿再稍裂成2浅齿；花冠紫色，长10～12mm，花盛开时旗瓣较龙骨瓣短，

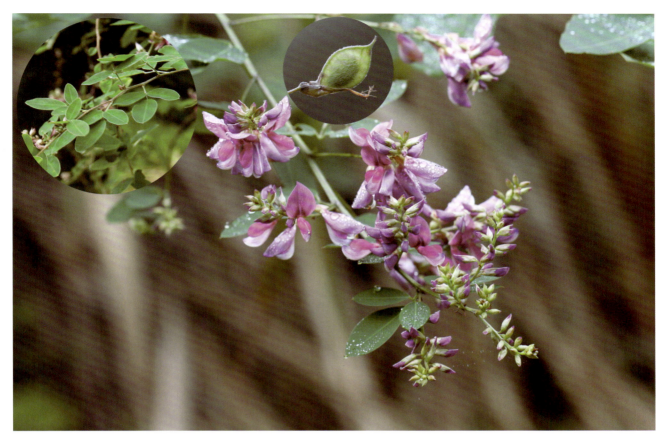

图 428　美丽胡枝子　　　　摄影　张芬耀等

荚果斜卵形或长圆形，长 5～10mm，顶端具短喙，被短柔毛，具网纹。种子 1 粒，长圆形，成熟时黑色。花期 8～10 月，果期 10～11 月。

【生境与分布】生于山坡灌丛中、路旁、疏林下。分布于华东各省、市，另华北、西南至广东、广西等地均有分布；朝鲜、日本也有。

【药名与部位】草大戟（紫荆皮），根皮。

【采集加工】夏、秋两季挖取根部，剥取根皮，洗净，晒干。

【药材性状】呈卷筒状或双卷筒状，长 20～40cm，厚 0.1～0.4cm。外表灰棕色至棕褐色，粗糙，具棕色横长皮孔，栓皮较疏松，易脱落，脱落处显棕红色。内表黄棕色至暗棕色，具细纵纹。质韧，不易折断，断面纤维性。气微，味淡、微涩。

【药材炮制】除去木心等杂质，洗净，润软，切段，干燥。

【化学成分】根皮含黄酮类：胡枝子黄烷酮 F、G（lespedezaflavanone F、G）[1]。

叶含黄酮类：野漆树苷（rhoifolin）[2]；砜类：美丽胡枝子宁（miyaginin）[2]。

花含黄酮类：锦葵花素 -3,5- 二葡萄糖苷（malvidin-3，5-diglucoside）[3]。

【性味与归经】苦，平。归心、肺经。

【功能与主治】活血通经，消肿解毒。用于风湿疼痛，跌打损伤，肺痈等。

【用法与用量】15～20g；外用适量，捣敷。

【药用标准】浙江炮规 2005 和湖北药材 2009。

【临床参考】1. 慢性气管炎：花 9g，加千日白 9g、肺形草 9g、单叶铁线莲 4.5g，水煎，加冰糖服。

2. 肺脓疡：根 30g，加白花蛇舌草 60g，水煎服。

3. 扭伤、骨折：鲜根皮，加酒糟共捣烂敷伤处。

4. 风湿痹痛：根 15～30g，水煎服。（1 方至 4 方引自《浙江药用植物志》）

【附注】本种根、茎叶及花民间均药用。

【化学参考文献】

[1] Li J R, Yuan H M, Wang M S. Two flavanones from the root bark of *Lespedeza formosa*[J]. Phytochemistry, 1992, 31(10): 3664-3665.

[2] Kanao M, Matsuda H. Studies on the constituents of the leaves of *Lespedeza thunbergii* (DC.) Nakai. I. The structure of miyaginin [J]. Yakugaku Zasshi, 1978, 98(3): 366-368.

[3] Hayashi V K, Noguchi T, Abe Y. Studien über anthocyane, XXVI: Über den farbstoff der blüten von *Lespedeza thunbergii* [J]. Shokubutsugaku Zasshi, 1955, 68(802): 129-133.

429. 白花美丽胡枝子（图 429） · *Lespedeza formosa* (Vog.) Koehne var. *albiflora* (Rick.) Linn. H. Lou

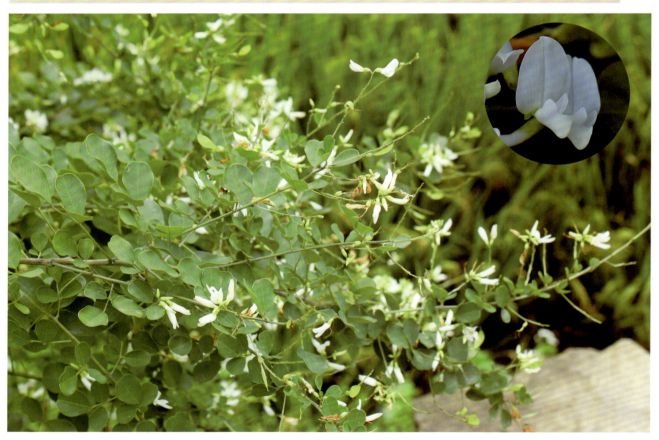

图 429　白花美丽胡枝子　　　　　　摄影　张芬耀等

【形态】直立灌木，高 1～2m。枝稍具棱；幼时密被白色短柔毛。小叶 3 枚，顶生小叶卵形、卵状椭圆形或长椭圆形，长 1.5～5cm，宽 1～3cm，顶端圆钝或微凹，基部楔形，上面绿色，近无毛，下面苍绿色，密被短伏毛；叶柄具槽，密被短柔毛；托叶披针形，宿存。总状花序较叶长，腋生，或在枝端形成圆锥状；总花梗 1～3cm；密被白色短柔毛；苞片卵形或卵状披针形，宿存；花梗很短；花萼钟状，4 齿裂，萼齿卵形或椭圆形，与萼筒等长或稍长，具 3 脉；花冠白色，长 10～12mm，花盛开时旗瓣较龙骨瓣短。荚果斜卵形或长圆形，长 5～10mm，顶端具短喙，被短柔毛，具网纹。种子 1 粒，成熟时黑色。花期 8～10 月，果期 10～11 月。

【别名】葛藤（浙江、江苏），大葛藤、葛根、甘葛（江苏），野葛、野葛藤。

【形态】多年生草质藤本。茎基部木质；块根粗厚；植株被黄色长硬毛。小叶3枚，顶生小叶菱状卵形，顶端长渐尖，基部圆形或宽楔形，全缘或微波状，有时浅裂，上面疏被伏柔毛，下面毛较密，侧生小叶偏斜；托叶盾形，小托叶线状披针形。总状花序腋生；花密集，常2～3朵聚生在花序轴的节上；苞片较小苞片长；早落；花萼钟形，5齿裂，上面2齿合生，下面1齿较长，内外均被黄色柔毛；花冠紫色，旗瓣基部有1黄色的硬痂状体，有爪，翼瓣狭窄，有耳和爪，龙骨瓣镰刀状，具急尖的耳；子房线形，被毛。荚果条形，长5～11cm，宽约1cm，扁平，被黄褐色长硬毛。花期7～9月，果期9～10月。

【生境与分布】生于林缘、路旁或疏林中。分布于华东各省市，另中国南北各省区（新疆、西藏除外）均有分布，朝鲜、日本也有。

【药名与部位】葛根，根。葛花，花或花蕾。

【采集加工】葛根：秋、冬二季采挖，趁鲜切成厚片或小块，干燥。葛花：秋季花初开时采收，阴干或晒干。

【药材性状】葛根：呈纵切的长方形厚片或小方块，长0.5～3.5cm，厚0.5～1cm。外皮淡棕色至棕色，有纵皱纹，粗糙。切面黄白色至淡黄棕色，有的纹理明显。质韧，纤维性强。气微，味微甜。

葛花：呈扁长圆形或扁肾形，长5～15mm，宽2～6mm。花萼灰绿色，钟状，4深裂，其中1裂片较宽，密被黄白色柔毛；花冠蝶形，淡棕色或淡蓝紫色，花瓣5枚，旗瓣近圆形或椭圆形，翼瓣和龙骨瓣近镰刀状；雄蕊二体（9+1）；雌蕊细长，微弯曲，子房被白色粗毛。气微，味淡。

【质量要求】葛根：色白粉多，老筋少，不霉。葛花：色青灰，无叶、梗。

【药材炮制】葛根：除去杂质，洗净，润透，切厚片，晒干。炒葛根：取蜜炙麸皮，置热锅中，翻动，待其冒烟，投入葛根，炒至表面深黄色，微具焦斑时，取出，筛去麸皮，摊凉。

葛花：除去梗等杂质，筛去灰屑。

【化学成分】藤茎含黄酮类：芒柄花异黄酮（formononetin）、大豆苷元（daidzein）、大豆苷（daidzin）、葛根素（puerarin）[1], 6,7-二甲氧基-3′,4′-次甲二氧基异黄酮（6,7-dimethoxy-3′,4′-methlenedioxyisoflavone）[2]，8-O-甲基雷杜辛（8-O-methylretusin）、4′,7-二甲氧基异黄酮（4′,7-dimethoxyisoflavone）、异芒柄花素（isoformononetin）、鹰嘴豆芽素A（biochanin A）[3]，补骨脂宁，即补骨脂异黄酮（corylin）、7-羟基-2′,5′-二甲氧基异黄酮（7-hydroxy-2′,5′-dimethoxyisoflavone）、7,2′,4′-三羟基二氢异黄酮（7,2′,4′-trihydroxyisoflavone）、葛根苷D（puerarin D）、艳紫铆素A*（butesuperin A）、甘草素-7-甲基醚（liquiritigenin-7-methyl ether）[4]，3′-甲氧基大豆苷元（3′-methoxy daidzein）、芒柄花素（formononetin）、染料木素（genistein）、染料木苷（genistin）、芒柄花苷（ononin）、5-羟基芒柄花苷（5-hydroxy ononin）、毛蕊异黄酮（calycosin）、6″-O-乙酰基染料木苷（6″-O-acetyl genistin）和6″-O-乙酰基大豆苷（6″-O-acetyl daidzin）[5]；酚酸类：水杨酸（salicylic acid）、原儿茶醛（protocatechuic aldehyde）、原儿茶酸乙酯（ethyl protocatechuate）、对羟基苯甲醛（p-hydroxybenzaldehyde）、对羟基苯甲酸（p-hydroxybenzoic acid）、对羟基苯甲酸乙酯（ethyl p-hydroxybenzoate）、丁香醛（syringaldehyde）[3]，香草醛（vanillin）和4-羟基-2-乙氧基苯甲醛（4-hydroxy-2-ethoxybenzaldehyde）[4]；甾体类：β-谷甾醇（β-sitosterol）和胡萝卜苷（daucosterol）[1]；脂肪酸酯类：二十四酸-1-α-单甘油酯（tetracosanoic acid 1-α-monoglyceride）[1]；其他尚含：尿囊素（allantoin）[1]和羟基晚香玉酮（hydroxytuberosone）[4]。

花含黄酮类：尼泊尔鸢尾异黄酮（irisolidone）、尼泊尔鸢尾异黄酮-7-O-β-D-吡喃葡萄糖苷（irisolidon-7-O-β-D-glucopyranoside）、葛花苷（kakkalide）、染料木素（genistein）、刺芒柄花素（formononetin）、大豆苷元（daidzin）、大豆苷元-8-C-芹菜糖基-(1→6)-葡萄糖苷［daidzein-8-C-apiosyl-(1→6)-glucoside］[6]，尼泊尔鸢尾苷元（irisolidon）[7], 6″-O-木糖基黄豆黄苷（6″-O-xylosylglycitin）、5,6,7,4′-四羟基异黄酮-6,7-二-O-β-D-吡喃葡萄糖苷（5,6,7,4′-tetrahydroxyisoflavone-6,7-di-O-β-D-glucopyranoside）、黄豆黄苷（glycitin）、6″-O-木糖鸢尾苷（6″-O-xylosyltectoridin）、鸢尾苷（tectoridin）[8],

苦豆子苷A（alopecuroides A）和3'-甲氧基大豆苷元-7-O-甲醚（3'-methoxydaidzin-7-O-methyl ether）[9]；香豆素类：7-甲氧基香豆素（7-methoxycoumarin）[7]。

根含黄酮类：大豆苷（daidzin）、葛根素（puerarin）[10]，大豆苷元（daidzein）、芒柄花苷（ononin）、3'-甲氧基葛根素（3'-methoxy puerarin）、葛根苷B、C（pueroside B、C）、大豆苷元-8-C-芹菜糖基-（1→6）-葡萄糖苷［daidzein-8-C-apiosyl-（1→6）-glucoside］、3'-羟基葛根素（3'-hydroxypuerarin）、葛根素木糖苷（puerarinxyloside）、大豆苷元-7, 4'-O-葡萄糖苷（daidzein-7, 4'-O-glucoside）、葛根素-4'-O-葡萄糖苷（puerarin-4'-O-glucoside）、美佛辛-4'-O-葡萄糖苷（mirificin-4'-O-glucoside）、印度黄檀苷（sissotorin）[11]、芒柄花素（formononetin）、染料木素（genistein）、大豆素（daidzein）、槲皮素（quercetin）[12]，葛根苷D（pueroside D）、4', 8-二甲氧基-7-O-β-D-葡糖基异黄酮（4', 8-dimethoxy-7-O-β-D-glucosyl isoflavone）[13]、染料木苷（genistin）、橙皮苷（hesperidin）、补骨脂异黄酮（corylin）[14]，3'-甲氧基葛根素（3'-methoxy puerarin）和5-羟基芒柄花苷（5-hydroxyl ononin）[15]；酚酸类：水杨酸（salicylic acid）、没食子酸（gallic acid）[12]，4-O-β-D-吡喃葡萄糖氧基苯甲酸（4-O-β-D-glucopyranosyloxybenzoic acid）[14]和4-羟基-3-甲氧基肉桂酸（4-hydroxy-3-methoxycinnamic acid）[15]；脂肪酸及酯类：α-棕榈酸单甘油酯（monoglycerol α-palmitate）[12]、二十烷酸（eicosanoic acid）、十六烷酸（hexadecanoic acid）、二十四烷酸-α-甘油酯（cetearyl acid-α-glyceride）[13]和（R）-十六烷酸-2, 3-二羟丙酯［2, 3-dihydroxypropyl（R）-hexadecanoate］[14]；甾体类：β-谷甾醇（β-sitosterol）和胡萝卜苷（daucosterol）[12]；皂苷类：羽扇豆醇（lupeol）和α-香树脂醇（α-amyrin）[14]；其他尚含：葛香豆雌酚，即葛根酚（puerarol）[12]和尿囊素（allantoin）[14]。

【药理作用】1. 改善心血管　葛根发酵液对原发性高血压大鼠具有降血压作用[1]。提取物葛根异黄酮类成分对缺氧复氧损伤心肌细胞具有保护作用，其作用机制可能是通过多组分协同而发挥作用[2]。葛根总黄酮滴鼻给药能明显改善大鼠硝酸甘油致偏头痛的症状，能明显减少大鼠前肢挠头次数，降低血清和脑组织中一氧化氮（NO）含量[3]。2. 保护脑缺血　葛根总黄酮分别连续口服7天，500mg/kg、1000mg/kg剂量能显著对抗反复性脑缺血大鼠脑组织含水量、Ca^{2+}及丙二醛（MDA）的含量升高，降低Ca^{2+}-ATPase及超氧化物歧化酶（SOD）活性，能明显延长小鼠断头后张口呼吸持续时间[4]。3. 抗凝血抗血栓　葛根总黄酮可抑制凝血酶原活性，延长凝血时间，并能抑制大鼠动静脉回路实验中血栓的形成。在体外能促进纤溶酶活性[5]。4. 降血糖　根提取物葛根异黄酮（葛根素含量＞60%）能显著降低糖尿病小鼠的血糖、血清中总胆固醇、甘油三酯的含量，并能控制小鼠体重下降[6]。总黄酮提取物及纳米混悬液均具有降血糖作用，但纳米混悬液的整体降血糖效果优于总黄酮提取物[7]。5. 抗骨质疏松　根提取物对卵巢切除引起的骨质疏松有抑制作用[8]。6. 增强免疫　根水提液可明显增强机体免疫功能，显著增强抗体产生、淋巴细胞转化率和巨噬细胞吞噬能力[9, 10]。7. 解酒　花提取物可显著提高酒后小鼠血清中乙醇脱氢酶（ADH）的含量，加速酒精在体内的分解代谢[11]。8. 护肝　总黄酮提取物对刀豆蛋白A诱导小鼠的免疫性肝损伤具有保护作用，能降低小鼠血清中谷丙转氨酶（ALT）、天冬氨酸氨基转移酶（AST）和升高肝中丙二醛（MDA）含量，增强肝中重要的超氧化物歧化酶（SOD）活性，减轻肝脏的病理性损伤[12]。9. 雌激素样作用　根提取的葛根素和总异黄酮对雌激素低下大鼠和小鼠显示弱雌激素样作用，对正常雌激素水平大鼠和小鼠无明显雌激素样作用，在合用雌二醇时，部分抑制雌二醇促子宫的生长作用[13]。10. 抗氧化　葛根总黄酮在体外对过氧化物有明显的抑制作用[14, 15]。11. 抗骨质疏松　葛根或葛根异黄酮对去卵巢致小鼠骨质疏松和地塞米松致大鼠骨质疏松症均具有保护作用[16, 17]。12. 抗高尿酸　葛根水和乙醇提取物对高尿酸血症大鼠具有一定的防治作用，能降低血尿酸含量，其中醇提物起效快，并降低血总胆固醇和血浆黏度[18]。13. 抗菌　葛藤水、40%乙醇、95%乙醇提取部位在体外对耐甲氧西林金黄色葡萄球菌的生长均有抑制作用，其中40%乙醇提取物效果最好[19]。14. 抗排斥　葛根异黄酮对移植肾组织的功能和结构有保护作用，能延缓慢性排斥反应的发生[20]。

【性味与归经】葛根：甘、辛，凉。归脾、胃经。葛花：甘，平。归脾、胃经。

【生境与分布】生于山坡灌丛中、路旁、疏林下。分布于浙江丽水、文成，另广东也有分布。

【药名与部位】白梢花，花。

【药材炮制】除去杂质，筛去灰屑。

【化学成分】花蕾含氨基酸：天冬氨酸（Asp）、谷氨酰胺（Gln）、苏氨酸（Thr）、甲硫氨酸（Met）、丝氨酸（Ser）、异亮氨酸（Ile）、亮氨酸（Leu）、脯氨酸（Pro）、苯丙氨酸（Phe）、甘氨酸（Gly）、组氨酸（His）、丙氨酸（Ala）、赖氨酸（Lys）、酪氨酸（Tyr）、精氨酸（Arg）、缬氨酸（Val）等[1]；元素：钙（Ca）、钾（K）、铁（Fe）、锌（Zn）等[1]；维生素类：维生素B_2（Vitamin B_2）、维生素C（Vitamin C）等[1]。

【功能与主治】镇咳祛痰。

【药用标准】浙江炮规2005。

【化学参考文献】

[1] 陈功楷，陈家龙，金微微.白花美丽胡枝子花蕾主要营养成分测定[J].食品科技，2015，40（6）：96-98.

430. 截叶铁扫帚（图430）· *Lespedeza cuneata*（Dum.-Cours.）G. Don

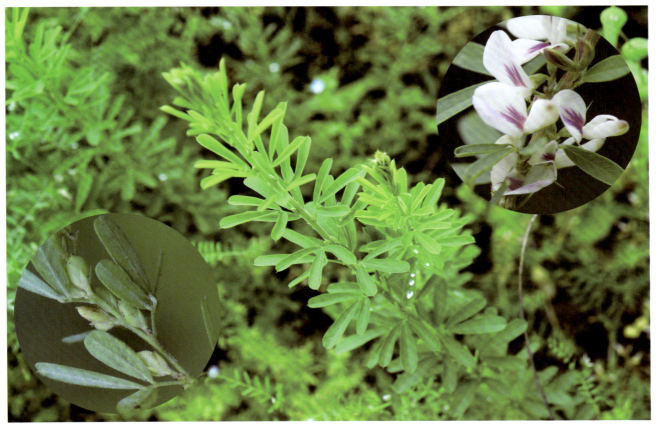

图430 截叶铁扫帚　　　摄影 李华东等

【别名】铁扫帚，截叶胡枝子、夜关门（浙江），关门草（浙江、福建），鸡虱草（浙江宁波），老牛筋、绢毛胡枝子（福建）。

【形态】直立半灌木，高达1m。枝具条棱，有短柔毛。小叶3枚复叶，在枝上密生，顶生小叶长圆形或楔状长圆形，长4～30mm，宽1.5～5mm，顶端截形，微凹，有时钝圆。具短尖，基部楔形，上面近无毛，下面被伏毛，侧生小叶较小；叶柄长约0.8cm，具浅槽，被短柔毛；托叶钻状，宿存。总状花序腋生，较叶短，有花2～4朵，有时单生；总花梗及花梗极短；无瓣花（闭锁花）簇生于叶腋；小苞片狭卵形，着生于萼筒基部，被白色伏毛；花萼5深裂，裂片披针形，被白色短柔毛；花冠白色至淡黄色，长约8mm，旗瓣较龙骨瓣稍短，与翼瓣近等长。荚果斜卵形，长约3mm，被白色伏毛。花期6～9月，果期10～11月。

【生境与分布】生于山坡草丛中、路旁。分布于华东各省、市，另东北、西北、华北、华南和西南等地均有分布；巴基斯坦、印度、日本也有。

【药名与部位】铁扫帚（夜关门），地上部分。

【采集加工】秋季采割，晒干。

【药材性状】茎呈圆柱形，微有棱，淡棕褐色，长50～100cm，直径3～5mm，上部有分枝；质硬，易折断，中央有黄白色的髓。三出复叶互生，密集，叶柄短而细，小叶片条状楔形，长1～2.5cm，宽0.2～0.4cm，先端平截，中央有小尖刺，基部窄楔形，全缘，上面绿褐色，下面灰绿色，被短柔毛。总状花序生于叶腋，有花数朵，具极短的柄；花萼5裂，钟状；花冠蝶形，黄棕色。荚果卵形，无柄。气微，味微苦。

【化学成分】根含黄酮类：6,8,3',4'-四羟基-2'-甲氧基-7-甲基异黄烷酮（6,8,3',4'-tetrahydroxy-2'-methoxy-7-methylisoflavanone）、6,8,3',4'-四羟基-2'-甲氧基-6'-（1,1-二甲基烯丙基）-异黄酮［6,8,3',4'-tetrahydroxy-2'-methoxy-6'-（1,1-dimethylallyl）-isoflavone］[1]；皂苷类：桦木酸，即白桦脂酸（betulinic acid）[1]；甾体类：β-谷甾醇（β-sitosterol）[1]；脂肪酸酯类：二十六烷酸2,3-二羟基丙酯（2,3-dihydroxypropyl hexacosanoate）[1]。

地上部分含木脂素类：扁蓄蓼脂素*（aviculin）、异落叶松脂素-9-O-β-D-吡喃葡萄糖苷（isolariciresinol-9-O-β-D-glucopyranoside）、（+）-松脂醇［（+）-pinoresinol］、（+）-丁香脂素［（+）-syringaresinol］、赤式-醉鱼草醇C（erythro-buddlenol C）、野芋醇*A（colocasinol A）、（1S,1'S,2S,2'S）-2,2'-（1R,3αS,4R,6αS）-六氢呋喃［3,4-c］呋喃-1,4-二-双（2,6-二甲氧基-4,1-苯）-双（氧）-双-1-（4-羟基-3-甲氧基苯基）丙烷-1,3-二醇｛(1S,1'S,2S,2'S)-2,2'-(1R,3αS,4R,6αS)-hexahydrofuro[3,4-c]furan-1,4-diyl-bis（2,6-dimethoxy-4,1-phenylene）-bis（oxy）-bis-1-（4-hydroxy-3-methoxyphenyl）propane-1,3-diol｝、（+）-落叶松脂醇［（+）-lariciresinol］、（-）-开环异落叶松脂素-O-α-L-吡喃鼠李糖苷［（-）-secoisolariciresinol-O-α-L-rhamnopyranoside］、二氢去氢二松柏醇（dihydrodehydrodiconifenyl alcohol）、2,3-二氢-7-甲氧基-2-（4'-羟基-3'-甲氧基苯基）-3α-O-β-D-低聚木糖吡喃核糖氧-甲基-5-苯并呋喃丙醇［2,3-dihydro-7-methoxy-2-（4'-hydroxy-3'-methoxyphenyl）-3α-O-β-D-oligoxylopyranosyloxy-methyl-5-benzofuranpropanol］、3-（β-D-葡糖吡喃核糖羟甲基）-2-（4-羟基-3-甲氧基苯基）-5-（3-羟丙基）-7-甲氧基-苯并二氢呋喃［3-（β-D-glucopyranosyloxymethyl）-2-（4-hydroxy-3-methoxyphenyl）-5-（3-hydroxypropyl）-7-methoxy-dihydrobenzofuran］[2]，（+）-（8R,7'S,8'R）-异落叶松脂素-9'-（6-反-p-香豆酰基）-O-β-D-吡喃葡萄糖苷［（+）-（8R,7'S,8'R）-isolariciresinol-9'-（6-trans-p-coumaroyl）-O-β-D-glucopyranoside］、（+）-（8R,7'S,8'R）-异落叶松脂素-9'-（6-顺-p-香豆酰基）-O-β-D-吡喃葡萄糖苷［（+）-（8R,7'S,8'R）-isolariciresinol-9'-（6-cis-p-coumaroyl）-O-β-D-glucopyranoside］、（-）-（8S,7'R,8'S）-异落叶松脂素-9'-O-α-L-鼠李糖苷［（-）-（8S,7'R,8'S）-isolariciresinol-9'-O-α-L-rhamnoside］、（-）-（8S,7'R,8'S）-5'-甲氧基异落叶松脂素-9'-O-α-L-鼠李糖苷［（-）-（8S,7'R,8'S）-5'-methoxyisolariciresinol-9'-α-L-rhamnoside］、（+）-（8S,7'S,8'S）-囊素-9'-O-α-L-鼠李糖苷［（+）-（8S,7'S,8'S）-burselignan-9'-O-α-L-rhamnoside］[3]、（+）-（8S,7'S,8'S）-囊素-9'-O-β-D-吡喃葡萄糖苷［（+）-（8S,7'S,8'S）-burselignan-9'-O-β-D-glucopyranoside］、（+）-（8R,7'S,8'R）-异落叶松脂素-9'-O-β-D-吡喃岩藻糖苷［（+）-（8R,7'S,8'R）-isolariciresinol-9'-O-β-D-fucopyranoside］、（+）-（8S,7'R,8'R）-甲氧基异落叶松脂素-9'-O-α-L-吡喃鼠李糖苷［（+）-（8S,7'R,8'R）-methoxyisolariciresinol-9'-O-α-L-rhamnoside］[4]和二氢松柏醇（dihydroconiferyl alcohol）[5]；苯丙素类：截叶铁扫帚苷*A、B、C、D（cuneataside A、B、

C、D）[3]，梅色地内酯*A、B（maysedilactone A、B）[5]和截叶铁扫帚苷*E、F（cuneataside E、F）[6]；黄酮类：山奈酚-3-O-α-L-吡喃鼠李糖苷（kaempferol-3-O-α-L-rhamnopyranoside）、槲皮苷（quercitrin）、异牡荆素（isovitexin）、染料木素（genistein）、羽扇豆异黄酮（luteone）、香叶木素（diosmetin）[5]，山奈酚（kaempferol）、槲皮素（quercetin）、山奈酚-3-O-β-D-葡萄糖苷（kaempferol-3-O-β-D-glucoside）[7]，阿福豆苷（afzelin）、烟花苷（nicotiflorin）、山奈酚-3-O-葡糖基-7-O-鼠李糖苷（kaempferol-3-O-glucosyl-7-O-rhamnoside）、漆叶苷（rhoifolin）、异槲皮苷（isoquercitrin）、芦丁（rutin）和大豆苷元（daidzein）[8]；皂苷类：软木三萜酮（friedelin）[5]；香豆素类：（+）-白花前胡素 E [（+）-praeruptorin E][5]；环烯醚萜苷类：黑麦草内酯（loliolide）、毛脉五味子醇 A（pubinernoid A）和戟叶马鞭草苷（hastatoside）[5]；酚酸类：咖啡酸（caffeic acid）[5]，水杨酸（salicylic acid）和香草酸（vanillic acid）[7]；甾体类：β-谷甾醇（β-sitosterol）和胡萝卜苷（daucosterol）[7]；内酯类：羟基二氢博伏内酯（hydroxydihydrobovolide）、2,3-二羟基-2-甲基丁内酯（2,3-dihydroxy-2-methylbutyrolactone）[5]；其他尚含：双-（2,5-二甲基己基）酯[bis-（2,5-dimethylhexyl）ester]、（6R,9R）-3-氧化-α-紫罗兰醇-9-O-β-D-吡喃葡萄糖苷[（6R,9R）-3-oxo-α-ionol-9-O-β-D-glucopyranoside][5]和正二十八烷醇（n-octacosanol）[7]。

【药理作用】1. 抗菌　地上部分及其茎叶的煎剂对不凝集弧菌、福氏痢疾杆菌、丙型副伤寒杆菌、甲型副伤寒杆菌、肠炎杆菌的生长有较强的抑制作用；所含的黄酮类化合物对10种肠道病菌均有很强的杀灭和抑制作用[1]。2. 兴奋子宫　根乙醇提取物对已孕动物离体子宫及用乙烯雌酚敏化的离体子宫具有明显的兴奋作用，可使子宫收缩振幅增大，收缩持续时间延长，但对未孕动物的子宫无明显的作用[2]。3. 抗氧化　根、枝、叶50%乙醇提取物均有较好清除1,1-二苯基-2-三硝苯肼自由基（DPPH）、羟自由基（OH·）、螯合Fe^{2+}的作用，不同药用部位通过不同的途径发挥作用，叶主要通过清除自由基发挥作用，根主要通过螯合金属过渡离子从而抑制自由基的过度产生发挥作用，枝无明显作用[3]。4. 护肝　地上部分的乙醇提取物的乙酸乙酯萃取的陆地棉苷、广寄生苷和槲皮素部位（浓度为20μg/ml）能保护由叔丁基过氧化氢导致氧化损伤的人肝癌HepG2细胞[4]；地上部分分离纯化的（+）-（8R,7′S,8′R）-异落叶松脂素-9′-O-β-D-吡喃岩藻糖苷[（+）-（8R,7′S,8′R）-isolariciresinol-9′-O-β-D-fucopyranoside]、（+）-（8S,7′R,8′R）-甲氧基异落叶松脂素-9′-O-α-L-吡喃鼠李糖苷[（+）-（8S,7′R,8′R）-methoxyisoariciresinol-9′-O-α-L-rhamnopyranoside]对扑热息痛引起的人肝癌HepG2细胞损伤具有保护作用[5]。5. 抗炎　地上部分分离纯化的山奈酚和槲皮素可有效抑制脂多糖诱导的BV-2小胶质细胞炎症反应[6]。6. 舒张血管　全草的水提液通过内皮依赖性的NO-cGMP通路对去甲肾上腺素预收缩的主动脉产生舒张作用，且呈剂量依赖性[7]。7. 改善睡眠　全草的水提液对氯苯丙氨酸诱导的失眠小鼠具有较好的治疗作用，能显著减少模型小鼠3min内活动次数、改善体表特征，该作用可能通过降低其脑组织中一氧化氮（NO）和超氧化物歧化酶（SOD）的水平而实现[8]。8. 止咳祛痰　全草提取的活性成分β-谷甾醇能明显延长氢氧化铵引咳小鼠的咳嗽潜伏期，促进小鼠气管酚红的排量，可促进二氧化硫刺激所致大鼠慢性气管炎病变组织的修复[9]。

【性味与归经】甘、微苦，平。归肾、肝经。

【功能与主治】消食除积，清热利湿，祛痰止咳。用于小儿疳积，消化不良，胃肠炎，菌痢，黄疸型肝炎，肾炎水肿，口腔炎，肺热咳嗽。

【用法与用量】9～15g。

【药用标准】上海药材1994、湖南药材2009、湖北药材2009、广东药材2011、广西壮药2008、贵州药材2003和四川药材2010。

【临床参考】1. 儿童无症状性血尿：根20～40g，加女贞子、旱莲草、生侧柏叶适量等，水煎服[1]。

2. Ⅱ型糖尿病：根100g（鲜根150g），水煎服，每日1剂，分2次服[2]。

3. 小儿遗尿：全草100～500g，加猪小肚1个，煎汤服，连服1～5次[3]。

【附注】以铁扫帚之名始载于《救荒本草》，云："铁扫帚生荒野中，就地丛生，一本二三十茎，苗高三四尺，叶似苜蓿叶而细长，又似胡枝子叶而短小，开小白花，其叶味苦。"《植物名实图考》山草类载："野鸡草，江西、湖南坡阜多有之，长茎细叶，如萆草，秋时叶际开小黄花，如豆花而极小，与叶相同，宛如雉尾，湖南谓之白马鞭。"以上记载和图形所示特征应为本种。

孕妇忌服。

【化学参考文献】

[1] Deng F, Chang J, Zhang J S. New flavonoids and other constituents from *Lespedeza cuneata* [J]. J Asian Nat Prod Res, 2007, 9（7）: 655-658.

[2] 欧庆平. 截叶铁扫帚中木脂素类化学成分研究 [D]. 上海: 上海交通大学硕士学位论文, 2015.

[3] Zhou J, Li C J, Yang J Z, et al. Phenylpropanoid and lignan glycosides from the aerial parts of *Lespedeza cuneata* [J]. Phytochemistry, 2016, （121）: 58-64.

[4] Zhang C F, Zhou J, Yang J Z, et al. Three new lignanosides from the aerial parts of *Lespedeza cuneata* [J]. J Asian Nat Prod Res, 2016, 18（10）: 913-920.

[5] Jiang W, Ye J, Xie Y G, et al. A new phenyldilactone from *Lespedeza cuneata* [J]. J Asian Nat Prod Res, 2016, 18（2）: 200-205.

[6] Zhang C F, Zhou J, Yang J, et al. Two new phenylpropanoid glycosides from the aerial parts of *Lespedeza cuneata* [J]. Acta Pharmaceutica Sinica B, 2016, 6（6）: 564-567.

[7] 张芳, 张维民, 邱丽筠. 铁扫帚化学成分研究 [J]. 中国实用医药, 2008, 3（30）: 53-55.

[8] Yoo G, Park S J, Lee T H, et al. Flavonoids isolated from *Lespedeza cuneata* G. Don and their inhibitory effects on nitric oxide production in lipopolysaccharide-stimulated BV-2 microglia cells [J]. Pharmacognosy Magazine, 2015, 11（43）: 651-656.

【药理参考文献】

[1] 甘华盛, 方爱琼. 铁扫帚抗肠道病菌有效部分的研究 [J]. 广东医学, 1983, 4（7）: 29-30.

[2] 黄衡, 乐开礼, 王琼琨. 截叶铁扫帚对子宫的作用 [J]. 云南医药, 1965, （2）: 45.

[3] 朱晓勤, 郑孟苏, 邹秀红, 等. 截叶铁扫帚不同药用部位提取物体外抗氧化活性研究 [J]. 时珍国医国药, 2012, 23（1）: 166-168.

[4] Kim S M, Kang K, Jho E H, et al. Hepatoprotective effect of flavonoid glycosides from *Lespedeza cuneata* against oxidative stress induced by tert-butyl hyperoxide [J]. Phytotherapy Research, 2011, 25（7）: 1011-1017.

[5] Zhang C F, Zhou J, Yang J Z, et al. Three new lignanosides from the aerial parts of *Lespedeza cuneata* [J]. Journal of Asian Natural Products Research, 2016, 18（10）: 913-920.

[6] Yoo G, Park S J, Lee T H, et al. Flavonoids isolated from *Lespedeza cuneata* G. Don and their inhibitory effects on nitric oxide production in lipopolysaccharide-stimulated BV-2 microglia cells [J]. Pharmacognosy Magazine, 2015, 11（43）: 651-656.

[7] Lee J K, Kang D G, Lee H S. Vascular relaxation induced by aqueous extract of *Lespedeza cuneata* via the NO-cGMP pathway [J]. Journal of Natural Medicines, 2012, 66（1）: 17-24.

[8] 郜红利, 涂星, 卢映, 等. 土家苗药夜关门对小鼠实验性失眠的疗效观察与机制初探 [J]. 中成药, 2014, 36（2）: 383-385.

[9] 湖南省衡阳地区防治慢性气管炎协作组. 夜关门结晶Ⅰ号治疗慢性气管炎的初步总结 [J]. 新医药学杂志, 1973, （11）: 18-23.

【临床参考文献】

[1] 徐佩华, 庄道征, 颜传法. 截叶铁扫帚汤治疗儿童无症状性血尿25例 [J]. 中国中医药信息杂志, 1999, 6（11）: 50.

[2] 苏绥和. 截叶铁扫帚治疗Ⅱ型糖尿病30例 [J]. 医学理论与实践, 1999, 12（6）: 333-334.

[3] 吴友旺. 截叶铁扫帚治疗小儿遗尿 [J]. 福建中医药, 1994, 25（6）: 33-34.

431. 细梗胡枝子（图431）· *Lespedeza virgata*（Thunb.）DC.

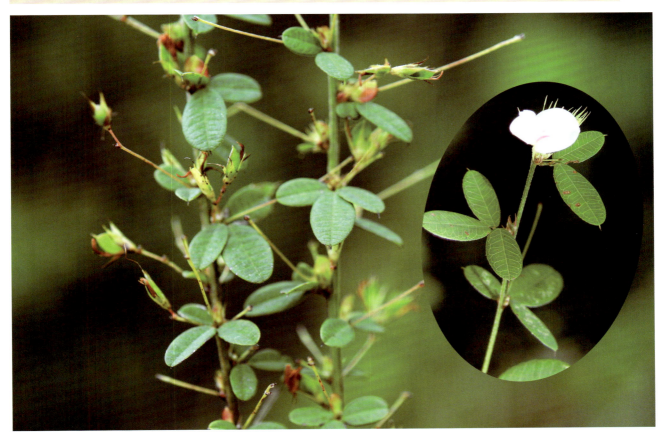

图431　细梗胡枝子　　　　　摄影　李华东

【形态】小灌木，高25～100cm。枝略呈四棱形，无毛或疏被白伏毛。小叶3枚，顶生小叶长圆形、卵状长圆形或倒卵形，长0.4～2cm，宽0.3～1.2cm，顶端钝圆或微凹，基部圆形，上面无毛，下面疏生短伏毛，边缘稍反卷，侧生小叶较小；叶柄具槽，被短毛；托叶钻状，宿存。花稀疏，排成腋生的总状花序，总花梗细长，丝状，较叶长；无瓣花（闭锁花）簇生于叶腋，无花梗；小苞片卵状披针形，无毛；花萼5深裂，裂片狭披针形，疏被白色柔毛；花冠白色，长约7mm，旗瓣基部有紫斑，较龙骨瓣短或与龙骨瓣近等长。荚果近卵形，长约4mm，具网纹，疏被短柔毛或近无毛，与花萼近等长。花期7～8月，果期9～10月。

【生境与分布】生于山脚、山坡草丛中。分布于山东、安徽、浙江、江西，另湖南、湖北、四川、台湾、河北、山西、陕西等省均有分布；日本、朝鲜也有。

【药名与部位】胡枝子（细梗胡枝子），全草。

【采集加工】夏、秋茎叶茂盛时采收，洗净，晒干。

【药材性状】根呈长圆柱形，具分枝，长10～30cm，表面淡黄棕色，具细纵皱纹，皮孔呈点状或横向延长呈疤状。茎圆柱形，较细，长约50cm，多分枝或丛生，表面灰黄色至灰褐色，木质。叶为3出复叶，小叶片狭卵形、倒卵形或椭圆形，长1～2.5cm，宽0.5～1.5cm，先端圆钝、稍具短尖，全缘，灰褐色至棕褐色，上面近无毛，下面被伏毛。有时可见腋生的总状花序，总花梗长4～15cm，花梗无关节，花萼杯状，长约4.5mm，被疏毛，花冠蝶形。荚果斜倒卵形。气微、味淡，具豆腥气。

【药材炮制】除净泥土、杂质，切段。

【化学成分】全草含黄酮类：槲皮素-3′-甲醚（quercetin-3′-methyl ether）、槲皮素-3-O-β-D-半乳糖苷（quercetin-3-O-β-D-galactoside）、槲皮素-3-O-β-D-葡萄糖苷（quercetin-3-O-β-D-glucoside）、槲皮素-3-O-α-L-鼠李糖苷（quercetin-3-O-α-L-rhamnoside）、槲皮素（quercetin）、山奈酚（kaempferol）、山奈酚-3-O-β-D-吡喃葡萄糖苷（kaempferol-3-O-β-D-glucopyranoside）、山奈酚-3-O-α-L-鼠李糖苷（kaempferol-3-O-α-L-rhamnoside）[1]、芦丁（rutin）、山奈酚-3-O-β-D-吡喃葡萄糖-7-O-α-L-吡喃鼠李糖苷（kaempferol-3-O-β-D-glucopyranosyl-7-O-α-L-rhamnopyranoside）、山奈酚-3-O-α-L-吡喃鼠李糖-7-O-α-L-吡喃鼠李糖苷（kaempferol-3-O-α-L-rhamnopyranosyl-7-O-α-L-rhamnopyranoside）、山奈酚-3-β-D-吡喃半乳糖苷（kaempferol-3-O-β-D-galactopyranoside）[2]、山奈酚-3,7-二-O-β-D-吡喃葡萄糖苷（kaempferol-3,7-di-O-β-D-glucopyranoside）、山奈酚-3-O-芸香糖苷（kaempferol-3-O-rutinoside）、山奈酚-7-O-α-L-吡喃鼠李糖苷（kaempferol-7-O-α-L-rhamnopyranoside）[3]、槲皮素-3-O-[2″-O-（E-6-O-阿魏酰基）-β-D-葡萄糖]-β-D-半乳糖苷{quercetin-3-O-[2″-O-（E-6-O-feruloyl）-β-D-glucopyranosyl]-β-D-galactopyranoside}、山奈酚7-O-α-L-吡喃鼠李糖苷（kaempferol-7-O-α-L-rhamnoposide）、7-O-α-L-吡喃鼠李糖基-山奈酚-3-O-β-D-吡喃葡萄糖苷（7-O-α-L-rhamnopyransyl-kaempferol-3-O-β-D-glucopyranoside）[4]，苜蓿素，即小麦黄素（tricin）、芹菜素（apigenin）、山奈苷（kaempferitrin）、桑色素（morin）、木犀草素（luteolin）、槲皮素-3-O-α-L-鼠李糖苷（quercetin-3-O-α-L-rhamnoside）和柯伊利素-7-O-β-D-芸香糖苷（chrysoeriol-7-O-β-D-rutinoside）[5]；皂苷类：马斯里酸（maslinic acid）、2α-羟基熊果酸（2α-hydroxyursolic acid）、β-香树脂醇（β-amyrin）、α-香树脂醇（α-amyrin）、木栓醇（friedelinol）、白桦脂酸（betulinic acid）、羽扇豆醇（lupeol）和齐墩果酸（oleanolic acid）[6]；蒽醌类：大黄素-8-O-β-D-吡喃葡萄糖苷（emodin-8-O-β-D-glucopyranoside）[2]、大黄素甲醚（physcione）和大黄酚（chrysophanol）[3]；酚酸类：E-对羟基肉桂酸（E-p-hydroxycinnamic acid）、原儿茶酸（protocatechuic acid）和对羟基苯甲酸（p-hydroxybenzoic）[4]；甾体类：豆甾醇（stigmasterol）、β-谷甾醇（β-sitosterol）、胡萝卜苷（daucosterol）和胡萝卜苷棕榈酸酯（daucosterol palmitate）[2]；脂肪酸及烷醇类：正三十烷醇（n-triacontanol）、正三十四烷酸（n-gheddic acid）[1]、正二十六酸（n-hexacosanic acid）和正二十八烷醇（n-octacosanol）[3]。

【药理作用】1. 护肾　全草醇提物可降低肾炎大鼠的尿蛋白、血肌酐（Scr）和尿素氮（BUN）含量，能减轻大鼠肾小球肿胀[1]。2. 抗氧化　全草醇提取物能明显提高肾炎大鼠的血清超氧化物歧化酶（SOD）活性，降低丙二醛（MDA）的含量[1]。

【性味与归经】微苦、涩，平。归肺、肾、膀胱经。

【功能与主治】清热解毒，利水通淋，润肺止咳。用于肾炎，肺热咳嗽，百日咳，鼻衄，淋病等。

【用法与用量】10～15g。

【药用标准】湖南药材2009、湖北药材2009和河南药材1993。

【临床参考】慢性肾炎：全草50g，加鸡肉煨汤服；全草30g，加党参、白术等，水煎服[1]。

【化学参考文献】

[1] 夏新中，周思祥，屠鹏飞. 细梗胡枝子化学成分的研究（Ⅰ）[J]. 中草药，2009，40（9）：1374-1376.

[2] 夏新中，周思祥，屠鹏飞. 细梗胡枝子化学成分的研究（Ⅱ）[J]. 中草药，2010，41（9）：1432-1435.

[3] 夏新中，李万江. 细梗胡枝子化学成分的研究Ⅲ[J]. 中国实验方剂学杂志，2012，18（18）：127-129.

[4] 陈艳，邓虹珠，周毅，等. 细梗胡枝子化学成分研究[J]. 中国中药杂志，2008，33（9）：1024-1026.

[5] 陈艳，邓虹珠，梁磊. 细梗胡枝子黄酮类成分的研究[J]. 南方医科大学学报，2008，28（5）：858-860.

[6] 夏新中，周思祥，屠鹏飞. 细梗胡枝子三萜类化学成分的研究[J]. 中国实验方剂学杂志，2010，16（6）：62-64.

【药理参考文献】

[1] 万绍华，夏新中，陈小平. 细梗胡枝子对大鼠系膜增生性肾炎作用的实验研究[J]. 长江大学学报（自然科学版）医学卷，2010，7（3）：8-9.

【临床参考文献】

［1］王宏斌.用细梗胡枝子治疗慢性肾炎56例初探［J］.中药材，1993，16（5）：40.

432. 铁马鞭（图432）· *Lespedeza pilosa*（Thunb.）Sieb. et Zucc.

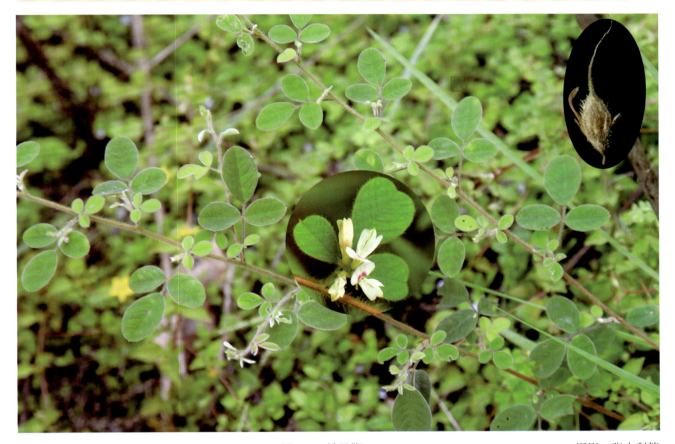

图432　铁马鞭　　　　　　　　摄影　张水利等

【别名】野花生（浙江）。

【形态】半灌木。茎常铺地而生，长达80cm。枝细长；全株被棕色或白色的长柔毛。小叶3枚，顶生小叶卵圆形或倒卵圆形，长0.8～2.5cm，宽0.6～2.2cm，顶端圆、截形或微凹，具短尖，基部圆或宽楔形，两面被白色粗毛，侧生小叶较小；叶柄短，长0.3～2cm；托叶狭卵状披针形，宿存。总状花序较叶短，腋生，通常3～5朵花；总花梗及花梗极短；无瓣花（闭锁花）1～3朵，簇生在枝条上部叶腋，无花梗或几无花梗，全部结实；苞片卵状披针形，具脉纹；花萼5深裂，裂片披针形；花冠黄白色，长7～8mm，旗瓣长约6.5mm，基部带紫色，翼瓣较短，龙骨瓣长约8mm。荚果卵圆形，顶端具喙，密被白色长毛。花期7～9月，果期9～10月。

【生境与分布】生于山坡草地、山坡灌丛中或路旁。分布于安徽、江苏、浙江、江西和福建，另广东、广西、湖南、湖北、四川、云南、贵州、陕西、甘肃等省区均有分布；朝鲜、日本也有。

【药名与部位】铁马鞭，全草。

【药材炮制】除去杂质，洗净，切段，干燥。

【功能与主治】散结，通络，健胃，安神。

【药用标准】浙江炮规2005。

【临床参考】1. 乳痈：鲜叶，加鲜苦荬各适量，米酒少许，捣烂外敷。

2. 瘰疬：根15～30g，加凤尾草根、过坛龙根各15～30g，酒水各半煎服。

3. 筋骨痛、腰痛：根125g，加三叶青15g，焙干研粉，每次6g，每日2次，黄酒或白酒送服。

4. 失眠：全草15～60g，水煎服。（1方至4方引自《浙江药用植物志》）

【附注】铁马鞭收载于清《植物名实图考》隰草类，云："铁马鞭生长沙冈阜，绿茎横枝，长弱如蔓，三叶攒生，似落花生叶而小，面青背白，茎叶皆有微毛，俚医以为散血之药。"上述植物形态、功效以及附图，均与本种相符。

31. 油麻藤属 Mucuna Adans.

一年生或多年生缠绕植物。羽状3小叶复叶；托叶早落，有小托叶。花大而美丽，通常排成腋生的总状花序；花萼钟状，5齿裂，上面2齿合生，下面1齿较长；花冠深紫色、黄绿色或近白色，较花萼长，旗瓣通常长约为龙骨瓣之半，基部有内弯的耳，龙骨瓣约与翼瓣等长或稍长于翼瓣，顶端内弯，有喙；雄蕊二体（9+1），花药二型，5枚长而基着，另5枚短而丁字着生；子房无柄，胚珠多数。荚果线形至长圆形，平滑或有斜向的横折襞，沿荚缝线有隆脊，常被褐黄色刺毛。种子常较大，种脐短或长，线形，无种阜。

约160种，分布于热带和亚热带地区。中国30种，分布于西南部、中南部至台湾，法定药用植物4种。华东地区法定药用植物2种。

433. 白花油麻藤（图433） · *Mucuna birdwoodiana* Tutch.

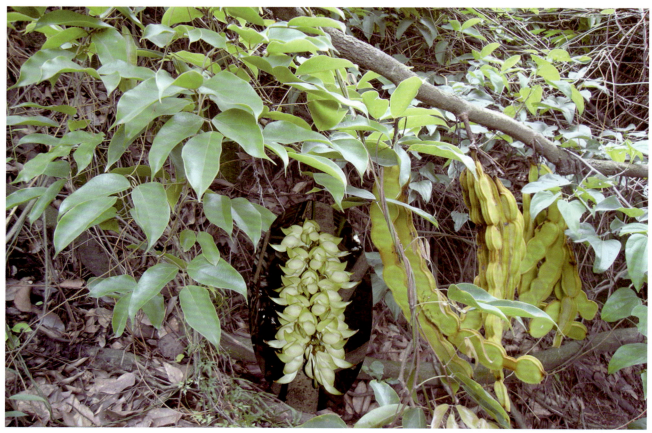

图433 白花油麻藤

摄影 徐锦泉等

【形态】木质藤本。三出复叶，小叶片革质，顶生小叶椭圆形或卵状椭圆形，长 8～16cm，宽 2.5～7.5cm，顶端短尾状尖，基部宽楔形，两面无毛或近无毛，侧生小叶较小，基部偏斜；叶柄无毛，小叶柄疏被锈色长硬毛；托叶被锈色长硬毛，早落。总状花序腋生，长 30～38cm，有花 20～30 朵；花萼宽钟状，5 齿，上面 2 齿合生，疏被锈色长硬毛；花冠灰白色，长 7.5～8.5cm，较花萼长；雄蕊二体（9+1），花药二型；子房密被锈色短柔毛，基部有腺体，花柱丝状，长而内弯。荚果木质，带形，长可达 40cm，宽约 3cm，沿背、腹缝线有锐利狭翅，种子间稍紧缩。种子 5～10 余粒，肾形，黑色，种脐半包围种子。花期 4～6 月，果期 9～10 月。

【生境与分布】生于林下、山沟边。分布于浙江和福建，另广东、广西等省均有分布。

【药名与部位】白花油麻藤，种子。鸡血藤（白花油麻藤），藤茎。

【采集加工】白花油麻藤：秋季采集果实，取出种子，晒干。鸡血藤：秋、冬两季采收，除去枝叶，切片，干燥。

【药材性状】白花油麻藤：呈肾形，两面中间稍内凹，表面深棕色至黑色，具光泽，长 2.5～3cm，宽约 2cm，厚约 0.8cm；种脐黑色，条状凸起，约占种子的 3/4。质坚硬，种皮厚，种仁 2 片，类白色。气微，味苦。

鸡血藤：呈椭圆形、类圆形或不规则的斜切片，厚 0.5～1.5cm。栓皮棕褐色至灰褐色，表面具横向突起的皮孔。质坚韧。切面木质部灰黄色至灰棕色，导管孔多数；韧皮部有树脂状分泌物呈红褐色至棕黑色，与木质部相间排列呈同心性环。髓小。气微，味涩、微苦。

【药材炮制】白花油麻藤：除去杂质。鸡血藤　除去杂质，洗净，润透，切碎，干燥。

【化学成分】藤茎含黄酮类：芒柄花素（formononetin）、染料木素（genisten）、7,3′-二羟基-5′-甲氧基异黄酮（7,3′-dihydroxy-5′-methoxyisoflavone）、8-O-甲基雷杜辛（8-O-methylretusin）[1]，染料木素（genistin）和白花油麻藤素*E、F（mucodianins E、F）[2]；蒽醌类：大黄酚（chrysophanol）[1,2]；木脂素类：丁香脂素（syringaresinol）[1,2]；皂苷类：表木栓醇（epifriedelanol）和羽扇豆醇（lupeol）[1]；香豆素类：3′-甲氧基香豆雌酚（3′-methoxycoumestrol）[1]和白花油麻藤素*A（mucodianin A）[2]；苯并呋喃衍生物：白花油麻藤素*B、C、D（mucodianins B、C、D）[2]，6-去甲基豇豆呋喃（6-demethylvignafuran）、刺桐灵素 L（eryvarin L）、异紫檀呋喃（isopterofuran）和多花胡枝子素 F_1（lespeflorin F_1）[3]。

叶柄含生物碱类：N-（反式阿魏酰）酪胺［N-(trans-feruloyl) tyramine］[4]；酚及酚酸类：2,6-二甲氧基就苯酚（2,6-dimethoxyphenol）、丁香酸（syringic acid）和香草酸（vanillic acid）[4]；皂苷类：积雪草酸甲酯（methyl asiatate）、山楂酸甲酯（methyl maslinate）、油麻藤苷元 A、B（mucunagenin A、B）、3-O-(6-O-甲基-β-D-吡喃葡萄糖醛酸)积雪草酸甲酯［3-O-(6-O-methyl-β-D-glucuronopyranosyl) methyl asiatate］、3-O-［α-L-吡喃阿拉伯糖(1→2)］-6-O-甲基-β-D-吡喃葡萄糖醛酸山楂酸甲酯 {3-O-［α-L-arabinopyranosyl (1→2)］-6-O-methyl-β-D-glucuronopyranosyl methyl maslinate}、3-O-［α-L-吡喃阿拉伯糖(1→2)］-6-O-甲基-β-D-吡喃葡萄糖醛酸积雪草酸甲酯 {3-O-［α-L-arabinopyranosyl (1→2)］-6-O-methyl-β-D-glucuronopyranosyl methyl asiatate} 和 3-O-(6-O-甲基-β-D-吡喃葡萄糖醛酸)积雪草酸-28-O-β-D-吡喃葡萄糖苷［3-O-(6-O-methyl-β-D-glucuronopyranosyl) asiatic acid-28-O-β-D-glucopyranoside］[5]。

种子含生物碱类：L-多巴胺（L-dopa）[6]。

【药理作用】补血　白花油麻藤水提取物能明显提高失血性贫血小鼠的红细胞（RBC）数量和血红蛋白（Hb）含量；能明显对抗环磷酰胺所致小鼠的血红蛋白值、红细胞值和白细胞值的减少[1]。白花油麻藤醇提物可对抗辐射后小鼠外周血白细胞（WBC）、红细胞（RBC）、血小板（PLT）计数的下降，对小鼠红系祖细胞的增殖和对骨髓抑制小鼠巨核系造血祖 CFU-Meg 细胞的增殖具有促进作用[2]。白花油麻藤 50% 乙醇提取物的 95% 洗脱部分和水洗脱部分可明显促进辐射所致骨髓抑制小鼠外周血象的恢复[3]。

【性味与归经】白花油麻藤：平，甘。鸡血藤：苦、甘，平。归肝、肾经。

【功能与主治】白花油麻藤：清脾热，通络，强身。用于肺病，脾病，经络病，培根病（藏医），中毒症，外敷消肿。种仁滋补，增精液。鸡血藤：补血，活血，通络，强筋骨。用于月经不调，麻木瘫痪，风湿痹痛，以及贫血、白细胞减少症。

【用法与用量】白花油麻藤：3～5g。鸡血藤：9～30g。

【药用标准】白花油麻藤：部标藏药1995和青海藏药1992；鸡血藤：湖南药材2009和台湾1985一册。

【化学参考文献】

[1] 巩婷，王东晓，刘屏，等.白花油麻藤化学成分研究[J].中国中药杂志，2010，35（13）：1720-1722.

[2] 巩婷.白花油麻藤和香花崖豆藤化学成分及生物活性研究[D].北京：中国协和医科大学博士学位论文，2010.

[3] Gong T，Wang D X，Yang Y，et al. A novel 3-arylcoumarin and three new 2-arylbenzofurans from *Mucuna birdwoodiana*[J]. Chem Pharm Bull，2010，58（2）：254-256.

[4] Goda Y，Shibuya M，Sankawa U，et al. Inhibitors of Prostaglandin Biosynthesis from *Mucuna birdwoodiana*[J]. Chem Pharm Bull，1987，35（7）：2675-2677.

[5] Ding Y，Kinjo J，Yang C R，et al. Triterpenes from *Mucuna birdwoodiana*[J]. Phytochemistry，1991，30（11）：3703-3707.

[6] 王国强，黄璐琦，郝近大，等.全国中草药汇编（卷二）[M].上海：人民卫生出版社，2014（第三版）：370.

【药理参考文献】

[1] 田洪，陈子渊，潘善庆.白花油麻藤水提取物补血作用的实验研究[J].中医药导报，2008，14（11）：83-84.

[2] 王东晓，刘屏，戴畅，等.同名异种鸡血藤的造血作用研究[C].中国药学会2006第六届中国药学会学术年会论文集，2006：7.

[3] 王东晓，陈若芸，刘屏，等.白花油麻藤不同极性部位对60Coγ射线辐射小鼠外周血象的保护作用[J].解放军药学学报，24（2）：103-106.

434. 常春油麻藤（图434）· *Mucuna sempervirens* Hemsl.

【别名】油麻藤（浙江金华、江西婺源），棉藤（浙江金华），祛风藤（浙江杭州），长春黎豆、常绿黎豆、常绿油麻藤。

【形态】常绿木质藤本，直径可达20cm。茎枝有纵沟。羽状3小叶复叶，革质，顶生小叶卵状长椭圆形，长7～12cm，顶端渐尖，基部楔形，侧生小叶基部偏斜，无毛，有光泽，叶脉两面凸起；叶柄长约10cm，无毛；托叶早落。总状花序生于老茎上；花萼宽钟状，外被锈色长硬毛及短伏毛，内密被绢质伏毛，5浅齿裂，上面2齿合生；花冠深紫色，干后黑色，长约6.5cm，旗瓣短且宽，翼瓣较长，龙骨瓣最长，弯曲；雄蕊二体（9+1），花药二型；子房无柄，被锈色长硬毛。荚果木质，带状，扁平，长达60cm，边缘无翅，沿缝有纵沟，种子间缢缩。种子10余粒，扁长圆形，长2cm有余，棕色，种脐被毡毛。花期4～5月，果期9～10月。

【生境与分布】生于山坡灌丛、溪沟边、山谷中。分布于浙江、江西和福建，另湖北、四川、云南、贵州等省均有分布，日本也有。

常春油麻藤与白花油麻藤的区别点：常春油麻藤的花暗紫色，长约6.5cm；荚果边缘无翅。白花油麻藤的花灰白色，长约7.5～8.5cm；荚果沿两缝线有锐利的狭翅。

【药名与部位】黎豆，种子。常春油麻藤（油麻血藤），藤茎。

【采集加工】黎豆：秋、冬季果实成熟时采摘，干燥后打下种子。常春油麻藤：9～10月采收，除去枝叶，切斜片，晒干。

【药材性状】黎豆：呈扁矩圆形，长径2～2.5cm，厚3～4mm；表面光滑，棕色或褐黑色，一侧略平，种脐略凸起，围绕种子的三方，两面中央部常略凹陷；种皮质坚韧，破开后见黄白色子叶两枚。气微，味淡。

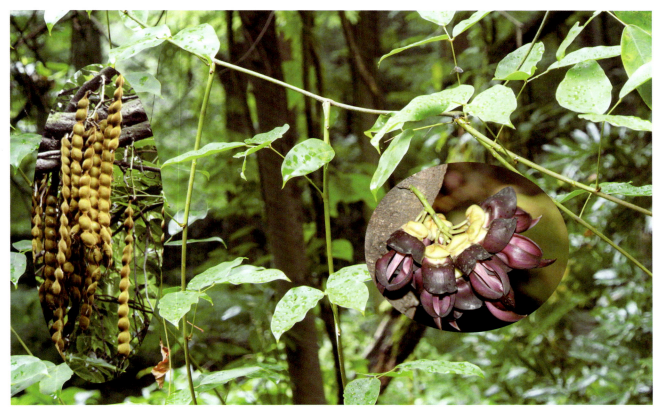

图 434　常春油麻藤　　　　　摄影　赵维良等

常春油麻藤：多为斜切片。表面灰褐色，粗糙，栓皮脱落处显棕黑色。切面韧皮部薄，韧皮部有树脂状分泌物，棕褐色，木质部灰黄色，有多数导管孔，韧皮部与木质部相间排列呈 4～6 个同心环。中心有小型髓。质坚韧体轻。气微，味微涩。

【药材炮制】藜豆：除去杂质。常春油麻藤：完整者，除去枝叶，切斜片，干燥。

【化学成分】花含黄酮类：矢车菊素-3-O-6″-O-α-吡喃鼠李糖-β-D-吡喃葡萄糖苷（cyanidin-3-O-6″-O-α-rhamnopyranosyl-β-D-glucopyranoside）、矢车菊素-3-O-β-D-吡喃葡萄糖苷（cyanidin-3-O-β-D-glucopyranoside）、槲皮素-3-O-β-D-吡喃葡萄糖苷（quercetin-3-O-β-D-glucopyranoside）、二氢槲皮素（dihydroquercetin）、山柰酚（kaempferol）、异夏佛塔苷（isoschaftoside），即 6-C-β-L-阿拉伯吡喃糖基-8-C-β-D-吡喃葡萄糖基芹菜素（6-C-β-L-arabinopyranosyl-8-C-β-D-glucopyranosyl apigenin）、山柰酚-3-O-α-L-吡喃鼠李糖-（1→6）-β-D-吡喃半乳糖苷［kaempferol-3-O-α-L-rhamnopyranosyl-（1→6）-β-D-galactopyranoside］和山柰酚-3-O-α-L-吡喃鼠李糖-（1→4）-β-D-吡喃葡萄糖苷［kaempferol-3-O-α-L-rhamnopyranosyl-（1→4）-β-D-glucopyranoside］[1]；挥发油类：1-辛烯-3-醇（1-octen-3-ol）、正十六酸（n-hexadecanoic acid）、壬醛（nonanal）、3-辛酮（3-octanone）、1-辛烯-3-酮（1-octen-3-one）、2-戊烯醛（2-pentenal）、己醛（hexanal）和 1-己醇（1-hexanol）等[2]。

【药理作用】促骨化　种子中提取的左旋多巴可加速骨折愈合和骨组织骨化过程[1]。

【性味与归经】藜豆：酸、甘，平。常春油麻藤：甘，温；无毒。归肝、胃经。

【功能与主治】藜豆：治肾病。常春油麻藤：行血补血，通经活络。用于风湿疼痛，四肢麻木，贫血，月经不调。

【用法与用量】藜豆：3～5g。常春油麻藤：内服：煎汤，12～30g；或浸酒。

【药用标准】藜豆：藏药 1979；常春油麻藤：福建药材 2006 和贵州药材 2003。

【临床参考】1. 风湿痹痛：根、藤茎 60g，水煎服。

2. 月经不调：藤茎15～30g，水煎，冲黄酒服。（1方、2方引自《浙江药用植物志》）

【化学参考文献】

[1] 杜琪珍，赵永春，李博.常春油麻藤花黄酮类化合物结构鉴定及抗氧化活性分析[J].食品科学，2011，32（23）：111-115.

[2] 宋培浪，程力，何先贵，等.固相微萃取-气相色谱-质谱法分析常春油麻藤花挥发油成分[J].理化检验（化学分册），2010，46（4）：354-356.

【药理参考文献】

[1] 杨淮沄，沈志祥，董福慧，等.中草药常绿油麻藤种子提取左旋多巴促进骨折愈合的临床及实验研究[J].中西医结合杂志，1985，（7）：398-401.

32. 葛属 *Pueraria* DC.

缠绕藤本，草质或基部木质。羽状3小叶复叶，小叶片卵形或菱形，有时波状3浅裂；托叶基部着生或盾状着生，有小托叶。总状花序腋生，常数朵簇生于花序轴的节上；苞片早落；花萼钟状，萼齿不等，5枚，上面2齿大部或全部合生；花冠蓝色或紫色，较花萼长，旗瓣圆形或倒卵形，基部有内向的耳和爪，翼瓣狭，在中部与龙骨瓣贴生；对着旗瓣的1枚雄蕊，仅于基部离生，中部与雄蕊管合生，稀完全分离，花药同型；子房无柄，胚珠多个，花柱丝状，无毛，上部内弯，柱头头状。荚果带状，开裂，内部实心或有隔膜。种子多数，近圆形或长椭圆形，扁平。

约20种以上，分布于亚洲热带地区至日本。中国12种，主要分布于南部，法定药用植物4种1变种。华东地区法定药用植物1种。

435. 葛（图435）· *Pueraria lobata*（Willd.）Ohwi（*Pueraria pseudohirsuta* Tang et Wang；*Dolichos hirsutus* Thunb.）

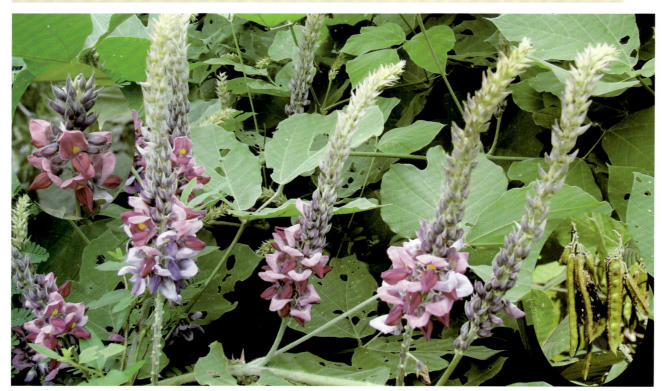

图 435 葛　　　　　　　　　　　　　摄影　李华东

【功能与主治】葛根：解肌退热，生津，透疹，升阳止泻。用于外感发热头痛，项强，口渴，消渴，麻疹不透，热痢，泄泻；高血压颈项强痛。葛花：解酒毒，清湿热。用于酒毒烦渴，湿热便血。

【用法与用量】葛根：9～15g。葛花：3～5g。

【药用标准】葛根：药典1963～2015、浙江炮规2015、新疆药品1980二册、贵州药材1965、香港药材三册和台湾2013；葛花：药典1963、部标中药材1992、浙江炮规2015、新疆药品1980二册、广东药材2004、贵州药材2003、江苏药材1989、湖南药材1993、内蒙古药材1988和四川药材1987。

【临床参考】1.热病初起、项背牵急、无汗恶风：根9g，加葱白3根，水煎服。

2.麻疹初起、疹透不快：根4.5g，加西河柳3g，蝉蜕3g，水煎服。

3.感冒口渴：根9g，水煎服；若热重烦渴，根9g，加生石膏15g，知母6g，甘草6g，水煎服。

4.饮酒过多烦渴：花9g，水煎服；或花9g，加枳椇子9g，水煎服。（1方至4方引自《浙江药用植物志》）

5.登革热腹泻：根15g，加黄芩15g，黄连10g、炙甘草10g等，水煎服[1]。

6.慢性牙周炎合并动脉粥样硬化：根15g，加黄芩9g、黄连9g、甘草6g，每日1剂，文火煎2次，每次40min，共取汁400ml，早晚饭后分2次服[2]。

7.小儿轮状病毒肠炎：根10g，加白术10g、黄芩5g、黄连5g等，水煎服[3]。

8.直肠炎：根30g，加黄芩60g、黄连60g、炙甘草30g等，水煎服[4]。

【附注】葛根始载于《神农本草经》，列为中品。《名医别录》云："葛根，人皆蒸食之，当取入土深大者，破而日干之。"《图经本草》云："葛根生汶山川谷，今处处有之，江浙尤多。春生苗，引藤蔓长一二丈，紫色。叶颇似楸叶而青，七月著花似豌豆花，不结实，根形如手臂，紫黑色，五月五日午时采根曝干，以入土深者为佳。"《本草纲目》云："葛有野生，有家种。其蔓延长，取治可作絺绤。其根外紫内白，长者七八尺。其叶有三尖，如枫叶而长，面青背淡。其花成穗，累累相缀，红紫色。其荚如小黄豆荚，亦有毛。其子绿色，扁扁如盐梅子核，生嚼腥气，八、九月采之。"以上记载，即与本种形态相符。

本种的叶、蔓、种子（葛谷）及根中淀粉（葛粉）民间均作药用。

葛麻姆 *Pueraria lobata*（Willd.）Ohwi.var.*montana*（Lour.）Vaniot der Maese 及 苦葛 *Pueraria peduncularis*（Grah.ex Benth.）Benth. 的花在四川作葛藤花药用。粉葛 *Pueraria lobata*（Willd.）Ohwi var.*thomsonii*（Benth.）Vaniot der Maesen 的花，在广东、湖南、贵州及四川等地作葛花药用。

【化学参考文献】

[1]李石生，邓京振，刘欣，等.野葛藤茎化学成分研究[J].中草药，1999，30（6）：416-417.

[2]李石生，邓京振，刘欣，等.野葛藤茎的异黄酮类化学成分[J].天然产物研究与开发，1999，11（1）：31-33.

[3]张德武，戴胜军，刘万卉，等.野葛藤的化学成分（英文）[J].中国天然药物，2010，8（3）：196-198.

[4]张德武，戴胜军，余群英，等.野葛藤茎中的化学成分研究[J].中国药学杂志，2011，46（18）：1389-1393.

[5]张德武，任燕，戴胜军，等.野葛藤中的异黄酮类化合物[J].中国中药杂志，2009，34（24）：3217-3220.

[6]张淑萍，张尊听.野葛花异黄酮化学成分研究[J].天然产物研究与开发，2005，17（5）：66-68.

[7]裴香萍，裴妙荣，丁海琪.葛花化学成分的研究[J].山西大学学报（自然科学版），2010，33（3）：423-424.

[8]张杰，常义生，曾铖，等.葛花化学成分[J].中国实验方剂学杂志，2015，21（23）：65-67.

[9]戴雨霖，于珊珊，张颖，等.葛花中异黄酮类化学成分的 RRLC-Q-TOF MS/MS 研究[J].高等学校化学学报，2014，35（7）：1396-1402.

[10]杨东晖，曾志，陈浪，等.葛根化学成分的研究[J].华南师范大学学报（自然科学版），2002，（4）：94-97.

[11]Si J Y, Chang Q, Shen L G, et al. Chemical Constituents from *Pueraria lobata*[J]. J Chin Pharm Sci, 2006, 15（4）：248-250.

[12]柳航.葛根化学成分的研究[D].沈阳：沈阳药科大学硕士学位论文，2009.

[13]王彦志，冯卫生，石任兵，等.野葛中的一个新化学成分[J].药学学报，2007，42（9）：964-967.

[14]史军杰.云南产葛根药材的化学成分研究[D].昆明：云南中医学院硕士学位论文，2016.

[15] 迟霁菲. 葛根化学成分和质量控制方法研究[D]. 沈阳：沈阳药科大学硕士学位论文，2006.

【药理参考文献】

[1] 苏蕾，苏改生. 葛根发酵液对原发性高血压大鼠的降血压作用[J]. 食品安全质量检测学报，2016，7（10）：3924-3928.
[2] 包永睿，王帅，杨欣欣，等. 葛根异黄酮类成分对缺氧复氧损伤心肌细胞保护作用的研究[J]. 中成药，2015，37（7）：1514-1517.
[3] 张素慧，宁炼，石劲敏，等. 葛根总黄酮经鼻给药对硝酸甘油致偏头痛模型大鼠的保护作用[J]. 中国新药与临床杂志，2013，32（5）：394-398.
[4] 禹志领，张广钦，赵红旗. 葛根总黄酮对脑缺血的保护作用[J]. 中国药科大学学报，1997，28（11）：310-312.
[5] 杜力军，陈迪华，马丽焱，等. 新工艺制备的葛根黄酮甙对凝血系统的作用（论著摘要）[J]. 中国医学科学院学报，1996，18（3）：188.
[6] 王兰，蓝璟，龚频，等. 葛根异黄酮降血糖活性及作用机制的研究[J]. 食品科技，2017，42（3）：223-226.
[7] 傅前霞，周群，王治平，等. 葛根总黄酮纳米混悬液的制备及其降血糖作用研究[J]. 时珍国医国药，2014，25（11）：2664-2666.
[8] Li N, Xu F, Yu Y H, et al. Anti-osteoporosis effect of the standard extract of *Pueraria lobata*[J]. Journal of Shenyang Pharmaceutical University，2008，25（S1）：124.
[9] 常云亭，孙吉兰，张迪，等. 葛根对小鼠骨髓细胞增殖及抗体产生的研究[J]. 时珍国医国药，2003，14（10）：597-598.
[10] 刘云波，邱世翠，邸大琳，等. 葛根对小白鼠免疫功能的影响[J]. 中国现代医学杂志，2002，12（15）：62-63.
[11] 黄菲，潘晓薇，周瑢，等. 葛花对缓解小鼠急性酒精中毒的影响[J]. 烟草科技，2017，50（7）：57-61.
[12] 方士英，徐茂红，赵克霞，等. 葛根总黄酮对刀豆蛋白A诱导的小鼠免疫性肝损伤保护作用及其机制的初步研究[J]. 中国药理学通报，2012，28（7）：1033-1034.
[13] 郑高利，张信岳，郑经伟，等. 葛根素和葛根总异黄酮的雌激素样活性[J]. 中药材，2002，25（8）：566-568.
[14] 刘晓宇，张俊杰，王蕊霞. 葛根总黄酮的提取及抗氧化活性评价研究[J]. 食品科学，2007，28（10）：232-237.
[15] 胡琴，齐云，许利平，等. 葛根黄酮的体外抗氧化活性研究[J]. 中药药理与临床，2007，23（6）：29-31.
[16] 王新祥. 葛根对卵巢切除骨质疏松模型小鼠骨量减少的预防作用//世界中医药学会联合会老年医学专业委员会. 世界中医药学会联合会老年医学专业委员会成立大会暨第一届学术会议论文集[C]. 世界中医药学会联合会老年医学专业委员会，2008：9.
[17] 郑高利，张信岳，孟倩超，等. 葛根异黄酮对地塞米松致大鼠骨质疏松症的保护作用[J]. 中药材，2002，25（9）：643-646.
[18] 于瑞丽，陈素红，吕圭源，等. 葛根提取物对高尿酸血症模型大鼠尿酸及血脂的影响[J]. 浙江中医药大学学报，2011，35（3）：455-458.
[19] 陈琴，陈思敏，卢先明，等. 葛藤体外抗耐甲氧西林金色葡萄球菌作用初步研究[J]. 成都中医药大学学报，2010，33（4）：72-74.
[20] 刘强，杜艺，史艳玲，等. 葛根异黄酮对移植肾慢性排斥反应的防治作用[J]. 实用医学杂志，2007，23（13）：1973-1975.

【临床参考文献】

[1] 黄嘉欣. 葛根芩连汤治疗登革热腹泻初探[J]. 中医临床研究，2015，7（8）：78-79.
[2] 赵兵，和明春，蔡春江，等. 葛根芩连汤治疗慢性牙周炎合并动脉粥样硬化60例临床观察[J]. 中国中西医结合耳鼻咽喉科杂志，2016，24（5）：374-376.
[3] 利丽梅，江慧红. 葛根芩连汤治疗小儿轮状病毒肠炎疗效观察[J]. 实用中医药杂志，2016，32（2）：123.
[4] 周强，逄冰，彭智平，等. 仝小林教授应用大剂量葛根芩连汤治疗直肠炎经验[J]. 中国中医急症，2013，22（1）：55-56.

33. 苜蓿属 *Medicago* Linn.

一年生或多年生草本，茎直立或铺散。羽状3小叶复叶，互生，有细锯齿，叶脉达齿端；小托叶缺如，托叶与叶柄基部合生。花小，排成腋生的短总状或头状花序；苞片小或缺如；花萼钟状，萼齿近相等；

花冠黄色或紫色，旗瓣长圆形或倒卵形，翼瓣椭圆形，较龙骨瓣长；雄蕊二体（9+1）；子房有胚珠1个至数个，花柱短，钻状，微弯或扁，柱头头状，略偏斜。荚果螺旋形或弯曲成马蹄形，不开裂，平滑或有刺；种子很小，肾形或长圆形。

约65种，分布于欧洲、亚洲和非洲。中国9种，分布于各地，法定药用植物2种。华东地区法定药用植物1种。

苜蓿属含皂苷类、黄酮类、香豆素类等成分。皂苷类多为齐墩果烷型，如大豆皂苷Ⅰ、Ⅵ（soyasaponin Ⅰ、Ⅵ）、常春藤皂苷元（hederagenin）、苜蓿酸（medicagenic acid）等；黄酮类包括黄酮醇、异黄酮、异黄烷、查耳酮、二氢黄酮、二氢异黄酮、紫檀烷等，如芹菜素（apigenin）、芒柄花素（formononetin）、苜蓿素（tricin）、木犀草素-7-O-葡萄糖苷（luteolin-7-O-glucoside）等；香豆素类如苜蓿酚（medicagol）、香豆雌酚（coumestrol）等。

436. 紫苜蓿（图436）· *Medicago sativa* Linn.

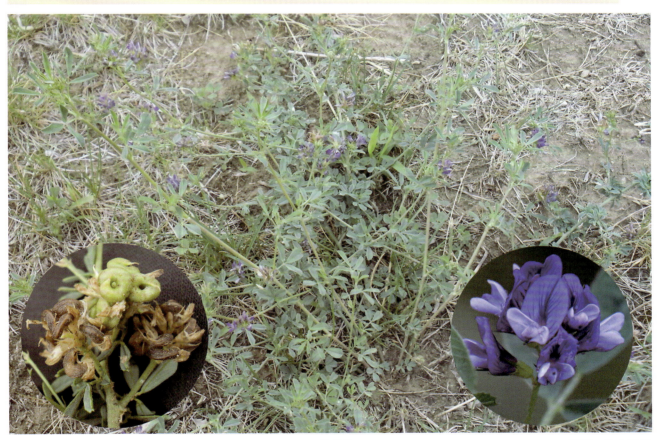

图436 紫苜蓿　　　　　　　　　　摄影 徐克学等

【别名】紫花苜蓿，苜蓿。

【形态】多年生宿根草本，高30～100cm。茎直立或稍匍匐，多从基部分枝，近无毛。羽状3小叶复叶；叶柄长0.5～1.5cm；托叶较大，斜卵状披针形，长8～12mm，基部与叶柄贴生，有脉纹；小叶片倒披针形或倒卵状长圆形，长1.5～3cm，宽4～11mm，先端圆钝，基部宽楔形，上端边缘有细齿，上面近无毛，下面被贴伏长柔毛；顶生小叶柄较长。总状花序长4～6cm，花8～25朵集生花序上端；小苞片丝状；萼齿狭披针形；花冠紫色，旗瓣狭倒卵形，先端微凹，翼瓣及龙骨瓣较短，有较细的瓣柄。荚果黑褐色，一至三回旋卷，顶端有尖喙，被毛；有1～8粒种子。种子黄褐色，肾形，长约2mm。花期4～5月，果期6～7月。

【生境与分布】通常生于空旷地区或旱地上。华东各省、市有栽培，另中国其他各地均有栽培，间有逸生，原产于伊朗及欧洲。

【药名与部位】苜蓿子，种子。苜蓿，干燥或新鲜地上部分。

【采集加工】苜蓿子：秋季果实成熟时采收，晒干。

【药材性状】苜蓿子：呈肾形，长2.0～2.7mm。宽约1.5mm。表面黄褐或黄绿色，在较大一端有斜截面，凹处有点状种脐。种皮薄，光滑具光泽。无臭，有豆腥味。

【化学成分】地上部分含黄酮类：芹菜素（apigenin）、(+)-草木犀卡朋A [(+)-melilotocarpan A][1]，芹菜素-7-O-β-D-葡萄糖苷（apigenin-7-O-β-D-glucoside）、木犀草素-7-O-β-D-葡萄糖苷（luteolin-7-O-β-D-glucoside）、苜蓿素（tricin）、7,4'-二羟基黄酮（7,4'-dihydroxyflavone）[2]，(-)-5'-甲氧基紫苜蓿烷 [(-)-5'-methoxysativan]、4-甲氧基美迪紫檀素（4-methoxymedicarpin）[3]，4',7-二羟基黄酮（4',7-dihydroxyflavone）、4',7-二羟基黄酮-7-葡萄糖苷（4',7-dihydroxyflavone-7-glucoside）、芹菜素-7-葡萄糖醛酸苷（apigenin-7-glucuronide）、金圣草素-7-葡萄糖醛酸苷（chrysoeriol-7-glucuronide）、金圣草素-7-二葡萄糖醛酸苷（chrysoeriol-7-diglucuronide）、金圣草素-7-三葡萄糖醛酸苷（chrysoeriol-7-triglucuronide）、小麦黄素-7-葡萄糖醛酸苷（tricin-7-glucuronide）、小麦黄素-7-二葡萄糖醛酸苷（tricin 7-diglucuronide）、小麦黄素-7-三葡萄糖醛酸苷（tricin-7-triglucuronide）[4]，美迪紫檀素（medicarpin）、紫苜蓿烷（sativan）、S-甲氧基紫苜蓿烷（S-methoxysativan）、(+)-(2,3,4-三甲氧基苯基)-2,3-二羟基-7-羟基-4氢-1-苯并吡喃 [(+)-(2,3,4-trimethoxyphenyl)-2,3-dihydro-7-hydroxy-4H-1-benzopyran]、(+)-(2,3,4-三甲氧基-5-羟基苯基)-2,3-二羟基-7-羟基-4氢-1-苯并吡喃[(+)-(2,3,4-trimethoxy-5-hydroxyphenyl)-2,3-dihydro-7-hydroxy-4H-1-benzopyran][5]，芹菜素-7-O-[β-D-吡喃葡萄糖醛酸(1→2)-O-β-D-吡喃葡萄糖醛酸]-4'-O-β-D-吡喃葡萄糖醛酸苷 {apigenin-7-O-[β-D-glucuronopyranosyl(1→2)-O-β-D-glucuronopyranosyl]-4'-O-β-D-glucuronopyranoside}、芹菜素-7-O-[2-O-阿魏酰基-β-D-吡喃葡萄糖醛酸(1→2)-O-β-D-吡喃葡萄糖醛酸]-4'-O-β-D-吡喃葡萄糖醛酸苷 {apigenin-7-O-[2-O-feruloyl-β-D-glucuronopyranosyl(1→2)-O-β-D-glucuronopyranosyl]-4'-O-β-D-glucuronopyranoside}、芹菜素-7-O-2-O-阿魏酰基-[β-D-吡喃葡萄糖醛酸(1→3)]-O-β-D-吡喃葡萄糖醛酸(1→2)-O-β-D-吡喃葡萄糖醛酸苷 {apigenin-7-O-2-O-feruloyl-[β-D-glucuronopyranosyl(1→3)]-O-β-D-glucuronopyranosyl(1→2)-O-β-D-glucuronopyranoside}、芹菜素-7-O-2-O-对香豆酰基-[β-D-吡喃葡萄糖醛酸(1→3)]-O-β-D-吡喃葡萄糖醛酸(1→2)-O-β-D-吡喃葡萄糖醛酸苷 {apigenin-7-O-2-O-p-coumaroyl-[β-D-glucuronopyranosyl(1→3)]-O-β-D-glucuronopyranosyl(1→2)-O-β-D-glucuronopyranoside}、木犀草素-7-O-[2-O-阿魏酰基-β-D-吡喃葡萄糖醛酸(1→2)-O-β-D-吡喃葡萄糖醛酸]-4'-O-β-D-吡喃葡萄糖醛酸苷 {luteolin-7-O-[2-O-feruloyl-β-D-glucuronopyranosyl(1→2)-O-β-D-glucuronopyranosyl]-4'-O-β-D-glucuronopyranoside}、芹菜素-7-O-β-D-吡喃葡萄糖醛酸苷（apigenin-7-O-β-D-glucuronopyranoside）、芹菜素-4'-O-β-D-吡喃葡萄糖醛酸苷（apigenin-4'-O-β-D-glucuronopyranoside）、芹菜素-7-O-[β-D-吡喃葡萄糖醛酸(1→2)-O-β-D-吡喃葡萄糖醛酸苷] {apigenin-7-O-[β-D-glucuronopyranosyl(1→2)-O-β-D-glucuronopyranoside]}、木犀草素-7-O-β-D-吡喃葡萄糖醛酸苷（luteolin-7-O-β-D-glucuronopyranoside）[6]，7-O-β-D-吡喃葡萄糖醛酸-3'-O-甲基小麦黄素（7-O-β-D-glucuronopyranosyl-3'-O-methyltricetin）、金圣草素-7-O-β-D-吡喃葡萄糖醛酸-4'-O-β-D-吡喃葡萄糖醛酸苷（chrysoeriol-7-O-β-D-glucuronopyranosyl-4'-O-β-D-glucuronopyranoside）、金圣草素-7-O-[2'-阿魏酰基-β-D-吡喃葡萄糖醛酸(1→2)-O-吡喃葡萄糖醛酸苷]{chrysoeriol-7-O-[2'-O-feruloyl-β-D-glucuronopyranosyl(1→2)-O-β-D-glucuronopyranoside]}、金圣草素-7-O-[2'-阿魏酰基-β-D-吡喃葡萄糖醛酸-(1→3)-O-β-D-吡喃葡萄糖醛酸(1→2)-O-β-D-吡喃葡萄糖醛酸苷]{chrysoeriol-7-O-[2'-O-feruloyl-β-D-glucuronopyranosyl-(1→3)]-O-β-D-glucuronopyranosyl(1→2)-O-β-D-glucuronopyranoside]}、小麦黄素-7-O-[2'-O-芥子酰基-β-D-吡

喃葡萄糖醛酸（1→2）-O-β-D- 吡喃葡萄糖醛酸苷］{tricin-7-O-［2'-O-sinapoyl-β-D-glucuronopyranosyl（1→2）-O-β-D-glucuronopyranoside］}、小麦黄素 -7-O-［2'-O- 阿魏酰基 -β-D- 吡喃葡萄糖醛酸（1→2）-O-β-D- 吡喃葡萄糖醛酸苷］{tricin-7-O-［2'-O-feruloyl-β-D-glucuronopyranosyl（1→2）-O-β-D-glucuronopyranoside］}、小麦黄素 -7-O-［2'-O- 对香豆酰基 -β-D- 吡喃葡萄糖醛酸 -（1→2）-O-β-D- 吡喃葡萄糖醛酸苷］{tricin-7-O-［2'-O-p-coumaroyl-β-D-glucuronopyranosyl-（1→2）-O-β-D-glucuronopyranoside］}、小麦黄素 -7-O-［2'-O- 阿魏酰基 -β-D- 吡喃葡萄糖醛酸（1→3）-O-β-D- 吡喃葡萄糖醛酸（1→2）-O-β-D- 吡喃葡萄糖醛酸苷］{tricin-7-O-［2'-O-feruloyl-β-D-glucuronopyranosyl（1→3）-O-β-D-glucuronopyranosyl（1→2）-O-β-D-glucuronopyranoside］}[7]和美迪紫檀素 -3-O- 葡萄糖苷 -6'-O- 丙二酸酯（medicarpin-3-O-glucoside-6'-O-malonate）[8]；酚酸类：苯甲酸（benzoic acid）、香草酸（vanillic acid）[1]、邻羟基苯甲酸（o-hydroxybenzoic acid）、（E）- 对羟基肉桂酸［（E）-p-hydroxycinnamic acid］和（Z）- 对羟基肉桂酸［（Z）-p-hydroxycinnamic acid］[9]；甾体类：β- 谷甾醇（β-sitosterol）、豆甾醇（stigmasterol）[1]和胡萝卜苷（daucosterol）[9]；香豆素类：考迈斯托醇（coumestrol）[1]；核苷类：尿嘧啶（uracil）[1]、尿嘧啶核苷（uridin）[2]和腺苷（adenosine）[6]；生物碱类：小檗碱（berberin）[9]；蒽醌类：大黄素（emodin）和大黄素 -8-O-β-D- 葡萄糖苷（emodin-8-O-β-D-glucoside）[9]；挥发油类：6, 10, 14- 三甲基 -2- 十五酮（6, 10, 14-trimethyl-2-pentadecanone）、叶绿醇（phytol）、3- 甲基丁醛（3-methylbutanal）、2- 乙基呋喃（2-ethyl-furan）、甲苯（toluene）、己醛（hexanal）、呋喃甲醛（2-furancarboxaldehyde）、（E）-2- 烯基 - 己醛［（E）-2-hexenal］、沉香醇（linalool）和 4- 乙烯基 -2- 甲氧基苯酚（4-vinyl-2-methoxy-phenol）等[10]；皂苷类：大豆皂醇 B-3-O-β- 葡萄糖苷 A（soyasapogenol B-3-O-β-glucoside A）[9]、去氢大豆皂苷 Ⅰ（dehydrosoyasaponin Ⅰ）、大豆皂苷 Ⅰ（soyasaponin Ⅰ）和赤豆皂苷 Ⅱ、Ⅴ（azukisaponin Ⅱ、Ⅴ）[11]；吡喃类：β- 甲基 - 吡喃葡萄糖苷（β-methyl-α-L-glucopyranoside）[2]；烷醇类：正三十烷醇（n-triacontanol）[9]；其他尚含：多糖（polysaccharide）[12]。

根含皂苷类：苜蓿酸 -3-O-β-D- 吡喃葡萄糖苷（medicagenic acid-3-O-β-D-glucopyranoside）[13]，3β- 苜蓿酸 -β- 麦芽糖苷（3β-medicagenic acid-β-maltoside）[14]，3-O-β-D- 吡喃葡萄糖苷苜蓿酸酯（3-O-β-D-glucopyranoside medicagenate）、大豆皂苷 Ⅰ（soyasaponin Ⅰ）、苜蓿酸 -3-O-β-D- 吡喃葡萄糖苷（mediagenic acid-3-O-β-D-glucopyranoside）、3-O-β-D- 吡喃葡萄糖 -28-O-［β-D- 吡喃木糖（1→4）-α-L- 吡喃鼠李糖 -（1→2）α-L- 吡喃阿拉伯糖苷］- 苜蓿酸酯 {3-O-β-D-glucopyranosyl-28-O-［β-D-xylopyranose-（1→4）-α-L-rhamnopyranosyl-（1→2）-α-L-arabinopyranoside］-medicagenate}、常春藤皂苷元 -3-O-［α-L- 吡喃阿拉伯糖 -（1→2）β-D- 吡喃葡萄糖（1→2）-L- 吡喃阿拉伯糖苷］{hederagenin-3-O-［α-L-arabinopyranosy（1→2）-β-D-glucopyranosyl-（1→2）-L-arabinopyranoside］}、常春藤皂苷元 -3-O-β-D- 吡喃葡萄糖 -（1→2）-α-L- 阿拉伯糖苷［hederagenin-3-O-β-D-glucopyranosyl-（1→2）-α-L-arabinoside］、3-O-β-D- 吡喃葡萄糖 -28-O-β-D- 吡喃葡萄糖苜蓿酸酯苷（3-O-β-D-glucopyranosyl-28-O-β-D-glucopyranoside medicagenate）、3-O-［β-D- 吡喃葡萄糖 -（1→3）-β-D- 吡喃葡萄糖］-28-O-β-D- 吡喃葡萄糖苜蓿酸酯苷 {3-O-［β-D-glucopyranosyl-（1→3）-β-D-glucopyranosyl］-28-O-β-D-glucopyranoside medicagenate}、3-O-［β-D- 吡喃葡萄糖 -（1→2）-α-L- 吡喃阿拉伯糖］-28-O-β-D- 吡喃葡萄糖常春藤皂苷元 {3-O-［β-D-glucopyranosyl-（1→2）-α-L-arabinopyranosyl］-28-O-β-D-glucopyranoside hederagenin}、3-O-［α-L- 吡喃鼠李糖（1→2）-β-D- 吡喃葡萄糖 -（1→2）-β-D- 吡喃葡萄糖］苜蓿酸酯苷 {3-O-［α-L-rhamnopyranosyl-（1→2）-β-D-glucopyranosyl-（1→2）-β-D-glucopyranoside-medicagenate}、3-β-O-［α-L- 吡喃鼠李糖 -（1→2）-β-D- 吡喃半乳糖（1→2）-β-D- 葡萄糖醛酸甲酯］大豆皂醇 B{3-β-O-［α-L-rhamnopyranosyl-（1→2）-β-D-galactopyranosyl-（1→2）-β-D-glucuronoside methyl ester］soyasapogenol B}、3-O-［β-D- 吡喃葡萄糖 -（1→2）-β-D- 吡喃葡萄糖（1→2）-β-D- 吡喃葡萄糖］-28-O-β-D- 吡喃葡萄糖苜蓿酸酯苷 {3-O-［β-D-glucopyranosyl-（1→2）-β-D-glucopyranosyl-（1→2）-β-D-glucopyranosyl］-28-O-β-D-glucopyranoside medicagenate}、3-O-［α-L 吡喃鼠李糖（1→2）-β-D- 吡喃葡萄糖 -（1→2）-β-D- 吡喃葡萄糖］-28-O-β-D- 吡喃葡萄糖苜蓿酸酯苷 {3-O-［α-L-rhamnopyranosyl-（1→2）-β-D-glucopyranosyl-（1→2）-β-D-glucopyranosyl]-28-O-β-D-glucopyranoside medicagenate}、3-O-[α-L- 吡喃阿拉伯糖-（1→2）-β-D- 吡喃葡萄糖-（1→2）-α-L- 吡喃阿拉伯糖]-28-O-β-D- 吡喃葡萄糖苜蓿酸酯苷 {3-O-[α-L-arabinopyranosyl-(1→2)-β-D-glucopyranosyl-（1→2）-α-L-arabinopyranosyl]-28-O-β-D-glucopyranoside medicagenate}、3-O-[α-L- 吡喃鼠李糖-（1→2）-β-D- 吡喃半乳糖（1→2）-β-D 吡喃葡萄糖醛酸-21-O-α-L- 吡喃鼠李糖大豆皂醇 A{3-O-[α-L-rhamnopyranosyl-（1→2）-β-D-galactopyranosyl-（1→2）-β-D-glucuronopyranosyl]-21-O-α-L-rhamnopyranoside soyasapogenol A}、3-O-β-D- 吡喃葡萄糖醛酸-28-O-[β-D- 吡喃木糖（1→4）-α-L- 吡喃鼠李糖-（1→2）-α-L- 吡喃阿拉伯糖苜蓿酸酯苷 {3-O-β-D-glucuronopyranosyl-28-O-[β-D-xylopyranosyl-（1→4）-α-L-rhamnopyranosyl-（1→2）-α-L-arabinopyranoside medicagenate}、栗豆树苷元-3-O-[β-D- 吡喃半乳糖-（1→2）-β-D- 吡喃葡萄糖醛酸]-28-O-β-D- 吡喃葡萄糖苷 {bayogenin-3-O-[β-D-galactopyranosyl（1→2）-β-D-glucuronopyranosyl]-28-O-β-D-glucopyranoside}、3-O-[β-D- 吡喃葡萄糖-（1→3）-β-D- 吡喃葡萄糖]-28-O-[β-D- 吡喃木糖-（1→4）α-L- 吡喃鼠李糖-（1→2）-α-L- 吡喃阿拉伯糖苜蓿酸酯苷 {3-O-[β-D-glucopyranosyl-(1→3)-β-D-glucopyranosyl]-28-O-[β-D-xylopyranosyl-（1→4）-α-L-rhamnopyranosyl-（1→2）-α-L-arabinopyranoside medicagenate}、3-O-[β-D- 吡喃葡萄糖（1→2）-β-D- 吡喃葡萄糖-（1→2）-β-D- 吡喃葡萄糖]-28-O-[β-D- 吡喃木糖-（1→4）-α-L- 吡喃鼠李糖-（1→2）-α-L- 吡喃阿拉伯糖赞哈木酸酯苷 {3-O-[β-D-glucopyranosyl-（1→2）-β-D-glucopyranosyl-（1→2）-β-D-glucopyranosyl]-28-O-[β-D-xylopyranosyl-（1→4）-α-L-rhamnopyranosyl-（1→2）-α-L-arabinopyranoside zanhate}、3-O-[α-L- 吡喃鼠李糖-（1→2）-β-D- 吡喃半乳糖-（1→2）-β-D- 吡喃葡萄糖醛酸] 大豆皂醇 E{3-O-[α-L-rhamnopyranosyl-（1→2）-β-D-galactopyranosyl-（1→2）-β-D-glucuronopyranoside] soyasapogenol E}、3-O-[β-D- 吡喃葡萄糖（1→2）-β-D- 吡喃葡萄糖（1→2）-β-D- 吡喃葡萄糖]-28-O-[β-D- 吡喃木糖-（1→4）-α-L- 吡喃鼠李糖-（1→2）-α-L- 吡喃阿拉伯糖] 苜蓿酸酯苷 {3-O-[β-D-glucopyranosyl-（1→2）-β-D-glucopyranosyl（1→2）-β-D-glucopyanosyl]-28-O-[β-D-xylopyranosyl-（1→4）-α-L-rhamnopyranosyl-（1→2）-α-L-arabinopyranoside medicagenate}、3-O-[β-D- 吡喃葡萄糖-（1→2）-β-D- 吡喃葡萄糖-（1→2）-β-D- 吡喃葡萄糖]-28-O-{β-D- 吡喃木糖-（1→4）-β-D- 呋喃芹糖（1→3）] α-L- 吡喃鼠李糖-（1→2）-α-L- 吡喃阿拉伯糖} 赞哈木酸酯苷 {3-O-[β-D-glucopyranosyl-（1→2）-β-D-glucopyranosyl-（1→2）-β-D-glucopyranosyl]-28-O-{β-D-xylopyranosy1-（1→4）-(β-D-apiofuranosyl-（1→3）]-α-L-rhamnopyranosyl-（1→2）-α-L-arabinopyraoside} zanhate}、3-O-[β-D- 吡喃葡萄糖（1→2）-β-D- 吡喃葡萄糖（1→2）β-D- 吡喃葡萄糖]-28-O-{β-D- 吡喃木糖（1→4）-[β-D- 呋喃芹糖（1→3）]-α-L- 吡喃鼠李糖（1→2）-α-L- 吡喃阿拉伯糖} 苜蓿酸酯苷 {3-O-β-D-glucopyranosyl-（1→2）-β-D-glucopyranosyl-（1→2）β-D-glucopyranosyl]-28-O-{β-D-xylopyranosyl-(1→4)-[β-D-apiofuranosyl-(1→3)-α-L-rhamnopyranosyl-（1→2）-α-L-arabinopyranoside}medicagenate}、3-O-β-D- 吡喃葡萄糖-28-O-[α-L- 吡喃鼠李糖-（1→2）-α-L- 吡喃阿拉伯糖苜蓿酸酯苷 {3-O-β-D-glucopyranosyl-28-O-[α-L-rhamnopyranosyl（1→2）-α-L-arabinopyranoside] medicagenate}[15]，3-O-[β-D- 吡喃葡萄糖（1→2）-β-D- 吡喃葡萄糖（1→2）-β-D- 吡喃葡萄糖]-2β,3β,16α- 三羟基齐墩果-12- 烯-23,28- 二酸-23-O-α-L- 吡喃阿拉伯糖-28-O-[β-D- 呋喃芹糖-（1→3）-β-D- 吡喃木糖（1→4）-α-L- 吡喃鼠李糖（1→2）-α-L- 阿拉伯糖苷 {3-O-[β-D-glucopyranosyl（1→2）-β-D-glucopyranosyl（1→2）-β-D-glucopyranosyl]-2β,3β,16α-trihydroxyolean-12-en-23,28-dioic acid-23-O-α-L-arabinopyranosyl-28-O-[β-D-apiofuranosyl-（1→3）-β-D-xylopyranosyl（1→4）-α-L-rhamnopyranosyl（1→2）-α-L-arabinoside}、齐墩果-12- 烯-23- 酸-2-β- 羟基-3-β-O- 吡喃葡萄糖醛酸-28-O-[α-L- 吡喃鼠李糖（1→2）-α-L- 吡喃阿拉伯糖苷]{2-β-hydroxy-3-β-O-glucuronopyranosyl-28-O-[α-L-rhamnopyranosyl(1→2)-α-L-arabinopyranoside] olean-12-en-23-oic acid}、苜蓿酸-3-O- 吡喃葡萄糖醛酸苷（medicagenic acid 3-O-glucuronopyranoside）、苜蓿酸-3-β-O- 吡喃葡萄糖醛酸-28-O-[β-D- 木糖（1→4）-α-L- 吡喃鼠李糖（1→2）-α-L- 阿拉伯糖苷] {3-β-O-（glucuronopyranosyl）-28-O-[β-D-xylopyranosyl（1→4）-α-L-rhamnopyranosyl（1→2）-α-L-arabinoside］medicagenic acid}、苜蓿酸-3-O-β-D-吡喃葡萄糖-28-O-［β-D-木糖（1→4）-α-L-吡喃鼠李糖（1→2）-α-L-阿拉伯糖苷］{3-O-β-D-glucopyranosyl-28-O-［β-D-xylopyranosyl（1→4）-α-L-rhamnopyranosyl（1→2）-α-L-arabinoside］medicagenic acid}和苜蓿酸-3-O-［β-D-吡喃葡萄糖-（1→2）-β-D-吡喃葡萄糖］-28-O-［β-D-木糖（1→4）-α-L-吡喃鼠李糖（1→2）-α-L-阿拉伯糖苷］{3-O-[β-D-glucopyranosyl-（1→2）-β-D-glucopyranosyl］-28-O-［β-D-xylopyranosyl（1→4）-α-L-rhamnopyranosyl（1→2）-α-L-arabinoside］medicagenic acid}[16]。

种子含挥发油类：1,2-邻苯二甲酸-单2-乙基己基酯（mono-2-ethylhexyl-1, 2-benzenedicarboxylate）、［3-甲基-2-环氧乙烯］甲醇{［3-methyl-oxiran-2-yl］-methanol}和甘油（glycerin）等[17]；脂肪酸及酯类：亚油酸（linoleic acid）、9, 12, 15-十八碳三烯酸甲酯（methyl 9, 12, 15-octadecatrienoate）、棕榈酸（palmitic acid）、8-十四烯酸（8-tetradecenic acid）、正己酸（n-hexanoic acid）、十二烷酸（lauric acid）、甲基环己酸（methyl cyclohexanoic acid）和戊酸（valeric acid）等[18]；皂苷类：常春藤皂苷元（hederagenin）、栗豆树苷元（bayogenin）[19]和大豆皂苷VI（soyasaponin VI）[20]。

茎叶含脂肪酸类：棕榈酸（palmitic acid）[21]；挥发油类：植醇（phytol）、β-紫罗兰酮（β-ionone）、（E）-2-正己醛［（E）-2-hexanal］、1-庚烯-3-酮（1-heptene-3-ketone）、2-戊基呋喃（2-pentyfuran）、苯基乙醇（phenylethanol）[21]和连四甲苯（prehnitol）[22]；脂肪酸类：富马酸二乙酯（diethyl fumarate）和琥珀酸（butanedioic acid）[22]；酚酸类：1, 2, 3, 4, 6-五-O-没食子酸-D-吡喃葡萄糖苷（1, 2, 3, 4, 6-penta-O-galloyl-D-glucopyranoside）、羟基苯甲酸（hydroxyl benzoic acid）、阿魏酸（ferulic acid）、肉桂酸（cinnamic acid）、咖啡酸（caffeic acid）和β-苯乙基咖啡酸酯（β-phenylethyl caffeate）[22]；皂苷类：科罗索酸（corosolic acid）[22]，28-O-［β-D-吡喃木糖-（1→4）-α-L-吡喃鼠李糖-（1→2）-α-L-吡喃阿拉伯糖］苜蓿酸酯苷{28-O-[β-D-xylopyranosyl-（1→4）-α-L-rhamnopyranosyl-（1→2）-α-L-arabinopyranosyl］medicagenate}、28-O-［β-D-吡喃木糖-（1→4）-α-L-吡喃鼠李糖（1→2）-α-L-吡喃阿拉伯糖］-3-O-β-D-吡喃葡萄糖苜蓿酸酯苷{28-O-[β-D-xylopyranosyl-（1→4）-α-L-rhamnopyranosyl-（1→2）-α-L-arabinopyranosyl］-3-O-β-D-glucopyranosyl medicagenate}和28-O-［β-D-吡喃木糖-（1→4）-α-L-吡喃鼠李糖-（1→2）-α-L-吡喃阿拉伯糖］-3-O-[β-D-吡喃葡萄糖-（1→2）-β-D-吡喃葡萄糖］苜蓿酸酯苷{28-O-[β-D-xylopyranosyl-（1→4）-α-L-rhamnopyranosyl-（1→2）-α-L-arabinopyranosyl］-3-O-[β-D-glucopyranosyl-（1→2）-β-D-glucopyranosyl］medicagenate}[23]；黄酮类：山柰酚（kaempherol）、木犀草素（luteolin）、乔松素（pinocembrin）、短叶松素-3-O乙酰基（pinobanbsin-3-O-acetate）和槲皮素（quercetin）[22]；芪类：紫檀芪（pterostilbene）[22]；元素：铬（Cr）、镉（Cd）、铅（Pb）、锌（Zn）、铜（Cu）、锰（Mn）、铁（Fe）、镁（Mg）、镍（Ni）、硼（B）、钡（Ba）、硫（S）、铝（Al）、磷（P）、钠（Na）、钾（K）、锂（Li）、钙（Ca）和氮（N）[22]。

【药理作用】1.抗肿瘤 紫苜蓿多糖对人乳腺癌细胞有抑制作用，能促进人乳腺癌细胞凋亡[1]；皂苷对人肝癌细胞的增殖有抑制作用[2]；总黄酮对人肝癌SMMC7721细胞的增殖有抑制作用，并可诱导细胞凋亡[3]。2.抗氧化 总黄酮对1, 1-二苯基-2-三硝基苯肼自由基（DPPH）具有一定的清除作用，并具有较强的铁还原作用，随总黄酮浓度的增加其Fe^{2+}-TPTZ复合体形成量也增多[4]。

【功能与主治】苜蓿子：生血益精，润肠壮阳，止咳止痛，通经催乳。用于形瘦血亏，闭经乳少，便秘阳痿，咳嗽胸闷，关节疼痛。

【用法与用量】苜蓿子：2～3g；外用适量。

【药用标准】苜蓿子：部标维药1999和新疆维药1993；苜蓿：江苏药材1989增补。

【临床参考】黄疸、肠炎、痢疾、胆道结石、痔疮出血：鲜全草90～150g，水煎服。（《全国中草药汇编》）

【附注】紫苜蓿始见于《群芳谱》，云："苜蓿，苗高尺余，细茎，分叉而生，叶似豌豆，每三叶生一处，稍间开紫花，结弯角，有子黍米大，状如腰子，三晋为盛，秦、齐、鲁次之，燕赵又次之，江南人不识也。"

紫花者即为本种。

【化学参考文献】

[1] 王胜超，张国刚．紫花苜蓿化学成分的研究[J]．中南药学，2008，6（6）：690-693.

[2] 何春年，高微微，徐文燕，等．紫花苜蓿黄酮类化学成分的研究[J]．中草药，2008，39（12）：1783-1785.

[3] Miller R W，Spencer G F，Putnam A R．（-）-5′-Methoxysativan，a New Isoflavan from Alfalfa[J]．J Nat Prod，1989，52（3）：634-636.

[4] Saleh N A M，Boulos L，El-Negoumy S I，et al．A comparative study of the flavonoids of *Medicago radiata*，with other *Medicago*，and related *Trigonella* species[J]．Biochem Syst Ecol，1982，10（1）：33-36.

[5] Spencer G F，Jones B E，Plattner R D，et al．A pterocarpan and two isoflavans from alfalfa[J]．Phytochemistry，2012，30（30）：4147-4149.

[6] Stochmal A，Piacente S，Pizza C，et al．Alfalfa（*Medicago sativa* L.）flavonoids. 1. Apigenin and luteolin glycosides from aerial parts[J]．J Agric Food Chem，2001，49（2）：753-758.

[7] Stochmal A，Simonet A M，Macias F A，et al．Alfalfa（*Medicago sativa* L.）flavonoids. 2. Tricin and chrysoeriol glycosides from aerial parts[J]．J Agric Food Chem，2001，49（11）：5310-5314.

[8] Parry A D，Tiller S A，Eewards R．The effects of heavy metals and root immersion on isoflavonoid metabolism in Alfalfa（*Medicago sativa* L.）[J]．Plant Physiol，1994，106（1）：195-202.

[9] 徐文燕，高微微，何春年，等．紫花苜蓿化学成分的研究[J]．天然产物研究与开发，2008，20（6）：1005-1007.

[10] 张纵圆，彭秧，符继红．新疆紫花苜蓿挥发油化学成分的分析[J]．质谱学报，2008，29（1）：42-45.

[11] Kitagawa I，Taniyama T，Murakami T，et al．Saponin and Sapogenol. XLVI. : On the Constituents in Aerial Part of American Alfalfa，*Medicago sativa* L. : The Structure of Dehydrosoyasaponin I[J]．J Pharm Soc Japan，1988，108（6）：547-554.

[12] 刘立新，张羽男，张强，等．紫花苜蓿多糖的体外抗肿瘤活性研究[J]．食品研究与开发，2015，（16）：1-3.

[13] Levy M，Zehavi U，Naim M，et al．An improved procedure for the isolation of medicagenic acid-3-*O*-β-D-glucopyranosid from Alfalfa roots and its antifungal activity on plant pathogens[J]．J Agric Food Chem，1986，34（6）：960-963.

[14] Levy M，Zehavi U，Naim M，et al．Isolation，structure determination，synthesis，and antifungal activity of a new native alfalfa-root saponin[J]．Carbohyd Res，1989，193（11）：115-123.

[15] Bialy Z，Jurzysta M，Oleszek W，et al．Saponins in Alfalfa（*Medicago sativa* L.）root and their structural elucidation[J]．J Agric Food Chem，1999，47（8）：3185-3192.

[16] Oleszek W，Jurzysta M，Poloszynski M，et al．Zahnic acid tridesmoside and other dominant saponins from alfalfa（*Medicago sativa* L.）aerial parts[J]．J Agric Food Chem，1992，40（2）：191-196.

[17] 汪岭，雍建平，李久明，等．宁夏紫花苜蓿种子中挥发性成分的提取及分析鉴定[J]．时珍国医国药，2011，22（6）：1346-1347.

[18] 张纵圆，李茂华，张涛．新疆紫花苜蓿籽脂肪酸化学成分的分析[J]．光谱实验室，2009，26（2）：354-356.

[19] Baxter R L，Price K R，Fenwick G R．Sapogenin structure: analysis of the 13C-and 1H-NMR spectra of soyasapogenol B[J]．J Nat Prod，1990，53（2）：298-302.

[20] Massiot G，Lavaud C，Benkhaled M，et al．Soyasaponin VI，A new maltol conjugate from alfalfa and soybean[J]．J Nat Prod，1992，55（9）：1339-1342.

[21] 刘照娟，何进，喻子牛．紫花苜蓿挥发性成分的气相色谱-质谱分析[J]．化学与生物工程，2006，23（4）：60-62.

[22] Hanif M A，Almaskari A Y，Alsabahi J N，et al．Chemical characterisation of bioactive compounds in *Medicago sativa* growing in the desert of Oman[J]．Nat Prod Res，2015，29（24）：2332-2335.

[23] Massiot G，Lavaud C，Besson V，et al．Saponins from aerial parts of alfalfa（*Medicago sativa*）[J]．J Agric Food Chem，1991，39（1）：78-82.

【药理参考文献】

[1] 刘立新，张羽男，张强，等．紫花苜蓿多糖的体外抗肿瘤活性研究[J]．食品研究与开发，2015，36（16）：1-3.

[2] 张羽男，刘立新，张强，等．紫花苜蓿皂苷抗肿瘤活性研究[J]．时珍国医国药，2013，24（5）：1035-1036.

［3］张羽男，黄淼，张宇，等．紫花苜蓿总黄酮的微波辅助提取及其体外抗肿瘤活性研究［J］．时珍国医国药，2014，25（6）：1300-1302.
［4］刘香萍，王国庆，李国良，等．响应面法优化提取紫花苜蓿叶总黄酮及其抗氧化活性研究［J］．中国食品学报，2016，16（4）：145-152.

34. 车轴草属 *Trifolium* Linn.

一、二年生或多年生草本。茎直立，斜升、平卧或匍匐。掌状三出复叶，稀5～7枚小叶；托叶多少贴生在叶柄上；小叶片全缘或具细齿。头状、穗状或短总状花序腋生，花多数，密集；花萼钟状或管状，萼齿5枚，近等长；花冠白色、黄色、红色或淡紫色，花瓣常与雄蕊筒贴生，枯萎后常不脱落；雄蕊二体（9+1）；子房无柄，稀有柄，花柱丝状，无髯毛，柱头多少倾斜。荚果小，长圆形、扁圆形或倒卵形，常包藏在宿萼内，不开裂；有1～4（～6）粒种子。

约360种，分布于北半球温带地区；中国包括栽培的约8种，南北各地多有栽培，法定药用植物1种。华东地区法定药用植物1种。

437. 红车轴草（图437）· *Trifolium pratense* Linnaeus

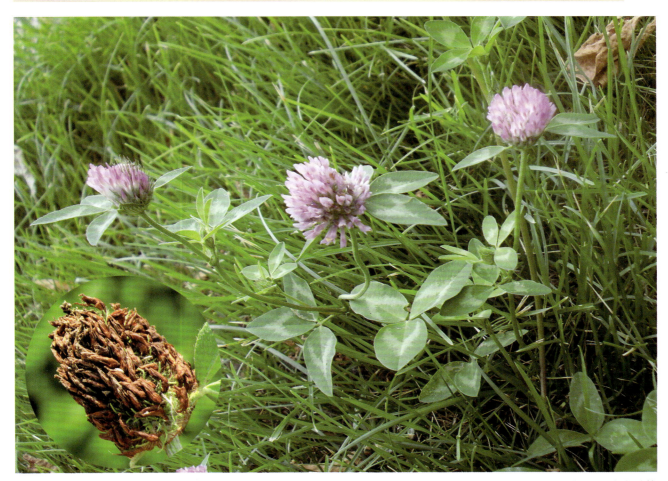

图437　红车轴草　　　　　摄影　徐克学等

【别名】三叶草（江苏南京），红三叶。

【形态】多年生草本，高30～60cm。茎直立或稍外倾，分枝稀疏，被开展长柔毛，幼时尤密，常具棱线。掌状 3 小叶；下部叶柄长可达 10cm；小叶片卵状椭圆形或长椭圆形，长 2～5cm，宽 0.8～2.7cm，先端钝或微凹，基部楔形或宽楔形，边缘有不明显细齿；上面无毛，常有"V"字形白斑，下面散生长柔毛。头状花序，有多花；常无总花梗；总苞片 2 枚，宽卵形；花萼管状，萼齿 5 枚，针形，最下 1 齿最长，边缘具长毛；花冠紫红色，旗瓣舌状，长约 1.3cm，先端截平，下部具瓣柄，翼瓣较短，长约 8mm，有小耳及细长瓣柄，龙骨瓣与旗瓣近等长，有细长瓣柄；雄蕊二体。荚果倒卵形，具纵脉。种子 1 粒，褐色或黄紫色，肾形。花期 6 月，果期 7～8 月。

【生境与分布】华东各省、市有栽培。中国南北均有引种或逸为半野生，原产于欧洲。

【药名与部位】红车轴草，地上部分。

【采集加工】5～9 月花开时采割，除去杂质，烘干或晒干。

【药材性状】茎呈扁圆柱形或类方柱形，具纵棱。表面绿褐色至棕褐色，节明显；质韧，难折断，断面白色，中空。叶柄长 5～20cm，基部托叶长圆形，先端尖细，与叶柄基部相连；叶互生，具 3 枚小叶，有疏毛，多卷缩或破碎，表面棕褐色。花序球状或卵状，顶生，总花梗甚短，花萼钟形，被长柔毛，具脉纹 10 条，萼齿丝状，锥尖，比萼筒长，其中 1 齿比其余萼齿长 1 倍；花冠淡棕色或棕褐色。种子扁圆形或肾形，黄褐色或黄绿色。气微，味淡。

【药材炮制】除去杂质，切段，干燥。

【化学成分】全草含黄酮类：鹰嘴豆芽素 A（biochanin A）、德鸢尾素（irilone）、红车轴草素（pratensein）、大豆苷元（daidzein）、槲皮素（quercetin）、山柰酚（kaemferol）、芒柄花苷（ononin）、德鸢尾 -4′- 葡萄糖苷（irilone-4′-glucoside）[1]，毛蕊异黄酮 -7-O-β-D- 葡萄糖苷（calycosin-7-O-β-D-glucoside）、印度黄檀苷（sissotrin）、大豆苷（daidzin）、高丽槐素（maackiain）、三叶豆紫檀苷（trifolirhizin）[2]，（+）-4- 羟基 -3- 甲氧基 -8,9- 二氧亚甲基紫檀烷［（+）-4-hydroxy-3-methoxy-8,9-methylene dioxypterocarpan］、（+）-3- 羟基 -8,9- 二氧亚甲基紫檀烷［（+）-3-hydroxy-8,9-methylene dioxypterocarpan］[3]，5- 羟基 -7,4′- 二甲氧基异黄酮（5-hydroxy-7,4′-dimethoxyisoflavone）[4]，二氢槲皮素（dihydroquercetin）、槲皮苷（quercitrin）、木犀草素（luteolin）、三叶豆紫檀苷（trifolirhizin）[5]，毛蕊异黄酮（calycosin）、鸡豆黄素 A（biochanin A）[6]，樱黄素（prunetin）[3,7]，染料木素（genistein）、芒柄花素（formononetin）[1,7]，染料木苷（genistin）[2,7]和染料木素 -7-O-β-D- 半乳糖苷（genistein-7-O-β-D-galactopyranoside）[7]；皂苷类：熊果酸（ursolic acid）[1]，12- 烯 -3β,24- 二羟基齐墩果烷（olean-12-en-3β,24-diol）[3]和齐墩果烯酯（oleanolic ester）[8]；甾体类：β- 谷甾醇（β-sitosterol）[1]，豆甾 -4- 烯 -3- 酮（stigma-4-en-3-ketone）、豆甾 -4- 烯 -3,6- 二酮（stigmasta-4-en-3,6-dione）、α- 豆甾 -4- 烯 -3,6- 二酮（α-stigmasta-4-en-3,6-dione）[7]和豆甾醇（stigmasterol）[5]；酚酸类：水杨酸（salicylic acid）[2]；挥发油类：樟脑（camphor）、2- 莰醇（2-borneol）、2- 蒎烯 -10- 醇（2-pine-10-alcohol）、反式 -β- 紫罗兰酮（trans-β-ionone）、蓝桉醇（globulol）、石竹烯氧化物（caryophyllene oxide）、雪松醇（cedrol）、桉叶 -4（14），7（11）- 二烯［eudesma-4（14），7（11）-diene］、十四烷醛（tetradecanal）、六氢金合欢醇（hexahydrogenicol）、菲（phenanthrene）、六氢金合欢基丙酮（hexahydrogenyl acetone）、金合欢基丙酮（farnesyl acetone）、异植醇（isophytol）、邻苯二甲酸二丁酯（dibutyl phthalate）和植醇（phytol）等[9]；脂肪酸类：十五烷酸（pentadecanoic acid）、棕榈酸（palmitic acid）、（Z,Z）-9,12- 十八烷二烯酸［（Z,Z）-9,12-octadecadienoic acid］等[9]；烷醇类：三十烷醇（triacontanol）[1]，松醇（pinitol）[2]和十八烷醇（1-octadecanol）[4]；酰胺类：反式 - 红车轴草酰胺（trans-clovamide）和顺式 - 红车轴草酰胺（cis-clovamide）[10]；酚酸类：菜豆酚酸（phaselic acid）[10]；其他尚含：1- 羟基 -5,6,7- 三甲氧基双苯吡酮（1-hydroxy-5,6,7-trimethoxydiphenyl pyridone）[8]。

叶含黄酮类：染料木素 -7-O- 葡萄糖苷 -6″-O- 丙二酸酯（genistein-7-O-glucoside-6″-O-malonate）、芒柄花素 -7-O- 葡萄糖苷 -6′-O- 丙二酸酯（formononetin-7-O-glucoside-6′-O-malonate）、鹰嘴豆素 -A-7-O- 葡萄糖苷 -6″-O- 丙二酸酯（biochanin A-7-O-glucoside-6″-O-malonate）、染料木素 -7-O- 葡萄糖苷（genistein-7-O-glucoside）、芒柄花素 -7-O- 葡萄糖苷（formononetin-7-O-glucoside）、鹰嘴豆素 A-7-O-

葡萄糖苷（biochanin A-7-O-glucoside）、染料木素（genistein）、芒柄花素（formononetin）、鹰嘴豆素A（biochanin A）[11]，大豆苷元-6″-O-丙二酸酯（daidzin-6″-O-malonate）、染料木素-6″-O-丙二酸酯（genistin-6″-O-malonate）、香豌豆酚-7-O-β-D-葡萄糖苷-6″-O-丙二酸（orobol-7-O-β-D-glucoside-6″-O-malonate）、3-甲基香豌豆酚-7-O-β-D-葡萄糖苷-6″-O-丙二酸酯（3-methylorobol-7-O-β-D-glucoside-6″-O-malonate）、毛蕊异黄酮-7-O-β-D-葡萄糖苷-6″-O-丙二酸酯（calycosin-7-O-β-D-glucoside-6″-O-malonate）、红车轴草素-7-O-β-D-葡萄糖苷-6″-O-丙二酸酯（pratensein-7-O-β-D-glucoside-6″-O-malonate）、伪野靛素-7-O-β-D-葡萄糖苷-6″-O-丙二酸酯（pseudobaptigenin-7-O-β-D-glucoside-6″-O-malonate）、芒柄花素-7-O-β-D-葡萄糖苷-6″-O-丙二酸酯（formononetin-7-O-β-D-glucoside-6″-O-malonate）、鸢尾异黄酮-4′-O-β-D-葡萄糖苷-6″-O-丙二酸酯（irilone-4′-O-β-D-glucoside-6″-O-malonate）、非洲红豆素-7-O-β-D-葡萄糖苷-6″-O-丙二酸酯（afrormosin-7-O-β-D-glucoside-6″-O-malonate）、鹰嘴豆素A-7-O-β-D-葡萄糖苷-6″-O-丙二酸酯（biochanin A-7-O-β-D-glucoside-6″-O-malonate）、蓝花贋靛素-7-O-β-D-葡萄糖苷-6″-O-丙二酸酯（texasin-7-O-β-D-glucoside-6″-O-malonate）、5,7,2′-三羟基-6-甲氧基异黄酮-7-O-β-D-葡萄糖苷-6″-O-丙二酸酯（5,7,2′-trihydroxy-6-methoxyisoflavone-7-O-β-D-glucoside-6″-O-malonate）、樱黄素-4′-O-β-D-葡萄糖苷-6″-O-丙二酸酯（prunetin-4′-O-β-D-glucoside-6″-O-malonate）、大豆苷元-6″-O-乙酸酯（daidzin-6″-O-acetate）、芒柄花素-7-O-β-D-葡萄糖苷-6′-O-乙酸酯（formononetin-7-O-β-D-glucoside-6′-O-acetate）、伪野靛素-7-O-β-D-葡萄糖苷-6″-O-乙酸酯（pseudobaptigenin-7-O-β-D-glucoside-6″-O-acetate）、鸢尾异黄酮-4′-O-β-D-葡萄糖苷-6″-O-乙酸酯（irilone-4′-O-β-D-glucoside-6″-O-acetate）、鹰嘴豆素A-7-O-β-D-葡萄糖苷-6″-O-乙酸酯（biochanin A-7-O-β-D-glucoside-6″-O-acetate）和樱黄素-4′-O-β-D-葡萄糖苷-6″-O-乙酸酯（prunetin-4′-O-β-D-glucoside-6″-O-acetate）[12]；酰胺类：反式-红车轴草酰胺（trans-clovamide）和顺式-红车轴草酰胺（cis-clovamide）[13]；氨基酸类：天冬氨酸（Asp）、苏氨酸（Thr）、丝氨酸（Ser）、谷氨酸（Glu）、甘氨酸（Gly）、丙氨酸（Ala）、半胱氨酸（Cys）、缬氨酸（Val）、甲硫氨酸（Met）、异亮氨酸（Ile）、亮氨酸（Leu）、酪氨酸（Tyr）、苯丙氨酸（Phe）、赖氨酸（Lys）、组氨酸（His）、精氨酸（Arg）和脯氨酸（Pro）[14]。

花含黄酮类：红车轴草素-7-O-β-D-吡喃葡萄糖苷（pratensein-7-O-β-D-glucoside）、染料木苷（genistin）、金丝桃苷（hyperin）、异槲皮苷（isoquercitrin）、芒柄花苷（ononin）、异槲皮苷-6″-O-丙二酸酯（isoquercitrin-6″-O-malonate）、3-甲基槲皮素-7-O-β-D-吡喃葡萄糖苷（3-methylquercetin-7-O-β-D-glucopyranoside）、鸢尾异黄酮-4-O-β-D-葡萄糖苷（irilone-4-O-β-D-glucoside）、樱黄素（prunetin）、鹰嘴豆芽素A（biochanin A）、染料木素（genistein）、芒柄花素（formononetin）、红车轴草素-7-O-β-D吡喃葡萄糖苷-6″-O-丙二酸酯（pratensein-7-O-β-D-glucopyranoside-6″-O-malonate）、染料木苷-6″-O-丙二酸酯（genistin-6″-O-malonate）、非洲红豆素-7-O-β-D-吡喃葡萄糖苷（afrormosin-7-O-β-D-glucopyranoside）、印度黄檀苷（sissotrin）、3-甲基槲皮素-7-O-β-D-吡喃葡萄糖苷6″-O-丙二酸酯（3-methylquercetin-7-O-β-D-glucopyranoside-6″-O-malonate）、车轴草佛苷（riboside）、车轴草佛苷-6″-O-丙二酸酯（riboside-6″-O-malonate）、芒柄花素-7-O-β-D-吡喃葡萄糖苷6″-O-丙二酸酯（formononetin-7-O-β-D-glucopyranoside-6″-O-malonate）、鸢尾异黄酮-4-O-β-D-吡喃葡萄糖苷-6-O-丙二酸酯（irilone-4-O-β-D-glucopyranoside-6″-O-malonate）、鹰嘴豆芽素A-7-O-吡喃葡萄糖苷-6″-O-丙二酸酯（biochanin A-7-O-glucopyranoside-6″-O-malonate）和鸢尾异黄酮（irilone）[13]；氨基酸：天冬氨酸（Asp）、苏氨酸（Thr）、丝氨酸（Ser）、谷氨酸（Glu）、甘氨酸（Gly）、丙氨酸（Ala）、半胱氨酸（Cys）、缬氨酸（Val）、甲硫氨酸（Met）、异亮氨酸（Ile）、亮氨酸（Leu）、酪氨酸（Tyr）、苯丙氨酸（Phe）、赖氨酸（Lys）、组氨酸（His）、精氨酸（Arg）和脯氨酸（Pro）[14]。

根含黄酮类：（6αR,11αR）-高丽槐素［（6αR,11αR）-maackiain］、（6αR,11αR）-红车轴草根苷［（6αR,11αR）-trifolirhizin］、须毛猪屎豆紫檀烷（barbacarpan）、芒柄花素（formononetin）和鸢尾异黄酮（irilone）[15]。

茎含氨基酸类：天冬氨酸（Asp）、苏氨酸（Thr）、丝氨酸（Ser）、谷氨酸（Glu）、甘氨酸（Gly）、丙氨酸（Ala）、半胱氨酸（Cys）、缬氨酸（Val）、甲硫氨酸（Met）、异亮氨酸（Ile）、亮氨酸（Leu）、酪氨酸（Tyr）、苯丙氨酸（Phe）、赖氨酸（Lys）、组氨酸（His）、精氨酸（Arg）和脯氨酸（Pro）[14]。

种子含脂肪酸类：亚油酸（linoleic acid）、（Z）-6-十八烯酸［（Z）-6-octadecenoic acid］、棕榈酸（palmitic acid）、硬脂酸（stearic acid）和三十烷酸（triacontanoic acid）等[16]。黄酮类：槲皮素（quercitrin）[17]；皂苷类：大豆皂苷Ⅰ（soyasaponin Ⅰ）和 3-O-［α-L-吡喃鼠李糖-（1→2）-β-D-吡喃半乳糖-（1→2）-β-D-吡喃葡萄糖醛酸］-22-O-［吡喃葡萄糖-（1→2）-吡喃葡萄糖］大豆皂醇 B{3-O-［α-L-rhamnopyranosyl-（1→2）-β-D-galactopyranosyl-（1→2）-β-D-glucuronopyranosyl］-22-O-［glucopyranosyl-（1→2）-glucopyranosyl］soyasapogenol B}[17]。

【药理作用】1. 抗氧化　地上部分所含的总黄酮能抑制过氧化氢（H_2O_2）诱导红细胞溶血和红细胞膜脂质过氧化作用，抑制肝组织脂质过氧化产物的形成[1]，对邻苯三酚自氧化产生的超氧阴离子自由基具有清除作用[2]；种子中脂溶性成分对 1,1-二苯基-2-三硝基苯肼自由基（DPPH）具有清除作用[3]。黄酮类化合物局部使用对紫外辐射诱导的氧化损伤无毛小鼠起保护作用，减轻炎症水肿和抑制接触性超敏反应[4]。2. 抗骨质疏松　地上部分所含异黄酮能提高血清雌激素水平，使去势大鼠的血清雌二醇、雌三醇含量升高，血清磷、碱性磷酸酶、抗酒石酸酸性磷酸酶和骨钙素含量降低，并提高股骨重量和超声振幅衰减，增加成骨细胞活性，降低骨高转换率以及减少骨量丢失[5,6]。3. 雌激素样作用　地上部分所含异黄酮能增加去势大鼠子宫重量、阴道上皮角化细胞和乳腺导管分支，提高血液中雌二醇水平[7,8]。4. 增强免疫　地上部分所含总黄酮可增强小鼠巨噬细胞的吞噬能力，增加脾脏指数，增强小鼠特异性免疫[9]。提取物对刀豆蛋白 ConA 或 PDB 刺激的不同时期小鼠的 T 淋巴细胞的体外活化和增殖均具有明显的抑制作用[10,11]。5. 降血脂　地上部分提取液能明显降低高脂血症大鼠的血脂以及血浆 AngⅡ和内皮素（ET）水平[12]。6. 改善记忆　地上部分所含红车轴草素可明显改善大鼠学习记忆能力，减轻海马神经元退化和凋亡，提示对 Aβ1-42 诱导大鼠的认知损伤有明显的改善作用[13]。7. 保护内皮细胞　总黄酮预处理可抑制过氧化氢诱发的 ECV-304 细胞凋亡，保护内皮细胞[14]。

【性味与归经】辛、酸，平。归肺、肝经。

【功能与主治】镇痉，止汗，止咳，平喘。用于围绝经期综合征，百日咳，支气管炎。

【用法与用量】15～45g。

【药用标准】湖南药材 2009。

【临床参考】1. 乳腺癌：花，开水冲泡代茶饮。

2. 各种癌症：枝叶 15g，加堇菜叶、钝叶酸模根各 15g，水煎服。（1方、2方引自《抗癌本草》）

【附注】本种的根、种子及花民间也入药。

【化学参考文献】

[1] 张念，华茉莉，姜仁吉，等. 红车轴草醇提物的化学成分研究［J］. 中成药，2010，32（10）：1746-1749.

[2] 彭静波，杨文菊，李占林，等. 红车轴草的化学成分［J］. 沈阳药科大学学报，2008，25（（11）：875-879.

[3] 索志新，斯建勇，沈连钢，等. 红车轴草的化学成分研究［J］. 中草药，2007，38（1）：32-34.

[4] 马强，雷海民，周玉新，等. 红车轴草化学成分的研究［J］. 中国药学杂志，2005，40（14）：1057-1059.

[5] 于海涛，白少岩，杨尚军. 红车轴草化学成分研究［J］. 食品与药品，2016，18（2）：87-91.

[6] 陈寒青，金征宇. 红车轴草异黄酮的分离、纯化及结构鉴定［J］. 中草药，2006，37（11）：1629-1631.

[7] Drenin A A, Botirov E K, Petrulyak E V. New genistein monogalactoside from the aerial part of *Trifolium pratense*［J］. Chem Nat Compd，2008，44（2）：178-181.

[8] 王少媵，曾小英，高洁，等. 红车轴草化学成分研究［J］. 华中师范大学学报（自科版），2011，45（1）：72-74.

[9] 马强，雷海民，王英锋，等. 红车轴草挥发油成分的 GC-MS 分析［J］. 中草药，2005，36（6）：828-829.

[10] Yoshihara T, Yoshikawa H, Sakamura S, et al. Clovamides; l-Dopa conjugated with trans-and cis-caffeic acids in red clover (*Trifolium pratense*)［J］. J Agric Chem Soc Japan，2014，38（5）：1107-1109.

[11] Toebes A H, De B V, Verkleij J A, et al. Extraction of isoflavone malonylglucosides from *Trifolium pratense* L[J]. J Agric Food Chem, 2005, 53（12）: 4660-4666.

[12] Klejdus B, Vitamvásová-Štěrbová D, Kubáň V. Identification of isoflavone conjugates in red clover (*Trifolium pratense*) by liquid chromatography-mass spectrometry after two-dimensional solid-phase extraction[J]. Anal Chim Acta, 2001, 450（1）: 81-97.

[13] Lin L Z, He X G, Lindenmaier M, et al. LC-ESI-MS study of the flavonoid glycoside malonates of red clover (*Trifolium pratense*)[J]. J Agric Food Chem, 2000, 48（2）: 354-365.

[14] 陈寒青, 金征宇. 红车轴草不同部位中氨基酸含量的测定[J]. 粮食与饲料工业, 2004, 25（2）: 150-153.

[15] Liu Q, Xu R, Yan Z, et al. Phytotoxic allelochemicals from roots and root exudates of *Trifolium pratense*[J]. J Agric Food Chem, 2013, 61（26）: 6321-6327.

[16] 郑鹏, 俞君如, 白成科. 红车轴草种子脂溶性成分GC-MS分析及抗氧化活性研究[J]. 西安文理学院学报: 自然科学版, 2008, 11（2）: 24-28.

[17] Oleszek W, Stochmal A. Triterpene saponins and flavonoids in the seeds of *Trifolium* species[J]. Phytochemistry, 2002, 61（2）: 165-170.

【药理参考文献】

[1] 刘宝剑, 郭延生, 曲亚玲, 等. 红车轴草总黄酮体外抗氧化作用的研究[J]. 中国药学杂志, 2009, 44（16）: 1234-1237.

[2] 刘宝剑, 郭延生, 刁鹏飞, 等. 红车轴草总黄酮体外清除自由基作用的研究[J]. 天然产物研究与开发, 2009, 21（1）: 44-47.

[3] 郑鹏, 俞君如, 白成科. 红车轴草种子脂溶性成分GC-MS分析及抗氧化活性研究[J]. 西安文理学院学报: 自然科学版, 2008, 11（2）: 24-28.

[4] Widyarini S, Spinks N, Husband A J, et al. Isoflavonoid Compounds from Red Clover (*Trifolium pratense*) Protect from Inflammation and Immune Suppression Induced by UV Radiation¶[J]. Photochemistry & Photobiology, 2001, 74（3）: 465.

[5] 陈琦, 薛存宽, 沈凯, 等. 红车轴草异黄酮对去势大鼠骨质疏松影响的实验研究[J]. 中国药师, 2005, 8（7）: 538-540.

[6] 周延萌, 宋立群, 马晓茜, 等. 红车轴草异黄酮对维甲酸致小鼠骨质疏松的预防作用[J]. 中国药理学通报, 2010, 26（12）: 1658-1660.

[7] 曾伶, 曾劲, 薛存宽, 等. 红车轴草异黄酮雌激素样作用研究[J]. 医药导报, 2007, 26（11）: 1258-1260.

[8] Burdette J E, Liu J, Lantvit D, et al. *Trifolium pratense* (red clover) exhibits estrogenic effects in vivo in ovariectomized Sprague-Dawley rats[J]. Journal of Nutrition, 2002, 132（1）: 27.

[9] 刘宝剑, 郭延生, 曲亚玲, 等. 红车轴草总黄酮对小鼠免疫功能的影响[J]. 安徽农业科学, 2009, 37（33）: 16410-16411.

[10] 杨志, 曾耀英, 黄秀艳, 等. 红车轴草提取物对小鼠T淋巴细胞体外活化的抑制作用[J]. 现代免疫学, 2008, （5）: 377-380.

[11] 杨志, 曾耀英, 黄秀艳, 等. 红车轴草提取物对小鼠T淋巴细胞体外活化与增殖的影响[J]. 暨南大学学报（自然科学与医学版）, 2007, 28（6）: 537-540.

[12] 张艳秋, 张琴英. 红车轴草提取液对实验性高脂血症大鼠血脂的影响[J]. 陕西中医, 2009, 30（10）: 1431-1432.

[13] 聂金兰, 谭实美, 黄权芳, 等. 红车轴草素对Aβ诱导大鼠认知障碍的保护作用[J]. 中药药理与临床, 2016, 32（3）: 20-24.

[14] 高蒙蒙, 孙桂波, 斯建勇, 等. 红车轴草总黄酮对H_2O_2诱导的血管内皮细胞损伤的保护作用[J]. 中国药理学通报, 2013, 29（2）: 201-207.

35. 草木樨属 *Melilotus* Mill.

一年生或多年生草本，茎直立。羽状3小叶复叶，互生，小叶披针形至长椭圆形，边缘有锯齿，叶脉直达齿端；托叶与叶柄合生，小托叶缺如。总状花序细长，腋生，穗状；花萼钟状，萼齿5枚，各齿近等长；花冠黄色或白色，旗瓣长圆形或倒卵形，无爪，翼瓣与龙骨瓣等长或稍长；雄蕊二体（9+1），花药同型；子房有胚珠数个，花柱线形，无毛，顶端内弯，柱头顶生。荚果短直，近球形或卵形，与宿存花萼等长，不开裂或迟开裂，有种子1至数粒。种子肾形，有香气。

约20种，分布于中亚、欧洲和北非。中国7种，分布甚广，以北部为多，法定药用植物1种1变种。华东地区法定药用植物1种。

草木樨属含黄酮类、皂苷类、香豆素类等成分。黄酮类包括黄酮醇、二氢黄酮、异黄酮等，如槲皮素（quercetin）、金丝桃苷（hyperoside）、染料木素（genistein）、刺芒柄花素（formononetin）等；皂苷类主要为齐墩果烷型和羽扇豆烷型，如齐墩果酸（oleanolic acid）、羽扇烯酮（lupanone）、羽扇醇（lupeol）、白桦酯酸（betulinic acid）。

438. 草木樨（图438）· *Melilotus officinalis*（Linn.）Desr.（*Melilotus suaveolens* Ledeb.）

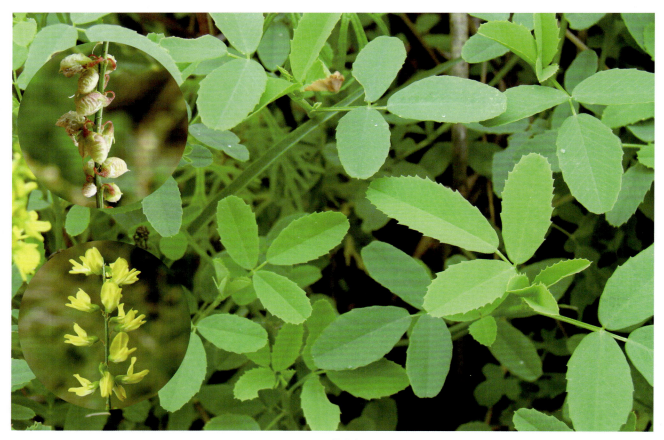

图438　草木樨　　　　　　　　　　摄影　李华东

【别名】草木樨，黄香草木樨，野苜蓿（浙江），黄花草（江苏盐城），天竺秆（江苏南通）。

【形态】二年生直立草本，高0.5～2m。全株具香气。茎具条棱，无毛。羽状3小叶复叶，互生；小叶长椭圆形至倒披针形，长1～3cm，宽0.5～1.2cm，顶端钝圆或截形，中脉伸长，呈短尖头，基部楔形或近圆形，上面无毛，下面有散生的伏柔毛，边缘具疏锯齿；叶柄长1～2cm，小叶柄淡褐色，长约1mm；托叶线形或线状披针形，长5～8mm。总状花序腋生，长4～10cm；苞片小，长约1mm；花小，长3～4mm；花梗短，长1～2mm，下弯；花萼钟状，各齿近等长；花冠黄色，旗瓣较翼瓣长；雄蕊二体（9+1）；子房卵形，无毛。荚果卵形或卵圆形，长约3mm，具网纹，无毛。种子1粒，暗褐色。花期

5～7月，果期8～9月。

【生境与分布】 生于路旁草地或较潮湿的地方。分布于华东各省、市，另中国西南、华北等地区均有分布，亚洲、欧洲、北美洲也有。

【药名与部位】 省头草（草木樨），地上部分。

【采集加工】 夏秋采割，晒干。

【药材性状】 长80～100cm。茎圆柱形，多分枝，嫩枝具棱5条，有纵纹理，无毛，黄绿色至黄棕色。羽状三出复叶；展平后小叶长椭圆形至倒披针形，长1～2.5cm，宽3～8mm，顶端截形，中脉突出，呈短尖头，边缘有疏细齿，侧脉直达齿尖；托叶线形。有时叶腋间可见到细长的总状花序，花冠多已脱落。茎硬脆，断面不整齐，中空或有白色髓部。气微香，味微甘。

【质量要求】 色嫩绿，梗短，无根。

【化学成分】 全草含黄酮类：木犀草素（luteolin）、5,7,4′-三羟基-6,3′-二甲氧基黄酮（5,7,4′-trihydroxy-6,3′-dimethoxyflavone），即棕矢车菊素（jaceosidin）[1]、山柰酚（kaempferol）、槲皮素（quercetin）、刺槐素（acacetin），即刺槐宁（robinin）、克洛万（clovin）[2]、紫云英苷，即黄芪苷（astragalin）[3]；皂苷类：赤豆皂苷V羧酸酯（azukisaponin V carboxylate）、赤豆皂苷II（azukisaponin II）、草木犀苷元（melilotigenin）、大豆黄醇B（soyasapogenol B）、大豆黄醇E（soyasapogenol E）[2]、齐墩果酸（oleanolic acid）、羽扇烯酮（lupanone）、羽扇醇（lupeol）、白桦脂酸（betulinic acid）[3]和2α-羟基熊果酸（2α-hydroxyursolic acid）[4]；香豆素类：香豆素（coumarin）、东莨菪素（scopoletin）和滨蒿内酯（scoparone）[1]；酚酸类：阿魏酸（ferulic acid）和对羟基苯甲酸（p-hydroxybenzoic acid）[5]；甾体类：β-谷甾醇（β-sitosterol）和豆甾醇（stigmasterol）[4]；脂肪酸类：十六烷酸（hexadecanoic acid）[3]。

根含皂苷类：草木犀属皂角苷O_1（melilotus saponin O_1）、大豆皂苷I（soyasaponin I）、去氢大豆皂苷I（dehydrosoyasaponin I）和乙酰大豆皂苷I（acetyl soyasaponin I）[6]；元素：铁（Fe）、锰（Mn）、锌（Zn）、铜（Cu）、硼（B）和钼（Mo）[7]。

地上部分含黄酮类：山柰酚-3-O-α-L-鼠李糖苷（kaempferol-3-O-α-L-rhamnoside）、芦丁（rutin）、芹菜素-7-O-β-D-芦丁糖苷（apigenin-7-O-β-D-lutinoside）、山柰酚-3-O-芸香糖苷（kaempferol-3-O-rutinoside）、异槲皮苷（isoquerecitrin）、苜蓿紫檀素-3-O-β-吡喃葡萄糖苷（medicarpin-3-O-β-glucopyranoside）、刺槐宁（robinin）、克洛万（clovin）[8]和山柰酚（kaempferol）[9]；皂苷类：大豆黄醇B（soyasapogenol B）、大豆黄醇E（soyasapogenol E）和3β,22β,24-三羟基-12-齐墩果烯（3β,22β,24-trihydroxyolean-12-en）[9]、草木犀属皂角苷O_2（melilotus saponin O_2）、大豆皂苷I（soyasaponin I）、紫藤皂苷D（wistariasaponin D）和黄芪皂苷VIII（astragaloside VIII）[10]；酚酸及酯类：3-对羟基苯丙酸甲酯［methyl 3-(4-hydroxyphenyl) propionate］和邻苯二甲酸二丁酯（dibutyl phthalate）[8]；甾体类：β-谷甾醇（β-sitosterol）[8]。

花和叶含皂苷类：大豆黄醇B（soyasapogenol B）、大豆黄醇E（soyasapogenol E）和3β,24-二羟基-22-氧代-12-齐墩果烯-29-甲酯（methyl 3β,24-dihydroxy-22-oxo-olean-12-en-29-oate）[11]。

【药理作用】 1. 护肝　地上部分甲醇提取物可显著降低由乙酰氨基酚及四氯化碳所致小鼠肝损伤血清中的总胆红素、谷丙转氨酶、天冬氨酸氨基转移酶、碱性磷酸酶、白蛋白及总血清蛋白的含量[1]。2. 抗炎　地上部分正丁醇提取物可呈现剂量依赖性地显著降低脂多糖引起的RAW264.7巨噬细胞炎症上清液中的肿瘤坏死因子-α、白细胞介素-1β、白细胞介素-6及一氧化氮的含量[2]，并能升高血红素氧合酶-1的mRNA的表达水平[3]；能通过抑制核转录因子（NF-κB）活性来显著降低促炎细胞因子白细胞介素-6、白细胞介素-1β、一氧化氮（NO）及促炎介质COX-2、iNOS的生成，同时增加抗炎细胞因子白细胞介素-10（IL-10）和抗炎细胞介质HO-1的生成，香豆素可能是其中一种主要的抗炎成分[4]。

【性味与归经】 辛，平。

【功能与主治】 化湿和中。用于暑湿胸闷，口腻，口臭，头痛头昏。

【用法与用量】 4.5～9g。

【药用标准】 部标藏药1995、上海药材1994和山东药材2002。

【临床参考】 1. 暑热、暑湿：地上部分9～15g，加藿香、通草各9～15g，水煎服。

2. 疟疾：地上部分30g，水煎，发作前4小时服。（1方、2方引自《浙江药用植物志》）

【附注】 以水木樨之名始载于《花镜》，云："水木樨一名指甲，枝软叶细，五、六月开细黄花，颇似木樨，多细须，香也微似，其本丛生，仲春分种。"即本种。

【化学参考文献】

[1] 郑国华，张琼光，黄志军，等.草木樨的化学成分研究[J].中成药，2009，31（4）：638-640.

[2] Kang S S, Lee Y S, Lee E B.Saponins and flavonoid glycosides from yellow sweetclover[J].Arch Pharm Res，1988，11（3）：197-202.

[3] Anwer M S, Mohtasheem M, Azhar I, et al.Chemical constituents from *Melilotus officinalis*[J].Pancreas，2008，38（2）：184-96.

[4] 康菊珍.藏药草木樨的化学成分研究[J].西北民族大学学报（自然科学版），2009，30（3）：40-41.

[5] 潘建斌，廖时余，谌理波，等.草木犀有机酸类化合物的成分研究[J].湖北中医杂志，2009，31（7）：58-59.

[6] Udayama M, Kinjo J, Yoshida N, et al.A new oleanene glucuronide having a branched-chain sugar from *Melilotus officinalis*[J].Chem Pharm Bull，1998，46（3）：526-527.

[7] 陈利云，居永霞，周志宇.豆科植物根际微量元素含量特征[J].土壤通报，2013，44（3）：641-646.

[8] 杨杰，王丽莉，周鑫堂，等.黄花草木犀化学成分研究[J].中草药，2014，45（5）：622-625.

[9] Kang S S, Lim C H, Lee S Y.Soyasapogenols B and E from *Melilotus officinalis*[J].Arch Pharm Res，1987，10（1）：9-13.

[10] Hirakawa T, Okawa M, Kinjo J, et al.A new oleanene glucuronide obtained from the aerial parts of *Melilotus officinalis*[J].Chem Pharm Bull，2000，48（2）：286-287.

[11] Kang S S, Woo W S.Melilotigenin, a New Sapogenin from *Melilotus officinalis*[J].J Nat Prod，1988，51（2）：335-338.

【药理参考文献】

[1] ALAMGEER, Nasir Z, Qaisar M N, et al.Evaluation of hepatoprotective activity of *Melilotus officinalis* L.against paracetamol and carbon tetrachloride induced hepatic injury in mice[J].Acta Poloniae Pharmaceutica，2017，74（3）：903-909.

[2] 庞然，张淑玲，赵雷，等.草木犀正丁醇提取物对小鼠巨噬细胞促炎介质的影响[J].中国现代医学杂志，2009，19（19）：2893-2896.

[3] 庞然，张淑玲，赵雷，等.草木犀正丁醇提取物对NF-κB和血红素氧合酶1表达的影响[J].中华中医药学刊，2009，（1）：201-203.

[4] 陶君彦.草木樨抗炎活性物质及抗炎作用机理研究[D].武汉：华中科技大学博士学位论文，2007.

36. 胡卢巴属 *Trigonella* Linn.

一年生或多年生草本，无毛或具单柔毛，或具腺毛；有特殊香气。茎直立、平卧或匍匐，多分枝。羽状3小叶复叶，顶生小叶通常稍大，具柄；小叶边缘多少具锯齿或缺刻状；托叶具明显脉纹，全缘或齿裂。花序腋生，呈短总状、伞状、头状，偶为1～2朵着生叶腋；总花梗在果期与花序轴同时伸长；花梗短，通常不到5mm，纤细，花后增粗，挺直；花萼钟状，偶为筒形，萼齿5枚，近等长，稀上下近二唇形；花冠普通型或"苜蓿型"，黄色、蓝色或紫色，偶为白色；雄蕊二体，与花瓣分离，花药同型。荚果线形、线状披针形或圆锥形，膨胀或稍扁平，有时缝线具啮蚀状窄翅；有种子1至多数。种子具皱纹或细疣点，有时具暗色或紫色斑点。

约70余种，分布于地中海沿岸，中欧，南北非洲，西南亚，中亚和大洋洲。中国9种，南北各地均有栽培或逸为野生，法定药用植物1种。华东地区法定药用植物1种。

439. 胡卢巴（图 439）· *Trigonella foenum-graecum* Linn.

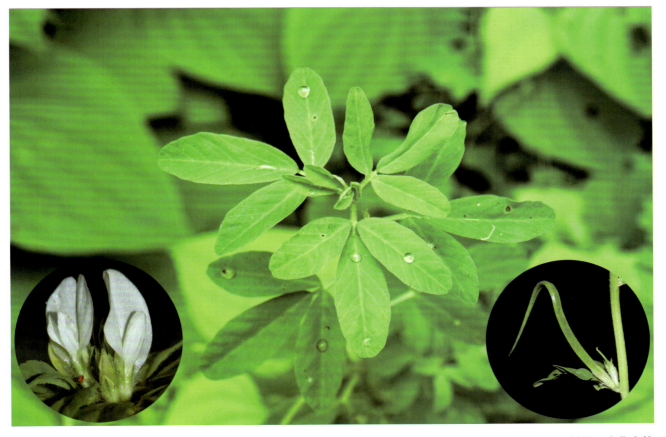

图 439　胡卢巴　　　　　　　　　　　　　摄影　李华东等

【别名】胡芦巴，香草、香豆。

【形态】一年生直立草本，高 30～80cm。多分枝，微被柔毛。羽状 3 小叶复叶；托叶全缘，膜质，基部与叶柄相连，先端渐尖，被毛；小叶长倒卵形、卵形至长圆状披针形，近等长，长 15～40mm，宽 4～15mm，先端钝，基部楔形，边缘上半部具三角形尖齿，上面无毛，下面疏被柔毛或秃净，侧脉不明显；顶生小叶柄较长。花无梗，1～2 朵腋生；花萼筒状，被长柔毛，萼齿披针形，与萼等长；花冠黄白色或淡黄色，基部稍呈革青色，旗瓣长倒卵形，先端深凹，明显地比翼瓣和龙骨瓣长；子房线形，微被柔毛，花柱短，柱头头状，胚珠多数。荚果圆筒状，长 7～12cm，先端具细长喙；有种子 10～20 粒。种子长圆状卵形，棕褐色。花期 4～7 月，果期 7～9 月。

【生境与分布】生于田间、路旁。华东各省、市有栽培，在西南、西北各地呈半野生状态，分布于地中海东岸、中东、伊朗高原以至喜马拉雅地区。

【药名与部位】胡芦巴，种子。

【采集加工】夏、秋季果实成熟时采收，取出种子，干燥。

【药材性状】略呈斜方形或矩形，长 3～4mm，宽 2～3mm，厚约 2mm。表面黄绿色或黄棕色，平滑，两侧各具一深斜沟，相交处有点状种脐。质坚硬，不易破碎。种皮薄，胚乳呈半透明状，具黏性；子叶 2 枚，淡黄色，胚根弯曲，肥大而长。气香，味微苦。

【药材炮制】胡芦巴：除去杂质，洗净，干燥。炒胡芦巴：取胡芦巴饮片，炒至表面鼓起，有爆裂声，香气逸出时，取出，摊凉。用时捣碎。酒胡芦巴：取胡芦巴饮片，与酒拌匀，稍闷，炒至表面深黄棕色时，取出，摊凉。用时捣碎。盐胡芦巴：取胡芦巴饮片，与盐水拌匀，稍闷，炒至表面深黄棕色，微具焦斑时，取出，摊凉。用时捣碎。

【化学成分】种子含黄酮类：芹菜素-7-O-己糖-6,8-C-二葡萄糖苷异构体（apigenin-7-O-hexosyl-6,8-C-diglucoside isomer）、芹菜素-7-O-[葡萄糖（1→2）-葡萄糖]6,8-C-二葡萄糖苷异构体{apigenin-7-O-[glucosyl（1→2）glucosyl]6,8-di-C-glucoside isomer}、芹菜素-7-O-[葡萄糖（1→6）-葡萄糖]6,8-C-二葡萄糖苷{apigenin-7-O-[glucosyl（1→6）glucosyl]6,8-di-C-glucoside}、芹菜素-6,8-C-二己糖苷（apigenin-6,8-di-C-hexoside）、芹菜素-6,8-C-二葡萄糖苷（apigenin-6,8-di-C-glucoside）、芹菜素-7-O-[葡萄糖（1→6）-葡萄糖]8-C-戊糖-6-C-葡萄糖苷{apigenin-7-O-[glucosyl（1→6）glucosyl]8-C-pentosyl-6-C-glucoside}、芹菜素-7-O-[葡萄糖（1→2）-葡萄糖]6-C-戊糖-8-C-葡萄糖苷{apigenin-7-O-[glucosyl（1→2）glucosyl]6-C-pentosyl-8-C-glucoside}、芹菜素-8-C-木糖苷-6-C-葡萄糖苷（apigenin-8-C-xyloside-6-C-glucoside）、木犀草素-7-O-（二氢没食子酰基葡萄糖）8-C-戊糖葡萄糖苷[luteolin-7-O-（dihydrogalloylglucosyl）8-C-pentosyl glucoside]、芹菜素-6-C-木糖苷-8-C-葡萄糖苷（apigenin-6-C-xyloside-8-C-glucoside）、芹菜素-6-C-戊糖-8-C-（2″-O-喹啉）葡萄糖苷[apigenin-6-C-pentosyl-8-C-（2″-O-quinoyl）-glucoside]、芹菜素-7-O-（6″-O-没食子酰葡萄糖）6-C-戊糖8-C葡萄糖苷[apigenin-7-O-（6″-O-galloylglucosyl）6-C-pentosyl-8-C-glucoside]、芹菜素-8-C-（6″-O-喹啉）6-C-葡萄糖苷[apigenin-8-C-（6″-O-quinoyl）-6-C-glucoside]、芹菜素-7-O-（2″-O-没食子酰戊糖）6,8-C-二葡萄糖苷[apigenin-7-O-（2″-O-galloylpentosyl）6,8-di-C-glucoside]、芹菜素-7-O-（2″-没食子酰葡萄糖）8-C-戊糖-6-C葡萄糖苷[apigenin-7-O-（2″-galloylglucosyl）8-C-pentosyl-6-C-glucoside]、芹菜素-7-O-（6″-没食子酰葡萄糖苷）8-C-戊糖6-C葡萄糖苷[apigenin-7-O-（6″-galloylglucoside）8-C-pentosyl 6-C-glucoside]、芹菜素-7-O-葡萄糖-6-C-没食子酰戊糖-8-C-葡萄糖葡萄糖苷[apigenin-7-O-glucosyl-6-C-galloylpentosyl-8-C-glucosyl-glucoside]、芹菜素-7-O-二葡萄糖-6-C-没食子酰戊糖-5-O-葡萄糖苷[apigenin-7-O-（diglucosyl）6-C-galloylpentosyl-5-O-glucoside]、芹菜素-7-O-鼠李糖葡萄糖-6-C-戊糖-8-C-没食子酰葡萄糖苷[apigenin-7-O-（rhamnosylglucosyl）6-C-pentosyl-8-C-galloylglucoside]、芹菜素-7-O-没食子酰二葡萄糖-6-C-乙酰葡萄糖戊糖苷[apigenin-7-O-（galloyldiglucosyl）-6-C-acetyl glucosyl pentoside]、山奈酚-7-O-鼠李糖-(1→2)-葡萄糖苷[kaempferol-7-O-rhamnosyl-(1→2)-glucoside]、山奈酚-7-O-鼠李糖-(1→2)-鼠李糖苷[kaempferol-7-O-rhamnosyl-(1→2)-rhamnoside][1]、金圣草黄素-7-O-6″(E)-对香豆酰-β-D-吡喃葡萄糖苷[chrysoeriol-7-O-6″(E)-p-coumaroyl-β-D-glucopyranoside]、小麦黄素-7-O-β-D-葡萄糖苷（tricin-7-O-D-glucopyranoside）、牡荆素（vitexin）、异荭草素（isoorientin）[2]、宝藿苷Ⅰ（baohuoside Ⅰ）、2″-O-对香豆酰牡荆素（vitexin-2″-O-p-coumarate）、异牡荆素（isovitexin）、山奈酚-8-C-β-D-吡喃葡萄糖苷（kaempferol-8-C-β-D-glucopyranoside）、荭草素（orientin）、2″-O-对香豆酰荭草苷（orientin-2″-O-p-coumarate）[3]、小麦黄素（tricin）、柚皮素（naringenin）和槲皮素（quercetin）[4]；皂苷类：三角叶薯蓣皂苷（deltonin）、盾叶薯蓣皂苷A3（zingiberoside A3）、葫芦巴总皂苷Ⅱ、Ⅲ（fenugreek saponin Ⅱ、Ⅲ）[2]、胡芦巴皂苷Ⅰa、Ⅰb、Ⅷ（trigoneoside Ⅰa、Ⅰb、Ⅷ）[5]、甲基原薯蓣皂苷（methyl protodioscin）、甲基原翠雀皂苷（methyl protodeltonin）[6]、胡芦巴皂苷B、C、D（trigofoenoside B、C、D）[7,8]、大豆皂苷Ⅰ（soyasaponin Ⅰ）、大豆皂苷Ⅰ甲酯（methyl soyasaponin Ⅰ）、羽扇豆醇（lupeol）、31-去甲环阿尔廷醇（31-norcycloartanol）、白桦脂醇（betullin）和白桦脂酸（betulinic acid）[9]；氨基酸类：L-色氨酸（L-Try）[3]、天冬氨酸（Asp）、苏氨酸（Thr）、丝氨酸（Ser）、谷氨酸（Glu）、甘氨酸（Gly）、丙氨酸（Ala）、缬氨酸（Val）、DL-甲硫氨酸（DL-Met）和异亮氨酸（Ile）等[10]；挥发油类：正己醇（hexyl alcohol）、2-甲基-2-烯-1-丁醇（2-methylbut-2-en-1-ol）、2-甲基-2-丁烯醛（2-methyl-2-butenyl aldehyde）[11]、壬烯醛（nonenal）和壬醛（nonanal）等[12]；元素：钾（K）、镁（Mg）、铁（Fe）、锌（Zn）、钙（Ca）、铜（Cu）、钠（Na）和锰（Mn）[10]；脂肪酸及酯类：十六烷酸（hexadecanoic acid）[3]、单棕榈酸甘油酯（glycerol monopalmitate）和硬脂酸（stearic acid）[13]；烷醇糖苷类：甲基-α-D-

吡喃葡萄糖苷（methyl-α-D-glucopyranoside）[3]和α-D-葡萄糖乙醇苷（ethyl-α-D-glucopyranoside）[13]；甾体类：胡萝卜苷（daucosterol）[13]，葫芦巴甾苷A*、D（trigofoenoside A、D）[14]；生物碱类：N, N'-双咔唑（N, N'-dicarbazyl）[13]；环烷醇类：D-3-甲氧基肌醇（D-3-O-methyl chiroinsitol）[13]；糖类：蔗糖（sucrose）[13]。

茎含黄酮类：山奈酚-3-O-β-D-葡萄糖（1→2）-β-D-半乳糖苷［kaempferol-3-O-β-D-glucosyl（1→2）-β-D-galactoside］和山奈酚三糖苷（kaempferol triglycoside）[15]；香豆素类：3, 4, 7-三甲基香豆素（3, 4, 7-trimethylcoumarin）[16]。

茎叶含木脂素类：γ-五味子素（γ-schizandrin）[17]；香豆素类：东莨菪素（scopoletin）[17]。

【药理作用】1.抗炎镇痛　种子水提部位可减少乙酸所致大鼠的扭体次数及减轻热板法所致大鼠的疼痛反应，可显著抑制角叉菜所致大鼠的足肿胀[1]。2.降血糖　种子水提液可呈剂量依赖性地显著降低链脲佐菌素所致糖尿病大鼠的血糖、果糖胺及糖化血红蛋白含量，升高肝糖原含量，减轻胰岛损伤，改善胰岛β细胞的分布、细胞形态、染色颗粒的分布[2]，可升高血清超氧化物歧化酶含量，降低丙二醛含量，减轻大鼠肾小球系膜基质增厚[3]。种子所含的黄酮类成分可干预组氨酸及色氨酸代谢、三羧酸循环、肝脏糖代谢酶活性、溶血磷脂、鞘脂类代谢、花生四烯酸代谢及糖尿病并发肾脏损伤；所含的皂苷类成分可干预组氨酸、色氨酸、苯丙氨酸及脂肪酸代谢、三羧酸循环、肝脏糖代谢酶活性、溶血磷脂lysoPCs代谢、溶血磷脂lysoPEs代谢、花生四烯酸代谢、糖尿病并发肾脏损伤及肝胆损伤；所含的多糖类成分可干预组氨酸、色氨酸及苯丙氨酸代谢、三羧酸循环、肝脏糖代谢酶活性、溶血磷脂lysoPCs代谢、溶血磷脂lysoPEs代谢、鞘脂类代谢、花生四烯酸代谢及糖尿病并发肾脏损伤[4]。3.降血脂　种子乙醇提取物及多糖提取物可显著降低高脂饲料所致高血脂大鼠的血清总胆固醇、甘油三酯及低密度脂蛋白的含量。其中多糖效果较为明显[5]，多糖及低聚糖均可降低高血脂大鼠的血清总胆固醇、三酰甘油、低密度脂蛋白胆固醇含量，同时升高血清中高密度脂蛋白胆固醇含量，胡芦巴多糖及低聚糖对高血脂大鼠的肝脏脂肪变性有改善作用，同时能提高高血脂大鼠的血清超氧化物歧化酶活性，促进粪便中胆固醇及胆汁酸排泄[6]。皂苷组分对脂肪酸代谢有明显的调节作用，黄酮组分、多糖组分对鞘脂类代谢有明显的调节作用[4]；种子生品和酒制品提取液水层对α-葡萄糖苷酶有抑制作用，且酒制品对α-葡萄糖苷酶的抑制作用优于生品，生品和酒制品的乙酸乙酯层和正丁醇层对α-淀粉酶有抑制作用，且酒制品的抑制作用优于生品[7]。4.护肝　种子乙醇提取物可显著降低高脂饲料和酒精联合所致酒精性脂肪肝模型大鼠的血清三酰甘油、总胆固醇、低密度脂蛋白、天冬氨酸氨基转移酶、谷丙转氨酶及血清肿瘤坏死因子的含量，升高血清脂联素及磷酸化腺苷酸活化蛋白激酶的含量[8]。

【性味与归经】苦，温。归肾经。

【功能与主治】温肾，祛寒，止痛。用于肾脏虚冷，小腹冷痛，小肠疝气，寒湿脚气。

【用法与用量】5～10g。

【药用标准】药典1963～2015、浙江炮规2015、新疆药品1980二册、新疆维药1993、藏药1979、香港药材五册和台湾1985二册。

【临床参考】1.原发性痛经：种子15g，加巴戟天15g、小茴香6g、吴茱萸5g、乌药10g、桂枝10g、白芍10g、甘草6g，水煎服[1]。

2.便秘、结肠癌、乳腺癌、肠憩室：种子提取物，作为食用纤维补充剂服用[2]。

3.膀胱气：种子，加茴香子、桃仁（麸炒）各等分，半以酒糊丸，半为散，每服五、七十丸，空心食前盐酒下；散以热米饮调下，与丸子相间，空心服，日各一、二服。（《本草衍义》）

4.小肠气攻刺：种子（炒）一两，为末，每服二钱，加茴香炒紫，用热酒沃，盖定，取酒调下。（《仁斋直指方》葫芦巴散）

5.大人小儿小肠气、蟠肠气、奔豚气、疝气、偏坠阴肿、小腹有形如卵、上下来去痛不可忍、或绞结绕脐攻刺、呕恶闷乱、并皆治之：种子（炒）一斤，加吴茱萸（汤洗十次，炒）十两，川楝子（炒）

十二两，大巴戟（去心，炒）、川乌（炮，去皮、脐）各一两，茴香（淘去土，炒）十二两，上为细末，酒煮面糊为丸，如梧桐子大，每服十五丸，空心温酒吞下，小儿五丸，茴香汤下。（《太平惠民和剂局方》葫芦巴丸）

6.肾脏虚冷、腹胁胀满：种子二两，加附子（炮裂，去皮、脐）、硫黄（研）各三分，上三味，捣研为末，酒煮面糊丸如梧桐子大，每服二十丸至三十丸，盐汤下。（《圣济总录》葫芦巴丸）

7.一切寒湿脚气、腿膝疼痛、行步无力：种子四两（浸一宿），加破故纸四两（炒香），上为细末，用大木瓜一枚，切顶去穰，填药在内，以满为度，复用顶盖之，用竹签签定，蒸熟取出，烂研，用前件填不尽药末，搜和为丸，如梧桐子大，每服五十丸，温酒送下，空心食前。（《杨氏家藏方》葫芦巴丸）

【附注】葫芦巴之名始载于宋《嘉祐本草》。云："葫芦巴出广州并黔州，春生苗，夏结子，子作细荚，至秋采，今人多用岭南者。"《图经本草》载："葫芦巴生广州，或云种出海南诸番，盖其国芦菔子也，舶客将种莳于岭外，亦生，然不及番中来者真好。春生苗，夏结子，作荚，至秋采之。"但《本草图经》所附的图，叶为羽状复叶，与今之葫卢巴形态三出复叶不相同。古代葫芦巴与现今葫芦巴似不相同，具体品种尚有待进一步考证。

阴虚火旺或有湿热者慎用。

【化学参考文献】

[1] Benayad Z, Gómez-Cordovés C, Es-Safi N E. Identification and quantification of flavonoid glycosides from fenugreek (*Trigonella foenum-graecum*) germinated seeds by LC-DAD-ESI/MS analysis [J]. J Food Compos Anal, 2014, 35(1): 21-29.
[2] 梁爽, 张朝凤, 张勉. 葫芦巴的化学成分研究 [J]. 药学与临床研究, 2011, 19(2): 139-141.
[3] 李秀茹, 但小梅, 戴宇, 等. 葫芦巴化学成分研究 [J]. 中国实验方剂学杂志, 2013, 19(24): 148-151.
[4] 尚明英, 蔡少青. 中药葫芦巴的黄酮类成分研究 [J]. 中国中药杂志, 1998, 23(10): 614-616.
[5] 尚明英, 蔡少青, 手塚康弘, 等. 葫芦巴皂苷Ⅷ的结构鉴定 [J]. 药学学报, 2001, 36(11): 836-839.
[6] 杨卫星, 黄红雨, 王永江, 等. 葫芦巴总皂苷的化学成分 [J]. 中国中药杂志, 2005, 30(18): 1428-1430.
[7] 徐学民, 王笳, 杨红, 等. 葫芦巴中皂苷成分的研究Ⅲ. 新皂苷D的分离纯化及化学结构测定 [J]. 中草药, 2005, 36(6): 805-808.
[8] Gupta R K, Jain D C, Thakur R S. Two furostanol saponins from *Trigonella foenum-graecum* [J]. Phytochemistry, 1986, 25(9): 2205-2207.
[9] 尚明英, 蔡少青, 李军, 等. 中药葫芦巴三萜类成分研究 [J]. 中草药, 1998, 29(10): 655-657.
[10] 杨永利, 孙双彦, 崔德锋, 等. 葫芦巴种子化学成分的研究 [J]. 西北师范大学学报（自然科学版）, 2003, 39(1): 64-65.
[11] 万丽娟, 卢金清, 许俊洁, 等. HS-SPME-GC-MS联用分析不同产地葫芦巴挥发性成分 [J]. 中国现代中药, 2016, 18(10): 1285-1290.
[12] 李维卫, 皮立, 胡凤祖. 藏药葫芦巴种籽油脂类成分的GC-MS分析 [J]. 分析试验室, 2006, 25(4): 33-37.
[13] 尚明英, 蔡少青, 林文翰, 等. 葫芦巴的化学成分研究 [J]. 中国中药杂志, 2002, 27(4): 277-279.
[14] Gupta R K, Jain D C, Thakur R S. Furostanol glycosides from *Trigonella foenum-graecum*, seeds [J]. Phytochemistry, 1985, 24(10): 2399-2401.
[15] Han Y, Nishibe S, Noguchi Y, et al. Flavonol glycosides from the stems of *Trigonella foenum-graecum* [J]. Phytochemistry, 2001, 58(4): 577.
[16] Khurana S K, Krishnamoorthy V, Parmar V S, et al. 3, 4, 7-Trimethylcoumarin from *Trigonella foenum-graecum*, stems [J]. Phytochemistry, 1982, 21(8): 2145-2146.
[17] 王栋, 孙晖, 韩英梅, 等. 葫芦巴茎叶化学成分研究 [J]. 中国中药杂志, 1997, 22(8): 486-487.

【药理参考文献】

[1] Vyas S, Agrawal R P, Solanki P, et al. Analgesic and anti-inflammatory activities of *Trigonella foenum-graecum* (seed)

extract[J].Acta Poloniae Pharmaceutica,2008,65(4):473-476.
[2] 季红,石艳,牟凤辉,等.胡芦巴对糖尿病大鼠降血糖作用的实验研究[J].中国实验诊断学,2015,19(5):704-706.
[3] 万明,刘红梅,吴燕倪.胡芦巴对糖尿病大鼠肾皮质氧化应激损伤的影响[J].科技资讯,2014,(31):194.
[4] 姜文月.胡芦巴降血糖成分分析及降血糖作用机制研究[D].长春:吉林大学博士学位论文,2015.
[5] 隋宏,容春娟,王文苹.胡芦巴降脂活性部位的筛选[J].时珍国医国药,2010,21(6):1394-1395.
[6] 陈挚,雷亚亚,黑晶,等.胡芦巴多糖及低聚糖调血脂活性研究[J].中草药,2015,46(8):1184-1189.
[7] 刘颖,郑彧,郭忠成,等.胡芦巴生品、酒制品抑制α-葡萄糖苷酶和α-淀粉酶活性的有效部位筛选及其酶动力学分析[J].中国实验方剂学杂志,2017,23(4):25-28.
[8] 孙国栋,毛新民,李琳琳,等.胡芦巴乙醇提取物对酒精性脂肪肝大鼠的作用[J].中南药学,2014,(9):867-870.

【临床参考文献】
[1] 孙玥,王天芳,张佳元,等.胡芦巴丸加减治疗原发性痛经[J].中医杂志,2016,57(4):342-343,358.
[2] 陈蕙芳.用含胡卢巴种子提取物的制剂治疗便秘等[J].国外医药(植物药分册),2006,21(2):83.

37. 鸡眼草属 *Kummerowia* Schindl.

一年生草本,茎匍匐,多分枝。羽状3小叶复叶,互生;小叶片倒卵形或长圆状倒卵形,顶端圆或微凹,具小凸尖,羽状脉显著;叶柄极短,托叶2枚,大而宿存。花小,1~3朵簇生于叶腋,两型(有瓣花及无瓣花);花梗有关节,苞片1枚,小苞片3枚,干膜质,宿存;花萼钟状,5齿裂,裂齿等大;花冠淡红色至紫红色,旗瓣与翼瓣等长,较龙骨瓣短;雄蕊二体(9+1);有时花冠雄蕊和花柱不发达,在果期与花托分离而留于荚果顶端,后才脱落。荚果小,卵圆形,顶端具短喙,不开裂,微被细短毛。种子1粒,厚而略扁。

仅2种,分布于俄罗斯(西伯利亚)、朝鲜、日本。中国2种,东北、华北、华东、中南、西南等省区均有分布,法定药用植物2种。华东地区法定药用植物2种。

440. 长萼鸡眼草(图440)· *Kummerowia stipulacea* (Maxim.) Makino

【别名】蚂蚁草(浙江嘉兴),小关门(浙江温州),掐不齐(江苏徐州),鸡眼草(江苏启东、扬州)。

【形态】一年生草本,高10~45cm。茎直立,无毛,分枝多而开展,枝上疏被向上的硬毛。小叶3枚,倒卵形或椭圆形,长0.4~2cm,宽0.25~1.2cm,顶端圆或微凹,具短尖,基部斜形,上面无毛,下面中脉及叶缘有长硬毛,羽状脉显著;叶柄很短,密被白色毛;托叶2枚,卵圆形,顶端急尖,膜质,长4~6mm,具短缘毛或无毛,花1~2朵腋生;花梗被硬毛,有关节;小苞片3枚;花萼钟状,5齿裂,裂片卵形,在果期延伸为果长的1/2;花冠上部暗紫色,长约6mm,旗瓣三角形,基部有2个紫斑,较龙骨瓣短,翼瓣与旗瓣近等长。荚果长约4mm。种子1粒,黑色,平滑,无褐色斑点,长约2mm。花期7~9月,果期10~11月。

【生境与分布】生于山坡、山脚下。分布于华东各省、市,另河南、河北、山西、内蒙古、陕西、甘肃等省均有分布;朝鲜、日本也有。

【药名与部位】鸡眼草,全草。

【采集加工】夏、秋植株茂盛时采挖,洗净,晒干。

【药材性状】茎长20~30cm,直径在2mm以上,有多分枝;表面红棕色,下部色较深,渐上则变淡;小枝被向上伸出毛;质脆,易折断,断面纤维性,淡黄白色,髓部充实或于老茎为中空。叶皱缩,易脱落,完整叶为三出复叶;小叶倒卵形,上面棕绿色,下面灰绿色,先端钝圆或中央凹入;具羽状网脉;叶柄叶缘及叶背主脉上均具细毛;托叶膜质,棕褐色。萼片较长。气微,味淡。

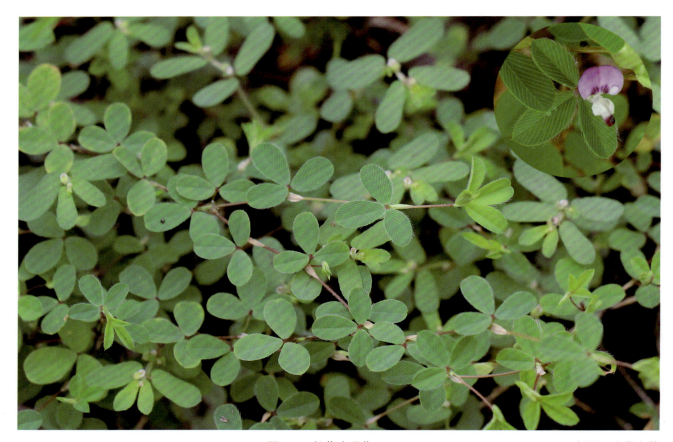

图 440　长萼鸡眼草　　　　　　　　　　摄影　李华东等

【药材炮制】除去泥屑，切段，干燥。

【药理作用】抗氧化　全草正丁醇萃取部分和乙酸乙酯萃取部分对羟自由基（OH·）和超氧阴离子自由基（O_2^-·）均具有明显的清除作用，清除作用显著高于维生素 C，但石油醚萃取部分和氯仿萃取部分的抗氧化作用较弱，另对 1，1-二苯基-2-三硝基苯肼自由基（DPPH）也有一定的清除作用，其抗氧化作用组分可能为酚酸类和黄酮类化合物[1]。

【性味与归经】微苦，凉。

【功能与主治】清热解毒，健脾利湿。用于感冒发热，暑湿吐泻，痢疾。

【用法与用量】15～60g。

【药用标准】上海药材 1994。

【附注】始载于《植物名实图考》，云："斑珠科生长沙平原，一丛数十茎，高尺余，枝叉繁密、三叶攒生，极似鸡眼草，俚医以除火毒。"即为本种。

【药理参考文献】

[1] 王春景，乔继彪，邵丹丹，等．长萼鸡眼草的抗氧化性及其总酚和总黄酮的测定[J]．华西药学杂志，2013，28（2）：175-177.

441. 鸡眼草（图 441）· *Kummerowia striata*（Thunb.）Schindl.

【形态】一年生草本，高 5～40cm。茎直立或平卧，茎和枝被向下的白色细毛。小叶 3 枚，长圆形或倒卵状长圆形，长 5～17mm，宽 3～8mm，顶端圆，具小尖头，基部楔形，上面无毛，下面中脉和叶缘疏被白色伏毛；叶柄极短，具槽；托叶膜质，长卵形，宿存。花小，单生或 2～3 朵腋生；小苞片 4 枚，

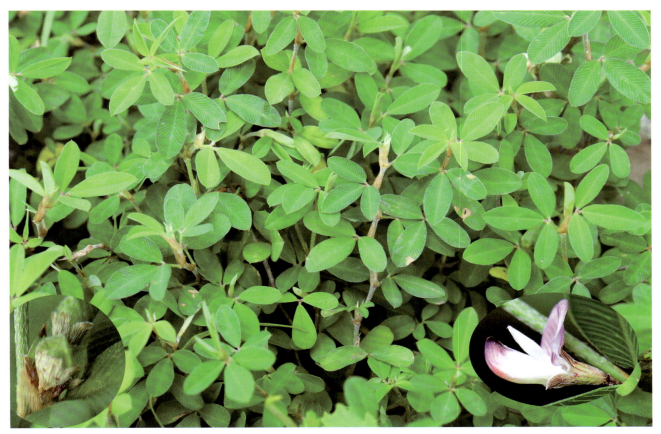

图 441　鸡眼草　　　　　　　　　　摄影　赵维良等

1 枚着生在花梗的关节下，另 3 枚着生在花萼下；花萼钟状，深紫色，叶状，具脉纹，5 齿裂，裂片广卵形，为花萼长的 1/2，具白色伏生缘毛；花冠淡红色到紫红色，长 5～7mm，旗瓣紫红色，翼瓣较短，白色，龙骨瓣较长，上部暗红色，下部白色。荚果卵圆形，被细短毛，顶端具喙。种子黑色，具褐色斑点。花期 7～9 月，果期 10～11 月。

【生境与分布】生于山坡草地、林缘、林下和路旁。分布于华东各省、市，另湖南、湖北、云南、贵州、四川、广东、台湾及河北、陕西、甘肃等省均有分布；越南、朝鲜、日本、北美洲也有。

鸡眼草与长萼鸡眼草的区别点：鸡眼草的枝密被向下的毛，叶疏被伏生缘毛；花萼与荚果等长或稍短于荚果；种子有褐色斑点。长萼鸡眼草的枝疏被向上的毛，叶被开展的长缘毛；荚果较花萼长 1 倍以上；种子黑色，无斑点。

【药名与部位】鸡眼草（人字草），全草。

【采集加工】夏、秋植株茂盛时采挖，洗净，晒干。

【药材性状】茎长 20～30cm，直径 1.5～2mm，有多分枝；表面红棕色，下部色较深，渐上则变淡；小枝密被向下反卷的白毛；质脆，易折断，断面纤维性，淡黄白色，髓部充实或于老茎为中空。叶皱缩，易脱落，完整叶为三出复叶；小叶长椭圆或倒卵状长椭圆形，中央 1 枚较大，长 0.8～1.4cm，宽 3～5mm，上面棕绿色，下面灰绿色，先端圆，具小短尖头，基部狭楔形，侧面两小叶较小而圆形；具羽状网脉；叶柄叶缘及叶背主脉上均具细毛；托叶膜质，棕褐色。气微，味淡。

【药材炮制】除去泥屑，切段，干燥。

【化学成分】全草含黄酮类：槲皮素 -3-O-α-L- 吡喃鼠李糖苷（quercetin-3-O-α-L-rhamnopyranoside）、山奈酚 -3-O-α-L- 吡喃鼠李糖苷（kaempferol-3-O-α-L-rhamnopyranoside）、芹菜素（apigenin）、槲皮素（quercetin）、槲皮素 -3-O-β-D- 吡喃半乳糖苷（quercetin-3-O-β-D-galactopyranoside）、木犀草素 -7-O-β-D-

葡萄糖苷（luteolin-7-O-β-D-glucoside）、木犀草素（luteolin）、山奈酚-3-O-β-D槐糖苷（kaempferol-3-O-β-D-sophoroside）、异荭草素（isoorientin）、荭草素（orientin）、芹菜素-7-O-β-D-葡萄糖醛酸甲酯（apigenin-7-O-β-D-glucuronide methyl ester）、7-羟基-4'-甲氧基异黄酮（7-hydroxy-4'-methoxy isoflavone）、苜蓿素（tricin）和苜蓿素-7-O-β-D-吡喃葡萄糖苷（tricin-7-O-β-D-glucopyranoside）[1]，芹菜素-7-O-新橙皮糖苷（apigenin-7-O-neohesperidoside）、芹菜素-7-O-β-D-吡喃葡萄糖苷（apigenin-7-O-β-D-glucopyranoside）、山奈酚-3-O-β-D-吡喃葡萄糖苷（kaempferol-3-O-β-D-glucopyranoside）[2]，木犀草素-4'-O-葡萄糖苷（luteolin-4'-O-glucoside）[3]。

【药理作用】1.抗炎镇痛　全草水提物可明显抑制二甲苯所致小鼠的耳廓肿胀和小鼠棉球肉芽肿，能抑制醋酸所致小鼠腹腔毛细血管通透性增加，能减少醋酸所致小鼠的扭体次数，能明显延长热板法所致的小鼠舔足时间，其各项作用均呈明显的量效关系[1]。全草乙醇提取物对脂多糖（LPS）诱导的巨噬细胞 RAW264.7 细胞可下调肿瘤坏死因子-α（TNF-α）、白细胞介素-1β（IL-1β）、白细胞介素-6（IL-6）、一氧化氮（NO）和环氧化酶（COX-2）等炎症介质的表达，同时能促进 HO-1 的释放而发挥一定的抗炎作用[2]。2.止血　全草水煎液可明显缩短凝血时间和出血时间，明显增高血小板数量[3]。3.护肾　浸膏能明显降低大鼠尿红细胞、尿蛋白、血清中的 IgA、IgG 和 IgM 含量，尿素氮（BUN）、Scr 值也明显低于模型对照组，表明对大鼠 IgA 肾病有较好的治疗作用，其作用机制可能通过调节机体免疫，减少免疫复合物的形成，从而减轻肾小球损害，改善肾小球滤过膜的功能[4]。4.抗氧化　全草乙酸乙酯萃取部分和正丁醇萃取部分对羟自由基（OH·）和超氧阴离子自由基（O_2^-·）均具有较强的清除作用，清除作用高于或与维生素 C 相当，另对 1,1-二苯基-2-三硝基苯肼自由基（DPPH）也都有一定的清除作用，但清除作用均弱于维生素 C[5]。

【性味与归经】微苦，凉。

【功能与主治】清热解毒，健脾利湿。用于感冒发热，暑湿吐泻，痢疾。

【用法与用量】15～60g。

【药用标准】上海药材 1994 和广东药材 2011。

【临床参考】1.婴幼儿迁延性慢性腹泻：全草 100g，加水 500ml，烧开煮沸 0.5h，3～5ml（公斤/次），每日 3 次口服[1]。

2.过敏性紫癜：鲜全草 60g，水煎，口服，早晚各 1 次；10 岁以下儿童，鲜全草 15～30g，1 日 1 剂，水煎，早晚各 1 次口服，7 日 1 疗程[2]。

【附注】鸡眼草始载于《救荒本草》，云："又名掐不齐，以其叶用指甲掐之，作劚不齐，故名。生荒野中，塌地生，叶如鸡眼大，似三叶酸浆叶而圆。又似小虫儿卧单叶而大。结子如粟粒，黑褐色，味微苦，气与槐相类，性温。"

【化学参考文献】

[1] 李胜华. 鸡眼草中黄酮类化学成分研究[J]. 中国药学杂志，2014，49（10）：817-820.

[2] Tang R J, Chen K, Cosentino M, et al. Apigenin-7-O-β-D-glucopyranoside, an anti-HIV principle from *Kummerowia striata*[J]. Bioorg Med Chem Lett，1994，4（3）：455-458.

[3] Park K Y, Lee S H, Min B K, et al. Inhibitory effect of luteolin 4'-O-glucoside from *Kummerowia striata* and other flavonoids on interleukin-5 bioactivity[J]. Planta Medica，1999，65（5）：457-459.

【药理参考文献】

[1] 周玖瑶，黄桂英，韩坚. 三叶人字草抗炎镇痛作用研究[J]. 中国医药导报，2007，4（2）：155-156.

[2] 张宝徽，陶君彦，胡则林，等. 鸡眼草乙醇提取物抗炎作用研究[J]. 时珍国医国药，2011，22（10）：2550-2553.

[3] 周玖瑶，陈蔚文，黄桂英，等. 三叶人字草止血作用研究[J]. 中国实验方剂学杂志，2007，13（3）：65-66.

[4] 周玖瑶，李锐，陈蔚文，等. 三叶人字草对 IgA 肾病模型大鼠作用的实验研究[C]. 中国药学会. 2006 第六届中国药学会学术年会论文集，2006：2.

[5] 王春景, 胡小梅, 张鼎, 等. 鸡眼草抗氧化活性部位的筛选及其黄酮和总酚含量[J]. 中药材, 2014, 37(5): 868-871.

【临床参考文献】

[1] 孙洁, 王燕, 丁希伟. 鸡眼草治疗婴幼儿迁延性慢性腹泻病疗效观察[J]. 现代中西医结合杂志, 2010, 19(5): 553-554.

[2] 麦小苔, 郭君毅, 郭隆华. 鸡眼草治疗过敏性紫癜[J]. 中国中药杂志, 1996, 21(2): 121.

38. 刀豆属 Canavalia Adans.

一年生或多年生、直立或缠绕草本。羽状3小叶复叶；托叶小，有时为疣状或不显著。总状花序腋生，花单生或2～3朵簇生于花序轴上瘤状突起的节上；花萼钟状或管状，上部二唇形，上唇较下唇长，2齿裂，下唇3齿裂；花冠白色或粉红色，较花萼长，旗瓣大，外反，翼瓣狭，镰刀状，较旗瓣略短，与龙骨瓣近等长；雄蕊10枚，单体，花药同型；子房具短柄，胚珠多数。荚果大，带形或长椭圆形，扁平或略膨胀，近背缝一侧常有纵脊或狭翅，瓣裂，果瓣木质，种子间有海绵状物。

约20余种。分布于热带和亚热带地区。中国4种，主要分布于东南部及西南部，法定药用植物1种。华东地区法定药用植物1种。

442. 刀豆（图442）· Canavalia ensiformis (Linn.) DC. [Canavalia gladiata (Jacq.) DC.]

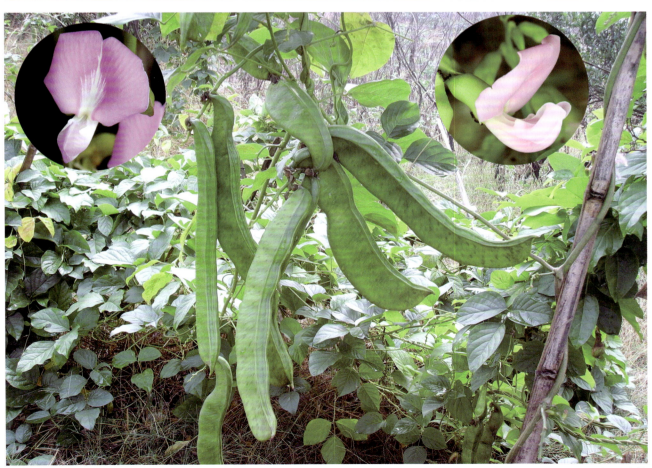

图 442 刀豆　　　　摄影 郭增喜等

【别名】矮刀豆（浙江），直生刀豆，大刀豆。

【形态】一年生草质藤本，长达数米；无毛或稍被毛。羽状3小叶复叶，顶生小叶宽卵形，长8～20cm，宽5～16cm，顶端渐尖，基部宽楔形，两面无毛，侧生小叶偏斜，基部圆形；叶柄和叶轴具浅槽，小叶柄长约5mm，疏被白色短柔毛。总状花序腋生，总花梗长，花疏生于花序轴隆起的节上；小苞片小，早落；花萼管状钟形，管长1.5cm，上唇2齿宽且圆，下唇3齿卵形，无毛；花冠淡红或淡紫色，长3～4cm，旗瓣无明显的耳和爪，翼瓣和龙骨瓣有耳；子房线形，被毛。荚果带状，略弯曲，长可达40cm，沿背缝有条隆起的脊。种子椭圆形或长椭圆形，红色或褐色，长约3.5cm，种脐为种子全长的3/4。花期7月，果期8～10月。

【生境与分布】华东地区长江以南有栽培。长江以南其他各地也有栽培，原产于美洲热带地区，现热带各地多有栽培和野生。

【药名与部位】刀豆，种子。刀豆壳，荚果壳。

【采集加工】刀豆：秋季采收成熟果实，剥取种子，干燥。刀豆壳：秋季果实成熟时采收，除去种子，干燥。

【药材性状】刀豆：呈扁卵形或扁肾形，长2～3.5cm，宽1～2cm，厚0.5～1.2cm。表面淡红色至红紫色，微皱缩，略有光泽。边缘具眉状黑色种脐，长约2cm，上有白色细纹3条。质硬，难破碎。种皮革质，内表面棕绿色而光亮；子叶2，黄白色，油润。气微，味淡，嚼之有豆腥味。

刀豆壳：呈长剑状，略作螺旋形扭曲或破碎，长20～35cm，宽3～5cm，先端尖，微弯，基部具扭曲粗壮的果柄。外果皮灰黄色至灰棕色，散生黑色斑点，被有稀疏短毛，在距腹缝线数毫米处有一条隆起的纵脊线；中果皮革质，内果皮白色，质地疏松，有种子脱落的凹痕。气无，味淡。

【质量要求】刀豆：粒肥壮，色粉红，无虫蛀。刀豆壳：外色黄，内清白，无杂质。

【药材炮制】刀豆：除去杂质，用时捣碎。刀豆片：除去杂质，洗净，润软，切厚片，干燥。盐刀豆：取刀豆饮片，与盐水拌匀，稍闷，炒至表面色变深时，取出，摊凉。

刀豆壳：除去杂质，洗净，润软，切段，干燥。

【化学成分】种子含酚酸类：没食子酸（gallic acid）、没食子酸甲酯（methyl gallate）、1,6-二-O-没食子酰基-β-D-吡喃葡萄糖苷（1,6-di-O-galloyl-β-D-glucopyranoside）[1]和4-O-甲基没食子酸（4-O-methylgallic acid）[2]；甾体类：β-谷甾醇（β-sitosterol）[1]；皂苷类：羽扇豆醇（lupeol）[1]，槐花皂苷Ⅲ（kaikasaponin Ⅲ）和刀豆萜苷（canavalioside）[3]；黄酮类：刀豆苷A-1、A-2、A-3、B-1、B-2、B-3、C-1、C-2（gladiatoside A-1、A-2、A-3、B-1、B-2、B-3、C-1、C-2）、刺槐苷（robinin）和山柰酚-3-O-β-D-吡喃半乳糖-7-O-α-L-吡喃鼠李糖苷（kaempferol-3-O-β-D-galactopyranosyl-7-O-α-L-rhamnopyranoside）[3]；蛋白类：刀豆凝集素（canavalia gladiata agglutinin）[4,5]，刀豆素（canavalin）[6]和刀豆球蛋白A（Con A）[7]；环醚酚类：δ-生育酚（δ-tocopherol）[1]。

【药理作用】1. 免疫调节　提取物刀豆球蛋白A（Con A），即刀豆凝集素对人外周血T淋巴细胞的增殖具有双重作用，在小于等于20μg/ml浓度时表现为增殖作用，大于20μg/ml浓度时表现为抑制作用[1]。刀豆球蛋白A增殖作用可能与增加T淋巴细胞上存在的内源性ClC-3蛋白表达有关[2]。2. 抗肿瘤　刀豆球蛋白A局部注射500μg、1000μg剂量对肿瘤S180细胞有抑制作用，局部注射100μg则无抑制作用[3]。刀豆球蛋白A具有杀伤肝癌细胞的作用，在体外能活化CD_4^+T细胞，提高其分泌γ-干扰素（IFN-γ）的作用，在诱生γ-干扰素（IFN-γ）的作用下，自然杀伤细胞（NK）和CD_8^+T细胞被活化，细胞毒作用增强，从而增强外周血单个核细胞杀伤肝癌细胞的作用[4]。3. 促凝血　刀豆球蛋白A具有促凝血作用，能明显提高胰蛋白酶修饰人血（A型）红细胞刀豆球蛋白A凝集活性，对人A、B、O、AB型及供血动物（兔、鸡、鸭、鸽、鲤、鲫鱼）的血红细胞也具有一定程度的凝集作用[5]。4. 抗结核　刀豆蛋白A（Con A）具有一定的杀死或抑制结核杆菌的作用，可延长结核病小鼠的存活期，增强小鼠对结核杆菌的抵抗力，其作用机制可能是使T_H细胞以T_{H1}应答为主[6]。

【性味与归经】刀豆：甘，温。归胃、肾经。刀豆壳：淡，平。归胃、肾经。

【功能与主治】刀豆：温中，下气，止呃。用于虚寒呃逆，呕吐。刀豆壳：益肾，温中，除湿。用于腰痛，呃逆、久痢、痹痛。

【用法与用量】刀豆：6～9g。刀豆壳：9～15g。

【药用标准】刀豆：药典1963～2015、浙江炮规2015、藏药1979、内蒙古蒙药1986和新疆药品1980二册；刀豆壳：浙江炮规2015、上海药材1994和江苏药材1989。

【临床参考】1. 虚寒呃逆：种子，研末，每次用温开水送服6g；或种子，加丁香、柿蒂，水煎服。

2. 胃寒呕吐：鲜荚果壳60g，水煎，加白蜜适量调服。

3. 腰痛：荚果壳，炒存性，研粉，每服9g，酒水各半送吞；或荚果壳60g，加鸡蛋1个，同煮，食蛋服汤。（1方至3方引自《浙江药用植物志》）

4. 妇女闭经、腹胁胀痛：荚果壳，焙炒研末，每次3g，黄酒送服，每日2次[1]。

5. 头风痛：根15g，加黄酒煎服，每日1剂[1]。

【附注】本种始载于《酉阳杂俎》，名挟剑豆。《滇南本草》名刀豆子。《救荒本草》云："苗叶似豇豆，叶肥大，开淡粉红色花，结角如皂角状而长，其形似屠刀样，故以名之。味甜，微淡。"《本草纲目》云："刀豆人多种之，三月下种，蔓生引一二丈，叶如豇豆叶而稍长大，五六七月开紫花如蛾形，结荚，长者近尺，微似皂荚，扁而剑脊，三棱宛然。嫩时煮食、酱食、蜜煎皆佳。老则收子，子大如拇指头，淡红色。"即为本种。

胃热患者禁服。

【化学参考文献】

[1] 李宁，李铣，冯志国，等. 刀豆的化学成分[J]. 沈阳药科大学学报，2007，24（11）：676-678.

[2] Jeon K S, Na H J, Kim Y M, et al. Antiangiogenic activity of 4-O-methylgallic acid from Canavalia gladiata, a dietary legume [J]. Biochem Biophys Res Commun, 2005, 330 (4): 1268-1274.

[3] Murakami T, Kohno K, Kishi A, et al. Medicinal foodstuffs. XIX. Absolute stereostructures of canavalioside, a new Ent-kaurane-type diterpene glycoside, and gladiatosides A1, A2, A3, B1, B2, B3, C1, and C2, new acylated flavonol glycosides, from sword bean, the seeds of Canavalia gladiata [J]. Chem Pharm Bull, 2000, 48 (11): 1673-1680.

[4] Kojima K, Ogawa H, Seno N, et al. Purification and characterization of Canavalia gladiata agglutinin [J]. Carbohyd Res, 1991, 213 (4): 275-282.

[5] Moreno Frederico B M B, Delatorre Plínio, Freitas Beatriz T, et al. Crystallization and preliminary X-ray diffraction analysis of the lectin from Canavalia gladiata seeds [J]. Acta Crystallogr D, 2004, 60 (8): 1493-1495.

[6] 艾铁民，朱相云. 中国药用植物志（第5卷上册）[M]. 北京：北京大学医学出版社，2016：455.

[7] 郑家驹，孔祥亭，薛连生，等. 刀豆素A提取的初步研究[J]. 上海免疫学杂志，1981，1（6）：5-8.

【药理参考文献】

[1] 张娜，封颖璐. 刀豆球蛋白A刺激对人外周血T淋巴细胞的增殖作用[J]. 临床医学工程，2016，23（2）：155-157.

[2] 钱艳，关永源，王冠蕾，等. 刀豆蛋白A促进T淋巴细胞增殖与ClC-3蛋白的关系[J]. 中国药理学通报，2003，19（10）：1132-1135.

[3] 王纯香，沈建根，于燕荪. 刀豆球蛋白A（Concanavalin A）对小鼠S180肉瘤细胞生长的影响[J]. 浙江医科大学学报，1983，12（1）：10-11.

[4] 黄海华. 刀豆蛋白A增强人外周血单个核细胞对肝癌细胞杀伤能力的机制研究//中国免疫学会. 中国免疫学会第五届全国代表大会暨学术会议论文摘要[C]. 中国免疫学会，2006：1.

[5] 陈婧宜，王洪新. 刀豆凝集素的血凝活性及其性质研究[J]. 安徽农业科学，2008，36（1）：80-82，88.

[6] 高立芬，刘君炎，孙汶生，等. 刀豆蛋白A对结核病小鼠的保护作用及其机理研究[J]. 免疫学杂志，2003，19（2）：132-135，139.

【临床参考文献】

[1] 刘光泉. 刀豆药用小方[N]. 民族医药报，2006-02-17（3）.

39. 扁豆属 Lablab Linn.

一年生或多年缠绕草本。羽状 3 小叶复叶；托叶小，基部着生，有小托叶。花单生或簇生于叶腋，或组成总状花序而簇生于花序轴的节上；苞片和小苞片近于宿存；花萼钟状，裂齿短，上面 2 齿合生；花冠紫色、白色或淡黄色，较花萼长，各瓣近等长，旗瓣圆形，外弯，基部有 2 枚附属体及耳，翼瓣倒卵形，与龙骨瓣贴生，龙骨瓣极内弯，常有喙，但非螺旋状；雄蕊二体（9+1）；子房近无柄，胚珠多数，花柱线形，上部增粗，沿内面有毛。荚果扁平，线形、镰刀状或长椭圆形，有喙，开裂。种子大，白色或紫色，种脐与种脊长而隆起。

约 70 种，分布于温带地区。中国 8 种，分布于西南部至东部，法定药用植物 1 种。华东地区法定药用植物 1 种。

443. 扁豆（图 443）· Lablab purpureus（Linn.）Sweet（Dolichos lablab Linn.）

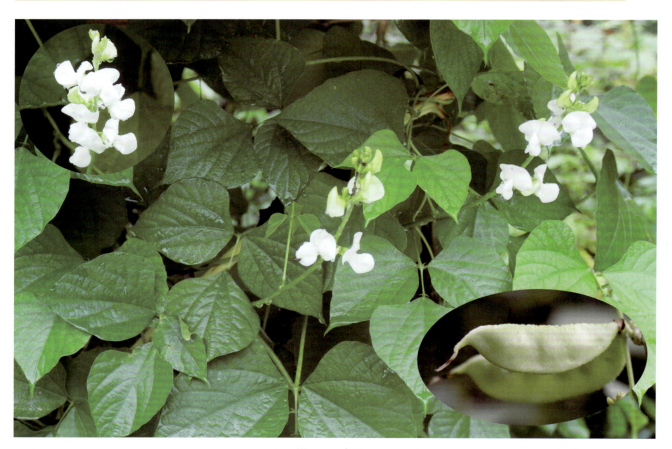

图 443 扁豆　　　　　　　　　　　　摄影　赵维良等

【别名】藊豆（通称），茶豆（江苏），白扁豆。

【形态】一年生缠绕草本。茎常呈淡紫色或淡绿色，无毛。羽状 3 小叶复叶，顶生小叶三角状卵形，长 5～12cm，长宽近相等，顶端渐尖，基部阔楔形或近截形，侧生小叶斜三角状卵形，两面被极疏短硬毛；托叶小，披针形，基部着生，小托叶极小，具 3 条纵脉。总状花序腋生，总花梗长 15～25cm；花序轴粗壮；小苞片舌状，脱落；花萼宽钟状，长约 6mm，上 2 齿合生，下 3 齿近相等，被白色睫毛；花冠白色或紫红色，长约 2cm，旗瓣基部两侧有 2 枚附属体，并下延为 2 耳；子房被绢毛，基部有腺体，花柱近顶部有白色髯毛。

荚果长圆状镰形，顶端有下弯的喙。种子扁平，白色、黑色及紫色。花期7～8月，果期9～12月。

【生境与分布】华东各省、市有栽培。现世界各地多有栽培，原产于非洲埃及。

【药名与部位】白扁豆，种子。白扁豆衣，白色种皮。扁豆花，白色的花。

【采集加工】白扁豆：秋、冬二季果实成熟时采收，取出种子，干燥。白扁豆衣：秋、冬二季果实成熟时采收，取出种子，破碎，簸取种皮。扁豆花：夏、秋二季花初开时采收，干燥。

【药材性状】白扁豆：呈扁椭圆形或扁卵圆形，长8～13mm，宽6～9mm，厚约7mm。表面黄白色或淡黄色，平滑，略有光泽，一侧边缘有隆起的白色眉状种阜。质坚硬，种皮薄而脆，子叶2枚，肥厚，黄白色。气微，味淡，嚼之有豆腥气。

白扁豆衣：呈不规则的碎片状，光滑，乳白色或淡黄白色，有的可见类白色的眉状种阜。质脆。气微，味淡。

扁豆花：多皱缩，展开后呈不规则扁三角形，长1～1.5cm。花萼宽钟状，稍二唇形，黄色至黄棕色，被白色短毛，上唇2齿几全部合生，较大，下唇3齿较小，近等大；花冠蝶形，黄白色至黄棕色，龙骨瓣抱合呈舟状，上弯几成直角；雄蕊二体（9+1）；雌蕊1枚，黄色或微带绿色，上弯，柱头下方有短须毛。体轻，质柔软。气微，味微甘。

【质量要求】白扁豆：色白粒壮满，无虫蛀。白扁豆衣：色白，无霉黑杂质。扁豆花：朵大，色清白或微黄，无梗屑，虫蛀。

【药材炮制】白扁豆：除去杂质及霉、瘪者，洗净，干燥。用时捣碎。炒白扁豆：取白扁豆饮片，炒至表面微黄色，有爆裂声，香气逸出，略具焦斑时，取出，摊凉。用时捣碎。

白扁豆衣：扁豆衣：筛去灰屑。炒扁豆衣：取扁豆衣饮片，炒至表面黄色，微具焦斑时，取出，摊凉。

扁豆花：除去花梗等杂质。筛去灰屑。炒扁豆花：取扁豆花饮片，炒至表面黄色，微具焦斑时，取出，摊凉。

【化学成分】花含黄酮类：木犀草素（luteolin）、大波斯菊苷（cosmosiin）、木犀草素-4′-O-β-D-吡喃葡萄糖苷（luteolin-4′-O-β-D-glucopyranoside）、木犀草素-7-O-β-D-吡喃葡萄糖苷（luteolin-7-O-β-D-glucopyranoside）和野漆树苷（rhoifolin）[1]；多元醇：D-甘露醇（D-mannitol）[1]。

种子含皂苷类：扁豆苷A、B、C、D、E、F（lablaboside A、B、C、D、E、F）[2,3]和镰扁豆内酯（dicholide）[4]；多胺类：氨丙基高精眯（aminopropyl homospermidine）、精胺（spermine）、二氨基丙烷（diaminopropane）、腐胺（putrescine）、亚精胺（spermidine）、N-(3-氨基丙基)氨基乙醇[N-(3-aminopropyl) aminoethanol]、N-(3-氨基丙基)氨基丙醇[N-(3-aminopropyl) aminopropanol]和热精胺（thermospermine）[5]；多糖：白扁豆多糖（dolichos bean polysaccharide）[6]；其他尚含：3-O-β-D-吡喃葡萄糖基赤霉素A_1（3-O-β-D-glucopyranosyl gibberellin A_1）[7]。

下胚轴含皂苷类：扁豆皂苷I（lablab saponin I）[8]。

【药理作用】1. 神经保护　种子所含的白扁豆多糖对胎鼠大脑皮层神经细胞缺氧性损伤具有保护作用，能显著提高神经细胞活性，明显减少细胞凋亡，降低乳酸脱氢酶的释放水平，显著降低钙离子相对浓度和活性氧生成，显著增加线粒体膜电位和p-Akt蛋白表达。其机制可能是白扁豆多糖通过P13K-Akt信号转导通路而抑制神经细胞的缺氧性凋亡[1]。2. 增强免疫　种子所含的白扁豆多糖可提高小鼠血清中谷胱甘肽过氧化物酶（GSH-Px）的含量，提高正常小鼠腹腔巨噬细胞的吞噬百分率和吞噬指数，促进溶血素形成[2]。3. 抗氧化　提取物白扁豆多糖可提高小鼠血清中超氧化物歧化酶（SOD）的含量[2]。4. 抗高血压和心肌肥厚　生、熟种子提取物均具有降低血管紧张素II诱导原代大鼠心肌细胞诱导的高血压和心室肥厚作用[3]。

【性味与归经】白扁豆：甘，微温。归脾、胃经。白扁豆衣：甘，平。扁豆花：甘，平。归脾、胃、大肠经。

【功能与主治】白扁豆：健脾化湿，和中消暑。用于脾胃虚弱，食欲不振，大便溏泻，白带过多，暑湿吐泻，胸闷腹胀。白扁豆衣：清暑化湿，健脾止泻。用于脾虚便溏，暑湿吐泻。扁豆花：消暑，化湿，和中。用于暑湿泄泻，痢疾，赤白带下。

【用法与用量】 白扁豆：9～15g。白扁豆衣：4.5～9g。扁豆花：4.5～9g。

【药用标准】 白扁豆：药典1963～2015、浙江炮规2005、贵州药材1965、湖南药材1993、新疆药品1980二册、新疆维药1993和台湾2004；白扁豆衣：浙江炮规2015、上海药材1994和山东药材2012；扁豆花：药典1963、药典1977、部标中药材1992、浙江炮规2015、贵州药材2003、内蒙古药材1988、山西药材1987和新疆药品1980二册。

【临床参考】 1.脾虚慢性泻泄：种子30～60g，加水武火煮沸，转文火慢煮30min，饮汁服豆[1]。

2.脾阳虚型慢性肾炎：种子50g，加水煮透，饮汁吃豆，每日2～3次，服1～2周[1]。

3.小儿慢性腹泻：种子，加车前子，同炒研细末，每日1g，分2次服[2]。

【附注】 本种始载于《名医别录》，原名藊豆，列为中品。《本草经集注》云："人家种之于篱援（垣），其荚蒸食甚美。"《本草图经》云："藊豆旧不著所出州土，今处处有之，人家多种于篱援（垣）间，蔓延而上，大叶细花，花有紫、白二色，荚生花下。其实亦有黑、白二种，白者温而黑者小冷，入药当用白者。"《本草纲目》记载："扁豆二月下种，蔓生延缠。叶大如杯，团而有尖。其花状如小蛾，有翅尾形。其荚凡十余样，或长或团，或如龙爪、虎爪，或如猪耳、刀镰，种种不同，皆累累成枝……子有黑、白、赤、斑四色。一种荚硬不堪食。惟豆子粗圆而色白者可入药。"《植物名实图考》亦载："白藊豆入药用，余皆供蔬。"即为本种。

本种花有白色、红紫色二种，种子分别为白色、黑紫色，供药用的为白色。

本种的叶、藤及根民间均药用。

【化学参考文献】

[1] 梁侨丽，丁林生.扁豆花化学成分研究[J].中国药科大学学报，1996，27（4）：16-18.

[2] Yoshikawa M，Murakami T，Komatsu H，et al. Medicinal foodstuffs. XII. Saponin constituents with adjuvant activity from hyacinth bean, the seeds of Dolichos lablab L.（1）：Structures of lablabosides A，B，and C[J]. Chem Pharm Bull，1998，46（5）：812-816.

[3] Komatsu H，Murakami T，Matsuda H，et al. Medicinal Foodstuffs. XIII. Saponin constituents with adjuvant activity from hyacinth bean, the seeds of Dolichos lablab L.（2）：Structures of lablabosides D，E，And F[J]. Heterocycles，1998，48（4）：703-710.

[4] Yokota T，Baba J，Takahashi N. A new steroidal lactone with plant growth-regulatory activity from Dolichos lablab seed[J]. Tetrahedron Lett，1982，23（47）：4965-4966.

[5] Hamana K，Niitsu M，Samejima K，et al. Aminopropylaminoalcohols in the seeds of Dolichos lablab[J]. Phytochemistry，1992，31（3）：893-894.

[6] 弓建红，许小华，王俊敏，等.白扁豆多糖对正常小鼠体内抗氧化和免疫实验研究[J].食品工业科技，2010，31（9）：337-338.

[7] Yokota T，Kobayashi S，Yamane H，et al. Isolation of a novel gibberellin glucoside, 3-O-β-D-glucopyranosylgibberellin A$_1$ from Dolichos lablab seed[J]. J Agric Chem Soc Japan，1978，42（9）：1811-1812.

[8] Yoshiki Y，Kim J K，Nagoya I，et al. A saponin conjugated with 2, 3-dihydro-2, 5-dihydroxy-6-methyl-4H-pyran-4-one from Dolichos lablab[J]. Phytochemistry，1995，38（1）：229.

【药理参考文献】

[1] 张贤益，李文娟，钟亮，等.白扁豆多糖对神经细胞缺氧性凋亡的保护机制[J].食品科学，2018，39（3）：222-228.

[2] 弓建红，许小华，王俊敏，等.白扁豆多糖对正常小鼠体内抗氧化和免疫实验研究[J].食品工业科技，2010，31（9）：337-338.

[3] 玄承鸾.比较分析熟扁豆提取物与生扁豆提取物的抗血管紧张素Ⅱ诱导的高血压及心肌肥厚作用[D].长春：吉林大学博士学位论文，2014.

【临床参考文献】

[1] 窦国祥. 化清降浊话扁豆[J]. 中医杂志, 1994, 12 (35): 755-756.

[2] 宋英杰, 崔希凤, 迟香芸. 豆车散治疗小儿慢性腹泻10例[J]. 中国民间疗法, 2001, 9 (12): 45-46.

40. 豇豆属 *Vigna* Savi.

缠绕或直立草本。羽状3小叶复叶；有托叶和小托叶。花白色、淡黄色或淡紫色，通常每2朵聚生于花序轴的节上，彼此间常有垫状蜜腺；苞片常早落；花萼钟状，萼齿5枚，上部2齿常合生；花白色、黄色或紫色，花冠较花萼长，旗瓣大而宽，较翼瓣长，基部耳形，翼瓣镰刀状倒卵形，龙骨瓣弯拱，钝或有喙，非螺旋状；雄蕊二体（9+1），花药同型，花粉粒外壁具粗网纹；子房无柄，胚珠多个，花柱长，线形，柱头偏斜，沿腹面被毛。荚果线状圆柱形。种子数个，长椭圆形或近肾形。

约150种，分布于热带、亚热带地区。中国16种，产于东南部、南部至西南部，法定药用植物3种。华东地区法定药用植物3种。

分种检索表

```
1. 荚果及植株均被毛；种子绿色··················································································绿豆 V. radiata
1. 荚果无毛；种子不为绿色。
  2. 花萼裂片钝；种子长圆形，种脐不凹陷··································································赤豆 V. angularis
  2. 花萼裂片披针形；种子长椭圆形，种脐凹·······························································赤小豆 V. umbellata
```

444. 绿豆（图444）· *Vigna radiata*（Linn.）Wilczek（*Phaselous radiatus* Linn.）

【形态】一年生直立草本，有时顶部稍呈缠绕状，被淡褐色长硬毛。羽状3小叶复叶，顶生小叶宽卵形或菱状卵形，长6～10cm，宽2～7cm，顶端渐尖，基部圆，宽楔形或截形，侧生小叶偏斜，两面疏被长硬毛；托叶宽卵形，具长缘毛。总状花序腋生，总花梗短于叶柄或与叶柄近等长，仅数朵花聚生于顶端；小苞片卵形或卵状长椭圆形，与花萼近等长，有长硬毛；花萼斜钟状，5齿裂，裂齿三角形，上面2齿合生，下面中间1齿最长；花冠黄色，旗瓣近方形，翼瓣卵形，龙骨瓣镰刀状；雄蕊二体；子房无柄，密被长硬毛。荚果圆柱状，长6～9cm，疏被淡褐色硬毛。种子暗绿色、绿褐色，有时黄褐色，种脐凸起，白色。花期6～7月，果期8月。

【生境与分布】华东各省、市有栽培，中国其他各地均有栽培；世界各地也多有栽培。

【药名与部位】绿豆，种子。绿豆衣，种皮。

【采集加工】绿豆：立秋后种子成熟时采收，将全株拔出，晒干，打取种子。绿豆衣：夏季果实成熟时采收，取出种子，破碎，簸取种皮。

【药材性状】绿豆：呈矩圆形，长4～6mm，表面黄绿色或暗绿色，有光泽，种脐位于一侧上端，长约为种子的1/3，呈白色纵向线形。种皮薄而韧，种仁黄绿色或黄白色，子叶2枚，肥厚。气微，嚼之有豆腥味。

绿豆衣：呈不规则片状，大小不一。外表面黄绿色，具致密易脱落的黄白色网纹；内表面光滑，淡棕色。有的可见长圆形白色的种脐。质脆。气微，味淡。

【药材炮制】绿豆：除去杂质，筛去灰屑。绿豆衣：除去杂质。筛去灰屑。

【化学成分】种皮含黄酮类：3, 5, 7, 3′, 4′-五羟基黄酮醇（3, 5, 7, 3′, 4′-pentahydroxyflavonol）、3, 6, 7, 3′, 4′-五羟基黄酮醇（3, 6, 7, 3′, 4′-pentahydroxy flavonol）、5, 7-二羟基黄酮（5, 7-dihydroxyflavonol）和3, 7,

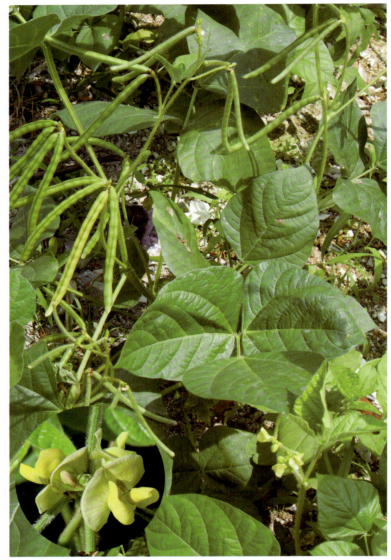

图444 绿豆　　　摄影　赵维良等

8,3′,4′-五羟基黄酮醇（3,7,8,3′,4′-pentahydroxyflavonol）[1]、5,7,8,4′-四羟基黄酮（5,7,8,4′-tetrahydroxyflavone）[2]。

种子含黄酮类：牡荆素（vitexin）、异牡荆素（isovitexin）、芒柄花黄素（formononetin）、鹰嘴豆芽素A（biochnnin A）、黄豆苷元（daidzein）、染料木黄酮，即染料木素（genistein）[3]、2′-染料木素（2′-genistein）、染料木素（genistein）和类黄檀素（dalbergioidin）[2]；木脂素类：开环异落叶松脂素（secoisolariciresinol）[3]；氨基酸类：赖氨酸（Lys）、甲硫氨酸（Met）、色氨酸（Trp）和酪氨酸（Tyr）等[4]；元素：钾（K）、钠（Na）、钙（Ca）、镁（Mg）、铁（Fe）、铜（Cu）和磷（P）等[4]；维生素类：维生素A、B_1、B_2、B_3、E（Vitamin A、B_1、B_2、B_3、E）等[4]。蛋白类：苯丙氨酸解氨酶（phenylalanine ammonialyase）[5]；磷脂类：磷脂酰胆碱（phosphatidyl choline）、磷脂酰乙醇胺（phosphatidyl ethanolamine）等[6]。

地上部分含黄酮类：大豆苷元（daidzein）、大豆苷（daidzin）、芒柄花素（formononetin）、芒柄花苷（ononin）、异槲皮苷（isoquercitrin）、槲皮素-3-O-β-D-吡喃葡萄糖醛酸苷（quercetin-3-O-β-D-glucuronopyranoside）和山柰酚-3-O-β-D-吡喃葡萄糖醛酸苷（kaempferol-3-O-β-D-glucuronopyranoside）[2]。

【药理作用】1.抗菌　种子提取的生物碱成分对金黄色葡萄球菌、大肠埃希氏菌和枯草芽孢杆菌的生长有明显的抑制作用，且随浓度不同而抑制作用不同[1]；正丁醇萃取物对枯草芽孢杆菌、白色葡萄球菌、大肠杆菌和青霉的生长均有不同的抑制作用，且具有良好的稳定性[2]；在pH 6.0时，种子中分离纯化的带正电荷的非特异性脂转移蛋白可吸引带负电荷的金黄色葡萄球菌细胞壁表面，从而表现出抗菌的作用[3]。2.抗氧化　种子清汁所含的超氧化物歧化酶可清除超氧阴离子自由基，含有的β-胡萝卜素可使有机物自由基R′转变为RH，从而起到减轻有机自由基的损伤作用，达到抗氧化的作用[4]；凝胶柱色谱等方法分离提取的种子抗氧化活性肽在体外对超氧阴离子、羟自由基和1,1-二苯基-2-三硝基苯肼自由基（DPPH）均有较强的清除作用[5]；种仁中提取的碱性多糖化合物对羟自由基和1,1-二苯基-2-三硝基苯肼自由基均有良好的清除作用，且随多糖浓度增加其清除作用增强[6]；种子汤中用30%和70%乙醇溶液分级洗脱得到的水溶性色素组分对1,1-二苯基-2-三硝基苯肼自由基有明显的清除作用[7]；75%甲醇提取的种皮中乙酸乙酯萃取物黄酮类化合物具有良好的抗氧化作用[8]。3.降血脂　70%种子粉混于饲料喂饲高脂血症和粥动脉硬化模型家兔，可明显减轻粥样动脉硬化的冠状动脉病变，并对实验性血脂（总胆固醇及β-脂蛋白）的升高有预防及治疗作用[9]；种子水醇提取液对正常小鼠和大鼠的血清胆固醇含量均有明显的降低作用，对实验性高胆固醇血症的家兔也有显著降低血清中胆固醇含量的作用[10]；种子中含有的与胆固醇相似的植物甾醇可与胆固醇竞争酯化酶，使之不能酯化而减少肠道对胆固醇的吸收[11]。4.抗肿瘤　喂饲种子粉对小鼠吗啡啉加亚硝酸钠诱发的肺肿瘤和肝肿瘤生长有抑制和预防作用[12]；种子中分离纯化的苯丙氨酸解氨酶对小鼠淋巴白血病L1210细胞增殖有较好的抑制作用，其抑制作用随作用时间的延长和药物剂量的增加而增强[13,14]；分离提纯的苯丙氨酸氨解酶对小鼠淋巴白血病L1210细胞和人白血病K562细胞的增殖有明显的抑制作用，且随苯丙氨酸解氨酶剂量的增加而作用增强[14]；提取的绿豆胰蛋白酶抑制剂对人肺腺癌A549细胞的增殖有明显的抑制作用，并可促使人肺腺癌A549细胞出现明显的染色质浓缩和凋亡小体，诱导人肺腺癌A549细胞的凋亡[15]。

【性味与归经】 绿豆：甘，凉。归心、肝、胃经。绿豆衣：甘，寒。

【功能与主治】 绿豆：清热，消暑，利水，解毒。用于暑热烦渴，感冒发热，霍乱吐泻，痰热哮喘，头痛目赤，口舌生疮，水肿尿少，疮疡痈肿，风疹丹毒，药物及食物中毒。绿豆衣：清热解毒，消暑止渴，利尿消肿。用于暑热烦渴，肿胀，痈肿热毒，药物中毒。

【用法与用量】 绿豆：15～30g；外用研末调敷。绿豆衣：3～9g。

【药用标准】 绿豆：湖南药材2009、山东药材2012、甘肃药材2009、广东药材2011、黑龙江药材2001、山西药材1987和新疆维药1993；绿豆衣：浙江炮规2015、山西药材1987、贵州药材2003、河南药材1993、江苏药材1989、山东药材2012和上海药材1994。

【临床参考】 1.预防中暑、暑热烦渴、小便不利：种子30～60g，水煎代茶。

2.暑热烦渴：种皮12g，加鲜荷叶30g，扁豆花9g，水煎服。

3.乌头中毒初起、唇舌手脚发麻：种子125g，加生甘草60g，水煎服。（1方至3方引自《浙江药用植物志》）

4.小儿疖肿：种子15g，加银花24g，生甘草3g，煎汤代茶饮；或种子15g，加赤小豆、黑大豆各15g，甘草9g，加水煎至熟烂，冰糖调味，吃豆喝汤，每日1剂，连服5～7天[1]。

5.皮炎：种子60g，加生薏米30g，加水煮烂，白糖调味，吃豆饮汤，1日2次，连服3～5天；或种子研末，取6g，加入炉甘石洗剂200ml，药液外搽患处，1日数次[1]。

【附注】 绿豆始载于《开宝本草》，原名"菉豆"。《本草纲目》收载于谷部菽豆类，谓："绿豆处处种之，三四月下种，苗高尺许，叶小而有毛，至秋开小花，荚如赤豆荚，粒粗而色鲜者为官绿，皮薄而粉多，粒小而色深者为油绿；皮厚而粉少早种者，呼为摘绿，可频摘也；迟种呼为拔绿，一拔而已。北人用之甚广，可做豆粥、豆饭、豆酒、炒食、麸食，磨而为面，澄滤取粉，可以作饵顿糕，荡皮搓索，为食中要物。以水浸湿生白芽，又为菜中佳品。"即为本种。

本种药用不可去皮。脾胃虚寒泄泻者慎服。

本种的嫩芽、叶、花、淀粉（种子加工）民间均药用。

【化学参考文献】

[1] 程霜，杜凌云，王勇，等.绿豆皮中抗氧剂的初步研究［J］.中国粮油学报，2000，15（2）：40-43.
[2] 艾铁民，朱相云.中国药用植物志（第5卷上册）［M］.北京：北京大学医学出版社，2016：408-410.
[3] 刘定梅，张玉梅，谭宁华.绿豆化学成分及生物活性研究进展［J］.黔南民族医专学报，2012，25（3）：163-166.
[4] 李敏.绿豆化学成分及药理作用的研究概况［J］.上海中医药杂志，2001，35（5）：47-48.
[5] 牛三勇，杜欣.绿豆苯丙氨酸解氨酶的分离提纯及抗肿瘤的初步研究［J］.兰州大学学报（医学版），1992，（3）：148-151.
[6] Urakami C，Hirosawa N. Changes in the contents of phosphatides and composition of their fatty acids in mung bean seedlings（Phaseolu auresu）. Arch Int Physiol Biochim，1968，76（4）：635-646.

【药理参考文献】

[1] 郭彩珍，褚盼盼，乔元彪.绿豆生物碱的提取及抑菌作用的研究［J］.浙江农业科学，2016，57（7）：987-988.
[2] 李健，王旭，刘宁.绿豆提取物的抑菌作用研究［J］.哈尔滨商业大学学报（自然科学版），2010，26（6）：680-683.
[3] 汪少芸，邵彪，叶秀云，等.绿豆中非特异性脂转移蛋白的抑菌机理分析［J］.中国食品学报，2006，6（6）：9-13.
[4] 林宣贤.绿豆抗氧化性能的实验研究［J］.海峡药学，1996，（2）：97-98.
[5] 李琴，张海生，许珊，等.绿豆抗氧化活性肽的制备及其抗氧化活性研究［J］.江西农业大学学报，2013，35（5）：1063-106.
[6] 钟葵，曾志红，林伟静，等.绿豆多糖制备及抗氧化特性研究［J］.中国粮油学报，2013，28（2）：93-98.
[7] 胡梁斌，赵旭娜，王淼焱，等.绿豆汤中水溶性色素的抗氧化活性与抗癌活性研究［J］.江西农业学报，2010，22（2）：104-106.
[8] 程霜，杜凌云，王勇，等.绿豆皮中抗氧剂的初步研究［J］.中国粮油学报，2000，15（2）：40-43.
[9] 李子行.绿豆对家兔实验性高脂血症及动脉粥样硬化的防治作用［J］.南京医学院学报（自然科学版），1982，2（1）：39.
[10] 王沛，宋启印.绿豆对动物的降血脂作用［J］.沈阳药科大学学报，1990，（1）：42-44.
[11] 张洪，马红斌.降脂中药浅谈［J］.时珍国医国药，1995，（1）：34-35.
[12] 陈汉源，钟启平.绿豆对实验小鼠肿瘤诱发的预防作用［J］.南方医科大学学报，1989，（3）：231-234.
[13] 唐煦，周国林.绿豆苯丙氨酸解氨酶的性质及抗肿瘤作用研究［J］.微生物学免疫学进展，1996，（1）：35-39.
[14] 牛三勇，杜欣.绿豆苯丙氨酸解氨酶的分离提纯及抗肿瘤的初步研究［J］.兰州大学学报（医学版），1992，（3）：148-151.
[15] 王莎莎，马岳，李玉银，等.绿豆胰蛋白酶抑制剂BBI诱导肺腺癌A549细胞凋亡［J］.华南师范大学学报（自然科学版），2013，45（3）：91-94.

【临床参考文献】

[1] 武深秋.绿豆的药用［N］.中国中医药报，2004-06-25（7）.

445. 赤豆（图445）·Vigna angularis(Willd.)Ohwi et Ohashi(*Phaseolus angularis* Wight)

【别名】红豆。

【形态】一年生直立草本，高30～90cm。茎多少疏被长硬毛。羽状3小叶复叶，顶生小叶卵形至菱状卵形，长4～10cm，宽2.5～7cm，顶端渐尖，基部圆形或宽楔形，侧生小叶偏斜，全缘或浅3裂，两面疏被长硬毛；托叶斜卵形，盾着，具条纹和长硬毛，小托叶披针形。总状花序腋生，2～6朵花生于总花梗的顶端；花梗极短；苞片较花萼长；花萼斜钟状，5裂，裂片钝，具缘毛；花冠黄色，旗瓣近圆形，具短爪，翼瓣有短爪及耳，龙骨瓣上部卷曲；雄蕊二体；子房线形，花柱蜷曲，有髯毛。荚果圆柱形，长5～9cm，无毛。种子6～10粒，长圆形，两端截形，赤红色，有光泽。花果期7～9月。

【生境与分布】华东各省、市有栽培。中国其他各地广泛栽培，原产于亚洲热带地区。

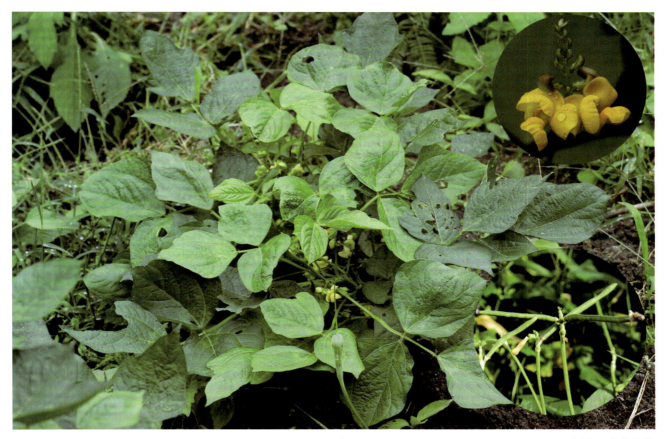

图 445　赤豆　　　　　　摄影　张芬耀等

【药名与部位】 赤小豆，种子。

【采集加工】 秋季果实成熟而尚未开裂时采收，取出种子，除去杂质，干燥。

【药材性状】 呈短圆柱形，两端较平截或钝圆，直径 4～6mm。表面暗棕红色，有光泽。种脐位于一侧的中部，宽线形，不隆起，无脐沟；种脊位于另一侧，稍隆起。质硬，不易破碎。子叶 2 枚，乳白色。气微，嚼之有豆腥气，味微甘。

【药材炮制】 除去杂质及非红色者，洗净，干燥。用时捣碎。

【化学成分】 种皮含黄酮类：芦丁（rutin）[1]。

种子含皂苷类：齐墩果酸（oleanolic acid）、齐墩果酸乙酯（ethyl oleanolate）[2]和赤豆皂苷 I、II、III、IV、V、VI（azukisaponins I、II、III、IV、V、VI）[3,4]；氨基酸类：天冬氨酸（Asp）、谷氨酸（Glu）、赖氨酸（Lys）、精氨酸（Arg）、甘氨酸（Gly）和苏氨酸（Thr）等[5]；黄酮类：豇豆矢车菊素（vignacyanidin）[6]，山柰酚（kaempferol）[7]、牡荆素（vitexin）、异牡荆素（isovitexin）[8]，(+)-儿茶素[(+)-catechin]、(+)-表儿茶素[(+)-epicatechin]、表没食子儿茶素（epigallocatechin）、原花青素 B_1、B_3（procyanidin B_1、B_3）[9]和(+)-儿茶素-7-O-β-D-吡喃葡萄糖苷[(+)-catechin-7-O-β-D-glucopyranoside][10]；呋喃类：3-呋喃甲醇-β-D-吡喃葡萄糖苷（3-furanmethanol-β-D-glucopyranoside）[10]；甾体类：β-谷甾醇（β-sitosterol）、豆甾醇（stigmasterol）[2]，龙胆二糖甾醇（gentiobiosylsterol）、龙胆三糖甾醇（gentiotriosylsterol）和龙胆四糖甾醇（gentiotetraosylsterol）[11]；环醚酚类：δ-生育酚（δ-tocopherol）和 γ-生育酚（γ-tocopherol）[9]。

【药理作用】 雌激素样　种子提取物能显著促进乳腺癌 MCF-7 细胞的增殖，并可明显诱导 MCF-7 细胞孕激素受体（PR）基因 mRNA 和蛋白的表达，提示其提取物具有雌激素作用，且与雌激素受体介导相关[1]。

【性味与归经】 甘、酸，平。归心、小肠经。

【功能与主治】利水消肿，解毒排脓。用于水肿胀满，脚气浮肿，黄疸尿赤，风湿热痹；痈肿疮毒，肠痈腹痛。

【用法与用量】9～30g；外用适量，研末调敷。

【药用标准】药典 1977～2015、浙江炮规 2005、新疆药品 1980 二册和台湾 2013。

【临床参考】脱力黄胖：种子适量，煮粥服。（《浙江天目山药用植物志》

【化学参考文献】

［1］王海棠，尹卫平. 赤豆中黄色素芦丁的分离与鉴定［J］. 洛阳工学院学报，2000，21（1）：77-79.

［2］Hwang J T，Oh H M，Kim M H，et al. Simultaneous quantitation and validation of triterpenoids and phytosterols in *Phaseolus angularis* seeds［J］. Molecules，2014，19（7）：10309-10319.

［3］Kitagawa I，Wang H，Saito M，et al. Saponin and sapogenol XXXII Chemical constituents of the seeds of *Vigna angularis*（Willd.）Ohwi et Ohashi（2）Azukisaponins I，II，III，and IV［J］. Chem Pharm Bull，1983，31（2）：674-682.

［4］Kitagawa I，Wang H，Saito M，et al. Saponin and sapogenol XXXIII Chemical constituents of the seeds of *Vigna angularis*（Willd.）Ohwi et Ohashi（3）Azukisaponins V and VI［J］. Chem Pharm Bull，1983，31（2）：683-688.

［5］梁杉垣，林永齐，陶慰孙. 赤豆（*Phaseolus angularis*）蛋白质的研究［I］α- 和 β- 球蛋白的制备及其组成［J］. 吉林大学学报：理学版，1962，（2）：118-121.

［6］Takahama U，Yamauchi R，Hirota S. Isolation and characterization of a cyanidin-catechin pigment from adzuki bean（*Vigna angularis*）［J］. Food Chem，2013，141（1）：282-288.

［7］Prati S，Baravelli V，Fabbri D，et al. Composition and content of seed flavonoids in forage and grain legume crops［J］. J Sep Sci，2007，30（4）：491-501.

［8］Yang Y，Cheng X，Wang L，et al. A determination of potential α-glucosidase inhibitors from Azuki beans（*Vigna angularis*）［J］. Int J Mol Sci，2011，12（10）：6445-6451.

［9］艾铁民，朱相云. 中国药用植物志（第 5 卷上册）［M］. 北京：北京大学医学出版社，2016：412-414.

［10］Kitagawa I，Wang H，Saito M，et al. Saponin and sapogenol XXXI Chemical constituents of the seeds of *Vigna angularis*（WILLD）OHWI et OHASHI（1）Triterpenoidal sapogenols and 3-furan-methanol β-D-glucopyranoside［J］. Chem Pharm Bull，1983，31（2）：664-673.

［11］Kojima M，Ohnishi M，Ito S，et al. Characterization of acylmono-，mono-，di-，tri-and tetraglycosylsterol and saponin in Adzuki bean（*Vigna angularis*）seeds［J］. Lipids，1989，24（10）：849-853.

【药理参考文献】

［1］张幸国，赵青威. 赤豆的雌激素样作用及其对人类乳腺癌 MCF-7 细胞孕激素受体水平的影响［J］. 中国中药杂志，2006，31（15）：1261-1265.

446. 赤小豆（图 446）· *Vigna umbellata*（Thunb.）Ohwi et Ohashi（*Phaseolus calcaratus* Roxb.）

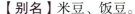

【别名】米豆、饭豆。

【形态】一年生草本，直立或上部缠绕，高 20～75cm。嫩茎被倒生细毛。羽状 3 小叶复叶，顶生小叶卵状披针形、椭圆状披针形或披针形，长 4～9cm，宽 2～6cm，顶端渐尖，基部宽楔形、圆形或近截形，全缘或有时浅裂，侧生小叶偏斜，两面疏被白色短柔毛，基出脉 3 条；托叶披针形或卵状披针形，盾状着生，小托叶钻状。总状花序顶生或腋生，有花 2～3 朵；花萼钟状，5 齿裂，裂片披针形；花冠黄色，其中龙骨瓣下部有细瓣柄，一侧有长距状附属体；花柱细长卷曲，上端内侧有白色髯毛。荚果圆柱状，长 6～10cm，无毛。种子 6～10 粒，长椭圆形，通常暗红色，也有褐色、黑色和草黄色，直径 3～3.5mm，种脐凹陷。花果期 6～10 月。

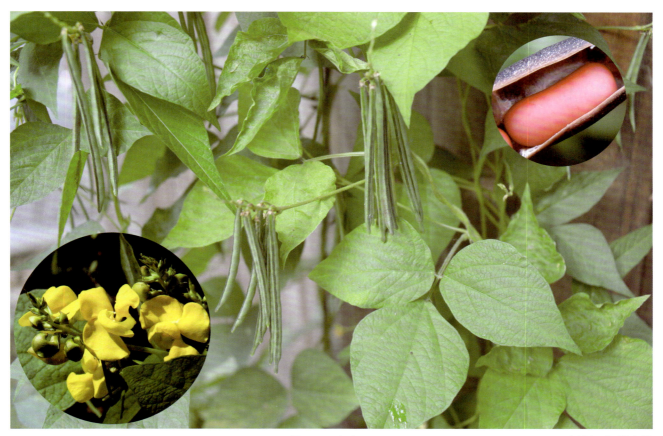

图 446 赤小豆　　　　　摄影　郭增喜等

【生境与分布】华东各省、市有栽培，中国南部各省区均有分布；越南、日本、菲律宾、印度也有，原产于亚洲热带地区。

【药名与部位】赤小豆，种子。

【采集加工】秋季果实成熟而尚未开裂时采收，取出种子，除去杂质，干燥。

【药材性状】呈长圆柱形，稍扁，两端圆，长 5～8mm，直径 3～5mm。表面紫红色，无光泽或微有光泽。种脐位于一侧，偏向一端，线形，隆起，白色，有脐沟，下方有种瘤；种脊位于另一侧，稍隆起。质硬，不易破碎。子叶 2 枚，乳白色。气微，嚼之有豆腥气，味微甘。

【质量要求】色红粒粗。

【药材炮制】除去杂质及非红色者，洗净，干燥。用时捣碎。

【化学成分】种子含萜类：2β, 15α- 二羟基 - 贝壳杉 -16- 烯 -18, 19- 二羧酸（2β, 15α-dihydroxy-kaur-16-en-18, 19-dicarboxylic acid）、2β-O-β-D- 葡萄吡喃糖 -15α- 羟基 - 贝壳杉 -16- 烯 -18, 19- 二羧酸（2β-O-β-D-glucopyranosyl-15α-hydroxy-kaur-16-en-18, 19-dicarboxylic acid）和（6S, 7E, 9R）- 长寿花糖苷，即（6S, 7E, 9R）长春花苷 [（6S, 7E, 9R）-roseoside][1]；二苯乙烯类：白藜芦醇（resveratrol）[1]；木脂素类：刺五加苷 D（eleutheroside D）[1]；黄酮类：（±）二氢槲皮素 [（±）dihydroquercetin]、槲皮素（quercetin）、儿茶素（catechin）、表儿茶素（epicatechin）、杨梅素 -3-O-β-D- 吡喃葡萄糖苷（myricetin-3-O-β-D-glucopyranoside）、槲皮素 -7-O-β-D- 吡喃葡萄糖苷（quercetin-7-O-β-D-glucopyranoside）、儿茶素 -3-O-β-D- 吡喃葡萄糖苷（catechin-3-O-β-D-glucopyranoside）、儿茶素 -5-O-β-D- 吡喃葡萄糖苷（catechin-5-O-β-D-glucopyranoside）、槲皮素 -3′-O-α-L- 鼠李糖苷（quercetin-3′-O-α-L-rhamnoside）[2]，牡荆素（vitexin）和异牡荆（isovitexin）[3]；糖类：3- 羟甲基呋喃葡萄糖苷（3-hydroxymethyl glucofuranoside）[2]；酚酸及酯类：没食子酸乙酯（ethyl gallate）[2]，对香豆酸（p-coumaric acid）、阿魏酸（ferulic acid）和芥

子酸（sinapic acid）[3]；其他尚含：3R-O-[β-L-吡喃阿拉伯糖-（1→6）-β-D-吡喃葡萄糖]辛-1-烯-3-醇{3R-O-[β-L-arabinopyranosyl-（1→6）-β-D-glucopyranosyl]oct-1-en-3-ol}、麦芽酚（maltol）[1]和丙二醇（propanediol）[2]。

【药理作用】1. 抑制胰蛋白酶　种子提取分离的胰蛋白酶能明显抑制酪蛋白、BAPNA和BAEE等底物的水解，对人的精子顶体粒蛋白也有一定的抑制作用[1,2]。2. 抗氧化　种子乙醇、乙酸乙酯和蒸馏水提取液对1,1-二苯基-2-三硝基苯肼自由基（DPPH）、2,2'-联氮-二（3-乙基-苯并噻唑-6-磺酸）二铵自由基（ABTS）、羟自由基及脂质过氧化均有较强的抑制和清除作用[3]，其机制可能是种子在萌芽过程中随着产生的酚酸类成分和黄酮类化合物的增加而产生抗氧化作用，且在萌芽第5天抗氧化作用最强[4]。3. 利尿　种子三氯甲烷萃取液、正丁醇萃取液和水萃取液对小鼠具有明显的利尿作用[5]。4. 增强免疫　种子和枸杞子等混合提取液能增强小鼠腹腔巨噬细胞对鸡红细胞的吞噬率和刀豆蛋白A诱导的淋巴细胞转化作用，并能增加白介素细胞-2的分泌[6]。

【性味与归经】甘、酸，平。归心、小肠经。

【功能与主治】利水消肿，解毒排脓。用于水肿胀满，脚气浮肿，黄疸尿赤，风湿热痹；痈肿疮毒，肠痈腹痛。

【用法与用量】9～30g；外用适量，研末调敷。

【药用标准】药典1963～2015、浙江炮规2005、新疆药品1980二册和台湾2013。

【临床参考】1. 白塞病综合征：种子15g，加当归15g、黄芩6g、黄连6g（中药配方颗粒）等，开水冲服，每次200ml，每日2次[1]。

2. 肾病综合征水肿：种子50g，加鲫鱼1尾，陈皮、草果各6g，葱、姜、胡椒少许，煮汤，每日1次，连服1月[2]。

3. 奶癣：种子15g，加麻黄3g、连翘10g、防风等，加水200ml，取汁80ml，分3～4次温服，忌食反季节水果及海产品[3]。

4. 痛风：种子15g，加生麻黄10g、连翘15g、桑白皮15g等，水煎，1日1剂，分2次服[4]。

5. 泡性结膜炎：种子15g，加当归10g、菊花15g，水煎服[5]。

【附注】赤小豆始载于《神农本草经》，列为中品。《本草纲目》列入谷部菽豆类，俗名"红豆"。载："此豆以紧小而赤黯色者入药，其稍大而鲜红、淡红色者，并不治病。俱于夏至后下种，苗科高尺许，枝叶似豇豆，叶微圆峭而小。至秋开花，似豇豆花而小淡，银褐色，有腐气。结荚长二三寸，比绿豆荚稍大，皮色微白带红，三青二黄时即收之。"即为本种。

阴虚津伤者慎用。过量可渗利伤津。

本种的花、叶及豆芽民间均供药用。

【化学参考文献】

[1] 宁颖，孙建，吕海宁，等. 赤小豆的化学成分研究[J]. 中国中药杂志，2013，38（12）：1938-1941.

[2] 陈俏，刘晓月，石亚囡，等. 赤小豆化学成分的研究[J]. 中成药，2017，39（7）：1419-1422.

[3] Yang Y，Cheng X Z，Wang L X，et al. Major phenolic compounds，antioxidant capacity and antidiabetic potential of Rice Bean (*Vignaum bellata* L.) in China [J]. Int J Mol Sci，2012，13（3）：2707-2716.

【药理参考文献】

[1] 杨同成，李田土. 赤小豆胰蛋白酶抑制剂的分离纯化及其性质研究[J]. 福建师大学报（自然科学版），1990，6（2）：63-68.

[2] 杨同成，李田土，胡馀男. 赤小豆胰蛋白酶抑制剂对人体精子体外抑制作用及其作用机理的初步探讨[J]. 福建师大学报（自然科学版），1989，（3）：76-79.

[3] 王桃云，周赛赛，王金虎，等. 赤小豆不同溶剂提取物的抗氧化活性研究[J]. 食品工业，2015，36（8）：154-158.

[4] 李丽，李驰荣，任晗堃，等. 赤小豆萌芽过程中抗氧化活性及多酚类成分变化分析[J]. 食品工业，2015，36（12）：208-211.

［5］闫婕,卫莹芳,钟熊,等.赤小豆对小鼠利尿作用有效部位的筛选［J］.四川中医,2010,28（6）：53-55.

［6］王红梅,马玲.赤小豆等混合提取物对小鼠免疫作用的实验研究［J］.实验动物科学,2001,18（3）：12-14.

【临床参考文献】

［1］李华英,段颖,刘士霞.赤小豆当归散加减治疗白塞病综合征的临床疗效观察.临床合理用药杂志,2016,9（11）：58-59.

［2］李建,胡德群,袁红.赤小豆鲫鱼汤治疗肾病综合征水肿的食疗观察［J］.四川中医,1999,17（2）：29.

［3］李会霞.麻黄连翘赤小豆汤加味治疗奶癣［J］.西川中医,2007,25（4）：80.

［4］焦锐.麻黄连翘赤小豆汤治疗痛风［J］.山西中医学院学报,2015,16（2）：65-66.

［5］朱梦龙.赤小豆当归散治泡性结膜炎［N］.中国中医药报,2015-07-17（4）.

41. 菜豆属 *Phaseolus* Linn.

缠绕或直立草本。羽状 3 小叶复叶,稀退化为单叶；托叶宿存,有纵纹,基部着生或盾状着生,有小托叶。总状花序顶生或腋生于垫状的瘤上或腺体上；苞片通常脱落,小苞片 2 枚,宿存；萼齿 5 枚,上方 2 齿常合生；花冠白色、黄色、红色或淡紫色,较花萼长；龙骨瓣顶端延长,呈一螺旋状的长喙；雄蕊二体（9+1）,花药同型；子房无柄,基部有腺体,胚珠多个,花柱线状,与龙骨瓣同旋扭,沿一侧有毛。荚果线形至长圆形,扁平或肿胀,有种子数粒。

约 70 多种,广布于热带和温带地区。中国包括栽培的约 4 种,南北均有分布,法定药用植物 1 种。华东地区法定药用植物 1 种。

447. 菜豆（图 447）· *Phaseolus vulgaris* Linn.

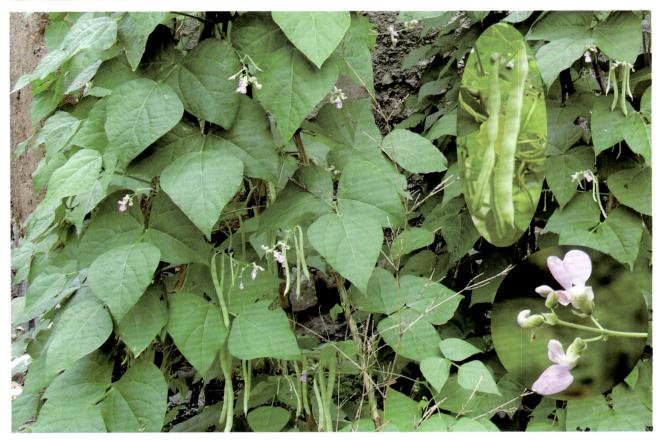

图 447 菜豆　　　　　　　　　　　　　　　摄影　李华东等

【别名】四季豆。

【形态】一年生缠绕草本，全株被短毛。羽状3小叶复叶，顶生小叶宽卵形或菱状卵形，长4～16cm，宽2.5～11cm，顶端急尖或渐尖，基部宽楔形或圆形，侧生小叶偏斜，全缘，两面有毛；托叶卵状长椭圆形，基部着生，小托叶线形。总状花序腋生，较复叶短，有数朵花着生于总花梗的上端；苞片斜卵形，与花萼近等长；花萼钟状，5齿裂，上2齿合生，疏被短柔毛；花冠白色、黄色，后为淡紫红色，旗瓣扁圆形或肾形，具短爪，龙骨瓣上端卷曲成1～2圈；子房无柄，线形，被毛，花柱及花丝随龙骨瓣卷曲。荚果带形，略膨胀，无毛，顶端喙状。种子球形或长圆形，白色、褐色、蓝黑色、红棕色或带斑纹，光亮。花果期春夏之间。

【生境与分布】华东各省、市有栽培，中国其他地区也有栽培；可能原产于美洲。

【药名与部位】菜豆，种子。

【采集加工】秋季果实成熟后摘取荚果，晒干，打下种子，除去杂质，再晒干。

【药材性状】呈矩圆形、长圆形或肾形，两端略斜平截或钝圆，稍扁，长11～15mm，宽8～10mm，厚6～9mm。表面浅红色或类白色者具不规则的紫红色斑点和条纹；紫红色者具稀疏而细小的白色斑纹或表面全部浅红色或紫红色，无斑纹，平滑，有光泽。种脐白色，椭圆形，稍突起，长2～2.5mm，宽1～1.5mm，位于种子腹面的中央，中间凹陷成纵沟，背面有1条不明显的棱脊。质坚硬，不易破碎。种皮革质，子叶2枚，淡黄白色，肥厚。气微，味淡，嚼之有豆腥气。

【化学成分】豆荚含黄酮类：芦丁（rutin）和槲皮素（quercetin）[1]；皂苷类：菜豆皂苷A（kidney bean saponin A）[1]；蛋白类：菜豆植物凝集素（kidney bean lectin）[2]；糖类：蔗糖（sucrose）[1]。

种子含黄酮类：白天竺葵素（leucopelargonidin）、白矢车菊素（leucocyanidin）、白飞燕草（leucodelphinidin）、山奈酚-3-O-吡喃葡萄糖苷（kaempferol-3-O-glucopyranoside）、槲皮素-3-O-吡喃葡萄糖苷（quercetin-3-O-glucopyranoside）、杨梅素-3-O-吡喃葡萄糖苷（myricetin-3-O-glucopyranoside）、天竺葵素-3-O-吡喃葡萄糖苷（pelargonidin-3-O-glucopyranoside）、矢车菊素-3-O-吡喃葡萄糖苷（cyanidin-3-O-glucopyranoside）、飞燕草素-3-O-吡喃葡萄糖苷（delphinidin-3-O-glucopyranoside）、天竺葵素-3,5-O-二吡喃葡萄糖苷（pelargonidin-3,5-O-diglucopyranoside）、矢车菊素-3,5-O-二吡喃葡萄糖苷（cyanidin-3,5-O-diglucopyranoside）、飞燕草素-3,5-O-二吡喃葡萄糖苷（delphinidin-3,5-O-diglucopyranoside）、碧冬茄素-3-O-吡喃葡萄糖苷（petunidin-3-O-glucopyranoside）、锦葵素-3-O-吡喃葡萄糖苷（malvidin-3-O-glucopyranoside）和山奈酚-3-O-吡喃木糖吡喃葡萄糖苷（kaempferol-3-O-xylopyranosyl-glucopyranoside）等[3]；皂苷类：大豆皂苷B（soyasaponin B）[4]和菜豆苷D、E（phaseoloside D、E）[5,6]；甾体类：菜豆甾苷A*（phaseoluside A）[7]。

【药理作用】1.抗氧化　用碱性蛋白酶水解种子得到的蛋白水解物对2,2′-联氮-二（3-乙基-苯并噻唑-6-磺酸）二铵自由基（ABTS）有清除作用；胃蛋白酶水解得到的水解产物对1,1-二苯基-2-三硝基苯肼自由基（DPPH）有清除作用[1]；分离提取物可清除亚慢性和慢性高血脂症模型大鼠的1,1-二苯基-2-三硝基苯肼自由基（DPPH），且乙酸乙酯提取部分的抗氧化作用较为明显[2]；种子的黄酮提取液对超氧阴离子自由基和羟基自由基均有一定的清除作用，清除率最高可达21.5%，对羟基自由基的清除率为24.42%[3]，且55℃热处理菜豆总酚含量、总抗氧化作用、清除羟自由基的作用均有增强[4]。2.终止妊娠　种子提取的芸豆植物凝集素可有效终止小鼠中晚期妊娠和终止早、中和晚期妊娠小鼠的胚胎发育，流产率达100%，且单侧子宫注射10mg或以下剂量的芸豆植物凝集素不引起小鼠死亡[5,6]。3.镇痛　豆荚、叶、皮和根的水提取物在10g/kg剂量条件下可显著减少小鼠的扭体次数、减少热板痛反应时间，提高电刺激痛阈值[7]。4.护肝　种子提取的芸豆芽菜多酚可升高D-半乳糖所致氧化损伤小鼠血清中的超氧化物歧化酶、谷胱甘肽过氧化物酶的含量，并能显著降低丙二醛、谷丙转氨酶和天冬氨酸氨基转移酶的含量，可使肿胀的肝细胞恢复正常形态并减少胞间出血点及炎性细胞浸润[8]。5.抗肿瘤　提取分离的菜豆植物凝集素对人乳腺癌MCF7细胞、人乳腺癌231细胞及肝癌HEPG2细胞的增殖均有抑制作用，其抑制作用呈明显的剂量-效应关系[9]。6.凝血　蒸馏水、生理盐水和磷酸缓冲液浸提的菜豆植物凝集素对红细胞的凝集效价均有不同程度的凝集作用[10]。

【功能与主治】滋补机体，利尿通经，催乳填精。用于机体虚弱，尿少浮肿，月经不调，乳少面暗，皮肤粗糙等。

【用法与用量】12g；外用适量。

【药用标准】部标维药1999。

【临床参考】水肿：荚果120g，加蒜米15g，白糖30g，水煎服。（《陆川本草》）

【附注】《植物名实图考》载："云藊豆白色，荚亦双生，似藊豆而细长，似豇豆而短扁，嫩时并荚为蔬，脆美，老则煮豆食之，色紫，小儿所嗜，河南呼四季豆或亦呼龙爪豆。"以上记载和本种极相似。

食用未煮熟的本种种子可能导致红细胞凝集产生中毒症状[1]。

【化学参考文献】

[1] 涂建飞.菜豆豆荚中化学成分研究[D].长春：吉林农业大学硕士学位论文，2013.

[2] 郭春生，于蕾妍，葛蔚，等.芸豆植物凝集素的提取及血凝效果研究[J].中国兽药杂志，2008，42（1）：49-50.

[3] 艾铁民，朱相云.中国药用植物志（第5卷上册）[M].北京：北京大学医学出版社，2016：412-414.

[4] Ireland P A, Dziedzic S Z. Saponins and sapogenins of chick pea, haricot bean and red kidney bean[J]. Food Chem, 1987, 23（2）: 105-116.

[5] Chirva V Y, Kintya P K, Kretsu L G. Triterpene glycosides of Leguminosae II. Structure of a minor glycoside of the kidney bean[J]. Chem Nat Compd, 1970, 6（5）: 579-581.

[6] Chirva V Y, Kretsu L G, Kintya P K. Triterpene glycosides of leguminosae III. Structure of the main glycoside of the kidney bean[J]. Chem Nat Compd, 1970, 6（5）: 575-578.

[7] Jain D C, Agrawal P K, Thakur R S. Phaseoluside A, a new soyasapogenol B triglucoside from *Phaseolus vulgaris* Seeds[J]. Planta Med, 1991, 57（1）: 94-95.

【药理参考文献】

[1] Evangelho J A D, Berrios J D J, Pinto V Z, et al. Antioxidant activity of black bean (*Phaseolus vulgaris* L.) protein hydrolysates[J]. Food Science & Technology, 2016, 36（ahead）.

[2] Ahante E H. Antihyperlipidemic and antioxidant effects of *Phaseolus vulgaris* Linn. in Wistar rats[C]. Department of Pharmacology and Toxicology, Faculty of Pharmaceutical Science, University of Nigeria, Nsukka, August, 2015.

[3] 李琼，施兴凤，李学辉，等.芸豆种子黄酮类化合物的抗氧化性研究[J].种子，2009，28（12）：77-79.

[4] 李慕春，张静，阿依古丽.新疆奶花芸豆不同处理的抗氧化活性研究[J].农产品加工·创新版，2010，（4）：35-38.

[5] 张丽芬，王昌梅，杨明洁，等.芸豆（*Phaseolus vulgaris* L.）植物凝集素终止小鼠中晚期妊娠的研究[C].中国生理学会全国会员代表大会暨生理学学术大会，2010.

[6] 黄圣凯，张宗禹.菜豆蛋白终止小鼠妊娠的药理研究[J].江苏医药，1980，（3）.

[7] 黄斌学，韦健全，黄增琼，等.菜豆树提取物对小鼠镇痛作用的实验研究[J].右江民族医学院学报，2004，26（2）：150-152.

[8] 王颖，佐兆杭，王欣卉，等.芸豆芽菜多酚对氧化损伤小鼠体内抗氧化及肝脏损伤修复作用[J].食品科学，2017，38（21）.

[9] 金雯燕，韦思雨，李佳楠.菜豆植物凝集素对肿瘤细胞增殖的抑制作用[J].科教导刊，2016，（26）.

[10] 郭春生，于蕾妍，葛蔚，等.芸豆植物凝集素的提取及血凝效果研究[J].中国兽药杂志，2008，42（1）：49-50.

【附注参考文献】

[1] 葛可法，张丽仙.急性菜豆中毒114例临床分析[J].浙江临床医学，2004，6（9）：728.

42. 大豆属 *Glycine* Willd.

一年生草本。茎细弱，缠绕或平卧，稀为半直立。羽状3小叶复叶，互生；托叶小，与叶柄离生；具小托叶。花小，白色至淡紫色，排成腋生的总状花序；苞片小，具刚毛；花萼有毛，5齿裂，上面2齿

1258 | 四四 豆科 Leguminosae

多少合生；花瓣具长爪；雄蕊 10 枚，单体或成（9+1）的二体；子房近无柄，花盘环状，具胚珠数个。荚果线形或长圆形，扁平或略肿胀，开裂。

约 10 种。分布于东半球温带和热带地区。中国 7 种，分布于南北各省区，法定药用植物 2 种。华东地区法定药用植物 2 种。

448. 大豆（图 448）· *Glycine max*（Linn.）Merr.

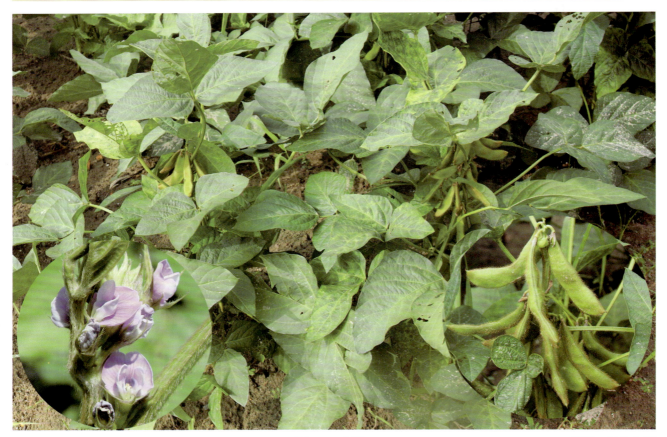

图 448 大豆　　　　　　　　　摄影 赵维良等

【别名】黄豆（通称），毛豆、黑大豆（浙江）。

【形态】一年生直立草本，高可达 1.5m。茎粗壮，具棱，密被褐色长硬毛。小叶 3 枚，顶生小叶菱状卵形、近圆形或广卵状披针形，长 5～13cm，宽 3～6cm，顶端急尖，有时渐尖，稀为钝形，有细尖头，基部圆形或宽楔形，两面被毛，侧生小叶较小，斜卵形；叶轴及叶柄密被黄色长硬毛；托叶卵状披针形，与小托叶密被长柔毛。总状花序短，长 1～3cm，腋生；苞片和小苞片披针形，被毛，花萼钟状，5 齿裂，裂片披针形，下面中间 1 齿最长；花冠小，长 6～8mm，白色或淡紫色，花瓣具爪。荚果长圆形，略弯，呈镰刀状，密被黄色长硬毛。种子 2～5 粒，近球形或卵圆形，黄绿色。花期 4～9 月，果期 5～10 月。

【生境与分布】华东乃至中国其他各地均有栽培。现世界各地广泛栽培，原产于中国。

【药名与部位】大豆黄卷（黑豆黄卷），成熟种子发芽的干燥品。淡豆豉（黄豆豉），成熟种子加工发酵产品。黑豆（黑大豆、雄黑豆），黑色种子。穞豆衣（黑豆衣），种皮。

【采集加工】穞豆衣：夏季果实成熟时采收，取出种子，破碎，簸取种皮。

【药材性状】大豆黄卷：略呈肾形，长约 8mm，宽约 6mm。表面黄色或黄棕色，微皱缩，一侧有明显的脐点；一端有1弯曲胚根。外皮质脆，多破裂或脱落。子叶2枚，黄色。气微，味淡，嚼之有豆腥味。

淡豆豉：呈椭圆形，略扁，长0.6～1cm，直径0.5～0.7cm。表面黑色，皱缩不平，有的有白色黏附物；可见浅色的长条形种脐。质柔软，断面棕黑色。气香，味微甘。

黑豆：呈椭圆形或类球形，稍扁，长6～12mm，直径5～9mm。表面黑色或灰黑色，光滑或有皱纹，具光泽，一侧有淡黄白色长椭圆形种脐。质坚硬。种皮薄而脆，子叶2枚，肥厚，黄绿色或淡黄色。气微，味淡，嚼之有豆腥味。

穞豆衣：为卷曲状或不规则的碎片。外表面棕黑色或黑色，有光泽，有的可见长圆形、灰黑色、具线状种沟的种脐；内表面灰黄色或暗棕色，光滑。质脆。气微，味微甘。

【质量要求】大豆黄卷：肉绿色或黄色，有萌芽，无虫蛀。淡豆豉：皮黑肉绿，无霉蛀。黑豆：色黑，无豆片碎屑。穞豆衣：疏松有香气，无虫蛀，味淡而鲜。

【药材炮制】大豆黄卷：除去杂质，用水浸泡至种皮起皱时，取出，置非积水容器内，上盖湿物，不时淋水，翻动。待胚根长0.5～1cm时，取出，干燥。

淡豆豉：取黑大豆，洗净。另取桑叶、青蒿，加水煮汁，滤过。取滤液，投入黑大豆，拌匀，至黑大豆膨胀不具干心时，蒸4～6小时，凉至约30℃时，取出，摊于竹匾上。将米曲霉孢子（加10倍量麦粉稀释）装入纱布袋中，均匀地拍在黑大豆上，置28～30℃，相对湿度70%～80%的温室中，至初起"白花"，翻拌一次，待遍布"黄衣"时，取出，略洒水拌匀，置适宜容器内，密封，放于50～60℃的温室中，任其发酵15～20天，待香气逸出时，再蒸约1小时，取出，干燥。炒淡豆豉：取淡豆豉饮片，炒至香气逸出，微具焦斑时，取出，摊凉。黑豆：除去杂质及杂色者，洗净，干燥。

穞豆衣：除去杂质，筛去灰屑。

【化学成分】叶含黄酮类：山柰酚-3-O-α-L-吡喃鼠李糖（1→2）-β-D-吡喃葡萄糖（1→6）-β-D-吡喃半乳糖苷［kaempferol-3-O-α-L-rhamnopyranosyl（1→2）-β-D-glucopyranosyl（1→6）-β-D-galactopyranoside］、山柰酚-3-O-（2,6-二-O-α-吡喃鼠李糖）-β-吡喃半乳糖苷［kaempferol-3-O-（2,6-di-O-α-rhamnopyranosyl）-β-galactopyranoside］、山柰酚-3-O-α-L-吡喃鼠李糖（1→6）-β-D-吡喃半乳糖苷［kaempferol-3-O-α-L-rhamnopyranosyl（1→6）-β-D-galactopyranoside］、山柰酚-3-O-二吡喃半乳糖苷［kaempferol-3-O-digalactopyranoside］、山柰酚-3-O-二吡喃葡萄糖苷［kaempferol-3-O-diglucopyranoside］和山柰酚-3-O-芸香糖苷（kaempferol-3-O-rutinoside）[1]。

成熟种子的发酵加工品（淡豆豉）含黄酮类：黄豆黄素苷（glycyrrhizin）、染料木苷（genistin）、丙二酰大豆黄素苷（malonyl daidzein）、乙酰大豆黄素苷（acetyl daidzein）、乙酰黄豆黄素苷（acetylglycitin）、丙二酰染料木苷（malonyl genistin）、丙二酰黄豆黄素苷（malonyl glycitein）、乙酰染料木苷（acetyl genistin）[2]、大豆苷（daidzin）、6″-乙酰基-大豆苷（6″-acetyldaidzin）、6″-乙酰基-染料木苷（6″-acetylgenistin）、染料木素（genistein）、大豆苷元（daidzein）和4′,7-二羟基-6-甲氧基异黄酮（4′,7-dihydroxy-6-methoxyisoflavone）[2]；酚酸类：丁香酸（syringic acid）[3]。

种皮含黄酮类：飞燕草素-3-葡萄糖苷（delphinidin-3-glucoside）、矢车菊素-3-半乳糖苷（cyanidin-3-galactoside）、牵牛花素-3-葡萄糖苷（petunidin-3-glucoside）、芍药定-3-葡萄糖苷（peondidin-3-glucoside）、锦葵素-3-葡萄糖苷（malvidin-3-glucoside）和矢车菊素-3-葡萄糖苷（cyanidin-3-glucoside）[4]。

种子含黄酮类：大豆苷元（daidzein）、染料木素（genistein）、大豆苷（daidzin）、染料木苷（genistin）[5]，二氢大豆苷（dihydrodaidzin）、芒柄花素-7-O-β-D-（2″,6″-O-二乙酰基）-吡喃葡萄糖苷［formononetin-7-O-β-D-（2″,6″-O-diacetyl）glucopyranoside］、二氢染料木苷（dihydrogenistin）、黄豆黄素（glycitein）、鹰嘴豆芽素A（biochanin A）、黄豆黄苷（glycitin）、大豆苷元-7-O-β-D-（6″-O-乙酰吡喃葡萄糖苷）［daidzein-7-O-β-D-（6″-O-acetylglucopyranoside）］、染料木素-7-O-β-D-（6″-乙酰吡喃葡萄糖苷）［genistein-7-O-β-D-（6″-O-acetylglucopyranoside）］[6]，染料木素-7-O-β-（6″-O-琥珀酰基）-D-葡萄糖苷［genistein-7-O-β-（6″-O-succinyl）-D-glucoside］、大豆黄素-7-O-β-（6″-O-琥珀酰基）-D-

葡萄糖苷［glycitein-7-O-β-（6″-O-succinyl）-D-glucoside］[7]和芒柄花素（formononetin）[8]；皂苷类：大豆皂醇 B 单葡萄糖醛酸苷（soyasapogenol B monoglucuronide）、3-O-［α-L- 吡喃鼠李糖 -（1→2）-β-D- 吡喃半乳糖 -（1→2）-β-D- 吡喃葡糖醛酸基］-22-O-［α-L- 吡喃鼠李糖 -（1→2）-α-L- 吡喃阿拉伯糖］-3β, 22β, 24- 三羟基齐墩果 -12- 烯 {3-O-［α-L-rhamnopyranosyl-（1→2）-β-D-galactopyranosyl-（1→2）-β-D-glucuronopyranosyl］-22-O-［α-L-rhamnopyranosyl-（1→2）-α-L-arabinopyranosyl］-3β, 22β, 24-trihydroxyolean-12-en}、3-O-［α-L- 吡喃鼠李糖 -（1→2）-β-D- 吡喃半乳糖 -（1→2）-β-D- 吡喃葡萄糖醛酸基 -22-O-［α-L- 吡喃鼠李糖 -（1→2）-β-D- 吡喃葡萄糖］-3β, 22β, 24- 三羟基齐墩果 -12- 烯 {3-O-［α-L-rhamnopyranosyl-（1→2）-β-D-galactopyranosyl-（1→2）-β-D-glucuronopyranosyl-22-O-［α-L-rhamnopyranosyl-（1→2）-β-D-glucopyranosyl］-3β, 22β, 24-trihydroxyolean-12-en}[6]，大豆皂苷 I、II、III、IV、V、A_1、A_2、Bh、αg、βa、βg、γa、γg（soyasaponins I、II、III、IV、V、A_1、A_2、Bh、αg、βa、βg、γa、γg）[6,8~14]，刺槐糖苷 E（robinoside E）[11]，乙酰大豆皂苷 A_1、A_2、A_3（acetylsoyasaponin A_1、A_2、A_3）[15]和大豆皂醇 A、B、C、D（soyasapogenols A、B、C、D）[16]；酚酸类：阿魏酸（ferulic acid）[8]；脂肪酸类：油酸（oleic acid）、亚油酸（linoleic acid）、亚麻酸（linolenic acid）、棕榈酸（palmitic acid）和硬脂酸（stearic acid）[17]；氨基酸类：天冬氨酸（Asp）、苏氨酸（Thr）和丝氨酸（Ser）等[17]。

胚芽含黄酮类：6″- 阿拉伯糖－染料木素葡萄糖苷（6″-arabinopyranosyl-genistein-glucoside）和 6″- 吡喃木糖 - 染料木素葡萄糖苷（6″-xylopyranosyl-genistein-glucoside）[18]。

豆荚含黄酮类：芹菜素（apigenin）、7, 4′- 二羟基黄酮（7, 4′-dihydroxyflavone）、木犀草素（luteolin）、芹菜素 -7-O-β-D- 葡萄糖苷（apigenin-7-O-β-D-glucoside）、木犀草素 -7-O-β-D- 葡萄糖苷（luteolin-7-O-β-D-glucosid）、木犀草素 -7, 4′- 二羟基黄酮 -7-O-β-D- 葡萄糖苷（luteolin-7, 4′-dihydroxyflavone-7-O-β-D-glucoside）和芹菜素 -7-O-β-D-6″-O- 马来酰葡萄糖苷（apigenin-7-O-β-D-glucoside-6″-O-malonate）[19]。

【药理作用】1. 调节心血管　种子提取物能扩张冠脉和增加冠脉血流量、降低血压、减慢心率、增加心输出量和降低总外周阻力，并对心脏收缩功能无明显影响，有利于改善缺血心肌氧的供需平衡[1, 2]。大豆叶中提取的皂苷可使大鼠血压升高，心率加快，作用与大豆皂苷的中枢作用相似，但效果低于大豆皂苷[3]。大豆叶皂苷对大鼠有明显的降低动脉血压的作用，此作用不被阿托品对抗，也不能减弱去甲肾上腺素的升压作用。当动脉血压较低时，大豆叶皂苷可使左室收缩压、室内压最大变化速率、动脉收缩压、动脉舒张压都不同程度地升高，平均动脉压可被酚妥拉明和心得安降低[4]。2. 调血脂　大豆异黄酮对高脂饲养大鼠具有降血脂和抗氧化作用，低、中、高剂量组可显著提高血清中高密度脂蛋白（HDL）含量、升高超氧化物歧化酶（SOD）水平、增强总抗氧化（T-AOC）活性[5]。3. 护肝　大豆皂苷对 D- 半乳糖胺（GalN）和内毒素（LPS）联合诱发的急性肝损伤具有保护作用，可明显降低急性肝损伤小鼠血清谷丙转氨酶（ALT）、天冬氨酸氨基转移酶（AST）水平，减轻肝脏组织病理损伤，降低血清肿瘤坏死因子 -α（TNF-α）水平，降低肝一氧化氮（NO）和丙二醛（MDA）水平，升高肝组织肝脏过氧化氢酶（CAT）、谷胱甘肽过氧化物酶（GPx）、谷胱甘肽 -S- 转移酶（GST）活性和还原型谷胱甘肽（GSH）水平，降低肝组织 Caspase-3 和 Caspase-8 活化水平[6]。大豆异黄酮对四氯化碳（CCl_4）所致小鼠急性肝损伤具有保护作用，能明显降低急性肝损伤小鼠血清谷丙转氨酶、天冬氨酸氨基转移酶、碱性磷酸酶活性；降低肝组织丙二醛含量；升高肝组织总超氧化物歧化酶、Mn- 超氧化物歧化酶、谷胱甘肽过氧化物酶、过氧化氢酶活性和还原型谷胱甘肽水平；升高肝线粒体 Na^+-K^+-ATP 酶和 Ca^{2+}-Mg^{2+}-ATP 酶活性；上调肝组织血红素加氧酶 -1 蛋白表达，并减少肝细胞 DNA 损伤程度，提示其作用机制可能与降低肝组织氧化应激和 DNA 损伤作用有关[7]。4. 雌激素样　大豆异黄酮能调节老龄大鼠血清中的雌激素水平，作用呈剂量依赖性，表现为升高血清中雌二醇（E2）和泌乳素（PRL）水平，降低促黄体生成素（LH）和促卵泡激素（FSH）的含量，对子宫重量和子宫雌激素受体 α（ERα）基因表达无影响[8]。5. 抗肿瘤　大豆皂苷能显著抑制移植性肿瘤 H_{22} 的生长，提高迟发型超敏反应强度，促进 T 淋巴细胞增殖和 NK 细胞活性，同时能降低荷瘤小鼠肝中丙二醛（MDA）含量，升高超氧化物歧化酶活性，其作用机制可能为增强 H_{22} 荷瘤小鼠细胞免疫功能和提高机体抗氧化能力[9]。6. 抗氧化　大豆异黄酮对 1, 1- 二苯基 -2- 三硝基苯肼自由基、羟基自由基均有清除作用，对羟基自由基的清除作用强于芦丁[10]。大豆异黄酮提取物对阿霉素引起小鼠过氧化损伤具有较强的保护作用，连续口服 14 天后，200mg/kg 剂量组小鼠红细胞、肝脏和心肌超氧化物歧化酶活性分别提高 97.0%、42.0% 和 97.0%（P 均 < 0.01）。心肌谷胱甘肽过氧化物酶（GSH-px）活性提高 122.3%，肝脏谷胱甘肽（GSH）增加 69.0%，血浆、肝脏和心脏过氧化脂质（LPO）水平分别下降 26.5%、20.1% 和 17.9%（P 均 < 0.01）。50mg/kg 组红细胞、肝脏和心肌的超氧化物歧化酶活性分别提高 88.0%、33.0% 和 46.0%，心肌谷胱甘肽过氧化物酶活性提高 99.4%，肝脏 GSH 提高 44.0%（$P < 0.01$），血浆、肝脏和心脏过氧化脂质水平降低 12.6%（$P < 0.05$）、4.4%（$P > 0.05$）和 15.4%（$P < 0.05$）。并且心肌细胞病理损伤程度也明显减轻[11]。7. 抗疲劳　茎叶提取物中的大豆皂苷部位和大豆黄酮部位可明显延长小鼠游泳时间[12]。8. 抗炎　茎叶提取物中的大豆皂苷部位可明显抑制二甲苯所致小鼠的耳肿胀[12]。9. 抗病毒　大豆总苷对单纯疱疹病毒 I 型（HSV-1）、柯萨奇 B（CoxB）病毒的复制有明显的抑制作用，同时对病毒感染细胞有很强的保护作用，其作用机理可能为对病毒的直接杀伤作用[13]。10. 抗骨质疏松　茎叶提取物中的大豆黄酮部位可明显升高骨质疏松模型大鼠的骨钙含量[12]。11. 抗过敏　种子提取物可抑制肥大细胞的触发作用，其中提取物组分 I 对肥大细胞脱颗粒有明显的抑制作用，提取物组分 I 和组分 II 对肥大细胞释放组胺有明显的抑制作用[14]。

【性味与归经】大豆黄卷：甘，平。归脾、胃经。淡豆豉：苦、辛，凉。归肺、胃经。黑豆：甘、平。归脾、肾经。穞豆衣：甘，平。归肝、肾经。

【功能与主治】大豆黄卷：利湿，解毒。用于暑湿感冒，胸闷，小便不利。淡豆豉：解表，除烦，宣发郁热。用于感冒，寒热头痛，烦躁胸闷，虚烦不眠。黑豆：益精明目，养血祛风，利水，解毒。用于阴虚烦渴，头晕目昏，体虚多汗，肾虚腰痛，水肿尿少，痹痛拘挛，手足麻木，药食中毒。穞豆衣：养血疏风。用于阴虚烦热，盗汗，头晕，目昏，风痹，肾虚水肿。

【用法与用量】大豆黄卷：9～15g。淡豆豉：6～12g。黑豆：9～30g；外用适量，煎汤洗患处。穞豆衣：9～15g。

【药用标准】大豆黄卷：药典 1963、药典 1977、药典 2010、药典 2015、浙江炮规 2015、河南药材 1993、北京药材 1998、黑龙江药材 2001、湖南药材 2009、山东药材 2002、山西药材 1987、新疆药品 1980 二册、贵州药材 2003、辽宁药材 2009、上海药材 1994 和湖北药材 2009；淡豆豉：药典 1963～2015、浙江炮规 2015、黑龙江药材 2001、新疆药品 1980 二册和台湾 2004；黑豆：药典 1985、药典 2010、药典 2015、浙江炮规 2005、上海药材 1994、北京药材 1998、河南药材 1993、新疆药品 1980 二册、四川药材 1987 增补、湖北药材 2009 和山东药材 2002；穞豆衣：浙江炮规 2015、山东药材 2012、江西药材 1996、上海药材 1994、江苏药材 1989 和河南药材 1993。

【临床参考】1. 病后体虚、面浮体肿：种子，煮食；或煮熟后焙干研粉，每次用米饮汤送服 6g，每天 2～4 次。

2. 自汗盗汗：种子或种皮 30g，加浮小麦 30g，水煎服；或炖猪爪食；或加糯稻根、红枣，水煎服。

3. 耳源性眩晕：种子 30g，加黑芝麻 30g，微炒研粉，加白糖适量，早晨空腹服，连服 2 周为 1 疗程。

（1 方至 3 方引自《浙江药用植物志》）

【附注】大豆始载于《神农本草经》。《名医别录》云："生泰山平泽，九日采。"《本草图经》云："大豆有黑白二种，黑者入药，白者不用。"《本草纲目》云："大豆有黑、白、黄、褐、青、斑数色。黑者名乌豆，可入药，及充食，作豉。黄者可作腐、榨油、造酱，余但可作腐及炒食而已。皆以夏至前后下种，苗高三四尺，叶团有尖，秋开小白花成丛，结荚长寸余，经霜乃枯。"以上所述，本种相符。

脾虚腹胀，肠滑泄泻者慎服。

本种的花、叶及根民间也作药用。

【化学参考文献】

[1] Ho H M, Chen R Y, Leung L K, et al. Difference in flavonoid and isoflavone profile between soybean and soy leaf [J]. Biomed Pharmacother, 2002, 56 (6): 289-295.

[2] 陈岑, 宋粉云, 范国荣, 等. ASE-HPLC-ESI-IT/MS 法分析淡豆豉中大豆异黄酮类化合物 [J]. 广东药学院学报, 2014, 30 (2): 164-168.

[3] 袁珊琴, 于能江, 赵毅民, 等. 淡豆豉中的化学成分 [J]. 中药材, 2008, 31 (8): 1172-1174.

[4] 张芳轩. 黑大豆种皮花色苷物质组成及其抗氧化活性与抗血管平滑肌细胞增生作用 [D]. 武汉: 华中农业大学硕士学位论文, 2010.

[5] 刘苹苹, 李云政, 张青山. 大豆中异黄酮类化学成分的研究 [J]. 精细化工, 2004, (3): 200-201.

[6] Hosny M, Rosazza J P. New isoflavone and triterpene glycosides from soybeans [J]. J Nat Prod, 2002, 65 (6): 805.

[7] Toda T, Uesugi T, Hirai K, et al. New 6-O-acyl isoflavone glycosides from soybeans fermented with Bacillus subtilis (natto). I. 6-O-succinylated isoflavone glycosides and their preventive effects on bone loss in ovariectomized rats fed a calcium-deficient diet [J]. Biol Pharm Bull, 1999, 22 (11): 1193.

[8] Hosny M, Rosazza J P. Novel isoflavone, cinnamic acid, and triterpenoid glycosides in soybean molasses [J]. J Nat Prod, 1999, 62 (6): 853.

[9] Kitagawa I, Yoshikawa M, Wang H K, et al. Revised structures of soyasapogenols a, b, and e, oleanene-sapogenols from soybean. structures of soyasaponins I, II, and III [J]. Chem Pharm Bull, 1982, 30 (6): 2294-2297.

[10] Kitagawa I, Wang H K, Taniyama T, et al. Saponin and sapogenol XLI Reinvestigation of the structures of soyasapogenols A, B, and E, oleanene-sapogenols from soybean. Structures of soyasaponins I, II, and III [J]. Chem Pharm Bull, 1988, 36 (1): 153-161.

[11] Ali Z, Khan S I, Khan I A. Soyasaponin Bh, a triterpene saponin containing a unique hemiacetal-functional five-membered ring from *Glycine max* (soybeans) [J]. Planta Med, 2009, 75 (4): 371-374.

[12] Kitagawa I, Saito M, taniyama T, et al. Saponin and sapogenol XXXIX Structure of soyasaponin A1, a bisdesmoside of soyasapogenol A, from soybean, the seeds of *Glycine max* Merrill [J]. Chem Pharm Bull, 1985, 33 (3): 598-608.

[13] Kitagawa I, Saito M, Taniyama T, et al. Saponin and sapogenol XXXVIII Structure of soyasaponin A2, a bisdesmoside of soyasapogenol A, from soybean, the seeds of *Glycine max* Merrill [J]. Chem Pharm Bull, 1985, 33 (2): 598-608.

[14] Kudou S, Tonomura M, Tsukamoto C, et al. Isolation and structural elucidation of DDMP-conjugated soyasaponins as genuine saponins from Soybean seeds [J]. Biosci Biotech Biochem, 1993, 57 (4): 546-550.

[15] Kitagawa I, Saito M, Nagahama Y, et al. Saponin and Sapogenol XLII: Structures of acetyl-soyasaponins A1, A2, and A3, astringent partially acetylated bisdesmosides of soyasapogenol A, from American soybean, the seeds of *Glycine max* MERRILL [J]. Chem Pharm Bull, 1988, 36 (8): 2819-2828.

[16] 艾铁民, 朱相云. 中国药用植物志（第5卷上册）[M]. 北京: 北京大学医学出版社, 2016: 463.

[17] 巨艳红, 李娟, 胡梦林, 等. 黑大豆化学成分研究 [J]. 特产研究, 2005, (4): 45-46.

[18] 徐德平, 肖凯, 谷文英, 等. 大豆胚芽中新异黄酮化合物的研究 [J]. 中草药, 2003, (12): 13-15.

[19] Boué S M, Carterwientjes C H, Shih B Y, et al. Identification of flavone aglycones and glycosides in soybean pods by liquid chromatography-tandem mass spectrometry [J]. J Chromatogr A, 2003, 991 (1): 61-68.

【药理参考文献】

[1] 周远鹏, 江京莉. 大豆黄酮对麻醉犬心脏血流动力学的影响 [J]. 中国药理学与毒理学杂志, 1990, 4 (3): 229-230.

[2] 朱莉芬, 杨尔和, 等. 大豆提取物的药理研究 [J]. 广东医学, 1981, (2): 31-33.

[3] 李建华, 黄民, 王绍. 大豆叶皂甙对麻醉大鼠血流动力学的影响 [J]. 白求恩医科大学学报, 1997, 23 (5): 478-480.

[4] 李建华, 王绍. 大豆叶皂甙的中枢心血管效应及其可能机制 [J]. 中国药理学通报, 1993, 9 (5): 397.

[5] 曲丽君, 曲晓峰. 大豆异黄酮对大鼠血脂和抗氧化作用的研究 [J]. 中国医药导刊, 2013, 15 (12): 2090-2091.

[6] 许惠仙, 赵文玺, 全吉淑, 等. 大豆皂苷对 D-半乳糖胺及内毒素所致小鼠急性肝损伤的保护作用 [J]. 中国中药杂志, 2013, 38 (13): 2187-2190.

[7] 尹学哲，赵文玺，金爱花，等.大豆异黄酮对四氯化碳致小鼠肝脏氧化应激和DNA损伤的干预作用[J].食品科学，2014，35（1）：214-218.
[8] 周智君，俞远京，丁志刚，等.大豆异黄酮对老龄大鼠雌激素水平和子宫雌激素受体表达的影响[J].中国实验动物学报，2009，17（4）：288-291.
[9] 肖军霞，朱彩平，任丹丹，等.大豆皂甙对肝癌H_{22}小鼠的抗肿瘤研究（英文）[J].食品科学，2006，（6）：203-206.
[10] 郑灵芝，李素霞，袁勤生.大豆异黄酮抗氧化性质的研究[J].食品与药品，2006，8（2）：48-50.
[11] 郑高利，朱寿民，刘子贻.大豆异黄酮的抗氧化作用[J].浙江医科大学学报，1997，26（5）：196-199.
[12] 杜成林.大豆茎叶化学成分及其生理活性的研究[C].中国植物学会药用植物和植物药专业委员会第六届全国药用植物和植物药学术研讨会论文集，2006：2.
[13] 李静波，王秀清，胡吉生，等.大豆总甙对病毒的抑制作用及其临床应用的研究[J].中草药，1994，25（10）：524-526，559.
[14] 王倩，马建吟，陈丙莺，等.大豆提取物对肥大细胞触发的抑制作用[J].江苏医药，1990，（4）：194-196.

449. 野大豆（图449）· *Glycine soja* Sieb.et Zucc.

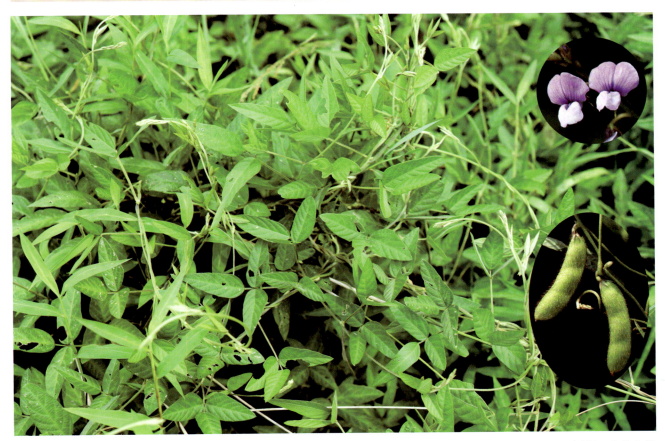

图449　野大豆　　　　　　　　　　　摄影　李华东等

【别名】野毛豆（浙江），野料豆、柴豆、料豆、野黄豆。

【形态】一年生缠绕草本。茎细弱，被黄色长硬毛。小叶3枚，顶生小叶卵状披针形，长2～8cm，宽0.7～3.5cm，顶端急尖，基部圆形，两面被黄色柔毛，侧生小叶斜卵状披针形，较小；托叶卵状披针形，急尖，被黄色柔毛，小托叶披针形，被毛。总状花序腋生；花小，长约5mm；花梗密被黄色长硬毛；苞片披针形；花萼钟状，裂齿披针形，密被黄色长硬毛；花冠紫红色，旗瓣具爪，翼瓣和龙骨瓣基部有耳；

雄蕊近单体；子房无柄，密被硬毛。荚果近长圆形，微弯，长1.5～3cm，密被黄色长硬毛。种子2～4粒，长圆形，略扁，黑色，有光泽。花期6～8月，果期9～10月。

【生境与分布】生于田边、山野或灌丛中。分布于华东各省、市，另湖南、湖北、四川、河北、陕西、甘肃、辽宁、吉林、黑龙江等省均有分布；朝鲜、苏联、日本也有。

野大豆与大豆的区别点：野大豆茎细弱，缠绕或平卧；小叶小，长2～8cm，宽0.7～3.5cm，卵状披针形；野生。大豆茎直立，粗壮；小叶大，长5～13cm，宽3～6cm，菱状卵形；栽培。

【药名与部位】野料豆（黑豆、黑料豆、野黑豆），黑色种子。野毛豆藤，地上部分。

【采集加工】野料豆：秋季果实成熟时采收，取出种子，干燥。野毛豆藤：秋季采收带有荚果的茎，扎成小把，晒干。

【药材性状】野料豆：呈椭圆形，略扁，长3～5mm，宽2～3mm。表面黑褐色，被白霜，擦去后稍有光泽。种脐长椭圆形，位于一侧边缘的中部，一端具种瘤，种脐隆起，位于种瘤之下。质硬而脆。子叶2枚，黄色。气微，嚼之有豆腥味。

野毛豆藤：茎纤细，缠绕，有黄色硬毛。叶多皱缩卷曲，展平后观，为羽状三出复叶，叶柄长2～6cm。托叶卵状披针形，急尖，有黄色柔毛；小托叶线状披针形，有毛。小叶全缘，两面疏生白色短柔毛，叶脉羽状；顶生小叶卵状披针形，先端急尖或钝，基部圆形；侧生小叶卵状披针形，基部常偏斜。花梗密生黄色长硬毛。荚果条形，略弯，扁平，长1～3cm，宽约5mm，密生黄褐色长硬毛。种子2～4粒，扁平，矩圆形，黑色。茎、叶无臭；味淡，种子具豆腥气。

【质量要求】野料豆：粒粗色灰黑，无霉蛀。

【药材炮制】野料豆：除去杂质，洗净，干燥。

【化学成分】地上部分含黄酮类：大豆苷元（daidzein）、芒柄花素（formononetin）、染料木素（genistein）、染料木苷（genistin）和大豆菜豆素Ⅲ、Ⅳ（glyceollin Ⅲ、Ⅳ）[1]；皂苷类：白桦脂酸（betulinic acid）和大豆皂醇B、E（soyasapogenol B、E）[1]；甾体类：谷甾醇-反式-对香豆酸酯（sitosterol $trans$-p-coumarate）和谷甾醇-顺式-对香豆酸酯（sitosterol cis-p-coumarate）[1]；香豆素类：香豆雌酚（coumestrol）；多元醇类：松醇（pinitol）[1]。

种子含黄酮类：表儿茶素（epicatechin）、矢车菊素-3-O-葡萄糖苷（cyanidin 3-O-glucoside）和飞燕草素-3-O-葡萄糖苷（delphinidin 3-O-glucoside）[2]；蛋白类：野大豆素（glysojanin）[3]和血凝素（hemagglutinin）[4]。

【药理作用】抗氧化 种皮色素提取物对自由基具有较强的清除作用，作用强度分别相当于维生素C的30.48%、40.80%和44.81%，总抗氧化作用分别相当于维生素C的27.65%、29.45%和30.12%[1]。

【性味与归经】野料豆：甘，微寒。野毛豆藤：甘，微寒。

【功能与主治】野料豆：清肝明目，敛汗。用于肝火，头晕眼花，小儿疳积，自汗，盗汗。野毛豆藤：强壮，敛汗。用于自汗，盗汗。

【用法与用量】野料豆：9～15g。野毛豆藤：15～30g。

【药用标准】野料豆：浙江炮规2015、上海药材1994、湖南药材2009和四川药材2010；野毛豆藤：上海药材1994。

【临床参考】1. 盗汗：种子30g，加红枣5枚，水煎服。（《浙江药用植物志》）

2. 小儿疳积目生翳障初起：鲜种子，同鸡肝煮食。

3. 伤筋：鲜根，加山天萝（葡萄科蛇葡萄）根皮，酒糟或酒捣烂，烘热包敷患处。（2方、3方引自《浙江天目山药用植物志》）

【附注】本种始载于《本草拾遗》，云："䅟（稆）豆生田野，小而黑，堪作酱。"《日用本草》云："稆豆即黑豆中最细者。"《本草纲目》云："此即黑小豆也。小料细粒，霜后乃熟。"《救荒本草》云："䝁豆，生平野中，北土处处有之。茎蔓延附草木上，叶似黑豆叶而窄小微尖，开淡粉紫花，结小角，其豆似黑豆形，极小。"上述特征均与本种相符。

本种脾虚泄泻者慎服。

【化学参考文献】

［1］Zhou Y Y, Luo S H, Yi T S, et al. Secondary metabolites from *Glycine soja* and their growth inhibitory effect against Spodoptera litura［J］. J Agric Food Chem, 2011, 59（11）: 6004-6010.

［2］Zhou S, Sekizaki H, Yang Z, et al. Phenolics in the seed coat of wild soybean（*Glycine soja*）and their significance for seed hardness and seed germination［J］. J Agric Food Chem, 2010, 58（20）: 10972.

［3］Ngai P H, Ng T B. Purification of glysojanin, an antifungal protein, from the black soybean *Glycine soja*［J］. Biochem Cell Biol, 2003, 81（6）: 387.

［4］艾铁民,朱相云. 中国药用植物志（第5卷上册）［M］. 北京: 北京大学医学出版社, 2016: 468.

【药理参考文献】

［1］田萍. 野大豆种皮色素提取分离稳定性及抗氧化性研究［D］. 青岛: 青岛大学硕士学位论文, 2009.

参考书籍

蔡光先，卜献春，陈立峰.2004.湖南药物志.第四卷.长沙：湖南科学技术出版社
蔡光先，贺又舜，杜方麓.2004.湖南药物志.第三卷.长沙：湖南科学技术出版社
蔡光先，潘远根，谢昭明.2004.湖南药物志.第一卷.长沙：湖南科学技术出版社
蔡光先，吴泽君，周德生.2004.湖南药物志.第五卷.长沙：湖南科学技术出版社
蔡光先，萧德华，刘春海.2004.湖南药物志.第六卷.长沙：湖南科学技术出版社
蔡光先，张炳填，潘清平.2004.湖南药物志.第二卷.长沙：湖南科学技术出版社
蔡光先，周慎，谭光波.2004.湖南药物志.第七卷.长沙：湖南科学技术出版社
常敏毅编著，白永权主译.1992.抗癌本草.长沙：湖南科学技术出版社
陈邦杰，吴鹏陈，裴佩熹，等.1965.黄山植物的研究.上海：上海科学技术出版社
陈德昭.1988.中国植物志·第三十九卷.北京：科学出版社
重庆市卫生局.1962.重庆草药第3集.重庆：重庆人民出版社
崔鸿宾.1998.中国植物志·第四十二卷（第二分册）.北京：科学出版社
福建省科学技术委员会《福建植物志》编写组.1985.福建植物志·第二卷.福州：福建科学技术出版社
福建省科学技术委员会《福建植物志》编写组.1985.福建植物志·第三卷.福州：福建科学技术出版社
福建省中医药研究院.1994.福建药物志.福州：福建科学技术出版社
傅坤俊.1993.中国植物志·第四十二卷（第一分册）.北京：科学出版社
傅书遐，傅坤俊.1984.中国植物志·第三十四卷（第一分册）.北京：科学出版社
广西壮族自治区革命委员会卫生局.1974.广西本草选编.南宁：广西人民出版社
贵州省中医研究所.1965.贵州民间药物 第一辑.贵阳：贵州人民出版社
贵州省中医研究所.1970.贵州草药 第1集.贵阳：贵州人民出版社
国家中医药管理局《中华本草》编委会.2009.中华本草·卷（1）～卷（10）.上海：上海科学技术出版社
侯学煜.1982.中国植被地理及优势植物化学成分.北京：科学出版社
江苏省植物研究所，中国医学科学院药物研究所，中国科学院昆明植物研究所.1988.新华本草纲要.第一册.上海：上海科学技术出版社
江苏省植物研究所，中国医学科学院药物研究所，中国科学院昆明植物研究所.1991.新华本草纲要.第二册.上海：上海科学技术出版社
江苏省植物研究所，中国医学科学院药用植物资源开发研究所，中国科学院昆明植物研究所，等.1990.新华本草纲要.第三册.上海：上海科学技术出版社
江西省中医药研究所.1959.江西民间草药 第1集.南昌：江西人民出版社
江纪武，靳朝东.2015.世界药用植物速查辞典.北京：中国医药科技出版社
蒋英，李秉滔.1979.中国植物志·第三十卷（第二分册）.北京：科学出版社
寇宗奭编著，颜正华，常章富，黄幼群点校.1990.本草衍义.北京：人民卫生出版社
兰州军区后勤部卫生部.1971.陕甘宁青中草药选.西安：陕甘宁青出版社
李世全.1987.秦岭巴山天然药物志.西安：陕西科学技术出版社
李树刚.1995.中国植物志·第四十一卷.北京：科学出版社
李锡文.1982.中国植物志·第三十一卷.北京：科学出版社
林瑞超.2011.中国药材标准名录.北京：科学出版社
刘启新.2013.江苏植物志·第二卷.南京：江苏科学技术出版社
刘启新.2015.江苏植物志·第三卷.南京：江苏凤凰科学技术出版社
刘玉壶.1996.中国植物志·第三十卷（第一分册）.北京：科学出版社
陆川县中医药研究所.1959.陆川本草.广西：广西侗族自治区玉林专区大众报印刷厂

陆玲娣，黄淑美.1995.中国植物志·第三十五卷（第一分册）.北京：科学出版社
潘超美.2015.中国民间生草药原色图谱.广州：广东科技出版社
潘锦堂.1992.中国植物志·第三十四卷（第二分册）.北京：科学出版社
裴鑑，单人骅.1959.江苏南部种子植物手册.北京：科学出版社
泉州市卫生局，泉州市科学技术委员会.1963.泉州本草 第3集.泉州：泉州报印刷
四川中药志协作编写组.1979.四川中药志.成都：四川人民出版社
孙思邈著，高文柱，沈澍农校注.2008.备急千金要方.北京：华夏出版社
太平惠民和剂局编著，刘景源整理.2007.太平惠民和剂局方.北京：人民卫生出版社
王国强.2014.全国中草药汇编第三版卷一～卷四.北京：人民卫生出版社
王怀隐.1958.太平圣惠方.北京：人民卫生出版社
王景祥.1992.浙江植物志·第二卷.杭州：浙江科学技术出版社
韦直，何业祺.浙江植物志.第三卷.杭州：浙江科学技术出版社
韦直.1994.中国植物志·第四十卷.北京：科学出版社
吴寿金，赵泰，勤用琪.2002.现代中草药成分化学.北京：中国医药科技出版社
吴征镒，孙航，周浙昆，等.2010.中国种子植物区系地理.北京：科学出版社
吴征镒.1999.中国植物志·第三十二卷.北京：科学出版社
杨士瀛编著，孙玉信，朱平生点校.2006.仁斋直指方.上海：第二军医大学出版社
杨倓编著，于文忠，王亚芬，李洪晓点校.1988.杨氏家藏方.北京：人民卫生出版社
叶橘泉.2013.叶橘泉食物中药与便方.北京：中国中医药出版社
《彝族医药考察》课题组.1985.彝族植物药.凉山：四川民族出版社
应俊生.2001.中国植物志·第二十九卷.北京：科学出版社
俞德浚.1974.中国植物志·第三十六卷.北京：科学出版社
俞德浚.1985.中国植物志·第三十七卷.北京：科学出版社
俞德浚.1986.中国植物志·第三十八卷.北京：科学出版社
张宏达.1979.中国植物志·第三十五卷（第二分册）.北京：科学出版社
张树仁，马其云.2006.中国植物志·中名和拉丁名总索引.北京：科学出版社
赵佶编著，郑金生点校.2013.圣济总录.北京：人民卫生出版社
赵维良.2017.中国法定药用植物.北京：科学出版社
浙江省卫生厅.1965.浙江天目山药用植物志（上集）.杭州：浙江人民出版社
浙江药用植物志编写组.1980.浙江药用植物志（上、下册）.杭州：浙江科学技术出版社
中国科学院江西分院.1960.江西植物志.南昌：江西人民出版社
周荣汉等.1993.中药资源学.北京：中国医药科技出版社
周太炎，郭荣麟.1985.中国药用植物志 第9册.北京：科学出版社
周太炎.1987.中国植物志·第三十三卷.北京：科学出版社
朱橚.1959.普济方.北京：人民卫生出版社
朱家楠.2001.拉汉英种子植物名称（第2版）.北京：科学出版社
Flora of China 编委会.1999-2013.Flora of China. Vol.1-Vol.6.科学出版社，密苏里植物园出版社

中文索引

A

安坪十大功劳 634
凹叶厚朴 692

B

八角莲 645
白刺花 1101
白花菜 800
白花美丽胡枝子 1202
白花油麻藤 1210
白兰 687
白木通 617
白屈菜 780
蝙蝠葛 669
扁豆 1244
播娘蒿 819
博落回 785
补骨脂 1172

C

菜豆 1255
蚕豆 1145
草木樨 1230
豺皮樟 755
长萼鸡眼草 1237
长叶地榆 990
常春油麻藤 1212
常山 879
朝鲜淫羊藿 649
扯根菜 871
秤钩风 660
赤豆 1250
赤小豆 1252
川桂 748
垂盆草 858
刺桐 1194

D

大豆 1258
大落新妇 869
大血藤 623
大叶胡枝子 1199
大叶千斤拔 1188
大猪屎豆 1178
刀豆 1241
地榆 986
棣棠花 992
丁癸草 1118
独行菜 841
独行千里 798
杜仲 895
钝药野木瓜 620
钝叶决明 1084

E

儿茶 1054

F

翻白草 1012
肥皂荚 1063
费菜 863
粉防己 678
粉花绣线菊 904
粉团蔷薇 968
粉叶羊蹄甲 1099
丰城鸡血藤 1164
风龙 664
枫香树 888
佛甲草 855

G

葛 1214
瓜馥木 726

光萼林檎	945
光叶粉花绣线菊	906
广布野豌豆	1143

H

海金子	885
蔊菜	836
合欢	1057
合萌	1119
荷青花	778
黑壳楠	761
红车轴草	1225
红毒茴	698
红茴香	701
红毛七	655
厚果崖豆藤	1159
厚朴	689
胡卢巴	1233
湖北海棠	946
湖北山楂	919
葫芦茶	1122
虎耳草	875
华南桂	738
华中山楂	920
华中五味子	711
槐	1110
槐叶决明	1082
黄龙尾	984
灰毛泡	1000
喙荚云实	1074

J

鸡眼草	1238
檵木	892
荠菜	845
假地蓝	1179
假豪猪刺	629
降香	1132
截叶铁扫帚	1203
芥菜	824
金线吊乌龟	676
金樱子	954

| 锦鸡儿 | 1137 |
| 决明 | 1089 |

K

| 苦参 | 1104 |
| 阔叶十大功劳 | 635 |

L

蜡梅	720
李	1036
柳叶蜡梅	717
六角莲	644
龙须藤	1097
龙芽草	979
庐山小檗	631
绿豆	1247
绿叶胡枝子	1198
绿叶五味子	714
轮环藤	681
萝卜	804
落花生	1140
落新妇	867

M

毛桂	739
毛叶木瓜	933
毛樱桃	1046
茅莓	1001
玫瑰	974
莓叶委陵菜	1016
梅	1026
美丽胡枝子	1200
美丽鸡血藤	1168
木豆	1184
木防己	662
木瓜	930
木姜子	753
木莲	684
木通	611

N

| 南天竹 | 640 |

南五味子 705

O

欧李 1039
欧洲菘蓝 816
欧洲油菜 827

P

枇杷 924
苹果 949

Q

千斤拔 1190
千金藤 673
秋子梨 940

R

绒毛润楠 731
柔毛路边青 1005
肉桂 732
乳源木莲 685

S

三叶海棠 952
三叶木通 614
三叶委陵菜 1017
三枝九叶草 653
缫丝花 959
沙梨 939
山胡椒 765
山槐 1061
山鸡椒 750
山橿 764
山蜡梅 723
山里红 914
山莓 997
山楂 909
蛇含委陵菜 1019
蛇莓 1008
十大功劳 632
石楠 922
菘蓝 809

T

台湾林檎 943
桃 1022
藤黄檀 1131
天台小檗 628
铁马鞭 1209
土圞儿 1154
土元胡 791

W

瓦松 849
弯曲碎米荠 822
豌豆 1148
晚红瓦松 852
网络鸡血藤 1166
望江南 1078
尾叶那藤 621
乌药 757
无瓣蔊菜 835
无根藤 771
芜菁 829

X

菥蓂 838
锡兰肉桂 743
细梗胡枝子 1207
狭叶垂盆草 862
夏天无 789
香桂 740
香花鸡血藤 1162
香叶树 762
小果蔷薇 963
小果十大功劳 638
小槐花 1125
小叶三点金 1128
杏 1030
悬钩子蔷薇 970

Y

延胡索 792
野百合 1182

野大豆	1263
野蔷薇	965
野青树	1151
野山楂	917
野杏	1033
宜昌木蓝	1150
翼梗五味子	709
罂粟	775
樱桃	1043
玉兰	694
郁李	1041
月桂	769
月季花	971
云南樟	742
云实	1071
芸苔	832

Z

皂荚	1066
窄叶火棘	907
樟	744
掌叶复盆子	995
浙江蜡梅	722
中国绣球	883
皱皮木瓜	935
紫荆	1094
紫苜蓿	1219
紫藤	1156
紫玉兰	696
紫云英	1153
钻地风	878

拉丁文索引

A

Acacia catechu	1054
Actinodaphne chinensis	755
Aeschynomene indica	1119
Agrimonia nepalensis	984
Agrimonia pilosa var. *japonica*	979
Agrimonia pilosa var. *nepalensis*	984
Agrimonia pilosa	979
Akebia quinata	611
Akebia trifoliata subsp. *australis*	617
Akebia trifoliata var. *australis*	617
Akebia trifoliata	614
Albizia julibrissin	1057
Albizia kalkora	1061
Amygdalus persica	1022
Apios fortunei	1154
Arachis hypogaea	1140
Armeniaca mume	1026
Armeniaca vulgaris var. *ansu*	1033
Armeniaca vulgaris	1030
Astilbe chinensis	867
Astilbe grandis	869
Astilbe koreana	869
Astragalus sinicus	1153

B

Bauhinia championii	1097
Bauhinia glauca	1099
Berberis lempergiana	628
Berberis soulieana	629
Berberis virgetorum	631
Brassica campestris var. *oleifera*	832
Brassica campestris	832
Brassica juncea	824
Brassica napus	827
Brassica rapa var. *campestris*	832
Brassica rapa var. *oleifera*	832
Brassica rapa	829

C

Caesalpinia decapetala	1071
Caesalpinia minax	1074
Cajanus cajan	1184
Callerya dielsiana	1162
Callerya nitida var. *hirsutissima*	1164
Callerya reticulata	1166
Callerya speciosa	1168
Canavalia ensiformis	1241
Canavalia gladiata	1241
Capparis acutifolia	798
Capparis membranacea	798
Capsella bursa-pastoris	845
Caragana sinica	1137
Cardamine flexuosa	822
Cassia obtusifolia	1084
Cassia occidentalis	1078
Cassia sophera	1082
Cassia tora var. *obtusifolia*	1084
Cassia tora	1089
Cassytha filiformis	771
Caulophyllum robustum	655
Cerasus humilis	1039
Cerasus japonica	1041
Cerasus pseudocerasus	1043
Cerasus tomentosa	1046
Cercis chinensis	1094
Chaenomeles cathayensis	933
Chaenomeles lagenaria	935
Chaenomeles sinensis	930
Chaenomeles speciosa	935
Chelidonium majus	780
Chimonanthus nitens	723
Chimonanthus praecox var. *grandiflorus*	720
Chimonanthus praecox var. *concolor*	720
Chimonanthus praecox	720
Chimonanthus salicifolius	717
Chimonanthus zhejiangensis	722

Cinnamomum appelianum	739
Cinnamomum austrosinense	738
Cinnamomum camphora	744
Cinnamomum cassia	732
Cinnamomum chingii	738
Cinnamomum glanduliferum	742
Cinnamomum subavenium	740
Cinnamomum verum	743
Cinnamomum wilsonii	748
Cinnamomum zeylanicum	743
Cleome gynandra	800
Cocculus orbiculatus	662
Codoriocalyx microphyllus	1128
Corydalis bulbosa	792
Corydalis decumbens	789
Corydalis humosa	791
Corydalis turtschaninovii f. *yanhusu*	792
Corydalis yanhusuo	792
Crataegus cuneata	917
Crataegus hupehensis	919
Crataegus pinnatifida var. *major*	914
Crataegus pinnatifida	909
Crataegus wilsonii	920
Crotalaria assamica	1178
Crotalaria ferruginea	1179
Crotalaria sessiliflora	1182
Cyclea racemosa	681

D

Dalbergia hancei	1131
Dalbergia odorifera	1132
Daphnidium strychnifolium	757
Descurainia sophia	819
Desmodium caudatum	1125
Desmodium microphyllum	1128
Desmodium triquetrum	1122
Dichroa febrifuga	879
Diploclisia affinis	660
Diploclisia chinensis	660
Dolichos hirsutus	1214
Dolichos lablab	1244
Duchesnea indica	1008
Dysosma pleiantha	644
Dysosma versipellis	645

E

Epimedium grandiflorum	649
Epimedium koreanum	649
Epimedium sagittatum	653
Eriobotrya japonica	924
Erythrina variegata var.*orientalis*	1194
Erythrina variegata	1194
Eucommia ulmoides	895

F

Fissistigma oldhamii	726
Flemingia macrophylla	1188
Flemingia philippinensi	1190
Flemingia prostrata	1190

G

Geum japonicum var.*chinense*	1005
Gleditsia officinalis	1066
Gleditsia sinensis	1066
Glycine max	1258
Glycine soja	1263
Gymnocladus chinensis	1063
Gynandropsis gynandra	800

H

Hydrangea chinensis	883
Hydrangea umbellata	883
Hylomecon japonica	778

I

Illicium henryi	701
Illicium lanceolatum	698
Illicium silvestrii	701
Indigofera ichangensis	1150
Indigofera suffruticosa	1151
Isatis indigotica	809
Isatis tinctoria	816

K

Kadsura longipedunculata	705
Kerria japonica	992
Kummerowia stipulacea	1237

Kummerowia striata	1238	*Manglietia fordiana*	684
		Manglietia yuyunensis	685

L

		Medicago sativa	1219
Lablab purpureus	1244	*Melilotus officinalis*	1230
Laurus nobilis	769	*Melilotus suaveolens*	1230
Leontice robustum	655	*Menispermum dauricum*	669
Lepidium apetalum	841	*Michelia alba*	687
Lespedeza buergeri	1198	*Millettia dielsiana*	1162
Lespedeza cuneata	1203	*Millettia nitida* var. *hirsutissima*	1164
Lespedeza davidii	1199	*Millettia pachycarpa*	1159
Lespedeza formosa var. *albiflora*	1202	*Millettia reticulata*	1166
Lespedeza formosa	1200	*Millettia speciosa*	1168
Lespedeza pilosa	1209	*Moghania macrophylla*	1188
Lespedeza virgata	1207	*Moghania philippinensis*	1190
Lindera aggregate	757	*Mucuna birdwoodiana*	1210
Lindera communis	762	*Mucuna sempervirens*	1212

Lindera glauca	765		

N

Lindera megaphylla	761		
Lindera reflexa	764	*Nandina domestica*	640

O

Liquidambar formosana	888		
Litsea cubeba	750		
Litsea pungens	753	*Ohwia caudata*	1125
Litsea rotundifolia var. *oblongifolia*	755	*Orostachys erubescens*	852
Loropetalum chinense	892	*Orostachys fimbriatus*	849

M

P

Machilus velutina	731	*Papaver somniferum*	775
Macleaya cordata	785	*Penthorum chinense*	871
Magnolia biloba	692	*Phaselous radiatus*	1247
Magnolia denudata	694	*Phaseolus angularis*	1250
Magnolia liliflora	696	*Phaseolus calcaratus*	1252
Magnolia officinalis var. *biloba*	692	*Phaseolus vulgaris*	1255
Magnolia officinalis	689	*Phedimus aizoon*	863
Mahonia bealei	635	*Photinia serratifolia*	922
Mahonia bodinieri	638	*Photinia serrulata*	922
Mahonia eurybracteata subsp. *ganpinensis*	634	*Pisum sativum* var. *arvense*	1148
Mahonia fortunei	632	*Pisum sativum*	1148
Mahonia ganpinensie	634	*Pittosporum illicioides*	885
Malus domestica	949	*Potentilla discolor*	1012
Malus doumeri	943	*Potentilla fragarioides*	1016
Malus hupehensis	946	*Potentilla freyniana*	1017
Malus leiocalyca	945	*Potentilla kleiniana*	1019
Malus pumila	949	*Prunus armeniaca* var. *ansu*	1033
Malus sieboldii	952	*Prunus armeniaca*	1030

Prunus humilis	1039	*Schizophragma integrifolium*	878
Prunus japonica	1041	*Sedum aizoon*	863
Prunus mume	1026	*Sedum angustifolium*	862
Prunus persica	1022	*Sedum lineare*	855
Prunus pseudocerasus	1043	*Sedum sarmentosum* var. *angustifolium*	862
Prunus salicina	1036	*Sedum sarmentosum*	858
Prunus tomentosa	1046	*Senna occidentalis* var.*sophera*	1082
Prunus triflora	1036	*Senna occidentalis*	1078
Psoralea corylifolia	1172	*Senna sophera*	1082
Pueraria lobata	1214	*Senna tora* var. *obtusifolia*	1084
Pueraria pseudohirsuta	1214	*Senna tora*	1089
Pyracantha angustifolia	907	*Sinomenium acutum* var. *cinereum*	664
Pyrus pyrifolia	939	*Sinomenium acutum*	664
Pyrus ussuriensis	940	*Sophora davidii*	1101
		Sophora flavescens	1104
R		*Sophora japonica*	1110
Raphanus sativus	804	*Spiraea japonica* var. *fortunei*	906
Rorippa dubia	835	*Spiraea japonica*	904
Rorippa indica	836	*Stauntonia hexaphylla* f.*urophylla*	621
Rorippa montana	835	*Stauntonia leucantha*	620
Rosa chinensis	971	*Stauntonia obovatifoliola* subsp. *urophylla*	621
Rosa cymosa	963	*Stephania cepharantha*	676
Rosa laevigata	954	*Stephania japonica*	673
Rosa microcapa	963	*Stephania tetrandra*	678
Rosa multiflora var.*cathayensis*	968		
Rosa multiflora	965	**T**	
Rosa roxburghii	959	*Tadehagi triquetrum*	1122
Rosa rubus	970	*Thlaspi arvense*	838
Rosa rugosa	974	*Trifolium pratense*	1225
Rubus chingii	995	*Trigonella foenum-graecum*	1233
Rubus corchorifolius	997		
Rubus irenaeus	1000	**V**	
Rubus parvifolius	1001	*Vicia cracca*	1143
		Vicia faba	1145
S		*Vigna angularis*	1250
Sanguisorba longifolia	990	*Vigna radiata*	1247
Sanguisorba officinalis var.*longifolia*	990	*Vigna umbellata*	1252
Sanguisorba officinalis	986		
Sargentodoxa cuneata	623	**W**	
Saxifraga stolonifera	875	*Wisteria sinensis*	1156
Schisandra arisanensis subsp. *viridis*	714		
Schisandra henryi	709	**Z**	
Schisandra sphenanthera	711	*Zornia diphylla*	1118
Schisandra viridis	714	*Zornia gibbosa*	1118

(R—7899.01)

责任编辑：刘 亚
封面设计：黄华斌

www.sciencep.com

ISBN 978-7-03-059600-0

科学出版社 中医药出版分社
联系电话：010-64019031 010-64037449
E-mail:med-prof@mail.sciencep.com

定　价：428.00 元